Atuação do Enfermeiro na Atenção Primária à Saúde

NOTA

As novas pesquisas e a experiência ampliam o conhecimento e pode haver a necessidade de alteração dos métodos e das práticas profissionais em saúde. Tanto profissionais como pesquisadores devem sempre se basear em sua própria experiência e conhecimento para avaliar e empregar quaisquer informações, métodos, substâncias ou experimentos descritos neste livro. Ao utilizar qualquer informação, produto ou método, devem ser criteriosos com relação a sua própria segurança e a segurança de outras pessoas, incluindo aquelas sobre as quais tenham responsabilidade profissional.

O leitor deve cercar-se da informação mais atual a respeito dos procedimentos descritos e de cada produto a ser utilizado, inclusive sobre suas indicações e contraindicações. É responsabilidade do profissional de saúde, com base em sua experiência pessoal, no conhecimento da pessoa, família e/ou comunidade sob seus cuidados, na informação atualizada e na legislação vigente, determinar o melhor tratamento e adotar todas as precauções de segurança apropriadas.

Para todos os efeitos legais, nem a Editora, nem os autores, nem os editores, nem os tradutores, nem os revisores e nem os colaboradores assumem qualquer responsabilidade por qualquer efeito danoso e/ou malefício a pessoas ou propriedades envolvendo responsabilidade, negligência ou advindos de qualquer uso ou emprego de qualquer informação, método, produto, instrução ou ideia contidos no material aqui publicado.

O Editor

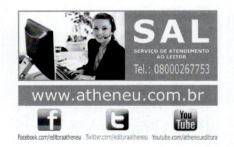

Atuação do Enfermeiro na Atenção Primária à Saúde

AUTORAS

Sandra Rejane Soares Ferreira

Lisiane Andreia Devinar Périco

Vilma Regina Freitas Gonçalves Dias

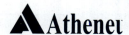

EDITORA ATHENEU

São Paulo	—	Rua Jesuíno Pascoal, 30
		Tel.: (11) 2858-8750
		Fax: (11) 2858-8766
		E-mail: atheneu@atheneu.com.br
Rio de Janeiro	—	Rua Bambina, 74
		Tel.: (21) 3094-1295
		Fax.: (21) 3094-1284
		E-mail: atheneu@atheneu.com.br
Belo Horizonte	—	Rua Domingos Vieira, 319 – conj. 1.104

Capa: *Equipe Atheneu*
Produção Editorial: *Fernando Palermo*

Dados Internacionais de Catalogação na Publicação (CIP)
(Câmara Brasileira do Livro, SP, Brasil)

F443a
    Ferreira, Sandra Rejane Soares
      Atuação do Enfermeiro na Atenção Primária à Saúde / Sandra Rejane
Soares Ferreira, Lisiane Andréia Devinar Périco, Vilma Regina Freitas
Gonçalves Dias.- 1. ed.-Rio de Janeiro : Atheneu, 2017.
    690 p.: il. ; 25 cm.

    Inclui bibliografia
    ISBN 978-85-388-0723-0

    1. Enfermagem. 2. Cuidados de enfermagem. I. Ferreira, Sandra Rejane
Soares II. Périco, Lisiane Andreia Devinar. III. Dias, Vilma Regina Freitas
Gonçalves. IV. Título.

16-38212
                                          CDD: 616.075
                                          CDU: 616-083

28/11/2016   29/11/2016

FERREIRA, S. R. S.; PÉRICO, L. A. D.; DIAS, V. R. F. G.
Atuação do Enfermeiro na Atenção Primária à Saúde

© *Direitos reservados à Editora ATHENEU – São Paulo, Rio de Janeiro, Belo Horizonte, 2017.*

Autoras

Sandra Rejane Soares Ferreira

Enfermeira do Setor de Monitoramento e Avaliação de Ações de Saúde da Gerência de Saúde Comunitária (GSC) do Grupo Hospitalar Conceição (GHC), de Porto Alegre-RS. Coordenadora da Ação Programática da Tuberculose e da Vigilância Epidemiológica na GSC do GHC. Consultora na área de Educação e de Saúde pela empresa Tejas Consultoria. Membro da Câmara Técnica de Atenção à Saúde do Conselho Regional de Enfermagem do Rio Grande do Sul (COREN-RS). Mestre em Enfermagem pela Universidade Federal do Rio Grande do Sul (UFRGS). Especialista em: Saúde Pública pela UFRGS, Saúde Coletiva e Recursos Humanos pela Escola de Saúde Pública da Secretaria Estadual de Saúde-RS (ESP/SES/RS), Educação Popular pela Universidade do Vale do Rio dos Sinos (UNISINOS-RS). Formação em Ensino à Distância pela Pontifícia Universidade Católica do Rio Grande do Sul (PUC-RS). Licenciada em Enfermagem pela Faculdade de Educação da UFRGS. Lecionou na Graduação da Enfermagem durante 12 anos nas Universidades ULBRA-Canoas, PUC-RS e UFRGS. Coordenou a implantação do Programa de Residência Integrada em Saúde – ênfase em Saúde da Família e Comunidade na GSC do GHC e atuou como preceptora e tutora desse Programa de Residência. Experiência em Teleconsultoria no TelessaúdeRS (UFRGS). Experiência em Ensino à Distância. Autora e organizadora de livros e protocolos assistências para o Sistema Único de Saúde do Brasil nas áreas de diabetes, hipertensão, tuberculose e cartilhas para trabalho educativo com doenças crônicas para profissionais e população.

Lisiane Andreia Devinar Périco

Enfermeira do Serviço de Saúde Comunitária (SSC) do Grupo Hospitalar Conceição (GHC) de Porto Alegre-RS. Apoiadora Técnica em imunizações para unidades de atenção primária da Gerência de Saúde Comunitária (GSC) do GHC. Mestre em Epidemiologia com ênfase em Avaliação de Tecnologias em Saúde pela Universidade Federal do Rio Grande do Sul (UFRGS). Especialista em Saúde Comunitária pela Escola de Saúde Pública da Secretaria Estadual de Saúde do Rio Grande do Sul (ESP/SES/RS) e Saúde Pública pela UFRGS. Licenciada em Enfermagem pela Faculdade de Educação da UFRGS. Trabalhou na Secretaria Municipal de Saúde de Porto Alegre-RS. Atuou como preceptora, tutora e é orientadora no Programa de Residência Integrada em Saúde – ênfase em Saúde da Família e Comunidade do GHC. Colaboradora na construção de protocolos assistenciais para o Sistema Único de Saúde do Brasil nas áreas de Tuberculose, Saúde da Gestante e Saúde da Criança.

Vilma Regina Freitas Gonçalves Dias

Enfermeira. Diretora na empresa Qualirede de Florianópolis-SC. Mestre em Saúde Coletiva pela Universidade Luterana do Brasil (ULBRA). Especialista em: Saúde Pública (CDRH Campo Grande/MS/Fiocruz) e Avaliação de Tecnologias em Saúde pela Universidade Federal do Rio Grande do Sul (UFRGS) e Hospital Italiano de Buenos Aires. Formação em Ensino à Distância pela Pontifícia Universidade Católica do Rio Grande do Sul (PUC-RS). Experiência em Teleconsultoria no TelessaúdeRS (UFRGS). Trabalhou por 12 anos como Gerente na Caixa de Assistência dos Funcionários do Banco do Brasil (CASSI), respondendo pelas Unidades dos Estados do Rio Grande do Sul e depois de São Paulo. Atuou na Gerência Executiva em Brasília, gerenciando a área da Saúde da CASSI em nível Nacional. Trabalhou durante 9 anos no Serviço de Saúde Comunitária (SSC) do Grupo Hospitalar Conceição (GHC), tendo ocupado as funções de Enfermeira, Gerente de Unidade e Coordenadora do SSC/GHC. Trabalhou na Secretaria Municipal de Saúde (Campo Grande/MS) e na Secretaria do Estado de Saúde Mato Grosso do Sul-MS. Foi Consultora do Ministério da Saúde (Departamento de Atenção Básica) e do Hospital Italiano de Buenos Aires. Lecionou na Graduação da Enfermagem durante 12 anos nas universidades ULBRA e PUC/RS. Foi Docente nos cursos de Pós-graduação (EAD/PUCRS) e do Curso de Especialização em Gestão para Planos de Saúde (SP).

Colaboradores

ALINE IARA DE SOUSA

Enfermeira do Serviço de Saúde Comunitária (SSC) do Grupo Hospitalar Conceição (GHC), de Porto Alegre-RS. Coordenadora de Ação Programática de Imunizações e Supervisora dos Agentes Comunitários de Saúde da Unidade Coinma do SSC-GHC. Mestre em Enfermagem pela Universidade Federal do Rio Grande do Sul (UFRGS). Especialista em Saúde Pública pela UFRGS e em Docência na Saúde, pelo programa do Núcleo de Educação, Avaliação e Produção Pedagógica em Saúde (EducaSaúde) da UFRGS.

AMÁLIA DE FÁTIMA LUCENA

Enfermeira. Professora-associada da Escola de Enfermagem da Universidade Federal do Rio Grande do Sul (UFRGS). Coordenadora da Comissão do Processo de Enfermagem do Hospital de Clínicas de Porto Alegre (HCPA). Pesquisadora do Grupo de Estudo e Pesquisa em Enfermagem no Cuidado ao Adulto e Idoso (GEPECADI). Pesquisadora do CNPq – Nível 2. Doutora em Ciências.

ANA CAROLINA CUSTÓDIO

Enfermeira do Núcleo de Qualificação da Rede de Prestadores de Serviços de Saúde da empresa Qualirede de Florianópolis-SC. Especialista em Gestão e Auditoria dos Sistemas de Saúde (IPOG) e Enfermagem do Trabalho (Portal Educação). Atuou na Atenção Integral à Saúde do Setor de Saúde Suplementar por 5 anos e há 3 anos atua no setor da Qualidade e Pesquisas.

ANAELI BRANDELLI PERUZZO

Enfermeira do Hospital da Criança Conceição do Grupo Hospitalar Conceição (GHC) de Porto Alegre-RS. Coordenadora do Grupo de Prevenção e Tratamento de Lesões de Pele do GHC e Cirurgia Vascular do Hospital Nossa Senhora Conceição (HNSC) de Porto Alegre-RS. Especialista em Enfermagem Materno-Infanto-Juvenil pela Universidade Federal do Rio Grande do Sul (UFRGS), Administração do Serviço de Enfermagem pelo Instituto de Administração Hospitalar e Ciências da Saúde (IAHCS) de Porto Alegre-RS. Educação Profissional na Área de Saúde-Enfermagem (ENSP), Gestão em Saúde – Ênfase Hospitalar (PUCRS); Práticas Pedagógicas em Serviços de Saúde (UFRGS). Enfermagem em Estomaterapia pela Universidade do Vale do Rio dos Sinos (UNISINOS). Aperfeiçoamento em Qualidade e Segurança no Cuidado ao Paciente (ISLEP).

ANDREA GONÇALVES BANDEIRA

Enfermeira. Professora-assistente do Curso de Graduação em Enfermagem da Pontifícia Universidade Católica do Rio Grande do Sul (PUC-RS), Porto Alegre-RS. Especialista em Saúde da Família e Comunidade (PREMUS/PUCRS). Mestre em Enfermagem pela Universidade Federal do Rio Grande do Sul (UFRGS). Doutoranda do Programa de Pós-graduação em Enfermagem da UFRGS.

Aniúsca Vieira dos Santos

Biomédica. Mestranda no Programa de Pós-graduação em Patologia Geral e Experimental da Universidade Federal de Ciências da Saúde de Porto Alegre (UFCSPA). Bolsista da Coordenação de Aperfeiçoamento de Pessoal de Nível Superior (CAPES). Atua principalmente em projetos na linha de pesquisa de Carcinogênese Humana, com destaque para temáticas sobre Saúde da Mulher e Câncer do Colo Uterino.

Beatriz Regina Lara dos Santos

Enfermeira. Professora Adjunta da Faculdade de Enfermagem, Nutrição e Fisioterapia da Pontifícia Universidade Católica do Rio Grande do Sul (PUC-RS). Coordenadora do Grupo Interdisciplinar de Pesquisa e Estudos em Promoção e Vigilância da Saúde (GIPEPROVIS). Professora Adjunta aposentada pela Escola de Enfermagem da Universidade Federal do Rio Grande do Sul (UFRGS). Doutora em Educação pela Faculdade de Educação da PUC-RS.

Claudia Giuliano Bica

Bióloga. Professora do Programa de Pós-graduação em Patologia e Professora Adjunta da Universidade Federal de Ciências da Saúde de Porto Alegre (UFCSPA). Doutora pelo Programa de Pós-graduação de Patologia da UFCSPA. Mestre em Biologia Celular e Molecular pela Universidade Federal do Rio Grande do Sul (UFRGS). Especialista em Biossegurança pela Escola Nacional de Saúde Pública da Fundação Osvaldo Cruz (Fiocruz).

Dana Karine de Sousa Machado

Enfermeira da Unidade de Estratégia de Saúde da Família (ESF) Colina Verde no Município de Sapucaia do Sul-RS. Especialista em: Saúde da Família pelo Instituto de Educação e Pesquisa do Hospital Moinhos de Vento de Porto Alegre-RS e Saúde Mental pela Faculdade de Ciências Sociais Aplicadas (FACISA) de Campina Grande-PB.

Deise Soares

Enfermeira. Professora Adjunta da Faculdade de Enfermagem da Universidade Federal de Pelotas (UFPel). Doutora em Ciências (UFPel).

Diani de Oliveira Machado

Enfermeira do Serviço de Atenção Domiciliar do Grupo Hospitalar Conceição (GHC), de Porto Alegre-RS. Membro do Grupo de Prevenção e Tratamento de Lesões de Pele do GHC. Mestre em Enfermagem pela Universidade Federal do Rio Grande do Sul (UFRGS). Especialista em Urgência e Emergência pela UFRGS.

Elaine Thumé

Professora Adjunta na graduação e pós-graduação no Departamento de Enfermagem da Universidade Federal de Pelotas (UFPel). Doutora em Epidemiologia pela UFPel com estágio de Doutoramento na Harvard T.H. Chan School of Public Health. Coordenadora Adjunta do Programa de Pós-graduação em Enfermagem da UFPel.

Eliane Pinheiro de Morais

Enfermeira. Professora-associada da Escola de Enfermagem da Universidade Federal do Rio Grande do Sul (UFRGS). Vice-líder do Núcleo de Estudos em Educação e Saúde na Família e Comunidade (NEESFAC) da UFRGS. Doutora em Saúde do Idoso.

ELIETE MENDONÇA SILVEIRA

Enfermeira do Serviço de Saúde Comunitária (SSC) do Grupo Hospitalar Conceição (GHC), de Porto Alegre-RS. Coordenadora de Ações Programáticas para Atenção à Saúde da Mulher, Saúde na Escola e Acompanhamento de Crianças e Adolescentes após Internação Hospitalar na Unidade Divina Providência do SSC-GHC. Orientadora do Programa de Residência Integrada em Saúde – ênfase em Saúde da Família e Comunidade do GHC. Especialista em Saúde Coletiva pela Universidade Luterana do Brasil (ULBRA) de Canoas.

FERNANDA PEIXOTO CORDOVA

Enfermeira Assistencial na Unidade Básica de Saúde (UBS) Santa Cecília do Hospital de Clínicas de Porto Alegre. Coordenadora do Grupo de Idosos 'Renascer é Viver' na UBS. Mestre em Enfermagem pela Universidade Federal do Rio Grande do Sul (UFRGS).

HELOISA MARIA RECKZIEGEL BELLO

Enfermeira. Professora-assistente do curso de Graduação em Enfermagem da Pontifícia Universidade Católica do Rio Grande do Sul (PUC-RS) de Porto Alegre-RS. Mestre em Enfermagem pela Universidade Federal do Rio Grande do Sul (UFRGS), Especialista em Saúde Pública (UFRGS), em Enfermagem do Trabalho e em Enfermagem Obstétrica pela Universidade do Vale do Rio dos Sinos (UNISINOS-RS), Doutoranda no PPG da Escola de Humanidades da PUC-RS.

JANAÍNA KETTENHUBER

Enfermeira do Serviço de Saúde Comunitária (SSC) do Grupo Hospitalar Conceição (GHC), de Porto Alegre-RS. Preceptora de Campo do Programa de Residência Integrada em Saúde (RIS) – ênfase em Saúde da Família e Comunidade do GHC. Especialista em Saúde da Família e Comunidade pelo Programa de Residência RIS/GHC.

LENA AZEREDO DE LIMA

Nutricionista do Serviço de Saúde Comunitária (SSC) do Grupo Hospitalar Conceição (GHC), de Porto Alegre-RS. Preceptora da Residência Integrada em Saúde – ênfase em Saúde da Família e Comunidade do GHC. Membro do Centro de Estudo e Pesquisa em Atenção Primária (CepAPS) do GHC. Mestre em Epidemiologia pela Universidade Federal do Rio Grande do Sul (UFRGS). Especialista em Nutrição Clínica pelo Instituto Metodista de Educação e Cultura (IMEC) e Psicossomática pelo Instituto Brasileiro de Estudos Homeopáticos. Possui formação em Grupoterapia pelo Centro de Estudo e Pesquisa em Grupos (POA-RS).

LISIANE MANGANELLI GIRARDI PASKULIN

Enfermeira. Professora-associada da Escola de Enfermagem da Universidade Federal do Rio Grande do Sul (UFRGS). Chefe do Serviço de Enfermagem em Atenção Primária à Saúde do Hospital de Clínicas de Porto Alegre (HCPA). Doutora em Ciências pela Universidade Federal de São Paulo (UNIFESP).

MARIA DO CARMO ROCHA LAURENT

Enfermeira da Comissão do Processo de Enfermagem do Hospital de Clínicas de Porto Alegre (HCPA). Assessora de Operações Assistenciais no HCPA. Especialista em Educação Psicomotora pela Faculdade Portoalegrense de Ciências e Letras.

Maria Raquel Gomes Maia Pires

Enfermeira. Professora Adjunta do Departamento de Enfermagem da Faculdade de Ciências da Saúde da Universidade de Brasília (UnB) e do Programa de Pós-graduação em Gestão Pública (PPGP) da Faculdade de Planaltina da UnB. Pesquisadora líder do grupo de pesquisa Gestão, Educação e Prática Social em Saúde e Enfermagem (GEPS) e do Núcleo de Pesquisa em Promoção da Saúde (NESPROM). Mestre e Doutora em Política Social pela UnB, Pós-doutorado em Arte, Lúdico e Tecnologias Educativas para a Saúde pela UnB.

Marina da Silva Sanes

Enfermeira. Professora da Faculdade de Desenvolvimento do Rio Grande do Sul (FADERGS-Laureate International Universities) de Porto Alegre-RS. Membro da Câmara Técnica de Atenção à Saúde do Conselho Regional de Enfermagem do Rio Grande do Sul (COREN-RS). Mestre em Enfermagem pela Universidade Federal do Rio Grande (FURG). Especialista em Saúde da Família e Comunidade pelo programa de Residência Integrada em Saúde do GHC (RIS-GHC) e Educação na Saúde para Preceptores do SUS (IEP-HSL). Experiência como Apoiadora Institucional na APS nos municípios de Pelotas, Sapucaia do Sul e Porto Alegre. Experiência em tutoria no Ensino à Distância.

Naiana Oliveira dos Santos

Enfermeira. Professora no Curso de Enfermagem nas Faculdades Integradas de Taquara (FACCAT). Membro do Núcleo de Estudos de Educação e Saúde na Família e Comunidade (NEESFAC) da Universidade Federal do Rio Grande do Sul (UFRGS). Doutoranda em Enfermagem pelo Programa de Pós-graduação em Enfermagem da UFRGS.

Natália Miranda Jung

Nutricionista do Serviço de Saúde Comunitária (SSC) do Grupo Hospitalar Conceição (GHC), de Porto Alegre-RS. Doutoranda pelo Programa de Pós-graduação em Epidemiologia da Universidade Federal do Rio Grande do Sul (UFRGS). Mestre em Epidemiologia com ênfase em Avaliação de Tecnologias em Saúde pela UFRGS. Especialista em Atenção Básica em Saúde Coletiva pelo Programa de Residência Integrada em Saúde da Escola de Saúde Pública do Rio Grande do Sul (ESP/SES/RS).

Patrícia Couto Wiederkehr

Enfermeira. Chefe do Núcleo de Imunizações da Equipe de Vigilância das Doenças Transmissíveis da Coordenadoria Geral de Vigilância em Saúde da Secretaria Municipal da Saúde (EVDT/CGVS/SMS) de Porto Alegre. Responsável pela implantação do Sistema Nacional de Agravos de Notificação da Tuberculose na rede hospitalar e do Programa da Hanseníase pela Secretaria Municipal da Saúde (SMS) em Porto Alegre. Especialista em Saúde Pública pela Universidade Federal do Rio Grande do Sul (UFRGS) e em Pneumologia Sanitária pela Fiocruz do Rio de Janeiro.

Rosane Glasenapp

Médica de Família e Comunidade do Serviço de Saúde Comunitária (SSC) do Grupo Hospitalar Conceição (GHC), de Porto Alegre-RS. Coordenadora do Programa de Controle do Tabagismo na Gerência de Saúde Comunitária do GHC. Especialista em Medicina de Família e Comunidade pelo Hospital de Clínicas de Porto Alegre (HCPA).

Rosmere Lasta

Enfermeira do Serviço de Saúde Comunitária (SSC) do Grupo Hospitalar Conceição (GHC), de Porto Alegre-RS. Coordenadora de Ações Programáticas de atenção às condições crônicas (asma, hipertensão e diabetes) na Unidade Divina Providência do SSC-GHC. Mestre em Saúde Coletiva pela Universidade Luterana do Brasil (ULBRA) de Canoas-RS. Especialista em Saúde Comunitária pela ULBRA de Canoas-RS e Fitoterapia pelo Centro de Ensino Superior de Homeopatia (IBEHE) e Faculdade de Ciências da Saúde (FACIS) de São Paulo-SP.

Sidneia Tessmer Casarin

Professora-assistente da Faculdade de Enfermagem da Universidade Federal de Pelotas (UPFEL). Mestre em Enfermagem. Doutoranda do PPGEnf/UFPEL.

Silvia Justo Tramontini

Enfermeira do Serviço de Saúde Comunitária (SSC) do Grupo Hospitalar Conceição (GHC), de Porto Alegre-RS. Coordenadora de Ações Programáticas de Atenção à Saúde da Criança e Imunizações na Unidade Barão de Bagé do SSC-GHC. Membro do Grupo de Prevenção e Tratamento de Lesões de Pele do GHC. Especialista em Saúde do Adulto pela Universidade do Vale do Rio dos Sinos (UNISINOS) e Terapia de Casal e de Família pelo Instituto da Família-Porto Alegre-RS.

Simone Valvassori

Enfermeira do Serviço de Saúde Comunitária (SSC) do Grupo Hospitalar Conceição (GHC), de Porto Alegre-RS. Tutora do Curso de Especialização em Saúde da Família UNASUS da Universidade Federal de Ciências da Saúde de Porto Alegre (UFCSPA). Preceptora do Pet Saúde da UFCSPA. Especialista em Saúde Pública pela Universidade Federal do Rio Grande do Sul (UFRGS). Mestranda de Programa de Pós-graduação em Patologia Geral e Experimental da UFCSPA.

Dedicatória

Este livro foi um sonho... pensado e materializado por enfermeiros que desejam apoiar colegas enfermeiros que atuam em Serviços de Atenção Primária à Saúde (APS), por isso dedicamos esta obra aos nossos colegas de profissão.

Dedicamos este livro a todos que lutaram pelos direitos constitucionais à saúde no Brasil e à defesa do Sistema Único de Saúde (SUS), pois a construção desse Sistema consolidou iniciativas, sejam elas chamadas de Atenção Básica ou de Estratégia de Saúde da Família, que ampliaram o acesso da população aos serviços de saúde, além de muito valorizar o trabalho do enfermeiro, oportunizando a atuação em serviços de APS no país, inclusive no setor privado.

Dedicamos este livro para todas as instituições nas quais trabalhamos, assistindo pessoas, famílias e comunidades, apoiando a gestão dos serviços, estudando, ensinando, apreendendo e compartilhando informações e vivências com enfermeiros e profissionais de outras áreas, que constituíram equipes multiprofissionais, as quais consideramos fundamentais para um cuidado integral à saúde da população.

Dedicamos este livro às pessoas, famílias e comunidades brasileiras foco do nosso cuidado em saúde e motivo da nossa existência profissional.

Dedicamos este livro, de modo especial, aos nossos familiares, que nos apoiaram, nutriram e fortaleceram e para quem, além de dedicarmos nossas vidas, também dedicamos esse sonho realizado.

Dedicatória

Agradecimentos

Escrever um livro exige tempo, muita dedicação e determinação; além disso, é preciso de muita ajuda para escrevê-lo. Para fazer um livro sobre o trabalho de enfermeiros da Atenção Primária à Saúde e para enfermeiros da Atenção Primária à Saúde, várias foram as fontes de inspiração e de ajuda durante o processo de escrita. Nossa gratidão a todas as fontes de inspiração (vivências profissionais, livros, artigos, diálogo com colegas, cursos, entre outros) e de apoio que permitiram escrever, chegar à conclusão e publicação deste livro.

Muitas pessoas, ao tomar conhecimento da ideia do livro, nos apoiaram e incentivaram. Algumas delas, inclusive, contribuíram efetivamente com a produção de textos para capítulos que hoje constituem a obra de forma qualificada. Entretanto, nomear pessoas aqui não será possível, sob o risco de produzir uma extensa lista de agradecimentos ou de, no estresse final dessa construção, deixar de citar o nome de alguém. Por isso, agradecemos de forma anônima, mas com profunda gratidão, a todos que conversaram conosco sobre o projeto do livro, opinaram, criticaram, estimularam e, em especial, àqueles que contribuíram escrevendo como colaboradores, pois sem o apoio de cada um certamente não teria sido possível tornar esse sonho realidade.

Agradecemos às diversas instituições que nos acolheram durante a nossa trajetória profissional, pois as vivências profissionais e de formação oportunizadas foram fonte de grande aprendizado e ajudaram a constituir o arsenal de conhecimento que hoje buscamos compartilhar.

Somos, também, agradecidas às pessoas, famílias e comunidades para as quais dedicamos cuidados durante a nossa trajetória profissional. Seus ensinamentos foram fundamentais para que o nosso conhecimento teórico adquirido em formação acadêmica pudesse evoluir para uma prática comprometida em corresponder às necessidades apresentadas pela vida real.

Por fim, mas não menos importante, nossa gratidão aos nossos familiares, que ofereceram apoio moral e abriram mão de momentos de convívio para que este livro pudesse existir. Fica aqui o registro de um agradecimento especial: saibam que vocês são a nossa motivação para trabalhar continuamente na busca da realização de sonhos.

Prefácio

Aprender e ensinar sobre o trabalho da Enfermagem na Atenção Primária à Saúde é o que você encontrará nesta obra e, também, descobrir que é possível a todos compartilhar o que foi construído na sua trajetória profissional. O livro permite, possibilita e instiga a refletir, construir e transformar os conhecimentos que qualificam a prática social profissional.

O trabalho do Enfermeiro na Atenção Primária à Saúde ganha visibilidade e reconhecimento com este livro. Os autores conseguem demonstrar com muita maestria a abrangência da atuação da Enfermagem nos diferentes espaços e momentos do Sistema Único de Saúde.

Os autores respondem ao compromisso da Enfermagem com o Sistema de Saúde, ao produzirem excelentes textos que procuram ir além do fazer enfermagem, mas também colocam a importância da participação na reorganização dos serviços de saúde, a importância da Enfermagem em ser ativa na construção das Redes de Atenção à Saúde, a necessidade de com o seu conhecimento gerenciar as linhas de cuidado, a importância de sermos atores proativos em propostas que ampliem o acesso de todos a uma saúde com qualidade, e que a qualificação seja uma das diretrizes para responder às necessidades e demandas em saúde da sociedade brasileira.

Os autores demonstram pela sua experiência os diferentes momentos em que o trabalho da Enfermagem no Sistema Único de Saúde se faz necessário, sobretudo na Atenção Primária à Saúde, e que a mesma seja compartilhada com quem quer o conhecer e esperamos que se encante e venha trabalhar na Atenção Primária à Saúde, ou com os que atuam e querem qualificar a sua prática social.

Em todos os capítulos, podemos nos revigorar com o conhecimento construído com cuidado, demonstrando a articulação com as experiências pessoais e/ou coletivas dos colegas com as teorias que as subsidiam e com isso transformam e fortalecem a prática social da enfermagem.

Perceber no decorrer da leitura a riqueza das inúmeras vivências disponibilizadas demonstra o compromisso e respeito com o saber que ampara o trabalho da Enfermagem, o compromisso com os profissionais, com o cidadão brasileiro e o compromisso com as Políticas Públicas para a saúde.

Compromisso que os autores responderam com maestria sobre as diretrizes da Política de Educação Permanente para a prática qualificada em constante transformação e possibilitam encontrar espaços, aberturas para o trabalho na Atenção Primária à Saúde, diversificado, abrangente e desafiador. Talvez você não encontre tudo aquilo que precisa ou necessita para o seu cotidiano, mas com certeza encontrará muito que necessita para o seu dia a dia. Os autores nos auxiliam a refletir e qualificar a nossa prática e com certeza ampliar nossos horizontes.

E, que nesse horizonte, você coloque uma nova meta, querer compartilhar o conhecimento que irá produzir e que você seja o próximo a nos provocar o desejo de querer ensinar e aprender, você compreendeu e aceitou o que os autores nos levaram a percorrer neste livro.

A expectativa dos autores, amplamente atingido, o compartilhar seu maior valor, o conhecimento da sua prática social, podemos apreciar a riqueza, o cuidado nos detalhes e reconhecer a Enfermagem cada vez mais atuante, cada vez mais valorizada e visível seja a seus pares, mas sobretudo por quem mais necessita do seu valor profissional, o cidadão.

Quero que você aproveite, que reflita sobre o que nossos colegas colocaram, mas principalmente possibilite que outros profissionais da enfermagem também tenham acesso a esta bonita experiência e que você seja o próximo a poder compartilhar sua experiência, seu conhecimento à nós.

Boa leitura!

Carmen Elizabeth Kalinowski
*Professora Adjunta do Curso de Enfermagem
da Universidade Federal do Paraná.
Coordenadora do Programa de Atualização em Enfermagem
– Atenção Primária e Saúde da Família /ABEN-SECAD.*

carmenkali@gmail.com

Apresentação

Produzir uma obra com a intenção de contribuir para a qualificação profissional é algo de muita responsabilidade e vislumbramos, através da construção deste livro, uma possibilidade de apoiar a prática profissional dos enfermeiros na Atenção Primária à Saúde (APS). Consideramos a sua existência um legado imaterial sobre o trabalho dos enfermeiros na APS do Brasil na busca do reconhecimento da sua importância.

Este livro aborda questões teórico-práticas relativas à atuação do enfermeiro nos Serviços de APS, as quais são importantes para assistir à população de modo qualificado. O material destina-se aos enfermeiros que atuam nas unidades de APS, aqueles que realizam especialização nessa área, e também aos docentes e discentes dos cursos de graduação de Enfermagem. Ainda, para todos aqueles que desejam conhecer mais sobre o trabalho do enfermeiro na APS, bem como fazer a crítica do material para aprimorá-lo, contribuindo na construção do conhecimento nessa área de atuação.

No Brasil, há uma escassez de literatura que reúna em uma única obra as questões teóricas e práticas relacionadas com o processo de trabalho do enfermeiro na APS. Portanto, o livro *Atuação do Enfermeiro na Atenção Primária à Saúde* é um material com potencial para influenciar a discussão sobre o trabalho do enfermeiro em serviços de APS e em Programas de Residência de Enfermagem em Saúde da Família e Comunidade, contribuindo na formação e na educação permanente dos enfermeiros que atuam na rede pública, bem como em outros serviços de saúde implantados por instituições privadas e no âmbito da Saúde Suplementar, cujo modelo de atenção se inspira na APS.

O livro está dividido em duas partes. A primeira, 'Princípios para o Trabalho do Enfermeiro na APS', tem 12 capítulos e contempla as bases conceituais e operacionais para o trabalho do enfermeiro nessa área.

O Capítulo 1 apresenta as diretrizes para o trabalho do enfermeiro na APS, entre elas os princípios e atributos da Atenção Primária, a política de atenção básica no Brasil, os modelos de atenção à saúde, as redes de atenção à saúde, as linhas de cuidado, a organização de protocolos assistenciais para o atendimento das necessidades em saúde da população e a prescrição de medicamentos.

O Capítulo 2 aborda a família como unidade de cuidado na APS, o conceito de família, os instrumentos utilizados para o diagnóstico do contexto familiar, as ferramentas que visam estreitar as relações entre os profissionais e as famílias, promovendo a compreensão de modo mais aprofundado do funcionamento do sistema familiar, do indivíduo inserido no mesmo e de suas interações.

O Capítulo 3 discorre sobre o processo de enfermagem como fundamento para o cuidado na APS associado aos sistemas de linguagem padronizados, como a taxonomia de diagnósticos de enfermagem da NANDA-Internacional (NANDA-I), a Classificação de Intervenção de Enfermagem (NIC) e a Classificação de Resultados de Enfermagem (NOC) aplicados à consulta de enfermagem.

O Capítulo 4 discute a Prática Baseada em Evidências (PBE) e a enfermagem nesse contexto.

O Capítulo 5 apresenta o cuidado na perspectiva de gênero, enquanto subsídio à reflexão crítica acerca do processo de trabalho em saúde e na enfermagem.

O Capítulo 6 contém informações que subsidiam a realização Atenção Domiciliar (AD) às pessoas com dificuldade de locomoção e/ou de realização das Atividades de Vida Diária (AVD). Reflete sobre a atual Política Nacional de Atenção Domiciliar no âmbito do SUS e as formas de organização da AD no Brasil. Aborda o Processo de Enfermagem (PE) na Atenção Domiciliar, destacando a importância do enfermeiro nessa modalidade de atenção à saúde.

O Capítulo 7 reflete sobre o trabalho de coordenação e supervisão técnica do enfermeiro no contexto da APS, com o enfoque nas ações realizadas junto aos técnicos e auxiliares de enfermagem e aos agentes comunitários de saúde (ACS).

O Capítulo 8 traz subsídios para os enfermeiros atuarem nas ações de educação e de promoção da saúde ofertadas na APS e apresenta os conceitos, ações prioritárias, áreas de atuação, a composição e o arcabouço das políticas públicas de saúde, desenhadas pela Política Nacional de Educação Popular e Política Nacional de Promoção da Saúde.

O Capítulo 9 contém uma revisão dos aspectos conceituais e metodológicos sobre a Vigilância da Saúde na APS, enquanto modelo assistencial, com o objetivo de oferecer subsídios para a atuação do enfermeiro e contribuir na consolidação da atenção integral a saúde.

O Capítulo 10 apresenta o conceito de condições agudas e crônicas de saúde, doenças crônicas não transmissíveis (DCNT) e do Modelo de Cuidados Crônicos (MCC). Destaca a necessidade de implementar um modelo de atenção à saúde alternativo capaz de produzir as mudanças necessárias no modo de organizar o cuidado à saúde da população com vistas a garantir eficácia no cuidado das condições crônicas.

O Capítulo 11 aborda os conceitos de motivação, mudança, autocuidado, terapia cognitivo comportamental, Modelo Transteórico e Entrevista Motivacional. O objetivo é instrumentalizar o enfermeiro para o exercício das atividades educativas na APS, voltadas para a motivação e promoção de mudanças no estilo de vida (MEV) de adultos e idosos.

O Capítulo 12 apresenta conteúdos relacionados com a Saúde Suplementar do Brasil, entre eles: como se organiza o setor no País, o modelo de atenção predominante, os movimentos de reorganização do modelo assistencial, a Atenção Primária à Saúde (APS) na Saúde Suplementar e a enfermagem inserida nesse contexto.

A segunda parte do livro, 'Atuação do Enfermeiro nas Necessidades em Saúde da População na Atenção Primária à Saúde', tem 16 capítulos que abordam a prática do enfermeiro e sistematizam a aplicação do arcabouço teórico, exemplificando por meio de relatos de experiência a aplicação do processo de enfermagem no cotidiano de trabalho. Apresentam sugestões de protocolos assistenciais aplicáveis ao contexto do trabalho do enfermeiro, ferramentas e recursos para apoiar a prática no cotidiano constituindo-se em um referencial teórico para o trabalho em APS. A estrutura textual da segunda parte do livro conduz ao raciocínio clínico da consulta de enfermagem, necessário para planejar o cuidado de enfermagem capaz de atender às necessidades em saúde, além de suscitar a discussão das melhores condutas com base na literatura e na experiência de mais de 25 anos de enfermagem, nessa área, das autoras.

O Capítulo 13 oferece subsídios para o enfermeiro realizar o acolhimento na APS, orientado pela integralidade e para um exercício profissional que proporcione benefícios à saúde das pessoas que demandam espontaneamente os serviços de APS.

O Capítulo 14 fornece informações para a atuação do enfermeiro e da equipe de enfermagem no planejamento, execução, monitoramento e avaliação das ações de vacinação, garantindo a proteção individual e coletiva contra as doenças imunopreveníveis.

O Capítulo 15 aborda a atuação do enfermeiro na atenção à saúde da criança utilizando o processo de enfermagem para a prevenção, promoção, recuperação e monitoramento das condições de saúde e, também apresenta os principais indicadores na atenção à criança para planejar, avaliar e qualificar as ações.

O Capítulo 16 discorre sobre as possibilidades da atuação do enfermeiro na atenção à comunidade escolar através do Programa Saúde na Escola (PSE) promovendo a intersetorialidade e desenvolvendo ações conjuntas com estudantes, profissionais da educação, pais e comunidade.

O Capítulo 17 aborda o cuidado à saúde sexual e reprodutiva das mulheres, visto que elas são frequentes utilizadoras de serviços de APS.

O Capítulo 18 aborda a atenção pré-natal e as possibilidades de atuação do enfermeiro junto às equipes de saúde no cuidado oferecido às mulheres durante o período pré-concepcional, gestacional e puerperal.

O Capítulo 19 apresenta as possibilidades de atuação dos enfermeiros na saúde do homem no contexto da APS. Discute a oferta de serviços voltados para a população masculina e fornece informações para a consulta de enfermagem e para o estímulo à realização dos exames de prevenção, às atividades de promoção da saúde e o incentivo para que os homens cuidem melhor de sua saúde.

O Capítulo 20 contextualiza o processo de envelhecimento e as políticas públicas, destacando-se conceitos importantes na atenção ao idoso como a capacidade funcional, a fragilidade, as síndromes geriátricas e o envelhecimento ativo. Aborda, ainda, o processo de enfermagem aplicado à saúde do idoso.

O Capítulo 21 aborda a hipertensão arterial sistêmica (HAS), sua classificação, diagnóstico, tratamento e as ações do enfermeiro para o cuidado de pessoas com essa condição crônica de saúde ou em risco de desenvolvê-la. O enfoque é a atuação por meio de consultas de enfermagem para o rastreamento da HAS, diagnóstico e manejo precoce de pessoas com pressão arterial (PA) limítrofe e o cuidado de pessoas com HAS.

O Capítulo 22 apresenta o que é diabetes, sua classificação, diagnóstico, tratamento e as ações do enfermeiro para o cuidado de pessoas com o *diabetes mellitus* tipo 2 (o tipo mais prevalente) ou em risco de desenvolvê-la. O enfoque é a atuação por meio de consultas de enfermagem para a detecção clínica do DM tipo 2; diagnóstico e manejo precoce da glicemia de jejum alterada ou tolerância diminuída a glicose; o cuidado de pessoas com DM tipo 2; a prevenção de lesões e o cuidado com o pé diabético.

O Capítulo 23 discute o sobrepeso e a obesidade em adultos e idosos, bem como as ações que podem ser desenvolvidas pelo enfermeiro na APS para prevenção, promoção e educação em saúde das pessoas que enfrentam esse problema. O enfoque está no papel do enfermeiro na detecção precoce do excesso de peso e das alterações no padrão e comportamento alimentar dos indivíduos, com base em um olhar amplo e uma escuta sensível.

O Capítulo 24 aborda o tabagismo como um problema de saúde pública e uma condição sensível à APS com objetivo de instrumentalizar o enfermeiro a trabalhar na consulta de enfermagem e na atividade grupal à cessação do uso do tabaco, bem como na prevenção da sua iniciação.

O Capítulo 25 aborda a atenção às crianças e adolescentes com asma por meio da aplicação do processo de enfermagem e da educação em saúde para essa condição. O foco desse cuidado é a prevenção das crises e a adesão ao tratamento, por meio do fortalecimento das habilidades e da competência da pessoa, familiar ou cuidador para o autocuidado, incluindo o manejo dessa condição prevalente na APS.

O Capítulo 26 aborda a atuação do enfermeiro na prevenção e detecção dos cânceres de mama e colo do útero. O objetivo é instrumentalizar os enfermeiros a realizarem o processo de enfermagem para a detecção precoce dessas condições de saúde, com vistas a ampliar a sobrevida e a qualidade de vida das mulheres.

O Capítulo 27 aborda a atuação do enfermeiro na atenção às pessoas com tuberculose (TB), em risco de desenvolver a doença e na atenção aos familiares e contatos dos portadores da doença. O objetivo é instrumentalizar os enfermeiros da APS a trabalhar com o processo de enfermagem voltado para pessoas com sintomas respiratórios, com diagnóstico de TB, contatos de caso de TB e pessoas em tratamento da infecção latente.

O Capítulo 28 aborda o cuidado às pessoas com lesões de pele e o processo de cicatrização. O objetivo é instrumentalizar os enfermeiros da APS para o cuidado resolutivo às pessoas com lesões de pele ou em risco de desenvolvê-las, utilizando o Processo de Enfermagem.

A construção deste livro de forma ampla em uma única obra teve por objetivo integrar a reflexão teórica com a prática e qualificar o trabalho do enfermeiro na APS ao fornecer instrumentos de apoio à tomada de decisão profissional que remete à importância da implementação do Processo de Enfermagem junto às pessoas, famílias e comunidades.

Cabe destacar que as autoras não pretenderam esgotar nenhuma das temáticas apresentadas nessa obra. Buscou-se elencar alguns temas prioritários para a atuação do enfermeiro na APS e que com certeza necessitam de avanços a partir dessa primeira escrita. Vários temas ainda podem ser elencados como parte do trabalho dos enfermeiros na APS e com certeza precisaremos no futuro também problematizá-los e discutir possibilidades de atuação do enfermeiro para cada um deles.

Acreditamos que este livro é o primeiro passo para que obras dessa natureza (teorias transponíveis à prática) sejam produzidas e que, com certeza, outras publicações virão para reunir reflexões fundamentais às práticas na APS. Estamos disponíveis para discutir com o público as ideias aqui apresentadas que são uma maneira de visualizar o processo de enfermagem aplicado à APS, mas com certeza muito teremos ainda para aprimorar, discutir, aprender e escrever sobre esse tema.

É importante lembrar que a Estratégia de Saúde da Família (ESF) foi implantada no Brasil, pelo Ministério da Saúde, em 1994, e que a Enfermagem na APS é um campo jovem e promissor. Esperamos que este material possa oferecer uma leitura prazerosa aos profissionais de Enfermagem.

As Autoras

Sumário

Parte 1 – Princípios para o Trabalho do Enfermeiro na Atenção Primária à Saúde

1. Diretrizes para o Trabalho do Enfermeiro na Atenção Primária à Saúde, *3*
   Sandra Rejane Soares Ferreira
   Lisiane Andreia Devinar Périco
   Vilma Regina Freitas Gonçalves Dias

2. A Família como Unidade de Cuidado na Atenção Primária à Saúde, *25*
   Sandra Rejane Soares Ferreira
   Andrea Gonçalves Bandeira
   Beatriz Regina Lara dos Santos
   Heloisa Maria Reckziegel Bello

3. O Processo de Enfermagem como Fundamento para o Cuidado na Atenção Primária à Saúde, *51*
   Sandra Rejane Soares Ferreira
   Lisiane Andreia Devinar Périco
   Amália de Fátima Lucena
   Maria do Carmo Rocha Laurent

4. Enfermagem Baseada em Evidências, *69*
   Sandra Rejane Soares Ferreira
   Vilma Regina Freitas Gonçalves Dias

5. Politicidade do Cuidado na Perspectiva de Gênero: das Políticas de Saúde às Práticas da(o) Enfermeira(o) na Atenção Primária à Saúde, *87*

Maria Raquel Gomes Maia Pires

6. A Atenção Domiciliar, *105*

Vilma Regina Freitas Gonçalves Dias
Lisiane Andreia Devinar Périco
Sandra Rejane Soares Ferreira

7. A Coordenação e Supervisão do Enfermeiro no Cotidiano da Atenção Primária à Saúde, *131*

Aline Iara de Sousa
Dana Karine de Sousa Machado

8. Educação e Promoção da Saúde, *147*

Marina da Silva Sanes

9. A Vigilância da Saúde na Atenção Primária, *169*

Lisiane Andreia Devinar Périco
Vilma Regina Freitas Gonçalves Dias

10. Abordagem das Condições Crônicas na Atenção Primária à Saúde, *183*

Sandra Rejane Soares Ferreira
Vilma Regina Freitas Gonçalves Dias

11. Promoção de Mudanças no Estilo de Vida na Atenção Primária à Saúde, *209*

Sandra Rejane Soares Ferreira

12. O Trabalho dos Enfermeiros na Saúde Suplementar com Serviços de Atenção Primária à Saúde, *237*

Vilma Regina Freitas Gonçalves Dias

PARTE 2 – Atuação do Enfermeiro nas Necessidades em Saúde da População na Atenção Primária à Saúde

13. O acolhimento da População na Atenção Primária à Saúde, *255*

Lisiane Andreia Devinar Périco

14. Imunizações, *273*

Lisiane Andreia Devinar Périco
Patricia Couto Wiederkehr

15. **Saúde da Criança,** *297*
Deise Soares
Sidneia Tessmer Casarin
Elaine Thumé

16. **Saúde na Escola,** *321*
Eliete Mendonça Silveira

17. **Saúde Sexual e Reprodutiva,** *337*
Janaína Kettenhuber

18. **Saúde da Gestante e da Puérpera,** *363*
Lisiane Andreia Devinar Périco

19. **Saúde do Homem,** *395*
Ana Carolina Custódio
Vilma Regina Freitas Gonçalves Dias

20. **Saúde do Idoso,** *421*
Lisiane Manganelli Girardi Paskulin
Eliane Pinheiro de Morais
Fernanda Peixoto Cordova
Naiana Oliveira dos Santos

21. **Hipertensão Arterial Sistêmica,** *445*
Sandra Rejane Soares Ferreira

22. ***Diabetes Mellitus* tipo 2,** *471*
Sandra Rejane Soares Ferreira

23. **Sobrepeso e Obesidade,** *521*
Lena Azeredo de Lima
Natália Miranda Jung
Sandra Rejane Soares Ferreira

24. **Tabagismo,** *545*
Lisiane Andreia Devinar Périco
Rosane Glasenapp
Sandra Rejane Soares Ferreira

25. **Asma,** *561*
Lisiane Andreia Devinar Périco
Rosmere Lasta

26. Cânceres de Mama e de Colo do Útero, *579*
Simone Valvassori
Aniúsca Vieira dos Santos
Claudia Giuliano Bica

27. Tuberculose, *603*
Sandra Rejane Soares Ferreira
Lisiane Andreia Devinar Périco

28. Lesões de Pele, *629*
Silvia Justo Tramontini
Anaeli Brandelli Peruzzo
Diani de Oliveira Machado

ÍNDICE REMISSIVO, *653*

PARTE 1
Princípios para o Trabalho do Enfermeiro na Atenção Primária à Saúde

PARTE 1

Princípios para o trabalho do Enfermeiro na Atenção Primária à Saúde

Diretrizes* para o trabalho dos enfermeiros na Atenção Primária à Saúde

Sandra Rejane Soares Ferreira
Lisiane Andreia Devinar Périco
Vilma Regina Freitas Gonçalves Dias

O que há neste capítulo?

Neste capítulo, são abordados alguns conteúdos considerados essenciais para a prática dos enfermeiros que atuam em serviços de Atenção Primária à Saúde (APS), entre eles os princípios e atributos da APS, a política de atenção básica no Brasil, os modelos de atenção à saúde, as redes de atenção à saúde, as linhas de cuidado, a organização de protocolos assistenciais para o atendimento das necessidades em saúde da população e a prescrição de medicamentos. O objetivo é contribuir para o pensamento crítico sobre o contexto do trabalho dos enfermeiros que atuam na APS. Esses conteúdos servem de base para a prática dos enfermeiros e a efetividade do processo de trabalho em equipe para o cuidado da saúde de indivíduos, famílias e comunidades. Espera-se que ao final da leitura os enfermeiros compreendam a importância e se apropriem desses conteúdos para articulá-los em sua prática na APS.

Introdução

A enfermagem engloba os cuidados, autônomos e em colaboração, que são prestados às pessoas de todas as idades, famílias, grupos e comunidades, sadios ou doentes, em todos os contextos, e inclui a promoção da saúde, prevenção de doenças e o cuidado das pessoas doentes, visando a sua recuperação. As funções essenciais de enfermagem no cuidado em saúde são a defesa e a promoção de um ambiente seguro, a pesquisa, a participação na política de saúde e na gestão das pessoas e dos sistemas de saúde e de ensino.[1]

O trabalho do enfermeiro na Atenção Básica (AB)/Atenção Primária à Saúde (APS)/Estratégia de Saúde da Família (ESF) é de extrema relevância para a construção da integralidade da atenção

---

* Diretrizes – São orientações ou linhas que definem ou determinam um traçado ou um caminho a seguir. Guias, linhas gerais de um plano ou projeto. Maneira de se proceder ou se portar. São instruções ou indicações para se estabelecer a direção e a forma pela qual vamos conduzir nosso processo de trabalho.

à saúde das pessoas, famílias e comunidades, bem como para elevar o nível de saúde dessas pessoas. A enfermagem é uma prática profissional socialmente relevante, historicamente determinada e faz parte de um processo coletivo de trabalho com a finalidade de produzir ações de saúde por meio de um saber específico, articulado com os demais membros da equipe no contexto político social do setor saúde.[2] Portanto, a prática da enfermagem na AB/APS/ESF vem se constituindo como um instrumento de mudança na APS do País respondendo a proposta do novo modelo assistencial que não está centrado na clínica e na cura, mas, sobretudo, na integralidade do cuidado, na intervenção frente a fatores de risco, na prevenção de doenças e na promoção da saúde e da qualidade de vida.

O Ministério da Saúde (MS) na Portaria que aprova a Política Nacional de Atenção Básica (nº 2.488/2011) considera equivalentes os termos "Atenção Básica" e "Atenção Primária à Saúde", utilizados no Brasil, quando houver implantação nas Unidades de Saúde Tradicionais (UST), Unidades Básicas de Saúde (UBS) ou novas Unidades da Estratégia de Saúde da Família (ESF) os fundamentos e diretrizes previstos internacionalmente na definição da Atenção Primária à Saúde (APS).[3] Neste livro, optou-se por utilizar em todos os capítulos a terminologia APS.

No Brasil, o trabalho dos enfermeiros na APS tem trazido ampla contribuição na construção de uma nova identidade no Sistema Único de Saúde (SUS), pois vem se diversificando em atividades assistenciais, de gestão, de ensino e de pesquisa. O enfermeiro está presente praticamente em todos os momentos assistenciais no contato entre a população e os serviços de saúde (acolhimento, consulta de enfermagem, imunizações, educação em saúde, entre outros). Na gestão de serviços atuam na liderança das equipes de saúde ou como gestoras municipais, estaduais, entre outras, e com forte compromisso na concretização dos princípios do SUS. A partir das especificidades da própria profissão, a maioria dos enfermeiros possui como perfil o olhar macro para os processos de trabalho, com destaque para a humanização da atenção e para o trabalho multidisciplinar. No ensino, o processo de trabalho dos enfermeiros envolve atividades acadêmicas de graduação e de pós-graduação, atuação na formação de novos profissionais de enfermagem e participação na formação de outros profissionais da área da saúde. Também, implementa ações de educação em saúde, com vistas ao empoderamento das pessoas, à elevação do nível de saúde e da qualidade de vida da população. No campo da pesquisa, os enfermeiros se inserem objetivando responder a problemas oriundos do cotidiano profissional ou relativos à construção/aplicação de teorias que conformem uma profissão cada vez mais orientada a dar respostas aos problemas identificados na realidade de saúde observada[4].

Princípios[a] e Atributos da Atenção Primária à Saúde

A Declaração de Alma-Ata sobre Atenção Primária à Saúde, em 1978, definiu cuidados primários de saúde como "cuidados essenciais de saúde com base em métodos e tecnologias práticas, cientificamente bem fundamentadas e socialmente aceitáveis, colocadas ao alcance de todos os indivíduos e famílias da comunidade, mediante a sua plena participação, e a um custo que a comunidade e o país possam manter em cada fase do seu desenvolvimento, com o espírito de autoconfiança e autodeterminação."[5] Fazem parte do sistema de saúde do país e representam o primeiro nível de contato dos indivíduos, da família e da comunidade, com o sistema nacional de saúde, devendo ser levados o mais próximo possível dos lugares onde as pessoas vivem e trabalham, e constituem o primeiro elemento de um processo continuado de assistência à saúde.[5]

---

[a] Princípio – começo, origem, fonte. Regras fundamentais admitidas como base de uma ciência, de uma arte. São os valores mais caros e inarredáveis de determinada pessoa ou de uma determinada proposta.

Segundo Starfield[6], a APS é o nível de atenção que oferece a entrada no sistema de saúde para todas as novas necessidades e problemas, fornece atenção sobre a pessoa (não direcionada para a enfermidade) no decorrer do tempo, fornece atenção para todas as condições, exceto as muito incomuns ou raras, e coordena ou integra a atenção fornecida em algum outro lugar por terceiros. A APS, também compartilha características com outros níveis do sistema de saúde:

> *"responsabilidade pelo acesso, qualidade e custos; atenção à prevenção, bem como tratamento e reabilitação; trabalho em equipe. A APS aborda os problemas mais comuns na comunidade, oferecendo serviços de prevenção, cura e reabilitação para maximizar a saúde e o bem-estar. Ela integra a atenção quando há mais de um problema de saúde e lida com o contexto no qual a doença existe e influencia a resposta das pessoas a seus problemas de saúde. É a atenção que organiza e racionaliza o uso de todos os recursos, tantos básicos como especializados, direcionados para promoção, manutenção e melhoria da saúde". (Starfield, pg 28)[6]*

Para Starfield[6], os quatro atributos essenciais da APS são caracterizados como:

- **Acessibilidade e primeiro contato**: referem-se à capacidade do serviço (característica estrutural ou de capacidade da atenção) de se organizar de modo a facilitar o acesso das pessoas para o atendimento das suas necessidades em saúde e de ser referência para as pessoas em suas diversas necessidades de atenção à saúde (utilização desses serviços quando surge uma necessidade).[6]

- **Longitudinalidade**: existência de uma fonte continuada de atenção, assim como sua utilização ao longo do tempo. A relação entre a população e sua fonte de atenção deve se refletir em uma relação interpessoal intensa que expresse a confiança mútua entre os usuários e os profissionais de saúde.[6]

- **Integralidade**: exige que o serviço da APS reconheça, adequadamente, a variedade completa de necessidades relacionadas à saúde das pessoas sob sua responsabilidade e disponibilize os recursos para abordá-las. Embora algumas ações não possam ser oferecidas dentro das unidades de APS as ações da equipe incluem os encaminhamentos para serviços especializados, hospitais, entre outros.[6]

- **Coordenação**: pressupõe alguma forma de continuidade, seja por parte do atendimento pelo mesmo profissional, seja por meio de prontuários médicos, ou ambos, além do reconhecimento de problemas abordados em outros serviços e a integração desse cuidado no cuidado global do paciente. O provedor de atenção primária deve ser capaz de integrar todo cuidado que o paciente recebe através da coordenação entre os serviços. Coordenar a atenção exige da equipe de saúde articulação com os demais níveis de atenção e entre os diferentes profissionais dos serviços do mesmo nível de atenção.[6]

Destacam-se também os atributos derivados da APS, os quais são importantes para efetividade do processo de trabalho da equipe de saúde e qualificação das ações desenvolvidas, pois aumentam o poder de interação com usuários e comunidades. São eles:[7]

- **Atenção à saúde centrada na família** (orientação familiar): a equipe deve considerar na avaliação das necessidades individuais para a atenção integral o contexto familiar e seu potencial de cuidado e, também, de ameaça à saúde, incluindo o uso de ferramentas de abordagem familiar.[7]

- **Orientação comunitária**: é o reconhecimento por parte do serviço de saúde das necessidades em saúde da comunidade através de dados epidemiológicos e do contato direto com a comunidade; sua relação com ela, assim como o planejamento e a avaliação conjunta dos serviços.[7]
- **Competência cultural**: é a adaptação da equipe e profissionais de saúde às características culturais especiais da população para facilitar a relação e a comunicação com a mesma.[7]

Os serviços de APS, por se localizarem próximos onde as pessoas vivem, se propõem a construir vínculo com os indivíduos, famílias e comunidade para prestar atenção de acordo com suas necessidades. O vínculo é considerado uma dimensão fundamental da APS e pressupõe: a) identificação/reconhecimento da US como fonte regular de cuidados pela população para a maioria das suas necessidades de saúde (acesso – porta de entrada); b) relação interpessoal entre profissionais da equipe e usuários do serviço; c) continuidade da atenção, isto é, que os usuários/comunidade façam uso do serviço ao longo de suas vidas (longitudinalidade).[8,9]

A relação longitudinal entre indivíduos/família e comunidade e aqueles que cuidam deles, transcende a atenção aos episódios de doença e inclui responsabilidade por prevenção e coordenação do cuidado. O tempo permite aos profissionais conhecer os usuários do serviço e vice-versa, o que promove uma relação humanizada, atenção mais integral e o fortalecimento do vínculo.[8,10,11]

A definição de vínculo nos reporta a algo que liga as pessoas, indica interdependência; compromissos dos profissionais com os usuários e vice-versa. A formação de vínculo envolve confiança e responsabilidade de ambas as partes. A vinculação da população com a US requer o estabelecimento de laços interpessoais que reflitam a cooperação mútua entre as pessoas da comunidade e os profissionais de saúde.[10,11]

O vínculo longitudinal, considerado característica central da APS, está relacionado com resultados positivos na qualidade dos serviços de saúde, como diminuição de internações por condições crônicas passíveis de tratamento ambulatorial, melhor aceitação de cuidados preventivos,[12] menores custos e maior satisfação do usuário. Esses resultados justificam que muitos gestores, profissionais e população almejem alcançar essa dimensão na organização da APS, a partir da reorientação do modelo assistencial brasileiro vigente.[8,9]

É importante que a US crie dispositivos organizacionais que facilitem o seguimento horizontal, a definição clara de papéis e a responsabilidade clínica, porque esses dispositivos poderão facilitar o acesso e, por meio deste, efetivar o vínculo com a população.[9] Para o fortalecimento do vínculo é importante ouvir da comunidade o que eles esperam do serviço de saúde e da equipe. Isso requer, em primeiro plano, a disponibilidade para a adequação do serviço em acordo com as necessidades da população local. É importante identificar se eles conhecem os diferentes profissionais que atuam na US e qual o papel de cada um, se eles estão satisfeitos com a atenção prestada e com a forma de acesso.[8,9]

Sistemas de Atenção à Saúde

Os sistemas de atenção à saúde são definidos pela Organização Mundial da Saúde (OMS) como o conjunto de atividades cujo propósito é promover, restaurar e manter a saúde de uma população.[13] Portanto, são respostas sociais, organizadas deliberadamente, para responder às necessidades, demandas e representações das populações, em determinada sociedade e em certo tempo e lugar.

De acordo com Mendes,[14] os sistemas de atenção à saúde, apresentam os seguintes objetivos:

a) o alcance de um nível ótimo de saúde, distribuído de forma equitativa;

b) a garantia de uma proteção adequada dos riscos para todos os cidadãos;

c) o acolhimento humanizado de todos os cidadãos;

d) a garantia da prestação de serviços efetivos e de qualidade; e

e) a garantia da prestação de serviços com eficiência.

Os sistemas de atenção à saúde podem apresentar-se, na prática social, por meio de diferentes formas organizacionais. Na experiência internacional contemporânea, a tipologia mais encontrada é de sistemas fragmentados de atenção à saúde. Historicamente, foram as condições agudas que induziram a conformação dos sistemas de saúde. O modelo de atenção direcionado a atender condições agudas é episódico, voltado para atenuar os sintomas e promover a cura[14]. Em geral, os sistemas de saúde se mantêm organizado de modo a atender às condições agudas, mesmo com o avanço no controle das mesmas e com o incremento das doenças crônicas não transmissíveis. O Sistema Único de Saúde (SUS) não se diferencia nesse aspecto organizativo da tipologia internacional, pois as condições agudas, embora menos frequentes, ainda prevalecem como orientadoras do modelo de atenção à saúde brasileiro.[13]

Modelos de atenção à saúde

Os modelos de atenção à saúde são formas de organização das relações entre sujeitos (profissionais de saúde e usuários) mediadas por tecnologias (materiais e não materiais) utilizadas no processo de trabalho em saúde, cujo propósito é intervir sobre problemas (danos e riscos) e necessidades sociais de saúde historicamente definidas. Portanto, são as formas como se organizam, em determinados espaços-população, os serviços de saúde, incluindo unidades prestadoras de serviços de diversas complexidades tecnológicas e as relações que se estabelecem dentro delas e entre elas.[15]

No cenário da saúde pública brasileira coexistem dois modelos de atenção à saúde. O mais antigo e hegemônico até o advento da 8ª Conferência Nacional de Saúde em março de 1986 está fundamentado nas ações curativas, centrado no cuidado médico, voltado para problemas agudos e estruturado com ações e serviços de saúde dimensionados a partir da oferta. O mais recente e que necessita ser consolidado para ganhar mais espaço no cenário nacional se propõe a promover a integração sistêmica, de ações e serviços de saúde com provisão de atenção contínua (com base nas características epidemiológicas), integral (cuidado em equipe), de qualidade, responsável e humanizada. Também será necessário incrementar o seu desempenho em termos de acesso, equidade, eficácia clínica e sanitária; e eficiência econômica.[16] O primeiro modelo tem se mostrado insuficiente para dar conta dos desafios sanitários atuais e insustentável para os enfrentamentos futuros. O segundo apresenta uma proposta que vem sendo discutida, não só pelo Brasil, como capaz de atuar na recomposição da coerência entre a situação epidemiológica e o modelo de atenção à saúde por sua potencialidade de romper com o modelo voltado apenas para as condições agudas tornando-se o eixo norteador da organização da Atenção à Saúde, em todos os seus níveis. Esse modelo advoga que para inovar o processo de organização do sistema de saúde é necessário redirecionar suas ações e serviços para o desenvolvimento das Redes de Atenção à Saúde (RAS), as quais seriam capazes de produzir impacto positivo nos indicadores de saúde da população.[14,16]

PARTE 1 Princípios para o trabalho do enfermeiro na Atenção Primária à Saúde

As Redes de Atenção à Saúde (RAS)

As RAS são definidas como arranjos organizativos de ações e serviços de saúde, de diferentes densidades tecnológicas, que integradas por meio de sistemas de apoio técnico, logístico e de gestão, buscam garantir a integralidade do cuidado.

O objetivo das RAS é promover a integração sistêmica, de ações e serviços de saúde com provisão de atenção contínua, integral, de qualidade, responsável e humanizada, bem como incrementar o desempenho do Sistema, em termos de acesso, equidade, eficácia clínica e sanitária; e eficiência econômica. Caracteriza-se pela formação de relações horizontais entre os pontos de atenção com o centro de comunicação na APS, pela centralidade nas necessidades em saúde de uma população, pela responsabilização na atenção contínua e integral, pelo cuidado multiprofissional, pelo compartilhamento de objetivos e compromissos com os resultados sanitários e econômicos. Fundamenta-se na compreensão da APS como primeiro nível de atenção, enfatizando a função resolutiva dos cuidados primários sobre os problemas mais comuns de saúde e a partir do qual se realiza e coordena o cuidado em todos os pontos de atenção.[17,18]

Os pontos de atenção à saúde são os nós da rede da saúde e configuram-se como um local que se presta um serviço de saúde singular, segundo uma função de produção específica. Exemplos de pontos de atenção à saúde: o domicílio, a unidade básica de saúde, a unidade ambulatorial especializada, a unidade ambulatorial de pronto atendimento, o hospital/dia, os CAPS's, entre outros. O hospital contém, dentro de si, vários pontos de atenção à saúde: o centro cirúrgico, a unidade de cirurgia ambulatorial, a unidade de urgência, o centro de terapia intensiva, etc.[19] As redes de atenção à saúde devem configurar-se em desenhos institucionais que combinem elementos de concentração e de dispersão dos diferentes pontos de atenção à saúde.[20]

Essas redes são estruturadas por meio de uma organização horizontal de pontos de atenção à saúde que presta uma assistência contínua a uma população definida – no lugar certo, no tempo certo, na qualidade certa e com o custo certo – e que se responsabiliza pelos resultados econômicos e sanitários relativos a essa população.[14]

Contudo, esses fatores devem estar em equilíbrio com os critérios de acesso aos serviços. O acesso aos serviços de saúde ocorre em função de quatro variáveis: o custo de oportunidade da utilização dos serviços de saúde; a severidade percebida da condição que gera a necessidade de busca dos serviços; a efetividade esperada dos serviços de saúde; e a distância dos serviços de saúde.[20]

As redes de atenção à saúde constituem-se de três elementos fundamentais: uma população, uma estrutura operacional e um modelo de atenção à saúde.[20]

A **população** de responsabilidade das redes vive em territórios sanitários singulares, organiza-se socialmente em famílias e é cadastrada e registrada em subpopulações por riscos sócio-sanitários.[20]

A **estrutura operacional** das redes de atenção à saúde consolida-se a partir de seus cinco componentes: os pontos de atenção à saúde; o centro de comunicação localizado na atenção primária à saúde; os sistemas de apoio (sistema de assistência farmacêutica, sistema de apoio diagnóstico e terapêutico e sistemas de informação em saúde); os sistemas logísticos (cartão de identificação dos usuários, prontuário eletrônico, central de regulação e sistema de transporte sanitário); e o sistema de governança.[20]

O **modelo de atenção à saúde** funciona como um sistema lógico que organiza a RAS, articulando, de forma singular, as relações entre a população e suas subpopulações estratificadas por riscos, os focos das intervenções do sistema de atenção à saúde e os diferentes tipos de intervenções sanitárias, que foram definidas em função da visão do processo de saúde/adoecimento, da situação demográfica-epidemiológica e dos determinantes sociais da saúde, vigentes em determinado tempo e em determinada sociedade.[20]

As redes são modelos de atenção à saúde que desenvolvem um enfoque sistemático e planejado para atender às necessidades dos eventos agudos e crônicos que se manifestam no decorrer do ciclo de vida de uma condição ou doença. Elas proveem intervenções de promoção da saúde, de prevenção das doenças ou danos, de contenção do risco evolutivo, de cuidado, de reabilitação, de manutenção e de suporte individual e familiar para o autocuidado.[20]

Um serviço de APS organizado na perspectiva das RAS deverá ser capaz de cumprir três funções estratégicas para a coordenação e ordenação do sistema de atenção à saúde: a) a função resolutiva de atender a 85% dos problemas mais comuns de saúde; b) a função ordenadora de coordenar os fluxos e contrafluxos de pessoas, produtos e informações nas redes; e c) a função de responsabilização pela saúde da população usuária que está adscrita a unidade de saúde. Só será possível organizar o SUS em RAS se a APS estiver capacitada a desempenhar adequadamente essas três funções.[21]

Implantar RAS, no contexto brasileiro, significa inovar na busca de um modelo de atenção à saúde que considere tanto os problemas agudos quanto os crônicos; com ação equilibrada na promoção da saúde, na prevenção das doenças e na cura, cuidado e reabilitação dos portadores de doenças ou agravos; baseado em evidências científicas; integrando os recursos da comunidade; estabelecendo padrões de qualidade e incentivos á saúde; e melhorando a capacitação dos trabalhadores em saúde.[14] A tomada de decisão deve ter como objetivo o alcance de resultados e melhoria da saúde da população e, entre elas, estão as decisões que são tomadas no cotidiano pelos enfermeiros.

Linhas de Cuidado

As Linhas de Cuidado (LC) são modelos de atenção matriciais que integram ações de promoção, vigilância, prevenção e assistência, voltadas para as especificidades de grupos ou necessidades individuais, permitindo não só a condução oportuna das pessoas pelas diversas possibilidades de diagnóstico e terapêutica, como também, uma visão global das condições de vida.[17,18] Caracteriza-se pela formação de relações horizontais entre os pontos de atenção com o centro de comunicação na APS, pela centralidade nas necessidades em saúde de uma população, pela responsabilização na atenção contínua e integral, pelo cuidado multiprofissional, pelo compartilhamento de objetivos e compromissos com os resultados sanitários e econômicos.[20]

A LC é diferente dos processos de referência e contrarreferência, apesar de incluí-los também. Ela difere, porque não funciona apenas por protocolos estabelecidos, mas também pelo reconhecimento de que os gestores dos serviços podem pactuar fluxos, reorganizando o processo de trabalho, a fim de facilitar o acesso do usuário às Unidades e Serviços aos quais necessita.[17,18]

As LC são uma forma de articulação de recursos e das práticas de produção de saúde, orientadas por diretrizes clínicas, entre as unidades de atenção de uma dada região de saúde, para a condução oportuna, ágil e singular, das pessoas pelas possibilidades de diagnóstico e de terapia, em resposta às necessidades epidemiológicas de maior relevância. Visa à coordenação ao longo do contínuo assistencial, pela pactuação/contratualização e conectividade de papéis e de tarefas dos diferentes pontos de atenção e profissionais. Pressupõem uma resposta global dos profissionais envolvidos no cuidado, superando as respostas fragmentadas.[20]

PARTE 1

A implantação de Linhas de Cuidado deve se dar a partir das unidades da APS, que têm a responsabilidade de realizar a coordenação do cuidado e o ordenamento da rede. Vários pressupostos devem ser observados para a sua efetivação, como garantia dos recursos materiais e humanos necessários à sua operacionalização; integração e corresponsabilização das unidades de saúde; interação entre equipes; processos de educação permanente; gestão de compromissos pactuados e de resultados. Tais aspectos devem ser de responsabilidade de grupo técnico, com acompanhamento da gestão regional.[20]

■ **Passos para a modelagem da linha de cuidado:[20]**

- Partir da situação problema da Unidade de Saúde problematizando como se dá a realização do cuidado das pessoas com uma determinada condição de saúde. Buscar informações censitárias e epidemiológicas sobre essa população para quantificar o tamanho da população que possui essa condição de saúde. Iniciar o desenho da trajetória desses usuários no sistema em busca de atenção à sua condição de saúde.
- Identificar os Pontos de Atenção no Município/Distrito e suas respectivas competências. É importante descrever o que é de responsabilidade de cada ponto de atenção (primário, secundário ou terciário) e a capacidade que esses serviços têm para atender a demanda;
- Identificar o sistema logístico para o cuidado dos usuários (cartão SUS, prontuário eletrônico, centrais de regulação, sistema de transporte sanitário).
- Identificar o sistema de apoio (diagnóstico, terapêutico, assistência farmacêutica e sistema de informação).
- Identificar o sistema de gestão da rede (espaços de pactuação – colegiado de gestão, PPI, CIR, CIB, etc).
- Formular a linha de cuidado. É importante compor grupos de trabalho com representação dos diferentes níveis de atenção (primário, secundário ou terciário) e, também, dos sistemas logísticos e de apoio para desenhar como deverá ocorrer a trajetória do usuário no sistema e como cada ponto de atenção ou sistemas logísticos e de apoio estão interconectados.
- Apresentar e discutir a proposta de LC para a população alvo por meio dos Conselhos Estaduais e Municipais de Saúde, se for uma proposta do Setor Público de Saúde.
- Implementar a LC por meio da sensibilização e capacitação de todos os pontos de atenção e da população alvo.

De acordo com Mendes, experiências têm demonstrado que a organização da RAS e o estabelecimento de LC, tendo a APS como coordenadora do cuidado e ordenadora da rede, se apresentam como um mecanismo de superação da fragmentação sistêmica; são mais eficazes, tanto em termos de organização interna (alocação de recursos, coordenação clínica, etc.), quanto em sua capacidade de fazer face aos atuais desafios do cenário socioeconômico, demográfico, epidemiológico e sanitário.[21]

A Política Nacional de Atenção Básica e o enfermeiro

O Sistema Único de Saúde (SUS) é um dos maiores sistemas públicos de saúde do mundo. Ele abrange desde o simples atendimento ambulatorial até o transplante de órgãos, garantindo acesso integral, universal e gratuito para toda a população do país.[22]

Amparado por um conceito ampliado de saúde, o SUS foi criado, em 1988 pela Constituição Federal Brasileira.[23]. Além de oferecer atenção ambulatorial, exames, assistência farmacêutica, atendimento de urgência e emergência e internações, o sistema também promove ações de prevenção, promoção, de vigilância epidemiológica, de vigilância sanitária (fiscalização de alimentos e registro de medicamentos) e de saúde do trabalhador, atingindo, assim, a vida de cada um dos brasileiros.[22]

O SUS possui três princípios doutrinários que lhe conferem legitimidade: a universalidade, a integralidade e a equidade. A universalidade está ligada à garantia do direito à saúde por todos os brasileiros, sem acepção ou discriminação, de acesso aos serviços de saúde oferecidos pelo SUS. O significado desse princípio é extremamente relevante para a consolidação da democracia, pois não apenas as pessoas com carteira assinada (ligadas à previdência) podem contar com seus serviços, mas toda a população. Outro princípio fundamental é integralidade. Tal conceito parte da ideia de que existem várias dimensões que fazem parte da saúde dos indivíduos e das coletividades e que a atenção à saúde necessita atuar de forma integrada. Assim, o SUS procura ter ações contínuas no sentido da promoção, da proteção, da cura e da reabilitação. Do mesmo modo, a equidade "como princípio complementar ao da igualdade significa tratar as diferenças em busca da igualdade". Assim, esse princípio veio ao encontro da questão do acesso aos serviços, acesso muitas vezes prejudicado por conta da desigualdade social entre os indivíduos. Nesse sentido, fala-se em prioridade no acesso às ações e serviços de saúde por grupos sociais considerados mais vulneráveis do ponto de vista socioeconômico.[23]

Além dos princípios, do ponto de vista do funcionamento do SUS, devem-se considerar suas diretrizes organizativas, as quais buscam garantir um melhor funcionamento do sistema, dentre as quais estão: a descentralização com comando único, a regionalização e hierarquização dos serviços e participação comunitária.[23]

No Brasil, a atenção básica em saúde é o primeiro nível de atenção (atenção primária em saúde) e caracteriza-se por um conjunto de ações de saúde, no âmbito individual e coletivo, que abrangem a promoção e a proteção da saúde, a prevenção de agravos, o diagnóstico, o tratamento, a reabilitação e a manutenção da saúde.[3] Essas ações constituem fases da assistência à saúde e são desenvolvidas com enfoque multiprofissional, por meio de atribuições privativas ou compartilhadas entre os integrantes da equipe de saúde, garantindo a assistência integral em saúde.[17] As equipes utilizam tecnologias de elevada complexidade e baixa densidade tecnológica para resolver os problemas de saúde de maior frequência e relevância em seu território e as unidades são o contato preferencial dos usuários com o sistema de saúde.[3]

A Portaria GM/MS 2488/2011 estabelece atribuições no SUS comuns a todos os profissionais da equipe da AB/ESF, entre elas a atuação no processo de territorialização e mapeamento da área, cadastramento dos indivíduos e famílias, educação em saúde da população, participação no planejamento das ações de saúde, entre outras definidas pelos estados e/ou municípios de acordo com seu perfil demográfico e epidemiológico.[3]

As atribuições específicas do enfermeiro abrangem ações de enfermagem dirigidas a indivíduos, família e comunidade, com a finalidade de garantir a assistência integral da saúde na promoção e proteção da saúde, prevenção de agravos, diagnóstico, tratamento, reabilitação e manutenção da saúde, nos diferentes espaços sociais e em todas as fases do ciclo vital (as fases do desenvolvimento humano: infância, adolescência, idade adulta e terceira idade). As ações de enfermagem incluem a consulta de enfermagem, a solicitação de exames complementares e a prescrição de medicamentos, conforme protocolos estabelecidos pelos gestores de saúde; bem como o planejamento, o gerenciamento, a coordenação e a avaliação das ações desenvolvidas

PARTE 1   Princípios para o trabalho do enfermeiro na Atenção Primária à Saúde

pelos agentes comunitários de saúde e da supervisão do trabalho da equipe de enfermagem, privativamente. Além disso, o enfermeiro tem a previsão legal de participação efetiva na educação permanente da equipe de saúde e no gerenciamento dos insumos necessários para o adequado funcionamento das US.[3]

A Portaria de Atenção Básica define como atribuições dos enfermeiros:[3]

I. realizar atenção a saúde aos indivíduos e famílias cadastradas nas equipes e, quando indicado ou necessário, no domicílio e/ou nos demais espaços comunitários (escolas, associações etc.), em todas as fases do desenvolvimento humano: infância, adolescência, idade adulta e terceira idade;

II. realizar consulta de enfermagem, procedimentos, atividades em grupo e conforme protocolos ou outras normativas técnicas estabelecidas pelo gestor federal, estadual, municipal ou do Distrito Federal, observadas as disposições legais da profissão, solicitar exames complementares, prescrever medicações e encaminhar, quando necessário, usuários a outros serviços;

II. realizar consultas de enfermagem, solicitar exames complementares e prescrever medicações, observadas as disposições legais da profissão e conforme os protocolos ou outras normativas técnicas estabelecidas pelo Ministério da Saúde, os gestores estaduais, os municipais ou os do Distrito Federal;

III. realizar atividades programadas e de atenção à demanda espontânea;

IV. planejar, gerenciar e avaliar as ações desenvolvidas pelos ACS em conjunto com os outros membros da equipe;

V. contribuir, participar, e realizar atividades de educação permanente da equipe de enfermagem e outros membros da equipe; e

VI. participar do gerenciamento dos insumos necessários para o adequado funcionamento da unidade básica de saúde (UBS).

A proposta do Ministério da Saúde para a atuação dos enfermeiros na Atenção Básica representa uma mudança no paradigma da atenção e cuidado em saúde no SUS. Esse conjunto de atribuições são condições essenciais à universalização do acesso à saúde, pois contribuem para a efetividade da atenção à saúde prestada para a população. Dentre essas atividades, a consulta de enfermagem é considerada uma das mais relevantes desenvolvidas na APS.

No Capítulo 3 desta publicação, apresenta-se a parte teórica específica sobre a aplicação do Processo de Enfermagem na APS e nos demais capítulos discorre-se sobre a prática desses conceitos na atenção do enfermeiro às necessidades e condições de saúde da população.

No Capítulo 4, abordam-se outras diretrizes teóricas importantes para qualificar o trabalho do enfermeiro da APS, a prática baseada em evidência e o uso da revisão sistemática da literatura. Neste Capítulo abordam-se a seguir as diretrizes para a organização de protocolos de enfermagem para a atenção às necessidades em saúde da população e os protocolos de prescrição de medicamentos que darão respaldo legal e autonomia na prática profissional.

Organização de protocolos de enfermagem para a atenção às necessidades em saúde da população na Atenção Primária à Saúde

Protocolos são considerados importantes instrumentos para o enfrentamento de diversos problemas na assistência e na gestão dos serviços. Orientados por diretrizes de natureza técnica,

Capítulo 1 — Diretrizes para o trabalho do enfermeiro na Atenção Primária à Saúde

organizacional e política, têm, como fundamentação, estudos validados pelos pressupostos das evidências científicas. Têm como foco a padronização de ações ou procedimentos que devem ser realizados por uma categoria profissional ou por uma equipe de saúde com vistas a resolver ou prevenir uma situação específica de saúde.[24] Em sua maioria, protocolos estão baseados em evidências científicas, envolvem a incorporação de novas tecnologias e dão ênfase às ações técnicas e ao emprego de medicamentos.

Os Protocolos são instrumentos "direcionadores" da atenção à saúde (diretrizes), voltados para a clínica e/ou ações preventivas, promocionais e educativas. Referem-se ao enfrentamento de determinadas necessidades/problemas de saúde, por meio do emprego de conhecimentos e tecnologias eficientes, efetivas e eficazes, respaldadas nas evidências científicas.[24]

Eles podem ser chamados de: protocolos assistenciais, protocolos de atenção à saúde, protocolos de cuidados em saúde, protocolos para acompanhamento e avaliação, protocolos de organização da atenção, *guidelines*, entre outras denominações. Em um primeiro momento, esta diversidade de nomes pode causar alguma dificuldade. No entanto, direcionados por diretrizes diferenciadas, acabam por ser agrupados, quanto à natureza, como: protocolos clínicos e protocolos de organização dos serviços.[24]

Os protocolos clínicos são instrumentos direcionadores da atenção à saúde dos usuários, apresentando características voltadas para a clínica, as ações preventivas, promocionais e educativas.[24]

Os protocolos de organização dos serviços são instrumentos a serviço da gestão dos serviços, abrangendo a organização do trabalho em uma unidade e no território, os fluxos administrativos contidos na proposta dos serviços em rede, os processos de avaliação e a constituição do sistema de informação, estabelecendo as interfaces entre as diversas unidades, entre os diferentes níveis de atenção à saúde (marcação de consultas, referência e contrarreferência) e com outras instituições sociais.[24]

O emprego de protocolos (clínicos e de organização dos serviços) é uma necessidade e constitui-se num importante caminho na gestão do conhecimento e na organização das ações de saúde na APS. Eles requerem esforço conjunto de gestores e profissionais para que seu emprego seja, de fato, adequado às necessidades em saúde da população, equipe e serviço. Na rede de serviços do SUS, os protocolos são instrumentos importantes na formulação e implantação de rotinas.

O Ministério da Saúde, por meio da Portaria GM/MS 816/2005[25], constituiu o Comitê Gestor Nacional de Protocolos de Assistência, Diretrizes Terapêuticas e Incorporação Tecnológica em Saúde. Essa Portaria levou em consideração algumas situações, conforme se segue:

- superação do elevado grau de dependência do país na incorporação de equipamentos e insumos médicos;
- necessidade de definir critérios para avaliação, aprovação e incorporação, no âmbito do SUS, de protocolos clínicos e assistenciais, diretrizes terapêuticas e outras tecnologias, tendo por base seus impactos na saúde da população e na organização dos serviços;
- necessidade de identificar e ordenar os protocolos clínicos e assistenciais existentes e em elaboração no âmbito do Ministério da Saúde;
- necessidade de racionalizar os gastos públicos com a incorporação de novos procedimentos e tecnologias;
- necessidade de estabelecer processos permanentes de incorporação e revisão dos protocolos clínicos e assistenciais e tecnologias em saúde, tendo por base as evidências científicas disponíveis, os benefícios e riscos para saúde dos usuários, o custo-efetividade e o impacto na organização dos serviços e na saúde da população.[25]

PARTE 1   Princípios para o trabalho do enfermeiro na Atenção Primária à Saúde

A utilização de protocolos passou a fazer parte do trabalho cotidiano da maioria dos municípios brasileiros. Muitos deles passaram a elaborar seus próprios protocolos, diante das necessidades de saúde que lhes eram peculiares. Porém, um número considerável de municípios adota protocolos produzidos e preconizados pelo Ministério da Saúde ou pelas Secretarias Estaduais de Saúde.[24]

Os protocolos apresentam limites. Por isso, embora alicerçados em referências científicas e tecnológicas, não devem ser tomados para além de sua real dimensão. Sua utilização, desprovida de avaliação, de acompanhamento gerencial sistemático e revisões científicas periódicas, constitui significativo risco de se produzir um processo de trabalho pobre e desestimulante, em que planejamento e avaliação não acontecem e em que, para gestores e trabalhadores, não há lugar para a renovação e a inovação.[24]

Os protocolos são instrumentos empregados pelos serviços diante de problemas a serem superados ou diante da necessidade de se organizar melhor as ações. E os serviços devem seguir as diretrizes (em geral, são as diretrizes do SUS) que melhor se adequem às necessidades identificadas nos territórios sob sua responsabilidade. Portanto, são diretrizes políticas. Então, os protocolos são instrumentos que não são neutros: ao seguirem as diretrizes, eles seguem as políticas de saúde que as ditam.[24]

Outra questão importante na elaboração de um protocolo em uma instituição/serviço é estar atento às especificidades dos profissionais e às interfaces entre os diferentes profissionais que compõem a equipe. Esse é um aspecto importante no processo de trabalho na área da saúde, pois para atuar com integralidade é necessário uma equipe multiprofissional e a descrição clara das atribuições de cada um dos profissionais e de todos. Se o protocolo for para a equipe de saúde deve-se abordar as questões de Núcleo e Campo do conhecimento. O Núcleo demarca a identidade de uma área de saber e de prática profissional (núcleo da enfermagem, núcleo da odontologia, núcleo da medicina); e o Campo, um espaço de limites imprecisos, no qual cada disciplina e profissão buscariam em outras apoio para cumprir suas tarefas teóricas e práticas.[26]

Considerando as premissas citadas acima se recomenda que os enfermeiros atuem na elaboração ou adoção de protocolos, também que realizem com sua equipe de trabalho algumas reflexões prévias ao processo, entre elas:[24,25]

a) Quais são as necessidades (sentidas e não sentidas) em saúde da população?

b) Quais são os problemas ou necessidades em saúde prioritárias?

c) Qual é o objetivo da adoção de determinado protocolo?

d) A tecnologia que ele incorpora permite o enfrentamento do problema de modo adequado?

e) É possível sua aplicabilidade na realidade local?

f) Quais as competências técnicas e/ou outras que os profissionais necessitam ter para aplicar as recomendações do protocolo no seu dia a dia?

g) De que recursos (físicos, humanos e materiais) as unidades de saúde precisam para colocar em prática as recomendações desse protocolo?

h) Como o protocolo será avaliado: processos e resultados?

Embora extremamente úteis, os protocolos apresentam limites e às vezes não produzem as mudanças esperadas no processo de trabalho porque não respondem às demandas das pessoas. Portanto, é importante que os profissionais, além de capacitação para o uso de protocolos, sejam preparados para enfrentar situações imprevistas sem perder de vista os objetivos de um trabalho integrado e factível de ser avaliado.[24]

Um protocolo deve ser dinâmico, flexível e atualizado periodicamente (a cada dois anos), deve ser pactuado entre a gestão e os diversos profissionais e colaboradores do nível local, bem como dos demais pontos de atenção da RAS. É importante que no processo de elaboração tomemos como referência os princípios e diretrizes do SUS, diretrizes das Secretarias de Saúde do Estado e do Município, as normas técnicas, manuais, protocolos e demais documentos do Ministério da Saúde. Ainda, é fundamental que sejam aplicáveis às realidades locais para que produzam impactos positivos de acordo com os seus objetivos.

Os protocolos costumam utilizar figuras gráficas para resumir a proposta e mostrar o passo a passo dos procedimentos recomendados. A figura mais utilizada são os algoritmos. Um algoritmo é uma sequência finita e não ambígua de instruções para solucionar um problema. Os algoritmos relacionados com questões de saúde possuem uma linguagem simbólica internacional (Figura 1.1) com significado específico para as figuras utilizadas.[27]

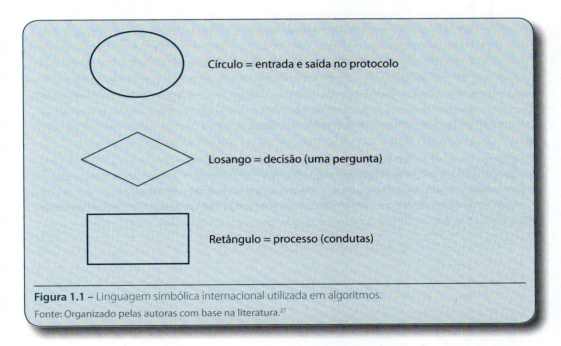

Figura 1.1 – Linguagem simbólica internacional utilizada em algoritmos.
Fonte: Organizado pelas autoras com base na literatura.[27]

- Círculo/Oval: cada algoritmo começa com um desenho oval ou círculo, representando uma população de pacientes com uma característica definida ou "quadro-clínico". Também utilizado como "saída", ou seja, a cada vez que um processo chega a uma etapa conclusiva. É figura de encerramento.[27]
- Losango/Hexágono: as decisões são representadas pelos losangos ou hexágonos, os quais têm somente dois possíveis desfechos: sim ou não.[27]

- Retângulos: grupos específicos do processo do atendimento com a descrição das intervenções que devem ser realizadas. [27]

Cada símbolo é numerado de forma sequencial da esquerda para a direita e os números são seguidos da letra "A", que significa anotação. A figura do algoritmo é seguida de um conjunto de anotações referente a cada um dos símbolos numerados.

Nesta publicação, nos capítulos relacionados com a atuação do enfermeiro nas necessidades em saúde da população, construímos alguns algoritmos para nortear a realização das consultas de enfermagem.

A construção de Protocolos de Enfermagem para atender às necessidades em saúde da população poderá ajudar na organização do cuidado em saúde na APS, contribuindo para a ampliação do acesso da população a esses serviços e para a concretização do princípio da integralidade da atenção à saúde, além de qualificar a atenção à saúde dispensada à população do território.

Como garantir respaldo legal para a atuação dos enfermeiros na APS?

Para os enfermeiros utilizarem um protocolo na consulta de enfermagem de forma a garantirem respaldo legal existem, pelo menos, três possibilidades de organização:

1) A instituição ou a Gestão Municipal (serviços vinculados ao SUS) avalia a aplicabilidade dos protocolos do Ministério da Saúde (cadernos de atenção básica, entre outros) a realidade local e faz adesão total ou parcial a esse documento por meio de uma portaria ou carta de adesão. Nesse documento, é necessário descrever as atribuições dos profissionais, em especial as atribuições do enfermeiro, incluindo questões que costumam gerar mais polêmica, como a solicitação de exames laboratoriais e a prescrição de medicamentos, se desejarem que os enfermeiros realizem essas atividades. Somente com essa carta de adesão os enfermeiros têm respaldo legal para prescrever medicamentos levando em consideração os Cadernos de Atenção Básica e Programas do MS.

2) A instituição ou Gestão Municipal (serviços vinculados ao SUS) organiza um grupo de trabalho para construir um protocolo para prestar atenção a um problema ou necessidade em saúde da população, contemplando as atribuições do conjunto de profissionais da equipe de saúde (enfoque no trabalho em equipe e na relação com demais pontos de atenção). No documento deverá ser descrito, além de todas as atividades que o município oferece, as atribuições de todos os profissionais de forma clara, em especial dos enfermeiros na consulta de enfermagem, na solicitação de exames e nas situações em que ocorrerão prescrição de medicamentos. Essa opção pode ser interessante porque promove a integralidade da atenção à saúde e a gestão pode pensar na formulação de uma linha de cuidado para cada problema de saúde, incluindo todas as categorias profissionais.

3) Os enfermeiros se reúnem e propõem para a instituição ou Gestão Municipal (serviços vinculados ao SUS) a construção de um protocolo específico para Assistência de Enfermagem para as principais necessidades em saúde da população (imunizações, pré-natal, *diabetes mellitus*, cuidado de feridas ou acolhimento da população, entre outros...) ou protocolos para atenção aos ciclos de vida. Os itens básicos que o documento deverá conter, além dos conteúdos teórico-práticos revisados na literatura sobre o tema, são as atribuições dos enfermeiros na consulta de enfermagem e no atendimento domiciliar. Na descrição da consulta (na unidade ou domicílio), é importante incluir a lista dos exames que devem ser solicitados para o adequado acompanhamento das necessidades em saúde, bem

como os medicamentos que poderão ser prescritos (em que tipo de problema e em quais situações). A prescrição de medicamentos pode ser parte da assistência de enfermagem, mas não é o foco principal do trabalho dos enfermeiros. A seguir, abordaremos mais sobre essa questão.

Após a escolha do formato do Protocolo que será utilizado e sua adoção ou construção é necessário a aprovação formal do mesmo pela instituição ou gestão municipal e, nos serviços vinculados ao SUS, recomenda-se a apresentação no Conselho Municipal de Saúde para o esclarecimento da população sobre o trabalho executado pelos enfermeiros e demais profissionais. Recomenda-se, ainda, que os enfermeiros registrem o protocolo no seu Conselho Regional.

Os Conselhos Regionais de Enfermagem recomendam os enfermeiros que somente desenvolvam as condutas previstas nesses protocolos, mediante o efetivo registro em prontuário, da sistematização da assistência de enfermagem (SAE) determinada em lei.

Protocolos e prescrição de medicamento pelos enfermeiros

Segundo o Conselho Internacional de Enfermeiros (CIE), os enfermeiros vêm desenvolvendo seu papel de forma inovadora e a prescrição de medicamentos pode ser vista como uma dessas inovações da profissão, que vem sendo implementada desde o início da década de 1990 em muitos países. A prescrição de medicamentos faz parte de um rol de atividades do enfermeiro, chamado internacionalmente de "práticas avançadas de enfermagem".[28]

A prescrição de medicamentos por enfermeiros vem sendo utilizada em vários países e contextos, conforme levantamento realizado pelo CIE. Dentre esses países, foram identificados Suécia, Austrália, Canadá, Estados Unidos, Reino Unido e Nova Zelândia, como os primeiros a implantarem essa experiência, seguidos da África do Sul, Botsuana, Irlanda e Quênia.[29]

Os primeiros países que implantaram a prescrição de medicamentos por enfermeiros tinham em comum uma forte liderança e uma organização de enfermagem em nível nacional bem articulada e com experientes e ativos lobistas que obtiveram a aprovação de leis que favoreceram seus projetos e propostas, além de um sistema educacional na enfermagem que deu a capacitação, confiança e competência para assumir o direito de prescrever. Em todos esses países havia um sistema de saúde e de enfermagem em APS bem estabelecida, com práticas e funções avançadas bem definidas para os enfermeiros. Nesse contexto, a prescrição de medicamentos por enfermeiros constitui-se em uma atraente opção para promover a assistência à saúde com os recursos existentes.[30]

O CIE tem se manifestado acerca dessa matéria de modo criterioso e prudente, dado seu impacto em nível mundial e publicou documento sobre o tema no qual busca estabelecer uma rede de comunicação para que profissionais que já vinham se dedicando a atividades de práticas avançadas pudessem discutir situações e problemas comuns.[28]

De acordo o CIE, para que o enfermeiro possa exercer práticas avançadas de enfermagem, inclusive, prescrição de medicamentos, deveria ter uma formação específica como uma pós-graduação em práticas avançadas ou especialização na área de atuação ou o grau de mestre em enfermagem/mestrado profissionalizante. O enfermeiro prescritor de medicamentos seria uma profissional com conhecimento especializado e habilidade para decisões complexas, além de competência clínica para a prática de atividades expandidas (diagnósticas), cujas características e habilidades necessárias estariam estruturadas dentro de um rol de atividades no contexto institucional onde atua.[28]

PARTE 1   Princípios para o trabalho do enfermeiro na Atenção Primária à Saúde

Uma diversidade de forças externas e internas levou à introdução da prescrição de medicamentos no processo de trabalho dos enfermeiros, em nível internacional. As condições jurídicas, educacionais e organizacionais em que os enfermeiros prescrevem medicamentos variam muito entre os países. Esse tema divide opiniões, sobretudo das associações de enfermeiros, associações médicas e órgãos governamentais. Na Europa ocidental e países anglos-saxões essa questão tem sido concebida como importante para a organização do modelo de atenção à saúde o que levou a se obter a jurisdição necessária e adequada para a realização de prescrição de medicamentos por enfermeiros capacitados. No Reino Unido, os enfermeiros prescritores compartilham a jurisdição sobre prescrição de medicamentos com a profissão médica, mas na maioria dos países os enfermeiros prescrevem em uma posição subordinada e a jurisdição sobre essa atividade continua a ser predominantemente da profissão médica.[31]

Apesar da variedade de práticas de prescrição de enfermagem relatadas na literatura internacional,[32] quatro modelos gerais de enfermeiros prescritores são geralmente descritos na literatura. A utilização desses modelos de prescrição tem sido útil na estruturação da base legal para cada país, na organização de melhores condições organizacionais dos serviços/instituições de saúde e na organização do sistema educacional para qualificação dos enfermeiros.[31]

Modelos de prescrição de medicamentos por enfermeiros adotados pelo CIE

O CIE de acordo com a literatura internacional adota quatro modelos de prescrição de medicamentos pelos enfermeiros: a) o independente, autônomo ou substitutivo; b) o dependente, colaborador, semiautônomo, complementar ou suplementar; c) o que utiliza protocolos; e d) o que pode alterar o horário e a dosagem da prescrição.[28] Vamos ver como se dá a prescrição dos medicamentos em cada um desses modelos:

a) **Prescritor independente/autônomo/substitutivo:** o prescritor independente é responsável pela avaliação clínica do paciente, pelo estabelecimento do diagnóstico, a partir de um conjunto de possibilidades sugeridas pelos sinais e sintomas e pela tomada de decisão sobre o tratamento e a necessidade ou não do uso de medicação, efetuando quando necessário à prescrição. A prescrição do enfermeiro independente em geral ocorre a partir de um formulário limitado (uma lista contendo um número limitado e definido de medicamentos que podem ser prescritos, como por exemplo, na Suécia) ou de um formulário aberto (como em muitos estados nos Estados Unidos). Esse modelo é o menos frequente nos países em que os enfermeiros prescrevem.[28]

b) **Prescritor dependente/complementar/suplementar/colaborativo ou semiautônomo**: o prescritor dependente pode prescrever em colaboração com um prescritor independente, em geral o médico, mas sem necessidade de supervisão direta. Prescreve a partir de um formulário comum ou especial, em colaboração ou em consulta com o médico. É uma parceria, quase sempre, entre um médico e um enfermeiro que ocorre após a avaliação inicial e o diagnóstico da condição do paciente realizadas pelo médico. O prescritor dependente não assume a responsabilidade pelo diagnóstico. Esse tipo de prescrição é muito útil nas consultas subsequentes de acompanhamento integrado dos pacientes, após ele já ter passado por uma consulta médica e receber uma prescrição de uso contínuo do medicamento. Em geral, o paciente portador de um agravo crônico será acompanhado ao longo do tempo pelo médico, enfermeiro e, se necessário, por outros profissionais. Destaca-se que o enfermeiro que realizará essa atividade não pode se limitar a repetir a medicação,

18

pois deve ter competência para alterar alguns aspectos da prescrição, como dose ou frequência de acordo com a avaliação clínica do paciente. Nesse tipo de prescrição, o médico continua responsável, em última instância, mas pode-se incluir no trabalho integrado uma forma conjunta de gestão clínica dos cuidados.[28]

c) **Prescritor com base em protocolos**: o prescritor com base em protocolos é aquele que segue uma instrução escrita específica para administração de determinados medicamentos em uma determinada situação clínica. Essa instrução pode ser elaborada dentro de uma instituição, pública ou privada, sendo aprovada pelo dirigente local. É aplicado para grupos de usuários previamente identificados, por exemplo, pessoas com diagnóstico de hipertensão arterial, diabetes, tuberculose, entre outros. Esse modelo é usado no Reino Unido, Austrália e Nova Zelândia, além do Brasil. O grupo protocolo não deve ser visto como prescrição independente, pois permite que os enfermeiros prescrevam medicação, nos termos do protocolo predeterminado. O uso do grupo protocolo pode ser o caminho para que enfermeiros possam futuramente prescrever, de forma mais independente. No Reino Unido, os protocolos têm sido usados também para outros profissionais, além dos enfermeiros, como fisioterapeutas, psicólogos, optometristas e farmacêuticos que prescrevem em situações de emergência. Nesse modelo, há uma grande preocupação com aspectos legais em caso de erros ou falhas.[28]

d) **Prescritor que realiza a alteração do horário e dosagem do medicamento**: o quarto modelo é o que permite que o enfermeiro realize apenas a alteração de horário e dosagem de um medicamento prescrito. O protocolo é a prescrição específica de cada paciente. É o modelo comumente usado por enfermeiros atuando com pacientes psiquiátricos, diabéticos e de cuidados paliativos. Nesse modelo, também não ocorre prescrição independente, mas autonomia na forma de administração do medicamento, de acordo com a avaliação clínica sob a autoridade e responsabilidade do médico.[28]

No Reino Unido, os enfermeiros estão aptos a prescrever de forma independente a partir de uma lista de quase 250 medicamentos para uma gama de mais de 100 condições de saúde como prescritoras complementares e foi realizado um estudo para fornecer uma visão geral das práticas de prescrição de medicamentos por enfermeiros e os fatores que facilitam ou inibem a prescrição. Dentre os resultados do estudo, verificou-se que 87% dos enfermeiros utilizavam a prescrição independente extendida e 35% utilizavam a prescrição complementar para tratar uma variedade de doenças crônicas (incluindo asma, diabetes e hipertensão). A maioria dos enfermeiros prescritores (82%) trabalhavam na APS. Os enfermeiros que trabalhavam com prática geral informaram que as razões que os impediam de realizar a prescrição de medicamentos eram: falta de capacitação para prescrever medicamentos e a falta de computador para implementar o Plano de Gestão Clínica. Os enfermeiros da APS relataram a necessidade de mais desenvolvimento profissional contínuo. Essas necessidades incluem atualização sobre a política de prescrição e a gestão do tratamento. Cerca de 32% dos enfermeiros informaram que não foram capazes de acessar o desenvolvimento profissional contínuo. Enfermeiros prescritores de medicamentos de forma independentes predominam no trabalho de APS. Esses enfermeiros são altamente qualificados e têm muitos anos de experiência clínica. A prescrição suplementar é utilizada por uma minoria dos enfermeiros.[33]

A prescrição independente de medicamentos por enfermeiros na Inglaterra é amplamente considerada como parte das práticas avançada de enfermagem e ocorre dentro de um contexto da assistência ao paciente que pode ser concluída de forma independente. Enfermeiros prescritores, portanto, requerem competências para gerir uma consulta e necessitam desenvolver habilidades tais como anamnese, exame físico, raciocínio clínico, diagnóstico para posteriormente decidir sobre a necessidade da prescrição de qualquer medicamento. A prescrição segura também envolve questões como uma receita bem escrita, exata e legível, bem como a adequada documentação da consulta nos registros do paciente. Na Inglaterra essas competências e habilidades foram avaliadas por meio do estudo dos registros de consultas e da prescrição emitida por enfermeiros prescritores independentes e os resultados forneceram evidências sobre a qualidade e a segurança das consultas e prescrições de medicamentos realizadas por estes enfermeiros.[34]

No Brasil a prescrição de medicamentos pelos enfermeiros está embasada na Lei do Exercício Profissional (nº 7.498./86)[34] e no seu decreto de regulamentação (nº 94.406/87)[35] os quais garantem aos enfermeiros no processo de consulta de enfermagem o direito de realizar a prescrição de medicamentos aprovados por protocolos institucionais. Também na Portaria nº 2.488/11, a qual estabelece que "cabe ao enfermeiro realizar consultas de enfermagem, solicitar exames complementares e prescrever medicações, observadas as disposições legais da profissão e conforme os protocolos, ou outras normativas técnicas estabelecidas pelo Ministério da Saúde".[3] Entretanto, o protocolo de prescrição de medicamentos poderá ser construído de acordo com um dos três últimos modelos descritos pelo CIE. A legislação não permite ao enfermeiro brasileiro a prescrição independente, autônoma ou substitutiva.

A consulta de enfermagem, solicitação de exames e prescrição de medicamentos por enfermeiros no âmbito da APS são procedimentos que se inserem num modelo inovador de atenção à saúde adotado pela Política Nacional de Atenção Básica (PNAB) e vem sendo construído para a efetiva mudança do modelo assistencial que orienta o SUS. Entretanto, ainda que consagradas em Lei, essas práticas tem sido alvo de severas críticas, sobretudo da categoria médica que, a despeito da legislação pertinente à matéria, desfere pesadas e infundadas críticas contra esse novo paradigma da saúde pública[37] e já abriu processo no Ministério Público visando coibir essa prática. Embora o Ministério Público tenha legislado a favor da legalidade dessa prática muitos enfermeiros tem medo de se defrontar com processos nessa área e acabam optando por não prescrever medicamentos. As questões legislativas nesse âmbito não são um problema apenas brasileiro, outros países também se defrontaram com esse problema.

Na Irlanda um estudo demonstrou que a maioria dos enfermeiros equipara a possibilidade de prescrição de medicamento com maior autonomia no processo de trabalho e cuidados holísticos em saúde. Entretanto, a maioria dos enfermeiros especialistas em clínica desistiu da prescrição de medicamentos como uma futura expansão do seu papel pelo medo do litígio. Essa foi a barreira mais significativa para a prática de prescrição de medicamentos pelos enfermeiros irlandeses. Portanto, as implicações legislativas para a prescrição dos enfermeiros e o medo das consequências legais precisam ser considerados antes da implementação de projetos que incluam a prescrição de medicamentos por enfermeiros.[38]

O interesse pela prescrição de medicamentos por enfermeiros vem crescendo, em muitos países, para atender à necessidade de melhor provisão de cuidados aos pacientes e comunidades. Encontra-se na literatura como motivações para essa prática: a) acesso a cuidados em saúde para pessoas que se encontram em comunidades afastadas ou em zona rural; b) uso mais eficaz de tempo e recursos; c) utilizar melhor a capacidade dos enfermeiros ou legitimar um trabalho que já estão executando; d) melhorar o relacionamento entre os profissionais de saúde e fazer a redistribuição do trabalho entre os profissionais capacitados para determinadas ações; e) utilizar melhor o tempo de trabalho do médico.[29]

Capítulo 1 — Diretrizes para o trabalho do enfermeiro na Atenção Primária à Saúde

No Brasil, cabe destacar que os protocolos para a prescrição de medicamentos por enfermeiros, organizados em vários municípios brasileiros, não buscam suprir a insuficiência numérica de médicos no atendimento às necessidades da população, mas reconhecer que os enfermeiros tem capacidade e competência para a realização dessa atividade de forma segura, garantindo isenção de risco à clientela assistida.[30]

Aspectos-chave

- O trabalho de enfermagem é de extrema relevância para a integralidade da atenção à saúde da população e para a construção de um modelo de atenção para o Sistema Único de Saúde (SUS) com base nos atributos essenciais e derivados da Atenção Primária à Saúde (APS).
- As Redes de Atenção à Saúde (RAS) são arranjos organizativos de ações e serviços de diferentes densidades tecnológicas que atuam de forma integrada e a APS é o primeiro nível de atenção e responsável por coordenar o cuidado em todos os pontos de atenção.
- O modelo de atenção à saúde preconizado pelo SUS, ainda não foi implantado de forma plena e se propõe a promover a integração sistêmica, de ações e serviços de saúde com provisão de atenção contínua com base nas características epidemiológicas, integral, de qualidade, responsável e humanizada, bem como incrementar o desempenho do Sistema, em termos de acesso, equidade, eficácia clínica e sanitária; e eficiência econômica.
- Na política Nacional de Atenção Básica os enfermeiros possuem atribuições específicas que abrangem ações de dirigidas a indivíduos, família e comunidade, com a finalidade de garantir a assistência integral da saúde na promoção e proteção da saúde, prevenção de agravos, diagnóstico, tratamento, reabilitação e manutenção da saúde, nos diferentes espaços sociais e em todas as fases do ciclo vital.
- Os protocolos clínicos se constituem em instrumentos importantes na formulação e implantação de rotinas de cuidados de saúde que, além de estruturar a assistência, poderão auxiliar a organização do processo de trabalho. Os Protocolos de Enfermagem para atender as necessidades em saúde da população, vem contribuindo para a ampliação do seu acesso a esses serviços e para a concretização do princípio da integralidade da atenção à saúde.
- A prescrição de medicamentos por enfermeiros é apontada pelo CIE como uma das inovações da profissão e vem sendo implementada desde o início da década de 1990, em muitos países. Ela faz parte de um rol de atividades dos enfermeiros chamado internacionalmente de "praticas avançadas de enfermagem".
- O CIE adota quatro modelos de prescrição de medicamentos por enfermeiros. No Brasil a prescrição de medicamentos está embasada na Lei do Exercício Profissional (nº 7.498./86) e no decreto de regulamentação (nº 94.406/87) os quais garantem aos enfermeiros o direito de realizar a prescrição de medicamentos aprovados por protocolos institucionais.

Referências

1. Consejo Internacional de Enfermeras. La definición de Enfermería. Última actualización el Lunes, 23 de Junio de 2014. http://www.icn.ch/es/about-icn/icn-definition-of-nursing/
2. Almeida MCP, Rocha JSY. O saber de enfermagem e sua dimensão prática. São Paulo: Cortez, 1989.

3. Brasil. Ministério da saúde. Portaria nº 2.488, de 21 de outubro de 2011. Aprova a Política Nacional de Atenção Básica, estabelecendo a revisão de diretrizes e normas para a organização da Atenção Básica, para a Estratégia Saúde da Família (ESF) e o Programa de Agentes Comunitários de Saúde (PACS). (revoga a portaria 648 GM/MS/2006). Disponível em: http://bvsms.saude.gov.br/bvs/saudelegis/gm/2011/prt2488_21_10_2011.html

4. Barbosa MA, et al. Reflexões sobre o trabalho do enfermeiro em saúde coletiva. Revista Eletrônica de Enfermagem, Goiânia, v. 6, n. 1, 2004. Disponível em: http://www.fen.ufg.br/revista/revista6_1/pdf/f1_coletiva.pdf.

5. OMS. Declaração de Alma-Ata. Conferência Internacional sobre cuidados primários de saúde; 6-12 de setembro 1978; Alma-Ata; Casaquistão, USSR. In: Portal de Saúde Pública. Disponível em: http://www.saudepublica.web.pt/05-PromocaoSaude/Dec_Alma-Ata.htm

6. Starfield B. Atenção Primária: equilíbrio entre necessidades de saúde, serviços e tecnologia. UNESCO, 2002, 786p. Disponível em: http://bvsms.saude.gov.br/bvs/publicacoes/atencao_primaria_p1.pdfhttp://bvsms.saude.gov.br/bvs/publicacoes/atencao_primaria_p1.pdf e http://bvsms.saude.gov.br/bvs/publicacoes/atencao_primaria_p2.pdfhttp://bvsms.saude.gov.br/bvs/publicacoes/atencao_primaria_p2.pdf.

7. Brasil. Ministério da Saúde. Secretaria de Atenção em Saúde. Departamento de Atenção Básica. Manual do instrumento de avaliação da atenção primária à saúde: primary care assessment tool pcatool – Brasil. Brasília: Ministério da Saúde, 2010. Disponível em: http://bvsms.saude.gov.br/bvs/publicacoes/manual_avaliacao_atencao_primaria.pdf.

8. Cunha EM. Vínculo Longitudinal na Atenção Primária: avaliando os modelos assistenciais do SUS. Tese apresentada com vistas à obtenção do título de Doutor em Ciências na área de Saúde Pública. Escola Nacional de Saúde Pública Sergio Arouca. FIOCRUZ. Rio de Janeiro, julho de 2009. Disponível em: http://apsredes.org/site2012/wp-content/uploads/2012/03/VinculoLongitudinalnaAtencaoPrimaria.pdf.

9. Cunha EM, Giovanella L. Longitudinalidade/continuidade do cuidado: identificando dimensões e variáveis para a avaliação da Atenção Primária no contexto do sistema público de saúde brasileiro. Revista Ciência e Saúde Coletiva, março de 2009.

10. Brunello MEF, et al. O vínculo na atenção à saúde: revisão sistematizada na literatura, Brasil (1998-2007). Acta Paul Enferm 2010; 23(1):131-5. Disponível em: http://www.scielo.br/pdf/ape/v23n1/21.pdf.

11. Baratieri, T; Mandú ENT; Marcon SS. Compreensão de enfermeiros sobre vínculo e longitudinalidade do cuidado na estratégia saúde da família. Ciencia y EnfermerIa XVIII (2), 2012. Disponível em: http://apsredes.org/site2013/wp-content/uploads/2013/01/ENFERMAGEM-E-ESF.pdf.

12. World Health Organization. Continuity of care in changing health care systems. Europe: WHO; 1992.

13. World Health Organization. The world health report 2000: health systems, improving performance. Geneva, WHO, 2000.

14. Mendes EV. Os sistemas de serviços de saúde: o que os gestores deveriam saber sobre essas organizações complexas. Fortaleza, Escola de Saúde Pública do Ceará, 2002.

15. Paim JS. A Reforma Sanitária e os Modelos Assistenciais. In: Rouquayrol MZ, Almeida Filho. Epidemiologia & Saúde, 5ª ed., Rio de Janeiro: MEDSI, 1999, p. 473-487.

16. Silva SF. Organização de redes regionalizadas e integradas de atenção à saúde: desafios do Sistema Único de Saúde (Brasil). Ciênc. saúde coletiva vol.16 no.6 Rio de Janeiro Jun. 2011. Disponível em: http://www.scielosp.org/scielo.php?script=sci_arttext&pid=S1413-81232011000600014&lng=pt&nrm=iso&tlng=pt.

17. Brasil. Ministério da Saúde. Portaria nº 4.279, de 30 de dezembro de 2010. Estabelece diretrizes para a organização da Rede de Atenção à Saúde no âmbito do Sistema Único de Saúde. Disponível em: http://bvsms.saude.gov.br/bvs/saudelegis/gm/2010/prt4279_30_12_2010.html

18. Brasil. Ministério da Saúde. Anexo a Portaria nº 4.279, de 30 de dezembro de 2010 ▢ Diretrizes para organização da rede de atenção a saúde do SUS. Disponível em: http://bvsms.saude.gov.br/bvs/saudelegis/gm/2010/anexos/anexos_prt4279_30_12_2010.pdf.

19. Mendes EV. As redes de atenção à saúde. Brasília: Organização Pan-Americana da Saúde, 2011. Disponível em: http://apsredes.org/site2012/wp-content/uploads/2012/03/Redes-de-Atencao-mendes2.pdf.

20. Mendes EV. As redes de Atenção à Saúde. Belo Horizonte: ESP-MG, 2009. 848p.

21. Mendes EV. O cuidado das condições crônicas na atenção primária à saúde: imperativo da consolidação da estratégia da saúde da família. Brasília: Organização Panamericana de Saúde, 2012. 512p. Disponível em: http://apsredes.org/site2012/wp-content/uploads/2012/04/Redes-de-Atencao-condicoes-cronicas.pdf.

22. Brasil. Lei nº 8.080 de 19 de Setembro de 1990. Dispõe sobre as condições para a promoção, proteção e recuperação da saúde, a organização e o funcionamento dos serviços correspondentes e dá outras providências.

23. Brasil. Presidência da República. Casa Civil. Subchefia para Assuntos Jurídicos. Constituição da República Federativa do Brasil de 1988. Sessão II. Da Saúde. Artigo 196 ao 200. Brasília, 5 de outubro de 1988. Disponível em: http://www.planalto.gov.br/ccivil_03/constituicao/constituicaocompilado.htm.

24. Werneck MAF, Faria HP, Campos KFC. Protocolo de cuidados à saúde e de organização do serviço. Belo Horizonte: Nescon/UFMG, Coopmed, 2009.84p. Disponível em: http://www.nescon.medicina.ufmg.br/biblioteca/imagem/1750.pdf.

25. Brasil. Ministério da Saúde. Portaria nº 816, de 31 de maio de 2005. Constitui o Comitê Gestor Nacional de Protocolos de Assistência, Diretrizes Terapêuticas e Incorporação Tecnológica em Saúde, e dá outras providências. Disponível em: http://bvsms.saude.gov.br/bvs/saudelegis/gm/2005/prt0816_31_05_2005.html.

26. Campos GWS. Saúde pública e saúde coletiva: campo e núcleo de saberes e práticas. Ciên. Saúde Coletiva, Rio de Janeiro, v. 5, n. 2, p. 219-230, 2000.

27. Revista Técnico Científica do Grupo Hospitalar Conceição. Manual de operacionalização de protocolos. Mom. & Perspec. Saúde. Porto Alegre, V. 13, nº 1/2, jan/dez, 2000, pg 8-9. Disponível em: http://escola.ghc.com.br/images/Revista/revista2000.pdf.

28. International Council of Nurses. Advanced Nursing Practice. Oxfor, UK:Blackwell Publishing Ltd, 2006.

29. Ball Jane. Implementing Nurse Prescribing: An Updated Review of Current Practice Internationally. International Council of Nurses, Geneve, 2009. 94 pp.

30. Oguisso T, Freitas GF. Enfermeiros prescrevendo medicamentos: possibilidades e perspectivas. Rev Bras Enferm 2007 mar-abr; 60(2):141-4.

31. Kroezen M, Francke AL, Groenewegen PP, Dijk L. Nurse prescribing of medicines in Western European and Anglo--Saxon countries: a survey on forces, conditions and jurisdictional control. International Journal of Nursing Studies: 2012, 49(8), 1002-1012

32. Buchan J, Calman L. Implementing Nurse Prescribing: An Updated Review of Current Practice Internationally. International Council of Nurses, Geneve, 48 pp, 2004.

33. Courtenay M, Carey N, Burke J. Independent extended and supplementary nurse prescribing practice in the UK: A national questionnaire survey. International Journal of Nursing Studies. Volume 44, Issue 7, September 2007, Pages 1093-1101.

34. Latter Sue, et al. Evaluating prescribing competencies and standards used in nurse independent prescribers' prescribing consultations. An observation study of practice in England. Journal of Research in Nursing January 2007, 12, 7-26.

35. Brasil. Lei nº 7.498/86, de 25 de junho de 1986. Dispõe sobre a regulamentação do exercício de enfermagem. Disponível em: http://novo.portalcofen.gov.br/lei-n-749886-de-25-de-junho-de-1986_4161.html.

36. Brasil. Decreto nº 94.406/1987. Regulamenta a Lei 7.498, de 25 de junho de 1986. Disponível em: http://www.portalcofen.gov.br/sitenovo/node/4173.

37. Borges IAL. Consulta de enfermagem, prescrição de medicamentos e solicitação de exames por enfermeiros na atenção básica à saúde. Enfermagem em Foco 2010; 1(1):05-08.

38. Lockwood EB, Fealy GM. Nurse prescribing as an aspect of future role expansion: the views of Irish clinical nurse specialists. Journal of Nursing Management Volume 16, Issue 7, pages 813-820, October 2008.

2

A família como unidade de cuidado na Atenção Primária à Saúde

Sandra Rejane Soares Ferreira
Andrea Goncalves Bandeira
Beatriz Regina Lara dos Santos
Heloisa Maria Reckziegel Bello

O que há neste capítulo?

Neste capítulo, aborda-se a família como unidade de cuidado e o papel do enfermeiro na avaliação do sistema familiar. Na Atenção Primária à Saúde (APS), é fundamental conhecer a estrutura e a dinâmica das famílias, suas relações e interações. Para tanto, é imperioso apreender o conceito de família; sua classificação; conhecer os instrumentos utilizados para o diagnóstico do contexto familiar; o ciclo de vida familiar e outras ferramentas que auxiliam no trabalho do enfermeiro e que propiciam o estreitamento das relações entre profissionais e o sistema familiar, promovendo a compreensão do contexto de forma mais aprofundada. O objetivo é contribuir para a prática dos enfermeiros que atuam na APS, no que se refere ao cuidado do núcleo familiar.

Introdução

A família é um sistema aberto, dinâmico e complexo, cujos membros pertencem a um mesmo contexto social compartilhado, lugar do reconhecimento da diferença e do aprendizado quanto ao se unir ou se separar e *locus* principal das primeiras trocas afetivo-emocionais e da construção da identidade.[1]

A família é considerada uma instituição social, historicamente produzida, responsável por promover a educação dos filhos e influenciar no seu comportamento e desenvolvimento no meio social. É na família que o indivíduo adquire as suas primeiras competências e recebe valores morais e sociais que servirão de base para a socialização. No contexto familiar, a criança desenvolve o seu processo de socialização primária, preparando-se para a idade adulta e para assumir estilos de vida que condicionarão de modo determinante o seu ciclo de vida, bem como perpetuarão as tradições e os costumes através de gerações.[2]

PARTE 1   Princípios para o trabalho do enfermeiro na Atenção Primária à Saúde

No mundo intergeracional da família, constituímo-nos como sujeitos e como seres sociais; nosso comportamento só é compreensível sob a luz da organização e funcionamento de um sistema de relações, cujo contexto delimita e confere significado a tudo o que ocorre no seu interior.[1]

A família, em seu processo de viver, constrói um mundo de símbolos, significados, valores, saberes e práticas, em parte oriundos de sua família de origem, e, em parte, decorrentes das interações cotidianas. O mundo de significados é próprio de cada família, embora muito disso esteja alicerçado no contexto no qual ela está inserida.[3] Por isso, ao trabalhar com famílias, o profissional precisa considerar tais fatos.

A família, também, é conceituada como um conjunto de pessoas, que possuem vínculos afetivos, podendo ou não ser ambíguos. O ambiente familiar é um local onde deve existir harmonia, afetos, proteção e todo o tipo de apoio necessário na resolução de conflitos ou problemas de algum dos seus membros. As relações de confiança, proteção, segurança, apoio, respeito às diferenças, conforto e manutenção do bem-estar proporcionam unidade à família. Quando essas relações são rompidas, ocorre o adoecimento dessa unidade.[2,3]

A dinâmica e a estrutura familiar são diferentes na presença ou não de doenças, pois o contexto implica diferentes necessidades de atenção à saúde. Por exemplo, uma família com um de seus membros portador de doença crônica em comparação a outra que não o possui, a principal diferença está nas respectivas necessidades que no primeiro caso giram em torno da busca de cuidado para o problema de saúde, por exemplo, orientações, apoio, informações, tratamento, entre outras atividades.[4] No entanto, nas famílias que não têm nenhum de seus membros doente, a busca ao serviço de saúde pode se referir apenas ao bem-viver, ou seja, a manter bom relacionamento, envolvendo respeito e confiança mútua, privacidade, liberdade, autonomia, entre outros.[4]

Ao lidar com transições do processo saúde-adoecimento, a família possui um potencial de ajuda/apoio (de natureza econômica, afetiva, emocional e/ou social) que os profissionais de saúde não podem negligenciar. As famílias vivenciam no seu cotidiano um conjunto significativo de mudanças e os profissionais de enfermagem podem tornar-se, sempre que necessário, apoiadores desses processos, proporcionando conhecimentos e recursos para que essas mudanças ocorram por meio de transições mais positivas sob o ponto de vista de quem as vivencia.[2]

Os enfermeiros, para fundamentar-se teoricamente no entendimento da família devem considerá-la como um sistema. Quando essa definição é aplicada às famílias, possibilita-nos ver a cada uma delas como uma unidade e, consequentemente, focar o trabalho na interação entre seus membros e não assisti-los individualmente. Assim, é preciso considerar cada membro da família como um subsistema de um sistema.[5]

A sensibilização e a instrumentalização do enfermeiro e dos demais profissionais da saúde para a abordagem da família como unidade de cuidado são fundamentais, para poder colocar ao alcance dos mesmos conhecimentos que os auxilie a pensar e agir, considerando o sistema familiar e suas interações.[2,4,5] A aproximação dos enfermeiros ao conhecimento existente sobre família, como referenciais teóricos, instrumentos de avaliação, estratégias de aproximação, relacionamento com a família, técnicas de intervenção, torna esses profissionais mais hábeis na utilização de linguagem apropriada e na formulação de questões acerca da prática realizada, pois os profissionais passam a pensar na família enquanto sistema e unidade de cuidado.[4,5]

26

Classificação dos tipos de família

Atualmente, é complexo e, muitas vezes complicado, para qualquer pessoa delimitar o significado da palavra família e, ainda mais, reunir e expor de forma conceitual os aspectos que a envolvem.[6] Não se tem conhecimento de alguma sociedade em que não estivessem presentes modelos de organização familiar em sua estrutura social.[5] Mas, ao mesmo tempo, há forte tendência a expressarmos nossa concepção de família a partir de um tipo ideal, de um modelo, de uma abstração que corresponda a um "padrão de normalidade".[6] A consciência coletiva e o conjunto de representações da sociedade impõem às pessoas esse padrão, mesmo que não corresponda às realidades individuais, ao nosso modelo ou à experiência de família da qual fazemos parte.[6] As diversas configurações da família estão em conformidade com as condições materiais e socioculturais de sua época.[2]

A família pode ser compreendida de diversas perspectivas, entre elas a biológica, sociológica (instituições social com papéis sociais definidos), antropológica (partilha um universo de símbolos e valores, códigos e normas, relacionados com os processos de socialização do indivíduo) e psicológica (uma unidade emocional em que o funcionamento de uma afeta o conjunto da família).[6]

A família é um produto cultural da sociedade e que, de forma articulada, mantém relações entre seus indivíduos, entremeada e embasada na estrutura social de classes.[7] A família é uma unidade criativa e independente que compartilha valores e experiências próprias, poder e afetividade, tornando-se um meio para as reivindicações da melhoria social.[6] Verifica-se ampla variação de organização familiar de uma sociedade para outra ou mesmo no interior de uma dada sociedade, de acordo com as transformações sociais e culturais vivenciadas.[1,6]

A família se consolidou como instituição ao longo da história da humanidade e sua organização, sua forma, suas relações com a sociedade e suas relações interpessoais (entre seus componentes) foram se transformando e, por volta do século XVIII, o modelo nuclear de família consolidou-se sendo vigente até hoje, na sociedade contemporânea.[6,8]

Nos tempos pós-modernos a organização familiar tem sofrido várias mudanças. Dentre elas, se destacam as decorrentes das influências tecnológicas na função reprodutiva da família e a formação do grupo familiar, baseada no vínculo, no afeto e no modo de viver e compartilhar.[9] Analisando o grupo familiar, nas últimas décadas, encontram-se, principalmente, as seguintes organizações:[1,6]

- Família nuclear ou elementar: formada pelos familiares consanguíneos da pessoa referência, possuindo geralmente um núcleo de um casal e seus filhos (pai, mãe e filhos), habitando o mesmo espaço e tendo sua união reconhecida pelos demais membros da comunidade.
- Família ampliada ou extensiva: rede familiar ligando consanguíneos, aliados e descendentes, ao longo de pelo menos três gerações, correspondendo, em geral, a uma unidade doméstica, podendo ter também vínculos colaterais, como tios, primos, padrinhos, entre outros.
- Família unitária: composta por só uma pessoa, como, por exemplo, uma viúva sem filhos.
- Família monoparental: composta por apenas um dos progenitores: pai ou mãe. Os motivos que possibilitam essa estrutura são diversos e englobam causas circunstanciais (morte, abandono ou divórcio) ou, ainda, a decisão (na maior parte dos casos, uma decisão da mulher) de ter um filho de forma independente.
- Família reconstituída: composta por membros de uma família que, em algum momento, teve outra configuração, sofreu uma ruptura e passou a ter um novo formato.

PARTE 1   Princípios para o trabalho do enfermeiro na Atenção Primária à Saúde

- Família homossexual ou arco-íris: é constituída por um casal homossexual que pode ter ou não crianças ao seu encargo.
- Família com constituição funcional: pessoas que moram juntas e desempenham papéis parentais em relação a uma criança/adolescente.

Pode-se afirmar que o modelo de família mais reconhecido socialmente é o denominado nuclear ou elementar, porém na prática profissional a família apresenta-se com diversos arranjos, tanto o nuclear como o ampliado ou, até mesmo, um conjunto de pessoas unidas por laços afetivos, porém exercendo as funções e os papéis familiares.[6,8] Vale destacar que para os casais que não casaram "oficialmente" existem hoje normas jurídicas que os reconhecem como união estável. Ainda que se encontra na literatura a denominação família contemporânea para definir as famílias nas quais a mulher é a chefe de família. Essa situação é socialmente considerada inversão dos papéis do homem e da mulher na estrutura familiar.[6]

Funções da família

Ao longo da história, são várias as formas de organização da família e diversas são suas funções as quais determinam papéis para seus componentes e auxiliam na estabilização da personalidade adulta.[6,8,9]

A família, como instituição social, modifica-se em função da localização territorial do grupo social em que se insere e da época histórica considerada.[10] Mesmo diante dessa diversidade de aspectos, destaca-se, na atualidade, como funções da família:[6]

- Sexual: atendimento das necessidades sexuais tornadas lícitas a partir da institucionalização de uma união ou casamento, que visa estabelecer um pai legal para os filhos.
- Reprodutiva: perpetuação da família e da sociedade a partir da descendência.
- Econômica: garantia do sustento e proteção da prole, estabelecendo a participação dos pais e a divisão e organização do trabalho entre os mesmos.
- Identificação social: identificação com a sua cultura de classe social.
- Socializadora/educativa: transmissão de um conjunto de hábitos, costumes e valores, responsabilidade pelo cuidado com as crianças (reconhecidos universalmente como de extrema importância).[6]

É compreensível que a família, como primeira instituição social com a qual os indivíduos têm contato, busque se reproduzir em vários sentidos, por meio do processo de socialização, que transmite os modos de agir, pensar e sentir próprios da ordem social envolvente.[6,7] A educação dos filhos é papel desempenhado tanto pelo pai como pela mãe e exercido de modos diversos e complementares, sendo fundamentais à constituição da identificação social da prole.[6,9]

A estrutura familiar

Para assistir a família, o enfermeiro e demais profissionais devem compreendê-la de forma integral e sistêmica, como o espaço de desenvolvimento individual e de grupo, dinâmico e passível de crises.[1,2] Deve conhecer a estrutura, dinâmica e realidade das famílias pelas quais são responsáveis, com ênfase nas suas características sociais, econômicas, culturais, demográficas e epidemiológicas, e identificar os problemas, as necessidades em saúde e as situações de risco mais comuns às quais aquela população está exposta.[11]

Capítulo 2   A família como unidade de cuidado na Atenção Primária à Saúde

A estrutura familiar é composta por um sistema que abriga subsistemas familiares, formados pelos membros da família e suas relações. Cada membro da família pertence, simultaneamente, a mais de um subsistema. Em cada subsistema, o indivíduo tem determinadas funções e diferentes papéis a desempenhar, o que lhe confere diferentes poderes em cada um deles. São eles:[1]

- Subsistema conjugal: composto por um casal, unido por um vínculo afetivo que leva a formar uma família. O casal negocia, organiza as bases de convivência e mantém uma atitude de reciprocidade interna e uma relação com os outros sistemas.[1]

- Subsistema parental: refere-se às mesmas pessoas que compõem o casal ou as pessoas que desempenham o papel de pais por meio de um vínculo afetivo, podendo ser biológico ou não, com os filhos. Esse sistema é chamado de executivo, pois deve desempenhar a socialização, afeto, proteção, desenvolvimento e educação.[1]

- Subsistema filial: formado pelos filhos, podendo ser subdividido de acordo com as características, como sexo, idade, relação com os irmãos, etc... As relações dos pais e entre os irmãos ajudam a desenvolver a capacidade de negociar, cooperar e também desenvolver a relação com figuras de autoridade entre iguais.[1]

O que define cada subsistema dentro do sistema são os papéis e funções de cada indivíduo e as normas que o regem.[1] Esses papéis e funções definem onde o indivíduo se posiciona hierarquicamente. Manter a hierarquia é manter a ordem e a saúde no sistema familiar. Avós ocupam o topo da hierarquia, seguidos pelos pais e tios, estando os filhos e primos hierarquicamente inferiores.[12]

Outra ideia importante em relação às famílias é a de homeostase. A família tende a manter o seu equilíbrio, a sua homeostase, mesmo que esse equilíbrio seja mantido por problemas. Isso acontece porque a família utiliza soluções inadequadas para as suas dificuldades e porque reage às soluções propostas que podem ser diferentes da homeostase que conhece, garantindo a permanência dos problemas.[6] A doença física ou mental pode surgir para manter a homeostase do sistema, embora ela denuncie a ocorrência de uma fragilidade, dificuldade. Assim, mudanças tendem a ser graduais e o profissional de saúde deve considerar como é difícil sair do "conhecido" para o "desconhecido".[6]

Outros aspectos da estrutura familiar que devem ser levados em consideração ao se realizar a avaliação e o acompanhamento das famílias, são:[1]

- Vínculos relacionais: diz respeito ao relacionamento entre os membros da família de modo a caracterizá-los pela proximidade e intensidade emocional que configuram a organização familiar;[1]

- Limites e fronteiras: existem limites na caracterização de cada subsistema e do sistema familiar em relação ao meio em que está inserido, de modo a permitir a individuação, a diferenciação e o intercâmbio afetivo suficiente e apropriado entre eles. Os limites podem ser: a) difusos; b) rígidos; c) claros (essa característica configura uma adaptação ideal);[1]

- Territorialidade: refere-se ao espaço vital e íntimo da família, à disposição e à organização de modo a garantir que cada subsistema possa ter privacidade e, ao mesmo tempo, atmosfera familiar.[1]

A dinâmica das relações familiares

A estrutura das relações familiares se manifesta e se mantêm através das dinâmicas dentro do sistema e estas estão relacionadas com: a) comunicação entre seus membros; b) os papéis ocupados; c) as normas e regras estabelecidas.[1]

Os membros de um sistema estão sempre se comunicando, verbal ou não verbalmente. É impossível não comunicar. Mesmo ficar calado é uma comunicação em que se pode supor que não quer, não pode ou não está interessado em falar. Todos nós construímos um padrão de comunicação. E o modo como comunicamos indica a funcionalidade dos sistemas familiares ou individuais, isto é, se são funcionais e maduros ou disfuncionais e imaturos.[6]

A comunicação adequada é fundamental para a manutenção da estrutura familiar, pois nas suas relações existe predominância do componente afetivo e patologias podem ocorrer por uma dificuldade em traduzir a comunicação, o que origina distorções, problemas de comunicação, comunicação paradoxal e dupla mensagem. O aspecto relacional da comunicação, que se refere ao modo como deve ser entendida a mensagem, denomina-se metacomunicação e se expressa, geralmente, de forma analógica, por meio da linguagem que não é falada, mas sim manifestada. A ambiguidade entre o que se comunica e o que se metacomunica é em geral a origem de uma série de problemas.[1]

As famílias fornecem o modelo dos padrões de comunicação. Pessoas com padrões de comunicação funcionais são aquelas que falam firme, com clareza e que realizam esclarecimentos quando solicitadas. Pessoas com padrão de comunicação disfuncional são aquelas que não falam de forma direta e tendem a fazer suposições erradas. Também se esquivam das questões, rejeitam as solicitações de esclarecimento e desqualificam quem pergunta.[6]

Os papéis orientam a estrutura das relações familiares. Cada pessoa da família desempenha uma variedade de papéis que se integram à estrutura da família e que se referem às expectativas e normas que a família tem com respeito à posição e conduta de cada um dos seus membros.[1]

As regras e normas constituem a expressão dos valores da família e da sociedade, sendo necessárias para qualquer estrutura de relação e à medida que os membros da família aderem aos acordos implícitos, a homeostase do sistema familiar se mantém. As regras representam um conjunto de prescrição de conduta que define as relações e organiza a maneira como os membros da família irão atuar. Elas podem ser explícitas, implícitas, secretas ou que não necessitam ser explicadas verbalmente. As famílias, normalmente, funcionam através de uma mescla desses tipos de regras ou normas.[1]

O resultado do funcionamento familiar e das relações da família com o meio em que vive configura-se nos padrões de comportamento. Em geral, eles são repetitivos e estáveis, definindo os limites e a estrutura do sistema familiar e estabelece os meios de informação dentro e fora desse sistema.[1,6]

As relações da família, tradicionalmente, são analisadas na forma de díades (coesão/diferenciação). Quando há formação de um triângulo, geralmente resulta em uma relação disfuncional. O contexto familiar possui alianças de coalizão em função da inclusão ou exclusão de um terceiro. O fenômeno da formação de triângulos adota formas muito variadas, que nos permite compreender os conflitos e as tensões.[1]

A coesão familiar é a força que une os membros de uma família e se traduz em condutas, tais como fazer coisas juntos, ter amigos e interesses em comuns, estabelecer coalizões, compartilhar tempo e espaço. O grau de coesão está relacionado com a diferenciação de seus membros, e a diferenciação extrema desintegra a família e a coesão excessiva destrói o espaço de crescimento individual. A seguir, para sintetizar a díade coesão/diferenciação apresentam-se três possibilidades de funcionamento familiar: a) normal – equilíbrio entre as tendências; b) desintegrado – predomínio da diferenciação sobre a coesão; c) simbiótico – predomínio da coesão sobre a diferenciação.[1]

Capítulo 2 — A família como unidade de cuidado na Atenção Primária à Saúde

A resposta do sistema familiar às variáveis de coesão e diferenciação ocorre por meio de sistemas de funcionamento que podem ser: flexíveis (aqueles capazes de mudar ao longo do tempo permitindo, em cada fase, o crescimento individual de seus membros) ou rígidos (incapazes de mudar ao longo do tempo, os papeis são fixos, o espaço individual é reduzido e a interação é repetitiva).[1]

Ciclos de vida da família

É importante que o enfermeiro compreenda a família como um organismo vivo, que sempre constrói mecanismos para manter sua funcionalidade que, por vezes, está em estado de equilíbrio interno e com o meio e, outras vezes, se encontra em estado de desequilíbrio. É necessário, também, compreender que cada membro da família tem seu papel que vem sendo formado ao longo do tempo, desde a família de origem, durante todo seu ciclo de vida. Logo, ao formar um novo núcleo familiar, os seus membros trazem expectativas e papéis predefinidos.[6]

A família se desenvolve em etapas distintas: formação, expansão, consolidação e dissolução, com características que determinam necessidades peculiares. A formação consiste no início da vida comum do casal. A expansão é relacionada com o nascimento e crescimento dos filhos. A consolidação refere-se ao período que os filhos estão na adolescência e os pais na fase de adultos médios. Na fase de dissolução ou de ninho vazio, ocorre a saída da prole do domicílio familiar, a aposentadoria e a morte de um dos cônjuges, acompanhado da viúvez.[9,13]

Essa trajetória de vida pode ser dividida em fases do ciclo de vida, em que os membros da família têm algum papel a desempenhar e, ao ocorrerem as mudanças no ciclo, os integrantes da família passam a assumir outros papéis na dinâmica familiar.[6] Os ciclos de vida familiar serão abordados com maior profundidade no tópico "Ferramentas de abordagem familiar".

A família brasileira

Com relação às mudanças da família brasileira nas últimas décadas, ela continua sendo o principal agente de socialização e de busca coletiva de estratégias de sobrevivência, exercício de cidadania, bem como espaço indispensável para o desenvolvimento e proteção das crianças.[6,8] Porém, as mudanças são inúmeras e diversos são os fatores que influenciam a evolução da família contemporânea, tais como: maior diversificação dos arranjos domésticos, ou seja, aumento da proporção de mulheres solteiras com filhos, muitas vezes em decorrência do aumento da frequência do número de divórcios; diminuição do número de componentes da família, relacionado muitas vezes com a queda do número de casamentos e da taxa de natalidade; a maior tendência de relações sexuais antes e fora do casamento; esposas e filhos participando mais intensamente do mercado de trabalho e da renda monetária familiar, tendo como consequência a redefinição de responsabilidades e de padrões de socialização. A expectativa de vida aumentou, tendo como consequência um número maior de idosos e um período maior de convivência entre diferentes gerações, o que acarreta uma redefinição de papéis nas relações familiares. As famílias multigeracionais são, muitas vezes, caracterizadas por terem idosos com elevados níveis de incapacidade e viúvas sem ou com escassa renda econômica.[13]

A organização e a dinâmica das relações familiares sofrem influência das mudanças na estrutura social e familiar. Destaca-se a importância dos laços afetivos, como sustentação da família. Ao mesmo tempo, destacam-se como alguns dos problemas críticos do processo de cuidado às famílias brasileiras, os cuidados cotidianos com crianças e idosos delegados prioritariamente às mulheres (ver Capítulo 5), visto que tais mulheres, geralmente, já assumiram outras funções e papéis, como o de sustento financeiro da família.[6,13]

Destaca-se que as mudanças na estrutura familiar brasileira e na sua função dentro da sociedade foram seguidas pela criação de três grandes conjuntos de lei.[13] Tais leis são: a Lei do Divórcio de 1977; o Estatuto da Criança e do Adolescente, criado em 1990; e o Código Civil Brasileiro de 2002.[13] A própria legislação brasileira redefiniu, através da Constituição de 1988,[14] o conceito de família, pois firmou o reconhecimento legal da união estável entre um homem e uma mulher, assim como de qualquer dos pais com seus descendentes. Acrescenta-se a essas mudanças o reconhecimento pelo Supremo Tribunal Federal, em 2011, da família homoafetiva, conferindo aos casais homossexuais o direito à união estável. E, a seguir, em 2013, a aprovação da Resolução nº175 que dispõe sobre a habilitação, celebração de casamento civil, ou de conversão de união estável em casamento, entre pessoas de mesmo sexo. Assim, ficou expresso que o reconhecimento dessa relação deve ser feito legalmente segundo as mesmas regras e com as mesmas consequências da união estável heteroafetiva.

Frente a esse breve panorama sobre a família, sua história, estrutura, organização, características e funções, salienta-se que os enfermeiros ao realizarem o cuidado com foco no grupo familiar evitem as pré-concepções, os dogmatismos, os preconceitos e os agravos sociais. Os enfermeiros, juntamente com os demais profissionais da saúde, precisam conceber, respeitar e entender a família como uma unidade singular, a fim de auxiliá-las e estimulá-las a realizarem o autocuidado e exercerem sua autonomia e cidadania na conquista de seu bem-estar.[15]

A família como unidade de cuidado

Considerar a família como uma unidade de cuidado parece ser consenso para os enfermeiros, porém prestar assistência à saúde da família tem se constituído num desafio para a prática profissional. Tal desafio pode estar relacionado com vários fatores, pois a família caracteriza-se pelas funções sociais que exerce e pelas relações de intimidade, afeto e solidariedade.[1,5,16]

Atualmente vários estudos[3,4,16-19] identificaram que os cuidados de enfermagem, mesmo aqueles realizados com enfoque na assistência domiciliar, continuam dirigidos ao indivíduo sem considerar o seu contexto familiar e que a família é vista, ainda, de forma fragmentada, uma unidade divisível em partes. Os enfermeiros relatam que seu foco na assistência à saúde é a família; entretanto, quando verificadas as atividades que são realizadas com as famílias, observa-se que elas são direcionadas ao indivíduo, ficando para a família somente atividades de orientações de caráter preventivo. Por isso, deve-se investir na oferta de cursos que abranjam enfermeiros e demais profissionais de equipes de saúde, com conteúdos que favoreçam o entendimento sobre assistência à família, visando melhorar as ações em saúde.[2]

Os enfermeiros consideram importante a abordagem familiar durante a assistência, pois reconhecem que ter a família como foco do cuidado amplia a visão do problema presente no contexto familiar, além de facilitar a troca de informações, o conhecimento da estrutura da família e favorecer a participação de seus membros no cuidado. No entanto, não se sentem preparados para realizar de maneira efetiva essa abordagem.[2]

Quanto à participação da família no cuidado ao membro doente, verifica-se que os enfermeiros percebem que algumas famílias investem todas as suas forças nesse cuidado e estas, segundo eles, geralmente são as mais estruturadas. Esse tipo de família é visto com bons olhos pelas equipes de saúde, pois elas facilitam o trabalho dos profissionais, ao mesmo tempo em que permitem que resultados satisfatórios sejam observados.[2] As que possuem dificuldades para realizar e/ou se envolver com o cuidado do familiar são, muitas vezes, rotuladas de "famílias-problema" e nem sempre são tratadas pelos profissionais com o respeito e conhecimento exigidos.

Conhecer os valores da família, bem como suas crenças e costumes, facilita a construção de uma assistência digna e singular para o sistema. Nesse contexto, o profissional precisa levar em consideração que as necessidades mudam, principalmente em relação ao ambiente e ao momento em que as pessoas estão vivendo.[4] Ao conhecer melhor a realidade familiar, pode-se ter mais elementos para planejar com a família a assistência necessária e sugerir como os próprios familiares podem atuar e resolver seus problemas/necessidades em saúde.

A abordagem familiar em equipe multiprofissional facilita o enfrentamento de problemas e amplia as possibilidades de sua resolução, na medida em que as responsabilidades são dividas entre os profissionais e entre os membros da família.[2]

Observa-se que os profissionais consideram importante a realização conjunta de cuidados com a pessoa doente na família, pois essa prática pode favorecer e melhorar a saúde dos próprios familiares, já que em alguns momentos o cuidado envolve a mudança de hábitos para práticas mais saudáveis. Entretanto, essas mudanças precisam ser compreendidas pelos familiares como algo benéfico para sua saúde, e para o reconhecimento disso é preciso uma abordagem familiar para a orientação e apoio do grupo familiar. O diálogo, a atenção à família, o conhecimento de todos os membros e a participação de toda a equipe de saúde na assistência são fatores que foram considerados pelos enfermeiros como formas de fortalecimento do grupo familiar.[2]

A literatura[16,17,19] tem apontado alguns benefícios de se trabalhar com famílias, dentre os quais se destacam a maior facilidade de acesso e de aceitação das orientações realizadas. Esses dois aspectos revelam que família e profissionais saem ganhando, pois a intimidade, a confiança e o vínculo estabelecido com as famílias favorecem a qualidade da assistência e, como consequência, entre outros aspectos, resulta em maior gratificação pessoal e profissional.[19]

O estabelecimento do vínculo com a família é uma preocupação que os enfermeiros possuem no seu trabalho na APS, o que pode ser considerado como aspecto positivo, pois facilita o acesso à família, a abordagem de todos os membros, o conhecimento do funcionamento familiar e sua estrutura e, consequentemente, a determinação de uma assistência qualificada à família.[2]

As necessidades das famílias são únicas, cada uma vive situações diferentes, derivadas das características individuais dos seus membros e da dinâmica de inter-relação do seu conjunto.[18] No processo de cuidado, o profissional precisa levar em consideração que cada pessoa, mesmo sendo única, provida de sentimentos, dificuldades e capacidades próprias se encontra inserida em sistema familiar que influencia sua personalidade e determina muitas vezes a forma dela vivenciar cada situação.[18,19]

Trabalhar com a família enquanto unidade de cuidado não é tarefa fácil e exige do enfermeiro a análise acurada do contexto socioeconômico e cultural em que seus membros estão inseridos, analisando suas representações perante a sociedade, conhecendo a sua realidade de modo a desvendar o entendimento da família para que o conhecimento subsidie a prática, superando os limites e possibilidades para a concretização das propostas de cuidado pactuadas.[2]

A assistência à família como unidade de cuidado implica conhecer como cada família se estrutura, se cuida e identifica as suas forças, as suas dificuldades e os seus esforços para partilhar as responsabilidades. Com base nas informações obtidas, os profissionais devem usar seus conhecimentos sobre cada família, para junto dela e com ela, pensar e implementar a melhor assistência possível.[2]

O papel do enfermeiro no cuidado da família, implica relacionar todos os fatores sociais, econômicos, culturais, funcionais, entre outros, apresentados e não apenas em lidar com as situações de saúde e doença da família, mas também interagir com situações que apoiem a integridade do sistema familiar.[20]

O enfermeiro e a avaliação da família

Conforme Wright e Leahey[5], existem diversas disciplinas que estudam e buscam conceituar e definir a família do ponto de vista do seu referencial teórico e, a partir deste, sugerem modelos e instrumentos de avaliação das famílias para o trabalho com seus inúmeros fenômenos. Embora seja útil para os enfermeiros e outros profissionais o conhecimento dos modelos e instrumentos oferecidos pelas diversas disciplinas, destaca-se que não existe um modelo de avaliação capaz de explicar todos os fenômenos vivenciados pelas famílias.[5] Em qualquer ambiente os enfermeiros podem se beneficiar com a adoção de uma estrutura conceitual clara e uma forma de sistematizar as informações coletadas com a família para a organização das informações e definição do foco para intervenção, junto com seus membros, construindo de forma participativa um plano de cuidado para a saúde do núcleo familiar.[5]

O Conselho Internacional de Enfermeiros (*International Council of Nurses* – ICN) por meio da publicação "O enfermeiro de família: estruturas para a prática" (*The family nurse: frameworks for practice*)[21] validou, em 2001, o novo papel dos enfermeiros na abordagem do sistema familiar e criou uma especialidade de acordo com as novas tendências do trabalho da enfermagem. Também ofereceu aos enfermeiros quatro modelos de abordagem da família com uma estrutura clara para a avaliação da família que rompe com o modelo tradicional individualista para um pensar sistêmico, corroborando para a definição das necessárias intervenções para o seu tratamento e acompanhamento da unidade familiar. Entre esses quatro modelos, o mais utilizado é o Modelo Calgary de Avaliação da Família (MCAF).[5]

As enfermeiras canadenses Wrigth e Leahey[5] desenvolveram o MCAF baseado em uma estrutura multidimensional, integrando conceitos da teoria dos sistemas, da cibernética, da comunicação e fundamentos teóricos de mudança e da biologia da cognição.

Essa avaliação da família, composta por fundamentos teóricos de várias disciplinas, foi organizada em três categorias principais relativas à família que se dividem em várias subcategorias:

1. Estrutural – subdivide-se em três subcategorias:

- Estrutura interna – composição familiar, gênero, orientação sexual, ordem de nascimento, subsistemas e limites. Identifica como se dá o relacionamento entre seus membros, quem se relaciona melhor com quem dentro da família, entre outros aspectos.

- Estrutura externa – família extensa e sistemas mais amplos de apoio. Identifica como é o relacionamento da família com o meio.

- Contexto – diz respeito à etnia, à raça, classe social, religião/espiritualidade, ambiente compreendendo assim as diferentes culturas, os valores, os modos de cuidar e a percepção da família.

2. Desenvolvimento – permite aos profissionais entender a trajetória exclusiva construída pela família e subdivide-se em três subcategorias:

- Estágios (ciclos de desenvolvimento).
- Tarefas.

Capítulo 2 — A família como unidade de cuidado na Atenção Primária à Saúde

- Vínculos afetivos.

  Considera o processo de mudança estrutural e transformação progressiva da história familiar durante as fases do ciclo familiar, com as mudanças na constituição familiar durante os anos que se passam sobre aquelas que têm ou não filhos, que adotam, que morrem, casam, divorciam, etc, e, assim, formular hipóteses sobre as experiências e dificuldades vividas anteriores, e então, junto dela, propor ou descartar estratégias para a superação dos problemas a partir destas experiências.

3. Funcional – indica o modo de como os indivíduos geralmente se comportam em relação um ao outro. Subdivide-se em duas subcategorias:

- Instrumental – refere-se às atividades diárias das famílias, como, por exemplo, as relacionadas com as refeições, hábitos de vida, cuidado a um membro doente, fazer curativos, administrar medicações e levar ao serviço de saúde.
- Expressiva – avalia a comunicação emocional, verbal, não verbal, circular que ocorre entre os membros da família. Também a capacidade para resolução de problemas, papéis, influência e poder, crenças, alianças e uniões.

As intervenções de enfermagem devem ser sempre precedidas de uma avaliação e o enfermeiro deve escolher e usar um modelo de avaliação capaz de promover o entendimento de como o sistema familiar se estrutura, funciona e interage. Por meio dessa avaliação ele poderá identificar os pontos fortes e as dificuldades da família, e sua capacidade para lidar com os problemas de modo a produzir um ambiente melhor para cada membro que a compõe. O cuidado na saúde da família tem como objetivo a promoção e prevenção da saúde, por meio de mudanças propostas ao sistema familiar, buscando construir, de forma colaborativa, possibilidades mais saudáveis de lidar com a experiência de adoecer.

Em geral, o caso de uma família que precisa de assistência chega ao enfermeiro por meio de um dos seus membros com algum problema/necessidade em saúde ou uma doença instalada. A avaliação da família não substitui a avaliação individual e os dois tipos de avaliação devem ocorrer concomitantemente. Portanto, o enfermeiro precisa ter algumas diretrizes para ajudá-lo a determinar em que situações estão indicadas a realização da abordagem do sistema familiar. Wright e Leahey[5] sugerem que o enfermeiro avalie as seguintes situações, antes de realizar a definição do tipo(s) de abordagens necessárias para cada caso e, se a família estiver vivenciando alguma das situações a seguir relacionadas, estaria indicada a abordagem da unidade familiar:

- A família está passando por sofrimento emocional, físico ou espiritual ou ruptura decorrente de uma crise (por exemplo, doença aguda ou terminal, lesão ou óbito);[5]
- A família está vivenciando um sofrimento emocional, físico ou espiritual ou ruptura causada por um marco do desenvolvimento (por exemplo, nascimento, casamento, saída de um filho de casa);[5]
- A família define o problema/necessidade em saúde ou a doença como uma questão familiar (por exemplo, doença crônica) e existe motivação para sua avaliação;[5]
- A família identifica uma criança ou adolescente com dificuldades (por exemplo, abuso virtual, medo do tratamento de câncer);
- A família está enfrentando situações sérias o suficiente para ameaçar a relação de seus membros (por exemplo, doença terminal, vícios);[5]
- Um membro da família está para ser hospitalizado para tratamento de saúde mental ou psiquiátrico;[5]

- Uma criança está para ser hospitalizada.[5]

As autoras também alertam para situações que contraindicam a abordagem familiar. São elas:[5]

- A avaliação da família compromete a individualização de um membro (por exemplo, se um jovem adulto saiu de casa recentemente pela primeira vez, uma entrevista com a família pode não ser desejável);[5]
- O contexto de uma situação familiar permite pouca ou nenhuma influência (por exemplo, a família pode acreditar que o enfermeiro esteja atuando como agente de alguma outra instituição, como o tribunal).[5]

Se a avaliação da unidade familiar estava indicada e foi realizada, ao concluí-la o enfermeiro deverá avaliar se as intervenções estão alinhadas ao contexto. Wright e Leahey[5] recomendam que o profissional faça uma lista com os pontos fortes e os problemas identificados na abordagem familiar, colocando-os lado a lado com o objetivo de oferecer uma visão equilibrada de uma família. Essa técnica permite que o profissional não fique focado somente nos problemas da família, mas perceba que cada sistema familiar tem pontos fortes, mesmo em face de problemas de saúde reais ou potenciais.[5]

Após a avaliação da família, o enfermeiro deve decidir se realiza ou não uma intervenção no sistema familiar. Recomenda-se considerar nessa decisão os seguintes aspectos: a) o nível de funcionamento familiar; b) a habilidade do profissional para intervir; c) os recursos disponíveis para apoiar a intervenção.[5]

As intervenções de enfermagem têm como objetivo efetuar mudanças em algum aspecto da organização ou funcionamento familiar e devem ter seu foco no comportamento da enfermeira e na resposta da família e não no comportamento do indivíduo. Wright e Leahey[5] alertam que nessa relação terapêutica com a família ocorre um fenômeno interativo (fazer com a família) em que as respostas de um enfermeiro (intervenções) são um convite vindo das respostas dos membros da unidade familiar (resultados), as quais por sua vez são respostas a um convite feito pelo enfermeiro. Ainda, que as intervenções de enfermagem só se concretizam em um relacionamento o que implica a inexistência de intervenções padronizadas para serem aplicadas às famílias e o processo relacional vai conduzir para as intervenções mais úteis para cada contexto.[5]

As autoras recomendam que o enfermeiro realize uma intervenção no sistema familiar se for identificada uma das seguintes situações:[5]

- Um membro da família apresenta uma enfermidade com evidente impacto prejudicial sobre outros membros. Por exemplo, o avô com doença de Alzheimer pode provocar medo nos netos;[5]
- Um membro da família contribui para os sintomas ou problemas de outro familiar. Por exemplo, a exacerbação dos sintomas físicos ou psicológicos de um pai idoso, quando os filhos adultos não o visitam;[5]
- A melhora de um membro da família leva a sintomas ou à piora de outro familiar. Por exemplo, diminuição dos sintomas de asma em um filho correlaciona-se à dor abdominal do irmão;
- Uma criança ou adolescente desenvolve um problema emocional, comportamental ou físico no contexto da doença de um membro da família. Por exemplo, um adolescente com diabetes pede, repentinamente, para a mãe lhe aplicar as injeções diárias de insulina, quando ele já fazia isso sozinho há seis meses.[5]

- A doença é diagnosticada pela primeira vez em um membro da família. Se a família não tem conhecimento ou experiência anterior com essa doença ela necessitará de informações, precisando também de apoio e tranquilização;[5]
- A condição de um membro da família piora acentuadamente. Sempre que há piora, os padrões familiares podem precisar de reestruturação, sendo indicada a intervenção;[5]
- Um membro da família com doença crônica sai do hospital ou centro de reabilitação e volta para a comunidade;[5]
- Perda ou atraso de um acontecimento importante do desenvolvimento familiar ou individual. Por exemplo, o adolescente impossibilitado de sair de casa no momento previsto;[5]
- Uma pessoa com doença crônica morre. Embora a morte possa ser um alívio, a família pode sentir um imenso vazio por não mais desempenhar o papel de cuidadora.[5]

Os enfermeiros que trabalham com as famílias desejam ser úteis e reduzir ou aliviar o sofrimento sempre que possível. Entretanto, podem ocorrer enganos ou julgamentos indevidos no processo de avaliação do contexto familiar e Wright e Leahey[5] destacam três erros que são frequentes na prática interacional do enfermeiro e que possuem impacto negativo sobre a família. São eles:

- Falhar em criar um contexto para mudança – criar um contexto para a mudança é o fundamento central e duradouro do processo terapêutico com a família e os ingredientes necessários para criar esse contexto de cura durante a assistência são a empatia, a atenção e responder com simpatia ao sistema familiar.[5] Nesse processo é necessário mostrar interesse, preocupação e respeito por cada membro da família; obter um claro entendimento da preocupação mais importante ou do maior sofrimento; validar a experiência de cada membro; reconhecer o sofrimento e o sofredor.

- Tomar partidos ou fazer alianças com um membro ou subgrupo familiar – aliar-se a uma pessoa ou subgrupo, mesmo que sem intenção, pode resultar em sentimento de desrespeito, incapacidade e falta de influência de alguns membros da família em relação aos outros, tendo em vista que a família e o enfermeiro procuram atingir seus objetivos.[5]

- Fazer muitos aconselhamentos prematuramente – o enfermeiro está sempre em uma posição socialmente autorizada a dar conselhos, informações e opiniões sobre questões de promoção ou problemas de saúde, entre outros. O conselho pode ter um potencial produtivo e curativo quando dado de forma colaborativa, mas o julgamento do momento oportuno e a competência em como fazê-lo, é fundamental. Sugere-se que se opine apenas depois de obtida a avaliação completa e que se tenha a compreensão da preocupação ou do sofrimento da família. Também é melhor fazer mais perguntas em vez de dar conselhos durante as conversas com a família.[5] A Entrevista Motivacional pode ser uma ferramenta utilizada para apoiar a abordagem do enfermeiros e prevenir esse tipo de erro (ver Capítulo 11), bem como auxiliar na motivação para implementação de mudanças.

Ferramentas de abordagem familiar

As ferramentas de abordagem familiar são tecnologias relacionais, oriundas em sua maioria da sociologia e da psicologia, que visam estreitar as relações entre profissionais e famílias, promovendo a compreensão de forma mais aprofundada do funcionamento do indivíduo e de suas relações com a família e a comunidade.[6,22]

PARTE 1   Princípios para o trabalho do enfermeiro na Atenção Primária à Saúde

Dentre as ferramentas de abordagem familiar, as mais utilizadas na APS são: a entrevista da família, o genograma, o ecomapa, o ciclo de vida familiar, o FIRO (*Fundamental Interpersonal Relations Orientations*), o PRACTICE (*Present Problem; Roles and Structure; Affect; Communication; Time in the family life cycle; Illness in family past and present; Coping with stress; Ecology*) e o APGAR.[22]

▪ Entrevista da Família

Conforme Wright e Leahey,[5] no contexto de uma conversa terapêutica entre o enfermeiro e os membros de uma família, podem ser identificados quatro estágios principais, pelos quais o profissional deve passar para o sucesso da entrevista com a família:

- Engajamento – o enfermeiro exercita as habilidades que convidam a família ao estabelecimento e manutenção de um relacionamento terapêutico;[5]
- Avaliação – abrange a exploração e identificação de problemas, somados à descrição dos pontos fortes e lista de problemas da família;[5]
- Intervenção – envolve a provisão de um contexto em que é possível a família fazer pequenas ou significativas mudanças;[5]
- Finalização – refere-se ao processo de encerramento do relacionamento terapêutico entre o enfermeiro e a família.[5]

As autoras acrescentam ainda que cada estágio da entrevista com a família requer três tipos de habilidades do enfermeiro:

- Perceptiva – capacidade de fazer observações relevantes;[5]
- Conceitual – capacidade de dar significado às observações e saber formular as observações de um membro da família como um todo, como parte de um sistema;[5]
- Executiva – são as intervenções terapêuticas que o enfermeiro realiza em uma entrevista.[5]

Apresenta-se, a seguir, um guia criado por Wright e Leahey[5] para a condução de uma entrevista breve de 15 minutos (ou menos) com a família, o qual pode ser adaptado de acordo com a competência do enfermeiro, o contexto em que ele e a família se encontram e a adequação do objetivo da reunião.

- Iniciar uma conversa terapêutica tendo em mente um propósito específico que pode ser completado em 15 minutos ou menos;[5]
- Usar boas maneiras para engajar-se ou reengajar-se. Apresentar-se informando nome e função. Orientar os membros da família para a finalidade de uma entrevista breve com eles;[5]
- Avaliar as áreas-chave de estruturas e funções interna e externa. Obter informações do genograma e dados chave de apoio externo;[5]
- Fazer três perguntas-chave sobre os membros da família;[5]
- Elogiar um ou mais pontos fortes da família;[5]
- Avaliar a utilidade e finalizar o trabalho.[5]

▪ Genograma

O genograma é uma ferramenta de representação gráfica da família. Com ele, pode-se representar os diferentes membros da família, o padrão de relacionamento entre eles e as suas principais morbidades, sendo possível ter uma rápida visão da complexidade das relações familiares e é uma fonte de informação para o planejamento de estratégias.[23,24]

No desenvolvimento do genograma, a entrevista é uma parte significativa do processo, no qual o grau de intimidade e a vinculação estabelecida entre o profissional e pessoa/família influenciam a coleta de informações, bem como a forma de comunicação estabelecida. A construção do genograma é um processo que envolve a história de vida familiar, interação entre eles e com o seu meio e a recuperação de memórias. Fornecendo informações demográficas, de posição funcional, recursos e acontecimentos críticos na dinâmica familiar.[24] Desse modo, a construção desse instrumento fica mais rica e retrata a família de forma mais detalhada quando o enfermeiro o constrói em conjunto com a mesma.

O genograma é a elaboração da árvore da família, e durante a sua construção há a visualização da dinâmica familiar e as relações entre seus membros, por meio de símbolos e códigos padronizados (Figura 2.1), em pelo menos três gerações.[23,24]

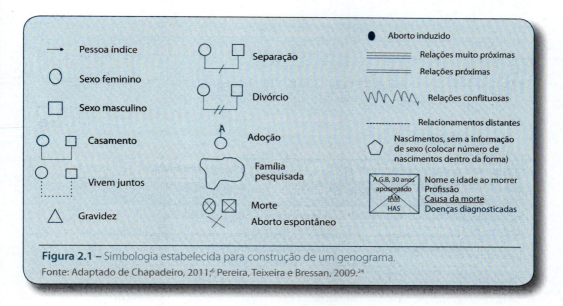

Figura 2.1 – Simbologia estabelecida para construção de um genograma.
Fonte: Adaptado de Chapadeiro, 2011;[6] Pereira, Teixeira e Bressan, 2009.[24]

Para construção dos genogramas com as famílias é preciso definir uma pessoa de origem, que se denomina usuário índice, para que seja o ponto referência para as relações interpessoais familiares e geracionais de ascendência e descendência. Na APS, em geral a pessoa índice é o "chefe da família", a pessoa responsável pela abertura do prontuário familiar ou outro membro da família que está em atendimento na unidade de saúde. Os homens são representados por quadrados e as mulheres por círculos, identificando o nome, a idade, a profissão e doenças atuais de cada pessoa, além de retratar o lugar ocupado por cada um dentro da estrutura familiar.[24,25] O instrumento permite também que a própria família identifique quais os membros que a integram e as relações estabelecidas entre si.

Podem ser acrescentados dados, como ocupação, hábitos, grau de escolaridade, entre outros, de acordo com o objetivo do profissional e dados relevantes da família.

Outras considerações importantes para a construção do genograma: observar se a família é nuclear ou ampliada, o que na representação gráfica será definido pelo limite da linha que engloba os membros pesquisados; nunca esquecer de indicar o usuário índice; quando há o casamento haverá uma linha contínua que liga o casal e filhos; no caso de divórcio, dois traços cortam a linha do casamento; as linhas pontilhadas representam que moraram juntos e não se casaram, e apenas uma linha que cruza as linhas pontilhadas significa que se separaram; relações (muito próximas, próximas, distantes, conflituosas) são descritas pelas linhas que descrevem as relações interpessoais; verificar os ascendentes (pais, casal, filhos, netos) possibilita também demonstrações das doenças hereditárias que podem acometer a família.[24,25,26]

O genograma é um diagrama em que está representada a estrutura familiar, a demonstração gráfica da situação permite que o profissional que atua na atenção à família pare e reflita sobre a dinâmica familiar, os problemas mais comuns que a afligem e o enfrentamento dos mesmos pelos membros da família. Permite, também, observar de uma forma clara quais membros constituem a família, tenham eles vínculos consanguíneos ou não; assim, fornece bases para a discussão e análise das interações familiares, além de facilitar a avaliação da estrutura familiar.[24,25]

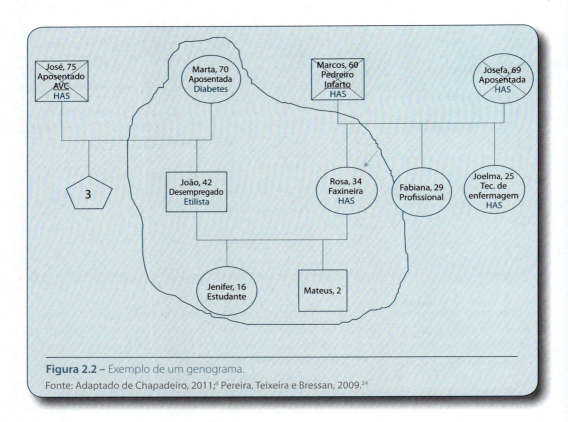

Figura 2.2 – Exemplo de um genograma.
Fonte: Adaptado de Chapadeiro, 2011;[6] Pereira, Teixeira e Bressan, 2009.[24]

- **Ecomapa**

O ecomapa consiste na representação gráfica da rede social da família, e é complementar ao genograma na compreensão da composição e estrutura relacional intrafamiliar e a relação com o meio que a cerca.[6,23]

Ao construir o ecomapa, é necessário colocar todos os suportes da família: trabalho, igreja, grupos comunitários, clubes, vizinhança e outros que a família cite como estrutura de apoio. Uma família que tem poucas conexões com a comunidade e entre seus membros necessita de mais investimentos da equipe de Saúde da Família, para melhorar seu bem-estar.[24]

No ecomapa, os membros da família são representados no centro do círculo. Já a rede social da família aparece em círculos externos. As linhas indicam o tipo de conexão: linhas contínuas representam ligações fortes, pontilhadas, ligações frágeis, linhas tortuosas demonstram aspectos estressantes e as setas significam energia e fluxo de recursos[24], conforme exemplo ilustrado na Figura 2.3.

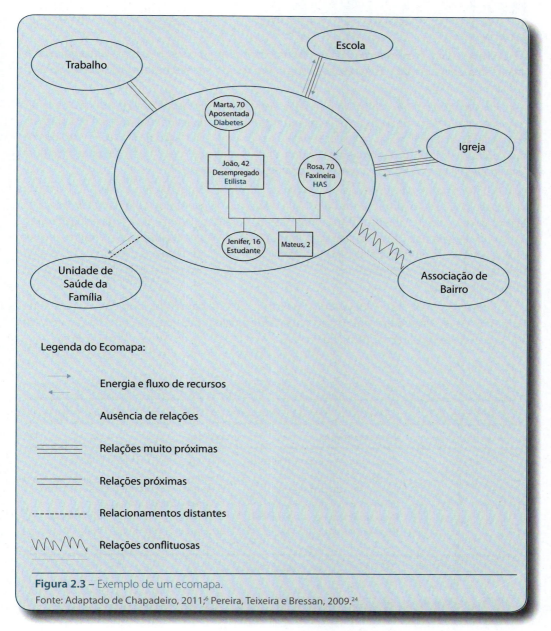

Figura 2.3 – Exemplo de um ecomapa.
Fonte: Adaptado de Chapadeiro, 2011;[6] Pereira, Teixeira e Bressan, 2009.[24]

PARTE 1 Princípios para o trabalho do enfermeiro na Atenção Primária à Saúde

▪ Ciclo de vida familiar

Esta ferramenta de abordagem familiar divide a história da família em estágios de desenvolvimento, caracterizando papéis e tarefas específicas a cada um desses estágios.[22,23]

Assim como as pessoas têm seus ciclos de vida, as famílias também têm. E o entendimento desses ciclos e a maneira como eles podem interferir no processo saúde-doença possibilita à equipe de saúde um conhecimento maior sobre a família. A literatura ainda aponta que o entendimento do ciclo vital permite uma visão panorâmica e focal simultaneamente, e ainda permite que o profissional perceba os entraves que a família está atravessando, seja por uma crise previsível ou não.[26,27]

O ciclo de vida é considerado um fenômeno complexo, pois é uma espiral da evolução familiar, na medida em que as gerações avançam no tempo em seu desenvolvimento que vai do nascimento à morte.[23]

É considerado também como uma série de eventos previsíveis que ocorrem dentro da família como resultado das mudanças em sua organização. Toda mudança requer de cada membro uma acomodação ao novo arranjo, transformando o papel a cada alteração de limites.[23] Visto que nos momentos de transição, quando a família tem a necessidade de reestruturar-se, pode haver uma fragilidade maior e o risco de adoecimento pode se acentuar. [23]

O conhecimento do desenvolvimento da família é útil porque facilita a previsão e antecipa os desafios que serão enfrentados no estágio de desenvolvimento de uma dada família. Os estágios apresentam movimentos de autonomização, expansão de uma nova família jovem que se constitui, seguida pela contração de uma família madura, que envelhece. Tais estágios incluem tarefas a serem cumpridas pelos membros familiares, bem como tópicos de promoção de saúde familiar que podem ser implementados.[22,23,27,28] Os estágios podem ser agrupados da seguinte forma (Tabela 2.1).

Embora não utilize tecnologia "dura" na forma de equipamentos biomédicos, esta é uma ferramenta que permite um "raio X" da situação de vida das pessoas, no contexto familiar, com seu processo de viver, ter saúde ou adoecer.[23]

TABELA 2.1	Os ciclos de vida, suas características e as tarefas a cumprir	
Fases do Ciclo	**Características**	**Tarefas**
Adulto jovem independente	Autonomia e responsabilização emocional e financeira; Investimento profissional; Síndrome dos filhos canguru (permanência na casa dos pais na vida profissional).	Diferenciação do eu em relação à família; Desenvolvimento de relacionamentos íntimos com adultos iguais; Estabelecimento do eu com relação ao trabalho, com independência financeira.

Continua

continuação

Fases do Ciclo	Características	Tarefas
Casamento	O novo casal inicia a vida a dois; Comprometimento com um novo sistema familiar; Renegociação das relações com seus pais e amigos novos e antigos.	Conhecimento recíproco; Construção de regras próprias de funcionamento; Formação do sistema conjugal e o realinhamento dos outros relacionamentos; Maior autonomia em relação à família de origem e da tomada de decisões sobre filhos, educação e gravidez, divisão de vários papéis do casal de modo equilibrado.
Nascimento do primeiro filho	**Gravidez:** Profundas transformações e novos acordos. A relação altera: ela sensível e introspectiva, requer apoio e atenção; ele pode não entender e afastar-se; **Nascimento:** função materna. Nova alteração: a mãe sente- se sobrecarregada e o pai pode afastar-se mais.	Abertura da família para a inclusão de um novo membro; Divisão dos papéis dos pais, novo papel materno; Realinhamento dos relacionamentos com a família ampliada para incluir os papéis dos pais e avós.
Famílias com filhos pequenos	**Outros filhos:** Preparar o sistema para a aceitação dos novos membros, antecipação de possíveis dificuldades entre os irmãos novos; Contatos externos, cada vez mais íntimos com a sociedade; Crescente autonomia dos filhos.	Novos ajustes das relações e do espaço; (Re) divisão das tarefas de educação dos filhos, além das tarefas financeiras e domésticas; Papel preponderantemente materno de ajuste e desenvolvimento das crianças, com o estabelecimento de uma vida satisfatória a todos.
Lançando os filhos e seguindo em frente	Os filhos começam a sair de casa e deixam para trás os pais novamente sozinhos, um com o outro, vivendo a crise da meia-idade e a perspectiva da incapacidade e morte dos próprios pais.	Aceitar as múltiplas entradas e saídas de membros no sistema familiar; Renegociar o sistema conjugal como um casal (fim do papel de pais); Incluir os genros, noras e netos; Planejamento financeiro para a aposentadoria.

Continua

.continuação

Fases do Ciclo	Características	Tarefas
Aposentadoria	Novas relações com seus filhos; Tornam-se avós; Realinhamento do convívio mais intenso pelo maior tempo disponível, porém com objetivos diferenciados.	Ajuste ao fim do salário regular, com redução da renda mensal; Aumento dos gastos com medicações, além da necessidade de prover conforto, saúde e bem- estar.
Famílias no estágio tardio: a velhice	Aceitação da mudança dos papéis em cada geração; Papel mais central nas gerações do meio; Abrir espaço no sistema para a sabedoria e experiência dos idosos, apoiando a geração mais velha, sem superfuncionar por ela.	Funcionamento do sistema, mesmo com o declínio fisiológico, lidando com a perda da habilidade e a maior dependência dos outros; Lidar com a perda de um amigo, familiar ou do próprio companheiro (geralmente a mulher sobrevive) e com a proximidade da própria morte.

Fonte: Reprodução de Savassi, 2011;[28] Fernandes e Curra, 2006.[1]

- **FIRO (*Fundamental Interpersonal Relations Orientations*) Orientações Fundamentais nas Relações Interpessoais**

O FIRO procura avaliar os sentimentos de membros da família, na vivência das relações do cotidiano. É categorizado como uma teoria de necessidades.[23,27] De acordo com a literatura, essa ferramenta deve ser utilizada em quatro situações: a) quando as interações na família podem ser categorizadas nas dimensões inclusão, controle e intimidade, ou seja, a família pode ser estudada quanto às suas relações de poder, comunicação e afeto; b) quando a família sofre mudanças importantes ou ritos de passagem, tais como descritos no ciclo de vida, e faz-se necessário criar novos padrões de inclusão, controle e intimidade; c) quando a inclusão, o controle e a intimidade constituem uma sequência inerente ao desenvolvimento para o manejo de mudanças da família; d) quando as três dimensões anteriores constituem uma sequência lógica de prioridades para o tratamento: inclusão, controle e intimidade.[6,23,27]

Essa ferramenta possui três termos-chaves: inclusão, controle e intimidade, e cada um deles possui um significado que será descrito a seguir:

- Inclusão, permite conhecer a dinâmica de relacionamento na família, como ela se organiza para enfrentar as situações de estresse, o papel de cada membro e como são a interação e participação de cada um dos membros da família.[6,27]
- Controle, mostra como é exercido o poder na família. Ele pode ser: dominante – um exerce o poder sobre toda a família; reativo – ocorre reação contrária a alguém que deseja exercer o papel de dominância; colaborativo – compartilhamento de poder entre os membros da família.[6,27]

Capítulo 2   A família como unidade de cuidado na Atenção Primária à Saúde

- Intimidade, significa como os membros da família se unem para compartilhar os sentimentos entre si.[6,27]

TABELA 2.2	Exemplificando o FIRO[20]		
Firo	**Inclusão (interação, associação)**	**Controle (poder)**	**Intimidade (amor, afeto)**
Demanda	Ser aceito, convidado	Ser guiado	Ser querido
Oferece	Interesse, busca da aceitação	Liderança	Ligação, aproximação

Fonte: Reprodução de Fernandes e Curra, 2006.[1]

Esta ferramenta é útil quando houver mudança de papéis na família. Por exemplo: quando o chefe da família perde seu emprego e passa a ser sustentado pela esposa ou um dos filhos. Nesse caso, deverá haver negociação dos papéis de cada membro da família. Se tal fato não for visto, pode gerar sentimentos de inutilidade em um membro e sobrecarga de outro, levando a algum tipo de disfunção na família ou até mesmo a um problema orgânico em qualquer membro dessa família.[6]

- **PRACTICE (*Present Problem; Roles and Structure; Affect; Communication; Time in the family life cycle; Illness in family past and present; Coping with stress; Ecology*)**

O PRACTICE funciona como uma diretriz para avaliação do funcionamento das famílias. O instrumento é focado no problema, o que permite uma aproximação esquematizada para trabalhar com famílias. Facilita a coleta de informações e entendimento do problema, seja ele de ordem clínica, comportamental ou relacional, assim como a elaboração de avaliação e construção de intervenção.[6,27]

O PRACTICE é ferramenta que deve ser utilizado em situações mais complexas para resolver algum problema que a família apresenta. Pode ser aplicado em reuniões familiares, mas precisará de mais de um encontro para que o profissional possa construir com a família possíveis resoluções para a situação em questão.[6,27]

Estrutura do PRACTICE

P   Problema apresentado (*Presenting problem*): permite que a equipe conheça o problema da família e o que os diferentes membros da família pensam e sentem a respeito do fato.[6,27]

R   Papéis e estrutura (*Roles and structure*): permite conhecer quais os papéis de cada membro da família e como desempenham.[6,27]

A   Afeto (*Affect*): como se dá a troca de afeto na família e como isso interfere a resolução do problema.[6,27]

C   Comunicação (*Comunication*): como é feita a comunicação verbal e não verbal no contexto familiar.[6,27]

T   Fases do ciclo de vida (*Time of life cycle*): correlaciona o problema apresentado com os papéis esperados no ciclo de vida da família, procurando verificar onde está a dificuldade.

PARTE 1 — Princípios para o trabalho do enfermeiro na Atenção Primária à Saúde

I   Doenças na família, passadas ou presentes (*Illness in family*): resgatam-se as doenças vividas anteriormente pela família, como foi feito o cuidado, buscando valorizar as atitudes de cada membro da família, demonstrando a importância do suporte familiar no cuidado a um membro da família.[6,27]

C   Lidando com o estresse (*Coping with stress*): procura identificar os recursos utilizados pela família para lidar com situações anteriores de estresse e como utilizar esses recursos para enfrentar a crise atual.[6,27]

E   Ecologia, meio ambiente, redes de apoio (*Ecology*): procura conhecer os suportes externos que possam apoiar a família nessa situação atual – igreja, vizinhos, enfim, a rede social de apoio –, além dos aspectos estruturais, como saneamento, renda, grau de escolaridade, moradia, transporte.[6,27]

Para aplicação do PRATICE, o enfermeiro deve contemplar toda sua estrutura para que possa apreender toda dinâmica familiar e ter entendimento da situação problema, para que possa junto com a família construir as intervenções necessárias.[6,27]

▪ APGAR

O APGAR é um instrumento de avaliação destinado a refletir a satisfação de cada membro da família. É uma medida unidimensional de satisfação com a dinâmica de funcionamento familiar, verificando a percepção das pessoas sobre suas famílias como um recurso ou como um fator estressor. Possibilita verificar indícios de disfunção familiar permitindo a elaboração de um projeto terapêutico.[27,29]

É representado pela sigla APGAR, que significa: *Adaptation* (Adaptação), *Partnership* (Participação), *Growth* (Crescimento), *Affection* (Afeição) e *Resolve* (Resolução).[27,29]

A partir de um questionário pré-determinado, as famílias são classificadas como funcionais, e moderadamente/gravemente disfuncionais.[27,29]

Todos os membros familiares acabam desempenhando tarefas e assumindo papéis para que o sistema familiar funcione. Esse funcionamento nem sempre é harmônico, o que pode contribuir para o surgimento de doenças nos diferentes membros familiares, em especial nos idosos, quando aos poucos perdem funções previamente definidas.[29]

Os sistemas familiares podem ser compreendidos como funcionais ou disfuncionais. Nos Sistemas Familiares funcionais, o grupo familiar responde aos conflitos e situações críticas buscando estabilidade emocional gerenciando-os a partir de recursos próprios e resolvendo o problema de forma adequada. Os membros da família são capazes de harmonizar suas próprias funções em relação aos outros de forma integrada, funcional e afetiva protegendo a integridade do sistema como um todo e a autonomia funcional de suas partes.[29]

Os Sistemas Familiares disfuncionais são aqueles nos quais não há um comprometimento com a dinâmica e a manutenção do sistema por parte de seus membros. Esses costumam priorizar seus interesses particulares em detrimento do grupo não assumindo seus papéis dentro do sistema.[29]

A avaliação, a partir do APGAR, será feita para cada membro da família, por questionário de cinco perguntas, que serão pontuadas e analisadas. Os diferentes índices de cada membro devem ser comparados para se avaliar o estado funcional da família. A partir da aplicação do questionário e da avaliação do quadro familiar, o enfermeiro poderá construir um plano terapêutico para a família.

> **Questionário APGAR[29]**
>
> 1) Estou satisfeito com a atenção que recebo da minha família quando algo está me incomodando?
>
> 2) Estou satisfeito com a maneira com que minha família discute as questões de interesse comum e compartilha comigo a resolução dos problemas?
>
> 3) Sinto que minha família aceita meus desejos de iniciar novas atividades ou de realizar mudanças no meu estilo de vida?
>
> 4) Estou satisfeito com a maneira com que minha família expressa afeição e reage em relação aos meus sentimentos de raiva, tristeza e amor?
>
> 5) Estou satisfeito com a maneira com que eu e minha família passamos o tempo juntos?

Para cada pergunta do questionário pontuar da seguinte forma: quase sempre: 2 pontos; às vezes: 1 ponto; raramente: zero.[29]

Ao final, deverão ser somadas as pontuações, resultando num escore total cuja representação numérica relaciona-se diretamente com uma condição de funcionalidade familiar.[29]

0 a 4 = elevada disfunção familiar;

5 e 6 = moderada disfunção familiar;

7 a 10 = boa funcionalidade familiar.

Índices altos do APGAR podem sugerir maior capacidade de adaptação da família à nova situação e possíveis mudança de papéis; já um índice baixo, pode representar um ambiente estressante, de baixa adaptabilidade à nova situação e pode requerer intervenções apropriadas e urgentes.[29]

A utilização do APGAR é extremamente importante para o enfermeiro e Equipes Saúde da Família, visto que seu objetivo após a avaliação é auxiliar os membros familiares a renegociarem seus papéis e funções de maneira a constituírem um Sistema Familiar mais harmônico e funcional.[29]

Considerações finais

Atuar com enfoque na família como unidade de cuidado requer dos profissionais uma atitude diferenciada que vai além da compreensão dos aspectos relacionados com a dinâmica familiar, o seu funcionamento, as suas funções, o seu desenvolvimento e as suas características sociais, culturais, demográficas e epidemiológicas. A atitude precisa estar pautada no respeito, na ética e no compromisso com as famílias pelas quais são responsáveis, mediante a criação de vínculo de confiança e de afeto.[3] A atenção precisa ser dispensada de modo integral e em seu espaço social, ou seja, a família e seus integrantes devem ser abordados em seu contexto socioeconômico e cultural (local de interações e conflitos que afetam a saúde) e reconhecidos como sujeitos sociais portadores de autonomia.[2]

O processo de trabalho do enfermeiro no "cuidado da família" vem ganhando contornos específicos e o profissional deve buscar qualificação, pois a ênfase da assistência não está nos procedimentos técnicos, mas sim, na interrelação equipe/comunidade/família, visto que a família é, antes de tudo, um corpo social em que prevalece a rede de relações e de interações, que possui crenças que são manifestadas em um espaço cultural, e a sua saúde deve ser entendida

PARTE 1   Princípios para o trabalho do enfermeiro na Atenção Primária à Saúde

no contexto das relações entre seus membros, tanto sadios como doentes, em vista da influência da saúde do indivíduo no grupo familiar e vice-versa.[19]

Para conhecer a família é preciso, além de saber ouvir, ser sensível o suficiente para enxergar nas entrelinhas e identificar o que está implícito. A postura do profissional diante da família tem sido colocada em termos de "estar com a família" para oferecer apoio e suporte, seja em situações de saúde, seja de doença, envolvendo respeito a cultura, conhecimentos e práticas da família.[1,2,16] Também, tem sido discutida a importância do profissional atuar partindo da premissa de que a família é coparticipante do processo de cuidar.[17] Ao adotar essa concepção, o enfermeiro, além de assegurar a participação da família na definição e no planejamento da assistência, passa a atuar com vistas a instrumentalizá-la para tomar decisões relacionadas com a saúde e com a doença de seus membros.[17] Isso envolve informar, discutir, compartilhar e negociar com a família os aspectos diagnosticados que interferem em seu processo de ser/estar saudável, bem como ações e estratégias que possam contribuir para reverter, quando necessário, a situação encontrada.[16]

Aspectos-chave

- A família é um sistema aberto, dinâmico e complexo, cujos membros pertencem a um mesmo contexto social compartilhado, lugar do reconhecimento da diferença e do aprendizado quanto ao se unir ou se separar e sede das primeiras trocas afetivo-emocionais e da construção da identidade.[1]
- A família pode ser compreendida de diversas perspectivas, entre elas a biológica, sociológica, antropológica e psicológica.[6]
- O modelo de família mais reconhecido socialmente é o denominado nuclear, porém na prática profissional a família apresenta-se com diversos arranjos, tanto o nuclear, como o ampliado ou, até mesmo, um conjunto de pessoas unidas pelos laços afetivos, porém exercendo as funções e os papéis familiares.[6,8]
- Para assistir a família, o enfermeiro deve compreendê-la de forma integral e sistêmica, como o espaço de desenvolvimento individual e de grupo, dinâmico e passível de crises.[1,2]
- O enfermeiro deve conhecer a estrutura, dinâmica e realidade das famílias pelas quais é responsável, com ênfase nas suas características sociais, econômicas, culturais, demográficas e epidemiológicas, e identificar os problemas/necessidades em saúde e as situações de risco mais comuns às quais estão expostas.[11]
- A assistência à família como unidade de cuidado implica conhecer como cada família se estrutura, se relaciona e se cuida; bem como saber identificar as potencialidades (forças), dificuldades e os esforços que ela realiza para partilhar as responsabilidades no cuidado de seus membros.
- As enfermeiras canadenses Wrigth e Leahey desenvolveram Modelo Calgary de Avaliação da Família (MCAF)[5], que é baseado em uma estrutura multidimensional, o qual pode auxiliar o processo de trabalho dos enfermeiros junto às famílias na APS.
- As ferramentas de abordagem familiar são tecnologias relacionais, oriundas em sua maioria da sociologia e da psicologia, que visam estreitar as relações entre profissionais e famílias, promovendo a compreensão de forma mais aprofundada do funcionamento do indivíduo e de suas relações com a família e a comunidade.[6,22]

48

> • Dentre as ferramentas de abordagem familiar, as mais utilizadas são: a entrevista da família, o genograma, o ecomapa, o ciclo de vida familiar, o FIRO (*Fundamental Interpersonal Relations Orientations*), o PRACTICE (*Present Problem; Roles and Structure; Affect; Communication; Time in the family life cycle; Illness in family past and present; Coping with stress; Ecology*) e o APGAR.[22]

Referências

1. Fernandes CLC, Curra LCD. Ferramentas de abordagem familiar. PROMEF. Ciclo1. Módulo 3. Porto Alegre: Artmed/ Panamericana, 2006.
2. Weirich CF, Tavares JB, Silva KS. O cuidado de enfermagem à família: um estudo bibliográfico. Revista Eletrônica de Enfermagem, v. 06, n. 02, 2004. Disponível em: http://www.revistas.ufg.br/index.php/fen.
3. Elsen I. Cuidado familial: uma proposta inicial de sistematização conceitual. In: Elsen I, Marcon SS, Silva MRS. (orgs.). O viver em família e sua interface com a saúde e a doença. Maringá: Eduem, 2004. p. 11- 24.
4. Waidman MAP, Elsen I. Família e necessidades. Revendo estudos. Acta Scientiarum, Health Science. Maringá 2004; 6(1): 147-157.
5. Wright LM, Leahey M. Enfermeiras e Famílias: guia para avaliação e intervenção na família. Trad. de Spada, Silvia M.; 5ª ed. São Paulo: Roca, 2015.
6. Chapadeiro CA. A família como foco da atenção primária à saúde. Chapadeiro CA, Andrade HYSO, Araújo MRN. Belo Horizonte: Nescon/UFMG, 2011. 100p.
7. Egry EY, Fonseca RMGS. A família, a visita domiciliária e a enfermagem: revisitando o processo de trabalho da enfermagem em saúde coletiva. Ver. Esc. Enf USP, v.34, n3, p233-9, set 2000.
8. Simionato MAW, Oliveira RG. Funções e Transformações da Família ao Longo da História. I Encontro Paranaense de Psicopedagogia – ABPppr – nov./2003.
9. Althoff CR. Delineando uma abordagem teórica sobre o processo de conviver em família. In: Elsen I, Marcon SS, Santos MR (orgs.). O viver em família e sua interface com a saúde e a doença. Maringá: Eduem, 2002, p.25-43.
10. Andrade SM, et al. (orgs.). Bases da saúde coletiva. Londrina: Editora UEL/ABRASCO, 2001.
11. Brasil. Ministério da Saúde. Secretaria de Políticas Públicas. Guia prático do Programa de Saúde da Família. Brasília (DF):Ministério da Saúde; 2001.
12. Alarcão M. (des) Equilíbrios familiares. Coimbra: Quarteto Editora, 2000.
13. Naves ARC, Vasconcelos LA. Análise de Interações Familiares: um estudo de caso. Psicologia: Teoria e Pesquisa, abril-jun 2013, vol. 29 n.2 pp. 149-158.
14. Brasil. Senado Federal. Secretaria Geral da Mesa. Constituição Federal de 1988.
15. Silva NC, Giovanella L, Mainabourg MT. A família nas praticas das equipes de Saúde da Família. Rev. Bras. Enferm. 2014 mar-abr; 67(2): 274-81.
16. Marcon SS, Lopes MCL, Lopes MB. Facilidades e dificuldades percebidas por enfermeiros na assistência à família. Online braz j nurs [Internet]. 2008 March [Cited 2016 Jul 11]; 7 (1). Disponível em: http://www.objnursing.uff.br/ index.php/nursing/article/view/1224. doi:http://dx.doi.org/10.5935/1676-4285.20081224
17. Marcon SS, Radovanovic CAT, Waidman MAP, Oliveira MLF, Sales CA. Vivência e reflexões de um grupo de estudos junto às famílias que enfrentam a situação crônica de saúde. Texto & contexto Enferm 2005; 14 (esp): 116-124.
18. Waidman M, Rocha A, Paschoa A, Radovanovic, C. 2007 Jan 20. Vivenciando problemas de saúde em família: a implementação de uma proposta teórico-metodológica de cuidado. Online Brazilian Journal of Nursing [Online] 6:0. Disponível em: http://www.objnursing.uff.br/index.php/nursing/article/view/648/151.
19. Oliveira RG, Marcon SS. Trabalhar com famílias no Programa de Saúde da família: a prática do enfermeiro em Maringá- PR. Rev Esc Enferm USP 2007; 41 (1): 65-72.
20. Bousso RS, Ângelo M. A enfermagem e o cuidado na saúde da família. In: Brasil. Instituto de Desenvolvimento da Saúde. Universidade de São Paulo. Ministério da Saúde. Manual de enfermagem. Brasília; 2001. p. 18-22. Disponível em: http://www.ee.usp.br/doc/manual_de_enfermagem.pdf.
21. Schober M, Affara F. The Family Nurse: Frameworks for Practice. Geneva: international Council of Nurses.
22. Silveira Filho AD. O uso das ferramentas de saúde da família na construção do cuidado em saúde. In: Archanjo DR et al. Saúde da Família na atenção primária. Curitiba: IBPEX, 2007. p. 101-23.
23. Ditterich RG, Gabardo MCL, Moysés SJ. As ferramentas de trabalho com famílias utilizadas pelas equipes de saúde da família de Curitiba, PR. Saude soc. [Internet]. 2009 Sep.

24. Pereira APS, Teixeira GM, Bressan CAB, Martini JG. O genograma e o ecomapa no cuidado de enfermagem em saúde da família. Rev Brasileira de Enfermagem, 2009; 62 (3): 407-416.
25. Muniz JR, Eisenstein E. Genograma: Informações sobre família na (in)formação médica. Revista Brasileira de Educação Médica. 2009; 33(1):72–79.
26. Cerveny CMO, et al. Ciclo vital da família brasileira, in Manual de Terapia Familiar. Porto Alegre: Artmed, 2009, p 25-26.
27. Brasil. Ministério da Saúde. Secretaria de Atenção à Saúde. Departamento de Atenção Básica. Caderno de atenção domiciliar. Brasília: Ministério da Saúde, 2013.
28. Savassi LCM. Iniciação à Prática da Estratégia da Saúde da Família (ESF. Faculdade Senac: Belo Horizonte, 2011. 80 p.
29. Brasil. Ministério da Saúde. Secretaria de Atenção à Saúde. Departamento de Atenção Básica. Envelhecimento e saúde da pessoa idosa. Brasília: Ministério da Saúde, 2006. 192 p.

3

O Processo de Enfermagem como fundamento para o cuidado na Atenção Primária à Saúde

Sandra Rejane Soares Ferreira
Lisiane Andreia Devinar Périco
Amália de Fátima Lucena
Maria do Carmo Rocha Laurent

O que há neste capítulo?

Neste capítulo, são abordados os fundamentos do cuidado de enfermagem na atenção primária à saúde (APS), entre eles a sistematização da assistência de enfermagem, com o processo de enfermagem associado aos sistemas de linguagem padronizadas, como a taxonomia de diagnósticos de enfermagem da NANDA-Internacional (NANDA-I), a Classificação de Intervenção de Enfermagem (NIC) e a Classificação de Resultados de Enfermagem (NOC) aplicados à consulta de enfermagem. O objetivo é contribuir para a reflexão do processo de trabalho dos enfermeiros que atuam na área de saúde coletiva, atenção primária à saúde, atenção básica e saúde da família. Esses conteúdos servem de base para a discussão da prática assistencial dos enfermeiros na APS, no cuidado da saúde de indivíduos, famílias e comunidade que será abordada na segunda parte deste livro. Espera-se que ao final da leitura os enfermeiros compreendam a importância da articulação desses conteúdos na sua prática profissional.

Introdução

No Brasil, conforme resoluções do Conselho Federal de Enfermagem (COFEN), a Sistematização da Assistência de Enfermagem (SAE) deve organizar o trabalho profissional da enfermagem quanto ao método, pessoal e instrumentos, tornando possível a operacionalização do Processo de Enfermagem (PE).[1]

O PE é um instrumento metodológico que orienta o cuidado e o registro das ações profissionais no prontuário da pessoa em atendimento e deve ser realizado em todos os ambientes, públicos ou privados, onde ocorre o cuidado de enfermagem, pois é a base para o raciocínio clínico, que leva ao diagnóstico e ao planejamento de intervenções seguras, para atingir os melhores resultados em saúde.[1,2] Ele tem sido o suporte da maioria dos modelos de atenção à saúde da enfermagem em diversos países, dentre esses os aplicados à Atenção Primária à Saúde (APS).[3,4]

O Processo de Enfermagem na Atenção Primária à Saúde

O PE é uma forma de pensamento que orienta o julgamento clínico e a tomada de decisão para o diagnóstico, intervenção e avaliação do resultado de enfermagem. Ele representa o caminho a ser trilhado pelos profissionais de enfermagem na execução da prática clínica, embasado em diferentes referenciais teóricos.[5] O diagnóstico de enfermagem acerca das respostas da pessoa, família ou coletividade humana em um dado momento do processo saúde e doença, bem como a prescrição das ações ou intervenções de enfermagem a serem realizadas dentro desse contexto, trata-se de atividade privativa do enfermeiro, estando sob sua competência.[1]

O PE está constituído por fases ou etapas que envolvem: a identificação das condições de saúde e suas potencialidades, necessidades e problemas de saúde, o delineamento do diagnóstico de enfermagem, a instituição do plano de cuidados, a implementação das ações planejadas e a avaliação dos resultados obtidos.[6,7] Essas etapas envolvem uma sequência dinâmica, de modo a direcionar as ações nos atendimentos individuais e coletivos, devendo, assim, propiciar a identificação de problemas de saúde passíveis de resolução a partir de uma atuação conjunta do enfermeiro com a pessoa/família em atendimento e a equipe multiprofissional, efetivando-se encaminhamentos, quando necessário.

O PE, conforme exposto, deve ser realizado nos espaços onde ocorre o cuidado de enfermagem. Portanto, a sua aplicação não é restrita aos hospitais, podendo ser usado em serviços ambulatoriais de saúde, domicílios, escolas e associações comunitárias, durante a Consulta de Enfermagem, estratégia que possibilita a integralidade na atenção à saúde.[4]

Processo de Enfermagem, ciclo dinâmico e contínuo organizado em cinco etapas

O Conselho Federal de Enfermagem, na sua Resolução 358/2009[1], descreve o PE em cinco etapas inter-relacionadas, interdependentes e recorrentes, conforme abaixo:

I – Investigação ou Coleta de Dados (ou Histórico de Enfermagem) – processo deliberado, sistemático e contínuo, realizado com o auxílio de métodos e técnicas variadas, que tem por finalidade a coleta e o registro de informações sobre a pessoa, família ou comunidade (anamnese e exame físico) e sobre suas respostas em um dado momento do processo saúde e doença.[1]

II – Diagnóstico de Enfermagem – processo de raciocínio clínico por meio da análise, interpretação e agrupamento dos dados coletados na primeira etapa do PE, que culmina com a tomada de decisão sobre os diagnósticos de enfermagem que representam, com mais exatidão, as respostas da pessoa, família ou comunidade em um dado momento do processo saúde e doença; e que constituem a base para a seleção das ações ou intervenções com as quais se objetiva alcançar os resultados adequados para a manutenção ou restabelecimento do nível de saúde.[1]

O raciocínio clínico é um processo dinâmico de pensamento que guia a prática profissional, composto por uma sequência de pensamentos articulados para tomar decisões sobre as ações necessárias de acordo com o julgamento das condições e necessidades de saúde que a pessoa em atendimento apresenta. O julgamento clínico compreende um processo complexo de análise e de tomada de decisão sobre as condições e necessidades de saúde da pessoa/família e do contexto em que vivem (ele afeta as respostas) com base nos dados coletados e no conhecimento técnico para interpretação.[7]

III – Planejamento (ou plano de cuidados ou prescrição de enfermagem) – garantia de um plano individualizado, abrangente, que esclareça os resultados necessários para manutenção ou

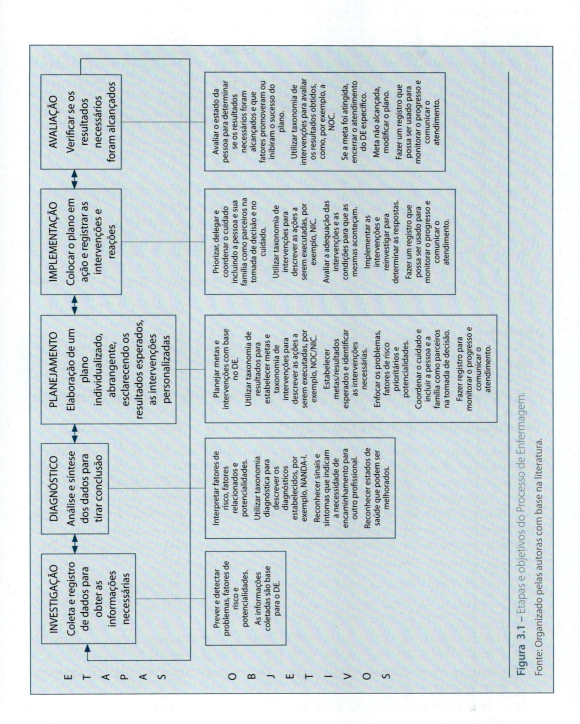

Figura 3.1 – Etapas e objetivos do Processo de Enfermagem.
Fonte: Organizado pelas autoras com base na literatura.

restabelecimento do nível de saúde, com definição de prioridades e das ações ou intervenções de enfermagem que serão prescritas de forma personalizada, em face das necessidades em saúde das pessoas, famílias ou comunidade.[1]

IV – Implementação (execução das intervenções) – realização das ações ou intervenções determinadas na etapa de Planejamento de Enfermagem (prescrição de enfermagem), pelo enfermeiro ou pela equipe de saúde. Na APS, a implementação/execução das ações prescritas, em sua maioria, são realizadas no dia a dia pela pessoa acometida pelo problema de saúde e/ou sua família, pois permanecem durante o processo de cuidado nos seus espaços cotidianos (domicílios/trabalho/comunidade) onde possuem elevado grau de autonomia. Registrar as intervenções realizadas pela pessoa/família e as reações que teve frente a elas é fundamental para o acompanhamento e avaliação dos resultados.[1]

V – Avaliação dos Resultados – processo deliberado, sistemático e contínuo de verificação de mudanças nas respostas das pessoas, famílias ou comunidade às ações ou intervenções de enfermagem, para determinar se essas ações ou intervenções promoveram o resultado esperado. Reinvestigar, revisar e registrar as respostas das pessoas, famílias ou comunidade ao plano e decidir com eles se o mantém, modifica ou o encerra, faz parte dessa etapa. É fundamental efetuar os registros de modo que estes possam ser utilizados para monitorar o progresso do nível de saúde e comunicar o atendimento realizado, permitindo a verificação contínua da necessidade de mudanças ou adaptações nas etapas do PE.[1]

> Em todas as etapas do PE o enfermeiro deve garantir que as necessidades da pessoa e/ou família sejam atendidas com segurança e promoção do conforto físico, psicossocial e espiritual.

Documentação do Processo de Enfermagem

A execução do PE deve ser registrada formalmente no prontuário da pessoa em atendimento no serviço, pois essa documentação, além de atender questões legais, evidencia a contribuição desses profissionais na atenção à saúde da população, aumentando a visibilidade e o reconhecimento profissional. É responsabilidade e dever da Enfermagem registrar suas intervenções no prontuário e em outros documentos próprios da área, seja em meio de suporte tradicional (papel) ou eletrônico. As informações são inerentes ao processo de cuidar e ao gerenciamento dos processos de trabalho, necessárias para assegurar a continuidade e a qualidade da assistência.[2]

O registro deve envolver todas as etapas anteriormente descritas:[1,2]

a) investigação por meio da coleta de dados sobre a pessoa, família ou coletividade;

b) diagnósticos de enfermagem acerca das respostas da pessoa, família ou coletividade em um dado momento do processo saúde-adoecimento;

c) planejamento e implementação das ações e intervenções necessárias pactuadas, prescritas e realizadas em face dos diagnósticos de enfermagem identificados;

d) avaliação dos resultados esperados como consequência das ações ou intervenções de enfermagem realizadas.

Cada instituição determina a forma como esses dados devem ser organizados e registrados em prontuário, que pode ser em papel ou informatizado. Normalmente, em uma primeira

Capítulo 3 — O Processo de Enfermagem como fundamento para o cuidado na Atenção Primária à Saúde

consulta o enfermeiro necessitará de mais tempo, pois a etapa de investigação será mais longa, uma vez que ainda não conhece a pessoa/família que iniciará o acompanhamento.

Os registros das etapas do PE devem ser redigidos de forma clara e, sempre que possível, adotar sistemas de classificações de enfermagem, como, por exemplo: a **NANDA-International** (*NANDA-I)*[9] para descrever os diagnósticos de enfermagem; a **NIC** *(Nursing Interventions Classification),*[10] para descrever as intervenções de enfermagem e a **NOC** (*Nursing Outcomes Classification),*[11] para descrever os resultados de enfermagem. Essas classificações serão abordadas no decorrer deste capítulo.

Nas consultas sequenciais deverá ser realizada, a cada encontro, uma **evolução de enfermagem**, que é o registro realizado pelo enfermeiro após a avaliação do estado geral da pessoa em acompanhamento. Nesse registro, devem constar as novas necessidades ou fatores de risco identificados na consulta, a revisão dos diagnósticos de enfermagem prioritários em acompanhamento, a avaliação e revisão dos resultados a serem alcançados, bem como as novas intervenções de enfermagem que venham a ser prescritas. Esses itens merecerão nova avaliação nos encontros subsequentes ou sempre que necessário.

O modelo frequentemente utilizado para o registro da evolução de enfermagem é o anagrama SOAC ou SOIC que significa: subjetivo (S) – informação fornecida pela pessoa ou sua família/cuidador; objetivo (O) – dados do exame físico ou exames laboratoriais; avaliação (A) ou interpretação (I) – análise e interpretação das informações subjetivas e objetivas, em que pode constar o diagnóstico de enfermagem; conduta (C) – ou prescrição estabelecida. Salienta-se que a evolução de enfermagem faz parte da etapa de avaliação do PE e deve ser realizada em todos os atendimentos às pessoas do serviço pelo enfermeiro responsável pelo mesmo.

Os registros de enfermagem são o "espelho do cuidado realizado", pois evidenciam o que foi realizado e subsidiam a avaliação dos resultados alcançados pela pessoa/família, bem como a efetividade do trabalho da enfermagem.

A criação de linguagens padronizadas para a prática de enfermagem

Ao longo do tempo, a comunidade de enfermagem discutiu e reconheceu a necessidade de descrever, de forma sistemática, o que os enfermeiros fazem, de modo a sistematizar e definir claramente a sua contribuição na assistência à saúde. Assim, surgiram a Classificação dos Diagnósticos, Resultados e Intervenções de Enfermagem, as quais auxiliam na descrição dos elementos da prática e da singularidade da profissão.

Observa-se que a evolução do conhecimento sobre o PE e o uso dos sistemas de classificações está dividido em três diferentes gerações. A primeira geração do PE caracterizou-se como aquela em que o raciocínio clínico ocorria pela identificação de problemas que deveriam ser solucionados à luz dos referenciais teóricos que possibilitaram a sua identificação e que apoiariam as ações de enfermagem para solucioná-los. A segunda geração do PE está atrelada ao uso de Classificações de Diagnósticos, nas quais o raciocínio clínico faz-se pela formulação de hipóteses diagnósticas, que serão afirmadas ou refutadas se as metas/objetivos declarados foram, ou não, alcançados. A utilização de Classificações de Intervenções pode, ou não, ser adotada nessa geração. Na terceira geração do PE, as três classificações necessariamente devem ser utilizadas: Diagnósticos, Resultados e Intervenções.[12] Dessa forma, o raciocínio clínico baseia-se na avaliação de um resultado inicial, advindo do estabelecimento de indicadores de resultados para o suposto diagnóstico identificado e o seu progresso ou a ausência de progresso, o qual será analisado após as intervenções realizadas.[13]

55

PARTE 1   Princípios para o trabalho do enfermeiro na Atenção Primária à Saúde

No Brasil, o PE teve início com o trabalho de Wanda Horta, enfermeira brasileira que desenvolveu um modelo de PE que se baseou na Teoria das Necessidades Humanas Básicas, de Maslow, e na denominação Necessidades Psicológicas, Psicossociais e Psicoespirituais, de João Mohana.[12] Todavia, com o avanço do conhecimento, o modelo proposto por Horta tem sido associado aos sistemas de classificação de enfermagem, de modo a descrever de forma padronizada algumas de suas etapas, ou seja, os diagnósticos, as intervenções e os resultados.[5] Os sistemas de classificação são neutros e portanto, podem ser utilizados com qualquer teoria ou local da prática.

- Por que utilizar as classificações de enfermagem para descrever os elementos básicos da prática de enfermagem?

O enfermeiro ao definir um DE necessita expressá-los de uma forma que possa ser compreendida por todos os envolvidos no processo de cuidado. Não é obrigatório que o enfermeiro utilize classificações estabelecidas como único modo de registro do seu diagnóstico. O enfermeiro tem a liberdade de expressar o DE estabelecido observando que o mesmo se atenha ao domínio do seu exercício profissional, lembrando que um diagnóstico demandará um conjunto de prescrições de cuidados descritos no plano de cuidados. Assim, ao denominar um diagnóstico de enfermagem o profissional deve pensar sobre as responsabilidades que envolvem sua prática e conhecimento técnico-científico, de acordo com a ética e legislação vigente.[8]

Uma das vantagens do enfermeiro utilizar as classificações é a possibilidade de atribuir conceitos padronizados, de modo a facilitar a comunicação entre a comunidade internacional de enfermagem, evitando ser mal interpretado ou atribuir significados distintos, em lugares diferentes.[8]

Na execução das etapas do PE referentes ao diagnóstico, à intervenção e ao resultado (elementos básicos da prática de enfermagem), os sistemas de classificações de enfermagem podem ser utilizados como ferramentas de auxilio e qualificação. Existem diversas classificações de termos de enfermagem; entretanto, as mais conhecidas e utilizadas no contexto brasileiro são as taxonomias da NANDA-I, da NIC e da NOC.[8]

Outro sistema de classificação reconhecido no cenário brasileiro é a Classificação Internacional para a Prática de Enfermagem (CIPE), desenvolvida pelo Conselho Internacional de Enfermagem (CIE).[14] Esse sistema foi aprovado, em 2008 pela OMS e incluído no grupo ou "família" de classificações internacionais dessa organização, por se tratar de um conjunto de modos de classificação que podem ser utilizadas de forma integrada para comparar informações e dados de saúde no plano nacional e internacional.[15]

No Brasil, essa classificação também é utilizada no âmbito da saúde coletiva com o nome de Classificação Internacional de Práticas de Enfermagem em Saúde Coletiva – CIPESC.[14-16]

Classificações para a prática de enfermagem: NANDA-I, NIC e NOC

Dentre as classificações de enfermagem mais utilizadas mundialmente, estão a **NANDA-I**, **NIC** e **NOC**, as quais podem ser utilizadas em conjunto, embora não haja essa obrigatoriedade.[8]

Na realização do PE, a sequência da aplicação das classificações é NANDA-I-NOC-NIC-NOC. A partir da coleta de dados, identificam-se os diagnósticos de enfermagem utilizando-se a NANDA-I. Após, planeja-se os cuidados ou intervenções iniciando-se pela escolha do(s) resultado(s) da NOC que se quer alcançar, realizando-se a avaliação do estado inicial da pessoa. Ainda, no planejamento, elegem-se as intervenções e atividades NIC para solucionar/minimizar os diagnósticos de enfermagem (DE) identificados. Por fim, uma vez executadas as intervenções de enfermagem, volta-se a utilizar a NOC para nova mensuração do(s) resultado(s) e comparação com o resultado anterior, a fim de avaliar a melhora, a estagnação ou a piora do quadro clínico apresentado pela pessoa, família ou comunidade.[13]

NANDA-Internacional (classificação dos diagnósticos de enfermagem)

Atualmente, a taxonomia da NANDA-I está composta por 13 domínios, 47 classes e 234 diagnósticos de enfermagem[*]. Dentre os domínios da NANDA-I, encontra-se o de Promoção da Saúde, que apresenta diversos diagnósticos de enfermagem voltados para o bem-estar da pessoa, com estratégias de controle, desempenho e integração de atividades para manter a saúde, os quais possuem ampla aplicabilidade na atenção primária.

- Quais são as diferenças entre a denominação do diagnóstico médico e do diagnóstico de enfermagem?

De acordo com a NANDA-I, um diagnóstico médico refere-se à doença ou condição médica. Um diagnóstico de enfermagem aborda a resposta humana aos problemas de saúde atuais ou potenciais e processos da vida.[9]

Analise o exemplo a seguir:

- Um diagnóstico médico de hipertensão arterial sistêmica ou hipertensão essencial (CID10 = I10) fornece informações sobre a patologia da pessoa e determinará as condutas médicas necessárias ao tratamento dessa condição.

- Os possíveis diagnósticos de enfermagem, num atendimento inicial nessa circunstância poderiam ser: falta de adesão ao tratamento ou disposição para o controle aumentado do regime terapêutico; estilo de vida sedentário; autocontrole ineficaz da saúde ou disposição para aumento do autocuidado; nutrição desequilibrada: mais do que as necessidades corporais; conhecimento deficiente; enfrentamento ineficaz; enfrentamento familiar comprometido; falta de adesão; disposição para o controle do regime terapêutico aumentada, entre outros, que poderão ser identificados ao longo do acompanhamento da pessoa em uma abordagem integral. Observe que eles fornecem uma compreensão mais holística do impacto que a hipertensão tem sobre essa pessoa e, também, de sua família. São esses DE que guiarão as intervenções de enfermagem para a obtenção de resultados específicos para a pessoa em acompanhamento, assim como de sua família.

O plano de cuidados de cada pessoa se baseia na avaliação dos dados coletados na etapa de investigação (histórico, exame físico e resultados dos exames realizados). Esses direcionarão o enfermeiro no estabelecimento e na priorização dos diagnósticos e intervenções de enfermagem – o diagnóstico médico é uma parte desses dados de avaliação e, portanto, não pode ser usado como fator único determinante para a seleção de um DE.[9]

---

[*] Em respeito à legislação brasileira sobre direitos autorais não é possível reproduzir nesta publicação: os 13 domínios, as 47 classes e os 234 DE da NANDA-I[9]; os 7 domínios, as 30 classes, as 554 intervenções e as 13 mil atividades da NIC[10]; os 7 domínios, as 32 classes e os 490 resultados da NOC[11], estes deverão ser consultados nas obras originais. Em cada capítulo será realizada a exemplificação de como utilizar esses sistemas de classificação na prática, de acordo com o tema abordado.

- ## Para documentar o DE é obrigatória a utilização dos fatores relacionados e/ou as características definidoras?

Apesar de não ser exigido pela NANDA-I documentar o DE utilizando junto com o título os termos "manifestado por" ou "evidenciado por" (características definidoras) e "relacionado com" (fatores de risco ou fatores relacionados), é importante que o enfermeiro compreenda a importância desses componentes do DE, pois serão eles que evidenciarão a acurácia do mesmo. Esse formato com os fatores relacionados/fatores de risco e/ou características definidoras é recomendado com o intuito de fundamentar a exatidão da formulação do DE, além de ser uma boa forma de ensinar o processo do raciocínio diagnóstico. Utilizar essa terminologia no registro do DE torna-o mais claro e específico e permite planejar melhor as intervenções, além de facilitar a comunicação do DE para outros profissionais que prestam cuidados as mesmas pessoas/famílias.[17]

É importante lembrar que essa forma de registro auxilia no cuidado seguro às pessoas, famílias e comunidade, bem como na escolha das intervenções mais eficazes baseadas nas características definidoras (manifestações de diagnósticos), e nos fatores relacionados (ou causas) com o DE.[17]

De modo a facilitar a compreensão, descrevem-se duas situações:

A "**enfermeira A**" recebe no acolhimento um menino de quatro anos de idade acompanhado pela avó, com queixas de náuseas e vômito, desde o dia anterior, sem diarreia ou febre.

Ao mesmo tempo, no consultório ao lado, a "**enfermeira B**" realiza uma consulta de pré-natal de baixo risco para uma gestante com queixa de náuseas pela manhã.

As duas enfermeiras chegam ao mesmo diagnóstico: "Náusea" e também a mesma característica definidora: "Relato de náusea"; entretanto, os fatores relacionados com o diagnóstico foram diferentes, no primeiro caso, foi exposição às toxinas e no segundo caso, gravidez.

No **caso A**, o diagnóstico será: Náusea relacionada com toxinas, e no **caso B**, Náusea relacionada com gravidez, o que implicará diferentes intervenções.

QUADRO 3.1	Diagnóstico de enfermagem da NANDA-I, características definidoras, fatores relacionados e controle da náusea	
13. Náusea (00134) Domínio 12: Conforto físico Definição: Fenômeno subjetivo de uma sensação desagradável na parte de trás da garganta e no estômago, que pode ou não resultar em vômito.	**Características definidoras:** Aversão à comida Deglutição aumentada Gosto amargo na boca Relato de náusea Salivação aumentada Sensação de vontade de vomitar.	**Fatores relacionados** • **Biofísicos:** Distensão da cápsula do fígado; distensão da cápsula esplênica; distensão gástrica; distúrbios bioquímicos (por ex.: uremia, cetoacidose diabética); doença de Meniéri; doença esofágica; doença pancreática; **gravidez;** irritação gastrintestinal; labirintite; meningite; pressão intracraniana aumentada; **exposição à toxinas;** tumores intra-abdominais; tumores localizados; enjoo causado pelo movimento. • **Situacionais:** Ansiedade; estímulos ambientais nocivos; estímulo visual desagradável; distúrbio psicológico, medo, odores nocivos.

Fonte: Organizado pelas autoras com base nos DEs da NANDA-I.[9]

Assim, o que vai definir o plano de cuidado e a prescrição serão os fatores relacionados como veremos no item Planejamento da Assistência de Enfermagem a seguir.

Destaca-se que a forma de documentar o DE varia entre as instituições e tipos de serviço (hospital, atenção primária, escolas, entre outros). As instituições possuem autonomia para propor a forma de registro do DE.

NIC (Classificação das Intervenções de Enfermagem)

A *Nursing Interventions Classification* (NIC) é uma classificação abrangente e padronizada das intervenções realizadas pelos enfermeiros. Foi construída por pesquisadores da Universidade de Iowa (EUA), sendo lançada em 1992 e estando atualmente na sua sexta edição. A NIC contempla os aspectos fisiológicos e psicossociais do ser humano, prevenção, promoção e tratamento da saúde. Trata-se de uma classificação ampla, que pretende abranger a totalidade do domínio da disciplina de enfermagem, representando todas as áreas de sua prática. É neutra em termos de teoria, e, assim, as intervenções propostas por ela podem ser utilizadas com qualquer referencial e em todos os locais da prática de enfermagem, podendo também ser associada a qualquer classificação diagnóstica.[12] Para a identificação dos diagnósticos de enfermagem, consideram-se os sinais e sintomas apresentados pela pessoa/família em atendimento, sendo que os fatores relacionados darão o suporte para o planejamento da assistência.[10]

Segundo a NIC, a intervenção de enfermagem é qualquer tratamento baseado no julgamento e no conhecimento clínico realizado por um enfermeiro para melhorar as condições de saúde das pessoas.[10] A estrutura taxonômica da NIC apresenta sete (7) domínios, compostos por 30 classes, 554 intervenções e mais de 13 mil atividades/ações. Cada domínio, classe e intervenções possui definições, de modo a facilitar seu entendimento.[10,12]

A NIC pode ser usada para descrever tanto a prática de enfermagem hospitalar quanto a prática na APS, uma vez que possui diferentes domínios. Alguns deles relacionados com os sistemas de saúde e a comunidade, indo ao encontro de necessidades de cuidado frequentemente identificadas na APS.[10,18]

NOC (Classificação dos Resultados de Enfermagem)

A NOC é o sistema de classificação que apresenta resultados de enfermagem que se referem ao "estado, comportamento ou percepção de um indivíduo, da família ou da comunidade, mensurado ao longo de um *continuum*, em resposta a uma ou mais intervenções de enfermagem."[11]

A estrutura taxonômica da NOC se apresenta em: domínios, classes, resultados, indicadores e escalas de mensuração. Todos os resultados e indicadores da NOC possuem um código para facilitar seu uso na prática clínica, de modo semelhante aos diagnósticos da NANDA-I e às Intervenções da NIC.

A NOC apresenta sete (7) domínios, seguidos por 32 classes e por 490 resultados. Cada domínio, classe e resultado tem definições, de modo a facilitar o seu entendimento e uso. Cada resultado pode ser encontrado em uma classe, e possui um código numérico, que visa facilitar sua inserção em um sistema informatizado.[11,12]

Uma série de variáveis, além da intervenção, influencia o resultado do indivíduo, família e comunidade. Essas variáveis englobam: as ações realizadas por outros profissionais; os aspectos

PARTE 1

organizacionais e ambientais que influenciam a seleção e a implementação das intervenções, de acordo com as características do indivíduo, a saúde física e emocional; as circunstâncias existenciais vividas, as circunstâncias políticas, sociais e econômicas, entre ouros. Cabe aos enfermeiros na atenção a pessoa, família e comunidade definir quais são os resultados mais influenciados pelas intervenções de enfermagem, ou seja, quais resultados apresentados por cada indivíduo, família ou comunidade são mais sensíveis aos cuidados de enfermagem.[11,12]

A NOC contempla escalas do tipo likert de cinco pontos, onde o 1 representa o pior estado e o 5 o melhor possível. Assim, o quinto ponto representa a condição mais desejável para as pessoas em relação aos resultados obtidos no acompanhamento da sua saúde. As escalas permitem a mensuração em qualquer ponto de um *continuum*, facilitando a identificação de alterações no estado de saúde/adoecimento das pessoas por meio de diferentes pontuações ao longo do tempo. O intervalo entre as avaliações e o prazo para o alcance dos resultados esperados é determinado pelo enfermeiro, sendo necessário, no mínimo, duas avaliações. Os resultados podem ser mensurados de acordo com as condições de saúde/adoecimento da pessoa/família e o cenário da prática. Assim, as escalas possibilitam monitorar a melhora, a piora ou a estagnação das condições de saúde das pessoas durante um período de cuidado ou nos diferentes setores de atendimento.[11,12]

- Essas classificações internacionais se aplicam à prática do enfermeiro na APS?

A NANDA-I pode ser usada para descrever tanto a prática de enfermagem hospitalar quanto a prática na APS. Pela taxonomia da NANDA-I pode-se expressar um diagnóstico voltado para um problema de saúde ou um diagnóstico de risco ou, ainda, um diagnóstico de promoção da saúde ou de síndrome. Cabe ao enfermeiro julgar a aplicabilidade dos mesmos, de acordo com cada caso atendido.

O uso de classificações auxilia a comunicação do PE, facilitando o entendimento e o avanço da base de conhecimento de determinada área por meio da identificação de princípios orientadores e da organização daquilo que já é conhecido. Também favorecem a identificação de falhas no conhecimento, que podem ser corrigidas pelo desenvolvimento de pesquisas.[12]

A consulta de enfermagem no contexto da Atenção Primária à Saúde

A entrevista pós-clínica realizada pelo enfermeiro que atuava em saúde publica no Brasil iniciou por volta da década de 20, sendo considerada a precursora da consulta de enfermagem (CE). Evoluindo nesse processo, na década de 60, a fundação SESP foi precursora na implantação do atendimento de enfermagem a gestante e crianças sadias em suas unidades.[19] A CE, assim denominada, iniciou em 1968 e era entendida como atividade fim, tais como as consultas médicas e odontológicas, a vacinação e as visitas domiciliares, sendo implantada em alguns serviços de saúde com o objetivo de acompanhar gestantes e crianças sadias. Posteriormente, foi sendo estendida a outros grupos da população que apresentavam patologias diagnosticadas e que necessitavam de um acompanhamento específico, tais como a tuberculose, a hanseníase, o diabetes e a hipertensão.[19]

A CE como atividade privativa dos enfermeiros foi legitimada pela Lei 7.498/1986, a qual dispõe sobre a regulamentação do exercício profissional,[20] seguindo normas e resoluções legais tais como: o decreto nº 94.406/1987[21] que a regulamenta; as resoluções do COFEN nº 159/1993

Capítulo 3   O Processo de Enfermagem como fundamento para o cuidado na Atenção Primária à Saúde

(dispõe sobre a consulta de enfermagem)[22] e nº 195/1997 (dispõe sobre a solicitação de exames de rotina e laboratoriais pelo enfermeiro).[23]

A CE contribui com a aplicação dos princípios da universalidade, equidade, resolutividade e integralidade das ações de saúde, indo ao encontro do que é preconizado pelo SUS. Ela contribui com a perspectiva da concretização de um modelo assistencial adequado às condições e necessidades de saúde da população. Visa, além da avaliação do estado de saúde da pessoa durante todo o ciclo vital e o controle de algumas patologias de natureza transmissível e crônicas, à educação e ao preparo da pessoa e das famílias para o autocuidado, seguindo uma linha de promoção, proteção, recuperação e reabilitação da saúde.[19]

A CE tem por objetivo auxiliar a resolução da necessidade que motivou a procura do serviço e criar o vinculo terapêutico que poderá levar ao início de um processo de educação em saúde, visando à resolução de uma necessidade em saúde, à promoção do autocuidado, a prevenção ou cuidado de doenças. Nessa perspectiva, as consultas devem ser desenvolvidas por meio de uma abordagem abrangente e dinâmica, buscando uma visão multidimensional das pessoas, família e comunidades no sentido de entender seu processo de interação com fatores socioambientais que compõem o processo de saúde-adoecimento ou que servem de estímulo ao processo de autocuidado.

O PE é uma conduta deliberada com o objetivo de resolver os problemas e atender às necessidades de cuidados de saúde da população e a sua aplicação nas CE e visitas domiciliares (VD) na APS viabilizam a percepção da pessoa, família/comunidade como um todo indo ao encontro da integralidade da atenção.

A CE pode ser desenvolvida para a promoção, proteção, recuperação e reabilitação do indivíduo ou da coletividade, no sentido de evitar ou reduzir os fatores de risco para determinadas condições de saúde. Ela se utiliza da orientação estabelecida pelo PE e de componentes do método científico e do raciocínio clínico para identificar alterações nas condições de saúde e implementar intervenções que contribuam para a qualidade de vida e/ou recuperação de saúde das pessoas, famílias e comunidades, ações estas de grande importância para o trabalho na APS.

Os enfermeiros poderão realizar a CE em diferentes contextos e espaços clínicos, entre eles o consultório da unidade de saúde (US), o domicilio, ambulatórios gerais e especializados, entre outros, ampliando a capacidade de atendimento da rede pública, particularmente, em caso de gravidade e ou situação especial.[22] Os enfermeiros poderão, também, realizar CE em consultórios privados e na saúde suplementar.

> A CE utiliza as cinco etapas inter-relacionadas, interdependentes e recorrentes do PE. São elas: investigação (coleta de dados, entrevista, exame físico e solicitação de exames laboratoriais), diagnóstico de enfermagem, plano de cuidado (objetivos, metas e intervenções de enfermagem), implementação das ações e avaliação do cuidado prestado. **Vamos revisar sua aplicação na APS!**

A Investigação – primeira etapa do PE

Os métodos utilizados pelos enfermeiros na APS para a coleta de dados são a avaliação do prontuário família, a entrevista, o exame físico, os resultados laboratoriais e os testes diagnósticos. Todos esses elementos subsidiarão o estabelecimento do DE, com ou sem o uso de um sistema de classificação padronizado, como a NANDA-I.

Na entrevista, os enfermeiros devem observar os princípios gerais para um bom atendimento como o de providenciar um local confortável e privativo, além de demonstrar interesse e atenção às necessidades das pessoas/famílias/comunidade (empatia). Os dados da entrevista poderão ser obtidos com a pessoa em atendimento ou com aqueles que o acompanham e que podem contribuir com informações e percepções sobre as condições de saúde do mesmo, com relatos complementares.

A entrevista é utilizada para elaborar o "histórico" da pessoa/família em acompanhamento, com a descrição das suas condições e necessidades em saúde, dos hábitos individuais, familiares e biopsicossociais, da história de morbidade pessoal e familiar, dos problemas de natureza biopsicossocial e das potencialidades à recuperação da saúde ou à adaptação à nova condição de saúde. Nessa investigação, **devem**-se levar em consideração os aspectos clínicos, epidemiológicos, psicossociais, econômicos, culturais e educacionais, e os achados dependerão do que for identificado pelo enfermeiro ou apontado pela pessoa/família quanto às suas necessidades em saúde[b] (sentidas ou não) e do **grau de comprometimento das condições de saúde do indivíduo, família e comunidade.** Note que neste momento o enfermeiro está realizando a primeira etapa do PE, ou seja, a investigação (coleta de dados ou histórico de enfermagem) que é composta por uma entrevista (dados subjetivos) e um exame físico, acrescido de informações laboratoriais sempre que possível e/ou necessário (dados objetivos).

▪ Sugestão de itens para compor um roteiro de investigação:

- Identificação da pessoa/família/comunidade;
- Avaliação da motivação da consulta, presença de queixas e/ou problemas/necessidades em saúde;
- Verificação dos antecedentes de morbidade familiar – história familiar de doenças/problemas/ vulnerabilidades e relacionamento;
- Verificação dos antecedentes de morbidade pessoal ou problemas de saúde e uso de medicamentos
- Identificação dos hábitos de vida: alimentação, sono e repouso, atividade física, higiene, funções fisiológicas;
- Identificação de fatores de risco e vulnerabilidades (problemas psicossociais, econômicos ou de saúde);
- Identificação da presença de dificuldades, limitações ou déficit cognitivo, bem como analfabetismo, diminuição da acuidade visual e auditiva (implica o entendimento e a execução do tratamento); problemas emocionais, sintomas depressivos e outras barreiras psicológicas, medo em relação à doença ou ao tratamento.
- Identificação da percepção da pessoa em relação ao problema de saúde e ao seu tratamento.
- Identificação da potencialidade para adesão as recomendações/tratamento. Verificar a presença de rede de apoio familiar ou social e vínculos afetivos, sociais e com o serviço de saúde.

---

[b] As necessidades em saúde podem ser sentidas ou não sentidas pelos indivíduos, família ou comunidade. As necessidades em saúde sentidas são aquelas percebidas e expressas, são demandadas por meio da procura por assistência. Entretanto, os profissionais de saúde podem ter uma percepção do estado de saúde dos indivíduos, família ou comunidade diferente ou mais abrangente do que o percebido por eles. Uma pessoa pode ter necessidades em saúde ainda não percebidas/ sentidas, não expressas e no seu processo de atendimento pela equipe de saúde essas necessidades são identificadas pelos profissionais.

O **exame físico** é utilizado para coletar dados objetivos, os quais também subsidiarão os DE. Os enfermeiros deverão realizar as seguintes técnicas: inspeção, ausculta, palpação e percussão, de forma criteriosa, efetuando o levantamento de dados sobre o estado de saúde da pessoa e das anormalidades encontradas, as quais poderão validar as informações obtidas no histórico.

- Recomenda-se:
- Exame físico geral, cefalocaudal, na primeira consulta e direcionado para os problemas prioritários nas consultas subsequentes.
- Avaliar na primeira consulta sinais vitais e dados antropométricos; frequência cardíaca e respiratória; a pele quanto à sua integridade, turgor, coloração e manchas; a marcha, os membros superiores e inferiores. As queixas devem ser reavaliadas nas consultas subsequentes. A depender da idade, gênero e condição de saúde, será exigido detalhamento diferenciado no exame físico, como, por exemplo, a consulta de crianças e de gestantes.

Os **exames laboratoriais** também são utilizados para coletar dados objetivos que subsidiarão os diagnósticos de enfermagem. Do ponto de vista legal, no exercício de suas atividades profissionais os enfermeiros podem e devem, sempre que houver evidência robusta da necessidade/importância, solicitar exames de rotina e complementares de acordo com os protocolos e programas de saúde pública ou rotinas adotados/aprovados pela instituição de saúde em que trabalha.[23] Igualmente fundamental é o enfermeiro saber interpretar os resultados dos exames, bem como as condutas que deverá tomar frente a anormalidade dos mesmos. Caso o enfermeiro se depare com resultado de exame que tenha dificuldade em interpretar ou que esteja vinculado a um diagnóstico que exija conduta médica, poderá realizar interconsulta com o médico da equipe e deliberarem juntos sobre os próximos passos.

O Diagnóstico de Enfermagem (DE) – segunda etapa do PE

Os DE são definidos pela identificação de problemas de saúde reais ou potenciais que são passíveis de resolução, por meio de ações específicas de enfermagem.[19]

O enfermeiro, após ter analisado os dados coletados no histórico, no exame físico e nos resultados laboratoriais, identificará as condições de saúde atuais, as necessidades básicas afetadas e o grau de dependência, vigentes ou potenciais, estabelecendo o DE.

Segundo a NANDA-I,[9] o DE pode ser definido como:

> *"Julgamento clínico sobre uma resposta humana a condições de saúde/processos de vida, ou uma vulnerabilidade para essa resposta, por um indivíduo, família, grupo ou comunidade. O diagnóstico de enfermagem constitui a base para a escolha de intervenções de enfermagem para alcançar resultados pelos quais respondem os enfermeiros."*

O DE pode ser compreendido tanto como um processo quanto um produto. O processo do DE inclui duas fases. A primeira engloba a análise e a síntese dos dados coletados, e a segunda estabelece o enunciado do diagnóstico a partir de uma taxonomia existente. O enunciado do DE faz parte do processo, mas é ao mesmo tempo um produto da interação do enfermeiro com a pessoa/família. Ele requer habilidades cognitivas e perceptivas, bem como experiência e base de conhecimento científico para o raciocínio clínico. Além de envolver o pensamento crítico, tomada de decisão e raciocínio dedutivo e indutivo.[12]

Planejamento da Assistência de Enfermagem – terceira etapa do PE

O planejamento compõe-se do conjunto de medidas definidas pelo enfermeiro, junto com a pessoa/família, as quais direcionam a assistência de enfermagem de forma personalizada e contínua, objetivando a prevenção, promoção, proteção, recuperação e manutenção da saúde.

Após a identificação dos DE, o enfermeiro deverá construir com a pessoa/família um "Plano de Cuidado" com a descrição das intervenções e metas para o cuidado a ser desenvolvido. Os critérios a serem utilizados na priorização das intervenções devem levar em consideração as preferências da pessoa/família, as necessidades humanas básicas e as condições de aplicabilidade no contexto. Cada DE deverá ter metas ou critérios de resultados (indicadores) e as ações/intervenções ou prescrições formuladas para atingi-los, considerando a singularidade de cada indivíduo/família.

Elaborar metas (resultados esperados) associadas a cada um dos DE favorece a continuidade do cuidado e a avaliação no estado/condição de saúde nas próximas consultas. As metas são critérios de avaliação que ficam definidos e permitem verificar se ocorreram as mudanças desejadas.[10,12,24]

A NIC veio para padronizar a linguagem utilizada pelos enfermeiros na descrição das intervenções que serão prescritas por eles no processo de cuidado das pessoas. Anteriormente à NIC, as intervenções em geral eram descritas com poucos detalhes. Os títulos das intervenções da NIC são conceitos implementados por um conjunto de ações de enfermagem voltadas para a resolução de problemas potencias ou reais das pessoas/famílias.[10,12,24]

Retomando o exemplo das duas enfermeiras que realizaram o mesmo DE "Náusea", com a mesma característica definidora: "Relato de náusea"; mas com fatores relacionados com o DE diferentes. Vamos ver quais seriam as intervenções planejadas para a assistência de enfermagem, tanto no primeiro caso com fator relacionado de "exposição às toxinas" quanto no segundo, com fator relacionado "gravidez".

De acordo com a NIC,[10] a intervenção recomendada para ambos os casos seria "Controle da Náusea"; entretanto, as ações prescritas pela enfermeira poderiam ser particularizadas, de acordo com o fator etiológico:

- Promover sono e repouso;
- Realizar higiene oral frequente para promover conforto;
- Pesquisar hábitos alimentares;
- Oferecer pequenas quantidades de alimentos;
- Oferecer alimentos frios e puros;
- Monitorar a ingestão, registrando conteúdo ingerido e quantidade;
- Pesar regularmente a pessoa;
- Observar os indicadores não verbais de desconforto, especialmente em crianças;
- Administrar drogas antieméticas;
- Monitorar náusea e vômito;

No caso das náuseas evoluírem para vômitos:

- Auxiliar no uso do sanitário;
- Registrar frequência, volume e aspecto dos vômitos;
- Encaminhar cliente para atendimento médico.

Capítulo 3 — O Processo de Enfermagem como fundamento para o cuidado na Atenção Primária à Saúde

No caso da gestante, a **"enfermeira B"** poderia ainda acrescentar na lista de ações prescritas aquelas recomendadas no Caderno de Atenção Básica nº 32 do Ministério da Saúde,[25] tais como:

- Orientar para realização de alimentação fracionada (seis refeições leves ao dia);
- Orientar para evitar alimentação com frituras, gorduras e alimentos com cheiros fortes ou desagradáveis;
- Orientar para evitar líquidos durante as refeições, dando preferência à ingestão nos intervalos;
- Orientar para ingerir alimentos sólidos antes de levantar-se pela manhã;
- Prescrição de piridoxina (vitamina B6) 10 a 25 mg $3\times$/dia e gengibre em cápsulas (250 mg $4\times$/dia).

Do ponto de vista legal, os enfermeiros em CE poderão prescrever, além das intervenções de enfermagem estabelecidas na NIC, medicamentos para problemas comuns de saúde, desde que exista no local onde trabalha protocolo aprovado pela instituição. Recomenda-se que esse protocolo seja registrado no COREN da sua região. O tema Protocolos de Enfermagem foi abordado no Capítulo 1.

Implementação da Assistência de Enfermagem – quarta etapa do PE

Uma vez estabelecidas, em conjunto com a pessoa/família, as intervenções de enfermagem prioritárias e definido o plano de cuidados, inicia-se a fase de implementação das intervenções/prescrições pactuadas. Durante a execução das intervenções planejadas, o enfermeiro acompanha a pessoa/família e revisa com ela os resultados esperados, sempre que necessário.

Avaliação do Cuidado e Evolução da Assistência de Enfermagem – quinta etapa do PE

Na etapa de avaliação do cuidado, o enfermeiro realiza uma comparação sistematizada dos resultados esperados com os resultados obtidos no processo de acompanhamento da pessoa/família, a fim de determinar a eficácia do cuidado prestado. Portanto, é um julgamento clínico sobre as respostas do indivíduo, da família e da comunidade, quanto às situações ou problemas identificados.[4]

A utilização da NOC (Classificação dos Resultados de Enfermagem) é semelhante a da NIC. Ao tentar localizar um resultado, primeiro é fundamental que se tenha um DE em mente. Assim, pode-se iniciar a busca na classificação localizando o resultado mais adequado para cada caso, por domínios e classes, por ordem alfabética, pelo capítulo das ligações com os diagnósticos da NANDA-I, por área de especialidade.[11]

A NOC tem como objetivo definir resultados que serão alcançados com os cuidados de enfermagem, de forma facilitada. A NOC documenta a descrição de resultados de forma padronizada, permitindo uma avaliação dos cuidados em saúde. Esse sistema possui uma linguagem simples e clara para facilitar a comunicação entre profissionais de modo a assegurar a sincronicidade entre todas as atividades conjuntas, bem como a continuidade dos cuidados.[11]

Na ausência de sistemas de registro eletrônico para facilitar o registro dos dados durante a CE, podem ser criados impressos padronizados com algumas informações gerais previamente definidas para serem checadas e outros espaços em que o profissional pode complementar as anotações, considerando as especificidades de cada caso.

PARTE 1   Princípios para o trabalho do enfermeiro na Atenção Primária à Saúde

Retomando novamente o exemplo dos dois atendimentos com o DE de Náusea, o resultado da NOC a ser selecionado para avaliação poderia ser "Náusea e Vômitos: efeitos nocivos", definido como: gravidade dos efeitos nocivos relatados ou percebidos de náusea e vômitos no funcionamento diário.[11] A partir dele, o enfermeiro elege os indicadores para avaliar o estado clínico de cada pessoa, os quais poderiam ser:

- Ingestão de líquidos e alimentos diminuída;
- Indisposição;
- Sono interrompido;
- Efeitos colaterais de antieméticos;
- Perda de peso.

Cada um desses indicadores deve ser pontuado na escala "Likert" de 5 pontos, sendo o menor escore o pior resultado. Os indicadores devem ser aplicados pelo menos duas vezes, uma vez antes das intervenções e outra vez depois das intervenções, de modo a avaliar a efetividade das mesmas.

Esse conjunto de indicadores permite ao enfermeiro realizar uma avaliação do DE inicialmente atribuído à pessoa em atendimento, no caso, a criança e a gestante com náusea. A variação da pontuação dos indicadores evidenciará a melhora, piora ou estagnação da condição avaliada.

Essa avaliação encerra o ciclo de aplicação do PE que se inicia com a coleta de dados da pessoa, e prossegue com o estabelecimento do DE, bem como as metas e intervenções de enfermagem. Salienta-se que essas etapas do PE são dinâmicas e interrelacionadas, podendo ser reaplicadas de acordo com a avaliação contínua das condições de saúde e necessidades da pessoa/família/comunidade.

Aspectos-chave

- O Processo de Enfermagem organiza o trabalho profissional dos enfermeiros e envolve uma sequência dinâmica de etapas que direcionam as ações de modo a contribuírem nos atendimentos individuais e coletivos, devendo, assim, propiciar a identificação das necessidades e condições de saúde que necessitam de intervenções de enfermagem a partir de uma atuação conjunta do enfermeiro com a pessoa/família em acompanhamento e equipe multiprofissional, efetivando-se encaminhamentos quando necessário.

- As classificações de enfermagem surgem para fornecer linguagens e atribuir conceitos padronizados, de modo a facilitar a comunicação entre a comunidade internacional de enfermeiras, sendo as três mais utilizadas: **NANDA-I**, **NIC** e **NOC**, que podem ser utilizadas em conjunto ou separadas.

- Entre as ações dos enfermeiros na APS, estão a consulta de enfermagem (CE), a solicitação de exames complementares, a prescrição de cuidados e a prescrição de medicamentos, conforme protocolos estabelecidos pelos gestores de saúde.

- A CE contribui com a aplicação dos princípios do SUS e com a perspectiva da concretização de um modelo assistencial adequado às condições e necessidades de saúde da população.

Capítulo 3   O Processo de Enfermagem como fundamento para o cuidado na Atenção Primária à Saúde

- A CE utiliza as cinco etapas inter-relacionadas, interdependentes e recorrentes do PE. São elas: investigação (coleta de dados, entrevista, exame físico e solicitação de exames laboratoriais), diagnóstico de enfermagem, plano de cuidado (objetivos, metas e intervenções de enfermagem), implementação das ações e avaliação do cuidado prestado.
- O PE é um método que tem por objetivo de resolver os problemas e atender às necessidades de cuidados de saúde da população e a sua aplicação nas CE e visitas domiciliares (VD) na APS viabilizam a percepção da pessoa, família/comunidade como um todo indo ao encontro da integralidade da atenção.
- A CE visa a avaliação das condições de saúde das pessoas para prevenir e identificar precocemente riscos para o adoecimento durante todo o ciclo vital, bem como estabelecer os cuidados necessários para aqueles que foram acometidos por doenças ou problemas de saúde.

Referências

1. COFEN. Resolução nº 358/2009. Dispõe sobre a Sistematização da Assistência de Enfermagem e a implementação do Processo de Enfermagem em ambientes, públicos ou privados, em que ocorre o cuidado profissional de Enfermagem, e dá outras providências (revoga a Resolução COFEN nº 272/2002). Disponível em: http://www.cofen.gov.br/resoluo-cofen-3582009_4384.html.
2. COFEN. Resolução nº 429/2012. Dispõe sobre o registro das ações profissionais no prontuário do paciente, e em outros documentos próprios da enfermagem, independente do meio de suporte- tradicional ou eletrônico. Brasília, 30 de maio de 2012. Disponível em: http://www.cofen.gov.br/resoluo-cofen-n-4292012_9263.html.
3. Miranda LCV, Silveira MR, Chianca TCM, Vaz RF. Sistematização da assistência de enfermagem na atenção primária à saúde: um relato de experiência. Rev enferm UFPE on line, Recife, 7(1):295-301, jan., 2013.
4. Barros DG, Chiesa AM. Autonomia e necessidades de saúde na Sistematização da Assistência de Enfermagem no olhar da saúde coletiva. Rev Esc Enferm USP 2007; 41 (Esp):793-8
5. Almeida MA, Lucena AF, Laurent MCR, Dias VLM. Estratégias de implementação dos diagnósticos de enfermagem da NANDA-I em cenário hospitalar. In: Herdman TH, Carvalho EC. PRONANDA, Programa de atualização em diagnósticos de enfermagem: ciclo 1. Artmed, Porto Alegre: 2013.
6. Alfaro-LeFevre R. A aplicação do processo de enfermagem: uma ferramenta para o pensamento crítico. 7ª ed. Porto Alegre: Artmed, 2010.
7. Carpenito-Moyet LJ. Diagnósticos de enfermagem, aplicação à prática clínica. Porto Alegre: Artmed, 2008.
8. Alfaro-LeFevre R. A aplicação do processo de enfermagem: fundamentos para o raciocínio clínico. 8ª ed. Porto Alegre: Artmed, 2014.
9. Herdman TH, Kamitsuru S. Diagnósticos de Enfermagem da NANDA: definições e classificação. Tradução Regina Machado Garcez. Porto Alegre: Artmed, 2015.
10. Bulechek GM, Butcher HK, Dochterman JM, Wagner CM (ed.). Nursing interventions classification (NIC). 6nd ed. St.Louis: Mosby-Elsevier, 2013.
11. Moorhead S, Johnson M, Maas M, Swanson E. Nursing Outcomes Classification (NOC), 5th Edition. St.Louis: Mosby-Elsevier, 2013.
12. Almeida MA, Lucena AF. O processo de enfermagem e as classificações NANDA-I, NIC e NOC. In: Almeida MA, Lucena AF, Franzen E, Laurent MC. Processo de Enfermagem na Prática Clínica: estudos clínicos realizados no Hospital de Clínicas de Porto Alegre. Porto Alegre: Artmed; 2011. p. 23-40.
13. Barros ALBL. Classificações de diagnóstico e intervenção de enfermagem: NANDA-NIC. Acta Paul Enferm 2009; 22 (Especial- 70 Anos):864-7. Disponível em: http://www.scielo.br/pdf/ape/v22nspe/03.pdf.
14. Cubas MR, et al. Mapeamento dos termos dos eixos tempo, localização, meio e cliente entre versões da CIPE® e CIPESC®. Rev Bras Enferm, Brasília, 2011 nov-dez; 64(6): 1100-5.

15. Conselho Internacional de Enfermagem. CIPE Versão 1.0. Classificação internacional para a prática de enfermagem. São Paulo: Algol; 2007. 203p.
16. Conselho Internacional de Enfermagem. Classificação internacional para a prática de enfermagem: versão Beta 2. São Paulo: UNIFESP; 2003. 302p.
17. NANDA Internacional. Knowledge Base Home. Português, Perguntas Frequentes, Diagnóstico de Enfermagem. Uso dos termos "manifestado por" ou "evidenciado por" e "relacionado com" para documentar o Diagnóstico de Enfermagem. Acesso em 25 de agosto de 2015. Disponível em: http://kb.nanda.org/category/99/0/10/Portugu%C3%AAs/Perguntas-Frequentes/Diagn%C3%B3stico-De-Enfermagem/.
18. Chianca TCM. Mapeamento das ações de enfermagem do CIPESC às intervenções da NIC. Rev Bras Enferm. Brasília (DF) 2003 set/out;56(5):513-518. http://www.scielo.br/pdf/reben/v56n5/a09v56n5.pdf.
19. Adami NP, et al. Características básicas que diferenciam a consulta de enfermagem da consulta médica. Acta Pauli. Enf., 2(1): 9-13, março de 1989.
20. Brasil. Lei n 7.498/86, de 25 de junho de 1986. Dispõe sobre a regulamentação do exercício de enfermagem. http://novo.portalcofen.gov.br/lei-n-749886-de-25-de-junho-de-1986_4161.html.
21. Brasil, Decreto nº 94.406/1987. Regulamenta a Lei 7.498, de 25 de junho de 1986. Disponível em http://www.portalcofen.gov.br/sitenovo/node/4173.
22. COFEN. Resolução nº 159/1993. Dispõe sobre a consulta de Enfermagem. http://novo.portalcofen.gov.br/resoluo-cofen-1591993_4241.html.
23. COFEN. Resolução nº 195/1997. Dispõe sobre a solicitação de exames de rotina e complementares por Enfermeiro. http://novo.portalcofen.gov.br/resoluo-cofen-1951997_4252.html.
24. Chianca TCM, Souza CC, Werli A, Hamze FL, Ercole FF. Uso das intervenções de enfermagem na prática clínica no Brasil. Rev. Eletr. Enf. [Internet]. 2009; 11(3):477-83. https://www.fen.ufg.br/fen_revista/v11/n3/v11n3a03.htm.
25. Brasil. Ministério da Saúde. Atenção ao pré-natal de baixo risco. Brasília: Ministério da Saúde, 2012. (Cadernos de Atenção Básica, 32).

4

A Enfermagem Baseada em Evidências

Sandra Rejane Soares Ferreira
Vilma Regina Gonçalves Freitas Dias

O que há neste capítulo?

Aborda-se a Prática Baseada em Evidências (PBE) no contexto da Atenção Primária à Saúde (APS). O objetivo é contribuir para o pensamento crítico e o uso das evidências no cotidiano de trabalho dos enfermeiros que atuam na APS. Esses conteúdos servem de base para orientar a prática dos enfermeiros na utilização de conhecimentos atualizados e das melhores evidências produzidas pela ciência para a efetividade do processo de trabalho no cuidado da saúde de indivíduos, famílias e comunidades. Espera-se que ao final da leitura os enfermeiros compreendam a importância da PBE, conheçam suas ferramentas e se apropriem desses conteúdos para articulá-los em sua prática na APS.

Introdução

O fluxo vertiginoso e complexo de informações e novos conhecimentos da época atual levaram à necessidade de recursos e ferramentas para se obter acesso seletivo às informações que sejam, de fato, relevantes. Nesse contexto, surgiu no campo da Medicina, e, posteriormente, na Enfermagem, a Prática Baseada em Evidências (PBE) que objetiva minimizar o distanciamento entre os avanços científicos das pesquisas e a prática assistencial.[1]

A PBE teve origem no trabalho do epidemiologista e pesquisador britânico *Archie Cochrane*, autor do livro *Effectiveness and Efficiency: Random Reflections on Health Services* (1972). Seu trabalho foi reconhecido e homenageado com a criação dos centros de pesquisa de medicina baseada em evidências – *os Cochrane Centers* – e de uma organização internacional chamada *Cochrane Collaboration*. O avanço tecnológico possibilitou intensificar o acesso aos resultados de estudos e o desenvolvimento de metodologia de pesquisa.[2]

O movimento da PBE vem sendo discutido, principalmente no Canadá, Reino Unido e Estados Unidos. No Brasil, esse movimento desenvolveu-se na medicina, sendo ainda incipiente na enfermagem.[1]

PARTE 1   Princípios para o trabalho do enfermeiro na Atenção Primária à Saúde

A origem da enfermagem baseada em evidências (EBE) foi no movimento da medicina baseada em evidências (MEB),[3] que pode ser definido como o *"consciencioso, explícito e criterioso uso da melhor evidência para tomar decisão sobre o cuidado prestado a indivíduos ou grupos de pessoas levando em consideração as suas necessidades individuais e preferências"*.[4] A prática da MEB significa a integração da experiência clínica individual com a melhor evidência externa avaliada, oriunda de revisão sistemática[a]. A PBE é considerada uma abordagem útil para o cuidado clínico, para as ações de promoção e prevenção e para o ensino.[4]

A utilização do termo evidência[b], na área da saúde, implica o uso de pesquisas ou consensos de especialistas reconhecidos como base para a tomada de decisões sobre a assistência. A PBE não conta com a intuição, observações não sistematizadas ou princípios patológicos. Ela enfatiza o uso de pesquisas para guiar a tomada de decisão clínica. Essa abordagem requer o aprendizado sobre os tipos principais de pesquisas/estudos, pois sem esse conhecimento é difícil compreender uma escala de evidência científica.[6]

Tipos de estudos epidemiológicos

Os estudos epidemiológicos (estudos populacionais) quanto à intervenção do investigador podem ser didaticamente classificados em experimentais e observacionais. Os estudos epidemiológicos observacionais, quanto ao seu propósito geral podem ser classificados em descritivos e analíticos (Figura 4.1).[7]

1. **Experimentais** (ensaios) – para saber se um tratamento é superior ao outro nada melhor que um experimento. Por exemplo, separam-se dois grupos, A e B, ministra-se a medicação A para um e B para outro e depois se compara os resultados. Estudos experimentais também podem ser subdivididos em dois: aleatorizados ou randomizados e não randomizados (seleção aleatória do objeto/sujeito em estudo). São exemplos de estudos experimentais: ensaio clínico, ensaio de campo, ensaio clínico cruzado.[7]

2. **Observacionais** – observa-se o que acontece ao longo do tempo, são os estudos que determinam prevalência, incidência ou risco. Podem ser analíticos ou descritivos. São considerados estudos observacionais: coorte, prevalência ou transversais, caso-controle e ecológicos.[7]

   2.1. **Descritivos** – os estudos descritivos têm por objetivo descrever a distribuição de doenças ou condições relacionadas à saúde, segundo o tempo, o lugar e/ou as características dos indivíduos. Ou seja, responder, por exemplo, à pergunta: quando, onde e quem adoece? Exemplos: relato de caso e série de casos (sem um grupo de comparação). Nesse tipo de estudo, os investigadores não podem examinar associações ou testar hipóteses.[7]

   2.2. **Analíticos** – os estudos analíticos são aqueles delineados para examinar a existência de associação entre uma exposição e uma doença ou condição relacionada à saúde, ou seja, entre uma causa e um efeito. Os principais delineamentos de estudos

---

[a] A Revisão Sistemática é uma revisão da literatura com objetivos e critérios explícitos, pré-estabelecidos. Os critérios devem ser suficientemente claros para que outro pesquisador possa chegar ao mesmo resultado aplicando a mesma metodologia de pesquisa. São estudos secundários, ou seja, dependem de estudos primários com qualidade para derivarem inferências.[5]
[b] A palavra evidência nos faz pensar em algo que não deixa dúvida, "algo" que fornece provas.

analíticos são: a) ecológico; b) estudo de prevalência (transversal); c) caso-controle (caso-referência); e d) estudo de coorte (prospectivo). Nos estudos ecológicos, tanto a exposição quanto a ocorrência da doença são determinadas para grupos de indivíduos. Nos demais delineamentos, tanto a exposição quanto a ocorrência da doença ou do evento de interesse são determinadas para o indivíduo, permitindo inferências de associações nesse nível.[7] As principais diferenças entre os estudos de prevalência, caso controle e de coorte residem na forma de seleção de participantes para o estudo, no método e na capacidade de mensuração da exposição no passado.

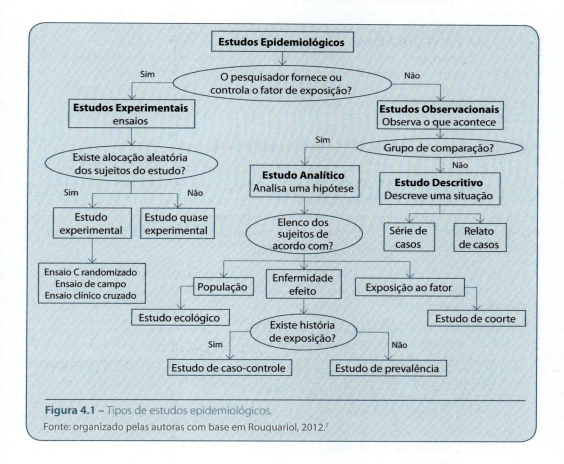

Figura 4.1 – Tipos de estudos epidemiológicos.
Fonte: organizado pelas autoras com base em Rouquariol, 2012.[7]

Os delineamentos de pesquisa produzem evidências de diferentes qualidades. Os estudos experimentais são situados acima dos observacionais devido a qualidade metodológica. Nos estudos observacionais, há também hierarquia. Os situados mais altos são os estudos de coorte, seguidos dos casos-controle e de prevalência (transversais). Portanto, o primeiro julgamento da qualidade da evidência se dá ao se examinar o tipo de delineamento das pesquisas.[8]

Na PBE, os tipos de estudos são hierarquizados de acordo com o seu nível de confiança e sua validade, e essa hierarquia apresenta a seguinte ordem decrescente: 1) revisões sistemáticas ou metanálises; 2) ensaio clínico randomizado; 3) estudo de coorte; 4) estudo de caso-controle; 5)

PARTE 1

estudo de casos; 6) opinião de especialista, baseada em evidência clínica, estudos descritivos ou informes de comitês de especialidades; 7) pesquisa animal; 8) pesquisa *in vitro*.[5] Na avaliação da literatura são necessárias habilidades para a avaliação do nível de evidência[c] do estudo, bem como do uso de diferentes processos para a tomada de decisão, como a aplicação formal das regras da evidência.[5]

As escalas de evidência são muito úteis para identificar os tipos de estudo mais consistentes publicados e nos ajudam a identificar a melhor conduta diagnóstica/preventiva ou terapêutica pesquisada. Elas têm por objetivo determinar entre muitos estudos qual o melhor para apoiar as condutas dos profissionais de saúde e contam com o apoio dos conhecimentos da epidemiologia, estatística, metodologia científica e bom senso.[9] Cada revista científica usa uma escala específica, normalmente apresentada junto com as normas de publicação. Do mesmo modo os centros de pesquisa e instituições também criam ou adotam uma escala ou sistema de avaliação e classificação das evidências científicas. Apesar das inúmeras escalas, o objetivo é o mesmo: explicitar a aplicação formal das "regras da evidência" ao avaliar a literatura. Neste capítulo, vamos abordar as duas escalas mais utilizadas: Oxford e GRADE.

Sistema Oxford do Centro de Medicina Baseada em Evidências

O Prof. David Sackett foi pioneiro nessa área com a publicação de um artigo para ajudar os médicos a entender os estudos científicos e seus resultados, a partir do sucesso dessa iniciativa ele foi convidado a trabalhar em Oxford onde montou o Centro de Medicina Baseada em Evidências. A escala de evidência desse centro de Oxford foi desenvolvida para auxiliar na classificação de estudos de acordo com seu nível de evidência. Ela é uma das mais utilizadas atualmente, sendo dividida em cinco grandes domínios, descritos a seguir:[10]

1. Terapia/Prevenção; Etiologia/Dano;
2. Prognóstico;
3. Diagnóstico;
4. Diagnóstico Diferencial/Estudos de Prevalência;
5. Estudos Econômicos/Análise de Decisão.

Dentro de cada domínio existem desenhos de estudos diferentes, sendo que cada desenho de estudo corresponde a um nível de evidência e por fim, cada nível de evidência corresponde a um grau de recomendação, com suas exceções.[10]

A força da evidência é definida por características das fontes em que foram geradas, segundo a Oxford, ela pode ser categorizada em cinco níveis, a saber:

Nível 1, evidência forte de, pelo menos, uma revisão sistemática de múltiplos estudos randomizados, controlados, bem delineados;[10]

Nível 2, evidência forte de, pelo menos, um estudo randomizado, controlado, de delineamento apropriado e tamanho adequado;[10]

Nível 3, evidência de estudos bem delineados sem randomização, grupo único pré e pós-coorte, séries temporais ou caso-controle pareado;[10]

---

[c] Nível de evidência representa a confiança na informação utilizada em apoio a uma determinada recomendação.

Nível 4, evidência de estudos bem delineados não experimentais, realizados em mais de um centro ou grupo de pesquisas;[10]

Nível 5, opiniões de especialistas, baseadas em evidências clínicas, estudos descritivos ou relatórios de comitês de especialistas.[10]

O nível de evidência refere-se à qualidade dos estudos e o grau de recomendação ao quanto essa evidência deve ou não deve ser colocada em prática. As recomendações para as práticas na Oxford são estabelecidas por quatro graus:[10]

Grau A = Existem boas evidências para apoiar a recomendação.

Grau B = Existem evidências razoáveis para apoiar a recomendação.

Grau C = Existem mínimas evidências satisfatórias na análise dos desfechos, mas conclui-se que os benefícios e os riscos do procedimento não justificam a generalização da recomendação. Há evidências insuficientes, contra ou a favor.

Grau D = Estudos de nível 5 ou qualquer estudo inconclusivo. Estudos pobres em qualidade. Há evidências para descartar a recomendação.

Com base nessa classificação, aplicar os resultados encontrados nas pesquisas com grau de recomendação A e B seguramente produzirão bons resultados para a saúde dos pacientes. Já resultados com grau D de recomendação não deverão ser utilizados.[10]

Existem situações em que um estudo nível 1 determina que um tratamento não deve ser feito, ou seja, o estudo é nível 1, porém o grau de recomendação é baixo.[30] Por exemplo, existem estudos que avaliam a qualidade dos medicamentos ou outras técnicas (estudos DOE – *Disease Oriented Evidence*) e outros que associam essas técnicas ao impacto na morbimortalidade (estudos POEM – *Patient Oriented Evidence that Matters*). Por isso, alguns estudos com nível 1 são descartados, ou seja, a droga é boa para reduzir o dano, mas ela não reduz morbimortalidade e não aumenta a qualidade de vida.[11]

A qualidade da pesquisa é fundamental para sua credibilidade. Algumas investigações, apesar de utilizarem delineamento forte, como os ensaios clínicos randomizados, pecam em aspectos (na maioria das vezes, metodológicos) que acabam por diminuir a credibilidade dos resultados. Outras investigações são tão bem feitas que mesmo utilizando delineamentos relativamente mais fracos, como o estudo de coorte, seus resultados alcançam alta credibilidade. A avaliação da qualidade da evidência produzida pela revisão deve levar em conta as características dos estudos individuais que contribuíram para o desfecho assim como dos seus resultados agregados,[9] cujo efeito pode ser calculado com o uso da metanálise[d].

Existem muitos métodos para avaliar a qualidade da evidência. Os primeiros que surgiram baseavam-se principalmente no delineamento da investigação, a exemplo dos níveis de evidência de Oxford.[10] Nesse critério, a evidência é classificada em 1a, 1b, 1c, 2a, 2b, 2c, 3a, 3b, 4 e 5. A interpretação dessas categorias, entretanto, requer que o leitor consulte com frequência a classificação para entender o que cada nível significa.[10]

---

[d] Metanálise é uma técnica estatística especialmente desenvolvida para integrar os resultados de dois ou mais estudos independentes, sobre uma mesma questão de pesquisa, combinando, em uma medida, os resultados de tais estudos. Na área da saúde, um exemplo é a combinação do risco relativo entre dois tratamentos estimados em diferentes estudos.[14]

Sistema GRADE

O GRADE (*Grading of Recommendatons Assessment, Development and Evaluation*) é um sistema desenvolvido por um grupo colaborativo de pesquisadores que visa à criação de um sistema universal, transparente e sensível para graduar a qualidade das evidências e a força das recomendações.[12] Atualmente mais de 80 instituições internacionais utilizam o GRADE, entre elas a OMS (Organização Mundial da Saúde), o NICE (*National Institute for Health and Clinical Excellence*), a SIGN (*Scotsh Intercollegiate Guidelines Network*), o CDC (*Centers for Disease Control and Prevention*) e a colaboração Cochrane.[13]

O Sistema GRADE é uma proposta que combina a força da recomendação e qualidade da evidência para orientar quais condutas devem ser adotadas ou evitadas na prática clínica. Busca uniformizar os critérios usados para definir recomendações para condutas clínicas. Comparado com outros sistemas, o Sistema GRADE define de uma forma mais clara e objetiva o nível (qualidade) de evidência científica e força (ênfase) da recomendação para se adotar ou não adotar uma determinada conduta.[12]

Para utilizar o GRADE, por exemplo, todos os desfechos fundamentais analisados na revisão sistemática devem ser listados e classificados na sua essência, os importantes e de importância limitada para a decisão clínica. Isso vai ajudar os leitores da revisão sistemática a distinguir, por exemplo, quando a qualidade for alta somente para desfechos de menor relevância.[12]

O ponto de partida da avaliação do GRADE é a apreciação do delineamento da pesquisa. Desfechos provenientes de ensaios clínicos randomizados iniciam a avaliação com pontuação de alta qualidade (4 pontos), enquanto aqueles gerados por estudos observacionais começam como baixa qualidade (2 pontos). Em seguida, é utilizado um sistema de ponderação para diminuir ou aumentar a qualidade da evidência. Informações adicionais para aplicar o método estão disponíveis no sítio do GRADE.[12]

A partir da classificação inicial, critérios são definidos e o julgamento desses aspectos permitem reduzir ou elevar o nível de evidência. Os fatores responsáveis pela redução no nível de evidência ou por sua elevação estão na Tabela 4.1.[12]

Após se concluir a avaliação, os resultados dos desfechos são apresentados acompanhados da qualidade da evidência. No GRADE, recomenda-se a elaboração de tabela síntese, contendo os resultados do desfecho (número de estudos que contribuíram para os achados, valor da medida de associação e respectivo intervalo de confiança). Nessa tabela síntese acrescenta-se também o resultado do julgamento de cada um dos fatores que alteram a qualidade da evidência (inclusive a justificativa para rebaixar ou aumentar a qualidade) e o resultado da avaliação da qualidade para aquele desfecho. Assim, os resultados não são dissociados da sua qualidade, facilitando tomadas de decisão a partir da evidência produzida pela revisão.[12]

É importante observar a qualidade das fontes de evidência em que se baseia uma recomendação para adotar ou não adotar uma conduta, considerando que as fontes primárias de informação variam de forma muita ampla em sua qualidade científica. Neste método, a qualidade da evidência é classificada em quatro níveis que representam a confiança na estimativa dos efeitos apresentados, são eles:[12]

- **Nível A** – Alta – esse nível de evidência ocorre quando os resultados são provenientes de ensaios clínicos randomizados bem planejados e conduzidos, com grupos paralelos, com controles adequados, análise de dados adequada e achados consistentes, tendo como alvo o desfecho clínico de interesse para o profissional da saúde e o paciente. Em algumas situações, estudos

TABELA 4.1	Aplicação dos fatores que diminuem ou aumentam a qualidade da evidência no método GRADE (*Grading of recomendations assessment, developing and evaluation*)	
Itens	**Critérios**	**Aplicação**
Fatores que diminuem a qualidade da evidência		
Limitações do estudo (risco de viés)	Resultado da avaliação metodológica de cada delineamento.	Diminuir 1 ponto se o risco de viés for considerado sério ou 2 pontos se for muito sério.
Inconsistência dos resultados (heterogeneidade)	No caso de desfechos inconsistentes, avaliar a semelhança das estimativas, sobreposição dos intervalos de confiança e resultados dos testes de heterogeneidade e do I-quadrado.	Reduzir 1 ponto caso a inconsistência seja importante.
Evidência indireta	Avaliar se existem diferenças na população, intervenção, comparação ou desfechos entre os estudos incluídos e a pergunta de interesse da revisão.	Rebaixar 1 ponto se a evidência indireta for séria ou 2 pontos se for muito séria.
Imprecisão	Avaliar a amplitude do intervalo de confiança ou se o número de eventos e o tamanho da amostra são pequenos.	Reduzir 1 ou 2 pontos se houver imprecisão.
Viés de publicação	Avaliar se há possibilidade de estudos não terem sido publicados, bem como a influência dos financiamentos da pesquisa.	Rebaixar 1 ponto caso haja suspeita de viés de publicação.
Fatores que aumentam a qualidade da evidência (aplicável aos estudos observacionais)		
Grande magnitude do efeito	A observação de grande efeito aumenta a confiança na evidência encontrada.	Elevar a qualidade em 1 ponto (se RR $\geq$ 2 ou $\leq$ 0,5) ou 2 pontos (se RR $\geq$ 5 ou $\leq$ 0,2).*
Gradiente dose-resposta	A observação de alteração do efeito, conforme a exposição se modifica, auxilia na definição da causalidade.	Aumentar a qualidade em 1 ponto se houver gradiente dose-resposta.
Confundidores ou vieses que confundiriam o efeito encontrado	A presença de confundidores (que estariam indo na direção oposta ao efeito) não impede que o resultado favorável à intervenção seja encontrado.	Aumentar a qualidade em 1 ponto se os confundidores existentes diminuíram o efeito observado.

Fonte: GRADE working group.[12]
Nota: * RR = Risco Relativo

PARTE 1   Princípios para o trabalho do enfermeiro na Atenção Primária à Saúde

observacionais podem ser considerados de nível alto de qualidade para apoiar recomenda-ções, inclusive terapêuticas. Esse nível de evidência para estudo de tratamento pode ocorrer com estudo observacional, particularmente com coorte prospectivo quando é bem planejado e conduzido utilizando métodos especiais de análise para controle de variáveis de confusão e mostrando efeitos muito fortes de intervenções terapêuticas que não podem ser explicados por potenciais vieses. Quando a qualidade da evidência é considerada alta, é muito improvável que trabalhos adicionais irão modificar a confiança na estimativa do efeito.[12]

- **Nível B** – Moderada – esse nível de evidência ocorre quando os resultados são provenientes de ensaios clínicos randomizados com importantes problemas na condução, inconsistência nos resultados, avaliação de um desfecho substituto (*surrogate endpoint*) em lugar de um desfecho de maior interesse para o profissional da saúde e paciente, imprecisão nas estimativas e vieses de publicação. Os resultados podem ser também provenientes de estudos observacionais. Quando a qualidade da evidência é considerada moderada trabalhos adicionais ainda não publicados poderão modificar a nossa confiança na estimativa de efeito podendo, inclusive, modificar a estimativa.[12]

- **Nível C** – Baixa – esse nível de evidência ocorre quando os resultados são provenientes de es-tudos observacionais, mais especificamente estudos de coorte e caso-controle, considerados altamente susceptíveis a vieses. Pode ser também ensaios clínicos com importantes limitações. Quando a qualidade da evidência é considerada baixa outros trabalhos ainda não publicados (particularmente ensaios clínicos com melhor qualidade metodológica) muito provavelmente terão um importante impacto na nossa confiança na estimativa de efeito.[12]

- **Nível D** – Muito Baixa – esse nível de evidência ocorre quando os resultados são provenientes de estudos observacionais não controlados e observações clínicas não sistematizadas, exemplo relato de casos e série de casos. Quando a qualidade da evidência é muito baixa, qualquer estimativa de efeito deve ser vista como incerta.[12]

A qualidade da evidência reflete o quanto estamos confiantes no resultado apresentado. Se a revisão sistemática apresentou o resultado de um desfecho classificado como de qualidade alta, entende-se que pesquisas futuras dificilmente modificarão o efeito observado; ao passo que um desfecho de qualidade muito baixa provavelmente terá suas estimativas alteradas com a publicação de novos estudos.[12]

No sistema GRADE, a força da recomendação para apoiar uma conduta é considerada forte quando as evidências disponíveis permitem concluir que os benefícios suplantam os malefícios. Quando as evidências permitem concluir que a conduta é claramente maléfica, a força da reco-mendação para evitar a conduta é também considerada forte. Contrariamente, quando a relação entre benefícios e riscos não é muito clara, a força da recomendação é considerada fraca. A reco-mendação forte é designada como "1" e a fraca como "2" no sistema GRADE.[13]

1 – Forte: as vantagens de uma dada conduta claramente suplantam as desvantagens; ou então, as desvantagens claramente suplantam as vantagens.

2 – Fraco: há um certo grau de incerteza sobre a relação entre vantagens e desvantagens de uma dada conduta.

Ao combinar força da recomendação e qualidade da evidência são, obtidos os graus de re-comendação, ou seja, GRADE 1A, GRADE 1B, GRADE 1C, GRADE 1D, GRADE 2A, 2B, 2C e 2D.[13]

Recomendações oriundas de opiniões de especialistas são classificadas como nível de evidên-cia "muito baixo". Opiniões de especialistas não são caracterizadas formalmente como evidência,

Capítulo 4 | A Enfermagem Baseada em Evidências

devendo-se preferencialmente buscar outras fontes de informação, como, por exemplo, estudos observacionais não comparados (séries e relatos de casos).[13]

O GRADE caracteriza-se como um instrumento abrangente no processo de avaliação das evidências, compreendendo diversos fatores em sua análise. O foco de avaliação não é apenas no delineamento, como em outros sistemas de avaliação de evidências. No entanto, apresenta algumas limitações, como, por exemplo, a sua complexidade na avaliação, assim como a necessidade de um julgamento qualitativo do avaliador para realizar julgamentos a respeito de cada um dos domínios avaliados.[13]

A Enfermagem Baseada em Evidências (EBE)

Os avanços tecnológicos representam aquisições ao processo de cuidar e à prática profissional dos enfermeiros e exigem novas atitudes, condutas e formas de ser e pensar. Assim, é necessário compreender o impacto que esses avanços apresentam no cuidado, no sentido de validar conhecimentos e produzir evidências que subsidiem sua aplicação.

Emerge na prática dos enfermeiros a necessidade de pesquisas que comprovem a efetividade das intervenções atuais, tornando-as mais confiáveis. Para inovar na área da saúde, a tomada de decisão dos enfermeiros necessita estar pautada em princípios científicos, a fim de selecionar a intervenção mais adequada para a situação específica de cuidado, uma vez que existem diferenças entre esperar que esses avanços tenham resultados positivos e verdadeiramente saber se eles funcionam.[18]

A enfermagem ainda não tem pesquisas suficientes para formar um corpo científico de conhecimento necessário para sustentar a PBE, principalmente estudos com evidências nível 1.[1] A maioria dos estudos e pesquisas utilizam a abordagem qualitativa que não tem sido reconhecida como capaz de gerar evidências, o que dificulta o incremento da EBE. Portanto, existe a necessidade de uma cultura gerencial, organizacional e de ensino que estimule e favoreça a realização e a utilização de pesquisas na prática profissional, além do conhecimento dos enfermeiros sobre a adequada realização de pesquisa em serviço.[15]

O desenvolvimento de mais pesquisas na área da enfermagem é fundamental, pois permitirá o enriquecimento do conhecimento científico e da prática profissional por meio da construção de um corpo de conhecimento próprio que possibilita a busca de soluções para os problemas vivenciados no cotidiano e levará a melhoria da assistência de enfermagem prestada aos indivíduos/famílias/comunidade.

Mas mesmo no contexto atual de carência de produção científica específica que ampare a prática da EBE, é importante que o enfermeiro conheça a metodologia da PBE e faça uso do melhor conhecimento científico disponível produzido por pesquisas científicas em todos os campos de conhecimento e que dialogue direta ou indiretamente com a prática de enfermagem.

- Como se faz a Prática Baseada em Evidências?

  Operacionalmente, a PBE baseia-se em cinco etapas:[16,17]

  a) a necessidade de cuidado observada em um indivíduo ou em um grupo de pessoas ou mesmo na organização do serviço deve ser convertida numa pergunta (definição de um problema) e a adequada formulação da pergunta que direcionará a pesquisa bibliográfica;

PARTE 1   Princípios para o trabalho do enfermeiro na Atenção Primária à Saúde

b) a segunda etapa consiste na busca na literatura da melhor evidência relacionada com a pergunta;[16,17]

c) as evidências encontradas devem ser avaliadas em termos de validade e confiabilidade metodológica, além da sua aplicabilidade em nível local (habilidade clínica, estrutura, equipamento, cultura institucional). Nessa etapa, os conhecimentos sobre metodologia da pesquisa são importantes para o profissional analisar, com segurança, o desenho da pesquisa, a exposição de sua condução, e os métodos estatísticos empregados. Como fonte de auxílio para a realização dessa análise, o Centro *Cochrane* do Brasil (http://www.epm.br/cochrane) disponibiliza as Revisões Sistemáticas já realizadas, como também auxilia na busca de ensaios clínicos registrados. As Revisões Sistemáticas construídas com a metanálise são consideradas as melhores evidências sobre determinados assuntos, uma vez que a associação da revisão meticulosa da literatura ao método estatístico possibilita a aquisição de resultados combinados e avaliados qualitativamente (revisão da literatura) e quantitativamente (metanálise), podendo-se inferir a magnitude do efeito da intervenção, as diferenças e contradições entre diferentes estudos, o grau de confiabilidade, entre outras análises que não sofrem a influência da posição do autor; [16,17]

d) a quarta etapa operacional da PBE compreende a aplicação, na prática clínica, dos achados escolhidos mediante a análise crítica da literatura investigada. Discussão conjunta das possibilidades de conduta e análise das decisões possíveis. É fundamental a aceitação das pessoas/famílias das condutas indicadas pelo profissional para sua utilização na prática;[16,17]

e) a quinta etapa consiste na avaliação da eficiência e efetividade das condutas. Quais foram os resultados obtidos com a implementação das condutas indicadas?[16,17]

Os elementos da PBE são constituídos pelas técnicas de tomada de decisão clínica, pelo acesso às informações científicas e pela análise da validade dessas informações, principalmente averiguando os graus de eficiência e efetividade que possuem.[16,17] Para a implementação da EBE, os enfermeiros necessitam ter conhecimento e competência para interpretar os resultados oriundos de pesquisa, os quais auxiliarão na tomada de decisão em relação à assistência de enfermagem.

> Para a operacionalização das etapas da EBE, os enfermeiros necessitam construir competências relacionadas, principalmente a(o):[18]
>
> 1) capacidade de analisar criticamente o contexto da prática;
> 2) habilidade de converter situações-problema em foco investigativo;
> 3) conhecimento sobre metodologia de pesquisa: desenho do estudo, análises de confiabilidade, efetividade, custo-benefício;
> 4) capacidade de associar os achados científicos ao seu contexto de prática;
> 5) habilidade de implementar mudanças e de avaliá-las continuamente.

A tomada de decisão sobre que condutas/recomendações serão implementadas na assistência à saúde dependem das preferências das pessoas em acompanhamento e da habilidade clínica dos enfermeiros, na medida em que elas fornecerão subsídios para a determinação das necessidades (diagnósticos) e das condutas de cuidar, as quais devem estar devidamente pautadas nas melhores evidências científicas, que devem ser incorporados nessa abordagem.[16]

A habilidade clínica dos enfermeiros pode ser definida como capacidade de utilizar conhecimentos clínicos, experiências prévias na identificação do estado de saúde e diagnóstico, bem como

78

avaliar os riscos individuais e os possíveis benefícios das intervenções propostas. As preferências das pessoas/famílias sugerem que seus valores, expectativas e preocupações sejam considerados no cuidado e cabe ao profissional, na medida do possível, integrá-los às decisões clínicas.[19]

- Como realizar a busca de informações relevantes no cotidiano?

Para os enfermeiros, a maior parte das necessidades de informação científica poderá ser atendida utilizando-se cinco tipos de fontes, e a definição sobre qual fonte escolher depende do tipo de pergunta que ela precisa de respostas. Cada tipo de fonte tem uma aplicação adequada.[20]

1) **Livros-texto** – a busca de informações que podem ser consideradas "estáveis" (anatomia, princípios e mecanismos básicos das doenças, entre outros). Admite-se que as informações contidas nos livros já terão atraso de pelo menos dois anos à época de sua publicação, devido ao tempo requerido para preparação, edição e produção.[20]

2) **Periódicos** – os periódicos são fóruns de divulgação de avanços e novas ideias, provendo aos leitores um mecanismo para contínua atualização em pesquisa sobre diversos assuntos. Há inúmeros periódicos de enfermagem, e a escolha deve considerar três aspectos: (a) se o periódico tem comitê de revisores que avaliam e julgam o material que é publicado; (b) se o periódico é local, nacional ou internacional; e (c) se o periódico inclui relatos de pesquisas ou se é um periódico mais geral, que apresenta notícias profissionais, relatos de experiências e discussões gerais sobre assuntos clínicos atuais. Como fonte de informação, os periódicos têm limitações, como, por exemplo, os vieses de publicação. Sabe-se que as pesquisas com resultados positivos têm mais probabilidade de serem publicadas ou são publicadas mais rapidamente que pesquisas em que não são comprovadas diferenças.[20]

3) **Bases bibliográficas eletrônicas** – as bases de dados bibliográficos provêm acesso a citações, e, frequentemente, a resumos dos estudos e revisões mais originais publicados na literatura em saúde. Exemplos de bases de dados norte-americanas: o CINAHL (base geral para enfermeiros e outros profissionais de saúde), Medline (base geral). O BDEnf e o PERIenf são exemplos de bases das publicações brasileiras de enfermagem.[20]

4) **Bases de dados com fontes de informações refinadas e consolidadas** – a busca pode ser feita em fontes primárias e secundárias de busca. As fontes primárias são bancos de dados on-line, como CINAHL, MEDLINE, EMBASE, COCHRANE LIBRARY, entre outros. Deve-se buscar revisões sistemáticas já realizadas sobre o tema e estudos compatíveis metodologicamente com a evidência que se deseja encontrar.[20]

   4.1) Bases de dados com fontes de informações refinadas (sinopses) – produtos de análises que consolidam resultados de pesquisas (periódicos que filtram e analisam as publicações e bases de informações consolidadas). As fontes de informações filtradas são representadas pelos periódicos que apresentam análises críticas de pesquisas relatadas em diversas fontes. A vantagem é economizar o tempo que poderia ser despendido na recuperação de pesquisas sem o rigor metodológico adequado, o que só seria identificado após ler o resumo ou o artigo como um todo. Exemplos de fontes desse tipo são os periódicos da série "*Evidence-Based*" (*Evidence-Based Nursing, Evidence-Based Medicine* e *Evidence-Based Mental Health*).[20]

   4.2) Bases de dados com informações consolidadas – as bases de informações consolidadas podem ser exemplificadas por meio da Cochrane Collaboration, que é uma rede internacional de profissionais de saúde e pessoas leigas comprometidas com a

PARTE 1   Princípios para o trabalho do enfermeiro na Atenção Primária à Saúde

produção e manutenção de revisões sistemáticas sobre os resultados das intervenções em saúde. As revisões sistemáticas e citações de ensaios clínicos controlados podem ser obtidas na Cochrane Library.[20]

5) **Internet** – a *internet* é um instrumento poderoso para a recuperação de informações importantes para a enfermagem. No entanto, a análise da qualidade dos sítios e, por conseguinte, das informações neles contidas ainda é um desafio. Assim, os enfermeiros precisam aplicar critérios diversos para julgar a confiabilidade e validade das informações obtidas nas fontes da internet. O Google acadêmico é uma fonte comumente utilizada.[20]

A Tabela 4.2 apresenta exemplos de bases de dados eletrônicos para pesquisa.

TABELA 4.2	Exemplos de bases de dados eletrônicos para pesquisa	
Base	**Endereço**	**Acesso**
Medline	<http://www.ncbi.nlm.nih.gov/pubmed>	Livre
Pubmed	<http://www.ncbi.nlm.nih.gov/pubmed>	Livre
LILACS	<http://lilacs.bvsalud.org/>	Livre via BVS
CANADIAN TASK FORCE	<http://canadiantaskforce.ca/ctfphc-guidelines>	Livre
US TASK FORCE	<http://www.uspreventiveservicestaskforce.org>	Livre
Scielo	<http://www.scielo.org/php/index.php>	Livre
National Guideline Clearinghouse	<http://www.guidelines.gov/>	Livre
Health Systems Evidence	<http://www.mcmasterhealthforum.org/healthsystemsevidence-en>	Livre. Requer cadastro.
Cochrane Library	<http://cochrane.bvsalud.org/cochrane/> <www.thecochranelibrary.com>	Livre via BVS Restrito.
Trip Database	<https://www.tripdatabase.com/search/advanced>	Livre
Clinical Trials	<https://clinicaltrials.gov/ct2/home>	Livre
Rebrats	<http://www.saude.gov.br/rebrats>	Livre
NHS Evidence	<http://www.evidence.nhs.uk/default.aspx>	Livre
INAHTA	<http://www.inahta.org/>	Livre
HTAi	<http://www.htai.org/>	Livre

Continua

continuação

Base	Endereço	Acesso
SCIRUS	<http://www.scirus.com/>	Livre
BVS-Brasil	<http://www.bireme.br/php/index.php>	Livre
ADOLEC- jovens e adolescentes	<http://www.sdolec.br/>	Livre
Google acadêmico	<http://scholar.google.com.br/>	Livre
WHOLIS (sistema de informação da biblioteca da OMS)	<http://www.who.int/library/database/index.en.shtml>	Livre
PAHO (OPAS)	http://www.bireme.br/php/index.php	Livre
Proquest	<http://periodicos.saude.gov.br>	Via Portal Saúde Baseada em Evidências.
Dynamed	<http://periodicos.saude.gov.br>	Via Portal Saúde Baseada em Evidências.
BMJ - Best Practice	<http://periodicos.saude.gov.br> <http://brasil.bestpractice.bmj.com/best-practice/welcome.html>	Via Portal Saúde Baseada em Evidências.
Mycromedex Health Care Series	<http://periodicos.saude.gov.br> <http://rdl.lib.uconn.edu/databases/919>	Via Portal Saúde Baseada em Evidências.
CINAHL (nurses)	<http://www.cinahl.com>	Livre
BVS Enfermagem	<http://enfermagem.bvs.br/>	Livre
BMJ – Evidence-based nursing	http://ebn.bmj.com/	Via Portal Saúde Baseada em Evidências.
KTclearinghouse	<http://ktclearinghouse.ca/cebm/syllabi/nursing>	Pago
EMBASE	<http://www.embase.com>	Pago
Uptodate	<http://www.uptodate.com/home/index.html>	Pago
Bandolier	<http://www.medicine.ox.ac.uk/bandolier/>	Pago

Fonte: Adaptado pelas autoras do Quadro 10 (Base de dados para tecnologias em saúde), da publicação das Diretrizes Metodológicas do Ministério da Saúde, 2014.[21]

A revisão sistemática da literatura

A quantidade e complexidade de informações na área da saúde e o tempo limitado dos profissionais têm determinado a necessidade do desenvolvimento de processos que proporcionem caminhos concisos até os resultados oriundos de pesquisas; assim, a revisão sistemática é um recurso importante da PBE, na qual os resultados de pesquisas são coletados, categorizados, avaliados e sintetizados. A revisão sistemática é definida como a aplicação de estratégias científicas que limitem o viés de seleção de artigos, avaliem com espírito crítico os artigos e sintetizem todos os estudos relevantes em um tópico específico.[22]

Na enfermagem, as decisões, em sua maioria, ainda são baseadas em conhecimento tácito, experiências, valores e habilidades do profissional, adquiridos durante a observação e prática.[23] Esse aspecto constitui um elemento histórico, uma vez que as ações empíricas foram alvo da prática por anos e somente na década de 1950 ocorreu a incorporação de saberes de diversas ciências para a construção de um corpo próprio de conhecimentos da enfermagem.[3]

A revisão sistemática é uma síntese rigorosa de todas as pesquisas relacionadas com uma pergunta específica. Essa pergunta pode ser sobre causa, diagnóstico, prognóstico de um problema de saúde, e, frequentemente, envolve a análise da melhor evidência de uma intervenção para a resolução deste. A revisão sistemática difere da revisão tradicional, uma vez que busca superar possíveis vieses em todas as etapas, seguindo um método rigoroso de busca e seleção de pesquisas; avaliação da relevância e validade das pesquisas encontradas; coleta, síntese e interpretação dos dados oriundos das pesquisas.[24]

Ela tem como princípios gerais a exaustão na busca dos estudos a serem analisados, a seleção justificada dos estudos por critérios de inclusão e exclusão explícitos, a avaliação da qualidade metodológica, bem como a quantificação do efeito dos tratamentos por meio de técnicas estatísticas. Ela promove a atualização dos profissionais de saúde, uma vez que sintetiza o amplo corpo de conhecimento e ajuda a explicar as diferenças entre estudos com a mesma questão clínica.[25]

As revisões sistemáticas são consideradas estudos secundários, que têm nos estudos primários sua fonte de dados. Entende-se por estudos primários os artigos científicos que relatam os resultados de pesquisa em primeira mão. São mais frequentes as revisões sistemáticas de ensaios clínicos randomizados. No entanto, há número crescente de revisões preparadas com base em investigações observacionais, como as de coorte, de caso-controle, transversal, série e relato de casos. Outros delineamentos utilizados são os estudos de avaliação econômica e os qualitativos.[5] Quando se verifica que os estudos primários incluídos em revisão sistemática seguem procedimentos homogêneos, os seus resultados são combinados, utilizando-se técnicas de metanálise.[26]

Os métodos para elaboração de revisões sistemáticas preveem: (1) elaboração da pergunta de pesquisa; (2) busca na literatura; (3) seleção dos artigos – a seleção dos artigos que embasarão a recomendação clínica deve seguir critérios de inclusão e de exclusão, os quais devem ser definidos anteriormente ao início da busca dos mesmos, a fim de evitar viés; (4) extração dos dados; (5) avaliação da qualidade metodológica – a avaliação crítica da validade e da relevância da evidência encontrada é fundamental, pois caso a evidência não seja relevante ou o avaliador utilize suas experiências e opiniões na formulação da recomendação clínica, esta poderá ser incompleta ou enganosa e até causar danos as pessoas/famílias; (6) síntese dos dados (metanálise); (7) avaliação da qualidade das evidências; e (8) redação e publicação dos resultados.[5]

Uma boa pergunta de pesquisa analítica, a que investiga a relação entre dois eventos, é formada por diversos componentes. Quatro deles estão relacionados no anagrama **PICO**: população;

Capítulo 4   A Enfermagem Baseada em Evidências

intervenção (ou exposição); comparação; e desfecho/resultado (O, *outcome*, do inglês). Um quinto componente da pergunta, que por vezes vale a pena acrescentar, é o tipo de estudo (S, *study type*). O anagrama mudaria para **PICOS**.[26]

Tomemos como exemplo uma revisão que tenha o objetivo de avaliar o uso das técnicas da terapia cognitivo comportamental, nas consultas de enfermagem, para aumentar a adesão ao tratamento de pessoas com *diabetes mellitus* tipo 2. Apresenta-se na Tabela 4.3 os componentes do anagrama PICOS retirados da pergunta de pesquisa: a utilização da ferramenta "terapia cognitivo-comportamental" na consulta de enfermagem aumenta a adesão ao tratamento de pessoas com *diabetes mellitus* tipo 2?

Observe que três campos da Tabela 4.3 foram preenchidos de maneira genérica – o comparador, o desfecho e o tipo de estudo. Muitas vezes, no início da pesquisa, não se tem certeza do que será relatado pelos estudos disponíveis na área. Convém, nesse momento, definir o mínimo necessário para iniciar a pesquisa, evitando-se especificações excessivas. Igualmente é importante fazer testes-piloto para avaliar a viabilidade da proposta. Recomenda-se pesquisar fontes secundárias sobre o tema, em especial as diretrizes clínicas e as revisões, narrativas ou sistemáticas, de modo que haja amadurecimento da pergunta de pesquisa. O sucesso das demais etapas da revisão depende da pergunta de pesquisa. Vale a pena dedicar tempo à formulação da questão para iniciar a revisão sistemática.[26]

TABELA 4.3	Componentes da pergunta de pesquisa, seguindo-se o anagrama PICOS	
Descrição	**Abreviação**	**Componentes da pergunta**
População	P	Pessoas com *diabetes mellitus* tipo 2
Intervenção	I	Inclusão da terapia cognitivo comportamental nas consultas de enfermagem
Comparação	C	Consultas padrão
Desfecho	O	Controle glicêmico
Tipo de estudo	S	Experimentais e observacionais

Fonte: Organizado pelas autoras.

Para sintetizar o conjunto de pesquisas encontradas sobre um determinado tema, sugere-se a elaboração de um fluxograma (Figura 4.2) para resumir o trabalho de busca e deixar claro o motivo de exclusão de determinadas publicações. Veja no exemplo a seguir, na fase de seleção a pesquisadora encontrou 109 publicações sobre o tema. Após a remoção das duplicatas, a pesquisadora ficou com 97 publicações para verificar a elegibilidade e no final da revisão apenas cinco publicações foram incluídas no estudo.

A revisão sistemática tem potencial para minimizar algumas barreiras para a utilização de resultados de pesquisas na prática assistencial; entretanto, os enfermeiros têm tido dificuldades na execução e utilização dessas pesquisas devido a diversos fatores, entre eles: a falta de tempo, a falta de pesquisas em determinadas áreas da enfermagem, a falta de qualidade das pesquisas

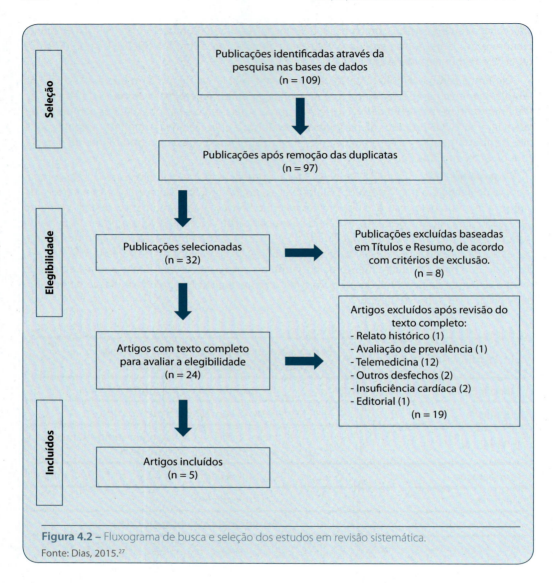

Figura 4.2 – Fluxograma de busca e seleção dos estudos em revisão sistemática.
Fonte: Dias, 2015.[27]

publicadas, falhas na busca de pesquisas e deficiência de habilidades para avaliar e sintetizar as pesquisas encontradas,[3] além do baixo domínio da leitura na língua inglesa. Nesse contexto, entendemos que compete aos enfermeiros buscarem, na literatura, revisões sistemáticas já elaboradas, as quais respondam a questionamentos sobre o melhor cuidado a ser prestado, bem como realizar uma avaliação crítica da sua aplicabilidade no seu cotidiano.

As revisões sistemáticas já elaboradas, na área de enfermagem, podem proporcionar uma síntese do conhecimento baseado em pesquisas, relativo a um tópico específico, o qual pode ser um recurso para guiar a prática profissional e identificar a necessidade de futuras pesquisas.[16,24]

A utilização de revisões sistemáticas para a PBE é uma necessidade para aumentar a efetividade dos serviços de saúde, bem como diminuir os custos operacionais (eficácia). O processo de descoberta, avaliação e aplicação de evidências científicas para o cuidado e gerenciamento da saúde é fundamental e o enfermeiro poderá guiar o cuidado à saúde por meio de resultados de pesquisas, consenso de especialistas ou a combinação de ambos, organizados por meio de protocolos para a atenção à saúde.

Aspectos-chave

- A Prática Baseada em Evidências busca a integração da melhor evidência oriunda de revisão sistemática de pesquisas com a experiência clínica.

- A enfermagem ainda não tem pesquisas suficientes para formar um corpo científico de conhecimento necessário para sustentar a PBE. Entretanto, existem evidências comuns a todas categorias profissionais, como as de medidas de prevenção e de promoção, além de clínicas (diagnóstico e tratamento) que podem ser utilizadas.

- No contexto atual de carência de produção científica específica que ampare a prática da Enfermagem Baseada em Evidências, é importante que o enfermeiro conheça a metodologia da PBE e faça uso do melhor conhecimento científico disponível produzido por pesquisas científicas em todos os campos de conhecimento que dialoguem direta ou indiretamente com a prática de enfermagem.

- A revisão sistemática é uma síntese rigorosa de todas as pesquisas relacionadas com uma questão específica sobre causa, diagnóstico, prognóstico de um problema de saúde, eficácia de uma intervenção, entre outros, sendo, assim, uma excelente fonte de conhecimento de qualidade para o amparo da prática profissional da enfermagem.

- A utilização de revisões sistemáticas para a PBE é uma necessidade para aumentar a efetividade dos serviços de saúde, bem como diminuir os custos operacionais (eficácia).

- Compete aos enfermeiros conhecerem o método de pesquisa utilizado na PBE e buscar, na literatura, revisões sistemáticas já elaboradas, as quais respondam a questionamentos sobre o melhor cuidado a ser prestado, bem como realizar uma avaliação crítica da sua aplicabilidade no seu cotidiano.

Referências

1. Galvão CM, Sawada NO, Trevizan MA. Revisão sistemática: recurso que proporciona a incorporação das evidências na prática da enfermagem. Rev Latino-am Enfermagem 2004 maio-junho; 12(3):549-56. http://www.scielo.br/pdf/rlae/v12n3/v12n3a14.
2. Friendland DJ, Go AS, Davoren JB, Shlipak MG, Bent, SW, Subak LL, et al. Medicina baseada em evidência: uma estrutura para a prática clínica. Rio de Janeiro: Guanabara-Koogan; 2001.
3. Ingersoll GL. Evidence-based nursing. Nurs Outlook 2000 July/August; 48(4):151-2.
4. Sackett D. Medicina baseada em evidências: prática e ensino. 2ª ed. Porto Alegre: Artmed; 2003.
5. Pereira MG, Galvão TF. Revisões sistemáticas da literatura: passos para sua elaboração. Epidemiol Serv Saude. 2014 jan-mar;23(1):183-4.
6. Simon JM. Evidence-based practice in nursing Nurs Diag 1999 January-March; 10(1):3.
7. Rouquayrol MZ, Gurgel M. Desenhos de Pesquisa em Epidemiologia. in Rouquayrol, Maria Zélia; Gurgel, Marcelo. Rouquayrol epidemiologia & saúde. cap 6, 7ªed., Rio de Janeiro: MedBook, 2012.

8. Galvão TF, Pereira MG. Avaliação da qualidade da evidência de revisões sistemáticas. Epidemiol. Serv. Saúde [online]. 2015, vol.24, n.1, pp. 173-175. ISSN 1679-4974.
9. Pereira MG, Galvão TF. Extração, avaliação da qualidade e síntese dos dados para revisão sistemática. Epidemiol Serv Saude. 2014 jul-set;23(3):577-8.
10. Oxford Centre for Evidence-based Medicine: levels of evidence (March 2009) [Internet]. 2009 Mar [cited 2014 dez 20]. Disponível em: http://www.cebm.net/oxford-centre-evidence-based-medicine-levels-evidence-march-2009.
11. Abdala, Veronica. Portal Cochrane BVS. Acesso à informação de boa evidência em saúde. Disponível em: http://www.bvs.eportuguese.org/seminario/public/documents/BVS_cochrane-161318.pdf.
12. GRADE working group. The Grading of Recommendations Assessment, Development and Evaluation [Internet]. 2014 [cited 2014 dez 20]. Available from: http://www.gradeworkinggroup.org.
13. Brasil. Ministério da Saúde. Secretaria de Ciência, Tecnologia e Insumos Estratégicos. Departamento de Ciência e Tecnologia. Diretrizes metodológicas: Sistema GRADE. Manual de graduação da qualidade da evidência e força de recomendação para tomada de decisão em saúde. Brasília: Ministério da Saúde, 2014. 72 p. Disponível em: http://bvsms.saude.gov.br/bvs/publicacoes/diretrizes_metodologicas_sistema_grade.pdf.
14. Rodrigues CL, Ziegelmann PK. Metanálise: um guia prático. Rev HCPA 2010;30(4):436-447. Disponível em: file:///C:/Documents%20and%20Settings/fsandra/Meus%20documentos/Downloads/16571-65230-5-PB.pdf.
15. Mcsherry R, Proctor-childs T. Promoting evidence-based practice through an integrate model of care: a patient case studies as a teaching method. Nurse Education in Practice 2001 March; 1(1):19-26.
16. Domenico EBLD, Ide CAC. Enfermagem baseada em evidências: princípios e aplicabilidades. Rev Latino-am Enfermagem 2003 janeiro-fevereiro; 11(1):115-8. http://www.scielo.br/pdf/rlae/v11n1/16568.pdf.
17. Galvão CM, Sawada NO, Mendes IAC. A busca das melhores evidências. Rev Esc Enferm USP. 2003 Dez; 37(4):43-50.
18. Pedrolo E, et al. A Prática Baseada em Evidências como ferramenta para prática profissional do enfermeiro. Cogitare enferm. [online]. 2009, vol.14, n.4, pp. 760-763. ISSN 1414-8536. http://www.revenf.bvs.br/pdf/ce/v14n4/a23v14n4.pdf.
19. Galvão CM. A prática baseada em evidências: uma contribuição para a melhoria da assistência de enfermagem perioperatória. [livre-docência]. Ribeirão Preto (SP): Escola de Enfermagem de Ribeirão Preto/USP; 2002.
20. Cruz DALM, Pimenta CAM. Prática baseada em evidências, aplicada ao raciocínio diagnóstico. Rev Latino-am Enfermagem 2005 maio-junho; 13(3):415-22.
21. Brasil. Ministério da Saúde. Secretaria de Ciência, Tecnologia e Insumos Estratégicos. Departamento de Ciência e Tecnologia. Diretrizes metodológicas: elaboração de pareceres técnico-científicos. 4. ed., Brasília: Ministério da Saúde, 2014. 80 p.
22. Perissé ARS, Gomes M da M, Nogueira SA. Revisões sistemáticas (inclusive metanálises) e diretrizes clínicas. In: Gomes M da M (organizador). Medicina baseada em evidências: princípios e práticas. Rio de Janeiro (RJ): Reichmann & Affonso; 2001. p.131-48.
23. Domenico EBL. Enfermagem baseada em evidências: a reconstrução da prática clínica. In: I de CAC, Domenico EBL. Ensinando e aprendendo um novo estilo de cuidar. São Paulo: Atheneu; 2001. p.165-71.
24. Ciliska D, Cullum N, Marks S. Evaluation of systematic reviews of treatment or prevention interventions. Evidence Based Nurs 2001 October; 4(4):100-4.
25. Lima MS, Soares BGO, Bacaltchuk J. Psiquiatria baseada em evidências. Rev Bras Psiquiatr 2000 setembro; 22(3):142- 6.
26. Pereira MG, Galvão TF. Etapas de busca e seleção de artigos em revisões sistemáticas da literatura. Epidemiol Serv Saude. 2014 abr-jun;23(2):369-71.
27. Dias VRFG, Neyeloff JL. Efetividade do telemonitoramento no controle de Diabetes Mellitus tipo II. Curso de Especialização em Avaliação de Tecnologias em Saúde (ATS). Universidade Federal do Rio Grande do Sul (UFRGS). Porto Alegre, maio de 2015.

5

Politicidade do cuidado na perspectiva do gênero
– das políticas de saúde às práticas da(o) enfermeira(o) na Atenção Primária à Saúde

Maria Raquel Gomes Maia Pires

O que há neste capítulo?

O texto contextualiza a tese da politicidade do cuidado na epistemologia feminista, com base na discussão sociológica sobre o *'care'*/trabalho e na ética do cuidado na perspectiva do gênero, como subsídio à reflexão crítica acerca do processo de trabalho em saúde e na enfermagem. Discute-se a concepção de cuidado como um manejo intersubjetivo e disruptivo entre a ajuda e o poder que se estabelece entre as pessoas, no âmbito das políticas e das práticas da(o) enfermeira(o) na Atenção Primária à Saúde (APS). Os temas abordados possibilitam: a) refletir sobre as desigualdades de gênero inerentes ao cuidado no âmbito da atenção à saúde e suas repercussões para o trabalho em saúde; b) analisar criticamente a reprodução do modelo de atenção biomédico e as politicidades reordenadoras das desigualdades sociais no âmbito das políticas e das práticas de saúde do SUS, com ênfase na atuação da(o) enfermeira(o). O objetivo principal é contribuir para o pensamento crítico das(os) profissionais de saúde e, em especial, das(os) enfermeiras(os), acerca do modelo de atenção hegemônico, de forma a qualificar os saberes e as intervenções necessárias às mudanças no processo de trabalho em saúde. Espera-se que ao final da leitura a(o) enfermeira(o) possa refletir sobre o contexto sociopolítico e institucional da APS a partir de um estudo de caso centrado na atenção domiciliar na área de atuação da Unidade de Saúde, no intuito de repensar a atuação profissional na perspectiva da politicidade do cuidado. A inserção deste capítulo na primeira parte do livro, foi intencionalmente pensada para que ele possa contribuir transversalmente em todos os temas abordados, no sentido de ampliar as discussões acerca de um cuidado que transcenda a mera instrumentalização técnica de procedimentos.

Introdução

O objetivo deste capítulo é promover uma reflexão sobre as questões de gênero presentes nas práticas cuidativas e suas repercussões para o processo de trabalho em saúde, a começar pela discussão da politicidade do cuidado na perspectiva da epistemologia feminista. Após as reflexões acerca das desigualdades de gênero presente nas relações humanas de cuidar na esfera privada, o

PARTE 1 · Princípios para o trabalho do enfermeiro na Atenção Primária à Saúde

texto busca subsidiar questionamentos sobre a impotência e a insuficiência do modelo de atenção biomédico perante realidades complexas e multifacetadas, como a que as(os) profissionais de saúde se deparam ao adentrar no contexto de vida das pessoas, das famílias e das comunidades na Atenção Primária à Saúde (APS). Trata-se de um exercício para evidenciar os limites e os desafios do processo de trabalho em saúde inscrito no modelo de atenção biomédico, insuficiente para compreender e agir quando os casos 'fogem aos protocolos'. O cenário escolhido como pano de fundo para as reflexões foi o âmbito da Atenção Domiciliar na APS, por revelar fortes traços de ambivalências e de vulnerabilidades das práticas prescritivas dos profissionais de saúde.

Para exemplificar as situações, optou-se por apresentar os conteúdos com base no caso "Das Dores", dividido em três cenas, intercaladas com o conteúdo teórico do capítulo. A intenção é que "Das Dores" possa subsidiar as(os) enfermeiras(os) das equipes da APS para a reflexão e a atuação a partir da realidade prática, daí a escolha por um formato que foge um pouco dos demais capítulos deste livro. Pretendeu-se, com isso, promover inquietações acerca de pontos que impactam na APS a partir da atenção domiciliar desenvolvida no território da UBS, em especial sobre o tecnicismo hegêmonico no processo de trabalho em saúde, o que impede as abordagens ampliadas do cuidado.

Iniciamos o capítulo com a descrição do caso a partir da Cena *1 – Antes da casa, o caso: "Meu nome é Das Dores"!* Em seguida, discorre-se sobre as bases teóricas para subsidiar discussões acerca da realidade adentrada, com base na tese da politicidade do cuidado à luz da epistemologia feminista. Ao final de cada tópico teórico, elaboraram-se algumas questões para reflexão, um recurso didático para dinamizar as sínteses articuladoras entre o caso e os conteúdos.

Após a discussão das desigualdades de gênero presentes na atenção domiciliar da APS, voltamos à *Cena 2 – "Oh de casa!" Sou a enfermeira(o) da Unidade Básica de Saúde, muito prazer!"*, em continuidade à história de "Das Dores". O conteúdo teórico que segue a essa cena discute a política de atenção domiciliar no âmbito do SUS, com ênfase na discussão dos modelos de atenção, dos saberes e dos poderes em disputa entre os distintos modos de cuidar – aqueles das famílias e dos profissionais de saúde- que se estabelecem no domicílio.

Por fim, com a *Cena 3 – "Saídas: pela porta, pela janela, pelos fundos...ou para dentro de si?"* e com a conclusão, *'Réquiem para as dores'*, finaliza-se o capítulo, mas não as reflexões e as possibilidades críticas geradas com o caso "Das Dores". Nesse formato provocativo, a intenção é indicar que a realidade prática estudada é muito mais profunda do que a que as(os) profissionais estão preparados para lidar. Trata-se de um exercício para visualizar os limites e os desafios do processo de trabalho em saúde inscrito no modelo de atenção biomédico, insuficiente para compreender e agir quando os casos 'fogem aos protocolos'. Com isso, deseja-se muito mais provocar inquietações geradoras de conhecimentos do que propriamente indicar mágicas ou 'saídas de emergências', quando a situação nos foge ao nosso habitual controle. Isso posto, entende-se que as intenções disruptivas deste capítulo podem ser estendidas a todas as demais situações de cuidado presentes na atuação da(o) enfermeira(o) na APS ao longo deste livro.

Capítulo 5 — Politicidade do cuidado na perspectiva do gênero: das políticas de saúde às práticas da(o) enfermeira(o) na Atenção Primária à Saúde

Cena 1 – *Antes da casa, o caso: "Meu nome é Das Dores"!*

A vida não foi muito fácil para 'das Dores', como é mais conhecida a Maria das Dores, viúva, negra, 78 anos, trabalhadora rural, que sempre batalhou muito para ter o seu lugar ao sol. Das letras sabia pouco, mas a experiência do 'dia a dia' ela tinha em demasia. Seu pai e, depois, o seu ex-marido, não permitiram que ela estudasse, para que tivesse tempo de cuidar dos filhos, da casa e da roça. Sua mãe não dava pitaco nas decisões, para evitar discussões e porque achava que o papel da mulher é realmente cuidar da casa, dos filhos e do marido. O casamento de 'Das Dores' foi com um moço distinto que a família escolheu. Para Maria, restou acatar a decisão e viver seus sonhos secretos em silêncio, um deles o de ser professora. Teve dificuldade em ser mãe, ora era o embrião que não 'vingava' no seu útero, outras vezes a criança nascia prematura ou morria em poucos dias. Finalmente, veio Casemiro, único filho, que logo cresceu e passou a ajudar o pai no pequeno comércio que tinham. O marido, Vidigal, 15 anos mais velho que 'das Dores', morreu de morte morrida mesmo, como havia de ser. Com a morte do marido, 'das Dores' sentiu-se mais livre, passou a comandar a casa e a vida do filho como verdadeira 'matrona'. As dores que tinha em seu passado e no seu nome achou por bem a cobrar de volta, ou mais precisamente de Casemiro, seu filho. Afinal, ela se sacrificou muito por ele, que era um homem feito, com emprego 'fichado', agora era a hora de ele retribuir! Assim, a convivência entre a mãe e o filho foi marcada por brigas, xingamentos mútuos e perseguições de 'Das Dores' com as escolhas de Casemiro. Dizia ela: "Ele me deve respeito, afinal sou sua mãe! Eu que senti as dores do parto, dos calos da enxada e do corpo cansado, para que ele hoje fosse gente!" Assim, passaram-se muitos tempos sombrios entre os dois. 'Das Dores' se descobriu hipertensa, teve uma amputação da perna direita devido a complicações do diabetes mellitus tipo 2 e cada vez mais dependia do álcool, que afinal lhe dava algum alívio para as muitas dores que sentia (do corpo e da alma). Casemiro, hoje com 38 anos, não aguentou mais ser agredido pela mãe e saiu de casa. Morava perto, com a companheira, Jandira, 32. Tinha um emprego com carteira assinada, a casa dele e da mãe eram modestas, mas com o suficiente para viverem bem, embora sem luxos. 'Das Dores', portanto, morava e fazia tudo só, restrita à cadeira de rodas, com as condições de saúde agravadas, em especial pelo uso do álcool, achando o filho 'um ingrato'. Vez por outra, Jandira aparecia para prestar-lhe algum apoio, posto que Casemiro se recusava a cuidar da mãe.

Bases teóricas para refletir "Das Dores"

- Politicidade do cuidado a partir da epistemologia feminista: atenção à saúde sob a ótica do *"care"* e as repercussões para a enfermagem profissional[a]

A assistência à saúde tem relevante proximidade com o domicílio, que historicamente se caracteriza como um local privilegiado das práticas cuidativas, seja nas relações familiares ou nas diversas situações de vulnerabilidade social ou de saúde. Na história das profissões mais tradicionais da saúde, como a medicina e a enfermagem, os cuidados de saúde prestados no domicílio são referencias centrais e, por vezes, controversos, caso se considere as inserções diferenciadas dessas duas categorias profissionais no mundo do trabalho. No caso da medicina, é a partir dos

---

[a] Este tópico é uma versão modificada, adaptada e reduzida do artigo *Politicy of care in the criticism towards gender stereotypes*, publicado na Revista Brasileira de Enfermagem v.69, n.6, pp.1223-30, 2016.

cuidados à saúde no domicílio que se desdobram as atuais formas de organização hegemônicas da atenção à saúde, como a atividade liberal da profisssão e, a seu reboque, a conformação do atual modelo biomédico de atenção à saúde que privilegia esse profissional, a doença e o hospital como *locus* de atendimento.[1]

Se historicamente para os colegas médicos a atenção domiciliar foi uma etapa constitutiva da atividade liberal como parte da valorização profissional, o mesmo não acontece para a enfermagem moderna, marcada pelo viés de gênero. Para as(os) enfermeiras(os), em vista das construções sociais de gênero imersas de relações de poder,[2] a experiência com os cuidados domiciliares é repleto de estereótipos[b], com consequências graves à cidadania das mulheres e à autonomia da profissão. Assim, por serem em sua maioria mulheres, a quem se imprime culturalmente um papel social de *'cuidadora natural',* que nada mais é do que um essencialismo[c] opressivo sobre o feminino, a enfermagem se caracteriza por preponderância nas desigualdades de gênero que encobrem uma prática social contraditória e socialmente injusta. Não por acaso, as idealizações ilusórias assentes em valores religiosos, sob o manto do *"anjo de branco"*, escondem uma realidade de trabalho desvalorizado, precário e de sub-cidadania para as mulheres da profissão que, muitas vezes, reproduzem as violências invisíveis acerca da prática social que se tem de enfrentar.[3,4]

Sob um olhar crítico, o modelo nightingaleano que se consolidou na formação da profissão no ocidente colocou um manto protetor pouco refletido nas imagens estereotipadas da enfermagem moderna, mantendo as contradições da prática social latentes e ideologizadas sob o discurso moralista da benevolência, da caridade e da nobreza da enfermagem, ainda presentes. As repercussões, as contradições históricas e as críticas desse modelo de formação para a prática social e para a autonomia da profissão foram bem estudadas no Brasil, em especial na década de oitenta, não cabendo aqui recuperá-las,[5,6] mas delinear-lhes as características principais.

Segundo a literatura crítica sobre a prática social da enfermagem, as principais repercussões do modelo nightingaleano de formação para a autonomia da profissão são as seguintes:[5,6] a) o caráter passivo da sua origem, atrelada aos interesses da elite ou do Estado e não às(aos) agentes sociais que a realizavam, são desafios à cidadania ativa; b) a formação da enfermeira mascarou ideologicamente a realidade que conformava o cuidado de enfermagem no século XIX (realizado pelas chamadas "leigas", religiosas, prostitutas e escravas), por meio de práticas discursivas moralistas incapazes de vencer as contradições da prática profissional; c) a tentativa de elevação do *status* da enfermeira *(lady-nurse),* a divisão social, sexual e técnica do trabalho, a negação da prática social das(os) agentes, o cientificismo, a ideologia em torno de mitos fundadores – de imagens sacralizadas, assexuadas e vocacionais – conformam o arquétipo da profissão.

A atuação da enfermagem na atenção à saúde no domicílio, seja antes ou agora, resgata traços expressivos das questões de gênero, posto que tradicionalmente a ocupação das cuidadoras são delegados às mães, às esposas ou às filhas, ou seja, às mulheres, com reedição das assimetrias de poder entre os gêneros e consequente sobrecarga de trabalho.[7] Por tudo isso, cabe uma análise da epistemologia feminista sobre o trabalho do cuidado ou *'care',* em especial sob o ponto de vista das correntes sociológicas mais recentes,[8] para que seja possível refletir sobre o cuidado realizado no domicílio de maneira ampla o suficiente para entender o caso *'Das Dores'.*

---

[b] Por estereótipo, entendam-se as visões fixas ou preconceituosas de qualidades que alguns grupos ou indivíduos possam ter, ou que a sociedade espera que possuam, independentemente de sua pluralidade humana.

[c] Essencialismo é um termo utilizado pela epistemologia feminista para designar padrões discursivos que se apresentam como "naturais" e "imutáveis" (ou seja, determinados por condições biológicas, físicas ou quaisquer discursos que deles se valham para ampliar relações de domínio), quando na verdade são construídos culturalmente.

Perspectivas feministas sobre o *care*, também chamado *trabalho do cuidado*, inserem-se na corrente teórica da *sociologia das emoções*, cujo interesse é desvelar as iniquidades advindas da exploração do trabalho emotivo na acumulação capitalista.[8] A concepção de *care* ou *trabalho do cuidado* é vista como uma atenção constante que visa melhorar o bem-estar do outro. Nessa concepção de cuidado, concebido apenas como trabalho, cabem múltiplos formatos, desde a enfermagem que nasceu sob a égide da sua subvalorização histórica, até os subempregos e a prostituição, uma vez que todos *servem a outrem*, como objeto a ser explorado e, de certo modo, descartado.[8,9]

A corrente feminista da *ética do cuidado*, também conhecida como o *pensamento maternal*, é considerada central para o debate sobre o cuidado na epistemologia feminista, a despeito de receber reiteradas críticas por suscitar o reforço das aproximações essencialistas entre o cuidado e a feminilidade que se deseja evitar.[10] Porém, há representantes dessa vertente teórica que ampliam a discussão ao considerar o cuidado uma questão prioritária para a democracia. Uma dessas autoras sobre a ética do cuidado em perspectiva política é a pesquisadora Joan Tronto. Na sua análise sobre o cuidado, ela argumenta que é preciso avançar no confronto direto das desigualdades (de gênero, de classe e de raça) e da mercantilização que o configuram nas sociedades contemporâneas.[11,12]

Tronto sustenta que alguns conceitos de cuidado seriam problemáticos por encobrirem profundas iniquidades geradas pela exploração mercantil da atividade do cuidar, à custa da sua privatização e do distanciamento das discussões políticas. Uma destas concepções é aquela que acentua a dualidade entre quem oferta e quem recebe o cuidado, inerente à concepção de *care* acima descrita,[8] que tendem a anular as relações de poder constitutivas da subjetividade humana. Outra concepção limitante é o cuidar visto como *trabalho do amor*, realizado à custa da mais valia do trabalho emocional de mulheres, imigrantes e negras, em geral.[11,12] Nesses termos, as concepções mercantis, moralistas ou dualistas do cuidado encobrem uma desigualdade social de gênero velada e circunscrita à vida privada. Essas práticas privadas, muitas inscritas no domicílio, ocorrem envoltas discursos opressivos que condenam a mulher a uma condição injusta, sob o rótulo essencialista e supostamente benevolente da '*cuidadora natural*'.

Para a cientista política e teórica feminista, uma das principais repercussões ideológicas dos conceitos dualistas ou moralistas do cuidado é que neles se exclui o *mau cuidado*. Em contraponto, o cuidado na perspectiva democrática de Tronto é visto como "*uma atividade da própria espécie que inclui tudo o que nós podemos fazer para manter, continuar e reparar nosso mundo, de forma que possamos viver nele da melhor maneira possível.*"[11:207] Nesses termos, o conceito da autora nos informa que cuidado é um elemento relacional e central da vida humana, que está imerso em disputas de poder. Portanto, não é algo sempre *bom,* mas sobretudo falível e sujeito às interpretações valorativas, inscritas na ambivalência que conformam o indivíduo e as sociedades humanas.

Segundo essa teoria, três situações geram as desigualdades no cuidado:[11,12] a) quando a diferença política entre o cuidado *necessário* (quando a pessoa não pode fazer por si e precisa de ajuda, como crianças, doentes e idosos) e o de serviços (aquele que a pessoa pode fazer, mas escolhe não fazê-lo, como as tarefas domésticas, higiene, limpeza) não é considerada; b) quando o cuidado é visto como uma mercadoria global, na qual imigrantes, mulheres e negras prestam serviços em condições de sub-cidadania tanto nos seus países, quanto nos escolhidos para emigrar e; c) quando existem dualismos entre quem oferta e quem recebe cuidados, encobrindo a vulnerabilidade daqueles que ofertam os trabalhos de cuidado.

Na teoria democrática do cuidado, a alternativa do modelo neoliberal para a sua redistribuição é a mercantilização, segmentando as mulheres sob o viés do gênero, da classe e da etnia. Ela argumenta que com o crescimento dos fluxos migratórios próprios da globalização, as mulheres pobres, imigrantes, negras ou latinas se constituem nas novas 'servas' do capital. Em oposição, a democratização do cuidado propõe as seguintes direções:[11] todos são vulneráveis e precisam de cuidado; é preciso cuidado com a igualdade e com a igualdade do cuidado (acesso a cuidados de qualidade para ampliar as oportunidades); o cuidado é visto como uma pluralidade (o cuidado com as diferenças e sua expressão democrática). Em síntese, para esta teórica da epistemologia feminista, na relação entre cuidado e democracia urge redistribuir as atividades do cuidar nas sociedades capitalistas para além das práticas mercantis, a fim de torná-las mais justas.

A teoria democrática do cuidado tem semelhança com a tese da politicidade do cuidado.[13] A inclusão das relações de poder como constitutivas do cuidar, assim como o aspecto complexo das redes hierárquicas nos âmbitos privado e público, coincide com a tensão entre as formas de interação e de rupturas presentes na politicidade do cuidado. As desigualdades sociais advindas da não observância do político nas relações do cuidado coadunam com a ambivalência entre a ajuda e o poder, na sua vertente reprodutora de assimetrias de poder que conformam a politicidade do cuidado. As diferenças, porém, começam pela própria definição de cuidado. Embora a teoria democrática do cuidado amplie a perspectiva política do cuidar, ela permanece restrita ao âmbito das práticas humanas quando afirma que o cuidado é *uma atividade própria da espécie*. Diferente disso, a tese da politicidade do cuidado não se restringe às relações entre as pessoas, mas é inerente ao próprio pulsar da vida, em distintas abordagens, seja biológica, social, ética, política ou filosófica.[13,14]

Noutras palavras, a politicidade do cuidado se baseia na noção de *autopoiese* como um movimento de reconstrução autônoma de tudo que é vivo;[15] no conceito de biopoder das sociedades do controle que produz a vida social a partir de processos políticos internos;[16,17] ou na perspectiva da ajuda a partir da trilogia da dádiva, inscrita na *obrigação de dar, de receber e de retribuir*, como elemento fomentador da cultura.[18,19] Em produções mais recentes, a epistemologia crítica da politicidade do cuidado se forja no diálogo entre a ciência, a arte e a filosofia, como um descaminho lúdico e crítico necessário para interpretar, desvelar e reinventar realidades.[14]

Sob a ambiência da epistemologia feminista, a politicidade do cuidado, entendida como uma gestão intersubjetiva da ajuda e do poder capaz de manter ou de subverter domínios, pode contribuir para a crítica das violências de gênero, ao subverter visões estereotipadas sobre as mulheres em distintos contextos e, especialmente, na enfermagem.[20-22]

A abordagem da politicidade do cuidado inspirada na epistemologia de gênero, enquanto forma expressiva, afirmativa e disruptiva das muitas faces do poder e da ajuda nas relações instersubjetivas, contrapõe-se às alternativas da teoria democrática do cuidado. Isso porque a hipervalorização do cuidado como uma saída para a profunda desigualdade de gênero é insuficiente para a ampliação da cidadania das mulheres, se considerarmos a força dos antagonismos do poder que conformam as iniquidades sociais. Assim, embora avance dentre as abordagens feministas que problematizam as relações de cuidado no âmbito das relações de poder entre os gêneros, Tronto parece render-se às concepções românticas da vertente feminista *ética do cuidado*. As saídas idealizadoras desta autora esquecem de dizer como o cuidado seria capaz de enfrentar as profundas desigualdades estruturais da sociedade calcada em complexas redes e expressões de poder na cultura, na sociedade, na economia e na política.[10,23]

Em contraponto à teoria democrática do cuidado, a saída que se defende por meio da politicidade do cuidado é aquela em que um poder precisa ser contido por um outro poder, ou *contrapoder*, que seja forte o suficiente para gerar rupturas e inovações nas relações sociais. Os consensos cuidativos calcados na ajuda, cuja fortaleza reside na invisibilidade e na negação do poder pelos próprios subordinados, são as mais virulentas formas de violência, pois sua bondade expressiva impede críticas e resistências. O ambiente propício à democracia é aquele que permite a crítica, os antagonismos, as disputas, em viva politicidade capaz de reordenar assimetrias de domínios, mesmo que nos microespaços de poder. Isso significa que as divergências, as diferenças e os embates entre distintos modos de interpretação de uma realidade permitem uma dinamicidade saudável à democratização das relações sociais. Discursos que ratificam o cuidado como algo exclusivamente 'bom', reproduzidos acriticamente pelos envolvidos, é uma das mais fortes expressões do poder e da tutela do outro. Nesse caso, apenas se 'cuida' de forma moralmente aceitável para manter as relações tradicionais de domínio, sob a forma elegante da ajuda que sequer é identificada como poder.[15,17]

Se concebermos as artimanhas do poder, inclusive na sua vertente biopolítica mais eficaz,[16,17] percebem-se alguns discursos sobre o cuidado que reproduzem de maneira naturalizada muitas formas de opressão sobre o feminino, em especial, nos estereótipos de gênero que perfazem a imagem da mulher brasileira e da enfermagem moderna. Um desses estereótipos que cristalizam o imaginário sobre ou acerca da mulher é aquele que insiste em designá-la como uma *cuidadora natural* que, *por sua natureza feminina*, estaria destinada a se responsabilizar integralmente pelas atividades do cuidado. Sob esse rótulo, os afazeres domésticos, o cuidado das crianças e dos idosos, os serviços gerais e todas as formas em que uma pessoa se utiliza *dos serviços de outra em benefício próprio* seriam atributos essencialmente femininos – portanto de "responsabilidade das mulheres" o que é socialmente injusto.[8-12]

A politicidade do cuidado pode indicar possibilidades para o reordenamento dos estereótipos que subjugam as mulheres. No caso das enfermeiras brasileiras, a despeito da atuação da enfermagem ter se modificado ao longo dos anos – inclusive com ampliação da capacidade de pesquisa, da gestão de políticas públicas, de sistemas e de serviços de saúde; da educação de nível médio, de graduação e de pós-graduação da saúde e de outras áreas; da consultoria e das mais diversas formas de atuação do terceiro setor – esses aspectos da profissão permanecem pouco visíveis para o grande público e são pouco apropriados pelas enfermeiras. Os processos de subjetivação binários acerca do que é ser homem e ser mulher/ser enfermeira (ou cuidadora natural), permeados pelas estereotipias de gênero, impedem uma apropriação crítica da prática social.[2-6,20-22]

Isso significa que a riqueza política da enfermagem reside justamente no que as enfermeiras menos identificam, ou seja, na multiplicidade de subjetividades, de ações, de inserções e de atuações em inúmeros cenários. As enfermeiras brasileiras assumem cargos de pesquisadoras, gestoras, secretárias de saúde, empreendedoras, educadoras, além da atuação no terceiro setor, em distintos movimentos sociais e de políticas públicas, em variadas inserções. A despeito disso, o imaginário da *cuidadora natural*, cristalizado nos discursos e nas práticas da profissão, fixam-se numa ilusão de identidade restrita ao *anjo de branco* que, se bem reparado, não corresponde sequer ao mito Nighthingale. Afinal, Florence se notabilizou pela sua atuação em pesquisa, gestão, empreendedorismo, tudo isso na posição de aristocrata.

O essencialismo ilusório da cuidadora natural na sociedade em geral e, em especial na enfermagem, além de não contribuir para o enfrentamento das injustiças de gênero que reforçam os esteriótipos de gênero, fragmenta a força de coesão das enfermeiras. Se a identidade da profissão não se ampliar o suficiente para caber as distintas possibilidades de atuação e de conhecimentos das enfermeiras na atualidade, em ricas coalizões agonistas por espaços democráticos na profissão, nas políticas públicas e na sociedade, perde-se a riqueza do político capaz de enfrentar as iniquidades de gênero na profissão.

Como se verá no próximo tópico, as desigualdades de gênero se intensificam no caso da atenção domiciliar da APS, uma **vez que** no espaço privado das relações sociais repousam iniquidades e violências morais diversas, com as quais a enfermeira e a equipe têm de enfrentar. Do mesmo modo com que as questões de gênero violentam as mães, as filhas e as cuidadoras à obrigação moral de se responsabilizarem integralmente pelos cuidados de saúde aos familiares enfermos, os discursos acríticos da enfermeira como uma 'cuidadora natural' se reedita nas ideologias de gênero da profissão, por vezes enoveladas por discursos do 'anjo branco' ou da 'dedicação e amor ao próximo'. Esses discursos a serviço de poderes hegemônicos ratificam as contradições na profissão e impossibilizam o avanço das democratizações das relações de cuidado, seja no âmbito da prática social da enfermagem, seja no fazer da profissão que adentra no domicílio, como uma das muitas atuações da(o) enfermeira na APS.

> **Para Refletir: de volta a "Das Dores" – Cena 1**
>
> Com base na crítica da epistemologia feminista acerca da concepção da 'cuidadora natural' como se fosse um atributo e uma essencialização do feminino, reflita de que modo essa concepção está presente nos personagens do caso 'Das Dores'.
>
> Responda: Quais as similitudes e as repercussões que você identifica acerca do estereótipo da *cuidadora natural* na vida de 'Das Dores' e na profissão da enfermagem?

Cena 2 – Entradas: "Oh de casa! Sou a enfermeira da Unidade Básica de Saúde, muito prazer"!

"Das Dores" abre a porta. De forma desajeitada e buscando disfarçar, a enfermeira "Cris" olha curiosa para ver se mais alguém a acompanha e, então, decide perguntar: A Sra. está sozinha? Ao mesmo tempo em que se apresenta e pergunta se pode entrar. "Das Dores" vira rapidamente sua cadeira de rodas e responde: Sinta-se à vontade! Pensava que ninguém mais se importava comigo! O que a trouxe aqui? Seja bem-vinda! "Cris" entra, observa a casa enquanto "Das Dores" a observa também. "Cris" começa a fazer as perguntas como de costume, buscando desenvolver a anamnese aprendida na falculdade, mas a "Das Dores", ao responder a primeira pergunta, faz com que "Cris" reveja sua forma de dialogar, pois quando indagada sobre "como a Sra. está se sentindo?", "Das Dores" responde: "Muito só e triste!" A resposta direta desconcertou a elegante enfermeira, que sempre fez questão de cumprir à risca os protocolos assistenciais e se destacava nas ações da atenção básica, como integrante de uma Equipe Saúde da Família. Ao investigar um pouco mais, "Cris" percebe que terá que lidar com situação de cuidado não ensinada na faculdade e nem na pós-graduação (e a competente profissional já havia realizado duas especilizações e mais um mestrado, todos em áreas afins). "Das Dores" aproveita a surpresa da visitante e encontra espaço para narrar histórias da sua vida que não se encaixam em nenhum protocolo assistencial, tão bem apropriado pela enfermeira. "Cris", surpreendida pela vida em linhas tortas de "Das Dores", emudece e esquece todos os protocolos. Apodera-se dela um sentimento de impotência, associada a uma leve irritação inexplicável. Ela não sabe como agir e nem tem muito o que fazer na visita. Está tomada por uma perplexidade de não encontrar saídas satisfatórias para atender às 'necessidades' de "Das Dores' e sua família, as quais sequer sabe se compreendeu bem. Ela se apressa em sair dali e buscar ajuda. Precisa reler os manuais, discutir o caso na equipe, rever possibilidades para iniciar a atenção domiciliar que veio pronta para realizar.

- **Politicidades do cuidado na atenção domiciliar da APS: desafios assistenciais e possibilidades reordenadoras das assimetrias de poder**

A atenção domiciliar é uma modalidade tecno-assistencial presente tanto no setor público como no setor privado, nos contextos internacional e local, em franca expansão e diversidade de práticas organizadoras das políticas de saúde. Por modalidade tecnoassistencial, ou modelo de atenção, entenda-se:[24] a) o modo de articular técnicas e tecnologias no âmbito das políticas, das práticas e dos serviços para resolver os problemas e as necessidades de saúde da população, no âmbito individual e/ou coletivo; b) uma maneira de organizar os meios de trabalho utilizados no processo de trabalho em saúde com um determinado fim; c) uma composição de práticas que incorpora um processo de produção social nas ações e nos serviços de saúde, constituindo-se num 'modo de intervenção' para agir sobre as demandas e as necessidades de pessoas, das famílias ou das comunidades. O modelo de atenção está inscrito e operacionaliza as políticas e os serviços nos sistemas de saúde, sendo indissociável do contexto sócio-histórico que os influenciam.

Isso posto, para entender as necessidades de mudanças nos modelos de atenção domiciliar no âmbito do SUS, urge um aprofundamento crítico das políticas e dos discursos hegemônicos que os conformam. Embora a prática dos cuidados de saúde prestados no domicílio seja anterior às profissões de saúde e à concepção das políticas públicas geridas pelo Estado moderno,[1] a literatura constata ambiguidades no modelo de atenção domiciliar.[25-26] Em produções recentes,[27-28] o destaque acerca das possibilidades de maior qualidade na atenção é contraposto às dificuldades no acesso às especialidades pelos usuários assistidos ou à vulnerabilidade social das famílias, que arcam com os custos da racionalização de gastos impostos pelos serviços de atenção domiciliar.

Estudos de revisão internacional destacam a eficácia da atenção domiciliar nas políticas de atenção à saúde de idosos,[25] no gerenciamento das doenças crônicas[27] ou na melhoria da qualidade de vida das pessoas acometidas por transtornos mentais,[28] em especial nas ações desenvolvidas no nível da Atenção Primária à Saúde (APS), dentre outras experiências exitosas. Diante da transição demográfica e do consequente aumento do envelhecimento da população em diversos países, a atenção domiciliar aparece como principal escolha assistencial para as pessoas acometidas por condições crônicas de saúde, em cenários diversos.[29] A despeito do entusiasmo gerado pelo conforto de ser assistido em casa, certamente movido pelo discurso da redução das internações hospitalares, os ônus sociais, emocionais e econômicos gerados nas famílias que recepcionam essas práticas assistenciais aprofundam as iniquidades sociais que se tem de enfrentar, em especial no Brasil.[30]

Algumas das principais repercussões sociais que recaem sobre as famílias que abrigam em casa os cuidados à saúde dos seus entes são: a) sobrecarga, sofrimento e aprofundamento das desigualdades de gênero entre as cuidadoras;[7] b) reconfiguração no espaço social e emocional da casa, por vezes transformados num 'mini-hospital';[26] c) aumento dos gastos familiares com assistência à saúde prestada no domicílio, com consequente aprofundamento da precariedade nas condições de vida, em especial nas camadas sociais mais pobres;[32] d) vulnerabilidades na continuidade assistencial dos usuários assistidos e nas condições de trabalho dos cuidadores, em especial aqueles que dependem de serviços voluntários ou redes de apoio;[32] e) dificuldades no acesso às especialidades necessárias pelas(os) usuários assistidos em casa, notadamente entre as camadas mais pobres da população, as mulheres e as(os) negras(os).[33]

No caso brasileiro, a decisão de adotar a modalidade de atenção domiciliar é motivada por racionalidades econômico-financeiras tanto no SUS como na saúde suplementar. As estratégias adotadas pelos planos e operadoras privadas de saúde para a redução dos custos, sustentadas principalmente pela modalidade de atenção domiciliar, incluem a abreviação das hospitalizações, a diminuição dos riscos de complicações decorrentes de internações prolongadas, a terceirização dos serviços de AD por meio de contratos de produtividade e, sobretudo, transferência dos custos decorrentes da AD para as famílias, como os gastos com medicamentos e insumos hospitalares. Embora os usuários do SUS também sejam afetados com o ônus econômico dessa modalidade assistencial, os serviços públicos minimizam esse impacto ao fornecerem medicamentos e insumos para as práticas cuidativas. Cabe acrescentar que muitas vezes o próprio SUS é utilizado para transferência dos gastos das operadoras de planos privados de saúde com a AD, uma vez que as mesmas orientam aos beneficiários a procurarem o SUS *sempre que necessário* e a *lutarem por seus direitos*.[34]

Num contexto de incipiente conquista da cidadania como no Brasil, a modalidade de AD insere-se como política de saúde no âmbito do SUS tardiamente, com frágil grau de implantação, de consolidação e de eficácia das ações. Se considerarmos a importância do poder de pressão da sociedade para a reinvindicação e conquista das políticas de saúde, verifica-se que a vulnerabilidade social da população alvo prevalente na AD no SUS – idosas(os), mulheres, com baixa escolaridade e renda[35] – contribui para a incipiente atuação de movimentos sociais por qualidade nas ações ofertadas pelo poder público. Cabe lembrar que esta não é uma especificidade apenas da atenção domiciliar no âmbito do SUS, uma vez que se evidencia precariedade nas políticas de APS em vista da fragilidade do exercício cidadã da população atendida.

Capítulo 5 | Politicidade do cuidado na perspectiva do gênero: das políticas de saúde às práticas da(o) enfermeira(o) na Atenção Primária à Saúde

Nas experiências de AD da saúde suplementar no Brasil igualmente se verificam restrições no direito à saúde dos beneficiários de planos. Estudo realizado constatou que as operadoras forjam estratégias para fugir dos processos de judicialização e de regulação da Agência Nacional de Saúde Suplementar (ANS) a que são submetidas. Uma dessas manobras inclui a inserção da modalidade de atenção domiciliar como um 'benefício' ou um *plus* de vantagem ofertadas a seus beneficiários, e não um serviço contratual obrigatório, o que a livra de processos judiciais e de cobrança da ANS.[34]

Em meio a esse cenário complexo de restrição no acesso ampliado à saúde e na cidadania, a inserção das(os) enfermeiras(os) como uma(m) profissional relevante para a oferta dos serviços de AD no âmbito das políticas de saúde assume especial destaque, embora igualmente controverso. Por um lado, a(o) enfermeira(o) encontra ampliação e certa autonomia nas possibilidades de atuação na AD, seja na gestão de serviços, na consultoria, no gerenciamento de casos e da equipe, na educação da equipe, das(os) cuidadoras(es), ou na assistencia aos usuários, tanto no setor público, como no privado, com inclusão de espaços para a atividade liberal da profissão. Estudos de revisão igualmente apontam para a melhoria nas condições de saúde dos usuários e na satisfação da família associada à prática de enfermeiras especializadas nos domicílios.[36]

Porém, esses discursos muitas vezes encobrem uma estratégia utilizada para aumento da liquidez financeira pelas empresas privadas, seja porque a enfermagem é uma força de trabalho relativamente barata e produtiva em comparação a outras profissões,[37] seja porque a ferramenta de gerenciamento de casos e dos serviços assumida pela(o) enfermeira(o) impactam positivamente na otimização dos custos das operadoras de saúde suplementar.[38] No âmbito do SUS, as equipes de atenção domiciliar, seja no nível da APS da AD1, ou na média complexidade das modalidades de AD2 e de AD3,[38] a presença da(o) enfermeira(o) também se destaca como elemento central para a organização do cuidado no domicílio e para o envolvimento da equipe, com excessiva carga de trabalho e insipiente valorização dessa(e) profissional. De novo, as fragilidades políticas da enfermagem, os discursos ideologizados, as questões de gênero e as contradições da prática social impedem posicionamentos críticos da categoria para o avanço da criticidade, da autonomia e da valorização da prática profissional.[21-22]

Uma vez analisado o intricado cenário da política de atenção domiciliar em distintas vertentes, assim como a inserção do trabalho da(o) enfermeira nessa modalidade assistencial, adentremos nas especificidades do processo de trabalho em saúde. Sem dúvida, algo interessante e curioso acontece com a inversão do local da assistência prestada pelos profissionais de saúde aos usuários – dos serviços de saúde para a casa das pessoas. Nas organizações de saúde, os profissionais estão assepticamente protegidos do contexto de vida das pessoas e se instrumentalizam pelas rotinas, pelos protocolos assistenciais e pelos procedimentos técnicos, com excessiva tecnificação das práticas de saúde.

Assim, a centralidade na doença, no profissional médico, no hospital como *locus* da assistência à saúde, na especialidade, na fragmentação dos processos de trabalho e nos tecnicismos caracterizam o modelo de atenção biomédico hegemônico nos serviços de saúde, nos diversos níveis de atenção, embora com especificidades.[24] Além disso, nos serviços de saúde a padronização das técnicas e dos procedimentos é rigidamente definida, o que torna o trabalho das(os) profissionais mais linear, mecanizado e com menos risco de irrupções. As(os) profissionais formados e habituados às características tecnicistas do modelo de atenção biomédico assumem um modo próprio de conceber e de intervir nas ações de saúde, assente em rígidas disciplinas e condicionamentos para evitar erros. Elas(es) são treinados para prescrever, para cumprir protocolos e normas, com

PARTE 1   Princípios para o trabalho do enfermeiro na Atenção Primária à Saúde

pouco espaço para a inventividade, o improviso ou a imaginação, o que pode por em 'risco' a saúde capturada pela tecnificação ultraespecializada e cientificizada da vida.

Ao adentrar na esfera da vida privada das pessoas, as(os) profissionais de saúde que atuam na AD se deparam com um contexto social, econômico e cultural familiar complexo, distinto e, muitas vezes, permeado de tensões conflitivas, violências e iniquidades. Elas(es) se deparam com outros saberes e formas de cuidar da saúde, própria dos hábitos culturais e sociais da realidade adentrada, que na maior parte das vezes entra em conflito com seus valores, saberes e práticas. A formação excessivamente técnica e positivista das(os) profissionais de saúde imprime uma lógica própria de intervir na saúde que desconsidera a realidade do paciente e sua família, cujo saber não passou pelo crivo da evidência científica que embasa a prática das(os) profissionais de saúde. Isso as(os) torna bem treinadas(os) em técnicas protocolares, mas pouco habituadas(os) à escuta, à clínica ampliada e às intepretações críticas acerca do processo de produção social da saúde em contextos multifacetados – aspectos estes capazes de modificar a sua prática.[39-40]

Assim, ao se verem numa realidade diferente da que costumam atuar, as(os) profissionais se sentem despreparadas(os), impotentes ou paralisadas(os) diante da dura realidade dos problemas sociais, clínicos, sociais e epidemiológicos da maioria da população brasileira com que se deparam nos domicílios, em especial nos extratos sociais mais baixos da população usuária do SUS.[41-42] A saída encontrada pelas equipes de atenção domiciliar, em geral, é transpor o conhecimento técnico e científico amparado no modelo biomédico para a atenção prestada no domicílio, sem qualquer adaptação ou autocrítica. Ora, como se viu, o espaço da vida privada das famílias segue outra dinâmica para cuidar da saúde, que por vezes entra em conflito com as prescrições normativas das equipes de AD.

Diante desse impasse entre o saber profissional e o das famílias, a modalidade de atenção domiciliar promove, mesmo que episodicamente, momentos ou possibilidades disruptivas singulares nos saberes e nas práticas dos profissionais, que por vezes podem vulnerabilizar a infabilidade das práticas baseadas nas *'evidências científicas'*. Porém, a despeito da tendência da literatura em considerar essa tensão entre os saberes dos profissionais e dos familiares como uma força subversiva capaz transformar as práticas de saúde,[39] cabe lembrar que o poder dos profissionais de saúde e, em especial do médico, ancorados na ciência moderna positivista, torna essa possibilidade de inversão do modelo tecnoassistenciais meramente remota ou demasiadamente romântica.

Porém, isso não significa que não possamos ter ganhos com essa tensão conflitiva entre distintos modelo tecnoassistenciais em disputa no domicílio. Podemos avançar rumo a mudança das práticas em saúde, se tomarmos como fecundo o movimento reflexivo gerado por ele para repensarmos a nossa atuação e o nosso despreparo em lidar com situações que escapam aos limites obtusos da excessiva tecnificação das práticas da saúde.

Caberia aqui, igualmente, repensar a concepção de cuidado para além da instrumentalização tecnicista sofrida pelo trabalho em saúde, ampliando-lhe o sentido ambivalente imerso em relações de ajuda e de poder envolvidas no ato de cuidar. Significa, com isso, entender que as concepções epistêmicas, éticas, filosóficas e ecológicas da politicidade do cuidado não coincidem com trabalho em saúde, embora se entrelassem nas práticas sociais intersubjetivas. Isso porque o cuidado em sentido político é uma gestão intersubjetiva e disruptiva das distintas formas de interpretar e inervir sobre a realidade que conforma tudo o que é vivo – portanto, quaisquer aprisionamentos instrumentais lhe restringem o potencial para a inovação, para a crítica e para a reinvenção de realidades.

98

Capítulo 5   Politicidade do cuidado na perspectiva do gênero: das políticas de saúde às práticas da(o) enfermeira(o) na Atenção Primária à Saúde

O cuidado que se advoga, em intrínseca politicidade, precisa manter aberta a possibilidade de ser contrastado, confrontado e enfrentado, por dinamicidade subversiva que lhe é própria. Nesse sentido, e em busca de reordenamentos de práticas e de saberes no âmbito da atenção domiciliar, a politicidade do cuidado, na perspectiva de gênero aqui discutida, pode indicar algumas dinâmicas disruptivas por meio do triedro do cuidar, quais sejam:

a) *Epistemologia feminista para cuidar melhor:* significa compreender o contexto sócio-histórico em que se originam as práticas discursivas dos estereótipos de gênero, em distintos contextos, ampliando a multiplicidade de olhares epistêmicos sobre o modelo assistencial da AD. Implica ampliar os paradigmas formativos das mulheres e dos homens a partir da epistemologia feminista, nos diversos cenários educativos, de informação, das instituições e das práticas sociais, fomentando pensamentos críticos capazes de articular discursos para o enfrentamento das desigualdades de gênero.

b) *Cuidar para confrontar:* uma vez ampliados os entendimentos genealógicos das relações entre gênero e poder nas instituições, nas sociedades, nas práticas e nos discursos, em distintos contextos em que as mulheres são secundarizadas, cabe mobilizá-los para os enfrentamentos no âmbito das políticas de saúde. Para as enfermeiras, urge repensar as identidades profissionais, tornando-as diversas o suficiente para desconstruir os estereótipos da cuidadora natural, existente na profissão. No âmbito dos processos de trabalho em saúde, urge identificar as relações de poderes nas instituições sociais, nas organizações de saúde, nas equipes, nos saberes, nas práticas e nas famílias atendidas, de modo a mapear os enfrentamentos necessários à reordenação democrática dos poderes.

c) *Cuidar para ser questionada(o):* a partir da compreensão crítica do contexto gerador dos estereótipos de gênero, com a identificação das relações de poder envolvidas, as intervenções precisam evitar os dogmatismos. Significa manter o caráter antagônico e aberto do cuidado para permitir resistências, primando pela pluralidade de enfoques em disputa. No que tange às práticas de saúde da AD, significa entender que nossa atuação pode e precisa ser falível, para permitir revisões autocríticas que primem pela mudança e dinamicidade dos processos de trabalhos em saúde.

Para Refletir: de volta a "Das Dores" – Cena 2

A partir da leitura sobre a conformação da política, do modelo de atenção e das práticas preponderantes na modalidade de AD, reflita sobre a perplexidade sentida pela enfermeira "Cris" ao se deparar com a realidade de "Das Dores".

Responda: Quais os saberes, os valores e as práticas de saúde da enfermeira Cris e da família de "Das Dores" entraram em conflito, na dinâmica da vida familiar adentrada? Como você explica a impotência sentida pela profissional de saúde?

PARTE 1   Princípios para o trabalho do enfermeiro na Atenção Primária à Saúde

Cena 3 – *Saídas: pela porta, pela janela, pelos fundos... ou para dentro de si ?"*

"Cris" retorna para a UBS, apresenta a situação de "Das Dores" para a equipe da ESF e busca apoio do NASF. Os profissionais se sensibilizam com a cena descrita, mas não como "Cris", que parece obstinada em resolver aquele drama familiar. Seguem-se todas as práticas e os procedimentos recomendados para o caso, cumpridos à risca pela equipe e gerida pela enfermeira. Reuniões famíliares com a assistente social e a psicóloga do NASF, conversas com Casemiro, mapeamento dos conflitos e das relações familiares, diagnósticos médicos e de enfermagem. Tudo como manda o figurino. A equipe e, em especial, "Cris", esforça-se para controlar a HAS e DM2 de "Das Dores", implementa planos de cuidados diversos, com especial atenção para conseguir envolver os familiares. Há momentos de muita emoção e choro compulsivo de Casemiro com a equipe. Ele se ressente pelos sentimentos que o impedem de cuidar da mãe. Jandira fica meio aqui e ali, ora se envolvendo, ora deixando os acontecimentos tomarem seu rumo, pois ela mesma tinha seus problemas para resolver. Em meio a tudo, ou distante de tudo, "Das Dores" mantém-se com sua teimosia. Aos poucos, porém, perde o interesse pelas coisas, até mesmo em brigar com Casemiro. Cada vez mais a anestesia do álcool lhe serve como único alento. O filho se irrita com a mãe e se impacienta com a ESF que insiste em lhe prescrever condutas, nas visitas esporádicas. "Ora", esbraveja ele, "Se essas doutoras desejam tanto o bem da minha mãe, porque não a levam para cuidar dela? Esse povo acha que a vida é fácil e branca como suas roupas !" "Cris", disciplinada e obstinada que era, colocou na agenda visitas regulares à família. Numa segunda-feira, seguiu para a casa de "Das Dores" cedo. Lá chegando, encontrou um grande movimento na porta da casa. Aproximou-se. Jandira sai e lhe noticia: "Achamos que ela não estava bem e chamamos o SAMU. Mas eles constataram que ela já estava morta". "Cris" voltou a sentir a conhecida perplexidade e impotência que experimentara na primeira visita. O tempo passou, depois passou de novo. "Cris" progrediu na profissão e continuou respeitadíssima em tudo que faz. Poderia ser mais um 'caso encerrado', como tantos outros que cuidara na sua profissão. Porém, "Cris" nunca esqueceu "Das Dores" e o sua triste vida. Era como se tivesse falhado, como algo estivesse escapado ao seu controle. Sentia que algo dentro de si havia mudado, mas ela nunca soube explicar o por quê.

Para Refletir: de volta a "Das Dores" – Cena 3

Com base nas possibilidades disruptivas da politicidade do cuidado, pense sobre as repercussões da vida de "Das Dores" sobre "Cris".

Responda: De que modo o 'cuidar para ser questionado' pode promover críticas interpretativas e reinventivas sobre o sentimento de frustração que "Cris" não conseguiu se livrar?

Conclusão: réquiem para as dores

> *"Socorro, não estou sentindo nada. Nem medo, nem calor, nem fogo. Nem vontade de chorar, nem de rir"*
>
> *Arnaldo Antunes*

Vivemos um tempo em que se celebra ou se deseja ardentemente a morte de todas as dores e de todos os sofrimentos. Exaltamos os prazeres fúlgidos, plásticos, elásticos ou artificialmente produzidos por um consumo inconstante, nutrido por uma inovação destrutiva e descartável. Convivemos numa era do entretenimento e do espetáculo, das pílulas mágicas de felicidade, da autoajuda como cura de todos os males, do egocentrismo autista movidos por *'selfies'*, redes sociais e *'likes'*. São tempos em que os vazios e as angústias humanas são sinais de fracassos a serem evitados, banidos ou distanciados. O dever da felicidade e do bem-estar a qualquer custo assume contornos totalitaristas e conformam um viver humano que beira à exaustão da *'socie-dade do cansaço',* como bem detectou o filósofo da contemporaneidade Byung-Chul Han. Nessa sociedade frenética e fatigada, tornamo-nos algozes e vítimas de nós mesmos, numa *'psicopolítica'* interna, expoliadora e opressora.[43-44]

O paradoxo disso tudo é que, ao tentarmos nos livrar da dor e das profundas transformações que elas nos causam, sobram-nos intensos vazios, dormencias de almas e ausências de vivacidades. Resta-nos o nada ou a 'vontade de nada'.[45] Acaso seria possível, em algum tempo, expurgar de nós tudo o que causa dor e ainda assim restar um traço de vida, por menor que seja? Não seria o justo oposto, ou seja, a lembrança pulsante da dor, o que nos presencia na vida? Se é realmente tão fácil a exulmação compulsória da dor para exaltação do prazer, porque pressentimos tão fortemente o amor (ou como quer que denominemos este sentimento demasiadamente humano), quando sofremos por algo, alguma coisa ou alguém? Se é certa a indisssociabilidade entre a vida e o sofrimento, tão bem refletida por Nietzsche,[45] por que raios achamos ser possível acabar com o sofrimento e ainda assim restar algo de vida? Mas, afinal, o que isso tem a ver conosco, profissionais de saúde, se as dores reflexivas do pensamento filosófico não cabem na urgência dos procedimentos técnicos e na 'evidência científica' que tanto prioriza a nossa prática?

O caso "Das Dores" nos aponta saídas pouco convencionais para essas perguntas. Talvez tenhamos que reaprender que, ao lutarmos obstinadamente contra a dor para promover a saúde, por vezes corremos o risco de embotar, empobrecer ou diminuir a vida, restando a mera sobrevida, se muito. A tecnificação excessiva de mulheres e homens encontra nas tecnologias médicas sua expressão mais profunda e petrificada, amparada igualmente pelo saber da enfermagem. Com ela, objetamos o outro a um corpo inerte, codificado por taxonomias diagnósticas e objeto de manipulações procedimentais. Ficamos presos à reprodutibilidade mecânica e à realização de procedimentos destituidos de qualquer sentido. E vida clama por sentido!

Por tudo isso, façamos um réquiem saudoso para as dores, numa tentativa de resgatá-las dentro de nós mesmos, de nossa humanidade mais profunda, recriando-lhe outros pulsares e valores para a existência. Façamos isso, lutemos por isso, saudemos as dores, tracemos-lhes novos rumos e significados para o nosso pulsar humano. Porque se elas se forem de vez, ficaremos órfãos de vida.

PARTE 1

Princípios para o trabalho do enfermeiro na Atenção Primária à Saúde

▬▬▬ Aspectos-chave ▬▬▬

- Na história das profissões mais tradicionais da saúde, como a medicina e a enfermagem, os cuidados de saúde prestados no domicílio são referencias centrais e, por vezes, controversos, se considerarmos as inserções diferenciadas e as desigualdades de gênero dessas duas categorias profissionais no mundo do trabalho.

- A atuação da enfermagem na atenção à saúde resgata traços expressivos das questões de gênero, posto que tradicionalmente a ocupação de "cuidadores" são delegados às mães, às esposas ou às filhas (ou seja, às mulheres), reeditando velhas assimetrias de poder entre homens e mulheres.

- Ao oferecer o cuidado em casa o Sistema de Saúde inverte o *locus* de cuidado e, por conseguinte, vulnerabiliza o domínio estabelecido pelos profissionais nos locais tradicionais de assistência. Os saberes e as práticas da equipe de saúde, excessivamente tecnicista, entram em conflito com outras lógicas e formas de cuidar da saúde, próprias do contexto familiar adentrado. Esse movimento oferece oportunidades reflexivas importantes para as mudanças necessárias no processo de trabalho e no modelo de atenção em saúde.

- A politicidade do cuidado na perspectiva de gênero- por meio do triedro *epistemologia feminista para cuidar melhor, cuidar para confrontar, cuidar para ser questionado* - pode indicar movimentos disruptivos e reordenadores das assimetrias de poder no âmbito das práticas da(o) enfermeira(o) nas políticas de saúde do SUS.

Referências

1. Schraiber LB. O médico e seu trabalho: limites e liberdades. São Paulo:Hucitec, 1993
2. Scott JW. Gênero: uma categoria útil de análise histórica. Educação & Realidade. Porto Alegre, vol. 20, nº 2, jul./dez. 1995, pp. 71-99
3. Hoeve YT, Jancen G, Roodbol P. The nursing profession: public image, self-concept and professional identity. A discussion paper. J Adv Nurs. 2014 Feb;70(2):295-309.
4. Duarte MC, Fonseca RMG, Souza V, Pena ED. Gênero e violência contra a mulher na literatura de enfermagem: uma revisão. Rev Bras Enferm. 2015 mar-abr;68(2):325-32
5. Pires D. Hegemonia médica na saúde e na enfermagem, São Paulo: Cortez, 1989
6. Silva GB. Enfermagem profissional: análise crítica. São Paulo:Cortez, 1989
7. Baptista BO, et al. A sobrecarga do familiar cuidador no âmbito domiciliar: uma revisão integrativa da literatura. Rev. Gaúcha Enferm., Porto Alegre, v. 33, n. 1, p. 147-156, Mar. 2012
8. Hirata H, Guimaraes NA (org.). Cuidado e cuidadoras – as várias faces do trabalho do Care. São Paulo: Atlas, 2012.
9. Hochschil A. Nos bastidores do livre mercado: babás e mães de aluguel. In: Hirata H, Guimaraes NA (org.). Cuidado e cuidadoras – as várias faces do trabalho do Care. São Paulo: Atlas, 2012.
10. Biroli F. Responsabilidade, cuidado e democracia. Revista Brasileira de Ciência Política, n.18, set-dez, 2015, 81-117.
11. Tronto J. Assistência democrática e democracias assistenciais. Soc. Estado., Brasília , v. 22, n. 2, p. 285-308, Aug. 2007
12. Tronto J. Creating Caring Institutions: Politics, Plurality and Purpose. Ethics and Social Welfare. 2010. v.4,n10, p.158-171
13. Pires MRGM. Politicidade do cuidado como referência emancipatória para a enfermagem: conhecer para cuidar melhor, cuidar para confrontar, cuidar para emancipar. Revista Latino-Americana de Enfermagem (USP. Ribeirão Preto. Impresso), São Paulo-SP, v. 13, n.5, p. 729-736, 2005b
14. Pires MRGM, Göttems LBD, Matos DG. No descaminho da arte rumo à educação crítica: a gestão, o cuidado e o trabalho em saúde no catálogo didáticos-para-recriar-se. In: Spagnol CA, Veloso ISC (org.). Administração em enfermagem:estratégias de ensino. 1ed.Belo Horizonte: Coopmed, 2014, v. 1, p. 145-16.
15. Maturana HR, Varela FJG. De máquinas e seres vivos: autopoiese, a organização do vivo. 3ª ed. Porto Alegre: Artes Médicas, 1997.

102

16. Hardt M, Negri A. Império. Rio de Janeiro- São Paulo: Record, 4º ed, 2002.
17. Deleuze G, Guattari F. O que é a Filosofia? Trad.: Bento Prado Jr., Muñuz AA. Rio de Janeiro: Ed.34, 2ª. Ed, 1997).
18. Mauss M. Ensaio sobre a dádiva. Lisboa:edições 70, 1950.
19. Gronemeyer MA. In: Sachs W. Dicionário de desenvolvimento: guia para o conhecimento como poder. Petrópolis: Vozes, 2000.
20. Pires MRGM, Göttems LBD. Análise da gestão do cuidado no Programa de Saúde da Família: referencial teórico-metodológico. Revista Brasileira de Enfermagem (Impresso), v. 62, p. 294-299, 2009.
21. Pires MRGM. Limites e possibilidades do trabalho do enfermeiro na estratégia saúde da família: em busca da autonomia. Revista da Escola de Enfermagem da USP (Impresso), v. 45, p. 1710-1715, 2011.
22. Pires MRGM. Pela reconstrução dos mitos da enfermagem a partir da qualidade emancipatória do cuidado. Revista da Escola de Enfermagem da USP (Impresso), v. 41, p. 717-723, 2007.
23. Mota FF, Joan C. Tronto. Caring democracy: Markets, equality and justice. Revista Brasileira de Ciência Política. N.18, sert-dez, 2015, p317-22.
24. Paim J. Modelos de Atenção à Saúde no Brasil. In: Giovanella, L; Escorel, S; Lobato, LVC; Noronha, JC; Carvalho, AI (org.). Política e Sistema de Saúde no Brasil. Rio de Janeiro:Fiocruz, 2008.
25. Frank C, Wilson CR. Models of primary care for frail patients. Can Fam Physician. 2015 Jul; 61(7): 601–606.
26. Morris SM, King C, Turner M, Payne S. Family carers providing support to a person dying in the home setting: A narrative literature review. Palliat Med. 2015 Jun;29(6):487-95. doi: 10.1177/0269216314565706. Epub 2015 Jan 29.
27. Health Quality Ontario. In-home care for optimizing chronic disease management in the community: an evidence--based analysis. Ont Health Technol Assess Ser [Internet]. 2013 September;13(5):1–65. Disponível em: http://www.hqontario.ca/en/documents/eds/2013/full-report-OCDM-in-home-care.pdf.
28. Molu NG, Ozkan B, Icel S. Quality of life for chronic psychiatric illnesses and home care.Pak J Med Sci. 2016 Mar--Apr;32(2):511-5. doi: 10.12669/pjms.322.8794.
29. Guimarães NA, Hirata HS, Sugita K. Cuidado e cuidadoras: O trabalho do care no Brasil, França e Japão. Sociologia e Antropologia. V.11, n.1: 151-180, 2011.
30. Silva KL, Sena RR, Feuerwerker LCM, Silva PM, Martins ACS. Desafios da atenção domiciliar sob a perspectiva da redução de custos/racionalização de gastos. Rev enferm UFPE on line., Recife, 8(6):1561-7, jun., 2014.
31. Simão VM, Mioto RCT. O cuidado paliativo e domiciliar em países da América Latina. Saúde debate [online]. 2016, vol.40, n.108 [cited 2016-06-22], p. 156-169.
32. Candy B, France R, Low J, Sampson L. Does involving volunteers in the provision of palliative care make a difference to patient and family wellbeing? A systematic review of quantitative and qualitative evidence. Int J Nurs Stud. 2015 Mar;52(3):756-68. doi: 10.1016/j.ijnurstu.2014.08.007. Epub 2014 Aug 23.
33. Dorsey ER1, George BP, Leff B, Willis AW.The coming crisis: obtaining care for the growing burden of neurodegenerative conditions. Neurology. 2013 May 21;80(21):1989-96. doi: 10.1212/WNL.0b013e318293e2ce. Epub 2013 Apr 24.
34. Silva KL, Sena RR, Feuerwerker LCM, Silva PM, Souza CG, Rodrigues AT. O direito à saúde: desafios revelados na atenção domiciliar na saúde suplementar. Saúde e Sociedade (USP. Impresso), v. 22, p. 773-784, 2013.
35. Wachs LS, et al. Prevalência da assistência domiciliar prestada à população idosa brasileira e fatores associados. Cad. Saúde Pública, Rio de Janeiro, v. 32, n. 3, e00048515, 2016.
36. Donald F, Martin-Misener R, Carter N, Donald EE, Kaasalainen S, Wickson-Griffiths A, Lloyd M, Akhtar-Danesh N, DiCenso A. A systematic review of the effectiveness of advanced practice nurses in long-term care. J Adv Nurs. 2013 Oct;69(10):2148-61. doi: 10.1111/jan.12140. Epub 2013 Mar 25.
37. Farag I, Sherrington C, Ferreira M, Howard K. A systematic review of the unit costs of allied health and community services used by older people in Australia.BMC Health Serv Res. 2013 Feb 20;13:69. doi: 10.1186/1472-6963-13-69.
38. Brasil. Ministério da Saúde. Portaria GM/MS n° 963, de 27 de maio de 2013. Redefine a Atenção Domiciliar no âmbito do Sistema Único de Saúde (SUS). Brasília, 2013. Disponível em: http://bvsms.saude.gov.br/bvs/saudelegis/gm/2013/prt0963_27_05_2013.html.
39. Feuerwerker LCM, Merhy EE. A contribuição da atenção domiciliar para a configuração de redes substitutivas de saúde: desinstitucionalização e transformação de práticas. Rev Panam Salud Publica. 2008; 24 (3): 180-8.
40. Campos GWS. Clínica e saúde coletiva compartilhadas: teoria paideia e reformulação ampliada do trabalho em saúde. In: Campos GWS, Minayo MCS, Akerman M, Drumond Júnior M, Carvalho YM. Tratado de Saúde Coletiva. São Paulo-Rio de Janeiro: Hucitec/Fiocruz; 2006.p. 53-92.
41. Silva KL, Sena RR, Silva PM, Souza CG. Atuação do enfermeiro nos serviços de atenção domiciliar: implicações para o processo de formação. Cienc Cuid Saude 2014 Jul/Set; 13(3):503-510.
42. Pires MRGM, Duarte EC, Göttems LBD, Figueiredo NVF, Spagnol CA. Fatores associados à atenção domiciliária: subsídios à gestão do cuidado no âmbito do SUS. Rev. Esc. Enferm. USP [Internet]. 2013 June [cited 2016 June 12]; 47(3):648-656.

43. Han B. Sociedade do Cansaço. Tradução: Enio Paulo Giachini. Petrópolis, RJ: Vozes, 2015.
44. Han B. Psicopolítica.Tradução: Miguel Serras Pereira. Lisboa:Relógio D´agua, 2015
45. Nietzsche F. Genealogia da Moral- uma polêmica. Tradução: Paulo César de Souza. São Paulo:Companhia da Letras, 2009.

6

A Atenção Domiciliar

Vilma Regina Freitas Gonçalves Dias
Lisiane Andreia Devinar Périco
Sandra Rejane Soares Ferreira

O que há neste capítulo?

Este capítulo apresenta a Atenção Domiciliar (AD) como uma nova modalidade de atenção à saúde, substitutiva ou complementar às já existentes, caracterizada por um conjunto de ações de promoção à saúde, prevenção e tratamento de doenças e reabilitação prestadas em domicílio, com garantia de continuidade de cuidados e integrada às Redes de Atenção à Saúde (RAS). Aborda o Processo de Enfermagem (PE) na AD, destacando a importância do trabalho do enfermeiro nesta modalidade de cuidado. Os temas apresentados visam instrumentalizar o enfermeiro na avaliação da realidade do usuário em AD, sua família e o cuidador, nas dimensões do contexto social e familiar; no grau de autonomia para as atividades da vida diária (AVD) e de dependência de cuidados. O objetivo é contribuir para a reflexão sobre o contexto social da AD, a Política Nacional de Atenção Domiciliar, bem como estimular o pensamento crítico acerca das práticas profissionais do enfermeiro na AD no intuito de qualificar a assistência prestada. Espera-se que ao final da leitura os enfermeiros conheçam as origens e os diferentes conceitos utilizados na AD, entendam a lógica de organização da AD no Sistema Único de Saúde (SUS), identifiquem as suas responsabilidades nessa prática e saibam como utilizar o PE na AD.

Introdução

A Atenção Domiciliar (AD) é uma modalidade de atendimento que vem crescendo no mundo nas três últimas décadas[1] em vitude da mudança do perfil epidemiológico (aumento das doenças crônicas) e demográfico (aumento de idosos), do crescimento das tecnologias em saúde, da ampliação das modalidades de acesso aos serviços de saúde, da racionalização do uso dos leitos hospitalares e dos recursos em saúde e, muitas vezes, em decorrência propriamente das necessidades das pessoas.[1,2]

A mudança do perfil demográfico e epidemiológico também ocorre no Brasil, onde se apresenta como uma nova carga de doenças[3] com o aumento da prevalência das Doenças Crônicas Não

PARTE 1 — Princípios para o trabalho do enfermeiro na Atenção Primária à Saúde

Transmissíveis (DCNT), as quais produzem danos à saúde e exigem cuidados com complexidade passíveis de serem atendidas no âmbito do domicílio.[3,4]

A AD apresentou ao longo do tempo diferenças e particularidades importantes em sua organização dentro do Brasil e, durante os últimos anos, tem-se buscado definir os conceitos inerentes à AD como os critérios de admissão/exclusão/alta de pacientes, as modalidades e os recursos necessários dentro de cada modalidade, os papéis dos profissionais e as responsabilidades dos gestores, além de financiamento, registro e avaliação.[2]

Os Serviços de AD são de grande importância por garantirem acesso aos cuidados de saúde para as pessoas restritas ao domicílio, sendo considerados uma especialidade e uma prática avançada que exige conhecimento científico e tecnológico, competência e profissionalismo, pois é um exercício profissional complexo e subjetivo que requer profissionais com formação e apropriação de modelos de *expertise* clínica.[1]

Alguns aspectos históricos da Atenção Domiciliar

O cuidado domiciliar é uma prática remota. A AD surgiu nos Estados Unidos, em 1947, como prática institucionalizada, motivada pela necessidade de descongestionar os hospitais e criar um ambiente mais favorável à recuperação das pessoas.[5] A utilização do domicílio como espaço de cuidado à saúde emergiu e expandiu-se mundialmente devido à transição demográfica e epidemiológica.

Na Europa, a primeira experiência formal de AD aconteceu na França, em Paris, onde em 1957 foi criado o *Santé Service*; na Espanha, onde a primeira Unidade de Assistência Domiciliar foi criada em 1981, nos anos seguintes surgiram iniciativas similares em diversos hospitais.[5]

No Canadá, serviços dessa natureza funcionam desde os anos 60 focados nas altas precoces de pacientes pós-cirúrgicos, tendo avançado já em 1987 para pacientes clínicos, influenciados por freiras oriundas de Paris.[5]

No Brasil, a primeira experiência de atendimento domiciliar organizada como um serviço foi o Serviço de Assistência Médica Domiciliar de Urgência (SAMDU), fundado em 1949 e vinculado ao Ministério do Trabalho. Posteriormente, a AD foi iniciada como uma atividade planejada pelo setor público com o Serviço de Assistência Domiciliar do Hospital de Servidores Públicos do Estado de São Paulo (HSPE), que funciona desde 1963.[4,5]

No entanto, a partir de 1990, seguindo a tendência mundial e impulsionado pela mudança no perfil demográfico e epidemiológico da população brasileira, o Ministério da Saúde (MS) instituiu de forma organizada, mas incipiente, a modalidade de cuidado domiciliar.[4]

Em 2002, foi publicada a Portaria SAS/MS n° 249[6], estabelecendo a AD como modalidade assistencial a ser desenvolvida pelo Centro de Referência em Assistência à Saúde do Idoso.[7] Em seguida, houve a publicação de legislação voltada para propiciar às pessoas portadoras de distrofia muscular progressiva o uso de ventilação mecânica não invasiva em domicílio, tendo sido ampliado posteriormente para outras doenças neuromusculares. Em 2006, a Agência Nacional de Vigilância Sanitária (ANVISA) publicou a RDC 11[8] que tratou, pela primeira vez, do regulamento técnico de funcionamento dos serviços que prestam AD. A estruturação dos Serviços de Atenção Domiciliar (SAD) passou, a partir de então, a se organizar com base nas orientações dessa resolução.

Em 2006, a Portaria n° 2.529[9] instituiu a internação domiciliar no âmbito do SUS como um conjunto de atividades prestadas no domicílio às pessoas clinicamente estáveis e que exijam in-

106

tensidade de cuidados acima das modalidades ambulatoriais, mas que possam ser mantidas em casa, por equipe exclusiva para esse fim.[5]

Durante um longo período, houve debates no MS acerca das publicações disponíveis e, após trabalho desenvolvido por um grupo de trabalho estabelecido para este fim, foi publicada em 2011 a Portaria GM/MS n° 2.029,[10] que redefiniu a AD no âmbito do Sistema Único de Saúde (SUS). Além disso, estabeleceu normas de cadastro dos Serviços de Atenção Domiciliar (SAD), suas respectivas equipes multidisciplinares de atenção domiciliar (EMAD) e equipes multidisciplinares de apoio (EMAP), além da habilitação dos estabelecimentos de saúde aos quais estarão vinculadas, regras de habilitação e valores de incentivo.[5]

A partir da Portaria nº 2029[10], a AD começou a se constituir de forma organizada e financiada pelo SUS e várias outras Portarias foram sendo editadas para readequação de suas normas e diretrizes, constituindo uma política sólida de AD no país que ocorre em diferentes níveis de atenção.

A politica de Atenção Domiciliar no âmbito do SUS

Atualmente, a AD no âmbito do SUS é regulamentada pela Portaria GM/MS n° 825, de 27 de abril de 2016.[11] O objetivo dessa regulamentação é a reorganização do processo de trabalho das equipes que prestam cuidado domiciliar na atenção básica, ambulatorial e hospitalar, com vistas à redução da demanda por atendimento hospitalar e/ou redução do período de permanência de usuários internados, a humanização da atenção, a desinstitucionalização e a ampliação da autonomia dos usuários.[11]

Essa Portaria define e considera três aspectos importantes para a AD no SUS. São eles:[11]

- A Atenção Domiciliar (AD) como modalidade de atenção integrada às RAS,[12] caracterizada por um conjunto de ações de prevenção e tratamento de doenças, reabilitação, cuidados paliativos e promoção à saúde, prestadas em domicílio, garantindo continuidade de assistência.[11]

- O Serviço de Atenção Domiciliar (SAD) como serviço complementar aos cuidados realizados na atenção básica e em serviços de urgência, substitutivo ou complementar à internação hospitalar, responsável pelo gerenciamento e operacionalização das Equipes Multiprofissionais de Atenção Domiciliar (EMAD) e Equipes Multiprofissionais de Apoio (EMAP);[11]

- O cuidador como a pessoa, com ou sem vínculo familiar com o usuário, apta para auxiliá-lo em suas necessidades e atividades da vida diária (AVD) e que, dependendo da condição funcional e clínica do usuário, deverá estar presente no atendimento domiciliar.[11]

A Atenção Domiciliar

As diretrizes da AD contemplam a estruturação da mesma de acordo com os princípios de ampliação e equidade do acesso, acolhimento, humanização e integralidade da assistência, na perspectiva da RAS; estando incorporada ao sistema de regulação, articulando-se com os outros pontos de atenção à saúde; adotando linhas de cuidado por meio de práticas clínicas cuidadoras baseadas nas necessidades do usuário, reduzindo a fragmentação da assistência e valorizando o trabalho em equipes multiprofissionais e interdisciplinares; e, ainda, estimulando a participação ativa dos profissionais de saúde envolvidos, do usuário, da família e cuidadores.[2,4,13]

A AD é indicada para pessoas com estabilidade clínica, restritas ao leito ou ao lar, de maneira temporária ou definitiva, ou em grau de vulnerabilidade na qual é considerada a oferta mais oportuna para tratamento, cuidados paliativos, reabilitação e prevenção de agravos, tendo em vista a ampliação de autonomia do usuário, familiar e cuidadores.[11]

A AD é definida como uma modalidade abrangente de atenção à saúde, substitutiva ou complementar às já existentes, com garantia de continuidade de cuidados e integrada às RAS.[14,15] Na AD, os cuidados à saúde são oferecidos ao indivíduo e sua família em suas residências com o objetivo de promover, manter ou restaurar a saúde, maximizar o nível de independência, minimizando os efeitos das incapacidades ou doenças, incluindo aquelas sem perspectiva de cura.[16] Assim, a AD é um conceito amplo e genérico que engloba e, também, representa a visita domiciliária (VD), o atendimento e a internação domiciliar, cada um com seus objetivos e características.[1,16]

A VD é utilizada para conhecimento das famílias, identificação e monitoramento das necessidades em saúde, sendo considerada um instrumento para o diagnóstico da realidade da pessoa/família e a realização da assistência à saúde domiciliar, sendo programada e utilizada com o intuito de subsidiar intervenções ou o planejamento de ações.[1,16,17]

Na Atenção Primária à Saúde (APS), de modo geral, a estratégia da VD é sempre direcionada a todas as famílias da área de abrangência da unidade de saúde (US), podendo ser realizada tanto pelo enfermeiro quanto pelos demais profissionais da equipe.[18] As principais ações desenvolvidas durante a VD são: cadastramento, orientações, educação em saúde, vigilância à saúde, controle de casos clínicos julgados necessários pela equipe de saúde e atendimento domiciliar.[18] A VD aproxima a equipe de saúde da pessoa/família ampliando a compreensão do universo social em que vivem, bem como permite conhecer as necessidades em saúde, dificuldades e fragilidades do sistema familiar.[16]

A VD pode ser definida como um instrumento (técnicas, procedimentos e saberes) da enfermagem na APS utilizada para avaliação e intervenção no processo saúde-adoecimento da unidade familiar, realizada no local de moradia. A VD é realizada recorrendo-se a três formas de abordagens: a) entrevista, b) observação sistematizada e c) intervenção orientada e participativa.[19]

A entrevista é uma conversa dirigida por um roteiro conduzido por questões orientadoras que tem por finalidade obter dados de duas naturezas: a) os que se referem a fatos objetivos e vivências concretas da realidade; b) os que se referem ao nível mais profundo da realidade – os subjetivos – tais como atitudes, valores, cultura, historicidade do núcleo familiar, simbolismos, sentimentos e opiniões.[19]

A observação sistematizada tem sua origem na antropologia e trata-se de um "compartilhar consciente e sistemático, conforme as circunstâncias permitam, nas atividades de vida e eventualmente nos interesses e afetos de um grupo de pessoas". Assim, a observação consiste na incorporação do sujeito observador ao processo de vida da população que é investigada, subordinada a um projeto estratégico e ao registro diário das observações.[19]

A intervenção orientada e participativa segue os preceitos e pressupostos metodológicos do Processo de Enfermagem (PE) cujo objetivo é assistir, tendo como foco central a família na dimensão singular da realidade objetiva. Refere-se à intervenção direta nos processos específicos da unidade familiar (problemas, necessidades e potencialidades de saúde) identificados por meio da coleta de dados e sintetizados na definição dos diagnósticos de enfermagem para os quais o enfermeiro discute com a pessoa/família as possibilidades de intervenção para construção de um plano em conjunto com compartilhamento de responsabilidades.[19]

O atendimento domiciliar é uma categoria da AD à saúde que pode ser também denominada assistência ou cuidado domiciliar e baseia-se na plena interação do profissional com a pessoa, sua família e o cuidador, quando esse existe.[16] No atendimento domiciliar, são realizadas as atividades assistenciais indicadas após as VD programadas (ou não) ou internação domiciliar, em que foram identificados problemas ou necessidades em saúde do núcleo familiar, as quais são operacionalizadas por meio do PE dentro do contexto da integralidade da assistência.[1,16] Segundo o Conselho Federal de Enfermagem (COFEN), o atendimento domiciliar compreende todas as ações, sejam elas educativas ou assistenciais, desenvolvidas pelos profissionais de enfermagem no domicilio, direcionadas às pessoas e seus familiares.[20]

A internação domiciliar, por sua vez, é uma categoria mais específica, que envolve a utilização de aparato tecnológico em domicílio, de acordo com as necessidades de cada indivíduo, sendo caracterizada pela permanência da equipe de saúde na residência por no mínimo quatro horas diárias, com acompanhamento contínuo. O indivíduo para ser internado em domicílio precisa apresentar quadro clínico estável, assim como a equipe profissional necessita de rede de suporte para as possíveis eventualidades.[16] Conforme a ANVISA,[21] internação domiciliar é um conjunto de atividades prestadas no domicílio, caracterizadas pela atenção em tempo integral ao paciente com quadro clínico mais complexo e com necessidade de tecnologia especializada.

O serviço de Atenção Domiciliar

Os SADs, segundo o MS, objetivam: a) a redução da demanda por atendimento hospitalar; b) a redução do período de permanência de usuários internados; c) a humanização da atenção à saúde, com a ampliação da autonomia dos usuários; e d) a desinstitucionalização e a otimização dos recursos financeiros e estruturais da RAS.[12]

O SAD deverá ser organizado a partir de uma base territorial, sendo referência em atenção domiciliar para uma população definida e se relacionará com os demais serviços de saúde que compõem a RAS, em especial com a atenção básica, atuando como matriciadores dessas equipes, quando necessário.[11]

As equipes do SAD devem ser organizadas e devidamente cadastradas no Sistema de Cadastro Nacional de Estabelecimentos de Saúde (SCNES), conforme descrito a seguir:[11,22]

- Equipes Multiprofissionais de Atenção Domiciliar (EMAD) que pode ser constituída como EMAD Tipo 1 ou EMAD Tipo 2. Todos os profissionais que compõem as EMAD não poderão ter carga horária semanal inferior a 20 (vinte) horas de trabalho e devem realizar atendimento, no mínimo, 1 (uma) vez por semana a cada usuário.

  A EMAD Tipo 1 terá a composição mínima de: a) profissional(is) médico(s) com somatório de carga horária semanal de, no mínimo, 40 (quarenta) horas de trabalho por equipe; b) profissional(is) enfermeiro(s) com somatório de carga horária semanal de, no mínimo, 40 (quarenta) horas de trabalho por equipe; c) profissional(is) fisioterapeuta(s) ou assistente(s) social(is) com somatório de carga horária semanal de, no mínimo, 30 (trinta) horas de trabalho por equipe; e d) profissionais auxiliares ou técnicos de enfermagem, com somatório de carga horária semanal de, no mínimo, 120 (cento e vinte) horas de trabalho por equipe.[11,22]

  A EMAD Tipo 2 será composta minimamente por: a) profissional médico com carga horária semanal de, no mínimo, 20 (vinte) horas de trabalho; b) profissional enfermeiro com carga horária semanal de, no mínimo, 30 (trinta) horas de trabalho; c) profissional fisioterapeuta ou assistente social com somatório de carga horária semanal de, no mínimo, 30 (trinta) horas de trabalho; e d) profissionais auxiliares ou técnicos de enfermagem, com somatório de carga horária semanal de, no mínimo, 120 (cento e vinte) horas de trabalho.[11,22]

  Compor um EMAD é pré-requisito para implantação de uma Equipe Multiprofissional de Apoio (EMAP).[11,22]

- Equipe Multiprofissional de Apoio (EMAP). Todos os profissionais de EMAP não poderão ter carga horária semanal inferior a 20 (vinte) horas de trabalho e poderá ser acionada somente a partir da indicação clínica da EMAD, para dar suporte e complementar suas ações.[11,22]

A EMAP terá composição mínima de 3 (três) profissionais de nível superior, cuja soma das cargas horárias semanais de seus componentes será de, no mínimo, 90 (noventa) horas de trabalho e pode ser composta a partir da escolha entre as ocupações: I- assistente social; II- fisioterapeuta; III- fonoaudiólogo; IV- nutricionista; V- odontólogo; VI- psicólogo; VII- farmacêutico; ou VIII- terapeuta ocupacional.[11,22]

O SAD deverá articular-se com os outros serviços da RAS, principalmente hospitais, serviços de urgência e APS, buscando evitar demanda direta dos usuários. A admissão do usuário ao SAD exigirá a sua prévia concordância e de seu familiar ou, na inexistência de familiar, de seu cuidador, com assinatura de termo de esclarecimento e reponsabilidade e, o descumprimento dos acordos assistenciais entre a equipe multiprofissional e o usuário, familiar(es) ou cuidador(es) poderá acarretar a exclusão do usuário do SAD, ocasião na qual o atendimento do usuário se dará em outro serviço adequado ao seu caso, conforme regulação local.[11]

O cuidador

Os cuidadores, segundo o MS, são pessoas com ou sem vínculo familiar com o usuário apta(s) para auxiliá-lo em suas necessidades e AVD e que, dependendo da condição funcional e clínica do usuário, deverá(ão) estar presente(s) no atendimento domiciliar.[11] O mesmo deve possuir capacidade para auxiliar a pessoa em suas necessidades e AVD, além de ser o vigilante do seu estado de saúde e da efetiva operacionalização do plano de cuidados ou do projeto terapêutico.[22]

No momento de identificação do cuidador é importante verificar a sua capacidade cognitiva, resiliência, discernimento, adaptação e enfrentamento das situações inerentes ao cuidado, lembrando que frente à piora da pessoa o mesmo será cada vez mais exigido. Mesmo os mais resilientes estarão sujeitos a alguma sobrecarga física e emocional, tornando-se potencialmente doentes. Para cuidar de um adulto dependente, é necessário condicionamento físico capaz de dar conta de tarefas complexas e pesadas, além de recuperar-se rapidamente de atividades extenuantes ou de uma noite mal dormida.[23]

A equipe de saúde deve estar atenta às características do cuidador, além das já apontadas acima, tais como: perfil para cuidar do outro, idade, se a atividade é solitária ou dividida com outro familiar, ausência de outro familiar, pois a sobrecarga para o cuidador está diretamente ligada a possibilidade de dividir as responsabilidades da casa com outra pessoa.[23]

Na identificação do cuidador, é importante que se faça além da avaliação do "perfil" do familiar, avaliar em que condições ele se apresenta como cuidador: Espontânea e satisfeito? Pressionado pela família, com medo e assustado? Resistente e magoado? Cansado e se sentindo explorado? Esse contexto também é objeto de trabalho da enfermagem e da equipe como um todo. Muitas situações exigem que seja lançado mão do trabalho interdisciplinar da equipe da APS, incluindo as equipes do Núcleo de Apoio à Saúde da Família (NASF) e do SAD.[4,11,13]

Diversas outras questões têm sido levantadas no que concerne à figura do cuidador quanto ao seu papel, o sofrimento que por vezes a função lhe traz, a capacidade de executar determinados cuidados, a legalidade da função, entre outros. A equipe de saúde, em todas as modalidades de AD, deve estar atenta ao trabalho que o cuidador desenvolve, sobre seu estado de saúde e prontidão para cuidar do outro. Para que o cuidador mantenha-se fortalecido, desenvolver grupos de suporte para esse conjunto de pessoas e promover espaços de cuidado e de trocas de experiências para cuidadores e familiares.[24] Tem-se considerado, segundo o Ministério da Saúde[4], que ao cuidador competem as seguintes atribuições:

- Ajudar no cuidado corporal: cabelo, unhas, pele, barba, banho parcial ou completo, higiene oral e íntima;
- Estimular e ajudar na alimentação;
- Ajudar a sair e voltar da cama, mesa, cadeira, entre outros;
- Ajudar na locomoção e atividades físicas apoiadas (andar, tomar sol, movimentar as articulações);
- Participar do tratamento diretamente observado (TDO);
- Fazer mudança de decúbito e massagem de conforto;
- Servir de elo entre o usuário, família e a equipe de saúde;
- Administrar medicações, exceto em vias parenterais, conforme prescrição;
- Comunicar a equipe de saúde as intercorrências;
- Encaminhar solução quando do agravamento do quadro, conforme orientação da equipe;
- Dar suporte psicológico as pessoas em AD.

Após identificado e formalmente definido quem será o cuidador, o mesmo poderá receber treinamento, por meio de ação educativa, da equipe de saúde. Alguns treinamentos serão mais específicos, pois a depender da modalidade de AD esta exigirá diferentes ações do cuidador. Entretanto, todos os cuidadores deverão receber treinamento quanto ao plano de cuidado, rede de apoio, quando e por que via acionar as equipes, alertas de piora do quadro e o que fazer, entre outros.[13,23]

A ação educativa em saúde na AD é um processo dinâmico e tem como objetivo a capacitação dos indivíduos para a autonomia no cuidado, que necessita ser continuo ao longo da rotina de vida da pessoa, pois inclui a manutenção das atividades cotidianas relacionadas com as necessidades humanas básicas (alimentação, eliminações, higiene, respiração, sono e repouso, por exemplo) e não pode ser realizado pelas equipes de saúde o tempo todo. Essa ação educativa inclui, em algumas situações, a necessidade de prover treinamentos para realização de técnicas associadas à manutenção de necessidades humanas básicas ou cuidados restauradores.

Dentre as atividades instrumentais do enfermeiro mais requeridas no cuidado ao paciente acamado estão os cuidados com sondas enterais e vesicais, traqueostomia, curativos de feridas, lesões da pele causadas por úlceras de pressão e administração de medicamentos.[25] Quanto aos procedimentos de baixa complexidade, o enfermeiro deverá estar apto a ensinar/supervisionar os cuidadores em sua realização, auxiliando sempre que necessário.[26]

Nessa ação educativa, não basta ao enfermeiro apenas treinar as habilidades técnicas e informar sobre as normas para a realização dos procedimentos; é preciso, também, realizar a educação em saúde estimulando o diálogo, a indagação, a expressão de medos ou inseguranças e a reflexão para que a ação possa ser realizada pelo cuidador com confiança e eficiência. A família muitas vezes acredita que sozinha não conseguirá cuidar de forma adequada da pessoa, necessitando de orientação profissional e de apoio para sentir-se competente para o cuidado.

O enfermeiro que cuida de pacientes acamados em domicílio lida com diversas situações; em algumas delas, há perspectiva de ampliação da autonomia do paciente; em outras, a perspectiva é de construção da autonomia do cuidador em relação às equipes de saúde. Contudo, normalmente, essas situações geram longos processos de acompanhamento, que demandam estratégias de cuidados técnicos.[27] Mostra-se fundamental o conhecimento pelo enfermeiro acerca das

PARTE 1 — Princípios para o trabalho do enfermeiro na Atenção Primária à Saúde

alterações que podem ocorrer durante o tratamento da pessoa restrita ao domicílio para que o auxílio do profissional seja de suma importância na promoção e recuperação da saúde da pessoa e sua família.[26]

Organização da Atenção Domiciliar: modalidades, características e responsabilidades pelo cuidado

A AD no âmbito do SUS deverá ser organizada em modalidades definidas a partir da caracterização da pessoa que necessita de cuidado, do tipo de atenção e procedimentos utilizados para realizar assistência dos mesmos. A determinação da modalidade está atrelada às necessidades de cuidado exigidas por cada pessoa em relação à periodicidade das visitas, à intensidade do cuidado multiprofissional e ao uso de equipamentos, os quais são importantes para identificação do perfil de atendimento e para o adequado planejamento e gestão dos recursos humanos, materiais necessários e fluxos intra e intersetoriais.[11] Segundo a Portaria nº 825 poderão ser disponibilizados três modalidades de AD. São elas:[11]

A Modalidade AD1 destina-se aos usuários que possuam problemas de saúde controlados/compensados e com dificuldade ou impossibilidade física de locomoção até uma unidade de saúde (US), que necessitam de cuidados com menos frequência e menor necessidade de recursos de saúde ou de intervenções multiprofissionais, requerindo estabilidade de cuidados satisfatórios pelos cuidadores. A prestação da assistência na modalidade AD1 é de responsabilidade das equipes da APS (por meio de visitas regulares em domicílio, conforme plano de cuidado) e inclui a atenção dos NASF, ambulatórios de especialidades e centros de reabilitação.[22,28]

A modalidade AD 2 destina-se aos usuários que possuam problemas de saúde, dificuldade ou impossibilidade física de locomoção até uma US e que necessitem de maior frequência de cuidado, recursos de saúde e acompanhamento contínuos, podendo ser oriundos de diferentes serviços da RAS.[22,28] O objetivo da AD2 é abreviar ou evitar hospitalizações, sendo oferecida para pessoas com: a) afecções agudas ou crônicas agudizadas, com necessidade de cuidados intensificados e sequenciais, como tratamentos parenterais ou reabilitação; b) afecções cronicodegenerativas, considerando o grau de comprometimento causado pela doença, que demande atendimento no mínimo semanal; c) necessidade de cuidados paliativos com acompanhamento clínico no mínimo semanal, com o fim de controlar a dor e o sofrimento do usuário; ou e) prematuridade e baixo peso em bebês com necessidade de ganho ponderal.[11] A prestação de assistência à saúde na modalidade AD2 é de responsabilidade das equipes EMAD e EMAP, ambas designadas para esta finalidade.[11]

A modalidade AD3 destina-se aos usuários com qualquer das situações listadas na modalidade AD2, quando necessitarem de cuidado multiprofissional mais frequente, uso de equipamento(s) ou agregação de procedimento(s) de maior complexidade (por exemplo, ventilação mecânica, paracentese de repetição, nutrição parenteral e transfusão sanguínea), usualmente demandando períodos maiores de acompanhamento domiciliar.[22,28]

Para a admissão de usuários nas modalidades AD2 e AD3, é fundamental a presença de cuidador identificado. Também, deverá ser garantido, se necessário, transporte sanitário e retaguarda de unidades assistenciais de funcionamento 24 horas, definidas previamente como referência para o usuário, nos casos de intercorrências.[11]

As equipes do SAD são responsáveis pela prestação de assistência à saúde na modalidade AD2 e AD3, ficando facultado à EMAP tipo 2 a responsabilização pelo cuidado, caso não possua condições técnicas e operacionais para a execução da modalidade AD3.[11]

Capítulo 6   A Atenção Domiciliar

Segundo a Portaria nº 825, em caso de intercorrências agudas será garantido, aos usuários em AD, transporte e retaguarda para as unidades assistenciais de funcionamento 24 (vinte e quatro) horas/dia, previamente definidas como referência para o usuário. A admissão de usuários dependentes funcionalmente, conforme a Classificação Internacional de Funcionalidade, Incapacidade e Saúde (CIF), será condicionada à presença de cuidador(es) identificado(s).[11]

O domicílio, a família e a abordagem integral na Atenção Domiciliar realizada pela equipe da Atenção Primária à Saúde

O domicílio é o espaço onde se constroem as relações e interações do sistema familiar, seja no seu aspecto afetivo, social, educacional, emocional e psicológico.[5] O espaço de moradia fornece informações valiosas sobre a família e seu modo de viver e de interagir, ele traz informações sobre as condições socioeconômicas, culturais, as crenças/ mitos, os ritos de passagem (implícitos e explícitos), entre outros.[29] Na maioria das vezes, é um local de proteção, aconchego e abrigo, mas pode ser também o local onde nascem traumas, guardam-se segredos e vivencia-se o medo.[29,30] É um cenário onde as relações sociais se evidenciam e a percepção dessas relações traz elementos que podem fortalecer o potencial de saúde ou mesmo contribuir para o processo de adoecimento.[5,18]

O conceito de família tem se modificado de acordo com as transformações dos modos de produção social, havendo variações culturais dentro do mesmo modo de produção, na mesma época histórica, subjacentes às interferências dadas pelas diferentes culturas que compõem a formação social considerada (ver Capítulo 2).[19]

Cabe destacar que, como grupo social, a família pertence a diferentes estratos e classes, dadas suas diferenças culturais e a sua inserção no sistema produtivo. Essa é a razão pela qual falamos famílias, histórica e socialmente situadas, e não família no sentido universal. De todos esses recortes, nas sociedades onde ainda se verificam as grandes desigualdades sociais – como é o caso das sociedades industriais contemporâneas – o recorte primeiro e preponderante tem sido o das classes sociais e seus grupos sociais correspondentes (frações de classes). Em termos gerais, a classe social da família é dada pela inserção no sistema produtivo do membro da família economicamente responsável pela totalidade ou ao menos pela maior parte de sua manutenção. Assim, pode ocorrer, numa mesma família, a convivência de pessoas que individualmente estão situadas em classes sociais distintas.[19]

De acordo com Egry, a equipe da APS, ao organizar a assistência à família deverá fazê-lo de modo a contemplar duas questões: a) a intervenção nos perfis epidemiológicos das famílias contidas na área de abrangência de sua unidade de saúde. Portanto, deve ser precedida por um estudo para determinar tal perfil e as necessidades de saúde dele decorrentes. Diferente dos estudos de perfis de morbimortalidade dos contingentes populacionais, quando se traça um perfil epidemiológico das famílias, há que considerar a dinâmica (interna/externa) de constituição dos grupos familiares e as suas estratégias de sobrevivência e superação das dificuldades. Essa é uma das razões pelas quais é fundamental a qualificação específica dos trabalhadores de saúde para lidar com o processo saúde-doença das famílias; b) a expansão da consciência crítica acerca das funções sociais da família na sociedade, ou seja, a função econômica, a ideológica e a de reprodução da força de trabalho. Essa expansão da consciência, além da compreensão crítica das razões de outorga desses papéis, inclui o repensar sobre a articulação Estado/Família.[19]

Outro aspecto importante para o processo da AD é a avaliação da rede social ou apoio social que a pessoa em acompanhamento possui, pois a literatura é unânime ao destacar sua importância para a saúde física e mental, considerando o efeito do apoio como fator protetivo e promotor de saúde, capaz de moderar o impacto de eventos estressantes auxiliando no enfrentamento de

113

PARTE 1   Princípios para o trabalho do enfermeiro na Atenção Primária à Saúde

situações específicas, como doenças crônicas ou agudas, estresse, crise de desenvolvimento e vulnerabilidade social ou física (ver Capítulo 2).[31]

No âmbito da APS, a AD deve se inserir no processo de trabalho das equipes de saúde com o suporte das equipes do SAD.[15] Do mesmo modo, durante o período em que o usuário estiver sob os cuidados do SAD, a equipe de APS de sua referência deverá compartilhar o cuidado, participando na elaboração do Projeto Terapêutico Singular (PTS) a ser implementado.

Os trabalhadores envolvidos no cuidado nas diferentes modalidades de AD incluem enfermeiros, auxiliares ou técnicos de enfermagem, terapeutas ocupacionais, fisioterapeutas, fonoaudiólogos, assistentes sociais, médicos, nutricionistas, cuidadores, entre outros (a depender da localidade).[11]

Os gestores e trabalhadores da saúde necessitam saber qual é seu papel junto às pessoas, famílias e no sistema de saúde, onde a AD se insere. Todos precisam responsabilizar-se pela organização de uma RAS efetiva e que possa dar respostas às diferentes necessidades identificadas.

Assim, os profissionais de saúde devem desenvolver a competência de ajudar as pessoas com foco na qualidade de vida e melhoria do nível de saúde, de modo que a pessoa e sua família participem efetivamente do plano de cuidado. A escuta qualificada,[32] o vínculo e afeto também são importantes, pois profissionais e usuários transferem afeto.

Uma tecnologia importante que pode ser utilizada na AD pelos profissionais é a clínica ampliada.[32] O cuidado no domicílio naturalmente provoca a necessidade da ampliação da clínica, uma vez que a pessoa cuidada demanda diversidades de olhares e necessita de múltiplos serviços introduzindo, de maneira sistematizada, o atendimento voltado à pessoa de modo integral, sistêmica e respeitando a autonomia e os saberes de todos.[13]

A importância do trabalho da enfermagem na Atenção Domiciliar em APS

Inicialmente, cabe destacar que a AD é uma ação de saúde para ser realizada em equipe, devido à complexidade de se acompanhar uma pessoa restrita ao domicilio em sua integralidade. É imprescindível que a equipe que atende em domicílio compreenda a família que está recebendo esse cuidado, sua estrutura e funcionalidade. Os profissionais precisam trabalhar de forma articulada (intra e interequipes) para que, frente à identificação de possíveis disfuncionalidades que prejudicam o bem-estar biopsicossocial da pessoa e de sua família, possam incrementar o plano de cuidados e intervir de modo a evitar o sofrimento e otimizar o nível de saúde de todos seus membros.[1,13] Assim, torna-se necessária a apropriação, pelos profissionais de saúde, de algumas ferramentas específicas para abordar as famílias, conforme detalhado no Capítulo 2.

Apesar de não ser uma prática exclusiva do enfermeiro, a AD é reconhecida como parte importante do trabalho desse profisisonal na APS. Estudo realizado por Sossai e Pinto[33], com o objetivo de analisar, por meio de revisão da literatura, a VD realizada pelo enfermeiro, constatou que essa ação traz alguns benefícios na assistência à família como a redução de custos, a aproximação com o indivíduo e sua família, a escuta atenta, o conhecimento da realidade de vida das pessoas e a identificação dos riscos no domicílio. As autoras destacaram que a atuação do enfermeiro voltada à prática educativa é a principal estratégia de promoção da saúde ao atuar na VD e que o enfermeiro necessita ter em mente que seu atendimento é de excelência e deve culminar com uma avaliação clínica completa.[33]

A inserção do enfermeiro no contexto familiar exige aprimoramento e conhecimento que direcione sua prática para além da qualidade técnica, incluindo ações interdisciplinares e, sobretudo, de interação com a unidade familiar, de modo atento para as questões que vão além do problema clínico da pessoa, mas que possa também reconhecer os mecanismos de enfrentamento da família que pode estar abalada. As atividades educativas devem facilitar o cuidado diferenciado, comprometido e, principalmente, capaz de auxiliar a restabelecer maneiras saudáveis de viver da pessoa e de sua família.[34]

No contexto da AD, a enfermagem representa o maior contingente de trabalhadores[1] e, igualmente às demais profissões, precisam de conhecimento para atuar de modo competente no âmbito do domicilio.

Nas três modalidades de AD, as equipes responsáveis pela assistência têm como atribuições definidas pelo MS:[11]

I.   trabalhar em equipe multiprofissional integrada à RAS;

II.   identificar, orientar e capacitar o(s) cuidador(es) do usuário em atendimento, envolvendo-o(s) na realização de cuidados, respeitando seus limites e potencialidades, considerando-o(s) como sujeito(s) do processo;

III.   acolher demanda de dúvidas e queixas dos usuários, familiares ou cuidadores;

IV.   promover espaços de cuidado e de trocas de experiências para cuidadores e familiares;

V.   utilizar linguagem acessível, considerando o contexto;

VI.   pactuar fluxos para atestado de óbito, devendo ser preferencialmente emitido por médico da EMAD ou pela equipe da APS do respectivo território;

VII. articular, com os demais estabelecimentos da RAS, fluxos para admissão e alta dos usuários em AD, por meio de ações como busca ativa e reuniões periódicas; e

VIII. participar dos processos de educação permanente e capacitações pertinentes.[11]

O enfermeiro pode auxiliar na organização do cuidado de uma pessoa restrita ao domicílio diagnosticando necessidades e planejando a assistência com ênfase nas necessidades humanas básicas. O ser humano é motivado por suas necessidades e é de suma importância que o enfermeiro atente ao máximo para elas, promovendo um cuidado sistematizado e humanizado.

O Processo de Enfermagem aplicado à Consulta de Enfermagem no domicílio

A especificidade do saber de enfermagem, que contribui de maneira expressiva no cuidado das pessoas em situação de restrição à residência, será aplicada por meio do Processo de Enfermagem (PE) no domicilio que, independentemente do local onde é realizado, deve seguir as suas cinco etapas: coleta de dados (investigação), diagnóstico de enfermagem (DE), plano de cuidado, implementação das ações e avaliação do cuidado prestado (ver Capítulo 3). Portanto, no contexto do cuidado domiciliar, o enfermeiro deve aplicar o PE e registrar todas as informações relativas à atenção prestada. O prontuário da pessoa pode ser constituído em uma versão domiciliar, sendo uma ferramenta de extrema importância para a gestão do cuidado, na medida em que permite por meio dos registros da evolução das ações a avaliação das condições de saúde da pessoa e a reavaliação das condutas adotadas pela equipe, favorecendo a longitudinalidade do cuidado.[4,11]

O enfermeiro utilizará as ações educativas para a implantação de um plano assistencial e de orientações nas VDs. Compreende-se que o atendimento domiciliar envolve ações educativas, orientação, demonstração de procedimentos técnicos a ser delegados à pessoa ou ao seu cuidador, além da execução desses procedimentos pela equipe multiprofissional em domicílio.[35]

PARTE 1 Princípios para o trabalho do enfermeiro na Atenção Primária à Saúde

No caso de haver uma solicitação dirigida à APS para inclusão de uma pessoa na AD, é indispensável a realização de uma visita para avaliação do domicílio, da pessoa, bem como da família com o uso das ferramentas já citadas e a utilização do conhecimento existente na equipe e no NASF para definição do tipo de atenção necessária. Confirmada a necessidade de AD1, será realizada a admissão.[11] É importante haver acordo formal da família para, somente após, a equipe realizar a visita prévia no domicílio (visita de ambiência), com a finalidade de verificar suas condições e a capacidade dos familiares em assumir os cuidados domiciliares, realizando explicações e orientações pertinentes.[4,11]

Nos casos de solicitação de acompanhamento para o SAD, a primeira visita domiciliar preferencialmente deverá ser realizada pela EMAD completa, visando avaliação conjunta para elaboração do plano terapêutico. Além da assinatura do termo de Consentimento Livre Esclarecido realizado pela pessoa ou pelo familiar no momento da admissão no SAD, os profissionais da equipe devem informar cotidianamente acerca de:[4,11]

- Dias e horários de funcionamento e de visitas da equipe;
- Participação da Família;
- Importância da presença de um cuidador;
- Equipe de Referência, com todos os contatos telefônicos e endereços;
- Orientação para casos de urgência, e acionamento do SAMU;
- Atendimento ao óbito que ocorrer no domicílio: a declaração de óbito deverá ser fornecida pelo médico da EMAD que estiver disponível na ocasião, após comunicação e constatação do óbito do paciente cadastrado e acompanhado pelo Programa, durante o período de trabalho da equipe de AD, excetuando-se os casos suspeitos de morte violenta. No período noturno, finais de semana e feriados, a família deverá entrar em contato com a referência para o fornecimento do atestado, orientada pela equipe de AD.[13]

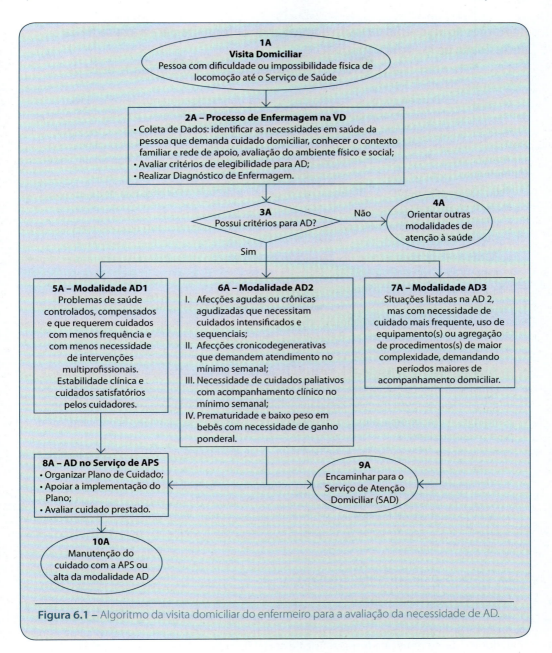

Figura 6.1 – Algoritmo da visita domiciliar do enfermeiro para a avaliação da necessidade de AD.

PARTE 1   Princípios para o trabalho do enfermeiro na Atenção Primária à Saúde

Anotações do algoritmo da visita domiciliar do enfermeiro para a avaliação da necessidade de Atenção Domiciliar

- **1A – Visita domiciliar: pessoa com dificuldade ou impossibilidade física de locomoção até o Serviço de Saúde**

O acesso a AD pode se dar por meio de indicação/encaminhamento da rede de serviços de saúde, por busca ativa ou por demanda espontânea. A indicação de AD poderá ter três origens principais: a) Atenção Primária à Saúde; b) Serviço de Atenção às Urgências e Emergências; e c) Hospital.[22] Acolher uma pessoa na AD é uma tarefa que exige, além da escuta qualificada, a visita no domicílio ou hospital para verificar as necessidades que ela possui e conseguir adequar o atendimento na modalidade mais compatível com o caso.

Para a execução da VD, o enfermeiro deve definir qual será o foco, o qual pode abranger um ou mais dos seguintes objetivos:[17]

- Conhecer o domicílio e suas características ambientais, identificando as condições socioeconômicas e culturais;
- Verificar a estrutura e a dinâmica familiar com elaboração do genograma, ecomapa ou outra ferramenta;
- Identificar fatores de risco individuais e familiares;
- Prestar assistência a pessoa no seu próprio domicílio, especialmente em caso de acamados;
- Auxiliar no controle e prevenção de doenças transmissíveis, agravos e doenças não transmissíveis estimulando a adesão ao tratamento, medicamentoso ou não;
- Promover ações de promoção à saúde, incentivando a mudança de estilo de vida;
- Propiciar ao indivíduo e à família a participação ativa no processo saúde-adoecimento;
- Adequar o atendimento às necessidades e expectativas do indivíduo e de seus familiares;
- Intervir precocemente na evolução para complicações e internações hospitalares;
- Estimular a independência e a autonomia do indivíduo e de sua família, incentivando práticas para o autocuidado; e
- Aperfeiçoar recursos disponíveis, no que tange à saúde pública, promoção social e participação comunitária.[17]

As VD devem ser programadas rotineiramente pelo enfermeiro, devendo a seleção do indivíduo e/ou das famílias ser pautada nos critérios definidores de prioridades, por conta de especificidades individuais ou familiares. A sistematização da visita dá-se por meio do planejamento para garantir o alcance do objetivo proposto, sua execução e avaliação conjunta com os demais profissionais da equipe. [17]

- **2A – Processo de Enfermagem na VD**

Coleta de Dados (investigação)

Na etapa de investigação, o enfermeiro deve buscar informações por meio da entrevista e da observação sistematizada sobre a pessoa que necessita de cuidado domiciliar, sua família/cuidador e sobre o domicilio (espaço físico e social de cuidado), levando em consideração que a necessidade do cuidado é singular e não pode ser definida apenas pela condição de saúde da pessoa com dificuldade ou impossibilidade física de locomoção até o serviço de saúde.

A premissa básica da entrevista realizada pelo enfermeiro é a situação de interação, não sendo uma simples coleta de dados, pois as informações advindas dos sujeitos entrevistados podem ser profundamente afetadas pela natureza de suas relações com o entrevistador. Nessa situação de interação há uma evidente troca desigual.[19]

118

Capítulo 6   A Atenção Domiciliar

É, também, relevante que a equipe tenha conhecimento para avaliar a subjetividade das relações existente em cada família, assim como o ambiente onde o cuidado será prestado e, conforme abordado neste capítulo, trabalhar com todas as pessoas, utilizando ferramentas de abordagem familiar como o genograma, ecomapa, ciclo de vida familiar, FIRO (*Fundamental Interpersonal Relations Orientations*), PRACTICE (*Present Problem; Roles and Structure; Affect; Communication; Time in the family life cycle; Illness in family past and present; Coping with stress; Ecology*) e APGAR, entre outras (ver Capítulo 2).

Avaliar critérios de elegibilidade para AD

Para a AD ser operacionalizada é importante seguir os critérios de admissão da pessoa, classificar adequadamente sua complexidade, preparar o domicílio e a família, identificar, treinar e preparar o cuidador (que na maioria das vezes é um familiar). O conjunto de análises destes fatores auxiliará na determinação da modalidade da AD (1, 2 ou 3) e da equipe necessária para responsabilizar-se pela mesma (equipe da APS ou da Equipe do SAD), o número mínimo de visitas mensais e o plano de cuidado ou Projeto Terapêutico Singular (PTS) para os casos complexos.[13]

Realizar Diagnóstico de Enfermagem

Na segunda etapa do PE, são estabelecidos os diagnósticos de enfermagem (DE) que nessa modalidade de atenção implica inicialmente na avaliação e identificação da necessidade ou não desse serviço e, a seguir, no reconhecimento do quadro clínico específico para definir a modalidade de AD que a pessoa necessita para melhor atender as suas necessidades em saúde com os recursos da RAS.

Com os DE definidos, o enfermeiro poderá realizar com mais propriedade a avaliação dos critérios para inclusão ou não da pessoa em acompanhamento domiciliar. A seguir, apresenta-se na Tabela 6.1 exemplos de DEs que podem ser encontrados na avaliação de pessoas que requerem essa modalidade de atenção, e na Tabela 6.2, alguns exemplos de DE que podem ser identificados na avaliação dos cuidadores no domicílio.

TABELA 6.1	Diagnósticos de enfermagem da NANDA-I[36] e fatores relacionados[37] para pessoas em AD	
Domínio/Classe	**Diagnóstico de Enfermagem**	**Fatores relacionados**
Atividade/ repouso Classe 2: atividade/ exercício	Mobilidade física prejudicada	Atividade física diária inferior à recomendada; comportamento sedentário; dificuldade de ingestão de alimentos; textura e coloração da pele alteradas; baixa qualidade da alimentação; resistência aos cuidados de saúde.
	Mobilidade no leito prejudicada	
Segurança/ Proteção Classe 2: lesão física	Risco de integridade da pele prejudicada	
	Risco de úlcera por pressão	
Nutrição Classe 1: ingestão	Nutrição desequilibrada: menor do que as necessidades corporais	
Promoção da saúde Classe 2: controle da saúde	Comportamento de saúde propenso a risco	

Fonte: Organizado pelas autoras com base na literatura.

119

TABELA 6.2	Diagnósticos de enfermagem da NANDA-I[36] e fatores relacionados[37] para cuidadores na AD	
Domínio/ Classe	**Diagnóstico de Enfermagem**	**Fatores relacionados**
Percepção/ Cognição Classe 4: Cognição	Conhecimento deficiente	Cuidado diário é inferior ao recomendado; frequente diálogo alterado; tumulto nas reuniões de família; cochilos durante o dia e manifestação constante de cansaço.
Papéis e Relacionamentos Classe 1: Papéis do cuidador	Tensão do papel de cuidador	
Papéis e Relacionamentos Classe 2: Relações familiares	Processos familiares disfuncionais	
Atividade/Repouso Classe 1: Sono/Repouso	Padrão de sono perturbado	

Fonte: Organizado pelas autoras com base na literatura.

- ## 3A – Possui critérios para AD?

Todas as pessoas com possibilidade de locomoção até o serviço de saúde não possuem perfil para AD. Portanto, são considerados como critérios para a AD as situações em que a pessoa tem problemas de saúde e dificuldade ou impossibilidade física de locomoção até um serviço de saúde. Como já abordado, os serviços da RAS do SUS devem disponibilizar três modalidades de AD: AD1, AD2 e AD3.

- ## 4A – Orientar sobre outras modalidades de atenção à saúde

As pessoas com possibilidade de locomoção até a unidade de saúde ou outros serviços de acordo com sua necessidade (não possuem perfil para AD) poderão ser orientadas como acessar esses serviços da RAS.

Entretanto, algumas pessoas poderão ter problemas de saúde e dificuldade ou impossibilidade física de locomoção até um serviço de saúde e a sua situação não ser elegível para a AD, pois necessitam de internação hospitalar. Considera-se como indicação de internação hospitalar as pessoas que apresentam pelo menos uma das seguintes condições:[10,11]

I. necessidade de monitorização contínua;

II. necessidade de assistência contínua de enfermagem;

III. necessidade de propedêutica complementar, com demanda potencial para a realização de vários procedimentos diagnósticos, em sequência, com urgência;

IV. necessidade de tratamento cirúrgico em caráter de urgência; ou

V. necessidade de uso de ventilação mecânica invasiva, nos casos em que a equipe não estiver apta a realizar tal procedimento.

- ## 5A – Modalidade AD1

Considera-se elegível, na modalidade AD 1, a pessoa que requer cuidados com menos frequência e com menos necessidade de intervenções multiprofissionais, uma vez que se pressupõe estabilidade e cuidados satisfatórios pelos cuidadores. Essa pessoa que ficará aos cuidados das equipes da APS.[11]

6A – Modalidade AD2

Na AD 2, busca-se abreviar ou evitar hospitalização e, portanto, inclui-se a pessoa que apresente: I – afecções agudas ou crônicas agudizadas, com necessidade de cuidados intensificados e sequenciais, como tratamentos parenterais ou reabilitação; II – afecções cronicodegenerativas, considerando o grau de comprometimento causado pela doença, que demande atendimento no mínimo semanal; III – necessidade de cuidados paliativos com acompanhamento clínico no mínimo semanal, com o fim de controlar a dor e o sofrimento do usuário; ou IV – prematuridade e baixo peso em bebês com necessidade de ganho ponderal.[11]

7A – Modalidade AD3

Na modalidade AD 3, inclui-se a pessoa com qualquer das situações listadas na modalidade AD 2, quando necessitar de cuidado multiprofissional mais frequente, uso de equipamento(s) ou agregação de procedimento(s) de mais complexidade (por exemplo, ventilação mecânica, paracentese de repetição, nutrição parenteral e transfusão sanguínea), usualmente demandando períodos maiores de acompanhamento domiciliar.[11] A prestação de assistência à saúde nas modalidades AD2 e AD3 é de responsabilidade da equipe do Serviço de Atenção Domiciliar (SAD).[13]

8A – AD realizada pelo Serviço de APS

Para organizar e gerir a AD, no âmbito da Unidade de Saúde (US), é imprescindível refletir sobre como a equipe efetua esse cuidado no dia a dia, no domicílio das pessoas. O domicílio é o espaço de vida das pessoas, impregnado de histórias e onde se reserva a mais profunda intimidade. É o local onde os objetos possuem significado especial para os moradores e onde as dificuldades são vividas e sofridas e as vitórias são comemoradas, conforme cada ambiente e a cultura. Esse local é onde a equipe operacionalizará a AD e, portanto, precisa entender as regras e a cultura existente em cada *locus* de cuidado. Assim, além de se apropriar das várias bibliografias lançadas pelo Ministério da Saúde e que descrevem os requisitos e as normas da AD, no âmbito da US e do Município, a equipe e, em especial, o enfermeiro, precisa compreender a complexidade dessa modalidade de cuidado.[11,13]

Estudo realizado entre usuários da AD em Belo Horizonte[15] encontrou que dos usuários que se expressaram sobre os sentimentos e a dinâmica da vida familiar (72,8%) deixaram de fazer as coisas no dia a dia, como trabalho ou lazer (91,5%), sentiam-se tristes ou solitários (53%) e alguns relataram alterações no relacionamento afetivo entre os membros da família (20%). Essa situação era extensiva aos cuidadores, que abandonaram suas atividades sociais ou laborais (73,5%), por vezes com sentimentos de tristeza, solidão ou cansaço (19,5%) e perturbações no relacionamento familiar (32,1%). Os cuidadores frequentemente sentem dor (média, 3,03) e cansaço (média, 3,19) ao final do dia, mas nunca se desmotivam para cuidar da pessoa enferma no domicílio (média, 1,86) e não sentem dificuldades para dormir (47,1%); porém raramente estão dispostos para as atividades de lazer (média, 3,03).

Os profissionais das equipes de saúde precisam estar atentos para identificar situações de violência e maus-tratos contra a pessoa em AD para atuarem de forma preventiva e com intervençôes assertivas, sendo fundamental que os conceitos de violência sejam amplamente difundidos entre todos os integrantes da equipe.

As diferentes formas de maus-tratos, segundo o MS[13], podem ser:

- **Negligência**: negação ou restrição de alimentos, falta de higiene, falta de apoio social, quedas por falta de supervisão ou ajuda, falta de administração de medicamentos, déficit na provisão de cuidados gerais, entre outros.[13]

- **Abandono**: desamparo do paciente por uma pessoa que havia assumido a responsabilidade dos cuidados ou pela pessoa que tem o cuidado legal de sua custódia. Incluem o abandono em instituições assistenciais, como hospitais, residências, clínicas, centros comerciais ou locais públicos e na via pública.[13]

- **Abuso emocional/psicológico**: toda ação ou omissão que causa ou visa causar dano à autoestima, à identidade ou ao desenvolvimento da pessoa. Inclui: insultos constantes, humilhação, desvalorização, chantagem, isolamento de amigos e familiares, ridicularização, rechaço, manipulação afetiva, exploração, negligência, ameaças, privação arbitrária da liberdade, confinamento doméstico, críticas pelo desempenho sexual, omissão de carinho, negar atenção e supervisão.[13]

- **Abuso físico**: pode ocorrer quando uma pessoa, que está em relação de poder à outra, causa ou tenta causar dano não acidental, por meio do uso da força física ou de algum tipo de arma que pode, ou não, provocar lesões externas e/ou internas. O castigo repetido, não severo, também pode ser considerado violência física.[13]

- **Abuso econômico**: apropriação indevida de dinheiro e/ou propriedade, bloqueio ao acesso ao dinheiro ou à propriedade, roubo, extorsão afetando a saúde emocional e a sobrevivência dos membros da família.[13]

- **Abuso sexual**: toda ação na qual uma pessoa em relação de poder e por meio de força física, coerção ou intimidação psicológica, obriga a outra ao ato sexual contra a sua vontade, ou que a exponha em interações sexuais que propiciem sua vitimização, da qual o agressor tenta obter gratificação. A violência sexual ocorre em uma variedade de situações, como estupro, sexo forçado no casamento, abuso sexual infantil, abuso incestuoso e assédio sexual.[13]

Para as diferentes situações, as equipes podem adotar as condutas indicadas pela Legislação vigente, mas jamais deixar de encaminhar medidas que visem à cessação do dano. Dentre as Leis existentes, citamos:[13]

- **Violência contra crianças**: o Estatuto da Criança e do Adolescente (ECA), criado pela Lei nº 8.069, de 13 de julho de 1990 (artigos 13, 17 e 245), define a obrigatoriedade da comunicação dos casos suspeitos ou confirmados às autoridades competentes, em especial ao Conselho Tutelar, cabendo aos Setores de Saúde e de Educação a notificação e a prevenção desses. A equipe deve buscar, por meio do atendimento multidisciplinar, uma abordagem terapêutica, e tomar as medidas gerais e legais cabíveis ao caso.[13]

- **Discriminação ou de maus-tratos** para com pessoas portadoras de necessidades especiais é crime previsto na Lei nº 7.853, de 24 de outubro de 1985. Frente a constatação da violência, as denúncias podem ser dirigidas para o Conselho Tutelar ou para o Ministério Público.[13]

- **Violência contra a pessoa idosa**: o monitoramento dos acidentes e violências contra a pessoa idosa está previsto no artigo 19 do Estatuto do Idoso (Lei nº 10.741, de 1º de outubro de 2003), que trata da obrigatoriedade da comunicação dos casos suspeitos ou confirmados de maus-tratos contra o idoso pelos profissionais de saúde à autoridade policial, ao Ministério Público, à Vigilância Sanitária, aos Conselhos Municipal, Estadual e Nacional do Idoso.[13]

- **Violência contra a mulher**: a Lei Maria da Penha nº 11.340, de 7 de agosto de 2006, define o que é violência contra a mulher (artigo 7º). Em caso de violência contra a mulher, faz-se necessário a notificação obrigatória, conforme estabelecida por meio da ficha de notificação de violência elaborada pelo Ministério da Saúde, bem como o encaminhamento às delegacias especializadas ou às comuns (em caso de sua ausência). Outro mecanismo de orientação é a Central de Atendimento à Mulher (ligar para 180).[13]

Para o sucesso do cuidado, é imprescindível haver diálogo qualificado entre profissional/ cuidador/usuário, no qual as singularidades são reconhecidas e respeitadas, para que o plano de cuidado seja amplamente debatido e as ações/procedimentos pactuados/realizados, estabelecendo-se o vínculo fundamental para o processo de cuidado. O modo como esse encontro se dá depende da postura ética do profissional, do seu conhecimento técnico, de sua capacidade de criar vínculo, bem como das crenças, saberes e desejos dos usuários.[15]

Organizar plano de cuidado

Após a avaliação de cada situação, a equipe deverá elaborar um plano terapêutico para a pessoa e para as demandas existentes na família relacionadas com a AD. É imprescindível a participação da família nas definições do plano terapêutico na AD. A assinatura do termo de consentimento livre esclarecido realizado pela pessoa ou pelo familiar, no momento da admissão na AD, é importante por propiciar mais um espaço no qual os profissionais explicam claramente para a pessoa/ cuidador/família como é possível e necessário efetuar determinados cuidados, além das rotinas e suporte da equipe e dos serviços. Nesse momento, se esclarece o papel da equipe na AD e no suporte para a família como um todo e do cuidador.[11,13]

Cada família, a depender de suas características exigirão diferentes informações, combinações e intervenções. Para melhor cuidado das pessoas, é importante existir estreito relacionamento e troca de informações entre as equipes responsáveis pelas modalidades de AD1, AD2 e AD3, uma vez que a necessidade de troca de modalidade deve-se dar de maneira amistosa e promotora de qualificada assistência.[11]

O enfermeiro deve planejar e implementar cuidados que visem à prevenção de complicações relativas a incapacidades, atuando de forma preventiva, educativa na abordagem do binômio pessoa/cuidador.[38] Faz-se necessário proporcionar à pessoa condições para que possa alcançar o máximo de independência possível, com melhoria da mobilidade física, comunicação e integralidade da pele, além de auxílio para o autocuidado e a restauração do contexto familiar.[26]

Apoiar a implementação do plano

Para implementação das ações prevista no Plano de Cuidados é necessária a pactuação entre equipe de saúde e pessoa/família/cuidador sobre os cuidados que necessários que deverão ser realizados. Independentemente da modalidade de AD, a pessoa/família/cuidador sempre precisarão estar bem informados e serem consultados a respeito do que consiste a atenção domiciliar.[4,11]

Avaliar cuidado prestado

Na quinta etapa do PE é realizada a avaliação do cuidado prestado e dos seus resultados, podendo ocorrer nessa fase a pactuação de novas intervenções. A pessoa/familiar/cuidador

PARTE 1   Princípios para o trabalho do enfermeiro na Atenção Primária à Saúde

que descumprir os acordos assistenciais estabelecidos entre estes e a equipe multiprofissional, poderá ter como consequência a exclusão do usuário do SAD. Sempre que isso ocorrer, a equipe providenciará que o atendimento seja continuado em outro serviço adequado ao seu caso, conforme regulação local.[11]

Destaca-se a importância dos serviços de saúde terem protocolos e fluxos pactuados; entretanto, nada substitui o contato pessoal entre as equipes envolvidas, a discussão do caso e elaboração de planos terapêutico integrados, na admissão e alta da pessoa em AD, sendo esta a melhor estratégia para a verdadeira garantia de acesso preconizada no SUS.[13] Ressalta-se, também, que pessoas em AD1 podem ter uma piora do seu quadro clínico e necessitar de encaminhamento para o SAD para receber AD na modalidade 2 ou 3 (9A). Ainda, a situação inversa pode ocorrer e a pessoa em atendimento no SAD, por exemplo, melhorar seu quadro clínico e ser encaminhada para a modalidade de AD1 com a equipe da APS (8A). Portanto, a comunicação entre as equipes que atuam na AD é fundamental para o acompanhamento adequado das pessoas.

- **9A – Encaminhar para o Serviço de Atenção Domiciliar (SAD)**

Deve-se encaminhar para o SAD pessoas com os critérios elencados na modalidade AD3 e aquelas com qualquer das situações listadas na modalidade AD2, quando necessitar de cuidado multiprofissional mais frequente, uso de equipamento(s) ou agregação de procedimento(s) de maior complexidade, usualmente demandando períodos maiores de acompanhamento domiciliar.

- **10A – Manutenção do cuidado com a APS ou alta da modalidade AD**

Há situações diversas que podem gerar alta da AD e, por isso, a reavaliação das condições de saúde e dos critérios que permitem manter ou não as pessoas em AD deve ser contínua e sistemática, respeitando os protocolos desenhados em cada plano de cuidado. Diante de situações de melhora clínica ou de diminuição da dependência funcional, poderá haver evolução para alta da AD.[18]

Outro desfecho que deve ser previsto, a depender de cada caso, é o óbito. Para um planejamento do óbito no domicilio, a equipe precisa orientar a família antecipadamente sobre como proceder em caso do falecimento fora do horário de funcionamento da EMAD ou equipe de APS (AD1). É de suma importância tranquilizar previamente os familiares, por exemplo, para a ocorrência de óbito noturno: nesse caso, o SAMU ou equivalente pode ser acionado para constatar o óbito. Há possibilidade de o corpo ser velado no próprio domicilio durante a noite, para aguardar a Declaração de Óbito (DO) a ser realizada pela EMAD ou sua retaguarda estabelecida, a partir do inicio das atividades do serviço. As DOs são distribuídas pelas Secretarias Municipais e Estaduais de Saúde, oriundas do Ministério da Saúde. Uma das prerrogativas do SAD que mais é valorizada pelas famílias é a tranquilidade oferecida em caso de óbito durante o período de AD. A garantia do atestado DO é, em muitas ocasiões, um fator importante na decisão da família para concordar com a desospitalização do seu familiar e na pactuação dessa modalidade de cuidados.[13]

Um exemplo da dinâmica da Atenção Domiciliar na APS – O caso da Sra. Ana

A Sra. Ana é uma idosa de 85 anos, hipertensa. Viveu os últimos 25 anos de vida com suas três netas, as quais ajudou a criar até a idade adulta, mantendo a todos com a sua renda de aposentadoria, até começar a apresentar sinais de demência. Nessa época, passou a receber no domicílio os cuidados regulares da equipe do posto de saúde do seu bairro, visto que as saídas de casa começaram a lhe causar muito desconforto e riscos. A enfermeira Márcia trabalhava no posto de saúde e era quem realizava a Gestão de Caso da Sra. Ana porque possuía um vínculo forte com ela e a visitava regularmente para realizar os cuidados estabelecidos em equipe no seu projeto terapêutico singular (PTS) e com as netas da Sra. Ana. Foi assim que Márcia começou a observar que as netas da Sra. Ana estavam, aos poucos, abandonando os cuidados mais simples, como, por exemplo, administrar os medicamentos anti-hipertensivos. Márcia conversou com as netas, observou uma resistência delas à prestação dos cuidados diários necessários e comunicou a situação à Assistente Social Silvia, que também trabalhava no posto de saúde. Enquanto Silvia estava tratando com o filho mais novo da Sra. Ana a implementação de uma rede de apoio para cuidados mais efetivos, a Sra. Ana sofreu um acidente vascular cerebral. Ela ficou três meses hospitalizada, sendo dois meses em unidade de terapia intensiva. Sobreviveu e ficou apta a receber alta para retornar ao domicílio, porém fazendo uso de sonda para alimentação, fraldas e portando úlceras de pressão, oriundas do período de internação na UTI. A enfermeira Marcia realizou visita hospitalar à Sra. Ana para iniciar a identificação atual de necessidades e se preparar junto com a equipe para retomar a AD. Nessa visita, verificou que a situação clínica da Sra. Ana havia evoluído para critérios de prestação de assistência à saúde nas modalidades AD2 e AD3, pois a sua condição crônica ainda estava agudizada, com necessidade de cuidados intensificados e sequenciais, como tratamentos de reabilitação, bem como havia um maior grau de comprometimento na sua autonomia causado pela doença o que demandaria a necessidade de atendimento no mínimo semanal. Então, a enfermeira Márcia, ao retornar a Unidade de Saúde, acionou os serviços da Equipe do Serviço de Atenção Domiciliar (SAD) do Programa Melhor em Casa, relatando o caso e inscrevendo a Sra. Ana nessa outra modalidade de AD e, ao mesmo tempo, iniciando uma relação de compartilhamento do cuidado de uma pessoa adscrita à área de abrangência da sua equipe de saúde.

Mudanças necessárias para avanços no cuidado domiciliar realizado pelo enfermeiro na APS

Para que avanços sejam empreendidos, há necessidade do entendimento sobre o papel do enfermeiro na atenção domiciliar, suas funções durante o processo de cuidar, o objetivo a que se propõe ao adentrar no domicílio do cliente e a utilização dos diversos tipos de conhecimentos envolvidos.[39]

Como necessidade de avanço no processo de AD na APS, Lionello *et al.*[39] destacam um apontamento importante, muito encontrado em pesquisas: o entendimento por alguns sujeitos de que o cuidado domiciliar é a extensão da assistência hospitalar prestada ao cliente. As autoras referem que esse cuidado não deve ser visto, apenas, como extensão do cuidado hospitalar e que exige respeito às particularidades que lhe são próprias. Para que isso ocorra, referem que deva ser primado o investimento em formação profissional e capacitação, e que, nesse ponto em especial, as pesquisas apontam para uma lacuna existente, seja na formação do graduando, seja em cursos de pós-graduação referentes ao assunto.[39]

Modalidades de atenção diferenciadas exigem ações também diferenciadas e para isso o enfermeiro da APS necessita aprimorar seus conhecimentos e avançar na busca de capacitação que possa instrumentalizá-lo para o exercício da arte de cuidar em domicílio de modo fiel aos princípios da APS.[39]

PARTE 1   Princípios para o trabalho do enfermeiro na Atenção Primária à Saúde

Aspectos-chave

- A AD é definida como uma nova modalidade de atenção à saúde, substitutiva ou complementar às já existentes, caracterizada por um conjunto de ações de promoção à saúde, prevenção e tratamento de doenças e reabilitação prestadas em domicílio, com garantia de continuidade de cuidados e integrada às RAS.

- É considerada uma especialidade e uma prática avançada que exige conhecimento científico e tecnológico, competência e profissionalismo, além da aceitação da família/cuidador para que sua operacionalização seja de qualidade.

- Os serviços de AD são de grande importância para os sistemas de saúde por garantirem acesso aos cuidados para as pessoas que estão restritas ao domicílio.

- O atendimento domiciliar é um exercício profissional complexo e requer profissionais com formação e apropriação de modelos de *expertise* clínica.

- O domicílio é o espaço de vida das pessoas, impregnado de histórias e onde se reserva a mais profunda intimidade. Esse local é onde a equipe operacionalizará a AD e, portanto, precisa entender as regras e a cultura existente em cada *locus* de cuidado.

- O acesso a AD pode se dar por meio de indicação/encaminhamento da rede de serviços de saúde, por busca ativa ou por demanda espontânea.

- A depender das características da pessoa, do tipo de atenção e dos procedimentos exigidos, poderá ser disponibilizado diferentes tipos de Atenção Domiciliar (AD1, AD2 ou AD3).

- Ao oferecer o cuidado em casa o Sistema de Saúde inverte o *locus* de cuidado e, por conseguinte, o domínio estabelecido pelos profissionais nos locais tradicionais de assistência.

- Os cuidadores fazem parte da AD e exigem atenção das equipes, pois o processo de cuidar do outro em casa promove cansaço, desgaste e, por vezes, adoecimento, e as equipes precisam dar suporte para esse cuidador por meio de grupos operativos.

- O enfermeiro necessita conhecer o material do Ministério da Saúde que trata da AD para garantir o cuidado conforme a necessidade de cada pessoa e para articular o uso dos recursos existentes no SUS.

- Além de se apropriar das várias bibliografias lançadas pelo Ministério da Saúde e que descrevem os requisitos e as normas da AD, no âmbito da UBS e do Município, a equipe e, em especial, o enfermeiro precisam compreender a complexidade dessa modalidade de cuidado, conforme os apontamentos anteriores.

- Dentro do contexto de cuidado das pessoas em suas casas, o enfermeiro precisa utilizar o Processo de Enfermagem (PE).

- O enfermeiro pode auxiliar na organização do cuidado de uma pessoa restrita ao domicílio atuando de maneira preventiva e educativa na abordagem do binômio pessoa/cuidador, diagnosticando, planejando e implementando cuidados que visem à prevenção de complicações relativas a incapacidades, com ênfase nas necessidades humanas básicas.

- O enfermeiro da APS necessita aprimorar seus conhecimentos e avançar na busca de capacitação que possa instrumentalizá-lo para o exercício da arte de cuidar em domicílio de modo fiel aos princípios da APS.

126

Referências

1. Programa de Atualização em Enfermagem: saúde do adulto: PROENF. Organizado pela Associação Brasileira de Enfermagem; coordenadora-geral, Carmen Elizabeth Kalinowski, diretoras cadêmicas, Jussara Gue Martini, Vanda Elisa Andres Felli. – Ciclo 1, módulo 2 (2006). Porto Alegre: Artmed/Panamericana Editora, 2006.

2. Brasil. Ministério da Saúde. Atenção Domiciliar no SUS: resultados do laboratório de inovação em atenção domiciliar. Ministério da saúde. Organização Pan-americana da Saúde. Brasília: Ministério da saúde, 2014.

3. Mendes EV. O cuidado das condições crônicas na atenção primária à saúde: o imperativo da consolidação da estratégia da saúde da família. / Eugênio Vilaça Mendes. Brasília: Organização Pan-Americana da Saúde, 2012. Disponível em: http://bvsms.saude.gov.br/bvs/publicacoes/cuidado_condicoes_atencao_primaria_saude.pdf

4. Brasil. Ministério da Saúde. Secretaria de Atenção à Saúde. Departamento de Atenção Básica. Melhor em casa: a segurança do hospital no conforto do seu lar. Caderno de atenção domiciliar. Volume 1. Ministério da Saúde, Secretaria de Atenção à Saúde, Departamento de Atenção Básica. Brasília: Ministério da Saúde, 2012. Disponível em: http://189.28.128.100/dab/docs/publicacoes/geral/cad_vol1.pdf.

5. Rehem TCMSB, Trad LAB. Assistência domiciliar em saúde: subsídios para um projeto de atenção básica brasileira. Ciênc. saúde coletiva [online]. 2005, vol.10, suppl., pp. 231-242. ISSN 1413-8123. http://dx.doi.org/10.1590/S1413-81232005000500024. Disponível em: http://www.scielosp.org/scielo.php?script=sci_arttext&pid=S1413-81232005000500024&lng=pt .

6. Brasil. Ministério da Saúde. Portaria nº 249. Normas para cadastramento de Centros de Referência em assistência à Saúde do Idoso, 2002. DO 72, de 16/04/02. Disponível em: http://www.husm.ufsm.br/janela/legislacoes/idoso/idoso/portaria-sas-ms-no-249-de-16-de-abril-de-2002.pdf.

7. Brasil. Ministério da Saúde. Portaria nº 702. Dispõe sobre a criação de mecanismos para a organização e implantação de Redes Estaduais de Assistência à Saúde do Idoso, 2002.

8. Brasil. Ministério da Saúde. Agência Nacional de Vigilância Sanitária. Resolução RDC nº 11. Dispõe sobre o Regulamento Técnico de Funcionamento de Serviços que prestam Atenção Domiciliar. 2006. Disponível em: http://bvsms.saude.gov.br/bvs/saudelegis/anvisa/2006/res0011_26_01_2006.html.

9. Brasil. Ministério da Saúde. Portaria nº 2.529. Institui a Internação Domiciliar no âmbito do SUS. Disponível em: http://www.saude.sp.gov.br/resources/ses/perfil/profissional-da-saude/grupo-tecnico-de-acoes-estrategicas-gtae/saude-da-pessoa-idosa/legislacao/portaria_n_2529_de_19102006.pdf.

10. Brasil. Ministério da Saúde. Portaria nº 2029. Redefine a Atenção Domiciliar no âmbito do SUS, 2011. Disponível em: http://bvsms.saude.gov.br/bvs/saudelegis/gm/2011/prt2029_24_08_2011_comp.html.

11. Brasil. Ministério da Saúde. Portaria nº 825. Redefine a Atenção Domiciliar no âmbito do Sistema Único de Saúde (SUS) e atualiza as equipes habilitadas. Brasília, 2016. Disponível em: http://u.saude.gov.br/images/pdf/2016/abril/27/PORTARIA-825.pdf.

12. Mendes EV. As redes de atenção à saúde. Brasília: Organização Pan-Americana da Saúde, 2011. Disponível em: http://www.conass.org.br/bibliotecav3/pdfs/redesAtencao.pdf.

13. Brasil. Ministério da Saúde. Secretaria de Atenção à Saúde. Departamento de Atenção Básica. Caderno de atenção domiciliar nº 02. Brasília: Ministério da Saúde, 2013. Disponível em: http://189.28.128.100/dab/docs/portaldab/publicacoes/cad_vol2.pdf.

14. Brasil. Ministério da Saúde. Portaria GM/MS n° 963, de 27 de maio de 2013. Redefine a Atenção Domiciliar no âmbito do Sistema Único de Saúde (SUS). Brasília, 2013. Disponível em: http://bvsms.saude.gov.br/bvs/saudelegis/gm/2013/prt0963_27_05_2013.html.

15. Pires MRGM, Duarte EC, Göttems LBD, Figueiredo NVF, Spagnol CA. Fatores associados à atenção domiciliária: subsídios à gestão do cuidado no âmbito do SUS. Rev. esc. enferm. USP [Internet]. 2013 June [cited 2016 June 12]; 47(3): 648-656. Disponível em: http://www.scielo.br/scielo.php?script=sci_arttext&pid=S0080-62342013000300648&lng=en. http://dx.doi.org/10.1590/S0080-623420130000300018.

16. Giacomozzi CM, Lacerda MR. A prática da assistência domiciliar dos profissionais da estratégia de saúde da família. Texto Contexto Enferm. 2006; 9 (3):111-7. Disponível em http://www.scielo.br/scielo.php?script=sci_arttext&pid=S0104-07072006000400013&lng=pt.

17. Cunha CLF, Gama MEA. A visita domiciliar no âmbito da atenção primária em saúde. Publicado in Malagutti W (organizador). Assistência Domiciliar – Atualidades da Assistência de Enfermagem. Rio de Janeiro: Rubio, 2012.

Disponível em: http://www.uff.br/tcs2/images/stories/Arquivos/textos_gerais/A_VISITA_DOMICILIAR_NO_MBI-TO_DA_ATENO_PRIMRIA_EM_SADE.pdf.

18. Mandú ENT, Gaiva MAM, Silva MA, Silva AMN. Visita Domiciliária sob o olhar do usuário do programa da saúde da família. Texto Contexto-Enferm. 2008; 17(1): 131-40.

19. Egry EY, Fonseca RMGS. A família, a visita domiciliária e a enfermagem: revisitando o processo de trabalho da enfermagem em saúde coletiva. Ver. Esc. Enf USP, v.34, n3, p233-9, set 2000.

20. Portal do Conselho Federal de Enfermagem. Resolução COFEN nº 464 de 20/10/2014. Normatiza a atuação da equipe de enfermagem na atenção domiciliar. Disponível em: http://www.cofen.gov.br/resolucao-cofen-no-04642014_27457.html.

21. Brasil. Ministério da Saúde. Agência Nacional de Vigilância Sanitária. Resolução RDC Nº 11. Dispõe sobre o Regulamento Técnico de Funcionamento de Serviços que prestam Atenção Domiciliar. Brasília, 2006. Disponível em: http://bvsms.saude.gov.br/bvs/saudelegis/anvisa/2006/res0011_26_01_2006.html.

22. Brasil. Ministério da Saúde. Manual de Instrução do Programa Melhor em Casa: a segurança do hospital no conforto do seu lar. Brasília, 2013. Disponível em: http://189.28.128.100/dab/docs/portaldab/documentos/manual_instrucao_melhor_casa.pdf.

23. Silva KL, et al. Atenção Domiciliar na Rede Básica de Saúde. Belo Horizonte: NESCON/UFMG, 2013. Disponível em: https://www.nescon.medicina.ufmg.br/biblioteca/imagem/4257.pdf.

24. Mendes VLF, Molini-Avejonas DR, Ribeiro A, Souza LAP. A construção coletiva de um guia para cuidadores de pacientes acamados: relato de experiência. J. Soc. Bras. Fonoaudiol. [Internet]. 2011 Sep [cited 2016 July 20];23(3):281-287. Disponível em: http://www.scielo.br/scielo.php?script=sci_arttext&pid=S2179-64912011000300016&lng=en.http://dx.doi.org/10.1590/S2179-64912011000300016.

25. Marques GQM, Freitas IBA. Experiência-piloto de assistência domiciliar: idosos acamados de uma unidade básica de saúde. Rev Esc Enferm USP [serial on the internet]. 2009 [cited 2014 Feb 15];43(4):825-32. Disponível em: <http://www.scielo.br/pdf/reeusp/v43n4/a13v43n4.pdf>.

26. Vieira HF, Bezerra ALD, Sobreira MVS, Silva JBD, Feitosa ANA. Assistência de enfermagem ao paciente acamado em domicílio: uma revisão sistemática. FIEP BULLETIN- Volume 85- Special Edition- ARTICLE I- 2015 (http://www.fiepbulletin.net).

27. Feuerwerker LCM, Merhy EE. A contribuição da atenção domiciliar para a configuração de redes substitutivas de saúde: desinstitucionalização e transformação de práticas. Rev Panam Salud Publica [serial on the internet]. 2008 [cited 2013 Sep 2];24(3):180- 7. Available from: <http://www.scielosp.org/pdf/rpsp/v24n3/a04v24n3>.

28. Brasil. Ministério da Saúde. Secretaria de Atenção à Saúde. Departamento de Atenção Básica. Manual de monitoramento e avaliação: Programa Melhor em Casa. Brasília: Ministério da Saúde, 2014. Disponível em: http://bvsms.saude.gov.br/bvs/publicacoes/manual_monitoramento_avaliacao_programa.pdf.

29. Mahmud SJ, Mano MAM, Lopes JMC. Abordagem comunitária: cuidado domiciliar. in Gusso, Gustavo; Lopes, José Mauro Cerrati. Tratado de Medicina de Família e Comunidade: princípios, formação e prática. Porto Alegre: Artmed, 2012, 2v. p 255-264.

30. Mano MAM. Casa de família: uma reflexão poética sobre a visita domiciliar e a produção de conhecimento. Rev APS. 2009; 12(4): 459-67.

31. Gonçalves TR et al. Avaliação de apoio social em estudos brasileiros: aspectos conceituais e instrumentos. Ciência & Saúde Coletiva, 16(3):1755-1769, 2011.

32. Brasil. Ministério da Saúde. Secretaria de Atenção à Saúde. Política Nacional de Humanização. Formação e intervenção. Brasília: Ministério da Saúde, 2010.

33. Sossai LCF, Pinto IC. A visita domiciliária do enfermeiro:fragilidades x potencialidades. Cienc Cuid Saude 2010 Jul/Set; 9(3):569-576.

34. Vieira HF, et al. Assistência de Enfermagem ao paciente acamado em domicílio: uma revisão sistemática. FIEP BULLETIN. Vol 85, special edition, article I, 2015.

35. Lacerda MR, Zagonel IPS, Martins SK. Padrões do conhecimento de enfermagem e sua interface ao atendimento domiciliar à saúde. Online Braz J Nurs [serial on the internet]. 2006 [cited 2014 Feb 15];5(2):[about 9 p.]. Available from: <http://www.objnursing.uff.br/index.php/nursing/rt/printerFriendly/293/59>.

36. Herdman TH, Kamitsuru S. Diagnósticos de Enfermagem da NANDA: definições e classificação. Tradução Regina Machado Garcez. Porto Alegre: Artmed, 2015.

37. Marin MJS, Mesquita SRAM, Gazetta GHAK, Lira TF. Diagnósticos de enfermagem de pacientes e cuidadores de um programa de internação domiciliar. Revista Mineira de Enfermagem. REME- Rev Min Enferm.; 12(2):235-240, Jan/ Mar, 2008.
38. Costa AD, Costa MED. Assistência do enfermeiro ao paciente incapacitado por acidente vascular cerebral. Revista Enfermagem Integrada [serial on the internet]. 2011 [cited 2013 Aug 20];4(1):698-704. Disponível em: <http://www.unilestemg.br/enfermagemintegrada/artigo/v4/06-assistencia-do-enfermeiro-aopaciente- incapacitado-por--acidente-vascular-cerebral.pdf>.
39. Lionello CDL, Duro CLM, Silva AM, Witt RRI. O fazer das enfermeiras da estratégia de saúde da família na atenção domiciliária. Rev. Gaúcha Enferm. vol.33 no.4 Porto Alegre Dec. 2012.

7

A coordenação e supervisão do enfermeiro no cotidiano da Atenção Primária à Saúde

Aline Iara de Sousa
Dana Karine de Sousa Machado

O que há neste capítulo?

Neste capítulo, aborda-se o trabalho de coordenação e supervisão técnica do enfermeiro no contexto da Atenção Primária à Saúde (APS), com o enfoque nas ações realizadas junto aos técnicos e auxiliares de enfermagem e aos agentes comunitários de saúde (ACS). O objetivo é conhecer os elementos educativos, administrativos e gerenciais que compõem essas práticas para realizá-las com eficiência, de modo a contribuir com o aprimoramento das práticas na APS. Também, oportunizar reflexão sobre as implicações do papel de liderança, coordenação e supervisão do enfermeiro nas equipes de saúde.

Introdução

A partir da instituição do Sistema Único de Saúde (SUS), por meio da promulgação das Leis 8080 e 8142, de 1990, e do fortalecimento da Atenção Primária à Saúde (APS), por meio da Estratégia de Saúde da Família (ESF), o profissional enfermeiro assumiu novos campos de atuação e passou a realizar diversas atividades nesse contexto. Entre essas atividades, destaca-se o trabalho gerencial, por meio da coordenação de equipe e da supervisão técnica, especialmente do processo de trabalho da equipe de enfermagem (técnicos e auxiliares de enfermagem) e dos agentes comunitários de saúde (ACS), no âmbito das unidades de saúde da família.[1]

A perspectiva do trabalho da enfermagem, por configurar-se verticalmente e em três categorias profissionais que possuem níveis diferenciados de formação adota, ao longo do tempo e na maioria dos serviços de saúde, a divisão técnica e social do trabalho.[2] Essa divisão técnica em categorias dilui o poder que poderia vir do conjunto de profissionais que representam aproximadamente 60% da força de trabalho em saúde.[3] É necessário, portanto, um rompimento com o modelo tradicional de organização do processo de trabalho da enfermagem para modificar a relação e interação da equipe de enfermagem e dela com a equipe multiprofissional, nos serviços de saúde. As práticas na ESF têm buscado a inovação como a implantação da política de humanização (acolhimento, clínica ampliada, entre outras..) e procuram romper com o modelo centrado na atenção curativa e em tarefas escalonadas por nível de escolaridade, desenvolvendo ações centradas na pessoa/família/comunidade com vistas à integralidade da atenção.

Nesse contexto, o enfermeiro necessita estar engajado na construção de novos modelos de atenção à saúde no SUS (ver Capítulo 1), desenvolvendo habilidades para a liderança e competência para o desenvolvimento do trabalho em equipe multiprofissional de forma democrática e com ferramentas que possam impactar de maneira mais positiva a atenção à saúde.[4,5]

O processo de trabalho na enfermagem organiza-se em quatro subprocessos principais que podem ser assim denominados: a) cuidar ou assistir; b) administrar ou gerenciar; c) pesquisar; e d) ensinar, e cada um desses tem seus próprios objetos, meios/instrumentos e atividades, coexistindo ou não em um mesmo momento e instituição.[6]

Neste capítulo o enfoque da abordagem será no exercício da dimensão gerencial do trabalho do enfermeiro na APS, com ênfase nos aspectos de coordenação e supervisão do trabalho dos técnicos/auxiliares de enfermagem e ACS. Destaca-se que essa dimensão varia segundo o contexto socioeconômico, o modelo de atenção à saúde predominante, as necessidades e demandas de saúde da população, o quantitativo e a qualificação dos recursos humanos de enfermagem disponível, da política de saúde, da própria inserção do enfermeiro no cenário de saúde e do sistema de saúde vigente. O enfermeiro é o profissional legalmente responsável por assumir a atividade gerencial, a quem compete à coordenação da equipe de enfermagem, bem como a viabilização do processo de cuidado com as peculiaridades inerentes a cada serviço de saúde.[6]

A gerência em enfermagem tem assumido fundamental importância nos serviços de saúde em função da articulação que realiza entre os vários profissionais da equipe, além de organizar o processo de trabalho da enfermagem.[7] A administração dos serviços de enfermagem historicamente esteve ligada a esse profissional em estabelecimentos hospitalares ou comunitários e hoje é legalmente uma atribuição privativa do enfermeiro.[8] No cenário da APS, não é diferente e, muitas vezes, além da supervisão dos técnicos e auxiliares de enfermagem o enfermeiro assume também o papel de coordenação da equipe da unidade de saúde.

No entanto, o acúmulo das funções gerenciais com as demais (assistir, ensinar e pesquisar) pode resultar em sobrecarga e as atividades gerenciais realizadas pelo enfermeiro, sobretudo concomitantemente com as assistenciais, podem, por diversas vezes, ser geradora de estresse, levando ao comprometimento do estado de saúde dos profissionais.[9] Na prática da APS, contexto de atuação das autoras, percebe-se que para evitar a sobrecarga e manter as outras atividades específicas na unidade de saúde (US) o enfermeiro pode compartilhar com a equipe parte dessas atribuições gerenciais (administrativas) relacionadas com o funcionamento adequado da unidade de saúde. Nesse cenário, a enfermeira é, muitas vezes, responsável pelo planejamento e coordenação das US, tendo o compromisso de viabilizar em conjunto com o seu grupo de trabalho a participação da equipe na organização e produção do serviço de saúde, atendendo, assim, as reais necessidades dos usuários.[10]

A enfermagem é uma profissão que envolve o cuidado e oportuniza o relacionamento interpessoal e interprofissional. Entretanto, o grande avanço tecnológico percebido nos últimos anos e as alterações que se deram na organização das relações no processo de trabalho resultaram em mudanças importantes, destacando-se o fator humano[a] nas organizações.[11] Nessa perspectiva, o processo de cuidar coloca o desafio para os coordenadores e supervisores na área da saúde de

---

[a] O fator humano refere-se à adaptação do homem ao trabalho, a adaptação do trabalho ao homem e a adaptação do homem ao homem.[11]

realizarem essas ações de modo a promover o desenvolvimento de competências e habilidades dos profissionais, como: pró-atividade, comunicação, foco, flexibilidade, motivação, respeito às diferenças, trabalho em equipe, entre outros.[12] Essas habilidades e competências auxiliam na melhoria da atuação no trabalho tanto em nível individual quanto no conjunto da equipe, bem como no relacionamento interpessoal com os diferentes interlocutores, e consigo próprio (autoestima, autocontrole e autoconhecimento).

As concepções sobre coordenação e supervisão têm variado de acordo com o contexto social, político e cultural de cada época o que, consequentemente, influencia o modo com que os profissionais as realizam. Assim, o exercício da coordenação e supervisão técnica do trabalho adquirem relevância no que diz respeito à influência que essas ações exercem sobre o desempenho dos profissionais nas instituições de saúde.[10]

Coordenação

Administrar ou gerenciar o cuidado em saúde implica prever, organizar, coordenar, supervisionar, delegar e monitorar os resultados do trabalho, de acordo com os objetivos e metas traçados durante o planejamento da unidade de saúde. O gerenciamento do cuidado implica tê-lo como foco das ações profissionais e utilizar os processos administrativos como tecnologias no sentido da sua concretização, por meio de ações diretas com os usuários ou por intermédio de delegação e articulação com outros profissionais da equipe de saúde. O enfermeiro gerencia o cuidado quando o planeja, ou o delega ou o executa; quando prevê e provê recursos; capacita a equipe de enfermagem e de ACS; interage com outros profissionais e com a comunidade ocupando espaços de articulação e negociação em prol da consecução de melhorias do cuidado da coletividade.[13]

A coordenação faz parte do processo de gerenciamento, seja a gestão da US, da equipe ou do cuidado, e pode ser desenvolvida pelo profissional que ocupa a posição de gestor ou delegada para determinados membros de uma equipe de saúde. A coordenação pode ser entendida como a reunião, a unificação e a harmonização de todos os atos e todos os esforços coletivos em prol de um objetivo comum, ou seja, a distribuição ordenada do esforço grupal, a fim de obter unidade de ação na consecução da ação proposta.[14] Portanto a coordenação só surtirá efeito quando todos os integrantes da equipe conhecerem o objetivo para o qual estão trabalhando e, de maneira participativa, puderem interferir nos diferentes processos pelos quais são coletivamente responsáveis. Assim, a ação individual focada no conjunto será mais frutífera e permitirá que os planos se transformem em resultados de modo mais natural e eficiente.[15]

O coordenador de um serviço de saúde necessita, muitas vezes, delegar determinadas atividades para melhor organização do atendimento da população e, no caso do enfermeiro, este delega diversas atividades para os técnicos e auxiliares de enfermagem.[16] Entretanto, para delegar atividades de maneira eficiente devem ser observadas as seguintes recomendações: a) respeitar as responsabilidades técnicas previstas na Lei do exercício profissional; b) informar claramente o que deve ser feito; c) comunicar o resultado que se espera obter de forma detalhada; d) permitir que seja executada a tarefa de uma maneira diferente da qual está habituado a fazê-la; e) estar sempre disponível para o esclarecimento de dúvidas; f) acompanhar a execução da tarefa; g) reconhecer o trabalho desenvolvido pelo outro, parabenizando e apontando sugestões de melhoria, sempre que indicado.[15,17]

Para uma coordenação efetiva, é recomendada a utilização de diferentes tipos de habilidades (técnica, humana e conceitual) e de ferramentas (liderança, comunicação, supervisão, controle, educação, entre outras). A coordenação efetiva permitirá o adequado acompanhamento e intervenções necessárias no serviço de enfermagem e, com isso, promoverá assistência de qualidade, por meio da mobilização da equipe e da utilização dos recursos disponíveis de maneira efetiva, eficiente e eficaz.

Uma coordenação ineficaz ou o fracasso em parte do seu processo de implementação pode ser atribuído a diversos fatores, entre eles: a) conflito excessivo; b) divisão de autoridade; c) dificuldade de comunicação; d) perda da liderança; e) competências e responsabilidades ignoradas; f) desconhecimento das ações que precisam ser desenvolvidas; g) perda do controle do processo de trabalho,[16] além da ausência de planejamento.

Na enfermagem, o profissional responsável para assumir a atividade gerencial é o enfermeiro, a quem compete à coordenação da equipe de técnicos e auxiliares de enfermagem, condução e viabilização do processo de cuidado, tendo como princípio norteador de suas ações o direito da população à saúde integral, realizadas de modo digno, seguro e ético.[18] Nesse sentido, o enfermeiro precisa perceber que sua atividade gerencial não é apenas burocrática, mas que tem o objetivo de atender às necessidades de saúde da população e que ele tem sim a capacidade de desenvolver tal serviço na equipe de saúde, promovendo uma nova realidade alinhada às melhores práticas.[19]

O enfermeiro, como coordenador da equipe de enfermagem, necessita estar alinhado com os propósitos gerenciais do serviço onde atua, bem como com o trabalho da equipe de saúde, pois a maior parte de suas atribuições no cuidado das pessoas/família e comunidade tem uma inter-relação com os processos de trabalho de diversos profissionais. Além disso, ele necessita buscar subsídios teórico-práticos para gerenciar a equipe de enfermagem na mesma direção dos projetos estabelecidos por sua equipe de trabalho.[7]

Cabe aqui ressaltar também que na estratégia de saúde da família toda equipe de saúde é responsável pelo planejamento e programação das ações em saúde no seu território de atuação e as ações dos enfermeiros devem ser desenvolvidas de modo a contemplar as metas e os objetivos comuns de trabalho. Dessa maneira, a responsabilidade pela promoção da saúde nos serviços deve ser compartilhada entre todos os atores envolvidos, incluindo indivíduos, comunidade, grupos, profissionais de saúde, instituições e gestão.[20]

O enfermeiro, além do seu trabalho específico com os ACS, técnicos e auxiliares de enfermagem, costuma ter um papel de liderança nas reuniões de equipe e acaba, por vezes, articulando as opiniões do grupo, mediando conflitos interpessoais, auxiliando na elaboração de estratégias de ação para problemas identificados, incentivando a equipe na implementação e direcionamento das ações num movimento circular com constante interação/ação.[21,22]

Dessa maneira, o enfermeiro-líder que tenha o intuito de influenciar com sua liderança de modo positivo a equipe de trabalho, antes de mais nada, precisa dar o exemplo e transitar de maneira coerente e segura entre a ação e o discurso, uma vez que as pessoas que não conseguem relacionar o falar com o fazer de modo articulado acabam perdendo a confiança e a credibilidade da equipe e podem, assim, abalar a sua própria liderança.[23]

Outro aspecto importante ao enfermeiro no processo de liderança e coordenação da equipe é a capacidade de tomar decisões. Os profissionais da enfermagem ao desempenhar suas atividades devem estar fundamentados na capacidade de tomar decisões, considerando a eficácia e o custo-efetividade quer seja da força de trabalho, de medicamentos, de equipamentos, de procedimentos e das práticas. Esses profissionais devem desenvolver a habilidade e competência para avaliar, sistematizar e definir a partir daí as condutas e ações mais adequadas e com base em evidências científicas.[24]

Nesse contexto, para que ocorra o desenvolvimento das competências administração e gerenciamento são indispensáveis o conjunto de conhecimentos que instrumentalizam o enfermeiro para planejar, tomar decisões, interagir e desenvolver a gestão de pessoal das unidades. Assim, nas Diretrizes Curriculares Nacionais (DCNs), com ênfase nas funções administrativas, são destacadas as ações de planejamento, organização, coordenação, direção e controle dos serviços de saúde, além dos conhecimentos específicos da área social/econômica que possibilitam ao profissional gerente utilizar dados e informações tanto do contexto macro como micro-organizacional, e, a partir da sua análise, subsidiar a gestão de recursos humanos, recursos materiais, físicos e financeiros.[25]

Supervisão

A supervisão é caracterizada na literatura como parte da função administrativa exercida pelo enfermeiro.[26] Ela deve ser compreendida como um processo contínuo, amplo, complexo, com caráter educativo e de orientação em serviço dos profissionais incluindo a avaliação da situação, assessoria e o intercâmbio de conhecimentos e experiências entre os profissionais. A finalidade da supervisão é desenvolver e capacitar para o trabalho objetivando manter a qualidade dos serviços prestados, de modo a alinhar-se à política institucional com adaptações às realidades locais. Visa dar suporte às pessoas que atuam na execução do cuidado para que atinjam as metas estabelecidas no plano de cuidado e/ou no planejamento do serviço, incluindo os padrões de atendimento pactuados em equipe. A supervisão envolve a intersubjetividade e, portanto, múltiplas formas de perceber, sentir, reagir e interpretar situações.[26]

A supervisão pode ser desenvolvida de modo tradicional (preceitos das teorias clássicas da administração) – modelo autocrático, hierarquizado, técnico centrado, com base no controle da equipe (caráter fiscalizador e punitivo), no qual o supervisor assume o papel de assegurar o cumprimento das ordens e dos regulamentos impostos institucionalmente ou de uma maneira mais horinzontalizada e democrática – assumindo um modelo mais coletivo de supervisão cooperativa, com base na divisão de responsabilidades e no processo de educação permanente da equipe.[21]

A abordagem da supervisão aqui proposta pressupõe uma abordagem mais democrática, na qual se estabeleça uma comunicação direta entre supervisor e supervisionado, em nível de execução das ações, para a resolução de problemas em conjunto, de maneira cooperativa, planejada, organizada e contínua, tendo sempre como finalidade promover a cooperação e o estímulo do trabalhador, objetivando a melhoria da assistência ao usuário dos serviços de saúde, e que requer, para tanto, a adoção por parte do profissonal enfermeiro de medidas mais participativas e integradoras de supervisão.[21]

Um dos objetivos da supervisão é que o supervisor se mantenha atento às necessidades identificadas por ele e pelos supervisionados, por meio de constantes avaliações de serviço, e que a partir das necessidades do grupo promova um processo de educação permanente oferecendo orientação e capacitação, no intuito de prevenir os problemas.[21]

A Educação Permanente garante aos profissionais supervisionados a formação em serviço que possibilita mais segurança nas ações desenvolvidas e o respaldo técnico relacionado com as ações de sua competência.[10]

Sendo assim, a ideia é usar a Educação Permanente para melhorar a formação e, consequentemente, fortalecer o SUS e qualificar a atenção prestada ao usuário e comunidades. O que se espera é entender que as propostas não podem mais ser construídas isoladamente e nem aplicadas de cima para baixo, sem levar em conta as realidades e necessidades locais, ou seja, devem levar os

PARTE 1 Princípios para o trabalho do enfermeiro na Atenção Primária à Saúde

diferentes atores a questionar sua maneira de agir, o trabalho em equipe, a qualidade da atenção individual e coletiva e a organização do sistema como um todo e como rede.[27]

A supervisão é uma atividade que faz parte do cotidiano do enfermeiro na APS e configura-se em um instrumento gerencial que pode auxiliar na elevação do nível da assistência prestada à população do território, pois valoriza os recursos humanos e aprimora os recursos materiais. Por meio da supervisão, o enfermeiro pode melhorar a atenção à saúde, colaborando para a efetividade das ações de promoção, proteção e recuperação em saúde.[13]

Na atuação, de acordo com o modelo democrático, não basta o enfermeiro dominar a área relacionada com a competência técnica, é imprescindível o conhecimento e o entendimento das pessoas e do grupo, da importância das relações de trabalho e de relacionamento da equipe para que a supervisão seja, de fato, um instrumento qualificador das práticas de enfermagem.[22]

O enfermeiro necessita desenvolver-se em três áreas para atuar como supervisor. Ele precisa ter conhecimento dos processos de trabalho dos ACS, técnicos e auxiliares de enfermagem (conhecer o que faz e como é feito), ter habilidade naquilo que está supervisionando (fazer corretamente) e ter atitude adequada para a abordagem dos profissionais (saber escutar, revisar, ensinar e motivar).[28]

É relevante compreender que a maneira como o enfermeiro realiza suas atividades de supervisor no contexto da US, para prover a orientação necessária ao exercício da função (educação permanente em serviço) e para promover a motivação para o trabalho, interfere nos resultados das ações desenvolvidas, tanto pelos técnicos e auxiliares de enfermagem, quanto pelos ACS.[26]

O supervisor deve colocar-se como um elemento pertencente ao grupo e não em posição superior a este (relação horizontal), manifestando-se a favor dos interesses coletivos, de modo que possa garantir a qualificação da assistência prestada. Dessa maneira, a supervisão ganha significado educativo e colaborativo, na medida em que auxilia a equipe como um todo a atingir os objetivos concebidos e pactuados coletivamente, tendo como parâmetro as políticas institucionais, o diagnóstico e o planejamento local.[10]

Observa-se na prática que não basta o enfermeiro dominar o conhecimento técnico sobre o processo de supervisão, é imprescindível o desenvolvimento de habilidades como o conhecimento e a compreensão das pessoas e dos grupos, da comunicação eficaz, da valorização das relações interpessoais, da compreensão do "papel" do trabalho na vida das pessoas, da importância das relações da equipe para que a supervisão seja, assim, um instrumento qualificador das práticas de enfermagem.[21]

A supervisão é um elemento do processo de gerenciamento e, desde que conduzida e planejada de maneira adequada, possibilita realizar intervenções que repercutem benéfica e satisfatoriamente na organização do trabalho como um todo. A supervisão de enfermagem possibilita ao enfermeiro uma antecipação dos problemas e que a organização das ações de enfermagem aconteça com segurança e com a qualidade técnica exigida na assistência às pessoas e às comunidades.[26]

No contexto das autoras, percebe-se que a supervisão tem sido um desafio enfrentado pelos enfermeiros, pois é necessário investir tempo para realizá-la de modo efetivo e o conjunto de atribuições que esse profissional assume na US, especialmente relacionados com as atividades assistenciais e educativas com a população, além de questões administrativas e de organização do serviço, que, algumas vezes, limitam as possibilidades do enfermeiro realmente "estar junto" com os ACS e/ou técnicos e auxiliares de enfermagem para realizar essa atividade.

Destaca-se que a prática da supervisão adquire relevância no que diz respeito à influência que ela pode exercer sobre o desempenho dos profissionais em relação às metas institucionais,

Capítulo 7 | A coordenação e supervisão do enfermeiro no cotidiano da Atenção Primária à Saúde

possibilitando que as atividades sejam realizadas de maneira cooperativa/ participativa ou apática/passiva.[10]

A supervisão de enfermagem na APS deve ser realizada, portanto, com a finalidade de cooperação, integração e estímulo à busca de um cuidado qualificado às pessoas/família e comunidade nos territórios de abrangência das equipes de saúde.

O enfermeiro na coordenação e supervisão técnica do trabalho da equipe de enfermagem na APS

O enfermeiro, de acordo com a lei do exercício profissional (7.486/86),[29] no seu artigo 11, exerce todas as atividades de enfermagem, cabendo-lhe privativamente:

a) direção do órgão de enfermagem integrante da estrutura básica da instituição de saúde, pública e privada, e chefia de serviço e de unidade de enfermagem;

b) organização e direção dos serviços de enfermagem e de suas atividades técnicas e auxiliares nas empresas prestadoras desses serviços;

c) planejamento, organização, coordenação, execução e avaliação dos serviços da assistência de enfermagem;

A referida lei também estabelece, nos seus artigos 12, 13 e 15, que as atividades dos Técnicos e dos Auxiliares de Enfermagem em instituições de saúde, públicas e privadas, e em programas de saúde, somente poderão ser desenvolvidas sob orientação e supervisão do enfermeiro.[29] Portanto, no trabalho diário nas US, nos domicílios e na comunidade, o enfermeiro é responsável pelas ações de coordenação e supervisão técnica do trabalho destes profissionais.

Dessa maneira, entende-se que há necessidade da presença do enfermeiro em todo serviço de enfermagem, e, ainda, durante todo o período em que o serviço seja fornecido, mesmo porque o Conselho Federal de Enfermagem, por meio da Resolução 293/2004,[30] fixa e estabelece parâmetros para o dimensionamento do quadro de profissionais de enfermagem nas unidades assistenciais das instituições de saúde e assemelhados, em seu anexo I, indicando a necessidade da presença física de pelo menos um enfermeiro por período de trabalho.[30] Assim, para que os auxiliares ou os técnicos de enfermagem exerça qualquer atividade inerente à profissão, faz-se indispensável a presença permanente do enfermeiro, o qual irá coordenar e supervisionar as atividades dos referidos profissionais.

Na APS, nos casos em que houver necessidade do enfermeiro ausentar-se eventualmente, por curto período de tempo (para realização de cursos, comparecimento em reuniões, atendimento domiciliar ou outros motivos que afastem o profissional da unidade), não se faz necessário que o serviço seja suspenso, apenas devem ser designadas previamente pelo enfermeiro as atividades a serem desenvolvidas pelos profissionais de nível médio, observando-se as atribuições legais de cada profissional e as suas competências.[30]

Destaca-se, ainda, a resolução COFEN nº 358/2009, que nos artigos 4º e 5º estabelece que compete privativamente ao enfermeiro a prescrição da assistência de enfermagem o que implica liderança na execução e avaliação do processo de enfermagem, de modo a alcançar os resultados esperados, delegando sua execução ao auxiliar e técnico, sob sua supervisão e orientação.[31]

O trabalho das equipes de saúde na APS envolve um rol de atribuições comuns a toda a equipe e também atribuições específicas de cada núcleo profissional.[32] Quanto às atribuições dos auxiliares e técnicos de enfermagem, além das elencadas pela Política Nacional de Ação Básica (PNAB)[32] e

137

PARTE 1   Princípios para o trabalho do enfermeiro na Atenção Primária à Saúde

citadas a seguir, os municípios podem estabelecer ações de acordo com as necessidades e realidades locais, bem como as prioridades elencadas pela gestão municipal, estadual ou nacional. Consideram-se atribuições dos auxiliares e técnicos de enfermagem:

I. participar das atividades de atenção realizando procedimentos regulamentados no exercício de sua profissão na US e, quando indicado ou necessário, no domicílio e/ou nos demais espaços comunitários (escolas, associações etc); atividades estas que devem ser organizadas previamente dentro do turno de trabalho e conforme a escala de enfermagem e avaliação de competências, pelo enfermeiro supervisor, definindo-se também a prioridade das atividades elencadas;

II. realizar atividades programadas e de atenção à demanda espontânea que permitam a execução de um cuidado de enfermagem que garanta assistência de qualidade à população, através da sustentação de um processo de educação permanente em serviço, assegurada e coordenada pelo enfermeiro da unidade e que possibilite ao técnico ou auxiliar de enfermagem segurança e confiança na realização de suas atribuições;

III. realizar ações de educação em saúde à população adstrita, conforme planejamento da equipe e mediante a combinação prévia e uma organização efetiva das ações a serem realizadas junto e com o enfermeiro supervisor, para que se possa, dessa forma, identificar a melhor maneira de se desenvolver cada atividade, de acordo com o público alvo e objetivo do trabalho;

IV. participar do gerenciamento dos insumos necessários para o adequado funcionamento da US, conforme escala definida e sob supervisão do profissional enfermeiro que permitam o funcionamento eficiente e eficaz das equipes de saúde na APS;

V. contribuir, participar e realizar atividades de educação permanente que possibilitem não só a atualização de saberes, mas que assegurem ao auxiliar e/ou técnico de enfermagem condições de um cuidado eficiente, eficaz e de qualidade na sua prática profissional.[32]

Na atuação do enfermeiro na APS, as atividades de supervisão e a coordenação do trabalho da equipe de enfermagem não são realizadas de modo separado ou distinto. O enfermeiro, na maioria das vezes, realiza essas duas atividades de forma integrada ao conjunto de ações da gestão da unidade/serviço de saúde. Tendo em vista o amplo espectro de atividades que precisam ser desenvolvidas diariamente pelo enfermeiro e pela equipe de enfermagem na US, é importante que ocorra um planejamento e que se possa elencar as atividades prioritárias do dia, da semana e desenvolvê-las com apoio de escalas para atuação em cada um dos "sítios" de trabalho que estão sob responsabilidade da enfermagem.[33]

Com relação aos sítios (áreas) de trabalho da enfermagem na APS que precisam ser organizados e supervisionados pelo enfermeiro, os mais frequentes, no contexto das autoras, são as salas de: a) acolhimento; b) procedimentos de enfermagem; c) vacinas; d) curativos; e) almoxarifado; f) desinfecção de materiais; f) esterilização de materiais; e g) dispensário de medicamentos. Portanto, ele precisa conhecer e organizar previamente as rotinas de cada sala, por meio de POP (procedimento operacional padrão) desenvolvido em conjunto com a equipe de enfermagem.

- **Vamos refletir sobre a coordenação e supervisão nesses espaços**

Na sala de acolhimento na US, o enfermeiro supervisiona, acompanha, orienta e realiza o acolhimento dos usuários junto com a equipe de enfermagem, o qual normalmente é oriundo da demanda espontânea da unidade. Na sala de vacina, supervisiona atividades como o controle

Capítulo 7

adequado e diário da rede de frio, avalia o conhecimento técnico sobre cada uma das vacinas a ser aplicada e as faixas etárias para as quais está indicada.[34] Esses dois sítios de trabalho costumam ser os mais complexos (ver Capítulos 12 e 13). Ainda, na US e no domicílio realiza a supervisão de procedimentos, tais como: verificação de sinais vitais, peso, altura, PA, aplicação de medicamentos, realização de curativos, entre outros.

No almoxarifado, local de armazenagem de materiais e equipamentos, também deve ser desenvolvida a supervisão das atividades de controle (data de validade, estoque, entre outros) e organização dos materiais (armazenagem, pedidos dos materiais) para o bom funcionamento da US. O armazenamento é um procedimento técnico e administrativo que envolve as atividades de recebimento, estocagem e guarda, conservação, segurança e controle de estoque. Estocar consiste em ordenar adequadamente os produtos em áreas apropriadas, de acordo com suas características e condições de conservação exigidas (termolábeis, psicofármacos, etc.) garantindo a sua integridade e qualidade de modo a impedir a contaminação e/ou a proliferação de micro-organismos e proteger contra a alteração ou danos ao recipiente ou embalagem.[35] Os profissionais de enfermagem se envolvem, também, por vezes, com as atividades de manutenção preventiva dos equipamentos.

Na APS, o enfermeiro costuma atuar como liderança dando suporte para a equipe de enfermagem e auxiliando na resolução de problemas mais complexos que ocorrem no serviço, em cada um dos sítios de trabalho, intervindo pessoalmente ou orientando condutas de acordo com suas atribuições e protocolos institucionais definidos e ainda avaliando a necessidade de atuação de outros profissionais.[36] Ao coordenar a equipe da US, o enfermeiro deve incentivar o trabalho multiprofissional para atingir a produtividade máxima e um nível de qualidade de serviço em saúde, capaz de superar as expectativas de todos os envolvidos na rede de cuidados.[37]

Para o sucesso desse trabalho, é importante que ocorram reuniões periódicas com o grupo de trabalhadores da enfermagem em um ambiente democrático para que possam planejar suas atividades, realizar atividades de educação permanente, compartilhar experiência entre o grupo, conversar sobre dificuldades e conflitos no dia a dia e sobre o relacionamento dos membros da equipe.

O enfermeiro na coordenação e supervisão técnica do trabalho dos ACS

Os ACS iniciaram suas atividades na APS antes da implantação da ESF. O Ministério da Saúde (MS), em 1991, em parceria com as Secretarias Estaduais e Municipais de Saúde, institucionalizou o Programa Nacional de Agentes Comunitários de Saúde (PNACS)[38] com o objetivo de reduzir os alarmantes indicadores de morbimortalidade infantil e materna. Esse Programa iniciou no Nordeste e a partir de 1994 ganhou força e repercussão expandindo-se para todo o Brasil. Posteriormente, houve a modificação do nome e da sigla passando a ser designado como Programa de Agentes Comunitários de Saúde (PACS).[38] No entanto, a profissão de ACS foi criada por meio da Lei nº 10.507, de 10 de julho de 2002, a qual foi revogada pela Lei nº 11.350, de 05 de outubro de 2006 para que ajustes pudessem ser feitos e os ACS passassem a fazer parte das equipes da estratégia de ESF e atuar como elo entre a comunidade e os serviços de saúde.[39]

O ACS possui uma situação singular, uma vez que deve obrigatoriamente morar na área de cobertura da sua US, o que faz com que sinta os anseios, angústias e alegrias daquela população com maior intensidade do que os outros membros da equipe.[40] Sabe-se que a escolha de residentes dos próprios bairros de atuação da ESF para desempenharem o papel de ACS tem por

PARTE 1   Princípios para o trabalho do enfermeiro na Atenção Primária à Saúde

finalidade, entre outras, o aumento da eficácia das ações de educação em saúde, uma vez que compartilham o mesmo contexto social e cultural e um mesmo universo linguístico. Essa partilha facilitaria a identificação de fatores responsáveis ou intervenientes no adoecimento das pessoas do bairro, assim como o desenvolvimento de estratégias mais eficazes no âmbito da adesão às recomendações de saúde dos trabalhadores da equipe.[41]

Dentre as funções dos ACS, todas sob supervisão do enfermeiro, estão: a) o cadastramento e acompanhamento das famílias, que pode ser facilitado, mediante a organização e supervisão do enfermeiro responsável, através, por exemplo, de realização de reuniões sistemáticas de trabalho com estes profissionais, nas quais se possa sanar as dúvidas, orientar a postura e o melhor modo de lidar com as dificuldades do dia a dia; b) visitas domiciliares para acompanhamento de idosos, crianças, gestantes, puérperas e demais usuários do serviço pertencentes a grupos prioritários elencados pelo MS e/ou equipes de saúde dos territórios, fortalecidas pela prática de educação permanente em serviço, realizada pelo enfermeiro supervisor e pactuada com os agentes e demais membros da equipe de saúde com vistas não só à antecipação de problemas, mas também com o objetivo de promover a saúde da população atendida nos territórios de atuação.[42]

Os ACS também trabalham com os outros profissionais da equipe, como, por exemplo, na formação de grupos dos programas de saúde, no controle vacinal e na busca ativa de faltosos as ações programáticas desenvolvidas pela equipe.[41]

São esses profissionais que traduzem para a equipe de saúde a dinâmica social da comunidade, suas necessidades, potencialidades e limites; identificam parceiros e recursos existentes que possam ser otimizados pelas equipes; além de promover a educação e a mobilização comunitária, visando desenvolver ações coletivas de saneamento e melhoria do meio ambiente.[43]

Todas essas atribuições exigem do ACS certa liderança natural na comunidade, fundamentada na capacidade de se comunicar com as pessoas, para estimular a corresponsabilidade na melhoria da qualidade de vida e de saúde da população. No entanto, essa liderança natural, presente nos documentos oficiais como atributo, por vezes, não é real; trata-se de um pressuposto que carece de fundamento e estímulo por parte do profissional enfermeiro para que o agente a desenvolva da melhor maneira possível. Consequentemente, estimular que os ACS sejam sujeitos proativos, deve ser o objetivo central dos programas de capacitação e educação permanente das equipes de saúde.[44]

A execução de atividades de educação em saúde desenvolvidas pelos ACS nas visitas domiciliares e no dia a dia nos territórios de atuação, também está sob supervisão do enfermeiro e é uma ação extremamente importante, e que precisa considerar o saber do usuário, o contexto no qual ele está inserido, suas necessidades e a sua cultura.[34]

Nesse sentido, entende-se que os grupos em saúde, desenvolvidos por esses profissionais, tais como de diabéticos, hipertensos, gestantes, adolescentes, rodas de conversas, programa de saúde escolar, entre outros, contribuem para a multiplicação dos recursos assistenciais e a adição de abordagens e intervenções mais abrangentes, multidimensionadas e acessíveis à todos os cidadãos do território de atuação da equipe de saúde.[45] Portanto, este contexto exige do enfermeiro uma ação conjunta, partilhada e motivadora, estimulando os ACS ao trabalho de educação em saúde nas comunidades.

Outra atividade importante que faz parte das atribuições dos ACS é a visita domiciliar (VD), a qual se configura como uma oportunidade de cuidado, visando à promoção da saúde do indivíduo, da família e sua comunidade, de forma humanizada e acolhedora. Cabe ao enfermeiro assegurar

Capítulo 7 A coordenação e supervisão do enfermeiro no cotidiano da Atenção Primária à Saúde

por meio da supervisão dos ACS que as VDs, além de ocorrerem com a periodicidade adequada (quantidade), possam ser realizadas com a qualidade necessária.[46]

A EP é uma ferramenta que pode ser utilizada para qualificar o trabalho dos ACS no domicílio e nos demais espaços comunitários e, em geral, a coordenação dessa atividade é também uma atribuição do enfermeiro, embora possa ter a colaboração dos demais profissionais da equipe na execução do trabalho. A programação da EP deverá contemplar não só as demandas estabelecidas pelo MS, mas também os temas relacionados com a realidade social e epidemiológica onde está inserido e o cotidiano do seu trabalho.

Um instrumento que pode facilitar o registro do processo de supervisão pelo enfermeiro é a sistematização e verificação dos dados, por meio de listas (*checklist*) para a priorização e controle da execução das atividades, definidas em conjunto nas reuniões com os ACS. Esses registros contribuem para a visualização do processo de trabalho pelo enfermeiro e pelo próprio ACS e costumam ser mobilizadores da atuação desses profissionais.[42,43]

Outra possibilidade, identificada no cenário de trabalho das autoras é a construção de instrumentos que possam nortear o trabalho no território, tais como material de bolso, folders, tabelas, quadros, mapas, e outros tantos que facilitem a introdução das falas nas VD e que garantam uma abordagem segura do tema por parte do ACS, facilitada pelo processo de EP. Outra ideia é que o ACS possa exercitar sua abordagem na reunião, previamente à VD, por exemplo, por meio de representações e exercícios simulados das situações que possam representar dificuldade na atuação individual desse profissional, facilitando o seu dia a dia, reduzindo ansiedades, prevenindo erros de informação e ampliando a resolutividade das abordagens que consequentemente evitarão vindas desnecessárias a US por estarem sendo atendidos com qualidade e eficiência pelo ACS.

Cabe destacar no processo de coordenação e supervisão do ACS a necessidade do trabalho educativo e permanente sobre a ética e o sigilo profissional. Vale ressaltar que o ACS não está vinculado a nenhum Conselho Profissional e as legislações que tratam de questões éticas como privacidade e sigilo, em geral, são determinadas pelos Conselhos.[33] Na APS, o enfermeiro é responsável por avaliar as ações desenvolvidas pelos ACS, cabe então verificar e assegurar, em conjunto com os demais integrantes da equipe, que os ACS mantenham o sigilo quanto as informações sobre as famílias visitadas, as quais são também seus vizinhos de bairro. O sigilo profissional em qualquer atividade da equipe de saúde é primordial e indispensável; porém, quando se trata do ACS, que é morador do território de abrangência da equipe e faz parte da rotina da comunidade, é necessário ser reforçado e retomado continuamente a importância da ética e sigilo das diferentes situações de saúde.[47]

O enfermeiro deve orientar os ACS para que qualquer informação recebida não seja compartilhada com outras pessoas (nem mesmo com seus próprios familiares), além da equipe de saúde ou o profissional envolvido no caso. Por isso, na prática das autoras, observa-se como fundamental ter uma rotina de reuniões de trabalho com os ACS, que permita a discussão de casos e a exposição de dúvidas, além de compartilhar experiência e discutir problemas de cada microárea do território. As reuniões permitem o apoio necessário à rotina de trabalho do ACS e possibilitam que o enfermeiro conheça cada vez mais e melhor a equipe de ACS da sua área de abrangência.

O enfermeiro precisa estar preparado para dar apoio e suporte às dificuldades que o ACS apresenta ao entrar em contato com situações de violência, sofrimento e estresse de pessoas que muitas vezes são próximas à ele. É importante que esse profissional receba, também, orientações para lidar com pessoas com algum transtorno psíquico antes de iniciar suas atividades, uma vez

PARTE 1 — Princípios para o trabalho do enfermeiro na Atenção Primária à Saúde

que as equipes de saúde da família têm referido aumento das ações em saúde mental em seu território de atuação.[48]

O número de atividades desenvolvidas pelo ACS é enorme; e seu papel dentro da equipe e da comunidade é imprescindível. Assim, o enfermeiro que procura um diferencial de qualidade nas suas funções como supervisor e coordenador precisa estar ciente de que é de importante contar com a parceira dos ACS, uma vez que se esses profissionais não estiverem motivados e encorajados a participar das rotinas e atividades propostas pela equipe, é provável que a adesão da população às ações também possa ficar prejudicada. Assim, o enfermeiro, ao assumir a liderança, deverá ser um motivador e saber enaltecer as conquistas individuais (mesmo que pequenas), os ganhos coletivos e manter o incentivo e reforço positivo das ações desenvolvidas pela equipe de trabalho pela qual é responsável. Lembrar sempre que a supervisão vai além da cobrança de resultados pontuais, ela abrange um conjunto de ações previamente planejadas, conforme vimos até aqui.

No contexto de atuação das autoras, percebe-se que a coordenação e supervisão contínua, direta e indireta, do trabalho do ACS exigem do enfermeiro habilidades para preparar esses profissionais para atuar nos domicílios e comunidade com abordagem respeitosa e ética, capaz de identificar as situações para as quais tem autonomia para intervir e aquelas para as quais precisa solicitar auxílio da equipe ou encaminhar a pessoa/família para a US. Esse desafio precisa ser apoiado por instrumentos de trabalho que o ajudem a sistematizar e registrar o processo de coordenação e supervisão e, assim, realizar o planejamento das intervenções e processos educativos indicados.

> O enfermeiro precisa planejar, a cada semana, estar junto a um ACS e da sua microárea de atuação. Durante esses momentos de VD conjunta, cabe a observação das falas, das atitudes, bem como a desenvoltura do ACS na abordagem aos usuários.

Essa é uma oportunidade também do enfermeiro fazer intervenções pertinentes à promoção da saúde, prevenção de doenças e qualidade de vida das pessoas/famílias e, ainda, um espaço para a identificação de dificuldades de abordagem que precisam ser melhor desenvolvidas. O acompanhamento da VD também deve ser utilizado para valorizar o bom desempenho, o vínculo com os usuários e uma postura qualificada por parte do ACS acompanhado.

Além de estar presente nas VD, o enfermeiro, na supervisão do ACS e com base nas características individuais e necessidades do coletivo com o qual trabalha, deve desenvolver e propor atividades de EP que facilitem a execução e acompanhamento das ações propostas no território, que organizem o monitoramento dos programas e metas de trabalho da equipe e que oportunizem momentos de reflexão e troca que permitam ao grupo de trabalho estar mais próximo, falar das dificuldades do trabalho em grupo, abordar as situações de conflito. Por isso, na agenda do enfermeiro, deve estar garantida a periodicidade de reunião com os ACS, o que aproxima o enfermeiro desses profissionais e facilita a supervisão das ações.

Considerações finais

A supervisão realizada pelo enfermeiro na APS pode assumir caráter potencial para impactar positivamente a qualidade da assistência. Entretanto, ainda hoje, um expressivo contingente de enfermeiros adota uma prática gerencial de base burocrática, distante da concepção de gerencia-

Capítulo 7   A coordenação e supervisão do enfermeiro no cotidiano da Atenção Primária à Saúde

mento articulado/focado na gestão da assistência, prática esta que requer a adoção de medidas mais participativas e integradoras de supervisão.[21]

É necessário que ocorra uma transposição da relação hierárquica ou de subordinação que geralmente ocorre no contexto de trabalho da enfermagem e se busque a integração da equipe de forma horizontal, bem como o estabelecimento de uma relação pautada pelo respeito, compromisso e comprometimento profissional.

Quando o enfermeiro assume a gestão da US e desenvolve/aperfeiçoa sua capacidade de liderança e consolidação na gestão dos serviços de saúde desenvolve uma atuação mais sistêmica. Entretanto, a atuação no cuidado deve ser sempre resgatada, visando a manutenção das contribuições do importante papel desse profissional na equipe de saúde e no fortalecimento da complementariedade do binômio líder-cuidador na atuação do enfermeiro.[17]

Aspectos-chave

- Entre as funções do enfermeiro na APS destaca-se o trabalho gerencial, a coordenação e a supervisão técnica do processo de trabalho da equipe de enfermagem (técnicos e auxiliares de enfermagem) e dos ACS.
- O processo de trabalho na enfermagem organiza-se em quatro subprocessos principais que podem ser denominados cuidar ou assistir, administrar ou gerenciar, pesquisar e ensinar. Cada um possui seus próprios objetos, meios/instrumentos e atividades, coexistindo ou não em um mesmo momento e instituição.
- Administrar ou gerenciar um serviço de saúde é prever, organizar, comandar, supervisionar, coordenar, delegar e monitorar os resultados do trabalho da equipe, de acordo com os objetivos e metas traçados.
- A coordenação e supervisão são atividades que fazem parte do cotidiano do trabalho do enfermeiro, à medida que este planeja, executa e avalia o processo de trabalho da equipe de enfermagem e dos ACS.

Referências

1. Brasil. Ministério da Saúde. Secretaria de Assistência à Saúde. Coordenação de Saúde da Comunidade. Saúde da Família: uma estratégia para a reorientação do modelo assistencial. Brasília. Ministério da Saúde, 1997.
2. Melo CMM. Divisão social do trabalho em enfermagem. São Paulo: Cortez, 1986.
3. Costa e Silva LIM, Peduzzi M. Análise da produção científica sobre recursos humanos de enfermagem no Brasil. Acta paul. enferm. [Internet]. 2006 Mar [cited 2016 June 12]; 19(1): 36-42. Disponível em: http://www.scielo.br/scielo.php?script=sci_arttext&pid=S0103-21002006000100006&lng=en.
4. Teixeira CF, et al. SUS, Modelos Assistenciais e Vigilância da Saúde IESUS, VII(2), Abr/Jun, 1998.
5. Barbosa MA, Medeiros M, Prado MA, Bachion MM, Brasil VV. Reflexões sobre o trabalho do enfermeiro em saúde coletiva. Revista Eletrônica de Enfermagem, v. 06, n. 01, p.09-15, 2004. Disponível em: https://www.fen.ufg.br/fen_revista/revista6_1/pdf/f1_coletiva.pdf. Acessado em: 10 jun. 2016.
6. Chaves LDP, Tanaka OU. O enfermeiro e a avaliação na gestão de Sistemas de Saúde. Rev Esc Enferm, USP, 2012; 46(5):1274-1278. Disponível em: http://www.scielo.br/pdf/reeusp/v46n5/33.pdf. Acessado em: 10 jun. 2016.
7. Spagnol CA. (Re)pensando a gerência em enfermagem a partir de conceitos utilizados no campo da Saúde Coletiva. Ciência & Saúde Coletiva, 10(1):119-127, 2005.

8. Rothbarth S, Wolf LDG, Peres AM. O desenvolvimento de competências gerenciais do enfermeiro na perspectiva de docentes de disciplinas de administração aplicada à enfermagem. Texto Contexto Enferm, Florianópolis, 2009 Abr-Jun; 18(2): 321-9.

9. Silva JL, Santos RSFB, Costa FS, Taveira RPC, Teixeira LR. Estressores na atividade gerencial do enfermeiro: implicações para saúde. Av. enferm. vol. 31 no. 2 Bogotá July/Dec. 2013.

10. Correia VS, Servo MLS. Supervisão da enfermeira em Unidades Básicas de Saúde. Rev Bras Enferm., Brasília, 2006, jul-ago; 59(4):527-31.

11. Serrano MTP, Costa ASMC, Costa NMVN. Cuidar em Enfermagem: como desenvolver a(s) competência(s). Rev. Enf. Ref., Coimbra, v. serIII, n. 3, mar. 2011.Disponível em: +<http://www.scielo.gpeari.mctes.pt/scielo.php?script=sci_arttext&pid=S0874-02832011000100002&lng=pt&nrm=iso>.

12. Borba JS, Martins LM, Silva RMM, Furtado Junior ER. A definição dos conhecimentos, habilidades e atitudes na formação de administradores na percepção de gestores, acadêmicos e legal. VIII Convibra Administração – Congresso Virtual Brasileiro de Administração. Disponível em: www.convibra.com.br.

13. Rossi FR, Silva MAD. Fundamentos para processos gerenciais na prática do cuidado. Rev Esc Enferm USP. 2005; 39(4):460-8.

14. Chiavenato I. Introdução à Teoria Geral da Administração. 8. ed. Rio de Janeiro: Elsevier, 2011.

15. Moretto Neto L, Silva JJC, Schmitt VGH. As funções básicas da administração. In: _____ Introdução à administração hospitalar. Florianópolis: Departamento de Ciências da Administração. UFSC, 2007.

16. Witt RR. Competências da Enfermeira na atenção básica: contribuição à construção das funções essenciais de Saúde Pública. Tese de Doutorado, apresentada à Escola de Enfermagem de Ribeirão Preto/USP – Área de concentração: Enfermagem em Saúde Pública, 2005.

17. Lanzoni GMM, Meirelles BHS. Liderança do enfermeiro: elemento interveniente na rede de relações do agente comunitário de saúde. Rev Bras Enferm, Brasília 2013 jul-ago; 66(4): 557-63.

18. Brasil. Decreto nº 94.406, de 08 de junho de 1987. Regulamenta a Lei nº 7.498, de 25 de junho de 1986, que dispõe sobre o exercício da Enfermagem, e dá outras providências. DOU de 9.6.1987. Disponível em: < http://www.planalto.gov.br/ccivil_ 03/decreto/1980-1989 /D94406.htm>. Acesso em: 10 junho 2016.

19. Almeida J. Habilidades e competências do enfermeiro no gerenciamento dos serviços na Atenção Primária à Saúde. Trabalho de Conclusão de Curso de Especialização em Atenção Básica em Saúde da Família , apresentada à Universidade Federal de Minas Gerais/MG – Área de concentração: Curso de Especialização em Atenção Básica em Saúde da Família , 2014.

20. Brasil. Ministério da Saúde. Secretária de Políticas de Saúde.Promoção da Saúde. Brasília (DF): MS; 2001.

21. Carvalho JFS, Chaves LDP. Supervisão de enfermagem no contexto hospitalar: uma revisão integrativa. Rev. Eletr. Enf. [Internet]. 2011 jul/set;13(3):546-53. Disponível em: https://www.fen.ufg.br/fen_revista/v13/n3/pdf/.

22. Brasil. Lei 7498 de 25 de junho de 1986, que dispõe sobre a regulamentação do exercício da enfermagem e dá outras providências. Disponível em: http://www.corentocantins.org.br/eUpload/arquivos/8/Lei%20n%C2%BA%207.498.pdf.

23. Amestoy SC, Cestari ME, Thofehrn MB, Backes VMS, Milbrath VM, Trindade LL. As percepções dos enfermeiros acerca da liderança. Rev Gaúcha Enferm., Porto Alegre (RS), 2009 dez;30(4):617-24.

24. Conselho Nacional de Educação. Câmara de Educação Superior Resolução CNE/CES Nº 3, DE 7 DE NOVEMBRO DE 2001. Institui Diretrizes Curriculares Nacionais do Curso de Graduação em Enfermagem. http://portal.mec.gov.br/cne/arquivos/pdf/CES03.pdf

25. Peres AM, Ciampone MHT. Texto Contexto Enferm. Florianópolis, 2006, jul/set, 15(3).

26. Liberali J, Dall'Agnol CM. Supervisão de enfermagem: um instrumento de gestão. Rev Gaúcha Enferm., Porto Alegre, 2008 jun; 29(2):276-82.

27. Brasil. Secretaria de Gestão do Trabalho e da Educação na Saúde. Departamento de Gestão da Educação na Saúde. A Educação Permanente entra na roda: polos de Educação Permanente em saúde: conceitos e caminhos a percorrer. Brasília, 2005.

28. Cunha ICK, Ximenes Neto FRG. Competências gerenciais de enfermeiras: um novo velho desafio? Texto Contexto Enferm. Florianópolis, 2006; 15 (3).

29. Brasil. Presidência da República. Casa Civil. Lei nº 7498, de 25 de junho de 1986. Dispõe sobre a regulamentação do exercício da enfermagem, e dá outras providências.Disponível em http://www.planalto.gov.br/ccivil_03/leis/L7498.htm.

Capítulo 7

A coordenação e supervisão do enfermeiro no cotidiano da Atenção Primária à Saúde

30. Conselho Federal de Enfermagem. Resolução COFEN 293/2004. Fixa e Estabelece Parâmetros para o Dimensionamento do Quadro de Profissionais de Enfermagem nas Unidades Assistenciais das Instituições de Saúde e Assemelhados. Disponível em: < http://novo.portalcofen.gov.br/resoluo-cofen-2932004_4329.html.

31. Conselho Federal de Enfermagem. Resolução COFEN-358/2009. Dispõe sobre a Sistematização da Assistência de Enfermagem e a implementação do Processo de Enfermagem em ambientes, públicos ou privados, em que ocorre o cuidado profissional de Enfermagem, e dá outras providências. http://www.cofen.gov.br/resoluo-cofen-3582009_4384.html.

32. Brasil. Portaria Nº 2.488, de 21 de Outubro de 2011. Aprova a Política Nacional de Atenção Básica, estabelecendo a revisão de diretrizes e normas para a organização da Atenção Básica, para a Estratégia Saúde da Família (ESF) e o Programa de Agentes Comunitários de Saúde (PACS).

33. São Paulo. Conselho Regional de Enfermagem de São Paulo. Parecer Cofen-SP 006/2014 – CT. PRCI nº 103.887/2013.

34. Brondani Junior DA, Heck RM, Ceolin T. Atividades gerenciais do enfermeiro na estratégia de saúde da família. Rev. de Enferm da UFSM. Santa Maria, 2011, Jan-Abr; 1(1): 41-50.

35. Prefeitura do Município de São Paulo. Secretaria Municipal da Saúde. Coordenação de Desenvolvimento da Gestão Descentralizada (COGest). Área Temática de Assistência Farmacêutica. Manual de estruturação de almoxarifados de medicamentos e produtos para a saúde, e de boas práticas de armazenamento e distribuição. São Paulo: CEFOR - SMS, 2003. Disponível em http://www.faseh.edu.br/biblioteca_/arquivos/acervo_digital/Tecnicas_armazenamento_medicamentos.pdf

36. Soares CES, Biagolini REM, Bertolozzi MR. Atribuições do enfermeiro na unidade básica de saúde: percepções e expectativas dos auxiliares de enfermagem. Rev Esc Enferm USP, 2013; 47(4):915-2.

37. Rocha BS, Mudaria DB, Bezerra ALQ, Melo LKA. Enfermeiros Coordenadores de equipe do Programa Saúde da Família: perfil profissional. Rev. enferm. UERJ, Rio de Janeiro, 2009 abr/jun; 17(2):229-33.

38. Barros DF, Barbieri AR, Ivo ML, Silva MG. O contexto da formação dos agentes comunitários de saúde no Brasil. Texto Contexto Enferm, Florianópolis, 2010, Jan-Mar, 19(1): 78-84.

39. Brasil. Presidência da República. Lei nº 11.350, de 5 de outubro de 2006. Define as atividades dos Agentes Comunitários de Saúde e dos Agentes de Combate às Endemias. Regulamenta o § 5º do art. 198 da Constituição Federal, dispõe sobre o aproveitamento de pessoal amparado pelo parágrafo único do art. 2º da Emenda Constitucional nº 51, de 14 de fevereiro de 2006, e dá outras providências. Disponível em: http://www.planalto.gov.br/ccivil_03/_ato2004-2006/2006/lei/l11350.htm.

40. Fortes PAC, Spinetti SR. A informação nas relações entre os agentes comunitários de saúde e os usuários do programa de saúde da família. Saúde e Sociedade. São Paulo, Maio-Ago; 13(2): 70-75.

41. Nunes MO, Tradução LB, Almeida BA, Homem CR, Melo MCIC. O agente comunitário de saúde: construção da identidade desse personagem híbrido e polifônico. Cad. Saúde Pública, Rio de Janeiro, 2002, Nov-Dez, 18(6):1639-1646.

42. Ferraz L, Aerts D. O cotidiano de trabalho do agente comunitário de saúde no PSF em Porto Alegre. Ciência & Saúde Coletiva, Rio de Janeiro, 2005, Abr-Jun, 10(2): 347-355.

43. Tavares GA. A comunicação entre os agentes comunitários de saúde e usuários do Programa de Saúde da Família. 2002. Dissertação (Mestrado)- Universidade Federal do Paraná, Curitiba, citado por Duarte LR, Silva DSJR, Cardoso SH. Construindo um programa de educação com agentes comunitários de saúde.Interface: Comunicação, Saúde, Educação, v. 11, n. 23, p. 439-47, set./dez. 2007.

44. Duarte LR, Silva DSJR, Cardoso SH. Construindo um programa de educação com agentes comunitários de saúde. Interface: Comunicação, Saúde, Educação, v. 11, n. 23, p. 439-47, set./dez. 2007.

45. Zimerman DE, Osório LC (org.). Como trabalhamos com grupos. Porto Alegre: Artes Médicas; 1997, citado por Brondani Junior DA, Heck RM, Ceolin T. Atividades gerenciais do enfermeiro na estratégia de saúde da família. Rev. de Enferm da UFSM. Santa Maria, 2011, Jan-Abr; 1(1): 41-50.

46. Andrade AM, Guimarães AMDAN, Costa DM, Machado LC, Gois CFL. Visita domiciliar: validação de um instrumento para registro e acompanhamento dos indivíduos e das famílias. Epidemiol. Serv. Saúde. Brasília, 2014, Jan-Mar; 23(1): 165-175.

47. Basileu ALS, Silqueira SMF. O agente comunitário de saúde e a privacidade e confidencialidade das informações dos usuários [trabalho de conclusão de curso]. Campos Gerais: Universidade Federal de Minas Gerais, 2012.

48. Waidman MAP, Costa B, Paiano M. Percepções e atuação do Agente Comunitário de Saúde em saúde mental. Rev Esc Enferm USP. São Paulo, 2012; 46(5):1170-1177.

8

Educação e Promoção da Saúde

Marina da Silva Sanes

O que há neste capítulo?

Este capítulo fornece subsídios para os enfermeiros atuarem nas ações de Educação em Saúde (ES) e da Promoção de Saúde (PS), ofertadas na Atenção Primária à Saúde (APS). Abordam-se os conceitos, as ações prioritárias, as áreas de atuação, a composição e o arcabouço das políticas públicas de saúde, desenhadas pela Política Nacional de Educação Popular e pela Política Nacional de Promoção da Saúde. Contém informações sobre as áreas fundamentais para o desenvolvimento de ações de educação em saúde, aproximando-se do conceito dialógico da interação entre enfermeiros e a população do território, pela qual a equipe de saúde tem responsabilidade sanitária. Considera-se, também, as áreas de atuação na promoção da saúde, com destaque nas ações intersetoriais, evidenciando a diferença entre as ações de promoção da saúde e de prevenção de doenças. Por fim, considera-se a APS como cenário singular para o exercício de práticas educativas dialógicas, baseadas nos princípios da ética, alteridade, respeito ao outro, assim como de ações que promovam a saúde e a qualidade de vida de indivíduos, famílias e comunidades. Destaca-se que tais práticas devem estar conectadas com a realidade e o universo sociocultural das pessoas, vislumbrando uma atuação profissional pautada pelo trabalho interdisciplinar na Rede de Atenção à Saúde (RAS) e na intersetorialidade.

Introdução

O cenário epidemiológico brasileiro apresenta-se em plena transição demográfica e epidemiológica, evidenciando a tripla carga de doença (desafio no cuidado às condições crônicas, existência de problemáticas não resolvidas sobre as condições agudas e crescimento expressivo de problemas vinculados à violência e às causas externas), imperando a necessidade de reorganização/revisão das práticas de saúde ofertadas na APS, no sentido de responder às demandas essenciais da população, o que vem sendo executado no Brasil por meio das RAS.[1]

Pensar que o trabalho dos enfermeiros na APS implica, necessariamente, em revisitar os atributos da Atenção Primária à Saúde (ver Capítulo 1) e as diretrizes da Estratégia de Saúde da Família (ESF), no sentido de servir como base teórico-prática para que as ações sejam ofertadas de maneira coerente com as necessidades de indivíduos, famílias e comunidades.

As responsabilidades dos enfermeiros na APS transitam desde ações de promoção da saúde, passando pelas atividades de prevenção, tratamento e reabilitação de doenças e agravos, incluindo aquelas de abordagem individual, familiar e/ou coletiva, que podem ocorrer nas Unidades de Saúde (US) e nos mais diversos espaços comunitários.[2]

No Brasil, o cenário de atuação dos enfermeiros na APS é múltiplo, diversificado, influenciado por traços culturais, políticos, sociais e até mesmo profissionais. Significa dizer que existe uma composição (um mosaico) que pode ser constituída e vivenciada de diferentes formas pelos enfermeiros no país, sem desconsiderar os parâmetros legais para o exercício profissional.

Ao se analisar, especialmente, os temas da educação em saúde e da promoção da saúde, com a finalidade de acompanhar as mudanças das necessidades da população brasileira, é essencial considerar que esses conceitos são centrais ao trabalho dos enfermeiros na APS. Assim, essas duas temáticas constituem importantes bases teórico-práticas que descortinam possibilidades de enfrentamento da realidade em saúde.

No que se refere à atuação em atividades de educação em saúde e promoção da saúde, observa-se que a Política Nacional de Atenção Básica destaca tais ações no rol de atividades comuns a todos os membros das equipes, explicitando um caráter, *a priori*, interdisciplinar. Verifica-se, de modo positivo, que são ações que se dão no pleno exercício da interdisciplinaridade.[2]

Assim, as ações de educação em saúde e promoção da saúde fazem parte do cotidiano de trabalho dos enfermeiros da APS e é fundamental conhecer como esses profissionais agregam valor às equipes de saúde com seus conhecimentos, habilidades e ferramentas. Para avançar na discussão, alguns questionamentos iniciais são destacados:

- Quais os saberes necessários aos enfermeiros para o desenvolvimento de ações que envolvam as temáticas de educação em saúde e de promoção da saúde?
- Que competências e habilidades precisam ser desenvolvidas na prática diária que facilitam a incorporação genuína das temáticas de educação em saúde e de promoção da saúde?
- Como os enfermeiros realizam o diagnóstico das necessidades das ações de educação em saúde e da promoção da saúde, importantes para a população do território?
- Quais as ferramentas disponíveis para a atuação dos enfermeiros a partir dos pressupostos da educação em saúde e promoção da saúde?

Julga-se procedente, assim, ampliar conhecimentos sobre as dimensões teórico-práticas da educação em saúde e da promoção da saúde, com o intuito de auxiliar os enfermeiros que atuam nos diversos pontos da APS a problematizar suas práticas e refletir sobre a qualificação de ações pautadas por essas temáticas.

Saberes, competências e habilidades na/para educação em saúde

No início do século XX, a educação em saúde no Brasil, sob o nome de educação sanitária, surge a partir da necessidade do combate às doenças infectocontagiosas, com o objetivo de conter tais agravos e provocar mudanças nos hábitos e comportamentos das pessoas. As práticas de educação em saúde estruturaram-se a partir desse momento, em abordagens de cunho higienista e curativo, com enfoque biologicista, de modo a contemplar populações de baixa renda.[3,4]

Capítulo 8   Educação e Promoção da Saúde

Essa abordagem baseada na transmissão de informações, tecnicista, pouco participativa e metodologicamente autoritária se consolidou nas práticas dos profissionais de saúde até a década de 70, e considerava que os saberes técnicos e acadêmicos eram suficientes para que as pessoas conseguissem modificar seus comportamentos. Os saberes populares e a realidade sócio-histórica, por exemplo, não estruturavam tais práticas, já que as ações se organizavam a partir da história das doenças. De certo modo, essa visão fragmentada e reducionista não contemplava a multidimensionalidade dos problemas de saúde e a subjetividade das pessoas e expressava fortemente o modelo biomédico (ainda vigente em muitas práticas).[3-6]

Diversos autores destacam que os modelos educativos tradicionais tinham como pressupostos a verticalização das relações e dos saberes, onde o saber dos profissionais prevaleceria em detrimento do saber popular. Estes pontos colocavam a prática da educação em saúde como um procedimento que os profissionais de saúde aplicavam aos usuários, em sentido unidirecional, visando a reeducação das pessoas, a transmissão de informações e o controle de doenças e agravos.[3,6,7,8]

A partir dos anos 70, a efervescência dos movimentos sociais na América Latina despontou uma série de questionamentos ao modelo tradicional de educação, o que invadiu também os espaços do campo da saúde, entendendo-se que existia uma limitação de tais práticas em responder à complexidade dos problemas vivenciados pelas pessoas. No Brasil, tal situação era acompanhada, pois o modelo de atenção à saúde vigente à época estava sendo colocado em análise, impulsionando os primeiros movimentos das Reforma Sanitária, o que especialmente para a saúde coletiva constituiu-se num marco histórico sobre os conceitos teóricos e práticos para a atuação dos profissionais de saúde.[8]

As abordagens tradicionais eram identificadas como autoritárias, descontextualizadas e sem significado para as pessoas. Paulo Freire, um dos nomes da educação libertadora na América Latina e principal referência brasileira, contribuiu de maneira bastante significativa para que esses questionamentos ocupassem o campo da saúde, provocando os profissionais de saúde, pesquisadores e comunidades a repensarem as relações estabelecidas nos processos educativos da área, assim como o método utilizado. Esse pedagogo estabeleceu uma base teórico-prática sobre os processos educativos, considerando questões sobre quem são as pessoas envolvidas no processo educativo, como se estabelecem as relações entre educador e educandos, de que modo, como e porque aprendem.[9]

Freire, como ponto estrutural do seu pensamento, coloca que mulheres e homens vivem no mundo com uma vocação ontológica do "ser mais", ou seja, como seres em plena construção e inacabados; vivem no mundo justamente porque querem mais: viver, transformar e modificar. E esse viver acontece na relação com outros seres humanos, mediatizados pelo mundo. Mundo que não está determinado, mundo em que as pessoas fazem história ao escrever a sua própria história.[9-11]

Por isso é que as bases desses questionamentos têm no pensamento freireano grande referencial, já que esse autor auxiliou na compreensão de mundo ao propor o desvelamento das realidades, a compreensão dos porquês dessa sociedade, a humanização do mundo, a importância da postura ética e responsável no processo educativo e na vida.[11]

Trazendo a importância do ato educativo para o campo da saúde, Freire destaca que a educação é um ato político e social, essencialmente humano. Só a educação pode libertar homens e mulheres em situação de opressão. Só a educação possibilita o exercício da vocação do "ser mais".[9] Portanto, o processo educativo vai além do ambiente formal escolar. A educação está em todos os lugares e "[...] transformar a experiência educativa em puro treinamento técnico é amesquinhar o que há fundamentalmente humano no exercício educativo: o seu caráter formador".[11]

149

No campo da saúde, é imprescindível compreender a existência do ser humano como um ser social e histórico. Entender homens e mulheres na sua realidade e singularidade, adaptando o cuidado de saúde às suas necessidades e estabelecendo uma comunicação eficaz são habilidades indispensáveis ao profissional da saúde, especialmente tratando-se da APS como cenário favorável para as práticas de educação em saúde.[3,4] É de fundamental importância o exercício da corresponsabilidade pela saúde, tarefa urgente na prática dos enfermeiros na APS. O compartilhamento da responsabilidade pela saúde entre enfermeiros e pessoas/famílias/comunidades contempla a valorização dos sujeitos no processo de construção e de manutenção da sua própria saúde, favorecendo o diálogo, a problematização e o empoderamento[a] da pessoa sobre si mesma.[11]

No Brasil, a partir da década de 80 algumas experiências passaram a se organizar com um enfoque emancipatório e participativo. Com o direito à saúde expresso na constituição de 1988 e a criação do Sistema Único de Saúde (SUS), a educação em saúde foi colocada em destaque, trazendo o contexto e a complexidade da vida das pessoas para o processo saúde-adoecimento--cuidado e o ato educativo passou a ser uma possibilidade de cuidado.[7]

Passados 30 anos de história de cunho participativo e emancipatório, a educação em saúde é compreendida, atualmente, como uma ferramenta teórico-prática, de atuação interdisciplinar, desenvolvida com pessoas, famílias e comunidades, com objetivo de promover espaços de autonomia e corresponsabilidade, no sentido positivo de manter a saúde e/ou melhorar desfechos do processo saúde-adoecimento-cuidado, visando a qualidade de vida.[4,5,8,12]

A educação em saúde é definida como um "Processo educativo de construção de conhecimentos em saúde que visa a apropriação temática pela população e não à profissionalização ou à carreira na saúde. [...] Conjunto de práticas do setor que contribui para aumentar a autonomia das pessoas no seu cuidado e no debate com os profissionais e os gestores a fim de alcançar uma atenção à saúde de acordo com suas necessidades. [...] A educação em saúde potencializa o exercício do controle social sobre as políticas e os serviços de saúde para que esses respondam às necessidades da população. [...] A educação em saúde deve contribuir para o incentivo à gestão social da saúde".[13]

A educação em saúde considera as dimensões contextuais (política, social, religiosa, cultural, filosófica), pressupõe a oferta de práticas com vistas ao exercício da autonomia e a tomada de decisões conscientes e saudáveis em relação à vida. Assim, evidencia possibilidades de conscientização, mobilização e transformação de realidades, tanto na perspectiva individual quanto da coletividade.[4,5,8,12]

De modo pragmático, educação em saúde é uma abordagem dos profissionais de saúde que visa promover a reflexão, sensibilizar as pessoas para a percepção de sua realidade, intervir, comunicar, cuidar, resolver problemas, auxiliar na modificação de hábitos, formas pelas quais acontece uma interação terapêutica que se considera construtivista. Profissionais de saúde em relação com indivíduos, famílias e comunidades, onde se estabelecem práticas horizontalizadas, dialógicas, de abertura à escuta do outro e da consideração da subjetividade.[3,5,7,8]

---

[a] Conforme o glossário temático de Promoção da Saúde, empoderamento, do inglês, empowerment, é compreendido como o processo em que as pessoas e coletividades são estimuladas a desenvolver e assumir a suas capacidades e habilidades de construir uma vida mais plena, tomando decisões que vão no sentido da promoção da saúde e qualidade de vida, ou seja, dos componentes positivos da saúde. Implica um processo de conscientização e está relacionado com diversos aspectos da vida das pessoas. O empoderamento vai na via do exercício para uma vida cidadã.[29]

No cenário da APS, o que se evidencia a partir disso são exercícios para mudanças no modelo de atenção à saúde, que vai ao encontro dos pressupostos da prevenção das doenças, da promoção da saúde e da qualidade de vida. Corrobora essa visão, a ideia de que a educação em saúde é uma possibilidade de intervenção ao permitir formação crítica e com foco na cidadania. Assim, são pressupostos da educação em saúde: diálogo, respeito, escuta, valorização da experiência, participação, independência, autonomia, protagonismo, compartilhamento de saberes.[7,12,14]

No entanto, as práticas de educação em saúde vigentes ainda expressam uma coexistência dos modelos educativos tradicional e participativo, o que demonstra uma mudança de paradigma ainda não superada ou em franca modificação. Alguns autores destacam que, ainda, tanto enfermeiros quanto pessoas/famílias colocam as atividades de educação em saúde como ações normatizadoras e fiscalizatórias sobre o "ser saudável", nas quais o poder, o saber e responsabilidade pela saúde são dos próprios profissionais de saúde.[5,7,14,15]

Na literatura, apesar dessa temática se apresentar com várias possibilidades, autores acrescentam que as ferramentas de educação em saúde ainda são pouco utilizadas pelos profissionais de saúde, e alguns as compreendem como ações desmotivadoras e/ou de cunho obrigatório.[7,16] Muitas vezes, também as instituições de saúde e as de formação profissional validam as atividades de educação em saúde com pesos diferentes, colocando-as em segundo plano, não exigindo ações e/ou metas, o que se coloca como não importante e se reflete na prática profissional.[6,17]

Na atuação dos enfermeiros na APS, se considera procedente (re)pensar sobre as mudanças que as práticas de educação em saúde têm demonstrado, sendo importante amadurecer as questões conceituais, distanciar de enfoques estritamente biológicos, compreender os atuais paradigmas, conhecer as novas metodologias, avançar diante da visão de que o especialista tudo sabe e conhece; enfim, romper com as abordagens tradicionais.[5,6,7,18]

A importância das ações de educação em saúde centraliza-se na premissa de que a oferta de intervenções educativas é vital diante da tripla carga de doença,[1] em que muitas doenças e agravos à saúde têm seu curso longo e crônico,[2] o que permite a construção de uma relação de cuidado com problematização e participação, uma vez que essa relação tem o potencial para despertar para a necessidade de autocontrole e para a tomada de decisões sobrea própria vida, criando condições para que as pessoas tenham mais autoconfiança e autoeficácia (ver Capítulo 11) no estabelecimento de suas metas.[19]

A Política Nacional de Educação Popular em Saúde (PNEPS),[20] estabelecida pela portaria nº 2.761, em novembro de 2013, veio corroborar com a consolidação das práticas de educação em saúde, na medida em que resgata o arcabouço participativo e emancipatório destacado ao longo deste texto. Prevê a valorização da humanização e da integralidade como sentidos fundamentais para a democratização das relações no campo das políticas públicas.[14,16]

A PNEPS prevê a reafirmação do compromisso com os princípios do SUS, de modo a efetivar a participação popular (participação popular vai além das práticas educativas, podendo incluir até o planejamento participativo, conselho de usuários, entre outros). Organiza-se como uma prática político-pedagógica que transita entre as ações de promoção, proteção e recuperação da saúde. Baseia-se, para isso, na postura dialógica, na multiplicidade dos saberes, na valorização dos saberes populares e da ancestralidade. Além disso, prevê a valorização da produção individual e científica sobre a temática, incrementando os conhecimentos no SUS. A PNEPS orienta-se pelos seguintes princípios: "diálogo, amorosidade, problematização, construção compartilhada do conhecimento, emancipação e compromisso com a construção do projeto democrático e popular".[20]

O arcabouço teórico e o domínio dos métodos para o processo de educação em saúde precisam fazer parte do trabalho do enfermeiro que, juntamente com a equipe, deverá realizar o diagnóstico das necessidades e dos problemas de saúde do território e, a partir do conhecimento da realidade existente, construir possibilidade de atuação junto com as pessoas/famílias/ comunidades. A educação popular em saúde precisa ser incorporada de forma genuína à prática profissional, não havendo momentos para ser realizada, já que estabelece os pressupostos da relação profissional de saúde-indivíduos/famílias/comunidades, sendo possível a sua aplicação na clínica. Vasconcelos e Vasconcelos[16] vinculam, inclusive, a eficácia clínica à eficácia pedagógica, o que significa pensar que a prática educativa é parte essencial da relação terapêutica estabelecida, quer seja na dimensão individual, familiar e/ou comunitária. Soma-se a isso que, muitas vezes, o momento em que a pessoa estreita seu contato com os serviços de saúde é o momento do cuidado de uma doença/agravo, o que é positivo no sentido de que as práticas pedagógicas podem mobilizar a pessoa a pensar sobre o seu modo de encarar a vida e realmente assumir novas posturas frente às experiências com sua saúde.

Assim, a educação popular em saúde é inerente à prática profissional do enfermeiro quando realiza consultas individuais e coletivas, visitas domiciliares, atividades coletivas, grupos, ou seja, é uma estratégia de cuidado que pode ser desenvolvida em todos os contextos da APS.[7,8] Atuar diretamente com as pessoas/famílias/comunidade é uma excelente maneira de estreitar o vínculo, propiciando a interlocução dos saberes científicos e populares, o que estimula o autocuidado, a prevenção de doenças e a promoção da saúde.[21]

Finalmente, a educação em saúde concentra-se como atividade atribuída a todos os profissionais das equipes de APS. Do ponto de vista da atuação do enfermeiro, constitui-se um campo de possibilidades, criação, compromisso social e efetivação das diretrizes do SUS e deve ser valorizada pelos profissionais atuantes nas US.

Saberes, competências e habilidades na/para promoção da saúde

O conceito de promoção da saúde tem seu desenvolvimento mais pleno a partir das décadas de 70 e 80, quando alguns questionamentos internacionais ocorriam em relação à medicalização da saúde. No Brasil, movimentos sociais questionavam o direito à saúde e a forma de organização do modelo de atenção à saúde. Ao longo desses anos, o conceito de promoção da saúde esteve sempre vinculado ao exercício de práticas individuais e coletivas, de cunho emancipatório, visando a uma vida mais plena na sua dimensão positiva. São diversos os autores que discorrem sobre as questões conceituais e teóricas sobre promoção da saúde.[22,23]

Destaca-se a seguir alguns momentos na história que se constituíram marcos importantes sobre a temática, como a I Conferência Internacional sobre Cuidados Primários em Saúde, em Alma-Ata, no ano de 1978[24] e, a partir da década de 80, a realização das Conferências Internacionais de Promoção da Saúde em diversas cidade do mundo.

A primeira conferência[25] trouxe contribuições no sentido de pensar a promoção da saúde como a capacitação das comunidades com a finalidade de melhorar a qualidade de vida e a saúde, colocando a participação das pessoas como elemento chave neste processo. A promoção da saúde ampliou a abordagem sobre os determinantes da saúde, considerando a equidade como um dos seus grandes enfoques. Acrescenta-se a isso, a ideia de que se existem múltiplos fatores que determinam e condicionam a saúde das pessoas e que tal proposição significa pensar que saúde é um bem-estar global, a promoção da saúde não pode ser um conceito restrito ao setor da saúde. Nesse momento, o conceito de intersetorialidade fica expresso como um pressuposto das práticas de promoção da saúde.[22] Outras Conferências Internacionais ocorreram, dentre elas, destacam-se a de Adelaide,[25] que elencou as políticas públicas saudáveis e afirmou a importância da articulação entre os diversos setores para promover saúde e equidade; a Conferência de Sundsval[25] que destacou a conexão entre saúde e ambiente e a promoção e criação de ambientes saudáveis e a Conferência de Jakarta,[25] que reforçou as ações comunitárias, abordando o empoderamento e a participação popular.[22]

De modo conceitual e pragmático, promoção da saúde, desde a sua origem, tem estreita relações com a prevenção de doenças. Importa, aqui, destacar onde esses conceitos tem semelhanças, diferenças e onde se entremeiam. Nas semelhanças se aproximam por se constituírem complementares em todo o processo de saúde-adoecimento-cuidado, tanto na abordagem individual quanto na coletiva.[22]

No entanto, a promoção da saúde apresenta um desenho mais amplo, no qual determinantes de saúde estão vinculados ao processo de nascer, crescer, viver, trabalhar e morrer de pessoas/ famílias/comunidades, explicitando uma visão positiva dos componentes da saúde, que vai além da área de atuação do setor saúde, envolvendo políticas públicas saudáveis que, quando adotadas, provêm a saúde de uma coletividade, como, por exemplo, a fluoretação da água, a diminuição do sal nos alimentos industrializados, o tratamento da água, entre outros. Na promoção da saúde, a ampliação da autonomia, do cuidado consigo mesmo e das práticas participativas e cidadãs desenvolve-se de modo processual, sendo um objetivo que não se encerra, ao contrário da prevenção de doenças que tem como objetivo estabelecido a ausência de doenças.[22]

Prevenção de doenças, em sentido mais restrito, prevê que as pessoas vivam sem doenças, sendo orientada pelas ações de detecção, controle, identificação e enfraquecimento das vulnerabilidades, dos fatores de risco e/ou de doenças específicas. A prevenção da saúde aponta medidas específicas de prevenção para agravos específicos, como, por exemplo, a vacinação para as doenças previne doenças específicas e o uso da camisinha previne doenças sexualmente transmissíveis, entre outras.[22]

As diferenças entre promoção da saúde e prevenção de doenças ocupam centralidade, percebendo-se que constituem embasamento teórico-prático para a atuação dos enfermeiros.

Conforme estudiosos da temática,[26] prevenção de doenças aproxima-se da ideia de se antever e/ou antecipar a algo, pois se estrutura a partir dos conceitos da história natural das doenças e da epidemiologia. Nessa linha, ações de prevenção de doenças constituem-se em atividades que visam evitar o aparecimento de doenças específicas, de modo a reduzir incidência e prevalência desses agravos na população. Utiliza-se da produção e divulgação de informações científicas sobre o comportamento das doenças, assim como de recomendações normativas sobre mudanças nos estilos de vida de pessoas e/ou comunidades, com o intuito de não adoecerem.

De modo mais ampliado, o conceito de promoção da saúde vai no sentido de fomentar algo, dar impulso, produzir. Concentra-se em potencializar a dimensão positiva dos componentes da saúde, sendo dirigido ao bem-estar geral da população, sem direcionamento para alguma doença e/ou agravo. A promoção da saúde, por trabalhar com dimensões ampliadas do conceito de saúde, abarca também a análise de macroestruturas como as condições de vida e trabalho da população e, por isso, é um conceito para além da saúde, é uma questão intersetorial.[26] Acrescenta-se a isso, outra diferença importante: enquanto a promoção da saúde vai ao encontro do sujeito e da vida, a prevenção vincula-se à ocorrência das doenças.[27] Vale destacar que tanto a prevenção quanto a promoção da saúde têm sua importância e seu papel no contexto dos serviços de saúde, mas considera-se importante que o enfermeiro conheça essas conceituações e reconheça na sua prática o momento adequado de usar uma ou outra, ou ainda de se utilizar das duas ferramentas de trabalho a partir da compreensão da complexidade do problema de saúde que está abordando e do contexto no qual o problema acontece.

É importante que o enfermeiro tenha uma compreensão do que aproxima e do que diferencia os conceitos de promoção da saúde e prevenção de doenças, a fim de não os colocar no mesmo campo de significados, pois isso pode vir a ser um retrocesso para as práticas de atenção à saúde, ao assemelhar o sentido da promoção na mesma seara da ausência de doenças. Certamente, numa visão a partir do conceito de integralidade, não é um caminho a ser trilhado.[28]

Uma das fronteiras que borra os limites da promoção da saúde e da prevenção de doenças é a necessidade de mudança de comportamentos individuais para minimização de doenças em programas denominados promoção da saúde, evidenciando a abordagem clínica tradicional e o paradigma biomédico. Nessa situação, por exemplo, o indivíduo é o foco da intervenção, sendo o responsável pela sua situação de saúde, associando seu comportamento à sua responsabilidade. A promoção da saúde, finalmente, parte do pressuposto que existem outros fatores que podem determinar e condicionar a saúde de indivíduos e que devem ser igualmente abordados na prática profissional, de modo a conciliar escolhas individuais com responsabilidade social.[22]

No Brasil, a prática da promoção da saúde foi evidenciada desde o movimento da Reforma Sanitária ao tornar visível a saúde como direito humano; passando pela criação do Sistema Único de Saúde ao expressar uma visão ampliada do conceito de saúde, compreendendo-se que existem fatores condicionantes e determinantes da saúde da população; e na atualidade por se constituir num conceito que amplia seus horizontes, obrigatoriamente pela natureza da prática, para além das fronteiras do setor saúde.[22]

Em 2006, foi criada a Política Nacional de Promoção da Saúde (PNPS) com o objetivo de "promover a equidade e a melhoria das condições e dos modos de viver, ampliando a potencialidade da saúde individual e coletiva e reduzindo vulnerabilidades e riscos à saúde decorrentes dos determinantes sociais, econômicos, políticos, culturais e ambientais".[29] Essa política pública compreende: o reconhecimento da subjetividade das pessoas e dos coletivos no processo de atenção e cuidado em defesa da saúde e da vida; a solidariedade, a felicidade, a ética, o respeito às diversidades, a humanização, a corresponsabilidade, a justiça e a inclusão social como sentidos que estruturam a prática da promoção da saúde; a equidade, a participação popular, a autonomia, o empoderamento, a intersetorialidade, a intrasetorialidade, a sustentabilidade, a integralidade e a territorialidade como princípios.[29]

São diretrizes da PNPS os seguintes pontos: cooperação intrasetorial[b] e intersetorial[c] para ampliação das ações que abarquem os determinantes sociais da saúde; desenvolvimento de ações integradas e territorializadas; exercício de práticas de gestão democráticas, compartilhamento e publicização de saberes e experiências; ampliação da governança; apoio à qualificação profissional sobre esse tema; incorporação de maneira efetiva da promoção da saúde no atual desenho do

---

[b] Conforme a PNPS, a intrasetorialidade refere-se à organização do trabalho no campo da saúde, a partir de ações e serviços que considerem a integração e solidariedade entre os pontos da atenção de forma articulada, cooperativa e resolutiva.[30]

[c] A intersetorialidade é compreendida como um processo que visa ao fortalecimento das políticas públicas no sentido de executá-las de forma articulada, planejada e cooperada, contribuindo para a construção de projetos comuns que incidam sobre os determinantes de saúde na sociedade. A prática intersetorial objetiva, ainda, avançar em relação à oferta de políticas públicas unidirecionais, setorializadas, sem a convergência de recursos, saberes, experiências, de modo a ampliar o escopo e a capacidade de mudanças que a integração entre os setores permite.[30]

Capítulo 8   Educação e Promoção da Saúde

modelo de atenção à saúde e compromisso com a implementação da política de forma integrada, transversal e intersetorial.[29]

Dentre as temáticas transversais da PNPS concentram-se os esforços nos seguintes temas: determinantes sociais da saúde; desenvolvimento sustentável; produção de saúde e cuidado; ambientes e territórios saudáveis; vida no trabalho; cultura de paz e direitos humanos.[29]

E como tais práticas são operacionalizadas?

A ideia é pensar que alguns elementos precisam estar conectados para que isso aconteça, entre eles: territorialização; articulação intra e intersetorial; Redes de Atenção à Saúde; participação e controle social; gestão; educação e formação; vigilância, monitoramento e avaliação; produção e disseminação de conhecimentos e saberes; comunicação social e mídia.[29]

A APS, como porta de entrada dos sistemas de saúde, permite a construção e oferta de atividades de cunho da promoção da saúde, pois é um cenário que trabalha com os determinantes de saúde imbricados no processo saúde-adoecimento-cuidado.[23] Na prática dos enfermeiros, a promoção da saúde é expressa por meio da oferta de ações que considerem as dimensões do empoderamento das pessoas/famílias e comunidade, de acordo com as necessidades em saúde demandadas, e se expressa nos atendimentos individuais e coletivas. Pode ser percebida no exercício profissional muito mais como um jeito de fazer do que identificada nesta ou naquela ação. Ou seja, as evidências da promoção da saúde estarão tão mais colocadas no modo de produzir saúde do que em uma ação denominada "atividade de promoção da saúde".

A promoção da saúde é um tema transversal e os enfermeiros de forma cotidiana podem promover saúde em todas as suas ações, isso depende de modo como compreendem o processo saúde-adoecimento e de como realizam as intervenções junto com a equipe de saúde e/ou em parceria com outros equipamentos sociais do território.

No âmbito da atenção e do cuidado em saúde, "a integralidade na promoção da saúde passa a ser uma estratégia de produção de saúde que respeita as especificidades e as potencialidades na construção de projetos terapêuticos, de vida e na organização do trabalho em saúde, por meio da escuta qualificada dos trabalhadores e dos usuários, de modo a deslocar a atenção da perspectiva estrita do adoecimento para o acolhimento de suas histórias e condições de vida".[29]

Dentre os temas da PNPS, vinculados à APS, estão: educação permanente, alimentação adequada e saudável, práticas corporais e atividades físicas, enfrentamento ao uso do tabaco e de seus derivados, enfrentamento do uso abusivo de álcool e de outras drogas, promoção da mobilidade segura, promoção da cultura da paz e dos direitos humanos, promoção do desenvolvimento sustentável.[29]

Ao analisar esses temas, identifica-se que são elementos que ocupam a prática dos enfermeiros na APS, seja no desenvolvimento de uma caminhada comunitária sobre a cultura da paz e/ou pela redução dos acidentes de trânsito, seja pela orientação individual sobre uso abusivo de álcool e outras drogas durante as consultas de enfermagem, passando pela construção de hortos[d] comunitários de forma intersetorial. A ideia da promoção da saúde é fomentar o que há de movimento

---

[d] Horto comunitário aqui compreendido como o/um espaço comunitário na unidade de saúde ou no território adscrito, no qual indivíduos, grupos e comunidade compartilham, além do cultivo de plantas medicinais, aromáticas e condimentares, saberes e experiências. Esse espaço pode reunir pessoas em torno de um conhecimento sobre plantas e chás, por exemplo: pode oferecer oficinas e cursos ou sediar encontros de grupos. As equipes de saúde devem valorizar esses espaços e saberes, pois propicia o compartilhamento da vida comunitária.

PARTE 1   Princípios para o trabalho do enfermeiro na Atenção Primária à Saúde

positivo para a saúde das pessoas, famílias e comunidades, o que permite pensar as questões de sustentabilidade ambiental, sendo desenvolvidas em parceria com escolas e associações de moradores. Juntam-se a essas ações, ainda, as atividades de relaxamento, ioga e meditação que, progressivamente, tem entrado no cardápio de oferta das equipes de saúde.

Identifica-se que a promoção da saúde é muito visível nos discursos profissionais, mas ainda pouco evidenciada na produção científica no campo da Enfermagem Brasileira.[23] Salienta-se que refletir sobre as práticas de promoção da saúde na APS é uma área de potencialidades para os enfermeiros. No dia a dia da US, os enfermeiros têm elementos para pensar a sua prática, tomar decisões de forma mais qualificada e, baseando-se nos pressupostos da promoção da saúde, ofertar ações de cuidado que considerem a dimensão cidadã e autônoma de indivíduos, famílias e comunidades (com foco no empoderamento).[23,24]

A atuação do enfermeiro na educação em saúde e na promoção da saúde

A partir da análise histórica e conceitual sobre educação em saúde e promoção da saúde, é importante analisar a prática dos enfermeiros da APS, de forma a (re)pensar a oferta dessas ações, visando à qualificação das práticas desenvolvidas.

Diversos trabalhos realizados[4,5,7,12] identificaram que os enfermeiros são os profissionais da APS que mais se envolvem com as atividades educativas e de promoção, e a maioria dos trabalhos aponta a associação dessas duas temáticas educação/promoção no exercício dessas atividades. No cotidiano dos enfermeiros, os conceitos de educação em saúde e promoção da saúde estão vinculados na prática clínica, tanto na dimensão individual quanto coletiva, nos diferentes cenários da APS.

Estudos[5,6,7] destacam que as abordagens pedagógicas realizadas nas atividades educativas devem ser revistas, de modo a evitar práticas essencialmente curativas e dependentes,[5] incluindo uma perspectiva mais humanizada, integral e participativa.[6,7] É importante compreender que as relações de cuidado estabelecidas passam também pela prática profissional dos trabalhadores.[13] Acrescenta-se a isso que a produção científica e a difusão das práticas educativas com enfoque na saúde encontram-se enfraquecidas no sentido da valorização da singularidade do cuidado,[5] assim há necessidade de criar/utilizar terminologias específicas da enfermagem[31] e repensar os conceitos que fundamentam a prática dos enfermeiros sobre promoção da saúde.[24,32]

A enfermagem se organiza dentro do sistema de saúde a partir de uma inserção social bastante capilarizada, tanto na atenção individual quanto na atenção às coletividades, o que expressa a importância da atuação dos profissionais de enfermagem como sujeitos fundamentais nas equipes de saúde da APS e que têm potencialidade de contribuir para que as mudanças sociais se expressem de modo mais amplo.[14]

As atividades educativas são parte essencial do exercício profissional dos enfermeiros e se baseiam na oferta de um cuidado que é corresponsabilizado e compartilhado.[3] Para isso, os enfermeiros da APS devem trabalhar com conceitos ampliados de saúde, considerar o rol de determinantes e condicionantes de saúde vinculados ao processo de cuidado, seja ele individual e/ou coletivo. Preconiza-se, ainda, trabalhar no estímulo às práticas participativas na gestão do sistema de saúde (aqui compreendida como participação popular); compreender que as atividades de promoção da saúde se constituem, indubitavelmente, a partir de ações intersetoriais, sendo fundamental reconhecer o território de atuação; fomentar a criação de espaços saudáveis

156

Capítulo 8   Educação e Promoção da Saúde

e favoráveis à saúde da população atendida; e atuar política e socialmente na efetivação das políticas públicas de saúde.[23]

A educação em saúde pode ser uma ferramenta eficaz no trabalho das equipes, desde que seus membros estejam aptos para realizá-la. Portanto, ao desenvolver atividades de educação em saúde e promoção da saúde, os enfermeiros devem ter como ponto de partida o planejamento de tais processos com as equipes de saúde, por meio da realização de um diagnóstico de educação em saúde e promoção da saúde, construção de um plano de ação, execução do plano de ação e avaliação dos resultados obtidos.[33]

O diagnóstico é um processo de apropriação de informações e consiste na análise da realidade, com a finalidade de conhecer as condições de vida, de saúde e adoecimento em determinado território, assim como compreender e atuar sobre as necessidades em saúde de indivíduos, famílias e/ou comunidades. O profissional de enfermagem, por meio dessa ferramenta, identifica relações, realiza conexões, expõe potencialidades, aproxima causas de consequências, sem perder a dimensão contextual (social, ambiental, econômica, cultural) onde as pessoas vivem.[34,35]

Entender as necessidades dos indivíduos, famílias e comunidades parece simples, todavia são inúmeros os profissionais de saúde que referem dificuldades para executar ações dessa natureza, porque, muitas vezes, tais práticas são ofertadas a partir das necessidades dos próprios profissionais ou, ainda, das necessidades das instituições e serviços de saúde. Trazer para a discussão qual necessidade é fundamental para que essas atividades tenham sentido é primordial. Quando os serviços de saúde pautam a sua atuação baseados nas necessidades da população, têm mais possibilidade de serem eficientes.[36]

Nesse sentido, necessidades em saúde[e] aqui são compreendidas como uma composição de conceitos, ou seja, de maneira polissêmica. As necessidades de atenção à saúde podem ser definidas como situações nas quais as pessoas vivem uma carência em saúde, ou percebem que vivem, que pode ser identificada por um profissional de saúde.[37] No entanto, existem, ainda, necessidades que não são identificadas pela população, o que coloca como central a postura de mediação do profissional de saúde ao identificar algo que não é percebido pela pessoa. Alguns autores, a partir das suas experiências e sistematização de leituras sobre necessidades em saúde, descrevem, a partir dessa polissemia, que chamam de taxonomia das necessidades em saúde, retratada de forma a compreender as necessidades em saúde sob quatro grandes perspectivas: a) boas condições de vida; b) acesso à Rede de Atenção à Saúde; c) vínculo entre usuários e equipes de saúde; e d) autonomia. Essa amplitude na abordagem nas necessidades auxilia na construção de planos de ação para os enfermeiros atuarem no âmbito da APS, o que permite compreender as necessidades em saúde para além dos conceitos biológicos e de fatores de risco.[38]

Pensando no cenário de atuação dos enfermeiros na APS, agrega-se a noção de vulnerabilidade[f] e risco, já que muitas atividades de educação em saúde e promoção da saúde têm esses concei-

---

[e] Necessidade: carência, ausência ou falta de algo compreendido com desejável, vinculada ao desejo de resolver tal situação. Podem ser primárias, secundárias, coletivas ou sociais. As necessidades podem, ainda, ser criadas (carência gerada pelo apelo de consumir algo, o que existe, infelizmente, no campo da saúde), sentidas (carência percebida pela pessoa da sua condição de saúde) e não sentidas (a pessoa não percebe a necessidade ou problema de saúde que foi identificada, por exemplo, por um profissional de saúde).[37]

[f] Vulnerabilidade: compreende um conjunto de elementos sociais, políticos e culturais, contextualizados numa situação individual ou coletiva, que tem a capacidade de expor, em maior ou menor grau, a pessoa a doenças e outros agravos. O conceito vincula-se a questões de ordem socioeconômica, de acesso a bens e serviços, incluindo o acesso à informação. Relaciona-se com questões de relevância política e cultural que podem configurar barreiras às pessoas. Essa noção de vulnerabilidade pode ser utilizada para descrever famílias e/ou grupos específicos.[30]

tos como estruturantes. Diversas são as experiências de profissionais de saúde que destacam a importância da compreensão do conceito de vulnerabilidade, já que a atuação profissional muito próxima à vida das pessoas vai além de questões biológicas e compreende no sentido amplo e concreto das palavras, uma atuação em contato com a vida.

Algumas pessoas podem não ter doenças, mas podem estar em situação de vulnerabilidade que se estrutura como uma compreensão ampliada sobre exposição a riscos e doenças. Prevê que pessoas e/ou grupos em situação de vulnerabilidade assim se encontram não por terem/assumirem responsabilidade por comportamentos equivocados, mas por uma compreensão de que tal vulnerabilidade é o resultado de uma interação de diversos fatores individuais, mas também coletivos e contextuais, que colocam essas pessoas e/ou grupos em situação de vulnerabilidade.[39]

Três dimensões vinculam-se ao conceito de vulnerabilidade, a saber: a) componente individual (capacidade do indivíduo de transformar a sua realidade a partir do exercício de práticas protegidas e protetoras); b) componente social (possibilidade de acessar informações, meios de comunicação, bens e serviços que auxiliem no enfrentamento da realidade vivida); c) componente programático (capacidade de esforços no sentido de ofertar ações e medidas de forma ampliada e democrática, por parte de organismos, instituições e governos).[39]

Por outro lado, o conceito de risco[g] tem sua origem na epidemiologia, compreendendo-se como a identificação e associação entre doenças e condições não patológicas, com o intuito de conhecer qual a probabilidade que uma pessoa pertencente a determinando grupo (exposição) tem de pertencer a outro (doença). As diferenças entre risco e vulnerabilidade se expressam, ainda, na maneira como os profissionais de saúde podem atuar diante da identificação dessas expressões no contato com indivíduos, famílias e comunidades, enquanto na redução das vulnerabilidades o foco está nas populações suscetíveis e a finalidade é capacitar as pessoas para que transformem os seus contextos. O risco preocupa-se com pessoas expostas e visa alertá-las para que modifiquem seus comportamentos.[39]

A partir dessa compreensão, as necessidades em saúde das pessoas atendidas na APS passam, necessariamente, pela oferta de práticas de saúde que considerem uma intervenção e uma abordagem social e solidária para a resolução de situações expressas pelo componente da vulnerabilidade.[23,40]

Os enfermeiros podem identificar as necessidades de educação em saúde e promoção da saúde em diversos momentos durante a sua atuação: consultas de enfermagem na US e no domicílio, registros produzidos pela equipe (informações oriundas de sistemas de informações, boletins de produção da enfermagem e da equipe de saúde, atas de registros e acompanhamento de atividades), pesquisa sobre dados do território (IBGE, dados oficiais do município, observatórios de condições de vida e saúde), reuniões de equipe (discussão e compartilhamento de experiências entre os membros da equipe, de modo a evidenciar tais necessidades), atividades coletivas e comemorativas da US, planejamento participativo da US, ouvidorias, interação com outros equipamentos sociais do território (compreende-se aqui escolas, centros de referências, associações de moradores, associações esportivas, instituições religiosas, grupos de pais e mães, conselhos tutelares, subprefeituras, dentre outros).

---

[g] Fatores de risco: condições que colocam um indivíduo com maior predisposição de desenvolver uma doença. Essa predisposição pode ser genética, comportamental, social, cultural ou ambiental. Classificam-se os fatores de risco em: não modificáveis, como a herança genética, por exemplo; e modificáveis ou comportamentais, como o consumo de álcool, sal e tabaco.[13]

O importante é que os enfermeiros, sensíveis às necessidades em saúde expressas nestes espaços, transformem-nas em ações que possam ser usufruídas pela comunidade, de modo a responder com base na realidade vivenciada pelas próprias pessoas e famílias.[41] Sobre esse enfoque, de sensibilidade às necessidades, corrobora-se a ideia que os enfermeiros foram considerados em um estudo com equipes de saúde como os profissionais que se comprometem na oferta de ações diferenciadas, com criatividade e que tem desenvolvido, por meio do acolhimento, práticas educativas que romperam com as abordagens tradicionais.[42]

As consultas individuais e as visitas domiciliares são espaços de diálogo com pessoas e famílias e podem ser oportunos para que os enfermeiros conheçam o que eles pensam sobre os temas, no que têm interesse e como gostariam de participar. Nesse momento, os enfermeiros podem identificar necessidades em saúde vinculadas tanto à educação em saúde, quanto à prevenção de doenças e promoção da saúde, já que a atual organização da APS prevê que esses profissionais atendam a toda população, com prioridades para alguns programas do Ministério da Saúde. As consultas, ainda, são os momentos em que os enfermeiros podem perguntar sobre o interesse das pessoas em participar de atividades educativas e de promoção da saúde (muitas atividades coletivas originam-se dessa investigação realizada pelos enfermeiros de maneira atenta e dialógica).

Destaca-se que os enfermeiros, por estarem muitas vezes liderando e representando as equipes de saúde em outros espaços, são profissionais essenciais na composição de ações de educação em saúde e promoção da saúde, haja vista que trabalham com o cuidado ("conhecer para cuidar, cuidar para confrontar e cuidar para emancipar"),[14] com a noção de promoção da autonomia para a vida[22] e mantêm estreita relação com a comunidade adscrita, qualificando a identificação mais precisa de prioridades locais.[43]

Realizado o levantamento de necessidades em saúde, os enfermeiros discutem os achados com colegas da equipe, analisam os dados encontrados, elegem prioridades. Dependendo do grau de interação da equipe de saúde com a comunidade, essas ações podem ser realizadas de modo participativo e solidário.

Para a análise e eleição de prioridades dentre as necessidades em saúde, os enfermeiros podem utilizar ferramentas de construção coletiva como painéis, "chuva de ideias", rodas de conversas, entre outros. O que não pode ser desconsiderado é a participação de outros membros da equipe e, quando possível, dos usuários. Matrizes de priorização também podem ser utilizadas, nas quais cada pessoa atribui numeração, conforme considera a situação prioridade, o que garante que cada pessoa dê sentido e peso a sua percepção.

Definidas as prioridades de atuação, passa-se para o momento de desenvolver o plano de ação, que visa descrever e responder às seguintes questões:

- por que esta atividade deve ser realizada? (justificativa da atividade)
- o que se pretende alcançar? (objetivos da ação)
- o que será realizado? (temas que precisam ser contemplados na atividades)
- para quem/com quem será realizada? (pessoas quem podem se beneficiar da atividade);
- como será a atividade? (metodologia que será adotada);
- quais recursos são necessários para ofertar essa atividade? (recursos humanos, materiais, financeiros, didáticos, audiovisuais, entre outros);
- quanto tempo será necessário? (descrição do cronograma da atividade, que pode ser apresentado dentro de cada atividade e no seu conjunto, contemplando a programação das ações);

PARTE 1 Princípios para o trabalho do enfermeiro na Atenção Primária à Saúde

- como será realizada a avaliação da atividade? (descrição do processo de avaliação da atividade);
- a atividade respondeu ao objetivo proposto de modo a resolvê-lo ou a atividade precisa seguir sendo ofertada (processo de reflexão e revisão da proposta inicial);
- há evidências de que essa atividade contribui para a promoção da saúde e/ou prevenção de agravos?

Cada enfermeiro deve organizar a prática a partir das realidades locais e institucionais. Alguns terão suporte técnico e conceitual para a organização dessas atividades, além de outras ferramentas disponíveis. Essa questão é um ponto que pode variar, conforme as realidades enfrentadas pelo país. Assim, aqui se apresentam elementos que podem auxiliar os enfermeiros em todas essas situações.

É importante definir o plano de ação com o envolvimento de outros membros da equipe e dos usuários, lembrando-se que tal envolvimento coloca os indivíduos em exercício pleno de sua autonomia e participação.[23]

Pensando-se nas atividades de educação em saúde como uma ação-meio[23] que os enfermeiros dispõem para, inclusive, alcançar a promoção da saúde, tem-se na APS:

- Promoção da saúde para toda população (incentivo à alimentação saudável, promoção da atividade física, incentivo à cultura de paz e direitos humanos, respeito à diversidade, promoção de exercícios dos direitos e cidadania, incentivo ao desenvolvimento de ambientes e territórios saudáveis e o desenvolvimento sustentável, organização de hortos comunitários, entre outros);
- Promoção da saúde diante dos ciclos da vida (processo de crescimento e desenvolvimento saudável da criança, adolescência, adultos, idosos; práticas seguras em cada ciclo vital; direitos da criança e do adolescente, promoção da saúde sexual e reprodutiva, gestação, compreensão dos processos de viver em cada ciclo vital);
- Prevenção de doenças por ciclos da vida (agravos típicos da primeira e segunda infância, riscos e vulnerabilidades da adolescência, agravos relacionados com a violência e mortalidade por causas externas, problemas comuns no adulto, doenças sexualmente transmissíveis, entre outros);
- Prevenção de doenças por agravos prevalentes no território da US (doenças cardiovasculares, respiratórias, infectocontagiosas, psicossociais, cânceres, causas externas, desastres naturais).

Pode-se perceber que as ações descritas acima merecem uma abordagem educativa, entendendo-se tal dimensão como inerente ao fazer dos enfermeiros na APS, o que evidencia que esses temas podem e devem ser trabalhados por eles.

Com as atividades em curso, o desenvolvimento das ações atende a um processo sistemático de revisão das necessidades, objetivos, metodologia, cronograma e avaliação, e esta última sempre vai disponibilizar informações valiosas sobre o andamento das atividades de educação em saúde e promoção da saúde. Observe-se, ainda, que no cotidiano das US pode ser difícil enquadrar uma ação sob uma determinada perspectiva (educação em saúde ou promoção, prevenção de doenças ou promoção da saúde). Compete dizer que esses conceitos teórico-práticos são complementares, apesar de historicamente diferentes. Ainda, estarão sempre lado a lado para efetivação das práticas integrais. Imagine-se que uma mulher em acompanhamento pré-natal por meio de consultas individuais e grupos, não será convidada para participar do grupo de meditação ou de cessação do tabagismo? Ou ainda, que um indivíduo em tratamento para tuberculose não participará das ações de inauguração do horto comunitário? As ofertas comporão ou não o cardápio das equipes, cabendo aos profissionais de saúde identificar pessoas que possam se beneficiar de atividades de educação em saúde e promoção da saúde.

Sobre a abordagem individual ou coletiva, este é um ponto que deve ser sublinhado, pois é o exercício prático dos enfermeiros que, cotidianamente, vai indicar uma abordagem educativa no âmbito individual e/ou coletivo. O enfermeiro tem ferramentas para identificar qual a melhor intervenção para o indivíduo, assim como tal indivíduo também tem conhecimento e experiência para avaliar o que é melhor para si mesmo. Assim, o compartilhamento dessa decisão deve ser colocado pelos enfermeiros, ao propor esta ou aquela abordagem. De modo complementar, sabe-se que pessoas que convivem com determinadas doenças podem se beneficiar, em maior ou menor grau, de atividades educativas em consultas individuais, com familiares ou coletivas e atividades em grupo. Os enfermeiros devem ter em mente que os cuidados de enfermagem são ofertados por meio de intervenções de enfermagem, sempre baseadas no julgamento clínico e no melhor conhecimento científico disponível, que visam incrementar os avanços das pessoas/ famílias em relação aos seus próprios cuidados.[44]

Analisando-se o cenário da APS como espaço de cuidado e acompanhamento das doenças e agravos de curso longo, como as doenças crônicas, considera-se como áreas estratégicas de atuação na promoção da saúde desenvolver ações relacionadas com os quatro fatores de risco que são comuns para as doenças cardiovasculares e que causam grande impacto mundial na saúde da população. São eles: tabagismo, inatividade física, alimentação não saudável e consumo excessivo de álcool.[45] Sobre estes temas, os enfermeiros têm autonomia de atuação, pois estão vinculados aos usuários, conhecem as realidades das pessoas que atendem, tem domínio sobre o conhecimento científico e, conforme o Ministério da Saúde, são os profissionais que atuam na abordagem para mudança nos estilos de vida (ver Capítulo 11), especialmente nas estratégias para o cuidado das pessoas com doenças crônicas.[45] Soma-se a isso, que a conscientização sobre a experiência com uma doença crônica, como a hipertensão, deve ser abordada nas atividades de educação em saúde, pois as pessoas nessa situação precisam estar implicadas no seu processo de cuidado, o que tem sido descrito como o princípio conhecimento-emancipação e que os enfermeiros têm incorporado à prática profissional.[46]

As estratégias de autocuidado apoiado, com enfoque nas doenças crônicas, são ferramentas indispensáveis à prática dos enfermeiros na APS, dado a situação epidemiológica brasileira, assim como as possibilidades de atuação destes profissionais na promoção de mudanças no estilo de vida (ver Capítulo 11).

De modo usual, muitos profissionais de saúde vinculam e limitam a oferta de atividades educativas ao desenvolvimento de grupos e ações coletivas de educação em saúde, sendo esta apenas uma das dimensões em que se pode desenvolver o processo de educação em saúde,[7] com o objetivo de promover reflexão e desenvolver consciência sobre os modos de vida, bem como compartilhar experiências.[23]

A construção coletiva do conhecimento por meio de reflexão e da socialização de experiências vividas pelos membros do grupo, oferece apoio e suporte e, pela dinamicidade e troca, favorece a abordagem sobre condições de saúde, doenças, tratamentos, medidas de prevenção e de promoção. Esse tipo de trabalho proporciona a construção de saberes e a transversalização da prática pelo contexto sociocultural das pessoas.[41] Um grupo não é a soma de pessoas que dele participam, mas uma nova entidade com funcionamento, normas e objetivos específicos.[3]

Considera-se essencial para os enfermeiros, ao planejarem práticas educativas com grupos, identificar a necessidade do grupo, construir o rol de conhecimentos sobre essa atividade, sendo imprescindível seu planejamento, a identificação do método mais adequado, a organização e atuação da coordenação do grupo, a definição e utilização de técnicas para auxiliar no alcance dos objetivos, as formas de registros e o processo de avaliação da proposta.[47] Importa pensar, assim como já vem sendo descritas as atividades de educação em saúde, que os processos grupais também têm um viés interdisciplinar e que isso deve ser valorizado quando as equipes de saúde vão disponibilizar esse tipo de cuidado.[48]

É no espaço do grupo que o compartilhamento de saberes se torna evidente, o que enriquece a prática coletiva, já que, usualmente, os saberes que os profissionais de saúde carregam se concentram mais no conhecimento técnico. Ao trazer para cena os saberes de experiência, as pessoas identificam-se e na interação dialógica de profissionais e usuários, o que pode assumir sentidos de transformação.[48] É a possibilidade de agregar significado aos modos de andar na vida, aqui compreendidos como as maneiras e modos como as pessoas, famílias e comunidades elegem opções de vida, atendem às suas necessidades, descortinam possibilidades, pautados pelo contexto onde vivem.[30]

No que se refere aos tipos de grupos, é importante realizar o planejamento também baseado nas necessidades evidenciadas pelo cotidiano de trabalho na APS. Os grupos podem se originar a partir de uma série de necessidades de pessoas, famílias e da própria comunidade. Um grupo pode reunir diferentes pessoas interessadas em um assunto comum, pessoas do mesmo ciclo da vida, familiares em torno de uma condição da vida e/ou doenças, pessoas com experiências de adoecimento semelhantes, inclusive a comunidade de determinado território, como um grupo de cadastramento familiar na unidade de saúde. Os grupos também podem assumir objetivos diferentes, por isso a importância da identificação de necessidades e do planejamento das atividades. Autores de diversas linhas teóricas versam sobre organização e funcionamento de grupos, sabendo-se que é importante ter definido inclusive o referencial teórico-prático a ser assumido no trabalho com grupos.

De forma prática, os grupos podem ser abertos ou fechados[48] e o que regula esse modo de organização são os objetivos do grupo. Um grupo de longa duração, como um grupo de envelhecimento saudável, pode receber pessoas ao longo do tempo, já que a entrada/saída de pessoas não será um elemento que prejudicará o seu funcionamento. Seus objetivos podem ser de promover a saúde, manter a funcionalidade das pessoas idosas, compartilhar experiências de vida, o que caracteriza um grupo aberto. Outros grupos abertos: grupos de mulheres, grupos de artesanato e artes, grupos de caminhada e práticas corporais, grupo de ioga. Já um grupo fechado acontece num período definido de tempo, logo a entrada/saída de membros pode influenciar as etapas da atividade, que tem como característica a brevidade.[47] Os grupos de cessação do tabagismo são exemplos de grupos fechados, nos quais os participantes iniciam e finalizam a atividade juntos. Como exemplo de grupos fechados tem-se, ainda: grupos com escolares, grupos que oferecem formação/qualificação para indivíduos e familiares.

Os grupos podem ser homogêneos ou heterogêneos.[48] Dentre os grupos com características de homogeneidade, estão incluídos aqueles que reúnem similaridades, como faixa etária, período da vida, inclusive pessoas com o mesmo sofrimento e/ou condição. São exemplos de grupos homogêneos: grupos de diabéticos, grupos de hipertensos, grupos de cuidadores de idosos, grupos de puericultura. No que se refere às características de heterogeneidade, os grupos podem reunir pessoas em diferentes situações de vida e idade, o que comumente pode evidenciar algumas aproximações.

Capítulo 8

Educação e Promoção da Saúde

A finalidade da existência de um grupo deve ser caracterizada na constituição da atividade. Os grupos podem visar ajuda mútua, como se observa nos casos das condições crônicas; operativos que permitem, na relação entre seus membros, troca, aprendizado, desenvolvimento individual, coletivo e comunitário.[48]

Assim, o envolvimento dos enfermeiros na organização e planejamento dos grupos deve prever que tal atividade, assim como diversas outras da clínica da enfermagem na APS, exige tempo, compartilhamento e apoio entre a equipe de saúde, pactuação e criatividade. Não se pode esquecer que, mesmo diante de uma equipe de saúde preparada, as ações sempre devem dialogar com a subjetividade dos indivíduos, tornando o cardápio de grupos algo possível para a equipe e significativo para a população.[24]

Enfermeiros, muitas vezes, alegam dificuldades na organização, planejamento e execução de ações de educação em saúde e até mesmo de promoção da saúde, por se dizerem "sem criatividade", como se as ações dessa natureza precisassem ter uma dose extra de criação e inovação, ou, ainda, como se tais atividades não tivessem centralidade no processo de trabalho das equipes de APS. Questiona-se, então, o contrário: no atendimento individual, clínico não precisa de criatividade? Essa é a questão! Criatividade apresenta-se como uma habilidade tangente e abstrata. Alguns têm e outros não. E como pensar sobre isso na prática dos enfermeiros? Alguns autores apontam que a criatividade pode ser incentivada nas equipes de saúde. Trazer esse conhecimento para a enfermagem permite pensar de forma original, traçar planos e criar estratégias para resolver problemas e situações do cotidiano. Assim, criatividade é uma habilidade que pode ser desenvolvida, ainda mais destacando-se os temas de educação em saúde e promoção da saúde. Finalmente, esses autores complementam que alguns processos podem facilitar a criatividade nas equipes, como a construção da cultura da criatividade, a definição de criatividade como meta de trabalho.[50]

É necessário compor essa discussão, ainda, com o destaque para a temática da qualidade de vida, amplamente difundida em diferentes veículos de comunicação, governos, instituições e que se torna uma necessidade no trabalho da APS. É fundamental construir a oferta de espaços com enfoque na qualidade de vida[h], de modo a compreender a subjetividade das pessoas, colocando as dimensões da qualidade de vida como possibilidade de intervenção nas atividades de educação em saúde e promoção da saúde. É no encontro com os usuários que os enfermeiros podem colocar em prática os pressupostos da educação em saúde e promoção da saúde. Não há ação se não houver encontro.

Julga-se procedente enfatizar que a prática dos enfermeiros na APS exige lançar mão de uma séria de saberes, habilidades e conhecimentos que extrapolam os conhecimentos técnicos e acadêmicos. A APS é o lugar dos encontros duradouros, que se estreitam ao longo do tempo, o que permite aos enfermeiros que se mobilizem no desenvolvimento de práticas saúde com enfoque na autonomia e cidadania, já que vão desenvolver a sua atuação sempre muito próxima ao sentido de vida atribuído pelas pessoas.

---

[h] O conceito de qualidade de vida, a partir de uma compreensão do grupo WHOQOL (*World Health Organization Quality of Life*), da Organização Mundial da Saúde, consiste na "percepção do indivíduo de sua posição na vida, no contexto de sua cultura e no sistema de valores em que vive e em relação a suas expectativas, seus padrões e suas preocupações", tendo como aspectos fundamentais a noção de subjetividade (o que a pessoa sente e percebe), a noção de multidimensionalidade (existência de vários domínios que expressam a qualidade de vida) e a presença de dimensões positivas e negativas (no sentido da qualidade de vida, algumas questões devem estar positivas e outras devem estar ausentes). Assim, tratar de aspectos que versem sobre a promoção da saúde é expressar, por meio da produção de saúde, o construto da qualidade de vida, reconhecido internacionalmente[51].

PARTE 1 — Princípios para o trabalho do enfermeiro na Atenção Primária à Saúde

■ Aspectos-chave ■

- Sabe-se que as responsabilidades dos enfermeiros na APS transitam desde ações de promoção da saúde, passando pelas atividades de prevenção, tratamento e reabilitação de doenças e agravos, incluindo aquelas de abordagem individual, familiar e/ou coletiva, que podem ocorrer nas Unidades de Saúde (USs) e nos mais diversos espaços comunitários.

- Ao se considerar, especialmente, os temas da educação em saúde e da promoção da saúde, com a finalidade de acompanhar as mudanças das necessidades da população brasileira, é essencial considerar que esses conceitos são centrais ao trabalho dos enfermeiros na APS.

- No que se refere à atuação em atividades de educação em saúde e promoção da saúde, observa-se que a Política Nacional de Atenção Básica destaca tais ações no rol de atividades comuns a todos os membros das equipes, explicitando um caráter interdisciplinar.

- As ações de educação em saúde e promoção da saúde fazem parte do cotidiano do trabalho do enfermeiro da APS e é imperioso conhecer como esses profissionais agregam valor às equipes de saúde com seus conhecimentos, habilidades e ferramentas.

- Os saberes necessários aos enfermeiros para o desenvolvimento de ações que envolvam as temáticas de educação em saúde e promoção da saúde são os conceitos dialógicos de educação em saúde, a compreensão ampliada de promoção da saúde, a diferença entre promoção e prevenção, os conceitos de necessidades em saúde, vulnerabilidade e risco.

- As competências e habilidades que precisam ser desenvolvidas na prática diária para facilitar a incorporação genuína das temáticas de educação em saúde e promoção da saúde são dialogicidade, tomada de decisão, problematização, compartilhamento de saberes, escuta do outro, horizontalidade nas relações de cuidado.

- As ferramentas que se encontram disponíveis para os enfermeiros atuarem a partir dos pressupostos da educação em saúde e promoção da saúde são as atividades individuais, coletivas e grupais, a partir da riqueza de temas.

- Os enfermeiros realizam o diagnóstico das necessidades das ações de educação em saúde e da promoção da saúde importantes para a população do território através do envolvimento com indivíduos, famílias e comunidades, estabelecendo plano de ação, execução e avaliação.

Referências

1. Mendes EV. As redes de atenção à saúde. Brasília: Organização Pan-Americana da Saúde, 2011. [Internet]. 549 p.[acesso em 10 jun 2016]. Disponível em: http://apsredes.org/site2012/wp-content/uploads/2012/03/Redes-de--Atencao-mendes2.pdf.

2. Brasil. Ministério da Saúde. Política Nacional de Atenção Básica. Brasília: Ministério da Saúde, 2012. (Série E. Legislação em Saúde)

3. Borba AKOT, Marques APO, Leal MCC, Ramos RSPS. Práticas educativas em diabetes mellitus: revisão integrativa da literatura. Rev Gaucha Enferm., mar 2012; 33(1) 169-76.

4. Flisch TMP, Alves RH, Almeida TAC, Torres HC, Schall VT, Reis DC. Como os profissionais da atenção primária percebem e desenvolvem a Educação Popular em Saúde? Interface (Botucatu) [Internet]. 2014 [acesso em 10 jun 2016]; 18(Suppl 2): 1255-1268. Disponível em: http://www.scielo.br/scielo.php?script=sci_arttext&pid=S1414-32832014000601255&lng=en. http://dx.doi.org/10.1590/1807-57622013.0344.

164

5. Costrato G, Bueno, SMV. Concepção de enfermeiros de uma rede pública de saúde sobre educação para a saúde. Rev Esc Enferm USP, 2013; 47(3);714-21.

6. Gomez SS, Moya JLM. La interación entre la perspectiva epistemológica de las enfermeiras educadoras y los participantes (em programas educativos): limites y oportunidades en el desarollo del empoderamiento para el fomento del autocuidado em salud. Texto Contexto Enferm., Abr-Jun; 2015 24(2): 301-9.

7. Cervera DPP, Parreira BDM, Goulart, BF. Educação em saúde: percepção dos enfermeiros da atenção básica em Uberaba (MG). Ciência e Saúde Coletiva, 16 (Supl. 1): 1547-1554, 2011.

8. Salci MA, Maceno P, Rozza SG, Silva DMGV, Boehs AE, Heidemann ITSB. Educação em saúde e suas perspectivas teóricas: algumas reflexões. Texto Contexto- Enferm, Jan-Mar; 2013, 22(1):224-30.

9. Freire P. Pedagogia do Oprimido. 21 ed. Rio de Janeiro: Paz e Terra. 1993. 184 p.

10. Freire P. Educação como prática de liberdade. 20 ed. Rio de Janeiro: Paz e Terra. 1991. 150 p.

11. Freire P. Pedagogia da autonomia. 29 ed. São Paulo: Paz e Terra. 2004. 148 p.

12. Malmann DG, Galindo Neto NM, Sousa JC, Vasconcelos EMR. Educação em saúde como principal alternativa para promover a saúde do idoso. Ciência e Saúde Coletiva, 2015; 20(6): 1763-1772.

13. Brasil. Ministério da Saúde. Secretaria-Executiva. Secretaria de Gestão do Trabalho e da Educação na Saúde. Glossário temático: gestão do trabalho e da educação na saúde / Ministério da Saúde. Secretaria-Executiva. Secretaria de Gestão do Trabalho e da Educação na Saúde. – 2. ed. – Brasília : Ministério da Saúde, 2012. 44 p.

14. David HMAL, Bonetti OP, Silva MRF. A enfermagem brasileira e a democratização da saúde: nota sobre a Política Nacional de Educação Popular em Saúde. Rev Bras Enferm, jan-fev 2013; 65(1): 179-85.

15. Brehmer LCF, Ramos FRS. O modelo de atenção à saúde na formação em enfermagem: experiências e percepções. Interface Comunicação Saúde Educação 2016; 20(56):13545.

16. Vasconcelos EM, Vasconcelos MOD. Educação popular. In Gusso G, Lopes JMC, organizadores. Tratado de medicina de família e comunidade: princípios, formação e prática. Porto Alegre: Artmed, 2012.

17. Ferrugem RD, Pekelman R, Silveira, LR. Atividades educativas no serviço de atenção primária à saúde: a educação popular em saúde orienta os princípios dessas práticas? Rev. APS. 2015 out/dez; 18(4): 409 – 423.

18. Gazzinelli MF, Souza V, Fonseca RMGS, Fernandes MM, Carneiro ACLL, Godinho LK. Práticas educativas grupais na atenção básica: padrões de interação entre profissionais, usuários e conhecimento. Rev Esc Enferm USP, 2015; 49(2): 284-291.

19. McWhinney IR, Freeman T. Manual de medicina de família e comunidade. Porto Alegre: Artmed, 2010.

20. Brasil. Ministério da Saúde. Secretaria de Gestão Estratégica e Participativa. Portaria nº 2.761, de 19 de novembro de 2013. Institui a Política Nacional de Educação Popular em Saúde no âmbito do Sistema Único de Saúde (PNEPS-SUS). 2013.

21. Jahn A, Guzzo P, Costa M, Silva E, Guth E, Lima S. Educação popular em saúde: metodologia potencializadora das ações do enfermeiro. Rev Enferm UFSM Set/Dez 2012;;2(3):547-552

22. Buss PM. Uma introdução ao conceito de promoção da saúde. In: Czeresnia D, Freitas CM, organizadores. Promoção da saúde: conceitos, reflexões e tendências.[online] ebook. Rio de Janeiro: Fiocruz, 2009. [acesso em 10 jun 2016]. Disponível em: http://books.scielo.org.

23. Mascarenhas NB, Melo CMM, Fagundes NC. Produção do conhecimento sobre promoção da saúde e prática da enfermeira na Atenção Primária. Rev Bras Enferm, Brasília 2012 nov-dez; 65(6): 9991-9.

24. Bezera STF, et al. Promoção da saúde: qualidade de vida nas práticas da enfermagem. Enfermería Global. Oct 2013, n. 32, p.270-79.

25. Brasil. Ministério da Saúde. Secretaria de Políticas de Saúde. Projeto Promoção da Saúde. As Cartas da Promoção da Saúde Brasília: Ministério da Saúde, 2002. [acesso em 15 jun 2016]. Disponível em: http://bvsms.saude.gov.br/bvs/publicacoes/cartas_promocao.pdf.

26. Czeresnia D. O conceito de saúde e a diferença entre prevenção e promoção. In: Czeresnia, Dina; Freitas, Carlos Machado de (Org). Promoção da saúde: conceitos, reflexões e tendências [online] ebook. Rio de Janeiro: Editora Fiocruz, 2009. [acesso em 15 jun 2016]. Disponível em: http://books.scielo.org.

27. Heidemann ITSB, Wosny, AM, Boehs, AE. Promoção da Saúde na Atenção Básica: estudo baseado no método de Paulo Freire. Ciência & Saúde Coletiva, vol. 19, núm. 8, agosto, 2014, pp. 3553-3559 Associação Brasileira de Pós-Graduação em Saúde Coletiva Rio de Janeiro, Brasil.

28. Barroso LMM, Lopes MSV, Machado MFAS, Macêdo EMT, Costa RP, Furtado-LCS. Promoção da saúde na percepção de profissionais da estratégia saúde da família. Rev Rene, 2013; 14(1): 60-70.

29. Brasil. Ministério da Saúde. Secretaria de Vigilância em Saúde. Secretaria de Atenção à Saúde. Política Nacional de Promoção da Saúde: PNPS: revisão da Portaria MS/GM nº 687, de 30 de março de 2006. Brasília: Ministério da Saúde, 2015. 36 p.

30. Brasil. Ministério da Saúde. Secretaria-Executiva. Secretaria de Vigilância em Saúde. Glossário temático: promoção da saúde / Ministério da Saúde. Secretaria-Executiva. Secretaria de Vigilância em Saúde. Brasília: Ministério da Saúde, 2012. 48 p.

31. Gonzaga NC, Araújo TL, Cavalcante TF, Lima FET, Galvão MTG.. Enfermagem: promoção da saúde de crianças e adolescentes com excesso de peso no contexto escolar. Rev Esc Enferm USP, 2014; 48(1): 157-65.

32. Monteiro FPM, Araujo TH, Ximenes LB, Vieira NFC. Ações de promoção da saúde por enfermeiros na avaliação do crescimento e desenvolvimento infantil. Ciencia y Enfermería, 2014; XX(1): 97-110.

33. Arantes RKM, Salvagioni DAJ, Araujo JP, Roecker S.Educação que produz saúde: atuação da enfermagem em grupo de hipertensos. Rev Enferm UFSM Abr/Jun 2015;5(2): 213-223.

34. São Paulo. Secretaria do Estado da Saúde. Educação em Saúde: Planejando as ações educativas teoria e prática-manual para operacionalização das ações educativas no SUS. São Paulo: Fesima, 2001.[acesso em 23 jun. 2016]. Disponível em: http://faa.edu.br/portal/PDF/livros_eletronicos/odonto/saude_coletiva/2_1_educacao_em_saude.pdf.

35. Barcellos C, Monken M. Instrumentos para o Diagnóstico Sócio-Sanitário no Programa Saúde da Família. Fonseca, Angélica Ferreira (org.) O território e o processo saúde-doença. / Organizado por Angélica Ferreira Fonseca e Ana Maria D'Andrea Corbo. – Rio de Janeiro: EPSJV/Fiocruz, 2007.

36. Hino P, Ciosak SI, Fonseca RMGS, Egry EY. Necessidades em saúde e atenção básica: validação de Instrumentos de Captação. Rev Esc Enferm USP 2009; 43 (Esp 2):1156-67.

37. Brasil. Ministério da Saúde. Secretaria-Executiva. Secretaria de Ciência, Tecnologia e Insumos Estratégicos. Glossário temático: economia da saúde 2. ed. amp Brasília: Ministério da Saúde, 2009. 60 p.

38. Cecilio LCO, Matsumoto NF. Uma taxonomia operacional de necessidades de saúde. In: Pinheiro R, Ferla AA, Mattos RA, organizadores. Gestão em redes: tecendo os fios da integralidade em saúde. Rio de Janeiro: EdUCS: IMS/UERJ: CEPESQ, 2006 .

39. Ayres JRMC, França Junior I, Calazans GJ, Saletti Filho HC. O conceito de vulnerabilidade e as práticas de saúde: novas perspectivas e desafios. In: Czeresnia D, Freitas CM organizadores. Promoção da saúde: conceitos, reflexões e tendências [online] ebook. Rio de Janeiro: Editora Fiocruz, 2009. [acesso em 20 jun 2016]. Disponível em: http://books.scielo.org.

40. Egry EY, Oliveira MAC, Ciosak SI, Maeda ST,Barrrientos DMS, Fonseca RMGS et al. et al. Instrumentos de avaliação de necessidades em saúde aplicáveis na Estratégia de Saúde da Família. Rev Esc Enferm USP 2009 [acesso em 17 jun 2016]; 43(Esp 2):1181-6. Disponível em: http://www.scielo.br/scielo.php?script=sci_arttext&pid=S0080-62342009000600006&lng=en.

41. Oliveira ES, Oliveira CR, Oliveira RC, Souza FS, Xavier IS. Política nacional de promoção da saúde e a prática de enfermagem: revisão integrativa. Rev enferm UFPE [Internet], mar 2014 [acesso em 20 jun 2016]; 8(3):735-41. Disponível em: http://www.revista.ufpe.br/revistaenfermagem/index.php/revista/article/viewArticle/3448.

42. Silva FM, Budó MLD, Girardon-Perlini NMO,Garcia RP, Sehnem GD, Silva DC. Contribuições de grupos de educação em saúde para o saber de pessoas com hipertensão. Rev Bras Enferm. [Internet] 2014 mai-jun [acesso em 23 jun 2016];67(3):347-53. Disponível em: http://www.scielo.br/scielo.php?script=sci_arttext&pid=S0034-71672014000300347.

43. Sant'Anna CF, Cezar-Vaz MR, Cardoso LS, Bonow CA, Silva MRS.Comunidade: objeto coletivo do trabalho das enfermeiras da Estratégia Saúde da Família. Acta Paul Enferm 2011;24(3):341-47.

44. Scain SF, Franzen E, Santos LB, Heldt E. Acurácia das intervenções de enfermagem para pacientes com diabetes mellitus tipo 2 em consulta ambulatorial. Rev Gaúcha Enferm. 2013; 34(2):14-20.

45. Brasil. Ministério da Saúde. Secretaria de Atenção à Saúde. Departamento de Atenção Básica. Estratégias para o cuidado da pessoa com doença crônica. CAB 35. Brasília: Ministério da Saúde, 2014. 162 p.

46. Moura AA, Nogueira MS. Enfermagem e educação em saúde de hipertensos: revisão da literatura. J Manag Prim Health Care 2013; 4(1):36-41.

47. Diercks MS, Pekelman R. Manual para equipes de saúde: o trabalho educativo nos grupos In: Ministério da Saúde. Secretaria de Gestão Estratégica e Participativa. Departamento de Apoio à Gestão Participativa. Caderno de educação popular e saúde. Brasília: Ministério da Saúde, 2007.
48. Casanova F, Osorio LC, Dias LC. Abordagem Comunitária: grupos na Atenção Primária à Saúde. In: Gusso G, Lopes JMC, organizadores.Tratado de medicina de família e comunidade: princípios, formação e prática. Porto Alegre:Artmed, 2012.
49. Ferretti F, Gris A, Mattiello D, Paz Arruda TCR, De Sá C. Impacto de programa de educação em saúde no conhecimento de idosos sobre doenças cardiovasculares. Rev. Salud pública. 2014; 16 (6): 720-732.
50. Begun JW, Mosser G. Compreendendo o trabalho em equipe na saúde. Porto Alegre, AMGH, 2015.
51. Fleck MPA (org.). A avaliação da qualidade de vida: guia para profissionais de saúde. [recurso eletrônico] Porto Alegre, Artmed, 2008. [Ebook].

9

A Vigilância da Saúde na Atenção Primária

Lisiane Andreia Devinar Périco
Vilma Regina Freitas Gonçalves Dias

O que há neste capítulo?

Este capítulo apresenta uma revisão dos aspectos conceituais e metodológicos sobre o tema Vigilância da Saúde na Atenção Primária à Saúde (APS) com o objetivo de oferecer subsídios para a atuação profissional do enfermeiro. A vigilância da saúde utiliza os referenciais teóricos da epidemiologia e das ciências sociais para análise da situação de saúde da população, visando o planejamento e a organização do trabalho direcionado para o enfrentamento dos problemas de saúde e a promoção da saúde da população.

Introdução

O trabalho do enfermeiro na APS apresenta dimensões individuais, coletivas e sociais de atuação, pois as pessoas necessitam de diferentes cuidados em saúde e como a saúde é socialmente determinada, a mesma varia conforme o contexto social no qual as pessoas se inserem.

As necessidades de saúde, representadas como problemas de saúde, são determinadas pelas condições de vida existentes nos diferentes espaços organizativos da realidade e em diferentes períodos do processo saúde-doença.[1]

Ao planejar a Assistência de Enfermagem, individual ou coletiva, para as necessidades em saúde mais frequentes da população, é necessário que o enfermeiro considere o modelo de atenção à saúde existente e verifique se há como imprimir ao cuidado um estreito alinhamento com essas necessidades. Caso não encontre esse alinhamento, deverá rever o modelo de atenção.

Como foi descrito no Capítulo 1, existem vários modelos assistenciais em saúde e cada um determina aspectos fundamentais no tipo de assistência que é prestada. Neste capítulo, vamos abordar especificamente o estudo sobre o modelo da Vigilância da Saúde porque o consideramos um modelo que possibilita conectar e interagir dinamicamente com o modo de apresentação das necessidades em saúde e com os problemas de saúde, no cotidiano de trabalho. Atua na prevenção de riscos e agravos, se utiliza de ações intersetoriais e setoriais para a promoção da

Vigilância da Saúde: aspectos conceituais e metodológicos

Inicialmente, é importante saber que existem diversas concepções no debate em torno do tema Vigilância que se expressam na utilização de variações terminológicas, como Vigilância da Saúde, Vigilância à Saúde e Vigilância em Saúde. Essas diferenças semânticas reportam singularidades conceituais, que destacam aspectos mais restritos ou amplos de percepção e atuação no trabalho em saúde.

A concepção restrita entende por Vigilância à Saúde um conjunto de ações voltadas para o conhecimento, previsão, prevenção e enfrentamento continuado de problemas de saúde selecionados (acidentes, incapacidades, doenças e outros agravos à saúde) e relativos aos fatores e condições de risco atuais e potenciais de uma população num território determinado, significando uma ampliação da vigilância epidemiológica com incorporação da vigilância sanitária sem, entretanto, prever a reorganização do conjunto das ações e serviços de atenção à saúde.[2] Nessa perspectiva, contêm pelo menos três elementos que devem estar integrados: a vigilância de efeitos sobre a saúde, como agravos e doenças (vigilância epidemiológica); a vigilância de perigos, como agentes químicos, físicos e biológicos que possam ocasionar doenças e agravos (vigilância sanitária) e a vigilância de exposições, por meio do monitoramento da exposição de indivíduos ou grupos populacionais a um agente ambiental (vigilância ambiental).

A concepção ampla resgata no desenvolvimento conceitual e metodológico um esquema operacional que amplia o modelo clássico da História Natural das Doenças a partir de uma visão ampliada de saúde e da formulação de modelos de interpretação dos determinantes, riscos, agravos e danos à luz da moderna epidemiologia, incorporando desde as ações sociais organizadas pelos distintos atores até as ações específicas de prevenção de riscos e agravos, bem como as de recuperação e reabilitação de doentes.[2]

Mas o eixo comum em todas essas concepções é a epidemiologia, sua contribuição para a análise dos problemas de saúde, para o planejamento e organização de sistemas e serviços, orientando novas práticas assistenciais.[2]

Historicamente, as tentativas de aproximação entre epidemiologia, planejamento e organização dos serviços ganharam força como movimento deflagrado institucionalmente no Brasil na década de 80, a partir da proposição de que a disponibilização da oferta de serviços deveria ser articulada sob enfoque epidemiológico, na medida em que a programação e execução das ações e serviços partiriam da identificação dos problemas e necessidades da população em territórios delimitados, a exemplo do que vinha ocorrendo em vários Distritos Sanitários, em processo de implantação naquela época. Paim introduziu a discussão sobre a possibilidade de que análises mais abrangentes da situação de saúde conduzissem propostas de reorganização dos serviços num processso de transição para um novo modelo assistencial, no qual a oferta organizada de serviços superassem ações dirigidas ao atendimento da chamada demanda espontânea ou para grupos populacionais específicos.[2]

A preocupação com a construção de um modelo assistencial que articulasse os conhecimentos e técnicas provindos da epidemiologia, do planejamento e das ciências sociais em saúde se expressou na utilização do termo Vigilância à Saúde, definindo-se que esta trabalha com conceituação ampla do papel da epidemiologia nos serviços de saúde, incluindo avaliação e pesquisa em serviço e que em suas propostas de ação, deve apreender a distribuição desigual de agravos à saúde, oriunda da desigualdade social. Essa apreensão representou um deslocamento da base conceitual do exclusivo controle e/ou erradicação dos agentes para a compreensão das relações sociais que definem desigualdade.[2,3]

- ■ Sintetizando as diversas concepções do conceito de Vigilância da Saúde[2]
  - a) Vigilância da Saúde equivalendo a Análise de Situações de Saúde: ainda que ampliando e redefinindo o objeto de análise, restringe o alcance da proposta ao monitoramento da situação de saúde, não incorporando as ações voltadas ao enfrentamento dos problemas. Do ponto de vista da prática epidemiológica em serviços, passam a abordar não apenas as doenças transmissíveis, mas também incorporam a investigação e a montagem de bancos de dados sobre outros agravos, como mortalidade infantil, materna, doenças crônicas, acidentes e violência, além dos aspectos relativos à organização e produção dos serviços de saúde, contribuindo para um planejamento de saúde mais abrangente.[4,5] Percebe-se que essa primeira definição chama a atenção para o objeto da vigilância.
  - b) Vigilância da Saúde como proposta de integração institucional entre a Vigilância Epidemiológica e a Vigilância Sanitária: esta vertente se concretizou em várias reformas administrativas levadas a cabo pelas Secretarias Estaduais de Saúde na primeira metade dos anos 90, com a criação de Departamentos de Vigilância da Saúde, resultando, em alguns casos, no fortalecimento das ações de vigilância sanitária e articulação com centros de saúde do trabalhador, constituindo-se, entretanto, no espaço privilegiado para a implementação das campanhas de imunização e programas de controle de epidemias e endemias.
  - c) Vigilância da Saúde como uma proposta de redefinição das práticas sanitárias: apresenta duas concepções que, embora não sejam divergentes, enfatizam aspectos distintos, uma, que privilegia a dimensão técnica ao conceber a vigilância à saúde enquanto um modelo assistencial alternativo conformado por um conjunto de práticas sanitárias que encerram combinações tecnológicas distintas, destinadas a controlar determinantes, riscos e danos,[6] e outra, que privilegia a dimensão gerencial da noção de vigilância à saúde, caracterizando-a como uma prática que organiza processos de trabalho em saúde sob a forma de operações, para confrontar problemas de enfrentamento contínuo, num território delimitado, por meio de operações montadas sobre os problemas em seus diferentes períodos do processo saúde-doença.[6]

- ■ Sete características básicas da Vigilância da Saúde[2]
  - a) Intervenção sobre problemas de saúde (danos, riscos e/ou determinantes) – Os problemas de saúde, determinados pelo modo de vida das pessoas, devem ser objeto de análise contínua e sistemática dos serviços de saúde, de forma a subsidiar as ações de intervenção;
  - b) Ênfase em problemas que requerem atenção e acompanhamento contínuo – É o acompanhamento das pessoas ao longo de sua vida, sendo importante na medida em que uma dada população possa identificar "sua" equipe de saúde como fonte contínua de atenção, estabelecendo uma relação de troca de conhecimentos e momentos de recíproca aprendizagem. Essa identificação tem trazido benefícios, tanto para quem assiste como para quem é assistido. Para o profissional existe a possibilidade de identificar os problemas e encaminhar as possíveis soluções em tempo muito menor do que para pacientes novos e,

ao usuário, a facilidade de ter seu problema solucionado em tempo bastante abreviado. A relação de confiança e o vínculo que se estabelece nessa reciprocidade promovem um grande incremento na qualidade da atenção dispensada;

c) Operacionalização do conceito de risco – Dada a diversidade dos determinantes envolvidos no processo saúde-doença e dos problemas de saúde, torna-se necessário identificar os que proporcionam maiores danos, tanto em nível individual quanto coletivo;

d) Articulação entre ações promocionais, preventivas e curativas – As ações de saúde devem ser planejadas considerando a integralidade; assim, a partir da identificação dos problemas de saúde e de seus determinantes, torna-se importante desencadear operações que articulem os diferentes níveis de intervenção;

e) Atuação intersetorial – Os problemas de saúde estão diretamente relacionados com o acesso que a população possui dos bens e serviços, tornando importante atuar sobre as diferentes interfaces dos determinantes, de modo a incrementar esse acesso;

f) Ações sobre um território – Intervir em um espaço delimitado proporciona maior apropriação dos fenômenos que nele acontecem, oferecendo elementos concretos para o planejamento das ações; e

g) Intervenção sob a forma de operações – A partir da identificação dos principais determinantes dos diferentes problemas de saúde, deve-se montar operações (ações planejadas) que possam trazer impacto efetivo.

Vigilancia da Saúde e Modelos Assistenciais

Comparando os diferentes modelos assistenciais em saúde, observa-se que os modos de organização dos processos de trabalho envolvidos em cada um desses modelos são diversos. Do trabalho intensivo condensado na rede de prestação de serviços de saúde cujo sítio privilegiado no modelo médico assistencial é o hospital, passa-se para as unidades de saúde no modelo sanitarista, a partir das quais se operacionalizam as campanhas, programas e ações de vigilância epidemiológica e sanitária.[2]

A proposta de Vigilância da Saúde, entretanto, transcende os espaços institucionalizados do sistema de serviços de saúde e se expande a outros setores e órgãos de ação governamental e não governamental, envolvendo uma trama complexa de entidades representativas dos interesses de diversos grupos sociais. A Vigilância da Saúde propõe a incorporação de novos sujeitos no planejamento, organização e ação nos serviços de saúde, extrapolando os profissionais de saúde, envolvendo a população e o uso dos conhecimentos e tecnologias médico-sanitárias, incluindo tecnologias de comunicação social que estimulam a mobilização, organização e atuação dos diversos grupos na promoção e na defesa das condições de vida e saúde.[2]

A Vigilância da Saúde corresponde, assim, a um modelo assistencial que incorpora e supera os modelo tradicional de organização do processo de trabalho em saúde vigente, implicando a redefinição do objeto, dos meios de trabalho, das atividades, das relações técnicas e sociais, bem como das organizações de saúde e da cultura sanitária. Nessa perspectiva, aponta na direção da superação da dicotomia entre as chamadas práticas coletivas (vigilância epidemiológica e sanitária) e as práticas individuais (assistência ambulatorial e hospitalar) através da incorporação das contribuições da nova geografia, do planejamento urbano, da epidemiologia, da administração estratégica e das ciências sociais em saúde, tendo como suporte político-institucional o processo de descentralização e de reorganização dos serviços e das práticas de saúde ao nível local.

Considerando a abrangência de todos os aspectos apontados acima, optamos por utilizar neste capítulo, a partir deste momento, unicamente o termo Vigilância da Saúde, com significado de expressão de um modelo de atenção à saúde que traz uma concepção ampliada de atuação de profissionais e serviços de saúde frente à diversidade das necessidades em saúde (sentidas ou não pela população usuária), traduzidas em problemas de saúde.

Os três pilares básicos da Vigilância da Saúde

Os três pilares básicos da Vigilância da Saúde são o território, os problemas de saúde e a intersetorialidade. O trabalho das equipes, considerando o modelo de Vigilância da Saúde, deve combinar ações de promoção da saúde, prevenção de doenças e acidentes e a atenção curativa.[17]

a) Território: ponto de partida para a Vigilância da Saúde

O ponto de partida para o desencadeamento do processo de planejamento da Vigilância da Saúde é a territorialização, isto é, o reconhecimento e o esquadrinhamento do território segundo a lógica das relações entre condições de vida, saúde e acesso às ações e serviços de saúde.[2]

Isto implica um processo de coleta e sistematização de dados demográficos, socioeconômicos, político culturais, epidemiológicos e sanitários que, posteriormente, devem ser sistematizados de modo a se construírem o mapa básico e os mapas temáticos do município.[8-11]

Um mapa básico contém a delimitação territorial do município, com o desenho da configuração urbano-rural, ou seja, a delimitação dos distritos, bairros, ruas, contemplando o adensamento demográfico da população.

Os mapas temáticos implicam, em primeiro lugar, na localização espacial dos serviços de saúde e outros equipamentos sociais, como creches, escolas, igrejas, com a delimitação das vias de acesso da população aos serviços, o que já dá uma ideia dos fluxos da demanda às diversas unidades de saúde do município.

Em segundo lugar, deve-se fazer a caracterização dos diversos grupos populacionais do território segundo suas condições de vida, o que permitirá a justaposição do mapa básico com o mapa temático dos serviços de saúde e o mapa temático das condições de vida. Finalmente, é necessário fazer a distribuição espacial dos principais problemas de saúde, identificados em função de informações epidemiológicas extraídas de bancos de dados oficiais ou obtidas por meio de "estimativa rápida" com "informações-chave", cruzando essas informações com os mapas elaborados anteriormente. O processamento das informações e a sua projeção em mapas permitem a identificação de vários territórios superpostos.[11]

Assim é que as experiências de distritalização permitiram que se avançasse para a identificação do "território distrito" (ou município, caso este corresponda a um único distrito sanitário), cuja base é geográfico-populacional, configurada segundo a distribuição da população nos vários aglomerados urbanos (bairros, favelas, invasões, etc.), ao qual se superpõe o "território área de abrangência das unidades de saúde", delimitadas em função da demanda e do acesso (geográfico) aos serviços. Em seguida, é possível delimitar as "microáreas" em função das condições de vida e mapear os principais problemas que atingem grupos populacionais e até grupos de famílias específicos em determinadas ruas e bairros.[2]

As microáreas são definidas como espaços menores, com certa homogeneidade social, econômica e sanitária, caracterizando grupos populacionais mais ou menos semelhantes conforme suas condições de existência. Essa denominação é dada porque muitas vezes se caracterizam espaços

PARTE 1

específicos com grupos populacionais menos privilegiados, mais expostos aos riscos de adoecer e morrer. Esses grupos, possuem riscos de saúde similares devendo ser, as microáreas, espaços privilegiados para o enfrentamento dos problemas de saúde por meio de ações interdisciplinares e intersetoriais.[9]

O propósito fundamental desse processo de territorialização é permitir a definição de prioridades em termos de problemas e grupos, o mais aproximadamente possível, o que se refletirá na definição das ações mais adequadas de acordo com a natureza dos problemas identificados, bem como na concentração de intervenções sobre grupos priorizados e, consequentemente, em um maior impacto positivo sobre os níveis de saúde e as condições de vida.[6]

O reconhecimento do território é um passo básico para a caracterização da população e de seus problemas de saúde, bem como para a avaliação do impacto dos serviços sobre os níveis de saúde da população.[13]

b) Os problemas de saúde

O segundo pilar da Vigilância da Saúde são os problemas de saúde. Esses são as representações sociais de necessidades sanitárias dos diferentes grupos populacionais. "(...) é a identificação de uma diferença entre 'o que é' e o que 'deveria ser', de acordo com os padrões e valores considerados desejáveis do ponto de vista de um ator social".[18] Os problemas de saúde são definidos na relação das pessoas com seu modo de conduzir a vida, podendo estar relacionados com o espaço de trabalho, escola, moradia, meio ambiente e às relações sociais propriamente ditas.

Os problemas de saúde na concepção mais atual são as consequências de necessidades não resolvidas pelas ações de saúde, sendo identificados e hierarquizados conforme o entendimento e percepção daqueles que os manifestam. O impacto sobre os mesmos pode ser determinado por ações interdisciplinares e intersetoriais, considerando que os problemas, nessa concepção, possuem diferentes origens e exigem diferentes saberes.

c) A intersetorialidade

A intersetorialidade, o terceiro pilar da Vigilância da Saúde, é a ruptura de barreiras que impedem a troca e a possibilidade de construções otimizadoras entre os diferentes setores responsáveis por políticas públicas incluindo as de saúde que possam, de algum modo, contribuir para a melhoria da qualidade de vida.

O desenvolvimento intersetorial é o resultado das relações que se estabelecem entre os distintos setores econômicos e sociais, é o produto da coordenação de esforços entre órgãos do governo e da articulação de vínculo entre setores.[19]

A participação do setor saúde no desenvolvimento de ações intersetoriais ganha importância na medida em que os resultados de suas atividades dependem em grande medida do progresso alcançado pelos outros setores como educação, políticas habitacionais, saneamento básico, acesso facilitado aos bens e serviços, política agrícola, estando todos esses estreitamente relacionados com as melhores condições de saúde.[19]

A intersetorialidade busca *"uma unidade de fazer"* e se associa à vinculação, reciprocidade e complementaridade na ação humana.[18]

As operações desenvolvidas com a prática da Vigilância da Saúde tendem a desfocar o modelo médico-curativo ou sanitarista para um novo modelo de construção social da saúde.

Nesse novo fazer, os sujeitos envolvidos nas ações são as equipes de saúde, com uma relação interdisciplinar, e a população de um território dado que, por meio de ações próprias dos serviços de saúde e de ações intersetoriais, buscam construir uma melhor qualidade de vida.

Para que a Vigilância da Saúde possa se efetivar enquanto uma prática diferenciada da forma tradiconal de organizar o trabalho em saúde é preciso desencadear um processo de mudança no interior das instituições de saúde, a partir de uma decisão política, tendo como objetos a reorganização e redefinição dos conteúdos das práticas de saúde em direção a esse novo modelo de atenção.[20]

Planejamento e programação local de saúde como ferramentas para a operacionalização da Vigilância da Saúde em serviços de APS

Assim que a equipe local de saúde tiver realizado o processo de territorialização partindo da análise das condições de vida e da situação de saúde da população, é possível dar seguimento ao processo de planejamento e programação em saúde na Unidade de Saúde (US).[21]

O planejamento e a programação não se resumem a uma simples técnica que pode ser reproduzida em qualquer circunstância de tempo ou lugar, pois envolve sujeitos dotados de vontade política, o que significa dizer que podem ser não apenas instrumentos de manutenção de uma determinada situação, mas também de mudança e de transformação dessa situação.[12]

Não se trata de fazer tudo que é possível tecnicamente e sim aquilo que é necessário para dar conta de solucionar os problemas reais existentes na população de um determinado território, seja este uma microárea onde se localizam famílias em condições de vida precárias, em uma área de abrangência de uma US ou no município como um todo. E não se esgota na mera racionalização da oferta de serviços.[2]

Planejar a partir da identificação, descrição e análise dos determinantes sociais dos problemas de saúde implica a definição dos objetivos, metas, ações e atividades que serão realizadas para o enfrentamento dos problemas de saúde identificados e priorizados na área de atuação, com o estabelecimento das ações, dos responsáveis, das metas, dos prazos, dos recursos envolvidos e dos indicadores de monitoramento e de avaliação[2]. Do ponto de vista metodológico, o planejamento e programação situacional em saúde tem-se fundamentado na chamada trilogia matusiana: o PES (Planejamento Estratégico em Saúde), o MAPP (Método Altadir de Planejamento Participativo) e o ZOOP (Planejamento de Projeto Orientado por Objetivos),[14,15] originando propostas de planejamento e programação local.[2]

O que importa ressaltar é que com a utilização desse enfoque pode-se construir, coletivamente, uma "árvore de problemas[a]" ou um fluxograma situacional para sistematizar as necessidades em saúde de uma determinada população que vive em um dado território.

Para tornar mais clara a aplicabilidade desses conceitos nas práticas das equipes de saúde da APS, vamos relatar um exemplo de organização do trabalho em uma US, que foi estruturado de

---

[a] Árvore de problemas é a explicação de um problema em estrutura que remete ao formato de uma árvore. Possui quatro fases: 1) O problema é definido e descrito; 2) Os descritores são distribuídos no centro (tronco) da estrutura e se desenvolve a rede causal explicativa na direção das raízes, respondendo à pergunta "porque este problema existe?"; 3) A árvore é desenvolvivda em direção aos galhos, perguntando a cada um dos descritores "que consequências ele produz na realidade?"; 4) Identificação dos "nós críticos": os descritores especiais que são essenciais para a sustentação do problema (prioritários para serem resolvidos) e que são suscetíveis à intervenção.[22]

PARTE 1

A Unidade Divina Providência de Porto Alegre-RS

A Unidade Divina Providência (UDP) atua como serviço de saúde em Atenção Primária à Saúde em uma comunidade da zona leste de Porto Alegre desde 1986, atendendo aproximadamente 5.000 habitantes e contando com uma equipe multiprofissional composta por agentes comunitários de saúde, assistente social, auxiliares de enfermagem, auxiliares administrativos, enfermeiros, médicos, odontólogos, psicólogo e técnico de higiene bucal, além de contar com o apoio de farmacêutico e nutricionista de forma matricial. A construção da Unidade de Saúde (US) foi uma conquista do Movimento Popular daquela comunidade e o território de atuação do serviço de saúde foi definido pela população em conjunto com a equipe (pilar 1 da Vigilância da Saúde – território).[21]

No processo de implantação da UDP foi realizado, pela equipe de saúde, o *Diagnóstico de Comunidade* para conhecimento da realidade e percepção das necessidades (pilar 2 da Vigilância da Saúde – problemas). Nos primeiros seis anos de trabalho, várias ações foram operacionalizadas pela equipe de saúde para realizar a territorialização. Uma dessas práticas foi denominada "Por Quadras" e o conhecimento (esquadrinhamento) do território obtido através dela permitiu o planejamento das intervenções junto com a população e a realização de ações promoveu melhoria importante nos indicadores de saúde. Nos anos seguintes, foi promovida a realização do Planejamento Comunitário, no qual o problema do lixo no território foi eleito como prioridade de trabalho e foi realizado trabalho em conjunto da equipe de saúde com a comunidade e o Departamento Municipal de Limpeza Urbana (pilar 3 – intersetorialidade). Na realização das atividades planejadas para o enfrentamento do problema, houve a percepção pela equipe de saúde da heterogeneidade do território e, a partir dessa experiência, a equipe identificou a necessidade de realizar um trabalho voltado para pontos específicos do território, denominados "Microáreas de Risco".[21]

Em 2002, o trabalho da equipe em relação a territorialização avançou para uma retomada das ações olhando o território como um todo, agora denominado como "Áreas de Vigilância", com objetivo de melhorar os indicadores de saúde. O objetivo inicial foi identificar e acompanhar situações de risco para o planejamento e a realização de intervenções de forma interdisciplinar e a realização de ações preventivas no território. Na preparação dessa nova forma de trabalho foram discutidos em reuniões de equipe conceitos como vigilância da saúde, equidade, risco, enfoque de risco, evento sentinela, acesso, microárea e microárea de risco, numa perspectiva de "afinar" conceitos para o trabalho tendo o conceito de território como princípio básico/fundamental para o desenvolvimento do trabalho em equipe.[21]

O território sob responsabilidade dessa US foi dividido em três "áreas de vigilância[b]" e cada uma dessas áreas ficou sob a responsabilidade de um Grupo de Trabalho (GT) multiprofissional, derivado da subdivisão da equipe em três equipes menores. Cada área recebeu um nome/cor – áreas azul, verde e vermelha – e foi construído um mapa colorido para cada uma dessas áreas. A equipe passou a utilizar espaço semanal de duas horas de trabalho multiprofissional nos GTs para

---

[b] Áreas de Vigilância são subdivisões realizadas no território de atuação de uma equipe de saúde para operacionalizar as práticas de Vigilância da Saúde.[21]

Capítulo 9 · A Vigilância da Saúde na Atenção Primária

atuar no território nas áreas de vigilância; as reuniões de equipe passaram a incluir avaliações sistemáticas do trabalho nessas áreas.[21]

Encontros de educação permanente em equipe passaram a ser realizados com temas relacionados com a vigilância em saúde e discussão de casos de famílias dessas áreas de vigilância com a construção de um plano de acompanhamento (utilizando protocolos de acompanhamentos construídos em equipe) com a contribuição dos diversos núcleos de saberes. Foi elaborada uma sistemática de avaliação para os indicadores definidos, fundamentada nos atributos da APS, já abordados no Capítulo 1 como modelo que orienta a prática de saúde em sua totalidade, da busca de equidade que deve orientar a organização da prática e das linhas gerais da proposta de trabalho da equipe nestes territórios.

Em 2007, a equipe se utilizou de outra ferramenta para o (re)conhecimento do território, a metodologia de estimativa rápida, com o objetivo de (re)inserir a percepção das necessidades da população no cotidiano de trabalho da equipe e escolher problemas prioritários para os próximos dois anos, com a participação da equipe e da comunidade. Dessa estimativa, surgiram seis prioridades para o trabalho que, conforme a tipologia do problema, foram divididos em três categorias – relativos à condições de vida, à condições de saúde e ao serviço de saúde.[21]

Foi selecionada pela equipe de saúde e comunidade uma prioridade para o inicio do trabalho, e a categoria escolhida foi "serviço de saúde" com a prioridade "horário de marcação de consulta". A partir da escolha, além da realização de ações que modificaram o horário de marcação de consultas de maneira mais satisfatória para equipe e comunidade, derivaram quatro GTs na equipe para trabalhar com os temas: a)acolhimento; b) interconsulta e consulta conjunta; c) educação permanente para a equipe de saúde; e d) educação em saúde na sala de espera.[21]

Para estar coerente com esse processo integrador e participativo, a gestão da unidade de saúde passou a ser realizada, na mesma época, em "Colegiado de Gestão[c]" e a vigilância da saúde foi eleita como uma das quatro áreas de prioridades na gestão, passando a ter um coordenador desse tema na composição da equipe de saúde e do colegiado de gestão, eleito entre os membros da equipe.

A equipe da UDP vem ao longo do tempo buscando atuar de forma coerente com o Modelo da Vigilância da Saúde que na prática possibilitou reconhecer e interagir dinamicamente com os problemas e necessidades em saúde da população sob sua responsabilidade, bem como se utilizar de ações intersetoriais e setoriais para a promoção da saúde oportunizando aos profissionais da equipes da UDP vivenciarem na prática os princípios da APS. A atuação da equipe trouxe melhorias nos resultados de alguns indicadores de saúde sob monitoramento. Entre os exemplos de resultados que foram obtidos por essa equipe nessa sistemática de trabalho, destaca-se: melhoria da cobertura vacinal de 76% em 2002 para 100% em 2008; o acesso facilitado à gestante e crianças de 0 a 5 anos às ações preventivas e curativas; a construção de um protocolo próprio da equipe para acompanhamento de famílias de risco; utilização de sistema de informação para vigilância do HIV/AIDS; atenção ao problema da tuberculose no território com georeferenciamento dos casos, acompanhamento em miniequipes por vínculo, realização de tratamento diretamente observado (TDO) e identificação maior do que o estimado de casos novos de tuberculose (300%) no território; criação de um Programa de Assistência Domiciliar

---

[c] Colegiado de Gestão é grupo composto por trabalhadores e coordenador da equipe de saúde com objetivo de gestão – planejar, acompanhar, analisar e avaliar os processo de trabalho de modo ampliado, considerando as prioridades de trabalho estabelecidas pela equipe de saúde e comunidade.

georreferenciado e com acompanhamento em mini equipes, conformadas conforme o vínculo; constituição de Conselho Local de Saúde (CLS), por eleição com seu fortalecimento pela realização periódica de assembleias com a comunidade.[21] Todos os resultados do trabalho foram discutidos com o CSL e em assembleias com a comunidade.

Outro exemplo que pode ilustrar a importância da vigilância da saúde no macrosistema e a relação com o microssistema é a vigilância da microcefalia e do Zika vírus, desencadeada em nível nacional.

O papel da Vigilância da Saúde no Sistema Único de Saúde: o caso da microcefalia e do Zika Vírus

Um conjunto de ações integradas permitiu identificar uma possível associação de casos de microcefalia com a infecção pelo Zika Vírus que o restante do mundo ainda não havia percebido, resultando na emissão de um alerta para a população e para outros países sobre as consequências de uma infecção por esse vírus durante a gestação e a necessidade de serem estabelecidas medidas de proteção.

O Brasil observou no final de 2015 um aumento considerável no número de casos de microcefalia. Desde que recebeu a notificação de um número atípico de bebês com microcefalia em Pernambuco, o Ministério da Saúde concentrou esforços na investigação dos casos e estabeleceu uma possível associação entre casos de microcefalia e infecção pelo Zika vírus em mulheres grávidas. Ao mesmo tempo, profissionais de saúde cujas pacientes apresentaram diagnósticos de microcefalia fetal e no recém-nascido, repetida e atipicamente, também tiveram postura ativa, desencadeando processos de investigação e de tensionamento dos poderes públicos para a realização de medidas no sentido de informar a população e profissionais de saúde sobre o problema, para a criação de protocolos emergenciais para vigilância e respostas aos casos de microcefalia relacionados com a infecção pelo Zika vírus e ações para controlar a infestação do agente transmissor da doença (o mosquito *Aedes aegypti*) em todo o País.

A realização de todas essas ações em conjunto e em um curto período de tempo, somente foi possível por terem sido realizadas práticas que são preconizadas pelo modelo da Vigilância da Saúde e por essas práticas estarem estabelecidas nas diversas instâncias de gestão do Sistema Único de Saúde, bem como na postura vigilante de profissionais da saúde e na participação ativa da população. Mesmo com a necessidade de mais estudos para estabelecer de modo mais conclusivo a relação causal entre Zika vírus e microcefalia, o alerta foi emitido e ações puderam ser realizadas.

Princípios para a atuação do enfermeiro na Vigilância da Saúde

O trabalho em Atenção Primária à Saúde deve ser realizado, por princípio, em equipe multiprofissional, pois são necessários os saberes das mais diversas profissões para contemplar a integralidade do cuidado, considerando a diversidade e a singularidade das necessidades em saúde. Também, deve estar baseado em um modelo de atenção que oriente as práticas profissionais neste sentido.

Capítulo 9 — A Vigilância da Saúde na Atenção Primária

O trabalho em equipe na APS é constituído da atuação individual de cada profissional, mas é muito mais e maior do que o simples somatório dessas individualidades. Ele se constitui a partir da percepção de que o saber profissional individual deve estar a serviço de um planejamento de equipe, cujas diretrizes serão baseadas no modelo de atenção escolhido e esse planejamento deverá imprimir na prática de cada profissional um *modus operandi* capaz de oferecer para a população o retorno desejado em termos de ações dos serviços de saúde.

As equipes de APS que trabalham com o Modelo da Vigilância da Saúde devem desenvolver habilidades de programação e planejamento, de maneira a organizar ações programadas e de atenção a demanda espontânea, que garantam o acesso da população em diferentes atividades e ações de saúde, e, assim, gradativamente, impactar positivamente sobre os principais indicadores de saúde, auxiliar na melhoria a qualidade de vida da comunidade.[15]

Mas qual seria a contribuição da prática e do saber de enfermagem na Vigilância da Saúde? Quais seriam as atribuições do enfermeiro nesse modelo de atenção?

O enfermeiro como membro da equipe de saúde possui várias atribuições e poderá contribuir implementando e articulando na sua prática os princípios da vigilância da saúde.

Atribuições do enfermeiro no contexto da Vigilância da Saúde

- Desenvolver a prática vigilante e o "olhar" atento sobre o processo saúde-doença e os riscos e vulnerabilidades das pessoas sob seu cuidado;
- Considerar na realização do planejamento da assistência de enfermagem as necessidades que emergem do território e seus habitantes, num processo pró-ativo de (re)conhecimento da realidade;
- Incentivar a participação ativa das pessoas no seu processo de cuidado e no cuidado coletivo;
- Mobilizar os diversos setores da sociedade para que estejam envolvidos na promoção da saúde;
- Trabalhar em equipe; e
- Monitorar e avaliar os resultados dos trabalhos desenvolvidos, considerando a epidemiologia e as ciências sociais.

A realização do Processo de Enfermagem na Vigilância da Saúde

Considerando os pilares e as características da Vigilância da Saúde, o enfermeiro poderá aplicar o Processo de Enfermagem utilizando as informações sobre o território e os problemas de saúde que se apresentam para realizar a atribuição de Diagnósticos de Enfermagem e indicar as intervenções que serão necessárias. Pode-se dizer que dentro da Vigilância da Saúde será possível utilizar as classificações de diagnósticos de enfermagem da NANDA-I[23] nos mais variados aspectos de sua extensão, na perspectiva das necessidades das pessoas e das comunidades onde estão inseridas. Por exemplo, o diagnóstico *"Saúde deficiente da comunidade"*, definido como a presença de um ou mais problemas de saúde ou fatores que impedem o bem-estar, ou aumentam o risco de problemas de saúde vivenciados por uma pessoa/família, será frequentemente encontrado em diagnósticos sobre a realidade de comunidades cujo contexto socioeconômico seja desfavorável.

PARTE 1 — Princípios para o trabalho do enfermeiro na Atenção Primária à Saúde

Exemplos de intervenções possíveis sugeridas por NIC (*Nursing Intervention Classification*)[24] para esse diagnóstico seriam iniciar sondagem de riscos à saúde decorrentes do ambiente; participar de equipes multidisciplinares para identificar ameaças à segurança na comunidade; monitorar a condição de riscos conhecidos à saúde; participar de programas comunitários que tratem de riscos conhecidos à saúde; cooperar no desenvolvimento de programas de ação comunitária; promover políticas governamentais de redução de riscos específicos; coordenar os serviços de grupos e comunidades de risco e realizar programas educativos voltados aos grupos de riscos identificados.

Cabe ao enfermeiro, inserido na equipe de saúde, contribuir com o seu saber específico na constituição de um plano intervenção sobre os problemas de saúde que forem encontrados, especialmente para aqueles que requerem atenção e acompanhamento contínuos.

O tema da Vigilância da Saúde estimulou uma grande produção teórica e científica no país, resultando em uma literatura com vários textos clássicos de autores que são referências na construção do SUS. No quadro a seguir são apresentados alguns textos clássicos disponíveis na internet. Eles são recursos de leitura "obrigatória" para a construção do pensamento e prática do enfermeiro na Vigilância da Saúde.

Onde encontrar mais informações?

- Carmem Fontes Teixeira. Modelos de Atenção à saúde no SUS
  http://books.scielo.org/id/f7/pdf/teixeira-9788523209209-07.pdf
- Carmem Fontes Teixeira- SUS, modelos assistenciais e vigilância da saúde
  http://scielo.iec.pa.gov.br/pdf/iesus/v7n2/v7n2a02.pdf
- Carmem Fontes Teixeira- Promoção e vigilância da saúde
  http://www.scielosp.org/pdf/csp/v18s0/13801.pdf
- Mauricio Monken e Christovam Barcellos- O Território na Promoção e Vigilância em Saúde.
  http://www.epsjv.fiocruz.br/pdtsp/index.php?livro_id=6&area_id=2&autor_id=&capitulo_id=22&arquivo=ver_conteudo_2

Aspectos-chave

- As necessidades em saúde são determinadas pelas condições de vida existentes nos diferentes espaços organizativos e períodos do processo saúde-doença.
- Ao planejar a Assistência de Enfermagem para as necessidades em saúde mais frequentes da população, é necessário que o enfermeiro considere o modelo de atenção à saúde existente e verifique se há como imprimir ao cuidado estreito alinhamento com estas necessidades.
- Existem vários modelos assistenciais em saúde e cada um determina aspectos fundamentais no tipo de assistência que será prestada.

- A Vigilância da Saúde é um modelo que possibilita conectar e interagir dinamicamente com a forma de apresentação das necessidades em saúde no cotidiano de trabalho, atua na prevenção de riscos e agravos, se utiliza de ações intersetoriais e setoriais para a promoção da saúde e oportuniza aos profissionais das equipes de saúde a vivência prática dos princípios da APS.
- As sete características básicas da Vigilância da Saúde são: a intervenção sobre problemas de saúde (danos, riscos e/ou determinantes); a ênfase em problemas que requerem atenção e acompanhamento contínuos; a operacionalização do conceito de risco; a articulação entre ações promocionais, preventivas e curativas; a atuação intersetorial; as ações sobre o território e a intervenção sob a forma de operações.
- Os três pilares básicos da Vigilância da Saúde são o território, os problemas de saúde e a intersetorialidade.
- A proposta de Vigilância da Saúde transcende os espaços institucionalizados do sistema de serviços de saúde e se expande a outros setores e órgãos de ação governamental e não governamental.
- A Vigilância da Saúde propõe a incorporação de novos sujeitos no planejamento, organização e ação nos serviços de saúde, extrapolando os profissionais de saúde, envolvendo a população e o uso dos conhecimentos e tecnologias médico-sanitárias, incluindo tecnologias de comunicação social.
- O enfermeiro, como membro da equipe de saúde, possui várias atribuições e poderá contribuir implementando e articulando na sua prática os princípios da vigilância da saúde.
- As atribuições do enfermeiro no contexto da Vigilância da Saúde são: a) desenvolver a prática vigilante e o "olhar" atento sobre o processo saúde-doença e os riscos e vulnerabilidades das pessoas sob seu cuidado; b) considerar na realização do planejamento da assistência de enfermagem as necessidades que emergem do território e seus habitantes, num processo pró-ativo de (re)conhecimento da realidade; c) incentivar a participação ativa das pessoas no seu processo de cuidado e no cuidado coletivo; d) mobilizar os diversos setores da sociedade para que estejam envolvidos na promoção da saúde; e) trabalhar em equipe; f) monitorar e avaliar os resultados dos trabalhos desenvolvidos, considerando a epidemiologia e as ciências sociais.

Referências

1. Castellanos PL. Sobre el concepto de salud-enfermedad. Descripción y explicación de la situación de salud. Boletín Epidemiológico da Organizacion Panamericana de la Salud. v.10, n.4, 1990 apud Dias, VRFG. Vigilância da Saúde: dimensões do conhecimento técnico e suas representações sociais. Dissertação de Mestrado. Canoas, 2001.
2. Teixeira CF, et al. SUS, Modelos Assistenciais e Vigilância da Saúde IESUS, VII(2), Abr/Jun, 1998.
3. Mendonça EF, Cosenza GW, Carvalho DM, Gutierrez EB, Sevalho G, Ribeiro JGL, Toledo L, Alfradique MEM, Teixeira MG, Carvalho MS, Liebel M, Oliveira OL, Ladeira RM. Repensando a vigilância epidemiológica. Relatório de Oficina de Trabalho. II Congresso Brasileiro de Epidemiologia. In: Costa MF, Souza RP (orgs.) Qualidade de Vida: compromisso histórico da Epidemiologia, COOPMEED/ABRASCO, Belo Horizonte, p.277-280, 1994.
4. Waldman CA. As concepções de vigilância como instrumento de saúde pública e a implantação do SUS. In: Seminário Nacional de Vigilância Epidemiológica, Anais. Ministério da Saúde, Fundação Nacional de Saúde-CENEPI, Brasília, p.45-51, 1992.
5. Teixeira CF. Epidemiologia e Planejamento em Saúde: contribuição ao estudo da prática e pidemiológica no Brasil 1990-1995. Tese de Doutorado. Instituto de Saúde Coletiva, Universidade Federal da Bahia, Salvador, Bahia, 1996.

6. Mendes EV. Distrito Sanitário: o processo social de mudança das práticas sanitárias do Sistema Único de Saúde. HUCITEC – ABRASCO, São Paulo- Rio de Janeiro, 1993.

7. Paim JS. A Reforma Sanitária e os Modelos Assistenciais. In: Rouquayrol MZ, Epidemiologia & Saúde, 4a ed., MEDSI, Rio de Janeiro, p.455-466, 1994.

8. Unglert C. Territorialização em sistemas de saúde. In: Mendes EV. Distrito Sanitário: o processo social de mudança das práticas sanitárias do Sistema Único de Saúde, HUCITEC-ABRASCO, São Paulo- Rio de Janeiro, p.221-235, 1993.

9. Kadt E, Tasca R. Promovendo a equidade: um novo enfoque com base no setor da Saúde. HUCITEC – Cooperação Italiana em Saúde, São Paulo- Salvador, p.107, 1993.

10. Tasca R. Sistemas de informação em saúde para Distritos Sanitários In: Mendes EV. Distrito Sanitário: o processo social de mudança das práticas sanitárias do Sistema Único de Saúde, HUCITEC-ABRASCO, São Paulo- Rio de Janeiro, 1993.

11. Notarbartolo di Villarosa F. A estimativa rápida e a divisão do território no distrito sanitário. Manual de instruções. OPS, Série Desenvolvimento de Serviços de Saúde, nº 11, p.54, 1993.

12. Testa M. Pensar em Saúde. Intermédica, Porto Alegre, Rio Grande do Sul, 1991.

13. Monken, M Barcellos, C Vigilância em saúde e território utilizado: possibilidades teóricas e metodológicas Cad. Saúde Pública, Rio de Janeiro, 21(3):898-906, mai-jun, 2005.

14. Artmann E. O planejamento estratégico situacional: a trilogia matusiana e uma proposta para o nível local de saúde (uma abordagem comunicativa). Tese de Mestrado, ENSP/FIOCRUZ, Rio de Janeiro, 1993.

15. Mendes E. Planejamento e programação local da Vigilância da Saúde no Distrito Sanitário. OPS, Série Desenvolvimento de Serviços de Saúde, n° 13, 1994

16. Souza M M de O de, Guedes J P F de S. A integração da vigilância em saúde com a atenção básica por meio da estratégia saúde da família. Disponível em: http://www.cpgls.pucgoias.edu.br/8mostra/artigos/saude%20e%20biologicas/a%20integra%c3%87%c3%83o%20da%20vigil%c3%82ncia%20em%20sa%c3%9ade%20com%20a%20aten%c3%87%c3%83o%20b%c3%81sica%20por%20meio%20da%20estrat%c3%89gia%20sa%c3%9ade%20da%20fam%c3%8dlia.pdf.

17. Mendes EV. Uma agenda para a saúde. São Paulo: HUCITEC, 1996.

18. Mendes EV. Distritos Sanitários: conceitos chaves. In: Mendes EV (org.). Distrito Sanitário: o processo social de mudança das práticas sanitárias do Sistema Único de Saúde. São Paulo – Rio de Janeiro: HUCITEC – ABRASCO, 1999.

19. Organização Panamericana da Saúde. Escritório Regional da Organização mundial da Saúde. A vigilância à saúde no Distrito Sanitário. Série Desenvolvimento dos Serviços de Saúde, n. 10. Brasília: Representação do Brasil, 1993. LILACS – BIREME, São Paulo, 1998. (Referência obtida via base de dados on-line).

20. Teixeira CF. Epidemiologia e planejamento de saúde. Ciência & Saúde Coletiva. v. 4, n.º 2, p.287-303, 1999.

21. Brasil. Ministério da Saúde. Secretaria de Vigilância em Saúde. A vigilância em saúde como eixo estruturante do trabalho em atenção básica: a experiência da Unidade Divina Providência do Serviço de Saúde Comunitária do Grupo Hospitalar Conceição, Porto Alegre-RS. In: 9ª Expoepi: mostra nacional de experiências bem-sucedidas em epidemiologia, prevenção e controle de doenças: anais / Ministério da Saúde, Secretaria de Vigilância em Saúde. Brasília: Ministério da Saúde, 2009. 100 p. (Série D. Reuniões e Conferências)

22. Magajewski , F R L. Identificando e explicando problemas. Fundação Oswaldo Cruz,Instituto Leonidas e Maria Deane, 2012. Disponível em: http://amazonia.fiocruz.br/arquivos/category/57-esp-planejamento-saude?download=988:identificando-e-explicando-problemas&start=40.

23. Herdman, T. Heather; Kamitsuru, Shigemi. Diagnósticos de Enfermagem da NANDA: definições e classificação. Tradução Regina Machado Garcez. Porto Alegre: Artmed, 2015.

24. Bulechek GM, Butcher HK, Dochterman JM, Wagner CM (ed.). Nursing interventions classification (NIC). 6nd ed. St.Louis: Mosby-Elsevier, 2013.

10

Abordagem das Condições Crônicas na Atenção Primária à Saúde

Sandra Rejane Soares Ferreira
Vilma Regina Freitas Gonçalves Dias

O que há neste capítulo?

Neste capítulo, apresenta-se o conceito de condições agudas e crônicas de saúde, doenças crônicas não transmissíveis (DCNT) e do Modelo de Cuidados Crônicos (MCC). Aborda-se a necessidade de implementar um modelo de atenção à saúde alternativo capaz de produzir as mudanças necessárias na forma de organizar o cuidado à saúde da população. Essas mudanças precisam ocorrer em todos os níveis do Sistema de Saúde, ou seja, no micro (profissional e pessoa/família), no meso (organizações de saúde e comunidade) e no macrossistema (política), pois eles interagem e se influenciam de forma dinâmica uns aos outros. Relata-se a experiência de um serviço de Atenção Primária à Saúde (APS) que buscou realizar mudanças no modelo de atenção às condições crônicas cardiovasculares (microssistema). Esse serviço implantou uma proposta de estratificação que, além da aplicação de escores de risco, também considera as vulnerabilidades do indivíduo, bem como a presença ou não da doença estabelecida. O objetivo é contribuir com a reflexão sobre o sistema de saúde brasileiro e o modo que os enfermeiros atuam na APS na abordagem das condições crônicas não transmissíveis, em especial a hipertensão, diabetes, obesidade, tabagismo e asma, que são demandas frequentes nesses serviços de saúde.

Introdução

As condições de saúde podem ser definidas como as circunstâncias na saúde das pessoas que se apresentam de modo mais ou menos persistente e que exigem respostas sociais reativas ou proativas, episódicas ou contínuas, fragmentadas ou integradas, dos sistemas de atenção à saúde, dos profissionais de saúde e das pessoas usuárias.[1] A definição de condição de saúde vai além de doenças por incorporar certos estados fisiológicos, como a gravidez, e os acompanhamentos dos ciclos de vida, como o acompanhamento das crianças (puericultura), o acompanhamento dos adolescentes (hebicultura) e o acompanhamento das pessoas idosas (senicultura) que não são doenças, mas são condições de saúde de responsabilidade dos sistemas de atenção à saúde.[1]

O conceito de condição de saúde é orientado por algumas variáveis-chave: a) tempo de duração da condição de saúde, breve ou longo; b) a forma de enfrentamento pelos profissionais de saúde, pelo sistema de atenção à saúde e pelas pessoas usuárias, se episódica, reativa e feita com foco nas doenças e na queixa-conduta, ou se contínua, proativa e realizada com foco nas pessoas e nas famílias por meio de cuidados, mais ou menos permanentes, contidos num plano de cuidado elaborado conjuntamente pela equipe de saúde e pelas pessoas usuárias.[1]

Neste capítulo, será dado enfoque às condições crônicas que constituem problemas de saúde que exigem certo nível de cuidados permanentes e requerem gerenciamento contínuo por um período longo, anos ou décadas.[2] Além disso, de acordo com a Organização Mundial de Saúde (OMS), elas compartilham algumas características preocupantes. São elas:[2]

- Estão aumentando no mundo e nenhum país está imune ao impacto causado por elas;[2]
- Representam um sério desafio para os atuais sistemas de saúde no tocante à eficiência e efetividade e desafiam nossas capacidades em organizar sistemas que supram as demandas iminentes;[2]
- Causam sérias consequências econômicas e sociais em todas as regiões e ameaçam os recursos da saúde em cada país;[2] e
- Poderão ser minimizadas quando os líderes do governo e da saúde, profissionais de saúde e a própria população buscarem e adotarem as mudanças e inovações indicadas para a prevenção, manejo e controle.[2]

Condições Agudas e Crônicas de Saúde

As condições agudas de saúde, em geral, apresentam um curso curto, inferior a três meses de duração, e tendem a se autolimitar; ao contrário, as condições crônicas têm um período de duração superior a três meses e, nos casos de algumas doenças crônicas, tendem a se apresentar de forma definitiva e permanente na vida das pessoas.[1] Esse conceito de condições de saúde foi desenvolvido, inicialmente, por teóricos ligados ao modelo de atenção crônica[3,4] e foi acolhido pela Organização Mundial da Saúde (OMS), que recomenda aos gestores e serviços com paradigma para repensarem seu modelo de atenção e para tornarem suas respostas às necessidades em saúde da população mais efetivas.[2] As condições agudas podem ser definidas de forma geral como problemas de duração limitada, manifestação abrupta, autolimitadas, de diagnóstico e prognóstico usualmente precisos, necessitam de intervenção usualmente efetiva e o resultado esperado é a cura.[2]

As condições crônicas de saúde, especialmente as doenças crônicas, iniciam e evoluem lentamente e, em geral, apresentam múltiplas causas que variam no tempo, incluindo hereditariedade, estilos de vida, exposição a fatores ambientais e a fatores fisiológicos.[2] Normalmente, faltam padrões regulares ou previsíveis para as condições crônicas.[1] Ao contrário das condições agudas nas quais, em geral, pode-se esperar uma recuperação adequada, as condições crônicas levam a um número maior de sintomas e à perda de capacidade funcional. Cada sintoma pode levar a outros, num ciclo vicioso de sintomas que realimentam a condição crônica.[1] Portanto, pode-se dizer que a tipologia das condições crônicas inclui duração longa, manifestação gradual, não autolimitadas, possuem diagnóstico e prognóstico usualmente incertos, as intervenções em geral ocorrem com alguma incerteza e o resultado esperado é o cuidado.[2]

Capítulo 10   Abordagem das Condições Crônicas na Atenção Primária à Saúde

As condições crônicas vão muito além das doenças crônicas (diabetes, doenças cardiovasculares, cânceres, etc.), ao envolverem doenças infecciosas persistentes (hanseníase, tuberculose, HIV/Aids, doenças respiratórias crônicas, entre outras), condições ligadas à maternidade e ao período perinatal (acompanhamento das gestantes e atenção perinatal, às puérperas e aos recém-natos); condições ligadas à manutenção da saúde por ciclos de vida (puericultura, hebicultura e senicultura); distúrbios mentais de longo prazo; deficiências físicas e estruturais contínuas (amputações, cegueiras, deficiências motoras persistentes, etc.); doenças metabólicas; doenças bucais; as condições de saúde caracterizadas como enfermidades (*illnesses*) em que há sofrimento, mas não doenças que se inscrevam nos padrões biomédicos.[1,2]

Acrescenta-se a esse conjunto de informações que as condições crônicas também podem apresentar, em determinados períodos de sua história, eventos agudos, percebidos objetiva ou subjetivamente, muitas vezes causados pelo mau manejo dessas condições crônicas, especialmente na APS, como, por exemplo, uma crise grave de hipo ou hiperglicemia de uma pessoa com diabetes ou uma crise hipertensiva.[1] Portanto, cabe destacar que os eventos agudos são diferentes de condições agudas, ainda que seja comum os eventos agudos ocorrerem, também, nas condições crônicas.[1] As condições agudas manifestam-se, em geral, por eventos agudos; as condições crônicas, também, podem se manifestar, em momentos episódicos e de modo exuberante, sob a forma de eventos agudos.[1]

A OMS alerta aos gestores e profissionais da saúde que *"quando os problemas de saúde são crônicos, o modelo de tratamento agudo não funciona"*.[2]

O Sistema de Saúde e as Condições de Saúde

De acordo com Mendes, o Brasil vive uma situação de saúde que combina uma transição demográfica acelerada e uma transição epidemiológica singular expressa na tripla carga de doenças: uma agenda não superada de doenças infecciosas e carenciais, uma carga importante de causas externas e uma presença fortemente hegemônica das condições crônicas.[1]

Para Mendes, os sistemas de atenção à saúde são respostas sociais deliberadas às necessidades de saúde da população, eles devem guardar uma coerência com a situação de saúde e a falta dessa coerência entre as respostas dos serviços de saúde às necessidades da população coloca o sistema em crise.[1] Essa crise é fruto do descompasso entre a velocidade com que avançam os fatores contextuais (a transição demográfica, a transição epidemiológica e a inovação e incorporação tecnológica) e a lentidão com que se movem os fatores internos que representam a capacidade adaptativa e disruptiva do sistema de atenção à saúde a essas mudanças (cultura organizacional, arranjos organizativos, sistemas de pagamento e incentivos, estilos de liderança e organização dos recursos).[1,2,5] Desse descompasso, resulta uma situação de saúde do século XXI sendo respondida socialmente por um sistema de atenção à saúde construído na metade do século XX, quando predominavam as condições agudas.[1]

Os gestores dos sistemas de saúde, trabalhadores e população/usuários dos serviços precisam reconhecer que o controle eficaz das condições crônicas requer um tipo diferente de sistema de saúde. Os problemas crônicos mais preponderantes, como diabetes, hipertensão, asma, doenças cardíacas e depressão, exigem contato regular e extenso com os serviços de saúde para o tratamento e acompanhamento. Uma mudança de paradigma aumentará de modo substancial os esforços para solucionar o problema do gerenciamento das necessidades distintas das pessoas/famílias ante os limitados recursos.[2]

PARTE 1   Princípios para o trabalho do enfermeiro na Atenção Primária à Saúde

Considerando as características distintas das condições agudas e crônicas, abordadas anteriormente, há necessidade dos sistemas de saúde (re)organizarem-se de modo a atuarem levando em consideração essas diferenças. A reformulação do atual modelo de atenção, historicamente voltado para o atendimento das condições agudas, para um novo modelo que considere tanto os problemas agudos quanto os crônicos (integre as duas necessidades) deve ser uma preocupação dos gestores do sistema de saúde (público e privado), na busca pela eficiência, eficácia e efetividade dos resultados das ações e serviços de saúde.[6]

De acordo com a OMS[2,7] os atributos essenciais de um sistema integrado de atenção à saúde são: (1) Uma população e território definido com amplo conhecimento das necessidades e preferências de saúde que determinam a oferta dos serviços de saúde; (2) Uma grande diversidade de pontos de atenção, atuando na promoção, prevenção, diagnóstico e tratamento oportunos, reabilitação e cuidados paliativos, todos sob uma única coordenação; (3) Uma APS que atua como porta de entrada do sistema, que integra e coordena o cuidado e que resolve a maioria das necessidades de saúde da população; (4) Organização de serviços especializados ambulatoriais em lugar mais adequado; (5) Existência de mecanismos de coordenação assistencial por todo o continuo da atenção; (6) Cuidado de saúde centrado no indivíduo, famílias e comunidade; (7) Um sistema de governança participativo e único para todo o sistema; (8) Gestão integrada dos sistemas administrativos e de apoio clínico; (9) Recursos humanos suficientes, competentes e comprometidos com o sistema; (10) Sistema de informação integrado e que vincula todos os membros do sistema; (11) Financiamento adequado e incentivos financeiros alinhados com as metas do sistema; (12) Ação intersetorial ampla.[2,7]

Implantar um sistema de saúde integrado, significa (re) organizar o atual sistema para implementar um novo modelo de atenção à saúde e, portanto, exige mudar o processo de trabalho dos gestores, dos sistemas logísticos e de apoio, dos serviços e das equipes de saúde; significa inovar na busca de uma ação equilibrada na atenção as condições agudas e crônicas de saúde oferecendo ações de promoção da saúde, prevenção das doenças, cura, cuidado e reabilitação das pessoas/famílias, com base em evidências científicas, integrando os recursos da comunidade, estabelecendo padrões de qualidade e incentivos à saúde e melhorando a capacitação dos trabalhadores em saúde.[6] Estudos[8,9] demonstram que as condições de saúde da população estão correlacionadas com o seu nível socioeconômico e com o acesso aos serviços de saúde, que são mediados pela oferta pública e privada da rede de serviços. Assim, os trabalhadores da saúde precisam estar aptos para colocar em prática esse novo jeito de cuidar da saúde das pessoas para que – de fato – o sistema de saúde possa influenciar positivamente nas suas condições de saúde.

Atualmente, os gestores da saúde, em todo o mundo, enfrentam a difícil tarefa de gerir com qualidade os serviços de saúde, incluindo uma abordagem adequada para as condições crônicas não transmissíveis e transtornos mentais, as quais foram responsáveis por 47% da carga global de doenças em 2002.[10] Estima-se que até o ano de 2020 a carga dessas doenças poderá aumentar para 60% e que as doenças cardíacas, acidente vascular cerebral, depressão e câncer serão os maiores contribuintes para esse aumento.[11] Estima-se, ainda, que nos próximos 50 anos o número de pessoas que necessitarão de cuidados diários por essas condições poderão passar do dobro, no Caribe e na América Latina, e mais que triplicar na África subsaariana.[12]

As Doenças Crônicas Não Transmissíveis

Neste livro, vamos abordar uma parte do contexto das condições crônicas de saúde. Vamos focar na atenção à saúde realizada pelos enfermeiros da APS no enfrentamento das condições crônicas não transmissíveis, em especial o tabagismo (Capítulo 24) e as DCNT, como a hipertensão (Capítulo 21), diabetes (Capítulo 22), sobrepeso e obesidade (Capítulo 23) e asma (Capítulo 25) que são demandas frequentes nos serviços de APS.

Destaca-se que as quatro DCNT de maior impacto mundial (doenças cardiovasculares; diabetes; câncer; e doenças respiratórias crônicas) têm quatro fatores de risco modificáveis em comum. São eles: tabagismo, inatividade física, alimentação não saudável e álcool. Em termos de mortes atribuíveis, os grandes fatores de risco globalmente conhecidos são: pressão arterial elevada (responsável por 13% das mortes no mundo); tabagismo (9%); altos níveis de glicose sanguínea (6%); inatividade física (6%); e sobrepeso e obesidade (5%).[13]

As mudanças nos padrões de morbimortalidade nos países desenvolvidos ocorreram devido à redução de mortalidade por doenças infecciosas e elevação de óbitos decorrentes de DCNT, fenômeno conhecido como transição epidemiológica.[6] Essas mudanças também vêm ocorrendo de forma progressiva nos países em desenvolvimento[14] e constituem um desafio para as políticas de saúde desses países. O Relatório de 2002, publicado pela OMS, sobre saúde no mundo relata que a mortalidade, a morbidade e as deficiências atribuíveis às doenças crônicas não transmissíveis representavam 60% de todas as mortes e 47% da carga global de doença, e que estas deverão alcançar, em 2020, 73% e 60%, respectivamente. Destaca-se que 66% dos óbitos atribuíveis às DCNT acontecem em países em desenvolvimento, afetando indivíduos mais jovens do que os acometidos nos países desenvolvidos.[10] Ainda, cerca de 80% das mortes por DCNT ocorrem em países de baixa ou média renda, onde 29% das pessoas possuem menos de 60 anos de idade, enquanto nos países de renda alta, apenas 13% são mortes precoces.[15]

No Brasil, as DCNT constituem o problema de saúde de maior magnitude. São responsáveis por 72% das causas de óbitos, com destaque para doenças do aparelho circulatório (DAC) (31,3%), câncer (16,3%), diabetes (5,2%) e doença respiratória crônica (5,8%);[5] atingem indivíduos de todas as camadas socioeconômicas e, de forma mais intensa, aqueles pertencentes a grupos vulneráveis, como os idosos e os de baixa escolaridade e renda.[16]

As mudanças no estilo de vida dos cidadãos em muito contribuíram para o predomínio das doenças crônicas não transmissíveis na tripla carga de doença. Determinantes proximais do processo saúde-doença, como os padrões alimentares e a exposição aos fatores comuns de risco aumentando, são evidenciados anualmente nas pesquisas do VIGITEL (2013 e 2014), conduzidas pelo Ministério da Saúde.[17,18]

No Brasil, os principais fatores de risco para as DCNT também são o tabaco, a alimentação não saudável, a inatividade física e o consumo nocivo de álcool,[19] responsáveis, em grande parte, pela epidemia de sobrepeso e obesidade, pela elevada prevalência de hipertensão arterial e pelo colesterol alto.[20]

Destaca-se que hipertensão arterial (HAS) e *diabetes mellitus* (DM) são DCNT e ao mesmo tempo fatores de risco (FR) para as doenças cardiovasculares, os quais são responsáveis pela maior parte da morbidade e mortalidade decorrentes das DCNT.[20]

Alimentação adequada, sobretudo quanto ao consumo de sal e o controle do peso, a prática de atividade física, o abandono do tabagismo e a redução do uso excessivo de álcool são fatores que devem ser adequadamente abordados pelos serviços de saúde para prevenção e controle desses agravos. Estudos[21-23] demonstram que ações multifacetadas na abordagem das enfermidades crônicas, como HAS e DM, levam a melhores resultados em saúde: melhor controle da glicemia e da pressão, menos complicações e menos hospitalizações.

PARTE 1 Princípios para o trabalho do enfermeiro na Atenção Primária à Saúde

Para dar conta desse panorama complexo no campo da saúde, é necessária a formulação de novos modelos locais de gestão e de atenção à saúde para que os serviços possam realizar com eficiência a promoção da saúde, a prevenção e controle das DCNT, em especial, do sobrepeso/obesidade, da HAS e da DM.

Problemas complexos exigem soluções complexas e sistêmicas, portanto a atenção às condições crônicas requer um modelo de atenção que apresente uma abordagem complexa e sistêmica.[24] O Modelo de Cuidados Crônicos (MCC),[3,4] os Cuidados Inovadores para Condições Crônicas (CICC)[2], o Modelo de Atenção às Condições Crônicas (MACC)[1] e a proposta de atuação em redes de atenção à saúde (RAS)[25,26] são exemplos de propostas concretas, amplas e disponíveis que visam subsidiar a gestão local dos serviços de saúde a se (re)organizarem de modo a ser capazes de responder, de forma integrada, às necessidades relacionadas as condições agudas e crônicas de saúde.[27]

> **Para saber mais**
>
> Mendes[1], desenvolveu a proposta do Modelo de Atenção às Condições Crônicas (MACC) como base em três outros modelos: o Modelo de Cuidados Crônicos (MCC), o Modelo da Pirâmide de Risco e o Modelo de Determinação Social da Saúde de Dahlgren e Whitehead com objetivo de adaptar essas propostas ao contexto do sistema público de saúde brasileiro e aplica-las ao SUS.
>
> Você pode conhecer mais sobre a proposta acessando o link: http://apsredes.org/site2012/wp-content/uploads/2012/04/Redes-de-Atencao-condicoes-cronicas.pdf.

O Modelo de Cuidados Crônicos (MCC)

O Modelo de Cuidados Crônicos (MCC) uma tradução de *Chronic Care Model* (CCM),[3] que foi desenvolvido pela equipe do *MacColl Institute for Healthcare Innovation*, nos Estados Unidos, a partir de uma ampla revisão da literatura internacional sobre a gestão das condições crônicas. O modelo inicial foi aperfeiçoado num projeto-piloto apoiado pela Fundação Robert Wood Johnson e, em seguida, submetido a um painel de especialistas no tema. Posteriormente, foi testado nacionalmente por meio de um programa denominado *Improving Chronic Illness Care*.[4] Em 2003, esse programa, com suporte de um grupo de consultores, atualizou o modelo com base em nova revisão da literatura internacional e nas experiências de sua implantação prática em várias situações. Posteriormente, cinco novos temas foram incorporados ao MCC: 1) a segurança das pessoas usuárias; 2) a competência cultural; 3) a coordenação da atenção; 4) os recursos da comunidade; e 5) a gestão de caso.[24]

O MCC alerta para a necessidade de mudanças e adaptações no sistema de saúde para atender adequadamente as pessoas com doenças crônicas de forma a desenvolver pessoas mais ativas e informadas, além de uma equipe multiprofissional preparada e comprometida com a atenção e os resultados funcionais e clínicos a serem obtidos.[1]

No MCC existem seis elementos que são necessários para melhorar o cuidado e que foram baseadas no *Improving Chronic Illness Care*[4] e, depois, modificados pelo *Health Disparities Collaborative* (EUA).[24] São eles: sistemas de atenção à saúde (subdividido em cinco elementos – organização da atenção à saúde, apoio para o autocuidado, desenho do sistema de prestação de serviço, suporte para as decisões clínicas, sistema para informação) e recursos comunitários.[1] Vamos conhecer esses elementos:

188

■ Sistemas de atenção à saúde

No sistema de atenção à saúde, as mudanças devem ser feitas na forma de organizar a oferta da atenção à saúde (acesso e tipos de atendimentos prestados). No desenho do sistema de prestação de serviços (como os serviços são colocados ao alcance da população de forma a atender as suas necessidades), no suporte às decisões clínicas, por meio do uso criterioso das práticas baseadas em evidências, nos sistemas de informação clínica, de modo que haja prontuários com qualidade de registro e na promoção do autocuidado apoiado.[1,24]

É nesse espaço que se deve estabelecer a organização da rede de atenção à saúde (RAS), o desenho do sistema de prestação de serviços (linha de cuidado), o suporte às decisões clínicas (protocolos e linhas guias), os sistemas de informação para gestão clínica e estratégias e ações para favorecer o apoio ao autocuidado.[1]

Os cinco elementos que compõem os sistemas de atenção à saúde são:[24]

1. Organização da atenção à saúde

As mudanças no primeiro elemento objetivam criar cultura, organização e mecanismos que promovam uma atenção à saúde segura e de alta qualidade.[24] Portanto, essa atenção deve contar com uma liderança institucional ou um grupo de profissionais dispostos a refletir sobre o modelo de atenção que estão produzindo e buscar desencadear o processo de mudança necessária. A atenção à saúde deve ser estruturada em um ambiente adequado (com infraestrutura, limpeza, organização e acesso facilitado) e a gestão junto com os profissionais deve desencadear esforços organizados e estabelecer fluxos e normas que visem à implementação contínua da melhoria da qualidade do cuidado às pessoas com doenças crônicas.[24] É imprescindível haver qualificada comunicação entre gestores e prestadores de serviço e, ainda, incentivos aos provedores do cuidado (equipe) e às pessoas que recebem os cuidados, possibilitando crítica permanente e coerente com o propósito dessa melhoria contínua.[1]

2. Apoio para o autocuidado

A promoção do autocuidado efetivo vai além de ações informativas para as pessoas sobre o que elas devem fazer. Nele, as pessoas com condições crônicas e suas famílias têm o papel central no gerenciamento do seu cuidado e no desenvolvimento de autorresponsabilidade sanitária. O apoio ao autocuidado visa desenvolver/fortalecer a autonomia das pessoas e sua responsabilidade por sua saúde.[24] O autocuidado assenta-se na utilização de um enfoque de cooperação entre a equipe de saúde e as pessoas usuárias para que, conjuntamente, possam definir os problemas, estabelecer as prioridades, definir ações que possam ser implementadas, propor as metas, elaborar os planos de cuidado e monitorar os resultados e, o fato de a pessoa/família participar ativamente, favorece seu êxito.[1,24] É a gestão colaborativa do cuidado, em que os profissionais de saúde deixam de ser prescritores para se transfomarem em parceiros das pessoas usuárias dos sistemas de saúde. A disponibilidade de recursos educativos validados e o apoio psicossocial são componentes fundamentais.[1]

3. Desenho do Sistema de Prestação de Serviço

Em consonância com a proposta de RAS, as Linhas de Cuidado são ferramentas que requerem não apenas descrever a atenção necessária, mas estabelecer fluxos, funções e atividades para garantir que a pessoa receba a atenção adequada e necessária; assegurar que todos os profissio-

PARTE 1   Princípios para o trabalho do enfermeiro na Atenção Primária à Saúde

nais de saúde tenham acesso às informações atualizadas e unificadas sobre o estado de saúde da pessoa; estruturar a logística da rede (percurso da pessoa no sistema de saúde, referência e contrarreferência), garantindo o seguimento como parte do procedimento padrão.[1]

4. Suporte para as decisões clínicas

Decisões clínicas/terapêuticas devem ser baseadas em Diretrizes/Protocolos ou Linhas Guias explícitas e validadas por evidência científica. O sistema de saúde deve prover protocolos que promovam a atenção integral e integrada e que possam ser aplicados no dia a dia pelos profissionais da atenção primária, de uma forma facilitada. Ainda, exige a integração da APS com a atenção especializada e o uso de ferramentas de educação permanente (atualização contínua da equipe de saúde) e de educação em saúde de comprovada efetividade.[1]

5. Sistema para informação

Para qualificar a atenção à saúde é necessário, quando se previne ou maneja as condições crônicas, um sistema de informação e de registro que possa identificar tanto uma pessoa como uma população específica que é acompanhada pelo serviço de saúde.[24] Esse sistema de informação, também chamado de sistema de gestão da clínica, possibilita que a equipe cuidadora tenha acesso oportuno e ágil às informações para poder localizar as pessoas com necessidades específicas e proporcionar-lhes atenção programada; além do que, esse sistema poderá retroalimentar os profissionais sobre seu desempenho e possuir sistemas de alerta para busca ativa de situações clínicas de maior risco e diversas outras necessidades de saúde, com impacto, inclusive, na adesão das pessoas ao plano terapêutico.[1]

▪ Recursos comunitários

O sexto elemento necessário para melhorar o cuidado das condições crônicas e a saúde da população é a formação de alianças e parcerias do setor saúde com os recursos comunitários existentes, sejam eles públicos ou privados, por exemplo, escolas, igrejas, representações de bairros, empresas, voluntários, clubes, outros programas assistenciais públicos e organizações não governamentais (ONG's).[24] Por meio dessas parcerias, pode-se ampliar a cobertura das ações de promoção e educação em saúde e interagir com a comunidade, possibilitando, inclusive, melhor gerenciamento e utilização do tempo das equipes de saúde reconhecidamente sobrecarregadas.[1] Portanto, na comunidade, as mudanças organizacionais devem estar centradas na articulação dos serviços de saúde com os recursos que ela possui nos seus diferentes setores institucionais (saneamento, educação, meio ambiente, assistência social, segurança pública, entre outros) e comunitários.[1]

O objetivo do trabalho nessa área é mobilizar esses recursos para atender às necessidades das pessoas usuárias. Isso poderá ser realizado por meio de: a) Encorajamento das pessoas usuárias para participarem em programas comunitários efetivos; b) Parcerias entre as organizações de saúde e as organizações comunitárias para dar apoio e desenvolver programas que ajudem a atender às necessidades das pessoas usuárias; c) *Advocacy*[a]/defesa de políticas que melhorem a atenção à saúde.[1,24]

---

[a] *Advocacy* é uma prática política levada a cabo por indivíduo, organização ou grupo de pressão, no interior das instituições do sistema político, com a finalidade influenciar a formulação de políticas e a alocação de recursos públicos.[28] A *advocacy* pode incluir inúmeras atividades, tais como campanhas por meio da imprensa, promoção de eventos públicos, comissionamento e publicação de estudos, pesquisas e documentos para servir aos seus objetivos.[28,29] O *Lobbying* é uma forma de *advocacy* realizada mediante a abordagem direta dos legisladores para defender determinado objetivo e tem um papel importante na política moderna.[29]

> **Para saber mais**
>
> Sobre o MCC, você pode acessar o link http://www.improvingchroniccare.org/index.php?p=-The_Chronic_Care_Model&s=2 e visualizar a figura resumo da proposta elaborada pelo *The MacColl Institute*.[15]

Mendes[1] ressalta que existem evidências, na literatura internacional, sobre os efeitos positivos do MCC na atenção às condições crônicas, seja na sua avaliação conjunta, seja na avaliação de seus elementos separadamente. Esses seis elementos apresentam inter-relações que permitem desenvolver pessoas usuárias informadas e ativas; e equipe de saúde preparada e proativa para produzir melhores resultados sanitários e funcionais para a população.[1]

Analisando os elementos descritos pelo MCC observa-se que quatro: a) organização dos sistemas de saúde; b) sistema de prestação de serviço (desenho de linha de cuidado); c) suporte para decisões clínicas (protocolos); e d) sistema de informação (gestão da clínica), são elementos que compõem os arranjos organizativos de ações e serviços de saúde que, se integrados, conformam as redes de atenção à saúde (RAS), conforme a Portaria nº 4.279/2010,[25,26] do Ministério da Saúde (Brasil), abordada no Capítulo 1 desta publicação.

Tendo em vista que as condições crônicas estão aumentando cada vez mais e passaram a ser uma das principais preocupações dos sistemas de saúde em todo o mundo, a OMS em conjunto com o Instituto *MacColl for Healthcare Innovation*, buscando uma resposta para esse desafio, adaptou o MCC dentro de uma perspectiva de implementação global.[2] O resultado desse esforço foi a proposta dos Cuidados Inovadores para Condições Crônicas (ICCC) que ampliou os aspectos comunitários e de políticas de melhoria dos cuidados de saúde para condições crônicas do primeiro modelo e incluiu novos componentes definidos como: a) microssistemas (nível da relação profissional com a pessoa/família); b) mesossistema (nível da organização de saúde e da comunidade); e c) macrossistema (nível das políticas).[2,5]

Essa modificação visa oferecer uma base flexível, mas abrangente, sobre a qual um país, estado ou município poderia construir ou reformular o seu sistema de saúde, de acordo com os recursos, demandas e necessidades locais.[2,5]

A OMS recomenda que os gestores dos serviços de saúde e profissionais avaliem "Quais são os problemas/necessidades atuais na área da saúde?" e que a seguir estratifiquem esses problemas/necessidades de saúde nos níveis do micro, meso e macrossistema. Esses níveis não são entes separados, pois interagem e se influenciam de forma dinâmica uns aos outros como se estivessem unidos por um circuito interativo de retroalimentação, no qual os eventos de um nível provoca ações e eventos no outro, e assim sucessivamente. Segundo esse esquema, as pessoas/famílias/comunidade respondem ao sistema do qual recebem cuidados; as organizações de saúde e as comunidades respondem às políticas que, por sua vez, influenciam as pessoas/famílias/comunidade. Esse circuito de retroalimentação se mantém indefinidamente de forma dinâmica.[2,5]

Há necessidade de evolução em cada um desses níveis (estratos). Enfocar o comportamento das pessoas e aumentar as habilidades de comunicação dos trabalhadores da saúde são primordiais para o aprimoramento dos cuidados das condições crônicas. A atenção aos problemas crônicos deve ser sustentada por evidências científicas para orientar a prática. Os recursos da comunidade devem ser integrados a fim de se obter ganhos significativos. As organizações de saúde devem racionalizar seus serviços, elevar o nível de capacitação dos trabalhadores, enfatizar a prevenção

PARTE 1   Princípios para o trabalho do enfermeiro na Atenção Primária à Saúde

e estabelecer sistemas de seguimento de informação com o intuito de proporcionar atenção planejada para as complicações previsíveis. Os governos precisam tomar decisões informadas em nome de suas populações e estabelecer padrões de qualidade e incentivos para a saúde. O financiamento deve ser coordenado e os vínculos intersetoriais devem ser fortalecidos.[2]

A OMS elenca oito elementos essenciais para aprimorar os sistemas de saúde para as condições crônicas, são eles:[2]

1) Apoiar uma mudança de paradigma – o sistema de saúde é organizado em torno de um modelo de atenção de doenças agudas e episódicas que não atende mais às necessidades da população, especialmente das pessoas que apresentam condições crônicas;[2]

2) Gerenciar o ambiente político – os responsáveis pelas decisões políticas, líderes da área de saúde, pessoas, famílias e membros da comunidade, assim como as organizações que os representam, precisam ser considerados. É primordial fomentar o intercâmbio de informações e formar um consenso e um comprometimento político entre todos os envolvidos.[2]

3) Desenvolver um sistema de saúde integrado – o tratamento das condições crônicas requer integração para garantir que as informações sejam compartilhadas entre diferentes cenários e os prestadores e através do tempo (a partir do contato inicial com a pessoa que necessita atenção à saúde). A integração também inclui a coordenação do financiamento em todos os âmbitos do sistema.[2]

4) Alinhar políticas setoriais para a saúde – as autoridades das diferentes esferas do governo elaboram políticas e estratégias que têm efeito sobre a saúde. As políticas de todos os setores precisam ser analisadas e alinhadas para maximizar os resultados da saúde (por exemplo, trabalho; regulamentações agrícolas; educação e estruturas legislativas mais amplas).[2]

5) Aproveitar melhor os recursos humanos do setor saúde (novos modelos de equipe de saúde e perícia para administrar as condições crônicas).[2]

6) Centralizar o tratamento na pessoa e na família – uma vez que o gerenciamento das condições crônicas requer mudanças no estilo de vida e no comportamento diário, o papel central e a responsabilidade da pessoa devem ser enfatizados e apoiados.[2]

7) Apoiar as pessoas em suas comunidades – o tratamento para as pessoas com condições crônicas não termina nem começa na porta da clínica, precisa se estender para além dos limites da clínica e permear o ambiente doméstico e de trabalho.[2]

8) Enfatizar a prevenção – a maioria das condições crônicas é evitável e muitas de suas complicações podem ser prevenidas. As estratégias para minimizar o surgimento das condições crônicas e complicações decorrentes incluem detecção precoce, aumento da prática de atividade física, redução do tabagismo e restrição do consumo excessivo de alimentos não saudáveis.[2]

No Brasil, um exemplo de gestão municipal que reformulou o seu sistema de saúde modificando o micro, meso e macrossistema de acordo com os recursos, demandas e necessidades locais foi Curitiba,[30] por meio da implantação do MACC.[1] Destaca-se, nessa experiência, entre as características essenciais do modelo local de gestão implementado: (1) a gestão baseada nas necessidades da população em substituição da gestão da oferta (modelo hegemônico no SUS); (2) a estratificação de riscos mediante identificação dos grupos de risco homogêneos, que passam a ser alvo de tecnologias de cuidado e periodicidade de acesso distinto, de acordo com seu estrato, por parte de equipe multidisciplinar, sendo em alguns casos manejados com uma menor concentração de

Capítulo 10 — Abordagem das Condições Crônicas na Atenção Primária à Saúde

consultas médicas e de enfermagem; porém, com maior concentração de ações de autocuidado apoiado pelas equipes multiprofissionais; e (3) o reforço ao autocuidado apoiado, praticado pela equipe de saúde com objetivo de ampliar as áreas de competências necessárias aos usuários nos seus conhecimentos, habilidades e despertar de atitudes para se autocuidarem.[30]

A maturidade do sistema municipal de saúde de Curitiba, que tem sua base fundamentada no fortalecimento da APS, propiciou características distintas que oportunizaram condições de investir nas mudanças de modelo de atenção e consolidaram a proposta do Laboratório de Inovações em Atenção às Condições Crônicas de Curitiba (LIACC).[30]

> **Para saber mais**
>
> Sobre a implantação do MACC em Curitiba,[30] você pode acessar o link http://www.prefeitura. sp.gov.br/cidade/secretarias/upload/saude/arquivos/pessoaidosa/CuidadoCondicoesCronicas-EstudoCasoAlvorada-Curitiba2012.pdf e conhecer a proposta do LIACC e seus resultados.

Conforme Mendes,[1] equipes de saúde pró-ativas podem organizar Projetos Colaborativos com Modelos de Melhoria (MM) para implementar mudanças no seu processo de trabalho. O MM está associado a um conceito importante de microssistemas clínicos que são definidos como um pequeno grupo de pessoas que trabalham juntas, de forma regular, para prover cuidados e pessoas que recebem esses cuidados.[1] Esse microssistema clínico é o lugar de encontro entre profissionais de saúde, pessoas usuárias dos serviços e suas famílias.[1] O foco em um microssistema clínico é fundamental para a prestação de cuidados de maneira efetiva, eficiente e com base nas necessidades da população a ele adscrita. Entretanto, as mudanças organizacionais não ocorrem até que alguém assuma a liderança e tenha iniciativa, pois toda melhoria requer mudança; entretanto, nem toda mudança implementada resulta em melhoria.[31]

As equipes de saúde precisam repensar seu modo de atuação e aplicar no cotidiano os conceitos do MM no sentido de modificarem a abordagem tradicional, inovando na atenção das condições crônicas de saúde.

Para exemplificar as possibilidades de implementar um MM no microssistema clínico, apresenta-se a seguir a experiência de um serviço de APS, onde os profissionais elaboraram uma proposta de estratificação para a atenção às condições crônicas cardiovasculares. O objetivo da proposta foi auxiliar as equipes nas unidades de saúde (US) a realizarem a identificação das diferentes necessidades de atenção à saúde das pessoas com essa condição e as organizarem em diferentes níveis, os quais expressam distintos tipos de respostas que as equipes de saúde poderiam ofertar à população.

Relato de experiência do Seviço de Saúde Comunitária do Grupo Hospitalar Conceição: proposta de estratificação para a atenção às condições crônicas cardiovasculares, baseada nas necessidades das pessoas

Tradicionalmente, na estratificação de risco, o modelo mais utilizado consiste na aplicação de tabelas de escores de risco, como o Escore de Framingham. Ele estima a probabilidade de ocorrência de um evento cardiovascular naqueles indivíduos com fatores de risco, com foco na prevenção primária.[32]

193

PARTE 1

Princípios para o trabalho do enfermeiro na Atenção Primária à Saúde

O processo de estratificação de risco cardiovascular por meio do Escore de Framinghan modificado possui três etapas. A primeira é a coleta de informações sobre idade, colesterol LDL-c, colesterol HDL-c, pressão arterial (PA), diabetes e tabagismo. A segunda é a soma dos pontos de cada um destes FR e a terceira é, com base nesses pontos, a realização da estimativa do risco cardiovascular em dez anos. A presença de lesão de órgão-alvo, tais como infarto agudo do miocárdio (IAM), acidente vascular cerebral (AVC) e acidente isquêmico transitório (AIT), retinopatia e nefropatia, sempre indica uma situação de alto risco cardiovascular.[32] A classificação de risco pode ser repetida a cada três a cinco anos ou sempre que eventos clínicos apontarem a necessidade de reavaliação.[32]

Essa classificação de risco é recomendada pelo Ministério da Saúde porque através dela pode-se orientar as pessoas sobre as medidas preventivas que podem reduzir o risco cardiovascular e incentivá-las a implementar mudanças na sua rotina de vida.[32]

Para saber mais

Informações sobre o Escore de Framinghan modificado[32] e os passos para realizar o cálculo no site: http://bvsms.saude.gov.br/bvs/publicacoes/abcad14.pdf

O Serviço de Saúde Comunitária (SSC) utilizou por muitos anos em seus Protocolos Assistenciais para o cuidado das DCNT apenas o Escore de Framigham[32] para avaliar risco cardiovascular; entretanto, esse escore leva em conta variáveis estritamente biológicas e desconsidera a dimensão psicossocial das condições crônicas.[33]

O Modelo de Melhoria implementado no SSC foi estruturado a partir da identificação realizada por Sturmer e Bianchini,[33] no contexto de trabalho das unidades de APS, que as ações das equipes respondiam, de acordo com Mendes,[1] a um modelo de atenção que era caracterizado por ações reativas, episódicas, voltadas para as condições agudas e baseadas na consulta médica de curta duração. Repensando esse contexto das práticas, os trabalhadores estudaram, se apropriaram do Modelo de Atenção às Condições Crônicas (MACC)[1] e criaram uma proposta de estratificação para as condições crônicas cardiovasculares que vai além da aplicação de escores de risco, pois considera, também, a doença estabelecida e as vulnerabilidades do indivíduo.[33] Ao mesmo tempo, houve a preocupação de que a nova proposta de estratificação tivesse um enfoque prático para aplicação no dia a dia da US. A proposta de trabalho foi construída para e com as equipes, amplamente aberta a sugestões e experimentações, na tentativa de encontrar a melhor resposta para o enfrentamento do desafio da atenção às condições crônicas na APS.[33]

Na execução da proposta, os líderes do projeto preocuparam-se em trazer para reflexão no espaço de Educação Permanente das equipes de saúde, os conceitos sobre condições agudas e crônicas, modelos assistenciais e o MACC[1]; além de discutir o significado e os motivos de se utilizar a estratificação, como estratificar (o que deveria ser considerado para que a mesma ocorresse com sucesso) e o que deveria ser feito com os resultados dessa estratificação.[33]

Estratificar é dividir por estratos, que é o mesmo que separar por camadas, segundo algum critério definido.[34] Na atenção às condições crônicas, Sturmer e Bianchini[33] propuseram a iden-

Capítulo 10 | Abordagem das Condições Crônicas na Atenção Primária à Saúde

tificação de grupos de pessoas com necessidades semelhantes de acordo com dois critérios estabelecidos por Mendes[1]: (1) agravidade/complexidade da condição crônica estabelecida; e (2) a capacidade de autocuidado, que contempla, entre outros aspectos, o grau de confiança e o apoio que as pessoas têm para cuidar de si mesmas.[33]

A proposta de estratificação partiu do princípio de que pessoas com diferentes riscos/vulnerabilidades têm diferentes necessidades de cuidado e que devem ser avaliadas pelas equipes de saúde, visando construir com elas a melhor resposta e a adequação no uso dos recursos dos serviços.[35] A estratificação permite identificar qual a principal necessidade de cada grupo, e, a partir dela, definir qual ação será mais efetiva para um determinado conjunto de pessoas. Por exemplo, indivíduos que apresentam condições crônicas muito complexas e poucos recursos de autocuidado necessitam de ferramentas como a gestão de caso; pessoas que são portadoras de condições de baixo e médio risco e que apresentam capacidade para se cuidarem necessitam, principalmente, do uso da ferramenta de autocuidado apoiado.[36]

As necessidades de saúde das pessoas dependem, também, da sua capacidade de autocuidado, que inclui a relação da pessoa com sua condição crônica e o seu suporte sociofamiliar. Para estratificar de modo mais abrangente, é necessário que as equipes de saúde conheçam sua população adscrita, visando identificar, entre os portadores de condições crônicas, dois aspectos: a) gravidade da condição crônica; e b) avaliação da capacidade para o autocuidado.[33,34]

- ## A gravidade ou severidade da condição crônica

A gravidade ou severidade da condição crônica é resultado de dois componentes: (1) a complexidade do problema e sua interferência na qualidade de vida da pessoa; e (2) o risco de ocorrer um evento que gere prejuízo à sua saúde (morbimortalidade). No contexto das doenças cardiovasculares, pode-se estabelecer quatro graus de gravidade em ordem crescente (Tabela 10.1).[33,34]

- ## Avaliação da capacidade para o autocuidado

A avaliação da capacidade de autocuidado possui grande parcela de subjetividade e está diretamente ligada à percepção do profissional de saúde, ao observar o contexto e as atitudes da pessoa diante de sua condição crônica.[1] Entretanto, segundo Mendes,[1] existem formas de aperfeiçoar a capacidade técnica para avaliar estes aspectos. Entre as características, é importante considerar: o conhecimento e as crenças de cada pessoa sobre sua condição de saúde; as atitudes, a confiança e a motivação frente às necessidade de mudanças; a importância dada à sua condição e a presença e força das redes de suporte social.[1]

As situações a seguir, identificadas por Sturmer e Bianchini, na prática cotidiana em serviços de APS, ajudam a ilustrar circunstâncias em que o autocuidado foi considerado insuficiente são elas:[33]

- Pessoas com dificuldade de compreensão de sua condição crônica, por exemplo, com expectativa de cura ou controle em curto prazo, ou que não valorizam as medidas não farmacológicas e o estabelecimento de um plano de cuidados a médio e longo prazo;
- Pessoas que se encontram no estágio pré-contemplativo de mudança de comportamento (ver Capitulo 11), isto é, que não demonstram interesse em realizar a mudança no estilo de vida (MEV) nos próximos meses;

TABELA 10.1	Descrição dos graus de gravidade das condições crônicas cardiovasculares e exemplos de situações cotidianas para cada grau
Graus de severidade da condição crônica	**Exemplos**
GRAU 1: Presença de fatores de risco ligados aos comportamentos e estilos de vida na ausência de doença cardiovascular	• Tabagismo • Excesso de peso • Sedentarismo • Uso de álcool
GRAU 2: Condição crônica simples, com fatores biopsicológicos de baixo ou médio risco	• *Diabetes mellitus* e/ou hipertensão arterial sistêmica controlados conforme a meta, sem complicações, com baixo ou médio risco cardiovascular em avaliação por escores de risco (ex.: Framingham)
GRAU 3: Condição crônica complexa ou presença de fatores de alto risco para complicações cardiovasculares	• Alto risco para doença cardiovascular (2º escore de risco) • Microalbuminúria / proteinúria • DM tipo 2 acima da meta glicêmica • Uso de insulina • HAS acima da meta pressórica • Hipertrofia ventricular esquerda
GRAU 4: Condição crônica muito complexa ou de muito alto risco (complicação estabelecida com grande interferência na qualidade de vida)	• Cardiopatia isquêmica • Acidente vascular cerebral prévio • Retinopatia por DM • Insuficiência cardíaca congestiva classes II, III e IV • Insuficiência renal crônica • Vasculopatia periférica • Pé diabético/neuropatia periférica

Fonte: Reprodução de Sturmer e Bianchini, 2012[33] e adaptado de Mendes, 2012.[1]
Nota: Na presença de situações de diferentes graus, considera-se aquela que caracteriza o maior grau. Por exemplo: pessoa tabagista (grau 1), com hipertensão fora da meta pressórica (grau 3). Resultado final da avaliação = Grau 3 de severidade.

- Pessoas com baixo suporte/apoio social[b] (ausência de apoio familiar, problemas familiares e importante dificuldade socioeconômica);
- Pessoas com baixa autoeficácia[c], isto é, que não acreditam em si mesmas como agentes de mudança de suas condições.

---

[b] Apoio social é definido, de modo abrangente, como qualquer informação, falada ou não, de assistência material e/ou proteção oferecida por outras pessoas e/ou grupos com os quais se têm contatos sistemáticos e que resultam em efeitos emocionais e/ou comportamentos positivos. É um conceito multifacetado e há falta de consenso quanto à sua definição conceitual e operacional. Com base em revisões teóricas e de termos, alguns pesquisadores destacam que as principais dimensões do apoio social envolveriam o apoio emocional, instrumental, informacional e cognitivo.[37]

[c] Autoeficácia é um conceito bastante utilizado em mudanças de comportamento. Pode ser definida pela confiança do indivíduo de que ele possa realizar determinada atividade. A autoeficácia pode ser aumentada por: (a) aquisição de habilidades que tornem o objetivo mais fácil de alcançar (por exemplo, ler e compreender as informações nutricionais dos rótulos aumenta a confiança da pessoa em mudar sua dieta); (b) lembrança de sucessos pessoais prévios; e (c) observação de outros pares que atingiram um objetivo comum ao da pessoa.[38]

Capítulo 10 — Abordagem das Condições Crônicas na Atenção Primária à Saúde

- Pessoas com postura reativa a suas condições crônicas, que reduzem sua sociabilidade e tornam-se reclusas por causa de suas limitações, muitas vezes fazendo dos seus problemas o centro de suas vidas.

- Pessoas que abandonam o acompanhamento por não atingirem as metas, por exemplo, uma pessoa com obesidade que desiste do plano de cuidados ao ver que não perdeu peso.

- Pessoas com depressão grave, a ponto de afetar seu desempenho nas atividades diárias.

De modo geral, os estudos analisados em uma revisão sistemática[37] foram unânimes em destacar a importância das relações sociais, da rede social e/ou do apoio social para a saúde física e mental das pessoas, considerando esses aspectos como fatores protetivos e promotores de saúde, auxiliando no enfrentamento de situações específicas como doenças crônicas ou agudas, estresse, crise desenvolvimental e vulnerabilidade social ou física. Vários desses estudos exploraram as hipóteses sobre como o apoio social atuaria na saúde das pessoas, destacando as teorias do efeito *buffer* e do efeito principal. A teoria do efeito *buffer* defende a ideia de que o apoio modera o impacto de eventos estressantes, enquanto a teoria do efeito principal considera que o apoio exerce efeitos diretos e indiretos sobre a saúde dos indivíduos, reforçando o senso de controle sobre a própria vida.[35]

Mendes[36] propõe a graduação do autocuidado em três níveis (baixo, médio e alto). Entretanto, é possível que, baseado nessa classificação, o profissional não consiga determinar com precisão as diferenciações entre baixo, médio e alto grau, gerando uma tendência de centralização (categorização como "médio grau", na maioria das vezes). Por essa razão, parece ser mais útil e prático aplicar a dicotomização da capacidade de autocuidado, considerando-a suficiente ou insuficiente.[33,34]

Dentro dessa proposta, considera-se como insuficiente a capacidade para o autocuidado se, diante do julgamento clínico realizado por um profissional que conhece a pessoa e o seu contexto, alguns dos aspectos do Quadro 10.1 forem identificados.[33,34]

QUADRO 10.1	Situações da pessoa que apresenta capacidade para o autocuidado insuficiente
	• Dificuldade de compreensão de sua condição crônica
	• Desinteresse na mudança de comportamento necessária para melhora da sua condição
	• Baixo suporte/apoio social
	• Não se vê como agente de mudança de sua saúde
	• Recolhe-se em sua condição crônica, sem ação para melhoria de sua condição
	• Abandona o acompanhamento porque não atingiu uma de suas metas
	• Depressão grave com prejuízo nas atividades diárias

Fonte: Reprodução de Sturmer e Bianchini, 2012.[33]

Cabe destacar que a avaliação da capacidade de autocuidado apresenta um caráter muito dinâmico e dependente da postura da pessoa diante de sua condição crônica. É desejável que pessoas com capacidade de autocuidado considerado insuficiente progridam para um grau suficiente.[33,34] Para isso, é fundamental o papel dos profissionais das equipes de APS no apoio aos portadores de condições crônicas para obterem acesso as informações que precisam e para adotarem uma postura proativa de cuidado. A capacidade de autocuidado deve ser avaliada, no mínimo, anualmente, ou sempre que o profissional perceber mudança de atitudes da pessoa diante de sua condição crônica.[33,34]

PARTE 1 — Princípios para o trabalho do enfermeiro na Atenção Primária à Saúde

- ## Como estratificar de forma mais abrangente?

Uma vez avaliada a severidade da condição crônica e a capacidade para o autocuidado, é construída uma matriz que auxilia na identificação de diferentes necessidades de atenção dos serviços de saúde. Essas diferentes necessidades podem ser organizadas em diferentes níveis que expressam distintos tipos de respostas das equipes de saúde, conforme exemplifica-se na Tabela 10.2.[33,34]

O produto dessa matriz são cinco níveis de concentração da atenção profissional, que podem ser ilustrados por uma pirâmide, em que cada nível se caracteriza pelo predomínio de uma ação de saúde específica (Figura 10.1).

- ## O que fazer com essa estratificação?

O nível 1 das condições cardiovasculares representa as pessoas que apresentam fatores de risco ligados a comportamentos, situação em que o autocuidado é quase a única estratégia de controle da condição. Independentemente da capacidade de autocuidado, a principal ação de saúde para a condição de baixa gravidade dessas pessoas são atividades de educação em saúde direcionadas à abordagem dos fatores, como são os grupos e oficinas de educação em saúde realizados no serviço em que essa proposta foi aplicada.[33,34]

O nível 2 corresponde a pessoas cujos fatores biopsicológicos estabelecidos exijam um cuidado profissional mais intenso, mas o autocuidado ainda é a base do tratamento. Devido ao baixo risco expresso pela condição, as ações de autocuidado apoiado, como a consulta coletiva, são as mais recomendadas para esse nível.[33,34]

A consulta coletiva é uma ferramenta de abordagem às pessoas com condições de saúde semelhantes que aborda, além das necessidades biomédicas, os aspectos educacionais e psicossociais implicados no cotidiano desses indivíduos.[33,34]

No contexto das condições crônicas cardiovasculares, por exemplo, a consulta coletiva procura dar resposta às questões do tratamento medicamentoso da hipertensão e do diabetes, do apoio ao autocuidado, da motivação para as modificações de estilo de vida e abordagem das necessidades psicológicas e sociais que interferem diretamente no cuidado das pessoas portadoras dessas enfermidades.[33,34] Cada consulta coletiva deverá ser de aproximadamente 2h30 e terá a participação de 20 a 25 pessoas com condição crônica semelhante, que participarão de modo voluntário. A consulta coletiva envolve a abordagem multiprofissional e deve ser encarada por toda a equipe de saúde como uma forma de ação coordenada dentro de uma proposta de enfrentamento às condições crônicas de toda a população de seu território. Ela não pode ser vista como uma ação isolada praticada por alguns profissionais para um grupo reservado de pessoas.[1]

O nível 3 compreende um estrato intermediário, em que a condição crônica representa risco maior, mas as pessoas a ele pertencentes possuem capacidade suficiente de autocuidado. A ação recomendada vai depender do quão sujeita à atenção individual é a condição. Por exemplo, quando a hipertensão não está controlada apesar do cumprimento do plano de cuidados, é possível que a gravidade dessa hipertensão justifique uma atenção clínica individual para investigação e controle.[33,34]

O nível 4 representa pessoas com alto risco que apresentam capacidade insuficiente para o autocuidado ou aquelas que já possuem uma enfermidade crônica muito complexa, mas mantêm capacidade suficiente de autocuidado. Esse grupo demanda atenção por parte dos profissionais de

TABELA 10.2	Estratificação por níveis de risco (ou estratos de risco) segundo duas dimensões: grau de severidade da doença e capacidade para o autocuidado	
GRAU DE SEVERIDADE da condição crônica	**CAPACIDADE PARA O AUTOCUIDADO**	
	Insuficiente	Suficiente
GRAU 4	ESTRATO 5	ESTRATO 4
GRAU 3	ESTRATO 4	ESTRATO 3
GRAU 2	ESTRATO 2	ESTRATO 2
GRAU 1	ESTRATO 1	ESTRATO 1

Fonte: Sturmer e Bianchini, 2012.[33]

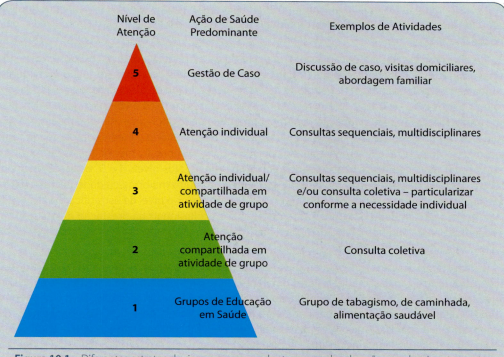

Figura 10.1 – Diferentes estratos de risco e correspondentes exemplos de ações predominantemente recomendadas para doenças crônicas cardiovasculares.
Fonte: Stürmer; Bianchini, 2012.[33]

PARTE 1 — Princípios para o trabalho do enfermeiro na Atenção Primária à Saúde

maneira mais concentrada em atenção individual, como consultas sequenciais com os diferentes profissionais implicados na gestão da condição de saúde.[33,34]

As consultas sequenciais consistem no agendamento de consultas individuais com diferentes profissionais, além do médico e enfermeiro, no mesmo turno de trabalho, de forma consecutiva. Ao final do turno, pode acontecer um trabalho em grupo para educação em saúde. Os elementos abordados podem incluir a atenção clínica e cuidados preventivos (exame dos pés na pessoa com diabetes e orientação nutricional, por exemplo), atenção farmacêutica (adesão ao tratamento, efeitos adversos das medicações), apoio às mudanças de comportamento, entre outros. Um bom planejamento das atividades é fundamental e envolve a distribuição clara das tarefas de cada membro da equipe multiprofissional, de modo a evitar redundâncias entre os integrantes. As reuniões de equipe devem ser feitas de forma contínua e periódica para a avaliação e planejamento das atividades. As pessoas participam da consulta sequencial mediante convite da equipe.[33]

O nível 5 corresponde às pessoas com maior concentração de atenção profissional, pois agrega à gravidade da condição estabelecida a capacidade insuficiente de autocuidado. Essas pessoas devem ser cuidadas, prioritariamente, pela gestão de caso.[33,34]

A gestão de caso é um processo de cuidado que envolve o profissional de saúde, denominado gestor do caso, a pessoa portadora da condição crônica complexa e sua rede de apoio. As atividades principais da gestão de caso incluem a elaboração, implementação e monitoramento de um plano de cuidados. Esse plano tem como objetivo manter a melhor capacidade funcional possível da pessoa, preservando a autonomia individual e familiar, e contempla diversas ações de saúde, como consultas individuais multiprofissionais, visitas domiciliares e abordagem familiar, realizadas pela equipe APS ou por profissionais de outros níveis de atenção e coordenadas pelo gestor do caso.[1,33]

Para a organização da atenção à saúde a partir dessa estratificação de riscos, observa-se que a necessidade de concentração de cuidados por profissionais de saúde (atenção individual e multiprofissional) será proporcionalmente inversa a necessidade de autocuidado apoiado (ações coletivas) nos cinco estratos. Nos níveis 1 e 2, casos de menor risco e complexidade verifica-se que as pessoas terão recomendação para receber autocuidado apoiado e menor concentração de cuidados por profissionais. No nível 3, os casos de risco intermediário e média complexidade terão recomendação para receber o autocuidado apoiado em uma proporção menor que os outros níveis e aumentará a concentração de cuidados por profissionais. Nos níveis 4 e 5, os casos de maior risco e complexidade necessitarão de uma concentração muito maior de cuidado profissional do que de autocuidado apoiado. Pode-se inferir que quanto maior o nível de estratificação alcançada maior será a necessidade de concetração de cuidados profissionais na prestação da assistências e menor a necessidade de oferta do autocuidado apoiado. Ocorre o inverso nos menores níveis de estratificação.[33]

É importante destacar que essa proposta apresenta uma recomendação populacional e que as ações de saúde listadas são aquelas predominantes para cada estrato. Evidentemente, é possível que uma pessoa, dentro das especificidades de suas necessidades individuais, deva receber uma atenção diferente daquela recomendada para o grupo a que ela pertence. As pessoas que não aceitarem participar das atividades propostas manterão o acompanhamento tradicional com a equipe de saúde baseado em consultas individuais, com os diferentes profissionais que compõem a equipe, de acordo com a periodicidade recomendada nos protocolos do serviço.[33]

O Modelo de Melhoria implementado no SSC é um exemplo de busca pela qualificação da atenção no microssistema de saúde; entretanto, para garantir o fortalecimento do vínculo e a

Capítulo 10 — Abordagem das Condições Crônicas na Atenção Primária à Saúde

adesão aos cuidados de saúde recomendados para o acompanhamento das DCNT, respeitando a autonomia das pessoas, é importante que os serviços de saúde possam ainda:[39]

- Encorajar relação usuário-equipe colaborativa, com participação ativa da pessoa, criando oportunidades para que ele expresse suas dúvidas e preocupações;[39]
- Respeitar o papel central da pessoa no seu próprio cuidado, reconhecendo aspectos familiares, econômicos, sociais e culturais que podem prejudicar ou facilitar o cuidado;
- Informar as pessoas visando ao seu empoderamento para que possam prevenir ou manejar os problemas de saúde e motivar-se para fazer as mudanças de estilo de vida necessárias para manutenção da saúde e qualidade de vida;[39]
- Avaliar periodicamente o estado psicológico e o bem-estar das pessoas, considerando a carga de portar uma doença crônica e respeitando as crenças e atitudes pessoais;[39]
- Pactuar um plano individualizado de cuidado, explicitando os objetivos e abordando as implicações de um tratamento longo e continuado;[39]
- Revisar periodicamente o plano de cuidado de acordo com as circunstâncias, condições de saúde e desejos da pessoa;[39]
- Discutir e explicar o plano de cuidado com os familiares sempre que necessário, com a concordância prévia da pessoa;[39]
- Incentivar e promover atividades multidisciplinares de educação em saúde para as pessoas e seus familiares, em grupos ou individualmente, com ênfase no empoderamento e autocuidado;[39]
- Estimular a organização de grupos de ajuda mútua, como, por exemplo, grupos de caminhada, trocas de receitas, técnicas de autocuidado, entre outros;[39]
- Envolver as pessoas nas discussões sobre planejamento de ações dirigidas as condições crônicas de saúde na unidade, aumentando a autonomia e o poder das pessoas acometidas pela doença sobre suas próprias condições;[39]
- Orientar aos usuários do serviço sobre a forma de prestação de cuidado continuado na unidade de saúde;[39]
- Agendar as revisões necessárias e fazer a busca ativa dos faltosos;[39]
- Possibilitar acesso facilitado ao serviço, em caso de intercorrências;[39]
- Promover a educação permanente dos profissionais sobre o cuidado das condições crônicas de saúde a fim de qualificá-los tecnicamente e motivá-los para um processo de trabalho coerente com o modelo de atenção escolhido, seja ele o MCC,[14,15] CICC[3] ou MACC,[1] ou uma adaptação desses modelos de acordo com a realidade epidemiológica, econômica e de recursos materiais e humanos dos serviços;[39]
- Pactuar, na equipe de saúde, as atribuições de cada um dos profissionais relacionadas com o cuidado de pessoas com condições crônicas e as formas de assegurar a continuidade do cuidado;[39]
- Realizar ações de vigilância, avaliação dos objetivos e metas das Ações Programáticas, por meio de indicadores;[39] e
- Utilizar os dados registrados em prontuário para avaliar a qualidade do cuidado prestado na unidade de saúde e para manter ou reformular o plano de cuidado e as ações programadas.[39]

Atuação do enfermeiro na abordagem das condições crônicas na APS

A OMS alerta que nos países em desenvolvimento, as condições crônicas surgem basicamente no nível da APS e devem ser tratadas, principalmente, nesse âmbito. No entanto, grande parte da APS está voltada para problemas agudos e às necessidades mais urgentes das pessoas.[2] Como parte de um conjunto de esforços, a OMS recomenda aos gestores e políticos que deve-se primeiramente melhorar a APS.[7] Um sistema de Saúde com o nível da APS incapaz de gerenciar com eficácia condições, como o diabetes, a hipertensão arterial, a depressão, o sobrepeso e a obesidade, entre outros, irá se tornar obsoleto em pouco tempo.[2] De fato, a APS deve ser reforçada para melhor prevenir e gerenciar as condições crônicas.[2,40]

Pessoas com diabetes, hipertensão e outras condições crônicas geralmente têm que tomar medicamentos que fazem parte do esquema de gerenciamento do agravo. No entanto, a adesão a tratamentos de longo prazo é extremamente baixa. Embora a culpa pelo não seguimento dos esquemas prescritos seja imputada às pessoas que recebem atenção à saúde, a não adesão constitui fundamentalmente uma falha do sistema de saúde. A atenção à saúde que fornece informação oportuna, apoio e monitoramento constante pode melhorar a adesão, o que reduzirá a carga das condições crônicas e proporcionará melhor qualidade de vida às pessoas. O incremento da atenção dispensada às condições crônicas também se traduzirá em maior adesão a tratamentos de longo prazo.[2]

Os prestadores de serviços, os trabalhadores da área da saúde e aqueles que apóiam organizações de saúde precisam de novos modelos de equipe de saúde e perícia para administrar as condições crônicas. Habilidades avançadas de comunicação, técnicas de mudança de comportamento, educação das pessoas/famílias e habilidades de aconselhamento são necessárias para auxiliar as pessoas com problemas crônicos.[1,2]

Uma vez que o gerenciamento das condições crônicas requer mudanças no estilo de vida (MEV) e no comportamento diário, o papel central e a responsabilidade da pessoa devem ser enfatizados no sistema de saúde. Esse tipo de foco na pessoa constitui-se em uma importante mudança na prática clínica vigente.[1,2] No momento, os sistemas de saúde relegam a pessoa/família ao papel de recebedor passivo do tratamento, perdendo a oportunidade de tirar proveito do que essa pessoa/família pode fazer para promover sua própria saúde. O tratamento para as condições crônicas deve ser reorientado em torno da pessoa e da família. Para gerenciar com sucesso as condições crônicas, as pessoas e seus familiares precisam de auxílio e apoio não só dos serviços de saúde como de outras instituições na comunidade.[1,2]

Nesse contexto, os enfermeiros precisam atuar de modo integrado com a equipe multiprofissional participando da construção e do apoio à consolidação das linhas de cuidado relacionadas com as condições crônicas de saúde. Esse trabalho integrado se dá por meio de uma comunicação efetiva e a adequada pactuação dos fluxos assistenciais, bem como manter-se preparado para atender às condições crônicas no sentido de ser resolutivo tecnicamente, interagindo de forma adequada com as pessoas/famílias, estimulando sua autonomia e a satisfação das suas necessidades em saúde, seja nos serviços públicos ou nos serviços privados de saúde.

O enfermeiro tem um papel importante na atenção as condições crônicas, em especial as DCNT; entretanto, ressalta-se a importância do enfoque multidisciplinar nos serviços de APS e do trabalho intersetorial na atenção dessas condições, pois são necessários os saberes das mais diversas profissões e os recursos interinstitucionais para contemplar a integralidade do cuidado, considerando a diversidade e a singularidade das necessidades em saúde.

O enfermeiro, como membro da equipe multiprofissional de saúde, pode contribuir em inúmeras atividades no cuidado das pessoas com condições crônicas ou risco de desenvolvê-la, entre elas: a implantação, coordenação e manutenção de Ações Programáticas[d]; a coordenação e/ou participação em atividades educativas (cursos, grupos, oficinas, entre outros); realização de supervisão e capacitação dos auxiliares e técnicos de enfermagem e Agentes Comunitários de Saúde (ACS) no cuidado das pessoas; atividades educativas de promoção de saúde com a comunidade, cuidados e consulta no domicilio, consultas de enfermagem individual, consulta coletiva e consultas sequenciais, entre outros.

Na consulta de enfermagem (CE) o enfermeiro pode atuar na promoção, prevenção, educação em saúde e acompanhamento clínico das pessoas com condições crônicas ou em risco de desenvolvê-las. As CE terão como principal objetivo a motivação para mudança no estilo de vida (MEV), a adesão ao tratamento (medicamentoso e não medicamentoso), o apoio ao autocuidado e o desenvolvimento ou manutenção da autonomia, de acordo com as possibilidades de cada sujeito.

Considerando que a maioria dos cuidados diários necessários para a prevenção ou controle das condições crônicas de saúde é realizada pela pessoa e/ou seus familiares, o maior desafio dos profissionais de saúde consiste em estabelecer um processo efetivo de educação em saúde para o desenvolvimento do autocuidado, da autonomia e da corresponsabilidade por sua saúde.[42]

O enfermeiro, assim como os demais profissionais de saúde, interagem com as pessoas portadoras de condições crônicas por poucas horas durante o ano. Na maior parte das horas do ano as pessoas cuidam de si mesmas no contexto onde vivem. Portanto, essas condições exigem atenção integral e longitudinal às pessoas acometidas pelas mesmas, bem como a utilização de mecanismos de gestão para o seu cuidado,[34] além de metodologias clínicas desenvolvidas dentro de uma abordagem centrada na pessoa e que promova o autocuidado e a autogestão da saúde.

Destaca-se que as recomendações para promover MEV são praticamente as mesmas para as pessoas com DCNT ou fatores de risco para desenvolvê-las. Portanto, as consultas de enfermagem para abordagem da MEV estão indicadas para as pessoas com DCNT ou fatores de risco para desenvolvê-las. O que irá variar na abordagem será a singularidade do sujeito, a condição crônica estabelecida e/ou a quantidade de fatores de risco presentes, as metas que serão possíveis de estabelecer junto com a pessoa para o acompanhamento das necessidades identificadas, entre

---

[d] Denomina-se Ações Programáticas a um conjunto de atividade que visa organizar as respostas dos serviços de saúde para os problemas e ou necessidades frequentes nas populações de determinado território. São instrumentos de planejamento e por meio delas os serviços de saúde buscam atender de forma sistematizada as situações/problemas comuns, sejam eles de natureza preventiva, de diagnóstico precoce, de tratamento, de reabilitação, de promoção da saúde, ou situações de maior risco ou vulnerabilidade.[41]

PARTE 1   Princípios para o trabalho do enfermeiro na Atenção Primária à Saúde

outros. Destaca-se que as informações sobre MEV possuem diversos aspectos em comum e por isso foram abordadas especificamente no Capítulo 11.

A seguir, no Quadro 10.2, apresenta-se exemplos de ações que podem ser desenvolvidas pelo enfermeiro no cuidado de pessoas com condições crônicas ou em risco de desenvolvê-las,[39] enquanto membro de uma equipe de saúde da APS.

QUADRO 10.2	Ações do enfermeiro para o cuidado de pessoas com condições crônicas ou em risco de desenvolvê-las

- Promoção da saúde e de estilo de vida saudável (ver Capítulos 8 e 11);
- Identificação de pessoas com fatores de risco para desenvolver DCNT (hábitos alimentares não saudáveis, sedentarismo, obesidade, entre outros), na demanda espontânea da unidade de saúde, em visitas domiciliares, consultas de enfermagem e em ações na comunidade;
- Abordagem das pessoas identificadas para motivá-las a refletir sobre as mudanças de estilo de vida necessárias (prevenção primária e secundária) – ver Capítulo 11;
- Rastreamento das pessoas em maior risco de desenvolver DCNT – ver Capítulo 21 (HAS), 22 (DM), 23 (sobrepeso e obesidade) e 24 (tabagismo) e oferecer informações e apoio para fazer as mudanças necessárias (prevenção primária);
- Detecção clínica de casos não diagnosticados (ver Capítulos 21 (HAS), 22 (DM) e 23 (sobrepeso e obesidade) para tratamento integral e longitudinal (prevenção secundária);
- Orientação e apoio para ações de adequação do controle metabólico de pessoas com hipertensão, hipercolesterolemia e diabetes, visando prevenir complicações agudas e crônicas (prevenção terciária);
- Monitoramento do desenvolvimento de complicações crônicas para intervir em momentos mais propícios e de maior resolutividade (por exemplo, consulta de avaliação do pé diabético – Capítulo 22);
- Estratificação por níveis de risco para definir o tipo e a intensidade da atenção mais adequada a cada caso (atendimento em consulta individual, coletiva, sequencial ou em grupos, periodicidade de consultas, entre outros);
- Realizar abordagem e cuidado integrado das comorbidades que são frequentes em pessoas com DCNT (DM, HAS, obesidade, tabagismo, sedentarismo).

Fonte: Adaptado de Sturmer e Bianchini, 2012.[33]

Aspectos-chave

- As condições de saúde podem ser definidas como as circunstâncias na saúde das pessoas que se apresentam de forma mais ou menos persistente e que exigem respostas dos sistemas de atenção à saúde, dos profissionais de saúde e das pessoas usuárias.[1]
- As condições crônicas vão além das doenças crônicas (diabetes, doenças cardiovasculares, cânceres, entre outras), envolverem doenças infecciosas persistentes (hanseníase, tuberculose, HIV/Aids, etc.), condições ligadas à maternidade e ao período perinatal; condições ligadas à manutenção da saúde por ciclos de vida; entre outros.[1]

- As condições crônicas de saúde têm um período de duração superior a três meses e, nos casos de algumas doenças crônicas, tendem a se apresentar de forma definitiva e permanente na vida das pessoas[2] e constituem um problema de saúde de grande magnitude no Brasil.

- Problemas complexos exigem soluções complexas e sistêmicas, portanto a atenção às condições crônicas exige um modelo de atenção à saúde que apresente uma abordagem complexa e sistêmica.

- O Modelo de Cuidados Crônicos (MCC), o Modelo de Cuidados Inovadores das Condições Crônicas (CICC) e o Modelo de Atenção às Condições Crônicas (MACC) apresentam-se como alternativa capaz de produzir as mudanças necessárias ao modelo de atenção à saúde brasileiro.

- Existem evidências, na literatura internacional, sobre os efeitos positivos do MCC na atenção às condições crônicas, seja na avaliação conjunta ou separada dos seus seis elementos.

- A avaliação da capacidade de autocuidado apresenta um caráter muito dinâmico e dependente da postura da pessoa diante de sua condição crônica. Para as pessoas com capacidade de autocuidado considerado insuficiente, é fundamental o estímulo dos profissionais das equipes de APS para que as mesmas adotem uma postura proativa de cuidado.

- O exemplo de estratificação do SSC/GHC foi apresentado como forma de inspirar outras equipes para a concretização da mudança de método de trabalho no enfrentamento concreto das DCNT no Brasil, com vistas a evitar mortes precoces em decorrência do mau controle e gerenciamento ineficaz dessas doenças.

- As recomendações para promover mudanças no estilo de vida (MEV) são semelhantes para as pessoas com DCNT ou fatores de risco para desenvolvê-las e as consultas de enfermagem estão indicadas para prevenção primária e secundária dessas condições.

- Na consulta de enfermagem (CE), o enfermeiro pode atuar na promoção, prevenção, educação em saúde e acompanhamento clínico das pessoas com condições crônicas ou em risco de desenvolvê-las.

- As CE terão como principal objetivo a motivação para mudança no estilo de vida (MEV), a adesão ao tratamento (medicamentoso e não medicamentoso), o apoio ao autocuidado e o desenvolvimento ou manutenção da autonomia, de acordo com as possibilidades de cada sujeito.

Referências

1. Mendes EV. O modelo de atenção às condições crônicas na ESF. in Mendes, E.V. O cuidado das condições crônicas na atenção primária à saúde: imperativo da consolidação da estratégia da saúde da família. Brasília: Organização Pana-mericana de Saúde, 2012. p. 139-176. Disponível em http://apsredes.org/site2012/wp-content/uploads/2012/04/Redes-de-Atencao-condicoes-cronicas.pdf.

2. Organização Mundial da Saúde. Cuidados inovadores para condições crônicas: componentes estruturais de ação. Brasília: Organização Mundial da Saúde; 2003.

3. Wagner EH, et al. The changing face of chronic disease care. In: Schoeni, P. Q. Curing the system: stories of change in chronic illness care. Whashington/Boston, The National Coalition on Health Care/ The Institute for Healthcare Improvement, 2002.

4. Improving Chronic Illness Care. The chronic care model. Disponível em http://www.improvingchroniccare.org.

5. Epping-Jordan JE, Pruitt SD, Bengoa R, Wagner EH. Developing research and practice. Improving the quality of health care for chronic conditions. Qual Saf Health Care 2004; 13:299-305. Disponível em: http://qualitysafety.bmj.com/content/13/4/299.full.

6. Mendes EV. Os sistemas de serviços de saúde: o que os gestores deveriam saber sobre essas organizações complexas. Fortaleza, Escola de Saúde Pública do Ceará, 2002.

7. Organização Mundial da Saúde. Atenção Primária à Saúde: agora mais do que nunca. Relatório Mundial de Saúde, 2008. Brasília: OPAS/ Ministério da Saúde; 2010.

8. US Department of Health and Human Services. National healthcare disparities report. Rockville, MD: Agency for Healthcare Research and Quality (AHRQ), 2003.

9. Viacava Francisco, Bellido Jaime G. Condições de saúde, acesso a serviços e fontes de pagamento, segundo inquéritos domiciliares. Ciênc. saúde coletiva [Internet]. 2016 Feb [cited 2016 July 20] ; 21(2): 351-370. Disponível em: http://www.scielo.br/scielo.php?script=sci_arttext&pid=S1413-81232016000200351&lng=en.

10. WHO. The World Health Report 2002: reducing risks, promoting healthy life. Geneve, Switzerland: WHO, 2002.

11. Murray C, Lopez A.The global burden of disease: a comprehensive assessment of mortality and disability from disease, injuries and risk factors in 1990 and projected to 2020. Boston, MA: Harvard University Press,1996.

12. World Health Organization. Current and future long-term needs. Geneva: World Health Organization, 2002.

13. World Health Organization. Global health risks: mortality and burden of disease attributable to selected major risks. Geneva: World Health Organization; 2009.

14. WHO. Global Status Report on noncommunicable diseases 2014: attaining the nine global noncommunicable diseases targets; a shared responsibility. Switzerland: World Health Organization 2014. Disponível em: http://apps.who.int/iris/bitstream/10665/148114/1/9789241564854_eng.pdf?ua=1.

15. Malta DC, Moura L, Prado RR, Escalante JC, Schmidt MI, Duncan BB. Mortalidade por doenças crônicas não transmissíveis no Brasil e suas regiões, 2000 a 2011. Epidemiol. Serv. Saúde [Internet]. 2014 Dez [citado 2016 Jul 20]; 23(4): 599-608. Disponível em: http://scielo.iec.pa.gov.br/scielo.php?script=sci_arttext&pid=S1679-49742014000400002&lng=pt.

16. Schmidt MI, Duncan BB, Azevedo e Silva G, Menezes AM, Monteiro CA, Barreto SM. Chronic non communicable diseases in Brazil: burden and current challenges. Lancet. 2011; 377(9781):1949-1961.

17. Brasil. Ministério da Saúde. Secretaria de Vigilância em Saúde. Vigitel Brasil 2013: vigilância de fatores de risco e proteção para doenças crônicas por inquérito telefônico. Brasília: Ministério da Saúde, 2014. 120p.

18. Brasil. Ministério da Saúde. Secretaria de Vigilância em Saúde. Departamento de Vigilância de Doenças e Agravos não Transmissíveis e Promoção da Saúde. Vigitel Brasil 2014: vigilância de fatores de risco e proteção para doenças crônicas por inquérito telefônico. Brasília : Ministério da Saúde, 2015. 152 p.

19. Duncan, BB et al. Doenças Crônicas Não Transmissíveis no Brasil: prioridade para enfrentamento e investigação. Rev Saúde Pública 2012;46(Supl):126-34. Disponível em: http://www.scielo.br/pdf/rsp/v46s1/17.pdf.

20. OMS. Prevention de las enfermidades crónicas: una inversión vital – panorama general. Agence de Santé Publique du Canada. Disponível em: http://www.who.int/chp/chronic_disiase_report/en/.

21. Sharma AM, Wittchen HU, Kirchw W, et al. High prevalence and poor control of hypertension in primary care: cross-sectional study. J. Hypertension, USA,22(3):479-86, 2004, Mar.

22. Marquez CE, De Rivas OB, Divison Garrote JA, et al. Are hypertensive patients managed in primary care well evaluated and controlled? HICAPstudy Na Med Interna , USA,24(7):312-6, 2007 Jul.

23. Orduñez-Garcia M, Luiz J; Pedraza D, et al. Success in control of hypertension in a low-resource setting: the Cuban experience. USA, Journal of Hypertension: Vol 24 (5):845-849),May,2006.

24. Health Disparities Collaboratives. Training manual, changing practice, changing lives. Alabama, Institute for Health Care Improvement, 2004.

25. Brasil. Ministério da Saúde. Portaria nº 4.279, de 30 de dezembro de 2010. Estabelece diretrizes para a organização da Rede de Atenção à Saúde no âmbito do Sistema Único de Saúde. Disponível em: http://bvsms.saude.gov.br/bvs/saudelegis/gm/2010/prt4279_30_12_2010.html.

26. Brasil, Ministério da Saúde. Anexo a Portaria nº 4.279, de 30 de dezembro de 2010 – Diretrizes para organização da rede de atenção a saúde do SUS. Disponível em: http://bvsms.saude.gov.br/bvs/saudelegis/gm/2010/anexos/anexos_prt4279_30_12_2010.pdf.

Capítulo 10 — Abordagem das Condições Crônicas na Atenção Primária à Saúde

27. Brasil. Ministério da Saúde. Secretaria de Atenção à Saúde. Departamento de Atenção Básica. Documento de diretrizes para o cuidado das pessoas com doenças crônicas nas Redes de Atenção à Saúde e nas linhas de cuidado prioritárias. Brasília: Ministério da Saúde, 2012. 34p.

28. International Council of Nurses (ICN). Promoting Health Advocacy. Guide For Health Professionals. Geneva, Switzerland: International Council of Nurses, 2008.

29. Wikipédia enciclopédia livre. Advocacy. Disponível em: https://pt.wikipedia.org/wiki/Advocacy.

30. Moysés, Simone Tetu; Silveira Filho, Antonio Dercy; Moysés, Samuel Jorge (organizadores). Laboratório de inovações no cuidado das condições crônicas na APS: A implantação do Modelo de Atenção às Condições Crônicas na UBS Alvorada em Curitiba, Paraná. Brasília: Organização Pan-Americana da Saúde /Conselho Nacional de Secretarios de Saude, 2012. 193 p. Disponível em: http://www.prefeitura.sp.gov.br/cidade/secretarias/upload/saude/arquivos/pessoaidosa/CuidadoCondicoesCronicas-EstudoCasoAlvorada-Curitiba2012.pdf.

31. Nolan TW. Execution of strategic improvement inicitives: to produce system level results. Cambridge: Institute for Healthcare Improvement, Innovation Series 2007; 2007.

32. Brasil. Ministério da Saúde. Secretaria de Atenção à Saúde. Departamento de Atenção Básica. Prevenção clínica de doenças cardiovasculares, cerebrovasculares e renais. CAB nº 14. Brasília: Ministério da Saúde, 2006. Disponível em: http://189.28.128.100/dab/docs/publicacoes/cadernos_ab/abcad14.pdf.

33. Stürmer PL, Bianchini I. Atenção às condições crônicas cardiovasculares: uma proposta de estratificação baseada nas necessidades das pessoas. Serviço de Saúde Comunitária do Grupo Hospitalar Conceição. Porto Alegre. Documento institucional, 2012.

34. Brasil. Ministério da Saúde. Secretaria de Atenção à Saúde. Departamento de Atenção Básica. Estratégias para o cuidado da pessoa com doença crônica. CAB nº 35. Brasília: Ministério da Saúde, 2014. 162 p. Disponível em: http://189.28.128.100/dab/docs/portaldab/publicacoes/caderno_35.pdf.

35. Takeda S, et al. Buscando um Indicador que Permita Melhor Avaliar Riscos/Vulnerabilidade. A Capacidade de Autocuidado. Serviço de Saúde Comunitária do Grupo Hospitalar Conceição. Porto Alegre. Documento institucional, 2012.

36. Mendes EV. As redes de atenção à saúde. Brasília: Organização Pan-Americana da Saúde,2011.

37. Gonçalves TR, Pawlowski J, Bandeira DR, Piccinini CA. Avaliação de apoio social em estudos brasileiros: aspectos conceituais e instrumentos. Ciênc. saúde coletiva [Internet]. 2011 Mar [citado 2016 Jul 24]; 16(3): 1755-1769. Disponível em: http://www.scielosp.org/scielo.php?script=sci_arttext&pid=S1413-81232011000300012&lng=pt. http://dx.doi.org/10.1590/S1413-81232011000300012.

38. Cole KA, Kern DE. Patient education and the promotion of healthy behaviors. In Barker LR, Burton JR, Zieve PD, Fiebach NH, Kern DE, Thomas PA, Ziegelstein RC, editors. Principles of Ambulatory Medicine. 6th ed. Philadelphia (PA): Lippincott Williams & Wilkins; 2003.

39. Brasil. Ministério da Saúde. Secretaria de Atenção à Saúde. Departamento de Atenção Básica. Estratégias para o cuidado da pessoa com doença crônica : diabetes mellitus. Brasília : Ministério da Saúde, 2013. 160 p. Disponível em

40. Malta DC, Morais Neto OL, Silva Junior JB. Apresentação do plano de ações estratégicas para o enfrentamento das doenças crônicas não transmissíveis no Brasil, 2011 a 2022. Epidemiol. Serv. Saúde [online]. 2011, vol.20, n.4, pp.425-438. Disponível em: http://scielo.iec.pa.gov.br/scielo.php?pid=S1679-49742011000400002&script=sci_arttext&tlng=en.

41. Ferreira SRS, et al. As ações programáticas em serviços de Atenção Primária à Saúde. Revista Brasileira Saúde da Família. Ano X, número 23, jul/set 2009. Disponível em: http://189.28.128.100/dab/docs/publicacoes/revistas/revista_saude_familia23.pdf.

42. Cavalcanti AM. Diabete Melito Tipo 2: diretriz de atenção à pessoa com Diabete Melito Tipo 2. Curitiba, PR: Secretaria Municipal da Saúde, 2010.

11

Promoção de Mudanças no Estilo de Vida na Atenção Primária à Saúde

Sandra Rejane Soares Ferreira

O que há neste capítulo?

Neste capítulo abordam-se os conceitos de motivação, mudança, autocuidado, Terapia Cognitivo Comportamental, Modelo Transteórico de Mudança do Comportamento e Entrevista Motivacional. O objetivo é instrumentalizar o enfermeiro para o exercício das ações educativas na Atenção Primária à Saúde (APS), voltadas para a motivação e promoção de Mudanças no Estilo de Vida (MEV) de adultos e idosos, necessárias para uma vida mais saudável. Espera-se contribuir com a reflexão sobre o processo educativo inerente ao trabalho do enfermeiro voltado para motivação do autocuidado, para promoção de melhores condições de saúde e manutenção ou melhoria da qualidade de vida com autonomia.

Introdução

As orientações para promoção de Mudanças no Estilo de Vida (MEV) realizadas na Atenção Primária à Saúde (APS) pelos enfermeiros têm como objetivo informar, sensibilizar e motivar as pessoas e famílias a adotarem medidas em seu cotidiano que favoreçam a redução do risco à saúde provocado por condições crônicas não transmissíveis, em especial as doenças cardiovasculares.

A compreensão de que os fatores de risco e de proteção são, frequentemente, comuns às diversas doenças crônicas não transmissíveis e que, comumente, essas condições de saúde estão associadas e, ainda que as várias recomendações de cuidados relacionados ao estilo de vida, padrão alimentar, entre outros, sejam muito semelhantes, considera-se fundamental a abordagem integrada pelas equipes de APS para educação em saúde e cuidados destas condições de saúde.[1]

O processo de trabalho das equipes de APS precisa estar organizado para responder às necessidades em saúde das pessoas com condições crônicas não transmissíveis (que permanecem ao longo da vida das pessoas) e seus fatores de risco, que são complexos e multicausais.[1] Os principais fatores de risco para essas condições são tabagismo, alcoolismo, alimentação não saudável, inatividade física e excesso de peso, e necessitam ser abordados de forma integrada para prevenção e cuidado de condições como diabetes, hipertensão e obesidade.[2] Estudos[3-7] indicam que equipes multidisciplinares atuando de forma coordenada, preparadas para orientar e apoiar as pessoas a lidarem com suas condições crônicas e seus fatores de risco, alcançam melhores resultados.

A motivação para Mudanças no Estilo de Vida e para o Autocuidado

A decisão de modificar um determinado comportamento ou estilo de vida é pessoal e ocorre se houver motivação intrínseca do sujeito desse processo. Para os profissionais de saúde, em especial os da APS, que atuam cotidianamente com promoção, prevenção e educação em saúde, motivar pessoas/famílias para MEV tem sido um desafio, exigindo o aprendizado sobre as ferramentas do processo educativo e motivacional.

O que é motivação?

A motivação é um estado de prontidão para mudança, que pode oscilar de tempos em tempos ou de uma situação para outra. É um estado que pode ser influenciado, isto é, refere-se ao processo de estimular o indivíduo a agir.[8]

A motivação para a mudança de comportamento pode ser de dois tipos: intrínseca e extrínseca.[8] A motivação intrínseca é aquela que surge do indivíduo, abrange seus desejos, necessidades e metas e é estabelecida a partir da vontade de se alcançar uma recompensa interna. Exemplos de motivações internas são os desejos de ter uma boa saúde, de prevenir doenças ou perder peso. Já a motivação extrínseca é uma resposta às recompensas ou punições externas ao indivíduo e inclui o suporte social recebido e possíveis recompensas materiais. As orientações dos profissionais de saúde para o controle de um problema de saúde são exemplos de uma motivação extrínseca.[9,10] As queixas de familiares relacionadas ao comportamento, por exemplo o tabagismo, podem atuar tanto de forma positiva como negativa, isto é, podem estimular ou prejudicar a realização de mudanças no comportamento daquele hábito.[9,10]

O processo motivacional de promoção e educação em saúde na APS deverá ser contínuo, buscando o desenvolvimento do vínculo da pessoa/família com o serviço de saúde, de forma a incentivá-las e sensibilizá-las para o autocuidado e a corresponsabilidade pelo cuidado da saúde. As ações para MEV muitas vezes são complexas para a pessoa/família implementarem sozinhas, sendo necessário o apoio para que estabeleçam o autocuidado com sucesso.[11]

O que é autocuidado e déficit de autocuidado?

Autocuidado é a atividade que os indivíduos praticam em seu benefício para manter a vida, a saúde e o bem-estar.[12] A ação de autocuidado é a capacidade do homem engajar-se no seu cuidado.[12] Já o déficit de autocuidado ocorre quando a pessoa está limitada para prover o seu cuidado de forma sistemática, necessitando de ajuda para garantir os resultados.[12] As ações que as pessoas desempenham no seu dia a dia para prevenir, controlar ou reduzir o impacto das condições crônicas de que são portadoras caracterizam o autocuidado.[13]

O autocuidado e a teoria do déficit de autocuidado constituem-se a essência da teoria geral de enfermagem descrita por Dorothea E. Orem,[12] pois permite identificar em que momentos da vida o indivíduo se encontra incapacitado ou limitado para prover autocuidado contínuo e eficaz (por fatores físicos, sociais, culturais, psicológicos, entre outros) e necessidade de cuidados de enfermagem. Há cinco métodos pelos quais o enfermeiro pode auxiliar no déficit de autocuidado: a) agir ou fazer para o outro, b) guiar o outro, c) apoiar o outro (física e/ou psicologicamente), d) proporcionar um ambiente que promova o desenvolvimento pessoal para realizar o autocuidado, e) ensinar a fazer (apontar caminhos) quando a pessoa estiver motivada ou capaz de satisfazer demandas futuras ou atuais de ação.[12]

Baseada na capacidade da pessoa/família desenvolver o autocuidado, Oren criou três sistemas de enfermagem para atender às necessidades relativas ao desenvolvimeno e à manutenção do autocuidado:[12] a) o sistema totalmente compensatório, onde o indivíduo apresenta limitações (físicas ou psicológicas) que impedem a realização do autocuido; b) o sistema parcialmente compensatório, no qual o indivíduo apresenta limitações parciais e tanto o enfermeiro quanto ele executam medidas ou outras ações de cuidado; e c) o sistema de apoio-educação, no qual a pessoa consegue executar ou pode e deve aprender a executar medidas de autocuidado terapêutico.[12] Neste capítulo abordam-se propostas de atuação para o enfermeiro relacionadas ao terceiro sistema desenvolvido por Oren,[12] o "sistema de apoio-educação", no qual o papel profissional é promover condições e motivar as pessoas para o autocuidado e, por conseguinte, para MEV.

O enfermeiro na APS deve realizar, nas consultas de enfermagem com pessoas portadoras de condições crônicas ou em risco de desenvolvê-las, o apoio ao autocuidado para que os indivíduos/ famílias implementem as ações de autocuidado adaptadas às suas condições de vida de saúde. Essa ação educativa deve ocorrer de forma que a relação de ajuda se expresse no diálogo aberto e promova a independência até que a pessoa adquira confiança e habilidades para efetivar o autocuidado.[14]

O que é autocuidado apoiado?

O autocuidado apoiado consiste na sistematização de intervenções educacionais e de apoio realizadas pela equipe de saúde com o intuito de ampliar a habilidade e a confiança das pessoas em gerenciarem o cuidado de suas condições de saúde. As intervenções da equipe de saúde para auxiliar as pessoas a qualificarem o processo de gerenciamento do seu cuidado caracterizam o apoio ao autocuidado.[13]

Na APS, o enfermeiro é um dos profissionais da equipe multiprofissional que poderá atuar no autocuidado apoiado (ou apoio ao autocuidado) por meio de ações educativas e de intervenções para promoção do desenvolvimento do autocuidado com autonomia e autoeficácia. Esse trabalho exige planejamento em conjunto com as pessoas/famílias e pode ser realizado em diversos espaços de interação, entre eles: consulta de enfermagem, atividades coletivas (grupos, associação comunitária, entre outros), em visita domiciliar ou consulta coletiva, provendo informações que sejam do interesse/necessidade das pessoas/famílias/coletividade e possam contribuir com o processo de reflexão sobre a necessidade de implementação da MEV.

As intervenções educacionais englobam duas dimensões:[13] a) o âmbito da condição crônica, no qual as pessoas precisam conhecer suas condições de saúde desenharem em conjunto e de

PARTE 1 — Princípios para o trabalho do enfermeiro na Atenção Primária à Saúde

forma consciente suas metas de cuidado, as possibilidades de tratamento e o acompanhamento pela equipe de saúde; b) o âmbito do cuidado, no qual o profissional e a pessoa precisam compreender que a mudança de comportamento é processual e que existem estratégias efetivas para a concretização da mesma. Nessa dimensão as pessoas precisam treinar com o apoio dos profissionais de saúde a enfrentar situações de risco e manter o foco na mudança, por meio de estratégias como o reconhecimento e manejo da ambivalência, a construção de um plano de ação, o apoio para resolver problemas do cotidiano.[13]

O enfermeiro pode realizar o apoio ao autocuidado e auxiliar a vislumbrar os rumos da mudança oferecendo informações a respeito das condições crônicas de saúde, suas repercussões na saúde e todas as demais que cada pessoa exigir, dentro de sua singularidade. Também, poderá apresentar modelos (opções) de sucesso por meio do relato de situações (casos) para provocar a reflexão, aumentar a autoeficácia da pessoa/família no acompanhamento e, consequentemente, a motivação para iniciar as MEV necessárias à manutenção da saúde e qualidade de vida.[13]

> ## O que é autoeficácia?
>
> A autoeficácia é definida como a crença que o indivíduo tem sobre sua capacidade de realizar com sucesso determinada atividade (sentimento de valor próprio, adequação, eficácia e competência no enfrentamento de problemas). A teoria da autoeficácia refere-se à autoestima, em crer nas próprias habilidades. Não se trata de possuir certas capacidades, mas de acreditar que as tem, ou que pode adquiri-las por meio de esforço pessoal.[15]
>
> A autoeficácia percebida é definida como a opinião da pessoa sobre suas capacidades em produzir níveis de desempenho que exercem influência sobre os eventos que afetam suas vidas. Crenças de autoeficácia determinam como as pessoas sentem, pensam, motivam-se e comportam-se.[15] Tais crenças produzem efeitos diversos por meio de quatro processos principais:[15] cognitivos, motivacionais, afetivos e processos de seleção. Uma autoeficácia elevada relaciona-se com graus maiores de perseverança e motivação frente a obstáculos, o que influencia diretamente as escolhas das pessoas.[13]

No processo de MEV, ter autoeficácia elevada é fundamental, pois auxilia na implementação e manutenção das mudanças necessárias. A confiança que a pessoa possui em sua capacidade a auxilia no enfrentamento das tarefas difíceis.[15] Ela as interpreta como desafios a serem superados ao invés de ameaças a serem evitadas.[15] Tal perspectiva eficaz promove o interesse intrínseco e a dedicação profunda nas atividades, produz realizações pessoais, reduz o estresse e diminui a vulnerabilidade e a desistência.[9,10,13]

As crenças de autoeficácia têm um papel chave na autorregulação da motivação, pois a maioria da motivação humana é gerada cognitivamente. As pessoas motivam-se e guiam suas ações de modo antecipatório pelo exercício da premeditação (planejamento antecipado, precaução). Dão forma à opinião sobre o que podem fazer.[15]

Destacam-se dois fatores importantes a serem considerados na organização do trabalho na APS com Ações Programáticas[a], com objetivo de abordar mudança do comportamento para MEV. O primeiro corresponde à capacitação profissional para aquisição de habilidades técnicas que motivem os indivíduos no sentido desejado. O segundo aspecto é a utilização e integração de modelos teóricos no planejamento dessas ações.[10]

Modelos Teóricos

Uma teoria pode ser definida como um conjunto de conceitos, definições e proposições que apresentam uma visão sistemática de eventos ou situações de forma a explicá-los ou predizê-los. Na área da saúde são ferramentas que podem auxiliar na compreensão de diversos comportamentos que prejudicam a saúde e sugerir meios de alcançar mudanças nos mesmos. As teorias costumam empregar vocabulário único para articular os fatores gerais e específicos que são considerados importantes dentro do seu arcabouço teórico.[17]

Na prática, pode-se dizer que as teorias representam a base importante para o planejamento, a implementação e avaliação de intervenções na saúde, possibilitando à equipe aproximação com as respostas para questões (por quê, o quê e como) relativas às recomendações de saúde.[9,10] Por exemplo, orientar a busca pelo *por quê* as recomendações científicas são de incentivo ao "abandono do uso do tabaco" e também por quê essas recomendações não estão sendo seguidas; *o quê* a equipe deve saber antes da organização das ações programáticas ou *o quê* devem propor, monitorar, medir ou comparar na avaliação desses programas ou naqueles já existentes; *como* desenvolver estratégias que tenham real impacto no grupo-alvo e que ferramentas são indicadas para o caminho até os objetivos traçados.[9,10]

Tendo em vista a complexidade da maioria dos comportamentos que impactam no nível de saúde, acredita-se que dificilmente uma única teoria seja suficiente para explicá-los.[9] Portanto, podem ser utilizados modelos teóricos, os quais correspondem a um conjunto de teorias que facilitam o entendimento de um problema específico em um contexto particular.

- **A Terapia Cognitivo-Comportamental (TCC)**

Os princípios básicos da Psicologia Cognitiva apontam para o sistema representacional humano como o principal fator de gerenciamento dos processos psíquicos, que engloba desde a atenção e a percepção até a capacidade metacognitiva[b] humana. Portanto, o conhecimento das dinâmicas das representações mentais, bem como processos por ela derivados, tem importante implicação na abordagem cognitivo-comportamental.[18]

Os profissionais que atuam nesse campo precisam aprender a conhecer e reconhecer o conteúdo das representações mentais das pessoas/famílias em acompanhamento, pois são eles os responsáveis pelas crenças centrais que, posteriormente, organizam-se em esquemas programáticos operacionais e conduzem as pessoas por determinados caminhos.[18]

---

[a] Denomina-se Ações Programáticas a um conjunto de atividades que visam organizar as respostas dos serviços de saúde para os problemas e/ou necessidades frequentes nas populações de determinado território. São instrumentos de planejamento e por meio delas os serviços de saúde buscam atender de forma sistematizada as situações/problemas comuns, sejam de natureza preventiva, de diagnóstico precoce, tratamento, reabilitação, promoção da saúde ou situações de maior risco ou vulnerabilidade.[16]

[b] O conceito de metacognição está relacionado à consciência e ao automonitoramento do ato de aprender; é a aprendizagem sobre o processo da aprendizagem ou a apropriação e o comando dos recursos internos se relacionando com os objetos externos. A metacognição é a capacidade do ser humano de monitorar e autorregular os processos cognitivos.[20]

A Terapia Cognitiva baseia-se no modelo cognitivo, que levanta a hipótese de que as emoções e os comportamentos das pessoas são influenciados por sua percepção dos eventos. Mais do que qualquer evento propriamente dito, é a forma que pensamos sobre o evento que determina a maneira como nos sentimos, reagimos e nos comportamos. É uma abordagem que utiliza recursos para modificação do pensamento automático disfuncional[c] que leva a um comportamento-problema.[19]

O Modelo Cognitivo faz quatro afirmativas, de acordo com a teoria de Beck,[19] as quais guiam o tratamento proposto: a) os indivíduos constroem ativamente sua realidade; b) a cognição medeia o afeto e o comportamento; c) a cognição é passível de ser reconhecida e acessada; e d) a mudança na cognição é um componente central no processo de mudança do ser humano.[18]

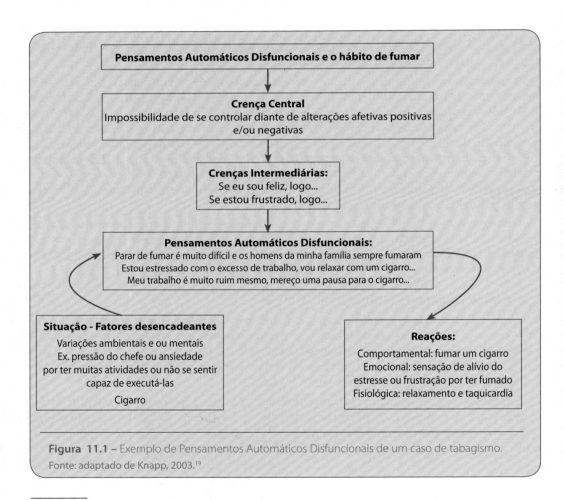

Figura 11.1 – Exemplo de Pensamentos Automáticos Disfuncionais de um caso de tabagismo.
Fonte: adaptado de Knapp, 2003.[19]

---

[c] Pensamentos automáticos são aqueles que brotam em nossas mentes sem que haja nenhuma reflexão ou deliberação. Costumam ser considerados como verdades incontestáveis para quem os têm, mesmo antes de qualquer avaliação. Nem todos os pensamentos automáticos são negativos, alguns podem ser positivos. Mesmo os negativos podem ter sua utilidade, pois podem nos ajudar a realizar um julgamento rápido, quando isso é necessário. Os pensamentos automáticos negativos, em geral, são responsáveis pelo adoecimento das pessoas e, por isso, são chamados de "disfuncionais" ou "erros cognitivos".[19]

Capítulo 11   Promoção de Mudanças no Estilo de Vida na Atenção Primária à Saúde

A terapia cognitiva identifica três níveis de cognições: o pensamento automático, as crenças intermediárias e as crenças centrais. A crença central (algum conceito absoluto, elaborado sobre um fato) vai determinar as crenças intermediárias (conjunto de "leis" que regem a vida de uma pessoa sobre o fato da crença central), gerando pensamentos automáticos (pensamentos não resultantes de raciocínio lógico) específicos em relação a esse fato. Esse sistema chama-se "esquema mental" e se estabelece a partir de cada conceito elaborado na relação do indivíduo com o meio, causando ou não prejuízo. Os Pensamentos Automáticos (disfuncionais) são o resultado das crenças intermediárias e centrais (disfuncionais) que levam a pessoa ao "comportamento-problema" (reação emocional, comportamental ou fisiológica), o que acaba por confirmar e reforçar essa crença, criando um ciclo que se retroalimenta, dificultando a mudança no "comportamento-problema".[19]

A terapia cognitivo-comportamental busca identificar as crenças disfuncionais e os pensamentos automáticos disfuncionais e seus desencadeantes para reestruturação cognitiva por meio da análise lógica. Tem sido utilizada em diversos contextos clínicos, como na atenção à dependência química (tabaco, álcool e outras drogas ilícitas), obesidade, depressão, transtorno bipolar, fobias, ansiedade, estresse pós-traumático, entre outros.[18,19]

Na terapia cognitivo-comportamental o indivíduo/família aprende a: distinguir o que é pensamento, sentimento e a própria realidade; tornar-se consciente sobre as maneiras com que seus pensamentos influenciam seus sentimentos; avaliar criticamente a veracidade dos seus pensamentos automáticos e suposições; desenvolver as habilidades para perceber, interromper e intervir no nível dos pensamentos automáticos e como eles acontecem.[19]

■ O Modelo Transteórico de mudança do comportamento

Diversos autores[9,10,21,22] ressaltam que o Modelo Transteórico (MT) pode ser considerado um instrumento promissor de auxílio à compreensão da mudança comportamental relacionada à saúde. O mesmo foi desenvolvido por dois pesquisadores norteamericanos, James O. Prochaska e Carlo Di-Clemente, na década de 1980.[23] As pesquisas dos dois cientistas culminaram na elaboração e confirmação de um modelo, no qual demonstraram que existem princípios básicos que explicariam a estrutura da mudança de comportamento.[23]

Em linhas gerais, o Modelo Transteórico de mudança delineia o caminho percorrido por uma pessoa em qualquer processo de mudança comportamental, quer seja impulsionado e gerenciado por ela mesma, quer seja em função (ou com o apoio) de agentes/elementos externos.[24]

O que são mudanças?

Uma mudança pressupõe uma alteração de estado ou situação anterior para um estado ou situação diferentes no futuro; isso pode ocorrer por razões inesperadas e incontroláveis, ou por razões planejadas e premeditadas.[13] Nesse contexto, a "mudança" é entendida como qualquer atividade planejada ou premeditada que uma pessoa/família inicia para ajudar a modificar a sua maneira de pensar, sentir ou comportar-se.[8]

E o que são comportamentos?

O comportamento é definido como o conjunto de reações de um sistema dinâmico face às interações e renovação propiciadas pelo meio onde está envolvido. É a maneira de proceder das pessoas (reagir, portar-se) perante os estímulos que recebe. O comportamento pode ser consciente ou inconsciente. O primeiro é aquele que se realiza na sequência de um processo de raciocínio. O segundo, em contrapartida, ocorre de forma praticamente automática, uma vez que o sujeito não pensa ou reflete sobre a ação (como, por exemplo, coçar-se depois de se ter sido picado por um mosquito).[25]

PARTE 1   Princípios para o trabalho do enfermeiro na Atenção Primária à Saúde

Prochaska, DiClemente e Norcross23, entendem a mudança de comportamento como um processo que ocorre em seis estágios, que eles formalizaram como sendo a Roda da Mudança: pré-contemplação, contemplação, decisão/preparação, ação, manutenção e recaída (Tabela 11.1). É um processo dinâmico modificando-se no tempo e nas diferentes circunstâncias. Cada estágio representa a dimensão temporal da mudança do comportamento, ou seja, mostra quando a mudança ocorre e qual é seu grau de motivação para realizá-la.[9,13]

TABELA 11.1	Estágios da mudança do comportamento
Pré-contemplação	• Indivíduo não apresenta intenções de modificação comportamental num futuro próximo (considera-se, geralmente, 6 meses); não existe a consciência do problema ou de uma necessidade de mudança • Motivos: desconhecimento sobre as consequências do seu comportamento ou situação na qual o indivíduo após diversas tentativas frustradas de mudança não confia mais em sua capacidade de mudar de forma efetiva • Maior resistência, pouca motivação, indivíduo não disposto à MEV • Foco: o papel do profissional é atuar para aumentar a percepção de que algo não vai bem, fornecer informações claras para que compreenda que tem um problema
Contemplação	• Tem consciência da existência de um problema e das vantagens e desvantagens de sua condição; o indivíduo começa a refletir sobre a realização de uma mudança de comportamento • Ambivalência: busca de razões para iniciar uma mudança paralela à recusa em aceitá-la. Exemplo: indivíduo reconhece que tem um padrão alimentar pouco saudável, mas acredita que a falta de tempo, o preço ou o sabor desagradável de alimentos tidos como saudáveis não possibilitam a adoção de uma dieta adequada • Pretensão de modificar o comportamento em um futuro próximo, mas sem estabelecimento de um prazo • Foco: o papel do profissional é o encorajamento e as estratégias de apoio são a informação e a educação em saúde. O objetivo é diminuir barreiras, evocar as razões para a mudança
Decisão/preparação	• Quando já reconheceu que existe o problema e que precisa mudar • Tem a intenção de modificar o comportamento num futuro próximo, geralmente no mês seguinte. Exemplo: está planejando como fazer "Na próxima semana, começarei a dieta" • São realizadas pequenas mudanças e um plano de ação é adotado, ainda sem assumir um compromisso sério como mesmo • Foco: o papel do profissional é auxiliar a elaboração de estratégias de enfrentamento da realidade, criar autoimagem e compromisso, identificar e trabalhar crenças negativas (modificar as crenças disfuncionais) favorecendo o surgimento e/ou fortalecimento da autossuficiência

Continua

Continuação

Ação	• Quando está realizando a mudança. Existe uma estratégia para mudança e a pessoa a coloca em ação; requer considerável compromisso, tempo e energia • Intencionalidade na mudança de hábitos e ambientes com alterações significativas no estilo de vida • Risco de recaída é significativo • Foco: o papel do profissional é oferecer o suporte necessário buscando envolver o núcleo familiar e a rede social mais próxima. Oferecer reforços e introduzir alternativas
Manutenção	• Indivíduo já modificou seu comportamento e o manteve por mais de 6 meses; é a integração da mudança ao seu estilo de vida • São desenvolvidos esforços, na manutenção dos ganhos alcançados durante o estágio de ação • Foco: prevenir recaídas e consolidar os ganhos obtidos durante a ação. As estratégias de apoio são: resistir à tentação, integração num grupo, recompensas
Recaída	• O indivíduo retorna para o antigo comportamento de forma contínua, por exemplo, volta a fumar, abandona a dieta, volta a utilizar álcool ou outras drogas • Volta a apresentar resistência e pouca motivação para a mudança sendo necessário, reforçar a autoeficácia e auxiliar a pessoa a lidar com pensamentos de culpa, fracasso ou impotência • Foco: o papel do profissional é ajudar a pessoa a renovar os processos anteriores, sem que ela fique imobilizada na recaída. Auxiliá-la a evitar o desânimo e a desmoralização. Motivá-la para recomeçar a circular no espiral de estágios contínuos da mudança de comportamento, retomando a contemplação, renovando sua determinação voltando para a ação

Fonte: Adaptado de Cavalcanti e Oliveira, 2012.[13]

O processo não é linear, podendo ocorrer inúmeras progressões ou regressões. Alguém que estava em manutenção e recaiu pode recomeçar a partir da ação e, após outra recaída, pode regredir para a pré-contemplação. Por isso, até alcançar mudanças mais duradouras, a pessoa geralmente passa várias vezes pelos diversos estágios, como se o processo fosse uma espiral.[13] Prochaska e cols. descrevem o movimento das pessoas entre os estágios de mudança do comportamento como uma espiral. Este modelo permite à pessoa chegar ao estágio de ação ou qualquer outro e voltar ao estágio de pré-contemplação ou contemplação várias vezes, antes de chegar ao estágio final de manutenção.[23]

A partir da classificação do estágio em que as pessoas se encontram é possível identificar quais estratégias podem ser adotadas para intervir em cada um dos estágios de mudança, de forma a estimular a modificação do comportamento ou do conjunto de comportamentos e implementar as mudanças necessárias no estilo de vida.[26]

PARTE 1 Princípios para o trabalho do enfermeiro na Atenção Primária à Saúde

Para a MEV começar, a pessoa precisa estar no estágio de decisão/preparação ou de ação, ou seja, motivado ou a caminho da motivação para a mudança de comportamento. Quando a pessoa se encontra nos estágios de pré-contemplação ou contemplação, cabe ao profissional oferecer informações relevantes, fazer considerações e acentuar o lado positivo da mudança de comportamento. Para isso, abordagens motivacionais podem facilitar o processo de trânsito da ponderação para a tomada de decisões. Técnicas como a "balança decisória" (ver no item Entrevista Motivacional), que levantam os prós e contras do comportamento problema e os prós e contras da mudança, são as mais indicadas.[13]

Ação é o estágio no qual a pessoa se engaja na mudança de comportamento e assume atitudes específicas para alcançá-la.[24] Este processo é muitas vezes reconhecido pelos familiares e amigos. O profissional deve ajudar a pessoa a dar rumos à mudança, oferecer informações a respeito de vários modelos (opções) de sucesso e aumentar sua autoeficácia. Para tanto, é importante valorizar as atividades bem-sucedidas e reafirmar permanentemente suas decisões.[13]

Seis meses após a adoção do novo comportamento, pode-se considerar que a pessoa está no estágio de manutenção.[9,10] O desafio desta fase é o de persistir no novo comportamento e evitar ou aprender a lidar com eventuais deslizes ou recaídas.[13] As habilidades e estratégias exigidas agora são diferentes das utilizadas na preparação e na ação. O papel do profissional de saúde é o de auxiliar a pessoa a consolidar o processo, identificar e manejar deslizes e recaídas e utilizar estratégias de prevenção dos mesmos.[13]

Pode ser frustrante para a equipe de saúde reconhecer que, muitas vezes, a pessoa deixa de procurá-la por perceber que está fazendo as mudanças sozinha. É importante, no entanto, salientar que este é um dos principais objetivos do trabalho da equipe: respeitar a autonomia da pessoa e fortalecer o grau de confiança em si mesma para lidar com o cotidiano. Isto aumentará sua autoeficácia e independência.[13]

Quando o deslize ou a recaída ocorrem, a autoeficácia fica enfraquecida e pensamentos de culpa, fracasso ou impotência podem ganhar força. A pessoa pode se sentir envergonhada e desistir de persistir no processo de mudança.[13] A equipe de saúde também pode vivenciar pensamentos e sentimentos semelhantes quando se depara com os deslizes ou recaídas da pessoa em processo de mudança. Pensamentos como "falhamos", "não soubemos atuar", "ela não quer mesmo" ou "é mais forte que ela" podem surgir e precisam ser reelaborados.[13] O diálogo entre os membros da equipe permite o questionamento destes pensamentos para a sua reelaboração e a participação do psicólogo neste momento é recomendada.[13]

Os deslizes e recaídas fazem parte do processo, são normais e frequentes, e podem ser compreendidos como oportunidades de aprendizagem para o reconhecimento de situações-problema e o exercício de elaboração de novos planos de ação mais efetivos.[9,10] O papel da equipe é de auxiliar a pessoa que vivenciou o deslize ou a recaída a evitar o desânimo e a desmoralização. Motivá-la para recomeçar a circular na espiral de estágios contínuos da mudança de comportamento, retomando a contemplação, renovando sua determinação e, por fim, retornando para a ação e manutenção dos seus esforços. Este recomeço não é linear e não parte necessariamente do primeiro estágio, seguindo para o segundo e assim sucessivamente. Uma pessoa após um deslize pode retornar prontamente para decisão e ação.[13]

Quando a pessoa já integrou a mudança ao seu estilo de vida ela fica mais confiante na capacidade de manutenção do processo (autoeficácia), não apresenta deslizes frequentes e, quando estes ocorrem, retoma o processo naturalmente; pode-se considerar que o comportamento atual é duradouro e que o processo de mudança terminou. O comportamento novo passa a ser

Capítulo 11   Promoção de Mudanças no Estilo de Vida na Atenção Primária à Saúde

o padrão e várias outras mudanças são assumidas para preservá-lo. Esta experiência pode ser utilizada como exemplo para ilustrar o processo, valorizar a conquista e motivar a adoção de outros comportamentos ainda não assumidos.[13]

Na Tabela 11.2, apresenta-se a síntese de estratégias de intervenção que podem ser utilizadas pelos profissionais de saúde em cada um dos estágios de mudança do comportamento, visando apoiar as pessoas em acompanhamento a chegar nos estágios de ação e manutenção das MEV com o mínimo de deslizes e recaídas possíveis.

TABELA 11.2	Estratégias de intervenção profissional para os estágio de mudança, do comportamento
Estágio	**Intervenções motivacionais do profissional da saúde**
Pré-Contemplação	• É importante estar atento porque, em geral buscam atendimento por pressão da família/ amigos/ chefe, entre outros. Não percebem que têm algum problema, portanto a intervenção deve ser principalmente no sentido de levantar dúvidas e despertar o interesse sobre o tema. Se houverem dúvidas é possível começar fornecendo informações que auxiliem na percepção acerca dos riscos e consequências do comportamento atual
Contemplação	• Estão mais abertos ao tema, então é importante fornecer informações que possam auxiliar na percepção acerca dos riscos e consequências do comportamento atual. Quanto mais específicas e pessoais as razões, mais efetivo é o processo decisório em direção a um comportamento mais saudável. Como estão ambivalentes cabe intervir no sentido de fortalecer a consciência do problema e evidenciar a discrepância entre os objetivos pessoais e o comportamento
Decisão/ Preparação	Auxiliar na elaboração e no detalhamento de um plano de ação: • questionar quando, como e onde pretende realizá-lo, como irá se organizar, qual a data de início, quais são as metas e os prazos, quais os possíveis obstáculos, quem ou o que ajudará • Definir o plano de ação que será implementado nos próximos 30 dias, estimulando o alcance de objetivos específicos
Ação	• Acompanhar a realização dos passos para a mudança, avaliar em conjunto o foco na mudança, os resultados atuais, a necessidade de adequação, a persistência, reforçar a autoeficácia • Fortalecer as habilidades do indivíduo para alterar o comportamento por mais tempo e fornecer materiais individualizados e estratégias práticas, envolvendo o suporte social (relacionamentos de auxílio à mudança) e recompensas

Continua

Continuação

Manutenção	• Para apoiar a manutenção do novo comportamento auxiliar na identificação dos benefícios que já obteve e valorizar aquilo que está funcionando; promover a autoeficácia • Ajudar a reconhecer as situações de risco para deslizes e recaídas e as estratégias de enfrentamento que podem ser utilizadas. Desenvolver a habilidade do indivíduo para lidar com os deslizes, enfrentar novas dificuldades e estimular a manutenção dos objetivos alcançados
Recaída	• Se houverem recaídas auxiliar a pessoa a renovar os processos de contemplação, decisão e ação, sem tornar-se culpada, imobilizada ou desmoralizada. Muitas vezes, ao recair, o sentimento de vergonha e baixa autoestima podem dificultar ou impedir o retorno a consulta ou grupo de apoio, portanto é importante orientá-los sobre essa possibilidade e que nesse momento o apoio profissional e do grupo se torna mais importante • Acolher a pessoa, não demonstrando julgamento, frustração ou agressividade. Avaliar de forma objetiva o fato e evocar o aprendizado para prevenir e/ou lidar com futuras situações

Fonte: Adaptado de Toral e Slater, 2011;[24] Cavalcanti e Oliveira, 2012.[13]

A seguir, apresentam-se duas ferramentas que podem ser utilizadas na abordagem motivacional, isoladamente ou associadas à TCC ou ao MT, especialmente quando a pessoa se encontra nos estágios de pré-contemplação e contemplação para MEV, são elas: a) técnica dos cinco "Rs", que orienta a intervenção da equipe de saúde, aumentando a chance da pessoa em considerar a mudança e avançar para os outros estágios; e b) entrevista motivacional, que traz ferramentas úteis para esse momento. Vamos conhecê-los.

Os cinco R's da Motivação

A abordagem por meio da técnica dos "5 Rs" foi desenvolvida com o objetivo de motivar os usuários de tabaco que não estavam dispostos a parar de fumar a desenvolverem motivação intrínseca e iniciar um processo de mudança de comportamento. A sigla vem do inglês *relevance* (relevância), *risks* (riscos), *rewards* (recompensas), *roadblocks* (obstáculos) e *repetition* (repetição).[28]

Fiore .e cols.[27] identificaram que os usuários de tabaco que não estavam dispostos a parar de fumar demonstravam desinformação sobre o tema, tinham preocupação com os efeitos que teriam ao parar de fumar (ansiedade, ganhar peso, entre outros) ou se sentiam desmoralizados por tentativas frustradas anteriormente. Entretanto, quando o profissional solicitava que expusessem as razões para parar ou não de fumar, essa técnica ajudava as pessoas a se ouvirem e a fortalecer o seu compromisso pessoal, e também ampliava a compreensão do profissional, possibilitanto intervenções mais efetivas, fornecendo reforço positivo e apoiando as razões apresentadas para parar de fumar.[27]

Os estudos desenvolvidos identificaram que os usuários de tabaco respondiam melhor à abordagem quando recebiam informações relevantes para sua condição de saúde ou sobre o risco de desenvolver doenças, e também quando entendiam as implicações para o contexto familiar e social (p. ex., fumo passivo das crianças em casa), quando já estavam preocupados com questões

Capítulo 11 — Promoção de Mudanças no Estilo de Vida na Atenção Primária à Saúde

de saúde, quando eram ouvidos sobre as experiências anteriores de tentar parar de fumar ou sobre as barreiras pessoais à cessação.[27,28]

Verificou-se que a abordagem motivacional do "5 Rs" e o aconselhamento de parar de fumar contribuíam no processo de decisão para a ação.[28] Mesmo quando a pessoa não estava disposta a fazer uma tentativa de parar de fumar, o fato de o profissional abordar o tema como uma intervenção breve começava a promover a reflexão sobre deixar de fumar.[28] Essa abordagem foi importante para as pessoas que começaram a expressar interesse em parar de fumar.[27] Quando o profissional perguntava ao tabagista sobre os motivos de querer parar de fumar, ao responder a pessoa ouvia suas próprias respostas e isso ajudava a reforçar o empenho da pessoa, especialmente se recebesse reforço positivo e apoio às suas razões.[28]

A abordagem exige intervenções personalizadas para cada a pessoa – uma para os que não querem mudar o comportamento e outra para cada um dos que estão dispostos a fazer uma tentativa de mudança, pois o reforço positivo é importante para aqueles que expressam interesse em parar.[28]

A técnica do "5 Rs" tem se mostrado efetiva para abordagem não só do tabaco, mas também para outras condições crônicas de saúde, em especial as doenças crônicas não transmissíveis e aos seus fatores de risco.[28]

A seguir, apresenta-se na Tabela 11.3 uma síntese das intervenções profissionais relacionados aos "5 Rs" e indicadas para a abordagem das pessoas que se encontram nos estágios de mudança do comportamento de pré-contemplação e contemplação.

TABELA 11.3	Síntese da técnica dos cinco R's
Técnica	**Intervenção do profissional**
Relevância (RELEVANCE)	Encoraje a pessoa a falar sobre a relevância em mudar o comportamento alvo, de forma específica. Dialogar sobre as preocupações de saúde, história clínica, circunstâncias familiares e experiências anteriores têm maior impacto.
Riscos (RISKS)	Pergunte sobre consequências negativas do comportamento atual a médio e longo prazo, e valorize as de maior relevância para a pessoa.
Recompensas (REWARDS)	Sondar sobre possíveis benefícios decorrentes da mudança. Sugira e enfatize os mais relevantes para a pessoa como, por exemplo, melhora na saúde, no condicionamento físico, na aparência pessoal, na autoestima; no exemplo para filhos e familiares.
Obstáculos (ROADBLOCKS)	Investigar sobre barreiras e impedimentos para mudar e como poder superá-los aplicando técnicas de solução de problemas e treinamento de habilidades. Motive a busca de recursos pessoais e comunitários.
Repetição (REPETITION)	Repita a intervenção motivacional em todos os encontros até que a pessoa consiga passar dos estágios de pre-contemplação, contemplação e entre nos estágios de decisão e ação adquirindo motivação para MEV. Para os que se frustraram com experiências anteriores, comente que a maioria das pessoas fazem várias tentativas até serem bem-sucedidas nas MEV.

Fonte: Reprodução de Cavalcanti e Oliveira, 2012[13]

Entrevista Motivacional (EM)

A entrevista motivacional (EM) é definida como um método diretivo (intencionalmente dirigido à resolução da ambivalência, frequentemente numa direção particular de mudança), centrado no cliente (considera a pessoa como centro e ator da sua própria mudança) e com o objetivo de intensificar a motivação intrínseca para a mudança, explorando e resolvendo a ambivalência.[8] Acrescenta-se ainda que a EM é um método de comunicação, mais do que um conjunto de técnicas, pois não pretende levar as pessoas a fazer o que não querem.[8] É considerada um estilo clínico habilidoso para evocar nas pessoas as suas boas motivações para fazer mudanças de estilo de vida de interesse de sua própria saúde.[8,29] Destaca-se que a EM envolve orientação mais que direção, acompanhamento mais que confronto e tem como fundamento o caráter colaborativo, evocativo e de respeito pela autonomia da pessoa.[13]

TABELA 11.4	Fundamentos da entrevista motivacional
Fundamentos da EM	Atitudes dos Profissional
Caráter colaborativo	Os profissionais de saúde estabelecem uma relação de parceria com a pessoa (todos cooperam e colaboram no processo de decisão), ao invés de deliberar sobre o que as pessoas devem fazer.[3]
Caráter evocativo	No aconselhamento o objetivo é evocar os valores, os desejos, o saber e as habilidades que as próprias pessoas acumularam ao longo das suas vidas e auxiliá-las a estabelecer uma conexão entre eles e o que é preciso mudar no seu estilo de vida. É uma relação de comunicação horizontal[13]
Respeito à autonomia das pessoas	A mudança pressupõe previamente um juízo de valor e uma tomada de decisão que é sempre pessoal.[29] Os profissionais de saúde precisam compreender este limite e aceitar a liberdade de escolha das pessoas, trabalhando assim sua própria tolerância à frustração. A EM surge para instrumentalizar tecnicamente o profissional para estimular, na pessoa, a consideração sobre um processo de mudança e diminuir a probabilidade de retorno a um padrão anterior de comportamento.[13] A abordagem passa pelo *"reconhecimento do direito e da liberdade do outro de não mudar, isto é o que torna a mudança possível"*[8].

Fonte: Adaptado de Cavalcanti e Oliveira, 2012;[13] Miller e Rollnick, 2001;[29] Rollnick e Miller, 2009.[8]

A EM é uma abordagem criada para auxiliar as pessoas a reconhecer e fazer algo a respeito de seus problemas presentes e potenciais. Ela é particularmente útil com pessoas que relutam em mudar e que são ambivalentes quanto à mudança. Pretende ajudar a resolver a ambivalência e colocar a pessoa em movimento, no caminho para a mudança. Reconhece a motivação para mudar como maleável sendo formada, principalmente, no contexto dos relacionamentos.[29]

A EM é uma ferramenta útil na abordagem terapêutica, uma vez que elege a empatia e a aceitação como primeiros passos, princípios comuns a outras abordagens terapêuticas com enquadramentos teóricos distintos.[13] O objetivo é ajudar as pessoas a definirem e persistirem na busca e no alcance de suas metas, e os profissionais precisarão trabalhar quatro aspectos fundamentais para auxiliar as pessoas, são eles:[13]

a) trabalhar a ambivalência: ambivalência significa o conflito da pessoa "querer e não querer" mudar. Ou seja, ao mesmo tempo em que dá sinais de entender que é necessária uma mudança ou desejá-la, acaba se comportando como quem não quisesse. A ambivalência é natural em qualquer processo de mudança de comportamento e não é necessariamente um mau sinal. É um processo que deve ser compreendido pelo profissional da saúde para ser usado a favor do comprometimento efetivo da pessoa com a mudança necessária. Ela envolve conflitos, basicamente, entre quatro termos: vontade, capacidade, razões e necessidades. Ex.: "Eu realmente deveria (necessidade), mas não consigo (capacidade)" ou "Eu quero (vontade), mas é muito difícil (razão)";[13]

b) trabalhar a responsabilização: quando o profissional de saúde assume pelo outro a responsabilidade pelo tratamento (a famosa situação "resolva meu problema de forma mágica, permanente e sem esforço para mim"), isso gera efeito contrário ao esperado, reforçando o comportamento negativo;[13]

c) prevenir recaídas: a recaída faz parte do processo de mudança de comportamento e pode ser usada a favor do mesmo se não for interpretada pelos profissionais como um sinal de que a pessoa "não vai mudar mesmo", "não quer mudar" e que "é melhor desistir dela". Ao contrário, ela pode ser compreendida como oportunidade de aprendizado e fortalecimento da decisão de mudar;[13]

d) fortalecer o compromisso com a mudança: a mudança de comportamento é um processo e, por vezes, difícil. Isso significa que, continuamente, o profissional deve criar uma atmosfera positiva que conduza à mudança, onde a meta final é aumentar a motivação intrínseca da pessoa.[13]

TABELA 11.5	Principios da entrevista motivacional
Principios da EM	**Atitudes do Profissional**
Expressar empatia	Demonstrar empatia é uma das essências da EM. Significa expressar que você consegue compreender os sentimentos e as visões da pessoa, aceitando a sua postura sem julgamento. Uma atitude empática auxilia a sensação de aceitação e facilita a mudança. A ambivalência, vale lembrar, é normal e demonstrar frustração com ela é contraproducente à empatia. Por isso é importante o desenvolvimento das habilidades básicas da EM, sobre as formas de perguntar, escutar e informar, além dos cuidados com a expressão da postura corporal, o tom de voz, a qualidade do contato visual, entre outras[13]
Desenvolver discrepância	É importante na EM avaliar a distância entre onde a pessoa está e onde ela quer estar. Faz-se necessário, para tal, conscientizar quanto às consequências do comportamento atual. Fomentar a discrepância entre comportamento e metas (ou princípios e valores) auxilia no processo de motivação para mudança. Quem deve apresentar os argumentos para a mudança deve ser a própria pessoa. É ela quem deve dizer quais são seus objetivos de vida, quais seus princípios, não o profissional. A EM ajuda a buscar, nela, esses argumentos[13]

Continua

PARTE 1   Princípios para o trabalho do enfermeiro na Atenção Primária à Saúde

...continuação

Evitar argumentação ou confrontação	Quando é o profissional que apresenta os argumentos para a mudança e decide por ela, ele está prescrevendo e esperando obediência. Isso é contraproducente, por gerar atitudes de defesa. Quanto mais uma pessoa é forçada a se defender, mais o ato de defender reforça as próprias atitudes de defesa e aumenta os argumentos contra a mudança. Quando se observa resistência, isso é um sinal de que a estratégia do profissional necessita ser revista.[13]
Acompanhar a resistência	É importante fluir com a resistência ao invés de enfrentá-la. A pessoa é o recurso mais valioso na busca de soluções para os seus próprios problemas. A força que ela aparenta mostrar contra a mudança pode ser usada em seu benefício. As percepções e posicionamentos podem ser alterados, mas novas perspectivas são sempre oferecidas, nunca impostas. À resistência, a resposta deve ser empatia e compreensão, não confronto. A EM pode ser comparada ao ato de dançar com a pessoa, não de brigar com ela.[13]
Promover a autoeficácia	A crença na possibilidade de mudança é um motivador importante. Promover a crença de uma pessoa em sua capacidade de realizar transmite a ideia de que há esperança no conjunto de abordagens e alternativas disponíveis.[13]

Fonte: Adaptado de Cavalcanti e Oliveira, 2012.[13]

Estratégias Motivacionais

Diariamente os profissionais de saúde orientam as pessoas a assumirem o cuidado de si por meio de comportamentos saudáveis. Durante os atendimentos individuais e coletivos, nos diferentes espaços de saúde, é fundamental realizar a abordagem de acordo com as recomendações estratégicas da EM:[13]

- tocando no assunto: estabelecer um relacionamento de confiança e empatia que favoreça a discussão do "problema";[13]

- perguntas abertas: como se deve obter da pessoa as razões para mudança, é importante que ela possa falar. Perguntas fechadas são aquelas que podem ser respondidas com "sim", "não" ou com alguma outra informação breve e objetiva. As perguntas fechadas têm seu papel mas, no início da entrevista, devem ser evitadas por condicionarem a pessoa a participar passivamente do processo e, assim, não se responsabilizar por ele. As perguntas abertas encorajam a pessoa a falar e, assim, o profissional consegue obter mais informações a respeito de seus próprios motivos para a mudança.[13] Exemplos: O que o trouxe aqui?/Fale-me sobre o problema./Quais são as suas preocupações?;[13]

- escutar reflexivamente: escutar de forma reflexiva significa ouvir a pessoa atentamente, evitando interrompê-la ou concluir as frases e ideias por ela. Encorajá-la a falar e demonstrar interesse é fundamental para expressar compreensão do ponto de vista da pessoa e de suas motivações.[13] O elemento essencial aqui é a forma como o profissional responderá ao que ouve, decodificando aquilo que ouviu e parafraseando para a pessoa na forma de uma afirmação. A escuta reflexiva é um modo de verificar o que a pessoa está dizendo, em vez de pressupor;[13]

224

- encorajar: a escuta reflexiva, por si só, pode ser bastante encorajadora, mas algumas afirmações de apreciação e compreensão podem ser usadas, por exemplo: Fico feliz que você tenha conseguido dar esse passo./Essa é uma boa ideia!/Compreendo o que você quer dizer com (...), imagino que tenha sido bastante difícil;[13]

- resumir: resumos são usados para mostrar/verificar a compreensão do profissional e servem para valorizar algumas ideias que a própria pessoa trouxe. Também permitem apreciar a ambivalência, examinando simultaneamente os pontos positivos e negativos que a pessoa trouxe ao longo da conversa.[13] Por exemplo: Entendo que esteja dividido./Ao mesmo tempo em que você vê vantagens para mudar seu comportamento, como (...), ele também tem pontos positivos para você, como (...);[13]

- suscitar afirmações automotivacionais: buscar na própria pessoa as razões para a mudança é um dos meios para fazê-la caminhar em direção à mudança de comportamento. O papel do profissional é facilitar a expressão dessas afirmações e reforçá-las por meio da escuta reflexiva e dos resumos.[13] Afirmações automotivacionais compreendem frases ou comportamentos que envolvam reconhecimento do problema ("Não tinha percebido que meu comportamento é incompatível com meu projeto de vida"); expressões de preocupação ("Nossa, o problema é mais sério do que eu imaginava!"); intenção de mudança ("Eu preciso fazer alguma coisa para mudar"); otimismo em relação à mudança ("Dessa vez eu estou decidido a mudar").[13]

Técnicas Automotivacionais

Algumas técnicas, descritas a seguir, podem ser utilizadas pelos profissionais para auxiliar a pessoa a encontrar afirmações automotivacionais para a mudança do comportamento-alvo:[13]

- perguntas evocativas – é o uso de perguntas abertas que auxiliam na reflexão do tema;[13]

- balança de decisão – é útil fazer a pessoa discutir aspectos positivos e negativos do seu comportamento. Por exemplo, as vantagens e desvantagens de comer exageradamente, fumar ou usar drogas;[13]

- aprofundar – quando surge um tópico motivacional, é importante pedir à pessoa que o aprofunde. Por exemplo, se ela refere o assunto de comer exageradamente, peça exemplos e pergunte sobre o motivo pelo qual isso lhe preocupa;[13]

- usar extremos – pergunte sobre qual a pior coisa que pode acontecer se não houver uma mudança de comportamento;[13]

- olhar para trás – pergunte sobre como era a vida antes da instalação do comportamento a ser modificado;[13]

- olhar para frente – pergunte sobre as expectativas para um futuro ideal, sobre como gostaria que as coisas fossem. Pode ser útil também explorar metas, perguntando sobre os valores da pessoa ou projetos de vida.[13]

Uma entrevista que está funcionando bem geralmente evoluirá da seguinte maneira: uma nova estratégia é introduzida por uma pergunta aberta do profissional e isso poderá levar ao aprofundamento por parte da pessoa. O aprofundamento pode ser potencializado pelo uso de afirmações de escuta reflexiva e mais perguntas abertas. Em encruzilhadas-chave, no entanto, quando existe a necessidade de mudar a direção ou usar outra estratégia, o entrevistador resumirá o que foi dito e então fará outra pergunta aberta; a entrevista, então, passa por todo o ciclo novamente.[13,29]

PARTE 1   Princípios para o trabalho do enfermeiro na Atenção Primária à Saúde

Uma das abordagens mais recomendadas para os profissionais que desejam atuar no processo de mudança comportamental é a EM, pois atitudes como tentar convencer, persuadir ou confrontar tendem a aumentar a resistência da pessoa/família e diminuir a probabilidade de decisão pela mudança.[9,10,13,22] Apresentam-se a seguir seis passos, descritos por Cavalcanti[13], que resumem as recomendações básicas para o uso dessa estratégia utilizando o exemplo de uma abordagem com uma pessoa que está buscando apoio para mudar os hábitos alimentares:[13]

1. **Pergunte em detalhes sobre o comportamento-problema.[13]**

   Por exemplo: "Como é sua alimentação? O que você gosta de comer?"

2. **Pergunte sobre um dia típico (um relato de evento).[13]**

   Por exemplo: "Como é sua rotina alimentar? O que você comeu ontem, por exemplo?"

3. **Pergunte sobre o estilo de vida e o estresse.[13]**

   – Pergunte primeiro sobre a saúde e, então, sobre o comportamento: "O que será que seu peso tem a ver com isso?"

   – Pergunte primeiro sobre as coisas boas, e depois sobre as não tão boas (relacionadas ao problema), para depois descobrir se isso o preocupa ou não: "O quanto isso lhe incomoda?"

   – Pergunte sobre o comportamento no passado e agora: "Qual é a diferença entre seu peso de hoje e o de 5 anos atrás?

   – Ofereça informações e pergunte: "O que você acha disso?", "Como isso se aplica a você?"

   – Pergunte diretamente sobre as preocupações – essa estratégia direta só funcionará se a pessoa parecer disposta a falar sobre isso. Use uma pergunta aberta: "Fale sobre as preocupações que você tem em relação ao seu peso"

4. **Resuma o que foi dito e acrescente.[13]**

   Você me contou que a alimentação na sua casa ......

   Também, que já tentou mudar os hábitos alimentares várias vezes....

   Conte-me, "Que outras preocupações você tem?" – construa um quadro de preocupações.

5. **Pergunte sobre o próximo passo.[13]**

   A questão da mudança só deve ser abordada se a pessoa parecer pronta para isso. "Parece que você está preocupado com seu peso. Qual o próximo passo?"

6. **A negociação que se segue será mais efetiva ao considerar as possibilidades levantadas pela pessoa.[13]**

   Você pode sugerir opções de mudança ou estratégias para lidar com situações difíceis, mas é ela quem deve decidir o que é melhor.

A EM atua aumentando o comprometimento da pessoa com a mudança e a adesão ao tratamento. A postura e comunicação entre o profissional e a pessoa, especialmente nas formas de perguntar, informar e escutar, é fundamental.[13]

Finalizando, destacam-se algumas recomendações, descritas por Cavalcanti[13], sobre **o que não fazer** na abordagem motivacional. É importante considerar que todo profissional de saúde desenvolve, ao longo da sua experiência, estratégias para interagir com as pessoas. A questão aqui não é classificar se estas estratégias são certas ou erradas, mas evitar aquelas que podem diminuir

Capítulo 11 — Promoção de Mudanças no Estilo de Vida na Atenção Primária à Saúde

TABELA 11.6	Resumindo as estratégias da entrevista motivacional	
Estratégias Recomendadas	**Afirmações automotivacionais**	**Técnicas**
✓ Tocar no tema	✓ Reconhecimento do problema	✓ Perguntas evocativas
✓ Perguntas abertas	✓ Preocupação	✓ Aprofundar
✓ Escutar reflexivamente	✓ Intenção de mudar	✓ Olhar pra frente e olhar pra trás
✓ Encorajar	✓ Otimismo	✓ Balança decisória
✓ Resumir		✓ Explorar metas
✓ Suscitar afirmações automotivacionais		✓ Usar extremos

Fonte: Adaptado de Cavalcanti e Oliveira, 2012.[13]

a chance da pessoa falar sobre o comportamento em foco e explorar suas razões e perspectivas. Por isso, algumas armadilhas podem ser evitadas. São elas:[13,29]

- considerar-se o detentor do conhecimento e do poder – o domínio do conteúdo faz com que o profissional desconsidere o saber da pessoa e da comunidade e estabeleça uma relação hierárquica de superioridade;
- dar ordens;
- ameaçar;
- dar conselhos;
- argumentar e contra-argumentar usando a lógica;
- interrogar e dialogar no estilo pergunta e resposta (pingue-pongue);
- fazer sermões (sejam eles moralizantes ou em forma de elogio), consolar, concordar;
- estabelecer um confronto – discordar, julgar ou criticar, culpabilizar, ridicularizar;
- demonstrar desaprovação ou aprovação, irritabilidade ou intolerância;
- interpretar ou analisar;
- rotular;
- não ouvir, interromper a pessoa, concluir suas frases;
- estabelecer um foco prematuro;
- não valorizar as informações da pessoa, distraindo-se ou mudando de assunto.[13,29]

A importância da abordagem para Mudança no Estilo de Vida em serviços de Atenção Primária à Saúde

A adoção precoce por toda a população de um estilo de vida saudável como dieta adequada (alimentação saudável) e prática regular de atividade física, preferencialmente desde

PARTE 1 · Princípios para o trabalho do enfermeiro na Atenção Primária à Saúde

a infância, é componente básico da prevenção das doenças cardiovasculares, melhora as condições físicas e a autoestima. Além disso, atuar educativamente com a população para evitar ou cessar o abuso do álcool e o uso tabaco; prevenir, cuidar e controlar condições como o diabetes, hipertensão e obesidade são ações fundamentais e da competência dos serviços de APS. O acompanhamento destas pessoas pelo enfermeiro e pela equipe de saúde poderá ser realizado de forma individual e/ou através da participação em atividades coletivas de educação para saúde (consulta coletiva ou grupos educativos).[1]

Entretanto, são as pessoas que decidem quais comportamentos querem adotar e cabe aos profissionais de saúde o apoio a essas decisões. Para realizar a abordagem da MEV de forma adequada, a equipe de saúde precisa conhecer o contexto pessoal, cultural e político das pessoas/famílias e as dimensões relacionadas à dinâmica de mudança de comportamento. Desta maneira, estabelece-se uma relação ética onde a valorização do outro, da sua história de vida e da sua capacidade em resolver seus problemas é considerada.[13] Quando a pessoa/família não identifica que tem um problema ou um risco/vulnerabilidade à sua saúde, cabe aos profissionais auxiliá-las a estabelecer uma conexão com essas questões para, a partir da compreensão do problema/necessidade em saúde, refletir sobre a importância (ou não) da mudança no seu estilo de vida. Se a decisão pela mudança ocorre, a equipe apoia, discute objetivos e metas com a pessoa/família e, a seguir, pactua e elabora em parceria um plano de ação. A equipe de saúde acompanha e monitora este processo, auxiliando-o a adequar seu plano de acordo com os resultados esperados/alcançados. É uma parceria que se estabelece entre os profissionais de saúde, os usuários, seus familiares e a comunidade para a construção de competências necessárias ao cuidado de si.[13]

As ações para MEV são complexas, mas em termos de serviço de saúde elas possuem baixo custo e risco mínimo, ajudam no controle das doenças crônicas estabelecidas e de outros fatores de risco, aumentam a eficácia do tratamento medicamentoso (gerando necessidade de menores doses e de menor quantidade de fármacos) e diminuem a magnitude de muitos outros fatores de risco para DCV.[7,30,31]

Os resultados do *Diabetes Prevention Program*, por exemplo, demonstraram que medidas preventivas como a adoção de um estilo de vida saudável, que inclui dieta balanceada (restrição calórica moderada com controle de gorduras saturadas e ingestão de fibras) visando discreta redução de peso (5-10%) e sua manutenção, bem como atividade física regular (caminhar pelo menos 30 minutos 5 dias na semana) podem reduzir a incidência de DM tipo 2 em até 58% das pessoas com alto risco para esta doença, em até 3 anos, sendo uma intervenção mais efetiva que o uso de metformina.[32]

A importância da realização da consultas de enfermagem na APS com o foco na motivação para a MEV e no autocuidado, bem como de ações que visam o controle dos fatores de risco modificáveis para DCV, tem sido reforçada por estudos nessa área, que indicam a efetividade da MEV na melhoria da saúde da população.[33-36]

Ao informar sobre a importância da MEV, o enfermeiro deverá utilizar ferramentas como a abordagem cognitivo-comportamental, o modelo transteórico, a entrevista motivacional, entre outras que facilitam o processo de promoção do autocuidado, com respeito à autonomia do sujeito. Essas tecnologias permitem ao enfermeiro realizar uma abordagem eficaz, capaz de auxiliar a pessoa a refletir sobre os fatores de risco (FR) e/ou condições de saúde identificados durante a avaliação, e de motivá-la para que busque, com apoio do serviço de saúde, possibilidades e alternativas para a mudança no seu estilo de vida.

Capítulo 11 — Promoção de Mudanças no Estilo de Vida na Atenção Primária à Saúde

O cuidado integral à pessoa em risco de desenvolver condições crônicas de saúde é complexo, um desafio, especialmente no que se refere a auxiliá-los a modificar seu modo de viver. A maioria dos hábitos está ligado à cultura e ao estilo de vida, sendo necessário o apoio familiar e do círculo de amigos para modificá-los. Aos poucos, a pessoa deverá aprender a gerenciar sua vida melhorando a qualidade e desenvolvendo o autocuidado, com manutenção da autonomia.[1,13]

Na CE o processo educativo deve preconizar a orientação de medidas que comprovadamente melhoram a qualidade de vida: hábitos alimentares adequados para manutenção do peso corporal e do perfil lipídico desejável; estímulo à vida ativa e aos exercícios físicos regulares; redução da ingesta de sódio; redução do consumo de bebidas alcoólicas; redução do estresse e abandono do tabagismo.[1,11,36,37]

É importante destacar que o fornecimento de informações sobre qualquer comportamento de saúde é fundamental nas atividades educativas. O conhecimento contribui para sustentar ou desenvolver novas atitudes; é o componente racional necessário para motivar uma ação desejada. Apesar de o fornecimento de informações não ser um motivador incondicional das ações visadas, não há ação que ocorra sem motivação e a motivação não ocorre sem que haja a formação de uma base de experiências prévias, construídas a partir de informações recebidas.[38]

Um dos desafios da promoção da saúde é atuar de forma a tornar o indivíduo capaz de traduzir as inúmeras informações sobre cuidados e prevenção da saúde às quais ele está exposto e dar um sentido interno a elas para transformá-las em informações práticas que possa utilizar cotidianamente como, por exemplo, conhecer e saber quais alimentos deve escolher para garantir uma alimentação saudável ou saber quanto tempo deve caminhar para sair do risco de sedentarismo. Entretanto, como visto anteriormente o fornecimento de informações, embora importante, não permite por si só a mudança no comportamento. A motivação é a chave para essa mudança.

A seguir, vamos apresentar de forma geral e resumida as principais recomendações da literatura sobre hábitos saudáveis de vida, as quais podem servir de informação no processo motivacional, de forma a auxiliar a percepção acerca dos riscos e consequências do comportamento atual da pessoa, na sua conscientização sobre o problema e na escolha das prioridades que vão direcionar o plano de cuidados. As mudanças de estilo de vida (MEV) recomendadas que possuem no momento evidências de impacto na melhoria das condições de saúde[31,37] incluem os itens a seguir.

▪ Hábitos alimentares saudáveis

O plano alimentar para pessoas com condições crônicas de saúde ou em risco de desenvovê-las deve ser personalizado, construído em colaboração (participação dos familiares e/ou cuidadores) de acordo com a idade, o sexo, estado metabólico e nutricional, situação biológica, atividade física, doenças intercorrentes, hábitos socioculturais, situação econômica e disponibilidade dos alimentos em sua região.[39,40]

A adoção de um plano alimentar saudável é fundamental e visa:[39,40]

- permitir a manutenção do balanço energético e do peso saudável;
- reduzir a ingestão de calorias sob forma de gorduras, mudando o consumo de gorduras saturadas para insaturadas e reduzindo o consumo de gorduras trans (hidrogenadas);
- aumentar a ingestão de frutas, hortaliças, leguminosas e cereais integrais;
- reduzir a ingestão de açúcar livre;
- reduzir a ingestão de sal (sódio) sob todas as formas.

As orientações contidas no Guia Alimentar[40] devem ser abordadas; para tanto, é necessário conhecer e saber utilizar os "Dez passos para alimentação saudável", apresentados no Capítulo 23. Além disso, por serem extensas, não é possível, nem didático, realizar todas as recomendações em uma consulta.[39] O enfermeiro deve estar atento àquelas recomendações de maior impacto, considerando a situação clínica, os hábitos alimentares e a motivação da pessoa, priorizando e/ou enfatizando as orientações de forma estratégica, seguindo um plano terapêutico durante o acompanhamento da pessoa em consultas individuais ou em grupo. O papel do profissional não é somente repassar as informações, mas de estimular a problematização, fazendo com que a pessoa se torne sujeito da ação, promovendo autonomia e autocuidado.[39]

- Manutenção ou perda de peso (se houver excesso de peso)

O sobrepeso e a obesidade são abordados no Capítulo 23 desta publicação.

A obesidade é um fator de risco independente para diabetes, hipertensão arterial, dislipidemia e para as doenças cardiovasculares, que são a maior causa de morte nas pessoas com diabetes.[39,40]

Moderadas perdas de peso aumentam o controle glicêmico, diminuem o risco cardiovascular e podem prevenir o desenvolvimento de DM tipo 2 naqueles com pré-diabetes. Portanto, perda de peso é uma importante estratégia terapêutica em pessoas com sobrepeso ou obesidade e com DM tipo 2 ou em risco de desenvolvê-la.[11,41]

A abordagem primária para se atingir a perda de peso não inclui apenas a diminuição da ingesta calórica, mas também o aumento da atividade física.[1]

- Atividade física

O exercício físico regular reduz a pressão arterial e fornece benefícios adicionais, tais como: diminuição do peso corporal, ação coadjuvante no tratamento das dislipidemias, da resistência à insulina, do abandono do tabagismo e do controle do estresse, além de melhorar a qualidade de vida das pessoas.[42]

O exercício físico praticado de forma regular melhora o controle glicêmico, diminui os fatores de risco para doença coronariana, contribui para a perda de peso, melhora o bem-estar, além de prevenir DM tipo 2 em indivíduos de alto risco. O exercício, como fator de prevenção e tratamento de diabetes, hipertensão e dislipidemias traz benefícios incontestáveis para as pessoas.[1,11,37,39,41]

Para orientar uma pessoa sobre os benefícios da realização da atividade física é necessário levantar um histórico de atividade física anterior, avaliar aptidão, identificar o que a pessoa gosta de fazer, analisar a condição financeira e a existência de equipamentos mínimos, como: tênis, meia e roupas adequadas para a prática. Caso o indivíduo tenha preferência por um tipo de exercício, iniciar a adesão com a prescrição por este exercício. Se o indivíduo não tiver preferência, iniciar com a prescrição de exercícios aeróbios, preferencialmente a caminhada. O indivíduo deve, ainda, ser incentivado a praticar exercícios de alongamento antes e após as sessões de exercícios, com o objetivo de melhorar sua flexibilidade.[43,44]

A prescrição de exercícios requer que se descrevam a frequência (3-7 dias na semana), a intensidade (60 e 70% da FC máxima) e a duração (30 a 60 minutos) dos exercícios. Portanto, a pessoa precisa receber uma prescrição contendo todos esses itens para que possa fazer sua prática com segurança. É importante manter um agendamento periódico com a pessoa após o início do exercício físico, para avaliar e readequar a intensidade do exercício, quando necessário.[43,44]

O exercício físico pode ser classificado em dois tipos, de acordo com o tipo de consumo energético provocado:[45]

a) *exercícios aeróbios ou de resistência* – exercício continuado, de moderada intensidade, de três a cinco vezes por semana, 30-50 minutos ao dia, como por exemplo: caminhadas; corridas; ciclismo; dança; natação;[45]

b) *exercícios anaeróbios ou resistidos* – são exercícios de força ou contra-resistência que preconizam o ganho de massa muscular, com consequente melhora da força e do equilíbrio, que devem ser executados em baixa intensidade e curta duração, exemplo: musculação.[45]

O enfermeiro deve recomendar a busca de um profissional para o acompanhamento de atividades físicas aeróbias (preconizam a prática de exercícios contínuos) de acordo com a avaliação das condições físicas e de saúde, alertando para os seguintes cuidados:[42-44]

- os exercícios precisam ser prescritos de forma a progredir gradualmente até atingirem os parâmetros ideais de frequência, duração e intensidade;
- os exercícios regulares devem perfazer um total de 150 minutos/semana e são recomendados para melhorar o controle glicêmico, manter ou diminuir o peso e reduzir os riscos de doença cardiovascular;
- os exercícios devem ser prescritos com uma frequência de, pelo menos, 3 vezes por semana regularmente como exercícios contínuos;
- a prescrição da sequência de atividades aeróbias para indivíduos com DM tipo 2 não deve ter intervalo de mais de 2 dias consecutivos;
- a prescrição inicial deve comtemplar a realização de atividades de intensidade leve a moderada, isto é, de 55 a 70% da frequência cardíaca (FC) máxima[d];
- os exercícios devem atingir a faixa entre 60 e 70% da FC máxima para alcançar um treinamento efetivamente aeróbio;
- orientar as pessoas a observar as seguintes características como parâmetro para realizar exercício em intensidade moderada:
  - respiração: não deve ficar ofegante (conseguir falar frases compridas sem interrupção e manter o padrão respiratório);
  - fadiga (cansaço): sentir-se moderadamente cansado no exercício (sem perder a capacidade de movimentar-se na mesma intensidade ou velocidade e característica do movimento).[42]

Outra questão importante é conversar sobre atividade física correlacionando as orientações com o problema clínico que a pessoa apresenta. Por exemplo, se o enfermeiro está orientando uma pessoa com DM, ele deverá destacar os cuidados especiais, antes e após a prática de exercícios, entre eles:[43,46]

- realizar avaliação da glicemia antes da sessão de exercício;[43,46]
- ingerir suplemento alimentar (15 a 30 g) de carboidrato a cada 30-40 minutos ao praticar exercícios intensos e/ou prolongados;[43,46]

---

[d] A frequência cardíaca (FC) é um parâmetro preciso para controlar a intensidade do exercício. O cálculo para a FC de treinamento adota a seguinte fórmula: FC treino = (FC máxima – FC repouso) x % desejado p/ intesidade do exercício + FC repouso. Onde a FC máxima deve ser preferencialmente estabelecida em um teste ergométrico máximo. Na sua impossibilidade, pode-se usar a fórmula: Homens- FC máxima = 220 – idade e para Mulheres- FC máxima = 226 – idade. A FC de repouso é medida após 5 minutos de repouso deitado.[46]

PARTE 1   Princípios para o trabalho do enfermeiro na Atenção Primária à Saúde

- ingerir carboidrato adicional se a glicose tiver níveis < 100 mg/dL;[43,46]
- simular eventos para determinar a resposta individual ao estresse do exercício;[43,46]
- hidratar-se adequadamente sempre;[43,46]
- levar sempre uma fonte de glicose rápida como uma bala ou sachê de glicose, para eventuais sinais de hipoglicemia durante o exercício, que são raros nesta intensidade;[43,46]
- ter cuidado ao escolher os calçados (tênis) – ver Capítulo 22.

Para aqueles que utilizam insulina:

- tomar cuidado, no dia do exercício, com o aumento da sensibilidade muscular à insulina (30-35%);[43,46]
- observar que a dose não ajustada de insulina (25-30%) pode causar desequilíbrio entre a utilização periférica e a produção hepática;[43,46]
- observar a necessidade de reajustar a dosagem de insulina, pois com o treinamento ocorre aumento do $VO_{2máx}$. e uma maior captação de glicose pelo músculo;[43,46]

Quando não se exercitar:[43,46]

- glicemia abaixo de 100 mg/dL ou acima de 250 mg/dL;
- presença de cetose urinária;
- presença de doença infecciosa ou outras;
- presença de hemorragia retiniana ativa ou terapia com *laser* recente;

- ## Diminuição da ingestão de bebidas alcoólicas

A ingestão excessiva de bebidas alcoólicas está relacionada ao aumento da pressão arterial, dos níveis de triglicerídeos e da carga calórica total.[1,11,37,39] Existe associação entre a ingestão de álcool e alterações de PA, dependendo da quantidade ingerida. Claramente, uma quantidade maior de etanol eleva a PA e está associada a maiores morbidade e mortalidade cardiovasculares.[1,11,37,39]

É aconselhável que o consumo de álcool não ultrapasse 30 g de etanol/dia (para indivíduos do sexo masculino) e de 15 g de etanol/dia (para mulheres e indivíduos com baixo peso), de preferência não habitualmente.[1,11,37,39] As pessoas com consumo excessivo de álcool devem ser estimuladas a reduzi-lo ou evitá-lo.

- ## Abstinência tabágica

O tabagismo é abordado no Capítulo 24. De forma geral, recomenda-se que:[48]

- todos as pessoas devem ser advertidas para não fumar;
- na rotina, além do aconselhamento para cessação do tabaco, deve-se incluir outras metodologias que possam auxiliar na sua cessação;
- nas consultas, informar que o tabagismo aumenta o risco para doença coronariana; aumenta a resistência às drogas anti-hipertensivas; está associado ao desenvolvimento prematuro de complicações microvasculares e lesões em órgão-alvo e é a mais importante causa de morte prematura modificável.[48]

A elaboração de um plano de cuidados para implementar MEV

O plano de cuidado relacionado à MEV precisa ser construído junto com a pessoa para que sua implementação seja viável. O apoio da família e do grupo de amigos ao plano de cuidado é muito

Capítulo 11 — Promoção de Mudanças no Estilo de Vida na Atenção Primária à Saúde

importante, bem como a inclusão das sugestões apresentadas pela pessoa durante o acompanhamento. As intervenções propostas precisam ser adaptadas à sua situação socioeconômica e à sua cultura, possibilitando, assim, que sejam executadas e resultem em maior adesão ao plano de cuidados e melhoria das suas condições de saúde.

No processo de planejamento e implementação da assistência de enfermagem por meio das consultas relacionadas à promoção de MEV, à educação em saúde e ao acompanhamento de condições crônicas de saúde, o enfermeiro deve estar atento às seguintes situações:[1,11,37,39]

- dificuldades e déficits cognitivo, analfabetismo;
- diminuição da acuidade visual e auditiva;
- dificuldade de compreender sua condição crônica;
- problemas emocionais, depressão ou sintomas depressivos;
- barreiras psicológicas;
- pouco ou nenhum apoio familiar e/ou social;
- desinteresse na mudança de comportamento necessária para melhorar sua condição de saúde;
- sentimento de fracasso pessoal; crença no aumento da severidade da doença;
- medo relacionado à condição crônica e seu prognóstico.

A elaboração de um plano comum de cuidados é um processo de interação, entre o profissional de saúde e a pessoa em atendimento, que envolve a compreensão e concordância de ambos em três pontos principais: a definição do problema, o estabelecimento de metas e prioridades e a identificação dos papéis de cada um.[49]

A literatura aponta algumas atitudes que o profissional pode desenvolver na abordagem, que facilitam a participação da pessoa na elaboração do plano de cuidados, são elas:[1,13]

- avaliar sentimentos, ideias, funcionalidade e expectativas da pessoa em relação ao problema identificado;
- ouvir e respeitar opiniões da pessoa;
- explicar as opções, vantagens e desvantagens de cada intervenção, mas evitar dar opiniões ou decidir pela pessoa;
- evitar o uso de jargões.

É fundamental estimular a pessoa a participar da elaboração do plano comum de cuidados, e conforme descrevemos anteriormente, o profissional deve fazer perguntas abertas que incentivem o envolvimento na construção do plano. Por exemplo:[1,13]

- "Como você acha que podermos apoiá-lo nesse processo de MEV que você deseja realizar?"
- "O que você acha que pode ser feito em relação a esse problema de saúde?"
- "Você vê alguma dificuldade com essa atividade? O que podemos fazer para conseguirmos superá-la?"

As decisões de formulação do plano devem estar apoiadas em metas e prazos acordados e podem demandar as ações de forma concomitante ou isolada, dependendo das combinações entre o profissional e a pessoa, dos recursos da unidade de saúde e da rede de atenção do município.[1,13]

Por mais eficazes que sejam os tratamentos cientificamente comprovados por estudos experimentais e por mais bem elaborados que sejam escritos os programas educativos e a relação de pontos-chave para ações educativas, de nada adiantará todo esse conhecimento técnico se as

PARTE 1   Princípios para o trabalho do enfermeiro na Atenção Primária à Saúde

pessoas não os incorporarem de maneira adequada na vida diária. Tudo se perde se não houver motivação e adesão às recomendações relacionadas ao uso de medicamentos, à mudança de estilo de vida e ações diárias de autocuidado.

A atuação do enfermeiro e da equipe multiprofissional deve levar em consideração que, embora a motivação seja um estágio interno de disposição para a mudança (motivação intrínseca), ela sofre influência de fatores externos (motivação extrínseca). É nessa perspectiva que o enfermeiro precisa estar preparado para atuar e contribuir com a realização de um processo educativo voltado para a motivação do autocuidado, para promoção de melhores condições de saúde e manutenção ou melhoria da qualidade de vida com autonomia e autoeficácia.

Aspectos-chave

- Os principais fatores de risco para doenças crônicas não transmissíveis são: tabagismo, alcoolismo, alimentação não saudável, inatividade física e excesso de peso, e necessitam ser abordados de forma integrada para prevenção e cuidado de condições como o diabetes, hipertensão e obesidade.
- As orientações para promoção de mudanças no estilo de vida (MEV) realizadas na Atenção Primária à Saúde (APS), pelos enfermeiros, têm como objetivo informar, sensibilizar e motivar as pessoas e famílias a adotarem medidas em seu cotidiano que favoreçam a redução do risco à saúde provocado por condições crônicas não transmissíveis.
- O enfermeiro precisa instrumentalizar-se para aplicar os conhecimentos da Terapia Cognitivo-Comportamental, do Modelo Transteórico e de Entrevista Motivacional voltados para a motivação e promoção de MEV de adultos e idosos, na APS.
- O Modelo Transteórico de mudança delineia o caminho percorrido por uma pessoa em qualquer processo de mudança comportamental, quer seja impulsionado e gerenciado por ela mesma, quer seja em função (ou com o apoio) de agentes/elementos externos.[24]
- Durante os atendimentos, o enfermeiro precisa identificar em qual estágio de mudança do comportamento a pessoa se encontra, para definir sua abordagem e auxiliar a pessoa na reflexão da sua condição de saúde.
- As pessoas possuem dificuldades para implementar MEV e, muitas vezes, precisam do suporte e do autocuidado apoiado para conquistarem a autonomia e a autoeficácia.
- O enfermeiro deve levar em consideração que, embora a motivação seja um estágio interno de disposição para a mudança (motivação intrínseca), ela sofre influência de fatores externos (motivação extrínseca).
- O enfermeiro precisa estar preparado para atuar como motivação extrínseca para as pessoas que acessam os serviços de saúde e contribuir com a realização de um processo educativo voltado para o autocuidado, para a MEV e promoção de melhores condições de vida e saúde com autonomia e autoeficácia.

Referências

1. Brasil. Ministério da Saúde. Secretaria de Atenção à Saúde. Departamento de Atenção Básica. Estratégias para o cuidado da pessoa com doença crônica. Cadernos de Atenção Básica, n. 35; Brasília: Ministério da Saúde, 2014. 162 p.
2. Schmidt MI, Duncan BB, Stevens A et al. Doenças Crônicas não transmissíveis no Brasil: mortalidade, morbidade e fatores de risco. In: Ministério da Saúde Departamento de Analise de Situação de Saúde Secretaria de Vigilância em Saúde, ed. Saúde Brasil 2009: Uma analise da situação de saúde e da Agenda Nacional e Internacional de Prioridades em Saúde. Brasília: 2010.

3. Sharma AM, Wittchen Hu, Kirchw W et al. High prevalence and poor control of hypertension in primary care: cross-sectional study. J.Hypertension, USA,22(3):479-86, 2004, Mar.
4. Contreras ME, Otero BDR; Garrote JAD et al. Are hypertensive patients managed in primary care well evaluated and controlled? HICAP study Na Med Interna, USA. 2007 Jul;24(7):312-6.
5. Orduñez-Garcia P, Muñoz, JLB, Pedraza D et al. Success in control of hypertension in a low-resource setting: the Cuban experience. USA, Journal of Hypertension: May,2006;24(5):845-849.
6. Bahia LR, Araujo DV, Schaan BD et al. The costs of type 2 diabetes mellitus outpatient care in the Brazilian public health system. Value Health 2011;14(5 Suppl 1):S137-140.
7. Grandi AM, Maresca AM, Sessa A, et al. Longitudinal study on hypertension control in primary care: the Insubria study. American Journal Hypertension USA. 2006;19:140-5.
8. Rollnick S, Miller WR, Butler CC. Entrevista motivacional no cuidado da saúde: ajudando pacientes a mudar o comportamento. Porto Alegre: Artmed, 2009.
9. Toral N, Slater B. Abordagem do modelo transteórico no comportamento alimentar. Ciência & Saúde Coletiva. 2007;12(6):1641-1650.. Disponível em: http://www.scielo.br/scielo.php?script=sci_arttext&pid=S1413-81232007000600025. Acessado em: 25 jun. 2016.
10. Assis MAA, Nahas MV. Aspectos motivacionais em programas de mudança de comportamento alimentar. Rev Nutr. 1999;12(1):33-41.
11. Brasil. Ministério da Saúde. Secretaria de Atenção à Saúde. Departamento de Atenção Básica. Estratégias para o cuidado da pessoa com doença crônica: diabetes mellitus. CAB nº 36. Brasília: Ministério da Saúde, 2013. 160 p.
12. Foster PC, Benett AM, Orem DE. In: George JB. Teorias de enfermagem: os fundamentos à pratica profissional [tradução de Ana Maria Vasconcellos Thorell]. 4a ed. Porto Alegre (RS): Artmed; 2000. p. 83-102. 375 p.
13. Cavalcanti AM, Oliveira ACL, orgs. Autocuidado apoiado: manual do profissional de saúde. Curitiba: Secretaria Municipal de Saúde, 2012. 92p. Disponível em: http://www.saude.curitiba.pr.gov.br/images/programas/arquivos/autocuidado/auto%20cuidado.pdf Acessado em: 25 jun. 2016.
14. Diógenes MAR, Pagliuca LMF. Teoria do autocuidado: análise crítica da utilidade na prática da enfermeira. Rev Gaúcha Enferm, Porto Alegre (RS). dez 2003;24(3):286-93.
15. Bandura A. On the functional properties of self-efficacy revisited. Journal of Management, 2012;38:9-44. Disponível em: http://jom.sagepub.com/content/38/1/9.full.pdf+html. Acessado em: 25 jun. 2016.
16. Ferreira SRS, Takeda SMP, Lens ML, Flores R. As ações programáticas em serviços de Atenção Primária à Saúde. Revista Brasileira Saúde da Família. Ano X, número 23, jul/set 2009. Disponível em: http://189.28.128.100/dab/docs/publicacoes/revistas/revista_saude_familia23.pdf. Acessado em: 27 jun. 2016.
17. Hickman JS. Introdução a teoria da enfermagem. In: George JB. Teorias de enfermagem: os fundamentos à pratica profissional [tradução de Ana Maria Vasconcellos Thorell]. 4a ed. Porto Alegre (RS): Artmed; 2000. p. 83-102. 375 p.
18. Caminha RM, Vasconcellos JLC. Os processos representacionais nas práticas das terapias cognitivo comportamentais. In: Caminha RM, et al. Psicoterapias Cognitivo-comportamentais: teoria e prática. São Paulo: Casa do Psicólogo; 2003. p. 23-28.
19. Knapp P, Rocha DB. Conceitualização Cognitiva: modelo de Beck. In: Caminha, Renato M et al. Psicoterapias Cognitivo-comportamentais: teoria e prática. São Paulo: Casa do Psicólogo; 2003. p. 40-45.
20. Dantas C, Rodrigues CC. Estratégias metacognitivas como intervenção psicopedagógica para o desenvolvimento do automonitoramento. Revista Psicopedagogia. 2013;30(93):2026-2035. : Disponível em: http://pepsic.bvsalud.org/scielo.php?script=sci_arttext&pid=S0103-84862013000300009&lng=pt&tlng=pt. Acessado em 23 jun. 2016.
21. Reis GG, Nakata LE. Modelo transteórico de mudança: Contribuições para o coaching de executivos. Revista Brasileira de Orientação Profissional. jan.-jun. 2010;11(1):61-72. Disponível em: http://pepsic.bvsalud.org/pdf/rbop/v11n1/v11n1a07.pdf. Acessado em: 27 jun. 2016.
22. Oliveira MS, Laranjeira R. Teoria e prática da entrevista motivacional. In: Knapp P, et al. Terapia cognitivo-comportamental na prática psiquiátrica. Porto Alegre: Artmed; 2004. p. 469-482.
23. Prochaska JO, DiClemente CC, Norcross JC. In search of how people change. Applications to addictive behaviors. Am Psychol. Sep 1992;47(9):1102-14. Disponível em: http://www.ncbi.nlm.nih.gov/pubmed/1329589. Acessado em: 28 jun. 2016.
24. Toral N, Slater B. Aplicação do Modelo Transteórico em Estudos de Nutrição. In: Diez-Garcia RW, Cervato-Mancuso AM. Mudanças alimentares e educação nutricional. Rio de Janeiro: Guanabara Koogan; 2011.
25. Wikipédia. A enciclopédia livre. Comportamento. Disponível em: https://pt.wikipedia.org/wiki/Comportamento. Acessado em: 25 jul. 2016.
26. Prochaska JO, Velicer WF. The Transtheoretical Modelo of Health Beavior Change. Am J Health Promotion. 1997;12(1):38-48.

PARTE 1   Princípios para o trabalho do enfermeiro na Atenção Primária à Saúde

27. Fiore MC, Novotny TE, Pierce JP et al. Methods used to quit smoking in the United States. Journal of the American Medical Association., 1990;263:2760-2765.

28. Fiore MC, Jaen CR, Baker TB et al. Treating Tobacco Use and Dependence: 2008 Update. Clinical Practice Guideline. Rockville MD: U.S. Department of Health and Human Services. Public Health Service. May 2008. Disponível em https://www.ncbi.nlm.nih.gov/books/NBK63952/ Acessado em: 25 jun. 2016.

29. Miller WR, Rollnick S. Entrevista Motivacional: preparando pessoas para a mudança de comportamentos adictivos. Porto Alegre: Artmed; 2001.

30. Schmidt MI, et al. Doenças crônicas não transmissíveis no Brasil: carga e desafios atuais. www.thelancet.com. Publicado Online em 9 de maio de 2011 DOI:10.1016/S0140-6736(11)60135-9. Acessado em: 20 jul. 2016.

31. International Diabetes Federation. IDF Diabetes Atlas. Disponível em: http://www.idf.org/diabetesatlas/downloads Acessado em: 25 jun. 2016.

32. Molitch ME, Fujimoto W, Hamman RF, Knowler WC; Diabetes Prevention Program Research Group. The diabetes prevention program and its global implications. J Am Soc Nephrol. 2003 Jul;14(7 Suppl 2):S103-7.

33. Tuomilehto J, Lindstrom J, Eriksson JG, Valle TT, Hamalainen H, Hanne-Parikka P, et al. For the finish Diabetes Prevention Program. Prevention of type 2 diabetes mellitus by changes in life style among subjects with impaired glucose tolerance. N England J Med. 2001;344(18):1343-50.

34. Saaristo T, Moilanen L, Korpi-Hyöälti E et al. Lifestyle intervention for prevention of type 2 diabetes in primary health care: one-year follow-up of the Finnish National Diabetes Prevention Program (FIN-D2D). Diabetes Care 2010;33(10):2146-2151.

35. Knowler WC, Barrett-Connor E, Fowler SE, Hamman RF, Lachin JM, Walker EA, Nathan DM. Reduction in the incidence of type 2 diabetes with lifestyle intervention or metformin. N Engl J Med., 2002;346(6):393-403.

36. Soósová MS, Hrehová J. The effect of education on lifestyle changes and metabolic syndrome components. Cent Eur J Nurs Midw. 2014;5(4):161-168.

37. Brasil. Ministério da Saúde. Secretaria de Atenção à Saúde. Departamento de Atenção Básica. Estratégias para o cuidado da pessoa com doença crônica: hipertensão arterial sistêmica. CAB nº 37, Brasília: Ministério da Saúde, 2013. 128 p. Disponível em: http://189.28.128.100/dab/docs/portaldab/publicacoes/caderno_37.pdf. Acessado em: 30 jun. 2016.

38. Kilander HF. Testing health information of students and adults. J School Health. 2001;71(8):411-413.

39. Brasil. Ministério da Saúde. Cadernos de Atenção Básica: Estratégias para o cuidado da pessoa com doença crônica obesidade [Internet]. Brasília: Ministério da Saúde. 2014. 214 p. Disponível em: http://189.28.128.100/dab/docs/portaldab/publicacoes/caderno_38.pdf. Acessado em: 30 jun. 2016.

40. Brasil. Ministério da Saúde. Guia Alimentar para a Populacao Brasileira [Internet]. 2014. 156 p. Disponível em: http://bvsms.saude.gov.br/bvs/publicacoes/guia_alimentar_populacao_brasileira_2008.pdf. Acessado em: 25 jun. 2016.

41. Sociedade Brasileira de Diabetes. Diretrizes da Sociedade Brasileira de Diabetes: 2015-2016. Milech A et al. Oliveira JEP & Vencio S, orgs. São Paulo: A.C. Farmacêutica; 2016.

42. Warburton DER, Nicol CW, Bredin SSD. Prescribing exercise as preventive therapy [review]. CMAJ. 2006 Mar;174(7):961-74.

43. Pinto MEB, Tavares AMV. Exercício físico para pessoas com Diabetes Mellitus tipo 2: recomendações para o trabalho de equipes da Atenção Primária à Saúde. In Brasil. Ministério da Saúde. Grupo Hospitalar Conceição. Gerência de Saúde Comunitária. A organização do cuidado às pessoas com Diabetes Mellitus tipo 2, em serviços de Atenção Primária à Saúde. Porto Alegre: Hospital Nossa Senhora da Conceição; ago. 2011. p. 121-132.

44. Pinto MEB, Tavares AMV. Exercício físico para pessoas com HAS: recomendações para o trabalho de equipes da Atenção Primária à Saúde. In Brasil. Ministério da Saúde. Grupo Hospitalar Conceição. Gerência de Saúde Comunitária A organização do cuidado às pessoas com hipertensão arterial sistêmica em serviços de Atenção Primária à Saúde. Porto Alegre: Hospital Nossa Senhora da Conceição; ago. 2011. p. 117-126.

45. Caspersen CJ, Powell KE, Christenson GM. Physical activity, exercise, and physical fitness: definitions and distinctions for health-related research. Public Health Rep. Mar 1985;100(2):126-31.

46. Umpierre D, Ribeiro PAB, Kramer CK, Leitão CB, Zucatti ATN, Azevedo MJ et al. Physical activity advice only structured exercise training and association With HbA1C levels in type 2 diabetes – A sistematic review and meta-analysis. JAMA. May 2011;305(17):1790-99.

47. Fronteira W. Exercício Físico e Reabilitação. Porto Alegre: Artes Médicas Editora; 2002.

48. Brasil. Ministério da Saúde. Secretaria de Atenção à Saúde. Departamento de Atenção Básica. Estratégias para o cuidado da pessoa com doença crônica : o cuidado da pessoa tabagista. CAB n 40. Brasília: Ministério da Saúde; 2015.154 p.

49. Stewart M., Brown JB, Weston WW, McWhinney IR, McWilliam CL, Freeman TR. Medicina centrada na pessoa: transformando o método clínico. Porto Alegre: Artmed; 2010. 376p.

12

O Trabalho dos Enfermeiros na Saúde Suplementar com Serviços de Atenção Primária à Saúde

Vilma Regina Freitas Gonçalves Dias

O que há neste capítulo?

Abordam-se conteúdos relacionados à Saúde Suplementar (SS) do Brasil, entre eles: como se organiza o setor da SS no país, o modelo de atenção predominante, os movimentos de reorganização do modelo assistencial, a Atenção Primária à Saúde (APS) na SS e a enfermagem inserida nesse contexto. Os conteúdos visam proporcionar à enfermagem o conhecimento de como este mercado se ordena, considerando que cada vez mais o seguimento exige profissionais com este conhecimento. Espera-se que ao final da leitura os enfermeiros compreendam como funciona a SS e as práticas da enfermagem na APS deste setor, para que possam dispensar cuidados de extrema relevância e contribuir de forma efetiva na construção de um novo modelo de atenção à saúde na SS.

Introdução

O sistema de saúde brasileiro segue as diretrizes estabelecidas na Constituição Federal de 1988 e se divide em dois subsistemas: o público e o privado.[1]

O subsistema privado é dividido em dois subsetores: o da saúde suplementar e o liberal (denominado como "particular"). O particular é conformado por serviços autônomos com clientes captados por estratégias de cada serviço/profissional. Os valores praticados, as formas de tratamento e os protocolos utilizados são definidos de maneira independente e liberal por cada profissional. O controle do acesso e da qualidade dos serviços prestados é também feito individualmente e não há referência científica preconizada/controlada pelo governo para seguimento dos mesmos. O desembolso dos tratamentos é sempre realizado pelo cliente.

O subsetor da Saúde Suplementar (SS) é composto por cinco modalidades de Operadoras de Planos de Saúde (OPS): Seguradoras, Cooperativas, Medicina de Grupo, Autogestões e Filantropia, todas reguladas e fiscalizadas pela Agência Nacional de Saúde (ANS). O total da população assistida por este seguimento era de 48.487.129 pessoas em setembro de 2016 (Tabela 12.1).

PARTE 1

Princípios para o trabalho do enfermeiro na Atenção Primária à Saúde

O financiamento é privado, sendo que 80% são planos coletivos, portanto, financiados pelos empregadores (plano coletivo empresarial que oferece cobertura a uma massa de trabalhadores de determinada empresa e pode prever a cobertura de dependentes legais; e o plano coletivo por adesão, que é oferecido a uma massa delimitada, em que a adesão é espontânea e opcional dos funcionários, com ou sem a opção de inclusão de dependentes) e 20% planos individuais, conforme descrição a seguir.[2]

TABELA 12.1	Beneficiários de planos de saúde, segundo o tipo de contratação, no Brasil, em setembro de 2016	
Tipo de Contratação	**Assistência Médica**	**Exclusivamente Odontológico**
Individual ou Familiar	9.492.363	3.674.262
Coletivo empresarial	32.136.535	16.022.957
Coletivo por adesão	6.584.431	1.855.389
Coletivo não identificado	10.221	4.153
Não informado	263.579	46.294
TOTAL	**48.487.129**	**21.603.055**

Fonte: ANS.[2]

Nessa modalidade os prestadores de assistência são privados, contratados pelas OPS e conformam a rede credenciada. Muitos prestadores atendem a várias OPS. Algumas modalidades de OPS possuem Serviços Próprios, ou seja, estruturam os serviços com quadro de pessoal contratado e definem o modelo de atuação que oferecem aos seus beneficiários. Por vezes, o subsetor da SS não oferece alguns serviços e os contrata do subsistema público.

O subsistema de planos de saúde é definido, no Brasil, como suplementar devido à opção de se pagar um seguro privado para ter acesso à assistência, mesmo mantendo a contribuição compulsória para o subsistema público para a seguridade social, que inclui o direito ao acesso ao serviço público. Por outro lado, poderia ser classificado como complementar, e por vezes o é, quando supõe a existência e a limitação do sistema de saúde público – neste caso, o sistema privado complementa a cobertura de determinados serviços.[3]

Na construção histórica do sistema de saúde brasileiro prevalecia o modelo do seguro social organizado em torno dos Institutos de Aposentadorias e Pensões (IAPs). Esses institutos, representantes de diversas categorias de trabalhadores urbanos, compravam a prestação de serviços de consultórios médicos ou de estabelecimentos hospitalares. Na década de 40 foram estruturadas as Caixas de Assistência à Saúde, pois alguns trabalhadores já não estavam satisfeitos com os IAPs. As Caixas proporcionavam atendimento diferenciado e o pagamento se dava por meio de empréstimos ou reembolso pela utilização de serviços de saúde externos à Previdência Social, ainda que estes serviços pudessem ser prestados por ela.[1]

Capítulo 12 — O Trabalho dos Enfermeiros na Saúde Suplementar com Serviços de Atenção Primária à Saúde

Na década de 50, com a instalação no país de empresas estatais e multinacionais, surgem os sistemas assistenciais próprios, isto é, que prestavam assistência médica de forma direta a seus funcionários, então chamada de assistência patronal, e atendia principalmente àqueles representantes de categorias com maior poder econômico. Sua rede de atendimento era constituída de unidades próprias e credenciadas em dois subsistemas: um voltado ao atendimento de trabalhadores rurais e outro para trabalhadores urbanos. Simultaneamente, as caixas de assistência e os sistemas patronais também estendiam seus credenciamentos para atender a demanda cada vez maior por atendimentos externos à Previdência Social.[1]

Desde a década de 60, trabalhadores de estatais, bancários, algumas instituições do governo federal, entre outros, já possuíam planos de saúde. Este período representou um marco na história da SS no Brasil e os diversos arranjos estabelecidos na relação público/privado, por quase seis décadas, conformaram esse setor, que exibe diferenciação entre as modalidades de operadoras de planos e seguros de saúde, estabelecida de acordo com características relacionadas à sua forma de organização, conforme se descreve a seguir:[4]

- **Modalidades de operadoras de plano e seguros de saúde**
  a) *Seguradora especializada em saúde*: empresa constituída em sociedade seguradora com fins lucrativos que comercializa seguros de saúde e oferece, obrigatoriamente, reembolso das despesas médico-hospitalares ou odontológicas, ou que comercializa ou opera seguro que preveja a garantia de assistência à saúde.[4]
  b) *Autogestão*: modalidade na qual é classificada uma entidade que opera serviços de assistência à saúde ou empresa que se responsabiliza pelo plano privado de assistência à saúde destinado, exclusivamente, a oferecer cobertura aos empregados ativos de uma ou mais empresas, associados integrantes de determinada categoria profissional, aposentados, pensionistas ou ex-empregados, bem como a seus respectivos grupos familiares definidos. As autogestões podem ser classificadas em autogestão por recursos humanos, autogestão com mantenedor e autogestão sem mantenedor.[4]
  c) *Cooperativa:* modalidade na qual é classificada uma operadora que se constitui na forma de associação de pessoas sem fins lucrativos nos termos da Lei nº 5.764, de 16 de dezembro de 1971, formada por médicos ou dentistas, e que comercializam ou operam planos de assistência à saúde ou de odontologia.[4]
  d) *Filantropia*: modalidade na qual é classificada a operadora que se constitui em entidade sem fins lucrativos que opera planos de saúde e que tenha obtido certificado de entidade filantrópica junto ao Conselho Nacional de Assistência Social (CNAS).[4]
  e) *Medicina de grupo:* modalidade na qual é classificada uma operadora que se constitui em sociedade que comercializa ou opera planos de saúde, excetuando-se as classificadas nas modalidades: administradora, cooperativa médica, autogestão, filantropia e seguradora especializada em saúde.[4]

Atualmente o Brasil está vivendo um decréscimo nos números de pessoas vinculadas aos planos de saúde devido à crise instalada no país, gerando demissões e, com elas, a perda da cobertura do plano coletivo de saúde[5]. O plano de saúde individual também tem decrescido.[5] A Tabela 12.2 demonstra esse decréscimo.

PARTE 1 — Princípios para o trabalho do enfermeiro na Atenção Primária à Saúde

TABELA 12.2	Taxa de variação do número de beneficiários[a] de planos privados de saúde por tipo de contratação do plano, segundo cobertura assistencial (Brasil - junho/2015-junho/2016 [b])						
Cobertura assistencial do plano	Total	Coletivo				Individual	Não informado
		Total	Empresarial	Por adesão	Não identificada		
Assistência Médica com ou sem odontologia							
Em um ano (jun/15- jun/16)	-3,28	-3,21	-3,36	-2,49	-3,18	-3,17	-14,78
No ano (dez/15 -jun/16)	-3,28	-3,21	-3,36	-2,49	-3,18	-3,17	-14,78
No trimestre (mar/16 - jun/16)	-0,50	-0,44	-0,55	0,06	-0,19	-0,66	-2,68
Exclusivamente odontológico							
Em um ano (jun/15- jun/16)	1,90	2,15	2,41	-0,15	-8,60	1,38	-33,18
No ano (dez/15 - jun/16)	1,90	2,15	2,41	-0,15	-8,60	1,38	-33,18
No trimestre (mar/16 - jun/16)	1,17	1,06	1,03	1,36	-0,34	1,82	-6,36

Fonte:SIB/ANS/MS - 06/2016. Caderno de Informação da Saúde Suplementar - setembro/2016[5]
Notas:
[a] O termo "beneficiário" refere-se ao vínculos com planos de saúde, podendo incluir vários vínculos para um mesmo indivíduo.
[b] Dados preliminares, sujeitos à revisão.

Este fato, além de todas as questões sociais a ele interligadas, aumenta o desafio do subsistema público (SUS) em garantir a assistência, que era coberta pelos planos de saúde, dessas pessoas e dos seus dependentes. Há que se considerar o perfil demográfico e epidemiológico das carteiras dos subsistemas e o perfil de acesso ofertado. No subsistema privado, por ser demorado obter a agenda para um atendimento, quando o mesmo ocorre, o tempo de espera (na sala de espera) é menor e o tempo de consulta é maior, quando comparado com o que ocorre no subsistema público (SUS).[6] Esses fatos demonstram um pouco do grande desafio a ser enfrentado.

A pirâmide etária da população de beneficiários dos planos de saúde possui como maior faixa a correspondente a idade produtiva, conforme a Figura 12.1.

Outra análise importante a ser feita é a da distribuição geográfica dos beneficiários das OPS. A cobertura dos planos de saúde segue a do eixo industrial e comercial do país, conforme demostrado na Figura 12.2.

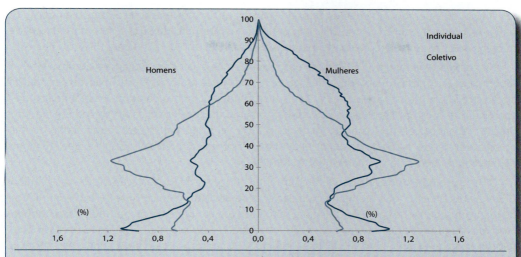

Figura 12.1 – Pirâmide etária dos beneficiários[a] de planos de assistência médica, por tipo de contratação (Brasil, setembro/2015[b]).

Fonte: SIB/ANS/MS - 09/2015 (Caderno de Informações da Saúde Suplementar) – Dez/2016.[5]
Notas:
[a] O termo "beneficiário" refere-se a vínculos aos planos de saúde, podendo incluir vários vínculos para um mesmo indivíduo.
[b] Dados preliminares, sujeitos à revisão.

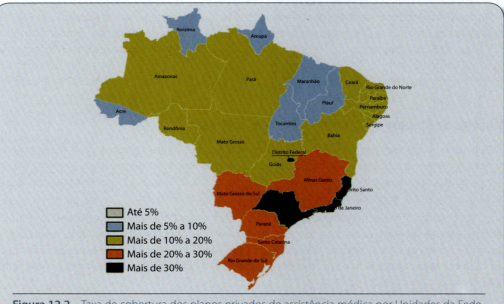

Figura 12.2 – Taxa de cobertura dos planos privados de assistência médica por Unidades da Federação (Brasil – setembro/2015).

Fonte: SIB/ANS/MS - 09/2015 (Caderno de Informações da Saúde Suplementar) – Dez/2016.[5]

PARTE 1   Princípios para o trabalho do enfermeiro na Atenção Primária à Saúde

O total de Operadoras de Saúde também acompanha o movimento econômico e político do país e há um decréscimo das mesmas. No período de dezembro de 2014 a setembro de 2016 o número de operadoras em atividade médico hospitalar reduziu de 1073 para 950.[5]

Há grande variedade de OPS dentro das modalidades existentes e chama a atenção o resultado que as mesmas vêm obtendo com seu desempenho. A maioria das OPS possui elevada taxa de sinistralidade (percentual da receita consumido no pagamento da assistência) ameaçando a sobrevida das mesmas; há envelhecimento das carteiras que englobam os aposentados e elevados preços praticados pela rede prestadora de assistência, quer seja pela incorporação acrítica de tecnologias em saúde, pela alta do dólar ou pelo resultado de uma série de variáveis que culminam no elevado aumento da chamada inflação médica.[7]

O Instituto de Estudos da Saúde Suplementar (IESS) estuda a Variação de Custos Médicos Hospitalares (VCMH), que é uma medida da variação do custo médico-hospitalar de operadoras de planos e seguros de saúde. O cálculo é feito para um conjunto de planos individuais (antigos e novos) de operadoras, que representam cerca de 1/4 do mercado. Em novembro de 2016 (último dado divulgado) a VCMH/IESS fechou em 19% contra 9,4% do IPCA (Índice de Preços ao Consumidor).[7] Isso mostra o quanto as OPS precisam desembolsar para cumprir a agenda de pagamentos aos prestadores, garantindo cobertura assistencial e, também, quanto os empresários são chamados a praticar elevados reajustes dos planos que cobrem a assistência de seus funcionários. Intencionalmente não serão debatidos aqui os desperdícios existentes nos subsistemas privado e público, tais como realizações de exames e procedimentos com frágil ou total ausência de evidência científica, por não estarem no escopo desse Capítulo.

Portanto, é imperioso trabalhar na perspectiva da mudança do Modelo de Atenção à Saúde vigente para outro, que considere a carga das doenças, o controle das doenças crônicas, além de buscar o rápido e efetivo diagnóstico com tempestiva implementação dos tratamentos. As Práticas Baseadas em Evidências (PBE) cada vez mais têm sido foco de sustentação das práticas dos profissionais da Saúde Suplementar. Há certa dificuldade em implementar os protocolos, devido ao contrato existente entre as OPS e a rede credenciada, onde a OPS não pode exigir que determinado protocolo seja seguido, sendo que o mesmo precisa ser pactuado, e isto nem sempre é possível.

Modelos de Atenção à Saúde na Saúde Suplementar

Os modelos de atenção à saúde são formas de organização das relações entre sujeitos (profissionais de saúde e usuários) mediadas por tecnologias utilizadas no processo de trabalho em saúde, cujo propósito é intervir sobre problemas (danos e riscos) e necessidades sociais de saúde historicamente definidas, conforme se aborda no Capítulo 1 deste livro.

O modelo assistencial hegemônico na saúde suplementar caracteriza-se pelo enfoque biologicista da saúde/doença, desconsiderando seus determinantes sociais, com ações desarticuladas, desintegradas, pouco cuidadoras, centradas na assistência médico-hospitalar especializada e com incorporação acrítica de novas tecnologias, constituindo-se em um modelo pouco eficiente, pouco eficaz e pouco efetivo.[8]

Nesse modelo, os indivíduos são atendidos a partir da demanda espontânea, suscitada pela presença de sintomas ou doenças. Há uma concentração crescente de consultas médicas especializadas, exames diagnósticos, terapias, internações e cirurgias que nem sempre se traduzem em maior resolutividade e recuperação da saúde. Além disso, as práticas de promoção da saúde

Capítulo 12   O Trabalho dos Enfermeiros na Saúde Suplementar com Serviços de Atenção Primária à Saúde

e prevenção de riscos e doenças ainda são utilizadas de forma acessória ou são totalmente desconsideradas.[9]

Em busca de novos resultados econômicos que possam garantir a sustentabilidade, algumas OPS têm estudado modelos internacionais e o próprio modelo operado no subsistema público brasileiro, centrados a organização de serviços na Atenção Primária à Saúde (APS).

O modelo focado na APS, operacionalizado pelo subsistema público brasileiro, foi amplamente apresentado no Capítulo 1 deste livro e sua implementação na Saúde Suplementar exige estudos específicos devido a grande variedade de perfil de OPS e dos seus produtos, para que – de fato – organizem sistemas de saúde com práticas efetivas e, principalmente, custo-efetivas.

As Redes de Atenção à Saúde (RAS) e a Saúde Suplementar (SS)

De acordo com o Capítulo 1 desta publicação, as Redes de Atenção à Saúde (RAS) constituem-se de três elementos fundamentais: uma população, uma estrutura operacional e um modelo de atenção à saúde.[10]

Para poder tornar realidade uma RAS, conforme descrito em bibliografia específica do tema, no subsistema da Saúde Suplementar, torna-se imperioso que as OPS e a rede prestadora firmem novo modelo de relacionamento e de atenção à saúde, uma vez que hoje cada ponto de atenção possui lógica singular de funcionamento, a comunicação entre os mesmos se estabelece de forma diversa e os sistemas logísticos também são independentes. A população beneficiária da SS tem como modelo de consumo o livre acesso, focado nas especialidades e, construir uma nova lógica de organização desse subsistema e do acesso, é uma tarefa bastante desafiadora.

Portanto, implantar RAS na SS significa reformular toda a lógica organizativa desse subsistema, desde o modelo de atenção à saúde, a contratação e a relação com os prestadores de serviços de saúde, a contratação e a relação com os fornecedores, priorizando o estabelecimento de objetivos comuns entre as OPS, focados na efetiva construção da RAS.

Mesmo reconhecendo as limitações e a diversidade de interesses na reformulação organizativa desse subsistema, algumas OPS têm buscado reformular o modelo de atenção à saúde, dando foco na APS como via preferencial de acesso ao sistema como um todo.

Existem OPS que iniciaram suas atividades com entrada única (porta de entrada obrigatória) organizada na rede prestadora de serviços e com as especialidades básicas e outras que priorizaram essa modalidade de atendimento em seus serviços próprios. Em algumas, esse modelo é para todos os beneficiários e, em outras, para um conjunto de pessoas, moradoras de uma dada localidade ou convidadas, segundo alguns critérios de inclusão, para utilizarem os serviços de APS localizados em um determinado local/território.

A reorganização do subsistema da SS ainda se dá de forma insipiente e descoordenada. Resumidamente o processo ocorre da seguinte forma: OPS assina contrato de prestação de serviços com determinada empresa para ser o plano de saúde daquele conjunto de funcionários (ou ela é uma autogestão ligada ao RH de determinada empresa e que, igualmente às demais, precisa garantir assistência) e a partir daí credencia os serviços da rede para que os mesmos atendam esse conjunto de pessoas, seja em nível local, regional ou nacional, a depender de como a OPS registrou seus produtos na ANS.

Os prestadores, por sua vez, atendem a um número grande de planos de saúde com diferentes regras e diferentes coberturas, devendo se adequar a cada uma das OPS no momento da realização

243

PARTE 1   Princípios para o trabalho do enfermeiro na Atenção Primária à Saúde

dos procedimentos, pedindo (ou não) autorização prévia (a depender das regras de cada OPS), para que a conta do beneficiário seja paga conforme regras contratuais.

A regulação do Mercado da Saúde Suplementar

A ANS nasceu pela Lei nº 9.961, de 28 de janeiro de 2000, como instância reguladora de um setor da economia que não possuía padrão de funcionamento[11] e vem, ao longo dos anos, buscando regular o setor protegendo os direitos dos beneficiários possuidores de planos coletivos e individuais. É vinculada ao Ministério da Saúde e possui o sistema de indicação para sua Presidência.

Assim, a cada ano é lançado um conjunto importante de Resoluções Normativas (RN) que, juntamente com as Instruções Normativas (IN), regulam o mercado[12]. A cada RN não atendida pela OPS ocorre incidência de multa e até de suspensão de produto ou da operação no mercado, como um todo.[13]

A ANS busca, segundo seus objetivos, garantir qualidade para os beneficiários da SS e, nesse sentido, lança a cada 2 anos a atualização do rol de procedimentos e eventos[14] (conformado pela lista dos procedimentos, exames e tratamentos com cobertura obrigatória pelos planos de saúde). Essa determinação, por si só, gera problemas nas OPS, pois muitas vezes a garantia da cobertura do rol torna-se sério problema orçamentário para a OPS e muitas não conseguem se manter ativas. Somam-se a esse fato tantos outros, incluindo as reservas que as OPS precisam manter junto à ANS.[15]

Outra medida impactante para as OPS foi a RN 259/268, de 2011[16], que obriga a garantia de atendimento aos beneficiários. Assim, os prazos são contados em dias úteis a partir da data da demanda pelo serviço ou procedimento até a sua efetiva realização, conforme abaixo:

- sete dias para consulta básica- pediatria, clínica médica, cirurgia geral, ginecologia e obstetrícia e consulta e procedimentos realizados em consultório/ clínica com cirurgião-dentista;
- catorze dias para consulta nas demais especialidades;
- dez dias para consulta/sessão com fonoaudiólogo, nutricionista, psicólogo, terapeuta ocupacional e fisioterapeuta;
- três dias para Serviços de diagnóstico por laboratório de análises clínicas em regime ambulatorial;
- dez dias para demais serviços de diagnóstico e terapia em regime ambulatorial;
- vinte e um dias para procedimentos de alta complexidade (PAC);
- dez dias para atendimento em regimento hospital-dia;
- vinte e um dias para atendimento em regime de internação eletiva;
- imediato para Urgência e emergência; e
- consulta de retorno — a critério do profissional responsável pelo atendimento.

No *site* da ANS pode-se encontrar a figura que ilustra o caminho que os beneficiários devem percorrer frente à necessidade de atendimento não garantida pela OPS, conforme a Figura 12.3.

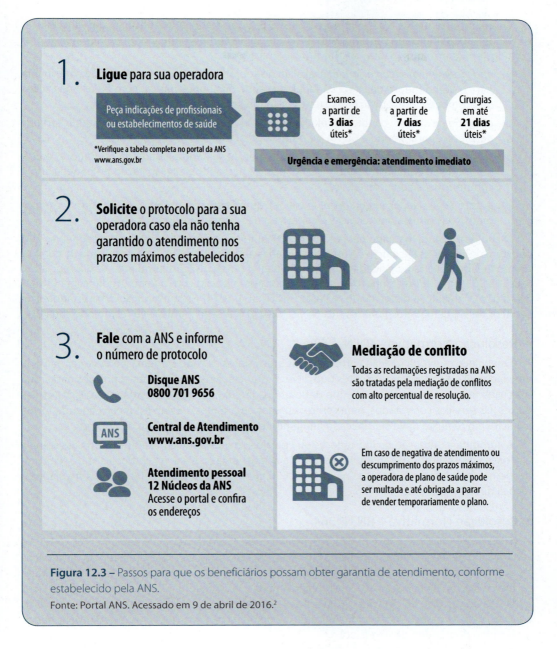

Figura 12.3 – Passos para que os beneficiários possam obter garantia de atendimento, conforme estabelecido pela ANS.
Fonte: Portal ANS. Acessado em 9 de abril de 2016.[2]

As situações de não atendimento dentro dos prazos permitem que a ANS, além de aplicar multas com valores elevados, suspenda o plano, entre outras medidas.[16]

PARTE 1   Princípios para o trabalho do enfermeiro na Atenção Primária à Saúde

Outra importante RN é a de número 386/2015,[17] que trata da Qualificação das Operadoras de Saúde – IDSS (Índice de Desempenho da Saúde Suplementar) onde, por meio dos indicadores contidos em quatro dimensões, a ANS verifica:

a) *qualidade em atenção à saúde:* avaliação do conjunto de ações em saúde que contribuem para o atendimento das necessidades de saúde dos beneficiários, com ênfase nas ações de promoção, prevenção e assistência à saúde prestada;

b) *garantia de acesso:* condições relacionadas à rede assistencial que possibilitam a garantia de acesso, abrangendo a oferta de rede de prestadores;

c) *sustentabilidade no mercado:* monitoramento da sustentabilidade da operadora, considerando seu equilíbrio econômico-financeiro, passando pela satisfação do beneficiário e compromissos com prestadores;

d) *gestão de processos e regulação:* entre outros indicadores, essa dimensão afere o cumprimento das obrigações técnicas e cadastrais das operadoras junto à ANS.

O ano de 2014 foi marcado pela Lei nº 13.003 que, às vésperas do Natal, surpreendeu as OPS com força superior às Resoluções Normativas citadas anteriormente. A obrigatoriedade de cumprimento de uma Lei e as penalidades imputadas quando do seu descumprimento são diferenciadas. A Lei 13.003 trata de três importantes temas: contratualização com a Rede Credenciada (RN Nº 363/2014);[18] definição de índice de reajuste (RN Nº 364/2014)[19] e substituição de prestadores de serviços de saúde não hospitalares (RN Nº 365/2014).[20] A seguir, um breve resumo de cada RN:

▪ Resolução Normativa – RN Nº 363

Estabelece que toda relação entre OPS e os prestadores da rede credenciada deve ser pautada em celebração dos contratos escritos que devem estabelecer com clareza as condições para a sua execução, expressas em cláusulas que definam os direitos, obrigações e responsabilidades das partes. Os serviços contratados, bem como os preços negociados, devem estar colocados de forma explícita e o reajuste deve ser aplicado anualmente na data de aniversário do contrato escrito.[18]

É admitida a utilização de indicadores ou critérios de qualidade e desempenho da assistência e serviços prestados, previamente discutidos e aceitos pelas partes, na composição do reajuste, desde que não infrinja o disposto na Lei nº 9.656, de 3 de junho de 1998, e demais regulamentações da ANS em vigor.

▪ Resolução Normativa – RN Nº 364

Trata da definição de índice de reajuste pela Agência Nacional de Saúde Suplementar – ANS – a ser aplicado pelas operadoras de planos de assistência à saúde aos seus prestadores de serviços de atenção à saúde em situações específicas. O índice de reajuste definido pela ANS é limitado ao Índice Nacional de Preços ao Consumidor Amplo – IPCA acumulado dos 12 meses anteriores à data de aniversário do contrato.   Esse indexador deve ser utilizado quando: houver previsão contratual de livre negociação como única forma de reajuste e não houver acordo entre as partes ao término do período de negociação.[19]

Para os profissionais de saúde a ANS utilizará na composição do Fator de Qualidade critérios estabelecidos pelos conselhos profissionais correspondentes em parceria com a ANS, em grupo a ser constituído para este fim.[19]

Para os demais estabelecimentos de saúde a ANS utilizará na composição do fator de qualidade certificados de Acreditação e de Certificação de serviços estabelecidos no setor de saúde suplementar, em grupo a ser constituído para este fim.[19]

246

Resolução Normativa – RN Nº 365

Trata da substituição de prestadores de serviços de atenção à saúde não hospitalares (pessoa física ou jurídica) e considera a Região de Saúde, que é o espaço geográfico definido pela ANS, a saber: município, cidades limítrofes e região de saúde.[18]

Como substituir: sempre que um prestador deixar de atender a uma operadora de saúde, o mesmo deverá ser substituído por outro equivalente e mediante comunicação aos beneficiários com 30 (trinta) dias de antecedência.[20]

Poderá ser indicado um prestador da rede, desde que comprovado, através de aditivo contratual, que houve aumento da capacidade de atendimento correspondente aos serviços que estão sendo excluídos.[20]

A operadora é responsável por toda a rede de prestadores oferecida aos seus beneficiários, independentemente da forma de contratação ser direta ou indireta.[20]

Critérios para substituição de prestadores de serviço[20]

a) Mesmo Tipo de Estabelecimento, conforme registro do prestador no Cadastro Nacional de Estabelecimentos de Saúde – CNES.

b) Mesmos Serviços Especializados, conforme registro do prestador no CNES. Localização no mesmo município, se indisponível ou inexistente, considerar o município limítrofe e, em caso de indisponibilidade ou inexistência de prestador nos municípios limítrofes, poderá ser indicado prestador na Região de Saúde à qual faz parte o município.

Quando pode excluir prestador[20]

a) rescisão de contrato coletivo que ocasione redução de 50% ou mais do total de beneficiários do plano de saúde no município onde o prestador a ser excluído está localizado;

b) ausência de prestação de serviço para o plano de saúde por no mínimo 12 meses consecutivos, desde que não haja suspensão formalizada acordada entre as partes;

c) quando a operadora comprovar que houve qualquer tipo de exigência de prestação pecuniária por parte do prestador ao beneficiário de plano de saúde, por qualquer meio de pagamento referente aos procedimentos contratados, respeitados os limites de cobertura e a existência de mecanismos de regulação financeira previstos no contrato do beneficiário. Não se aplica às Operadoras com problemas na ANS.

Comunicação[20]

O Portal Corporativo e a Central de Atendimento das operadoras devem manter atualizadas as informações das substituições existentes, com antecedência mínima de 30 dias, contados da data da efetiva substituição, e deve permanecer acessível por 180 dias.

Se houver suspensão definitiva do atendimento por parte do Prestador, sem cumprimento do prazo para notificação ou não renovação contratual estabelecido entre as partes, ou rescisão contratual por fraude ou infração das normas sanitárias e fiscais em vigor, a Operadora deverá:

Comunicar aos beneficiários a exclusão do Prestador na data em que tomou conhecimento do fato; e providenciar sua substituição e comunicá-la aos beneficiários no prazo de 60 dias, contados da data em que tomou conhecimento da suspensão do atendimento.

PARTE 1   Princípios para o trabalho do enfermeiro na Atenção Primária à Saúde

Outra importante medida adotada pela ANS é o Programa QUALISS – Programa de Qualificação de Prestadores de Serviços de Saúde[21] que foi desenvolvido em parceira com representantes de prestadores, consumidores, operadoras, instituições de ensino, da ANVISA e do Ministério da Saúde. O QUALISS visa estimular a qualificação dos prestadores de serviços na saúde suplementar e aumentar a disponibilidade de informações. O intuito é ampliar o poder de avaliação e escolha de prestadores de serviços por parte das operadoras e dos beneficiários de planos de saúde.

O QUALISS foi estruturado em dois componentes: Divulgação da Qualificação dos Prestadores de Serviços e Monitoramento da Qualidade dos Prestadores de Serviços.[21]

O subsistema privado precisa cada vez mais de profissionais com conhecimento e experiência em APS para que o mesmo possa ser alterado em sua lógica organizativa e atender as pessoas dentro dos preceitos da integralidade e de todos os demais atributos inerentes à boa prática da APS. Esta pode ser a via que garanta a sustentabilidade do subsistema.

A Enfermagem na Atenção Primária da Saúde Suplementar

As ações de enfermagem relacionadas à APS, tais como a consulta de enfermagem, as atividades coletivas, a coordenação do cuidado, a gestão de serviços e de "carteiras" (entendida aqui como um conjunto de pessoas sob a responsabilidade de uma equipe de saúde, análoga à população de um território, por exemplo), o monitoramento e a avaliação dos serviços e das ações de saúde, entre outras que são desenvolvidas pelo enfermeiro que trabalha no subsistema público, podem ser desenvolvidas pelo enfermeiro que trabalha na APS da SS. O enfermeiro deve, no entanto, considerar o contexto e a cobertura da Operadora de Saúde onde a esta presta o serviço (como contratada) e todo o arcabouço regulatório inerente ao subsistema da SS.

As atribuições específicas do enfermeiro, de acordo com a PNAB[22], irão abranger ações de enfermagem dirigidas a indivíduos, família e comunidade, com a finalidade de garantir a assistência integral da saúde na promoção e proteção da saúde, prevenção de agravos, diagnóstico, tratamento, reabilitação e manutenção da saúde, nos diferentes espaços sociais e em todas as fases do ciclo vital. As ações de enfermagem incluem a consulta de enfermagem, a solicitação de exames complementares e a prescrição de medicamentos, conforme protocolos estabelecidos pelos gestores de saúde; bem como o planejamento, o gerenciamento, a supervisão do trabalho da equipe de enfermagem, educação permanente da equipe de saúde, gerenciamento dos insumos necessários para o adequado funcionamento do serviço, entre outros.

Para o trabalho transcorrer conforme a legislação que dá suporte à SS, o enfermeiro da APS precisará entender da importância desse nível de atenção dentro do subsetor – em "sua" OPS e como os processos estão organizados para que haja continuidade de cuidado, seja na própria APS ou entre esta e os demais níveis de atenção (secundário e terciário).

Como no subsistema Público, é essencial que o enfermeiro que atua na SS cumpra com as exigências do Conselho Federal de Enfermagem (COFEN), Conselho Regional de Enfermagem e a Lei do Exercício Profissional (nº 7.498-86)[23] no tocante à organização e uso dos protocolos para a realização da consulta de enfermagem, com solicitação de exames e prescrição de medicamentos. A discussão sobre a legislação a ser seguida consta no Capítulo 1 dessa publicação.

É importante considerar que na SS, também existem metas de cobertura, de estrutura, de processos e de resultados. Assim, o modelo de avaliação perpassa pelo PDCA (Planeja, Executa, Checa e Avalia), de forma que a cada ciclo (definido por cada OPS) haverá uma modalidade de avaliação e os resultados (que são monitorados mês a mês) irão compor os indicadores da OPS, incluindo os que a mesma preconizou em seu Planejamento Estratégico.

O enfermeiro, via de regra, dentro de uma OPS que trabalha com APS, é o profissional que assume a liderança na organização dos processos do cuidado dos beneficiários alinhado aos elementos estruturantes da APS, efetuando esforços para atuar, juntamente com toda a equipe, com foco na conquista de excelentes resultados.

No subsistema da SS, nas OPS que possuem serviços próprios, o enfermeiro realiza atendimentos presenciais de consulta de enfermagem, procedimentos, entre outros. O enfermeiro também pode coordenar as ações de atendimento domiciliar ou de supervisão (quando o beneficiário faz uso de internação domiciliar por meio de empresas que prestam atendimento em *Home Care*). Esses profissionais, quando contratados pelas OPS, via de regra, também participam da elaboração e operacionalização de programas de promoção e prevenção em saúde, incluindo o Gerenciamento de Doenças Crônicas.

No subsistema da SS também há OPS que contratam empresas que assumem toda operação, ou parte da mesma. Nesse modelo, chamado de TPA – *Third Party Administrator*, a empresa contratada deve operacionalizar todas as etapas de trabalho de uma OPS e os enfermeiros também precisam conhecer o subsistema como um todo e o contrato existente (tanto se estiver na OPS contratante ou na empresa contratada) e implementar as ações de APS de forma a auxiliar a OPS a garantir taxa de sinistralidade que garanta capacidade operacional sustentável, além da sustentabilidade do contrato da empresa contratada.

Para o registro de suas atividades, sejam ela individuais ou coletivas, o enfermeiro irá encontrar ferramentas como Prontuário Eletrônico do Paciente (PEP) e deverá garantir que os registros estejam dentro do preconizado pela legislação profissional. Muitas OPS avaliam o resultado do trabalho da equipe (cobertura e desfechos intermediários) com base no registro do PEP. Há também situações judiciais onde os registros dos profissionais são requeridos pela justiça e os enfermeiros precisam imprimir qualidade nos registros dos atendimentos.

Para que a prática do enfermeiro e de toda a equipe atenda às diretrizes do subsistema de SS, é imperioso que todos conheçam sobre a estruturação legal do subsistema, bem como, em detalhe, as RN da ANS, pois sempre serão exigidos pelo todo, já que nas OPS não há segmentação dos níveis de atenção, como no subsistema público.

O trabalho das equipes sempre é avaliado na lógica de ampliação da qualidade do cuidado em saúde para os beneficiários e nos resultados econômico-financeiros da OPS. Não é raro encontrarmos enfermeiros que são os responsáveis pela operacionalização da APS em OPS e toda a interface deste nível de cuidado com os demais. A coordenação do cuidado, além dos demais atributos da APS, deve fazer parte da agenda diária destes profissionais. Implementar APS em serviços próprios da OPS ou junto à rede credenciada e treinar a todos para que a APS se dê com qualidade não é uma tarefa fácil, pois no subsistema privado há muita discussão sobre a forma de remuneração desses profissionais e, muitas vezes, acaba sendo replicado o modelo *fee for service* (pagamento por serviço),[24] inadequado a todo o sistema de saúde, em especial àqueles que primam pela APS.

PARTE 1 · Princípios para o trabalho do enfermeiro na Atenção Primária à Saúde

Aspectos-chave

- O sistema de saúde brasileiro segue as diretrizes estabelecidas pela Constituição Federal de 1988 e se divide em dois subsistemas: o público e o privado.

- O subsistema privado é dividido em dois subsetores: o subsetor saúde suplementar e o subsetor liberal/particular. Esse é conformado por serviços autônomos com clientes captados por estratégias de cada serviço/profissional.

- O subsetor da Saúde Suplementar é composto por cinco modalidades de Operadoras de Planos de Saúde (OPS): Seguradoras, Cooperativas, Medicina de Grupo, Autogestões e Filantropia, todas reguladas e fiscalizadas pela ANS.

- Idêntico ao subsistema público, o subsistema privado ainda não promove a integração sistêmica, de ações e serviços de saúde com provisão de atenção contínua, integral, de qualidade, com base nas características epidemiológicas, bem como no incremento do desempenho do sistema, em termos de acesso, equidade, eficácia clínica e sanitária e eficiência econômica.

- O modelo de atenção à saúde existente no subsistema privado mantém-se com forte enfoque curativo, hospitalocêntrico e focado nas especialidades médicas. Há muito que se trabalhar em prol de uma atenção à saúde que contemple os preceitos organizativos de uma Atenção Primária à Saúde (APS).

- As Redes de Atenção à Saúde são arranjos organizativos de ações e serviços de diferentes densidades tecnológicas que atuam de forma integrada, sendo a APS o primeiro nível de atenção com responsabilidade de coordenar o cuidado prestado pelo sistema a cada usuário. Esse modelo pode servir de inspiração para o processo de reorganização do subsistemas público e privado de saúde.

- O trabalho da enfermagem é de extrema relevância para a implementação da APS no subsistema da Saúde Suplementar, com base nos atributos essenciais e derivados propostos por esse modelo de atenção.

- O enfermeiro que atua na APS dentro do subsistema privado precisa conhecer toda a lógica organizativa do mesmo além dos atributos da APS, pois seguramente se relacionará com todos os níveis de atenção quando trabalhar em operadoras de planos de saúde ou empresa de gestão para Planos de Saúde que priorizem a APS na organização de seu subsistema.

- As ações assistenciais do enfermeiro na APS dentro do subsistema privado são semelhantes às do subsistema público e seguem os mesmos preceitos regulatórios; o que se modifica é o contexto onde estas ações são desenvolvidas.

- A prescrição de medicamentos por enfermeiros no subsistema privado também é apontada pelo Conselho Internacional de Enfermeiros (CIE) como uma das inovações da profissão e vem sendo implementada desde o início da década de 1990, em muitos países. Ela faz parte de um rol de atividades dos enfermeiros chamado internacionalmente de "práticas avançadas de enfermagem"[25] (ver Capítulo 1).

Referências

1. Brasil. Ministério da Saúde. Conselho Nacional de Secretários de Saúde. Saúde Suplementar. Brasília: CONASS, 2007. Disponível em: http://bvsms.saude.gov.br/bvs/publicacoes/colec_progestores_livro11.pdf. Acessado em: 20 abr. 2016.
2. Agência Nacional de Saúde Suplementar [homepage na internet]. Dados dos beneficiários de planos de saúde, segundo tipo de contratação, no Brasil. . Disponível em: www.ans.gov.br. Acessado em: 01 abr. 2016.
3. Pietrobon L, Prado ML, Caetano JC. Saúde suplementar no Brasil: o papel da Agência Nacional de Saúde Suplementar na regulação do setor. Physis, Rio de Janeiro. 2008;18(4):767-783. Disponível em: http://www.scielo.br/scielo.php?script=sci_arttext&pid=S0103-73312008000400009.
4. Brasil. Agência Nacional de Saúde Suplementar [homepage na internet]. Glossário temático: saúde suplementar/ Ministério da Saúde, Agência Nacional de Saúde Suplementar. Brasília: Editora do Ministério da Saúde, 2009. Disponível em: http://www.ans.gov.br/images/stories/Materiais_para_pesquisa/Materiais_por_assunto/ProdEditorialANS_Glossario_Tematico_Saude_Suplementar.pdf.
5. Brasil. Agência Nacional de Saúde Suplementar [homepage na internet]. Caderno de informação da saúde suplementar [recurso eletrônico]. Rio de Janeiro: ANS. set. 2016. Disponível em: http://www.ans.gov.br/images/stories/Materiais_para_pesquisa/Perfil_setor/Caderno_informacao_saude_suplementar/2016_mes09_caderno_informacao.pdf Acessado em: 13 fev. 2017.
6. Szwarcwald CL, Damacena GN, Souza Júnior PRB, Almeida WS, Malta DC. Percepção da população brasileira sobre a assistência prestada pelo médico. Brasil, 2013. Ciênc. saúde coletiva [Internet]. Feb 2016;21(2):339-350. Disponível em: http://www.scielosp.org/scielo.php?script=sci_arttext&pid=S1413-81232016000200339&lng=en. Acessado em: 05 mai. 2016.
7. IESS. Instituto de Estudos da Saúde Suplementar. Variação de Custos Médico-hospitalares. Edição janeiro de 2016. Disponível em: http://iess.org.br/?p=publicacoes&id_tipo=13.
8. Brasil. Agência Nacional de Saúde Suplementar [homepage na internet]. Duas faces da mesma moeda: microrregulação e modelos assistenciais na saúde suplementar/Ministério da Saúde, Agência Nacional de Saúde Suplementar. Rio de Janeiro: Ministério da Saúde, 2005. Link: http://bvssp.icict.fiocruz.br/pdf/Regulacao_Saude_4.pdf. Acessado em: 13 fev. 2017.
9. Brasil. Agência Nacional de Saúde Suplementar [homepage na internet]. Atenção à saúde no setor suplementar: evolução e avanços do processo regulatório / Agência Nacional de Saúde Suplementar (Brasil). – Rio de Janeiro: ANS, 2009. Disponível em: http://www.ans.gov.br/images/stories/Materiais_para_pesquisa/Materiais_por_assunto/Livro_Manual_AtencaoSaude.pdf.
10. Mendes EV. As redes de Atenção à Saúde. Belo Horizonte: ESP-MG; 2009. 848p.
11. Brasil. Agência Nacional de Saúde Suplementar [homepage na internet]. Histórico da ANS. Disponível em: http://www.ans.gov.br/aans/quem-somos/historico. Acessado em: 9 abr. 2016.
12. Brasil. Agência Nacional de Saúde [homepage na internet]. Normas mais acessadas. Disponível em: http://www.ans.gov.br/perfil-do-setor/normas-mais-acessadas. Acessado em: 8 abr. 2016.
13. Brasil. Agência Nacional de Saúde Suplementar [homepage na internet]. Altera a Resolução Normativa – RN nº 124, de 30 de março de 2006, que dispõe sobre a aplicação de penalidades para as infrações à legislação dos planos privados de assistência à saúde. Disponível em: http://www.ans.gov.br/component/legislacao/?view=legislacao&task=PDFAtualizado&format=raw&id=MzE2OQ. Acessado em: 8 abr. 2016.
14. Brasil. Agência Nacional de Saúde Suplementar [homepage na internet]. ROL de procedimentos. Disponível em: http://www.ans.gov.br/planos-de-saude-e-operadoras/espaco-do-consumidor/17-planos-de-saude-e-operadoras/espaco-do-consumidor/737-como-e-elaborado-o-rol-de-procedimentos. Acessado em: 9 abr. 2016.
15. Brasil. Agência Nacional de Saúde Suplementar [homepage na internet]. Resolução Normativa – RN nº 392, de 9 de dezembro de 2015. Dispõe sobre aceitação, registro, vinculação, custódia, movimentação e diversificação dos ativos garantidores das operadoras no âmbito do sistema de saúde suplementar e dá outras providências. Disponível em: http://www.ans.gov.br/component/legislacao/?view=legislacao&task=TextoLei&format=raw&ancora=&id=MzE1Mg. Acessado em: 9 abr. 2016.
16. Brasil. Agência Nacional de Saúde Suplementar [homepage na internet]. Resolução Normativa- RN nº 268, de 1º de setembro de 2011. Altera a Resolução Normativa- RN nº 259, de 17 de junho de 2011, que dispõe sobre a garantia

PARTE 1   Princípios para o trabalho do enfermeiro na Atenção Primária à Saúde

de atendimento dos beneficiários de plano privado de assistência à saúde. Disponível em: http://bvsms.saude.gov.br/bvs/saudelegis/ans/2011/res0268_01_09_2011.html. Acessado em: 9 abr. 2016.

17. Brasil. Agência Nacional de Saúde Suplementar [homepage na internet]. Programa de qualificação das OPS. Disponível em: http://www.ans.gov.br/planos-de-saude-e-operadoras/informacoes-e-avaliacoes-de-operadoras/qualificacao-ans/programa-de-qualificacao-de-operadoras-2016-a-partir-do-ano-base-2015. Acessado em: 9 abr. 2016.

18. Brasil. Agência Nacional de Saúde Suplementar [homepage na internet]. Resolução Normativa- RN nº 363, de 11 de dezembro de 2014. Dispõe sobre as regras para celebração dos contratos escritos firmados entre as operadoras de planos de assistência à saúde e os prestadores de serviços de atenção à saúde e dá outras providências. Disponível em: http://www.ans.gov.br/component/legislacao/?view=legislacao&task=TextoLei&format=raw&ancora=&id=Mjg1N. Acessado em: 9 abr. 2016.

19. Brasil. Agência Nacional de Saúde Suplementar [homepage na internet]. Resolução Normativa- RN nº 364, de 11 de dezembro de 2014. Dispõe sobre a definição de índice de reajuste pela Agência Nacional de Saúde Suplementar-ANS- a ser aplicado pelas operadoras de planos de assistência à saúde aos seus prestadores de serviços de atenção à saúde em situações específicas. Disponível em: http://www.ans.gov.br/component/legislacao/?view=legislacao&task=TextoLei&format=raw&id=Mjg1OA. Acessado em: 9 abr. 2016.

20. Brasil. Agência Nacional de Saúde Suplementar [homepage na internet]. Resolução Normativa- RN nº 365, de 11 de dezembro de 2014. Dispõe sobre a substituição de prestadores de serviços de atenção à saúde não hospitalares. Disponível em: http://www.ans.gov.br/component/legislacao/?view=legislacao&task=TextoLei&format=raw&ancora=&id=Mjg1OQ. Acessado em: 9 abr. 2016.

21. Brasil. Agência Nacional de Saúde Suplementar [homepage na internet]. Programa de Qualificação de Prestadores de Serviços de Saúde – QUALISS. Disponível em: http://www.ans.gov.br/prestadores/qualiss-programa-de-qualificacao-de-prestadores-de-servicos-de-saude#sthash.yeUMcqZM.dpuf. Acessado em: 9 abr. 2016.

22. Brasil. Ministério da saúde. Portaria nº 2.488, de 21 de outubro de 2011. Aprova a Política Nacional de Atenção Básica, estabelecendo a revisão de diretrizes e normas para a organização da Atenção Básica, para a Estratégia Saúde da Família (ESF) e o Programa de Agentes Comunitários de Saúde (PACS). Brasília, 2011.

23. COFEN. Conselho Federal de Enfermagem [homepage na internet]. Lei nº 7.498/86, DE 25 DE JUNHO DE 1986. Dispõe sobre a regulamentação do exercício da Enfermagem e dá outras providências. Lei n 7.498/86, de 25 de junho de 1986. . Disponível em: http://www.cofen.gov.br/lei-n-749886-de-25-de-junho-de-1986_4161.html Acessado em: 5 mai. 2016.

24. Bessa RO. Análise dos modelos de remuneração médica no setor de saúde suplementar brasileiro. Ricardo de Oliveira Bessa, 2011. Disponível em: http://bibliotecadigital.fgv.br/dspace/bitstream/handle/10438/8151/61090100005.pdf?sequence=1. Acessado em: 5 mai. 2016.

25. Conselho Internacional de Enfermagem. Classificação internacional para a prática de enfermagem: versão Beta 2. São Paulo: UNIFESP; 2003. 302p.

PARTE 2
Atuação do Enfermeiro nas necessidades em saúde da população na Atenção Primária à Saúde

13

O acolhimento da população na Atenção Primária à Saúde

Lisiane Andréia Devinar Périco

O que há neste capítulo?

Neste capítulo você encontra sistematizados os conhecimentos relacionados aos temas acolhimento e organização dos serviços, desenvolvidos na perspectiva de contribuir para a melhoria do acesso e da assistência à saúde da população. O capítulo oferece subsídios para o enfermeiro realizar o acolhimento na Atenção Primária à Saúde (APS), orientado pela integralidade e para um exercício profissional que proporcione benefícios à saúde das pessoas que demandam espontaneamente os serviços de APS. Contém informações que subsidiam a realizaçc do Processo de Enfermagem no acolhimento em Unidades de Saúde (US), em serviços de APS.

Introdução

Acolher, em todas as suas dimensões conceituais, é ato inerente ao exercício do trabalho em saúde e, especialmente, ao trabalho em Enfermagem, porque para cuidar bem é necessário acolher bem. O acolhimento assumiu muito recentemente papel de destaque na história das políticas sanitárias públicas do país, sendo valorizado como uma dimensão importante do trabalho em saúde, motivado principalmente pela Política Nacional de Humanização (PNH) do Ministério da Saúde (MS).[1]

A prática do acolhimento como uma etapa do processo de trabalho nos serviços de saúde, visando melhorar o acesso das pessoas, tem sido estimulada e exercida no cotidiano das equipes, mas por vezes vivenciada com certo grau de conflito, conforme relatos de experiências dos profissionais que a realizam. Neste contexto, a atuação profissional do Enfermeiro no acolhimento também tem sido repensada e (re)construída, tanto pelos trabalhadores como pela população usuária dos serviços, os órgãos de representação profissional e gestores institucionais, em uma perspectiva que busca contemplar a integralidade do cuidado em saúde, o correto exercício profissional e os interesses institucionais.

Considerações gerais sobre acolhimento

Genericamente, o acolhimento é conceituado como uma prática presente em todas as relações de cuidado, nos encontros reais entre trabalhadores de saúde e usuários, nos atos de receber e escutar as pessoas, podendo acontecer de formas variadas.[2] Não como um espaço físico, mas sim uma postura profissional que deve ser valorizada por uma política institucional.

Na prática da APS, têm-se observado três características conceituais associadas ao termo acolhimento. A primeira é o próprio conceito genérico, que relaciona as ações sendo realizadas de modo humanizado no trabalho em saúde. Na segunda, o acolhimento se estabelece como uma etapa do processo de trabalho das equipes. Já na terceira, o acolhimento é a estratégia utilizada para melhorar o acesso aos serviços e, a partir da escuta qualificada, identificar de forma mais assertiva as necessidades em saúde da população.[1]

Observa-se que existe interligação na perspectiva de aperfeiçoamento entre as três características conceituais, no sentido de que é necessário compreender que acolhimento é humanização da assistência, mas também uma etapa do processo de trabalho em saúde que pode ser utilizada para melhorar o acesso aos serviços. A evolução do acolhimento como parte de organização do trabalho em saúde para estratégia de melhoria de acesso pode se dar em etapas, à medida que vão se aperfeiçoando os aspectos conceituais e as características dos processos organizativos de uma equipe de saúde da APS, como representado na Figura 13.1. Este aperfeiçoamento poderá resultar em processos de trabalho em equipe mais equilibrados, satisfatórios e com menos sobrecarga para determinadas categorias profissionais.[3]

ETAPA 1	ETAPA 2	ETAPA 3
Nesta etapa a equipe: - Realiza a organização dos espaços e da própria equipe - Define escalas - Define fluxos - Organiza as agendas dos profissionais com garantia de oferta de consultas para o dia e consultas programáveis	Esta etapa acrescenta: - Trabalho em equipe, colaborativo, com boa comunicação - Boa interlocução com a retaguarda de apoio ao acolhimento - Respeito às combinações - Uso de protocolos de atenção à saúde - Discussão de situações do acolhimento, em educação permanente da equipe - Boa comunicação com os usuários	A esta etapa se soma: - A equipe faz defesa do acolhimento - Ocorre avaliação sistemática dos processos e resultados - A demanda é absorvida - População faz defesa do acolhimento

Figura 13.1 – Sistematização das características encontradas na organização do acolhimento conforme o nível de aperfeiçoamento (etapas 1, 2 ou 3) do processo de trabalho em equipe na APS.
Fonte: Takeda e Périco, 2015.[3]

As necessidades, os problemas e as demandas em saúde

A capacidade de escuta e de acolhida das equipes de saúde às manifestações das pessoas no domicílio, nos espaços comunitários e nas US é elemento-chave para a realização de um trabalho que realmente possa contribuir com a melhoria das condições de saúde da população. Melhor acesso está intrinsecamente ligado a melhores condições de assistência, de cuidado e, por conseguinte, de saúde.[3]

> É importante caracterizar o que são necessidades em saúde, quem as determina e como elas se apresentam nos serviços de saúde.

A despeito da existência de formas cientificamente fundamentadas de definição objetiva das necessidades de saúde e das formas de lidar com elas, é preciso entender que a ciência e os profissionais de saúde não são os únicos definidores de necessidades, pois o usuário também define, com formas e graus variados, o que é necessidade de saúde para ele, podendo apresentá-la enquanto demanda ao serviço de saúde.[2]

Segundo Heller,[4] necessidade pode ser definida como um desejo consciente, aspiração, intenção dirigida a todo o momento para certo objeto e que motiva uma ação como tal. Stoz[5] refere que as necessidades em saúde situam-se no nível das necessidades sociais gerais e que são potencialidades porque são muito mais do que "falta de algo" para ter saúde; são condições que comprometem, motivam e mobilizam as pessoas, sempre numa relação dialética entre individual e social.

Dessa maneira, no contexto do planejamento em saúde, necessidades e problemas se constituem como noções conexas, pois a necessidade seria de algum modo, em termos operacionais, a tradução de problemas de saúde. Problema corresponde a um estado de saúde considerado deficiente pela pessoa, comunidade ou profissional de saúde, enquanto necessidade expressa o desvio ou a diferença entre o estado desejado e o estado real, que provoca desejo e motiva ação (p. ex., uma ida até o serviço de saúde). Nesse contexto, problemas e necessidades transformam-se em demandas quando são levados pelas pessoas para os serviços com uma expectativa de resposta satisfatória a essa aspiração. Ao serviço de saúde cabe escutar, acolher, reconhecer como legítima e problematizar essa demanda, na busca de um retorno adequado à necessidade que foi apresentada, considerando a singularidade de cada sujeito na forma como ele apresenta a sua demanda.

Vários tipos de demandas podem ser acolhidos e satisfeitos na APS utilizando modalidades de tecnologias leve-duras (conhecimentos, protocolos) e duras (materiais, equipamentos), que podem e devem estar disponíveis nesse tipo de serviço.[2,6]

Segundo Zurro e Perez,[7] existem dois tipos de motivos para consultas entre pacientes e equipes de saúde de APS – os motivos previsíveis e os motivos imprevisíveis – e dois tipos de demandas, classificadas como de natureza clínico-assistencial e de natureza administrativa. No encontro entre estes tipos de motivos e demandas ocorrem as situações mais comuns de procura pelas pessoas para atendimento nos serviços de APS, que estão exemplificadas na Tabela 13.1.

TABELA 13.1	Tipos de motivos e demandas para consultas entre pacientes e equipes de saúde em Atenção Primária	
Motivo	**Demanda Clinico-Assistencial**	**Demanda Administrativa**
Previsível	Situações que geram atendimentos antecipadamente recomendados ou previstos como necessários como, por exemplo: - consultas de acompanhamento para pacientes crônicos ou pessoas incluídas em programas de atenção à saúde como pré-natal e puericultura - retorno de pessoas com resultados de exames solicitados - seguimentos clínicos	Situações que geram atendimentos administrativos antecipadamente conhecidos como, por exemplo: - renovação de receitas ou atestados de incapacidade estabelecida de forma permanente que necessitam renovação periódica
Imprevisível	Situações agudas que geram atendimentos e que são diferentes a cada dia como, por exemplo: - doenças agudas ou complicações de condições crônicas	Situações que geram atendimentos administrativos não previstos como, por exemplo: - encaminhamentos para consultas especializadas vindos de outros níveis do sistema de saúde, que necessitam ser formalmente referenciados e inseridos em sistemas de agendamento; - atestados para afastamento temporário de trabalho por motivo de doença que não foram fornecidos por serviço de outro nível de atenção do sistema de saúde.

Fonte: Adaptado de Zurro e Perez.[7]

Porque é importante fazer acolhimento em Atenção Primária à Saúde?

No cotidiano das práticas de saúde o acolhimento se materializa por meio de realização de escuta qualificada e pactuação entre a demanda do usuário e a possibilidade de resposta do serviço, necessitando de um espaço adequado para acontecer, frequentemente chamado de "sala de acolhimento".[3]

Nessa dimensão, o acolhimento deriva do conceito de ato inerente à ação em saúde para uma atividade prática do processo de trabalho em saúde na APS, que se utiliza do mesmo nome muito provavelmente para resgatar a essência de uma ação que deve ser baseada no princípio de receber e escutar as pessoas, para melhor percepção de suas necessidades e das possibilidades de resposta do serviço para estas demandas.

Capítulo 13   O acolhimento da população na Atenção Primária à Saúde

O aspecto conceitual abordado neste capítulo tem como "acolhimento atitude" a abordagem do acolhimento como uma prática e que está presente em todas as relações de cuidado e, de "acolhimento atividade ou acolhimento tecnologia", a referência à ação ou etapa do processo de trabalho das equipes de saúde da APS, como tecnologia de cuidado, sabendo que ambas estão simbioticamente interligadas.

> A APS lida com situações e problemas de grande variabilidade (desde as mais simples até as mais complexas), que exigem diferentes tipos de esforços e conhecimentos de suas equipes. Tal complexidade se caracteriza pela exigência de se considerar a todo tempo e de acordo com cada situação, as dimensões orgânica, subjetiva e social do processo saúde-doença-cuidado, para que as ações de cuidado possam ter efetividade. Além disso, as equipes de APS estão fortemente expostas à dinâmica cotidiana da vida das pessoas nos territórios.[2]

Estudos indicam que nos serviços de saúde que realizam acolhimento existe diminuição da fila de espera e fica evidenciada a preocupação em escutar a queixa e buscar a solução adequada para as demandas e necessidades de saúde apresentadas pela clientela/usuários.[8] Pesquisa realizada no Rio Grande do Sul que teve por objetivo identificar a utilização das tecnologias leves nos processos gerenciais do enfermeiro e a sua interferência na produção do cuidado, observou que a utilização do acolhimento produz e promove a humanização do cuidado.[9]

> Esses resultados deixam claro que na APS acolher, em todas as suas perspectivas, é ação fundamental.

Para implantar práticas e processos de acolhimento visando melhorar o acesso e a acessibilidade dos usuários, além da qualificada escuta dos profissionais, são necessários arranjos organizacionais (modelagens de acolhimento) que se adaptem à demanda real de cada situação.[2]

Atuação dos profissionais de saúde e modelagens do acolhimento no processo de trabalho em APS

Devido à natureza da sua profissão, todos os profissionais de saúde fazem (ou deveriam fazer) acolhimento. Entretanto, as portas de entrada dos serviços de saúde podem exigir a necessidade de organização de um grupo especializado em promover o primeiro contato do usuário com o serviço.[14]

É equivocado restringir a responsabilidade pelo ato de acolher a qualquer trabalhador isoladamente, pois o acolhimento não se reduz a uma etapa, nem a um lugar ou uma pessoa. É necessário, também, organizar o processo de trabalho de uma equipe de APS em fluxos e atividades para que todas as ações necessárias possam ser realizadas de forma qualificada e simultânea (acolhimento atividade, consultas agendadas, consultas marcadas no dia derivadas das necessidades do acolhimento, grupos educativos, etc.).[2]

Pode-se dizer que não existe uma única e melhor forma de acolher a demanda espontânea nos serviços de saúde, pois existem diferentes possibilidades de modelagens cuja experimentação

PARTE 2   Atuação do Enfermeiro nas necessidades em saúde da população na Atenção Primária à Saúde

pode propiciar tanto o ajuste à realidade de cada US, como o protagonismo dos trabalhadores na implementação do acolhimento.[2]

A lógica dos arranjos organizacionais (modelagens de acolhimento) deve supor que os trabalhadores encarregados de escutar demandas (acolhimento atividade) que surgem espontaneamente (sem agendamento prévio) devam ter:[2]

- capacidade de analisar as demandas (muitas vezes trazidas como problemas pelos usuários), identificando riscos e analisando vulnerabilidades;
- clareza das ofertas de cuidado existentes na US;
- possibilidade de diálogo com outros colegas;
- algum grau de resolutividade (potencial de resolutividade de quem escuta); e
- respaldo para acionar as ofertas de cuidado em tempos e modos que considerem a necessidade dos usuários.

Tendo em vista as várias possibilidades de modelagens do acolhimento, existe variabilidade nas formas de atuação dos profissionais. Como exemplo, vamos reproduzir aqui as formas especificamente citadas pelo MS,[2] destacando as possibilidades de atuação indicadas para a Enfermagem nas diversas modelagens possíveis:

a) Acolhimento feito pela equipe de referência do usuário: poderá o enfermeiro de cada equipe realizar a primeira escuta, atendendo à demanda espontânea da população residente na sua área de abrangência e também os seus usuários agendados, ou mais de um profissional estará simultaneamente realizando a primeira escuta dos usuários de sua área de abrangência, organizando o acesso dos usuários num determinado momento e, posteriormente, assumindo suas demais atribuições. Em algumas equipes, o enfermeiro realiza a primeira escuta do acolhimento até determinada hora, a partir da qual desempenha outras atribuições e passa a primeira escuta do acolhimento para ser realizada pelo técnico de enfermagem, ficando na retaguarda;[2]

b) Acolhimento feito por uma equipe a cada dia: em unidades com mais de uma equipe, o enfermeiro e/ou técnico de enfermagem de determinada equipe ficam na linha de frente do acolhimento, atendendo os usuários que chegam por demanda espontânea de todas as áreas/equipes da unidade. Os demais integrantes da(s) equipe(s) ficam, de forma organizada, realizando os atendimentos e na retaguarda;[2]

c) Acolhimento misto (equipe de referência do usuário + equipe de acolhimento do dia): em unidades com mais de uma equipe, o enfermeiro de cada equipe acolhe a demanda espontânea da sua área, bem como uma quantidade de casos agudos que os médicos de cada uma das equipes irão atender durante o turno. Nessa modalidade, cada um dos enfermeiros fica, a cada dia, sem atendimentos agendados, para atender a demanda espontânea de todas as áreas;[2]

d) Acolhimento coletivo: no primeiro momento do funcionamento da unidade, toda a equipe (incluindo o enfermeiro e os técnicos de enfermagem) se reúne com os usuários que vieram à unidade de saúde por demanda espontânea e, nesse espaço coletivo, fazem-se escutas e conversas com eles (se necessário ou mais apropriado, essa escuta é feita num consultório).[2]

260

O principal papel do profissional que faz a primeira escuta é organizar o acesso dos usuários que buscam a US de forma espontânea. No primeiro contato e na primeira avaliação, as pessoas devem ser informadas a respeito do processo de trabalho da equipe e do fluxo de cuidado do usuário na demanda espontânea. O profissional deve esclarecer a possibilidade de diferentes tempos de espera e de manejo de cada caso, considerando o processo de avaliação de risco e vulnerabilidades.[10]

Ressalta-se que o processo de acolhimento deverá ser desenvolvido de forma solidária por parte de todos os profissionais da equipe de saúde no cotidiano de trabalho,[2] com profissionais envolvidos com a primeira escuta de pessoas e de suas necessidades, e profissionais realizando a "retaguarda" desta "linha de frente" promovendo as respostas necessárias. O acolhimento deve servir como principal orientador dos fluxos e da organização das diversas atividades de uma equipe de saúde de APS.

Mas, na prática: qual(is) seria(m) o(s) profissional(is) da equipe de saúde que deveriam compor o referido grupo especializado em promover o primeiro contato do usuário com o serviço e que estariam envolvidos com a primeira escuta das pessoas que demandam atenção?

A enfermagem no acolhimento à demanda espontânea na APS

Observa-se que antes das propostas de humanização e de acolhimento promovidas pelo MS, os serviços de saúde no Brasil se organizavam para atender as pessoas por ordem de chegada e, muitas vezes, era feita uma triagem das demandas para priorizar situações mais graves ou indicar a necessidade de procura de outro recurso para obter a resposta desejada, sem uma escuta qualificada de todas as demandas apresentadas. As pessoas apresentavam suas demandas ao setor administrativo do serviço, que encaminhava o atendimento conforme disponibilidade e sinalizava aos profissionais da equipe de saúde sobre situações mais relevantes conforme seu preparo ou interesse, ou mesmo conforme a pressão que recebia do usuário.

Qual a diferença entre triagem e acolhimento?

Triagem significa classificar, selecionar e separar. A triagem é um processo dinâmico, que deve ser feito por meio de parâmetros simples e rápidos e que considera pouco ou nada a subjetividade trazida nos relatos das pessoas. Apesar de este procedimento não excluir o atendimento e propiciar, durante a Consulta de Enfermagem, orientações de educação em saúde a fim de resgatar o foco do atendimento e priorizar o atendimento necessário, não possui o caráter abrangente e integral que o acolhimento preconiza. Serviços de APS deveriam aperfeiçoar seus processos de triagem para processos de acolhimento, menos focados no problema e mais focados na pessoa.

PARTE 2

Atuação do Enfermeiro nas necessidades em saúde da população na Atenção Primária à Saúde

Estudo realizado em Minas Gerais[8] identificou que, nos centros de saúde onde acontece o acolhimento atividade, o conjunto de profissionais da enfermagem passou a assumir a linha de frente na produção dos serviços e inovou ao oferecer uma grande disponibilidade e mobilização interna ao enfrentar o desafio de receber e atender o usuário naquilo que ele explicita como necessidade ou demanda. Segundo a pesquisa, em todos os Centros de Saúde avaliados, os técnicos e auxiliares de enfermagem assumem a frente dessa prática e contam com a participação dos enfermeiros como referência técnica. Nesse modelo, frequentemente é necessário estar atento para que os auxiliares ou técnicos de enfermagem não sejam compelidos a uma prática profissional que extrapole suas competências técnicas e legais do exercício profissional.[8]

A enfermagem e a classificação de risco no processo de acolhimento

A classificação de risco é uma forma dinâmica de organizar a demanda espontânea com base na necessidade de atendimento, sobretudo nos casos de urgências e emergências. Por meio da classificação de risco, o profissional de saúde avalia e direciona os usuários que procuram atenção para a forma de atendimento mais adequada e equânime.[10,11]

A inserção da classificação de risco no processo de acolhimento na APS permite cumprir seus princípios e reforçar as diretrizes da Política Nacional de Humanização.[10,11] O objetivo da classificação de risco é avaliar os pacientes desde a sua chegada ao serviço priorizando o atendimento dos casos mais graves (gravidade aqui entendida como necessidade clínica ou situação de vulnerabilidade).[10,11]

O papel da enfermagem no processo de atenção à demanda espontânea na APS, utilizando classificação de risco, inclui:[10,11]

- prestar ou facilitar os primeiros socorros;
- prestar informações gerais a respeito dos serviços da unidade e, especificamente, do atendimento à demanda espontânea, o que diminui a ansiedade dos usuários;
- promover ações preventivas individuais ou coletivas;
- gerir a sala de espera. Após o primeiro contato e primeira avaliação, os pacientes devem ser informados a respeito do tempo de espera e, dependendo do caso, ser reavaliados considerando a dinâmica do processo de avaliação de risco. Esse espaço deve ser sempre considerado como área clínica;
- organizar a disposição das pessoas no serviço, de modo a acomodar aquelas que necessitam permanecer no serviço para observação ou para administração de medicação ou que estejam esperando remoção para outro serviço ou, ainda, que sejam suspeitos de doenças infectocontagiosas de transmissão aérea (p. ex., meningite);
- identificar vulnerabilidades individuais ou coletivas.

Segundo o MS, para que a classificação de risco tenha real aplicabilidade, os serviços de saúde da APS precisam estar organizados e dispor de alguns pré-requisitos:[10,11]

- organizar o processo de trabalho das equipes de saúde, para estarem preparadas para avaliar, organizar e absorver a demanda espontânea, segundo a filosofia da classificação de risco, considerando também as vulnerabilidades que a população assistida apresenta;

Capítulo 13   O acolhimento da população na Atenção Primária à Saúde

- adotar o protocolo que mais atenda à realidade da população assistida pelas equipes da APS;
- capacitar as equipes da APS e outros profissionais das US que trabalham com o acolhimento para o entendimento adequado do protocolo adotado;
- contar com o apoio dos serviços de remoção e referência. Para tanto, os serviços de saúde que estão diretamente ligados ao atendimento dos casos de urgência e emergência precisam conhecer, compreender e adotar o mesmo protocolo de assistência com classificação de risco;
- contar com o apoio da comunidade, por meio dos conselhos gestores locais, para adoção compartilhada dessa ferramenta de organização do processo de trabalho.

Ressalta-se que muitos serviços ainda não dispõem dessa organização e dos pré-requisitos para fazer "acolhimento atividade" com classificação de risco, mas isso não impede que a equipe de saúde acolha a demanda de forma humanizada e busque condições para avançar nesse processo.

O principal papel do enfermeiro na classificação de risco é a atribuição da priorização às necessidades escutadas. O enfermeiro deve ser o responsável pelo primeiro contato clínico e, por isso, tem que se tornar excelente na avaliação e tomada de decisão rápidas, além da delegação apropriada de tarefas.[10,11]

Em relação à resolutividade, estudo realizado em Porto Alegre[12] com o objetivo de conhecer o significado do acolhimento para usuários e trabalhadores sobre o que consideravam mais importante e o que os usuários buscavam no mesmo, encontrou-se que 63,6% dos usuários identificaram a resolutividade como fator indispensável no acolhimento.

O MS[2] destaca o potencial do acolhimento para ampliar a resolutividade e a capacidade de cuidado da equipe e exemplifica, utilizando relatos de possibilidades de atuação do enfermeiro neste contexto: "Em algumas situações, a própria pessoa que realiza a escuta pode ser a responsável por realizar intervenções (em maior ou menor grau) e resolver a necessidade em saúde imediata. Por exemplo, se uma usuária refere atraso menstrual ou tosse (sem sinais de gravidade) há 6 semanas e se a escuta e avaliação está sendo realizada por um enfermeiro, ele pode avaliar a possibilidade de solicitação de teste de gravidez e exame de escarro, respectivamente, considerando os protocolos locais ou aqueles recomendados pelo Ministério da Saúde (MS).[2]

Dificuldades e conflitos no exercício do trabalho de enfermagem no "acolhimento atividade"

Percebe-se que a implementação do acolhimento nos serviços de saúde apresenta limitações relacionadas aos profissionais, ao processo de trabalho e às deficiências e insuficiências da organização dos serviços.[8]

A recepção das UBS sempre foi considerada um lugar complicado de se trabalhar, pois quem trabalhava ali era responsável por receber todos as pessoas que davam entrada na unidade com suas diferentes demandas e encaminhar uma resposta adequada para estas demandas dentro das alternativas existentes no serviço, de sua capacidade de entendimento e de sua resiliência. Tradicionalmente, a recepção se tornou um lugar de conflitos, onde não era difícil encontrar relatos ou presenciar agressões verbais e físicas, porque de um lado existia um usuário que entendia que sua queixa era urgente e devia ser atendida dessa forma, de outro havia um trabalhador de saúde que não dispunha ou não conseguia enxergar outras possibilidades de ofertas.[13]

Por outro lado, receber as pessoas, conhecer e compreender suas demandas, dialogar e oferecer oportunidades de cuidado pode ser uma experiência muito satisfatória para o profissional

PARTE 2   Atuação do Enfermeiro nas necessidades em saúde da população na Atenção Primária à Saúde

de saúde. A possibilidade da experiência de trabalho no acolhimento ser vivenciada como uma experiência difícil, mas gratificante, está diretamente associada ao grau de aperfeiçoamento da organização dos serviços de saúde visando a melhoria de acesso, que poderá facilitar a realização desta atividade (Figura 13.1).[3] Assim, torna-se necessário um alinhamento conceitual para clarear a concepção de acolhimento e permitir novos arranjos organizacionais baseados nesta concepção única com o objetivo de eliminar conflitos entre profissionais, gestores e população que utiliza os serviços de saúde, na medida que provoca debates conceituais e diferentes interpretações.

Para minimizar as dificuldades relacionadas à área física é importante prover um espaço físico adequado para realização do acolhimento. Alocar espaços minúsculos, sem ventilação adequada e sem privacidade ou improvisar uso de salas já destinadas para realização de outras atividades de forma simultânea gera tensão, desconforto, riscos e impede que as pessoas e o profissional vivenciem uma experiência agradável e satisfatória no momento do acolhimento.

Outras dificuldades são as referentes à organização dos processos de trabalho, à falta de apoio no que se refere à retaguarda em equipe e ao sistema de referência e contrarreferência para as ações que deverão ser realizadas, após a qualificação da demanda apresentada. Nestas situações, o profissional de saúde se vê desamparado para dar o seguimento necessário e sente-se isoladamente responsável por dar uma resposta que muitas vezes pode extrapolar sua competência profissional. A solução desses problemas perpassa pela incorporação do acolhimento como uma atividade de responsabilidade de toda a equipe da APS.

Quanto às dificuldades relacionadas aos profissionais, um fator que pode contribuir muito para a vivência no acolhimento ser considerada uma tarefa difícil está na deficiência do treinamento para a atividade, na falta de competência técnica para acolher e resolver de forma assertiva as demandas e nos aspectos legais do exercício profissional. Nestas situações, atividades de educação permanente e uso de protocolos podem gerar maior segurança e satisfação com a realização do acolhimento, porque podem potencializar o caráter resolutivo do mesmo. Além disto, para além da proposta de humanização e muitas vezes visando, prioritariamente, eliminar o "estrangulamento" da capacidade instalada e o desafogamento dos serviços, as Instituições de Saúde têm implementado acolhimento e triagem, com ou sem classificação de risco,[14,15] sem muita clareza conceitual ou com distorções provocadas por interesses econômicos e políticos, gerando uma imposição de realização e uma atividade sem o devido propósito, desvirtuando o caráter original de facilitação de acesso e impondo ao serviço de APS a realização de atividades pertinentes aos níveis secundário e terciário de atenção à saúde.

A consulta de enfermagem para o "acolhimento atividade" em unidades de saúde de APS

O Enfermeiro é frequentemente reconhecido pelas equipes e por gestores da saúde como um profissional que apresenta as características referenciadas pelo MS para o trabalho no acolhimento, entre elas: capacidade de análise, clareza das ofertas de cuidado, possibilidade de diálogo, resolutividade e respaldo para acionar as ofertas de cuidado em tempos e modos. Mais comum ainda, que seja "indicado" como o profissional "ideal" para a realização do acolhimento atividade.

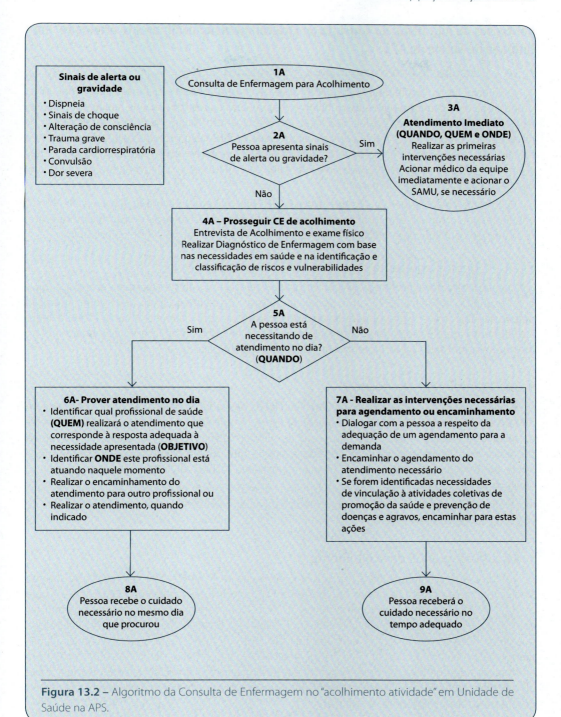

Figura 13.2 – Algoritmo da Consulta de Enfermagem no "acolhimento atividade" em Unidade de Saúde na APS.

PARTE 2 — Atuação do Enfermeiro nas necessidades em saúde da população na Atenção Primária à Saúde

Anotações do Algoritmo da Consulta de Enfermagem no "acolhimento atividade" em Unidade de Saúde na APS

▪ 1A – Consulta de Enfermagem para Acolhimento

O Enfermeiro no "acolhimento atividade" deve ter clareza sobre o seu papel e suas atribuições, preparar-se tecnicamente para este trabalho e realizar suas ações com atitude acolhedora e ética. Neste sentido, a revisão dos princípios legais do exercício profissional por meio de estudos dos documentos elaborados e publicados pelos diversos órgãos responsáveis pela normatização e fiscalização do exercício profissional (COFEN e CORENs) promove esclarecimentos importantes sobre o papel e as responsabilidades de Enfermeiros e Técnicos de Enfermagem, na realização de triagem e classificação de riscos.[14-20]

O Enfermeiro deve orientar-se pelo Processo de Enfermagem (PE) voltado para o acolhimento atividade, que promove a segurança necessária para a realização da ação de forma competente, resolutiva, e contribui para o trabalho em equipe e para melhorias na saúde da população.

▪ 2A – A pessoa apresenta sinais de alerta ou gravidade?

O enfermeiro deve iniciar a avaliação verificando se existem sinais de alerta ou gravidade (quadro a esquerda na Figura 13.2), como por exemplo casos de dispneia, sinais de choque, alteração de consciência, trauma grave, parada cardiorrespiratória, convulsão e dor severa, que exigem atendimento imediato devido ao alto risco de morte e necessitam de intervenção da equipe no mesmo momento, obrigatoriamente com a presença do médico.

▪ 3A – Atendimento Imediato

No acolhimento, o enfermeiro irá tomar decisões baseadas na avaliação da necessidade ou não do atendimento imediato, isto é, QUANDO será o momento ideal para a pessoa receber a resposta adequada que necessita para a sua demanda. Também necessita avaliar QUEM será o profissional (da equipe ou rede de atenção à saúde) que melhor responde a esta demanda; e ainda, em que local da rede de atenção se encontra esta resposta (ONDE).

Na situação de atendimento imediato (sinais de alerta) o enfermeiro deverá realizar as primeiras intervenções imediatamente e acionar o médico da equipe e o Serviço de Atendimento Móvel de Urgência (SAMU), se necessário.

▪ 4A – Prosseguir CE de acolhimento

Excluída a possibilidade de gravidade, o enfermeiro deve prosseguir com a entrevista que será composta de coleta de dados que permitam a identificação da pessoa (p. ex.: nome, idade ou data de nascimento, sexo, número do registro na US, endereço, entre outros) e de perguntas abertas, que possibilitem a avaliação da vulnerabilidade e da vivência do problema pela pessoa que demanda o serviço de saúde, além das possibilidades de respostas do serviço às necessidades identificadas, em um processo dialógico de acordo com a possibilidade do outro (exceção para as situações de urgência e emergência, onde a pessoa esteja inconsciente, com dispneia grave ou dor forte, quando o mais importante é agir imediatamente; ainda em casos em que a pessoa possui transtorno psíquico ou é criança).[2]

As perguntas a seguir são úteis no processo de acolhimento na APS, quando o motivo da procura não for evidente ou for necessário qualificá-lo:[2]

> 1) O que você acha que está acontecendo?
>
> 2) Por que essa situação incomoda você?
>
> 3) Como essa situação interfere na sua vida?
>
> 4) Como você percebe que a equipe pode lhe ajudar hoje?

A partir destas perguntas desencadeadoras, novas perguntas mais específicas poderão ser realizadas com o objetivo de captar o maior número possível de informações e percepções sobre a pessoa que demanda e sua necessidade relatada.

No acolhimento deve ser realizado o exame físico sumário, direcionado à(s) necessidade(s) apresentada(s) e às vulnerabilidade(s) percebida(s). No processo de interpretação e agrupamento dos dados coletados na entrevista e no exame físico será necessária a tomada de decisão. É nesta etapa que a estratificação de risco pode ser útil, pois vai orientar não só o tipo de intervenção (ou oferta de cuidado) necessário, como também o tempo em que isso deve ocorrer.

> Vale destacar que não basta olhar o risco em termos biológicos, mas é essencial lembrar que há algumas condições que aumentam a vulnerabilidade das pessoas e que o acolhimento representa grande oportunidade de inseri-las em planos de cuidado.[2]

Os protocolos de estratificação de risco (Manchester) embora não tenham sido construídos para a realidade dos serviços de APS adaptados da seguinte forma para apoiar esta atividade:[10,11]

1) Situação não aguda – condutas possíveis:

- orientação específica e/ou sobre as ofertas da US;
- adiantamento de ações previstas em protocolos (p. ex., teste de gravidez);
- agendamento/programação de intervenções.

2) Situação aguda – condutas possíveis:

- atendimento imediato (alto risco de morte): necessita de intervenção da equipe no mesmo momento, obrigatoriamente com a presença do médico. Ex.: parada cardiorrespiratória, dispneia, convulsão, rebaixamento do nível de consciência e dor severa;
- atendimento prioritário (risco moderado de morte): necessita de intervenção breve da equipe, podendo ser ofertada inicialmente medida de conforto pela enfermagem até a nova avaliação do profissional mais indicado para o caso. Influencia na ordem de atendimento. Ex.: crise asmática leve e moderada, febre sem complicação, gestante com dor abdominal, usuários que necessitam de isolamento e pessoas com ansiedade significativa;
- atendimento no dia (risco baixo ou ausência de risco de morte e com vulnerabilidade importante): situação que precisa ser manejada no mesmo dia pela equipe levando em conta a estratificação de risco biológico e a vulnerabilidade psicossocial. O manejo poderá ser feito pelo enfermeiro e/ou médico e/ou odontólogo, dependendo da situação e dos protocolos locais. Ex: disúria, tosse sem sinais de risco, dor lombar leve, renovação de medicamento de uso contínuo que já terminou, conflito familiar e usuário que não conseguirá acessar o serviço em outro momento.

PARTE 2 · Atuação do Enfermeiro nas necessidades em saúde da população na Atenção Primária à Saúde

A situação não aguda e os três tipos de atendimento da situação aguda podem, para fins de visualização e comunicação, ser representados por cores, a exemplo do que é feito nos protocolos de classificação de risco utilizados nos serviços de urgência. É oportuno lembrar ainda que, em qualquer situação, a vulnerabilidade deve ser considerada, com o cuidado de perceber se isso deve ser enfocado de imediato ou num momento posterior (se há alto risco de morte, a prioridade é a preservação da vida, obviamente).

Além de estratificar riscos, nesta etapa se estabelecem quais são as respostas da pessoa ou da família afetadas no processo saúde e doença demandado, os Diagnósticos de Enfermagem (DE). Eles irão constituir a base para a seleção das ações ou intervenções com as quais se objetiva alcançar os resultados esperados. Devido à característica peculiar do acolhimento em perceber as mais diversas necessidades em termos de saúde (diversidade e complexidade), não foi possível estabelecer uma listagem de DE mais frequentemente associados ao acolhimento, visto que abrangeria a maior parte dos diagnósticos de enfermagem estabelecidos, por exemplo, pela NANDA.[21] Também não foram encontrados estudos disponíveis sobre o tema e, assim, o recomendado é que se proceda à busca do DE mais adequado caso a caso.

Realizadas a Classificação de Risco e estabelecidos os Diagnósticos de Enfermagem, o enfermeiro vai validar essa avaliação com a pessoa em atendimento, explicando suas conclusões e, a seguir, definir se as condições de saúde e necessidades identificadas implicam em atendimento no dia ou se poderá aguardar o agendamento e/ou encaminhamento.

- **5A – A pessoa está necessitando de atendimento no dia (QUANDO)?**

Na APS, diferentemente de um pronto-socorro (PS), não é necessário adotar limites rígidos de tempo para atendimento médico (após acolhimento inicial), a não ser em situações de alto risco, nas quais a intervenção médica imediata se faz necessária junto com os outros membros da equipe (3A). Porém, em certas situações é importante priorizar o atendimento, sob pena de manter a pessoa em sofrimento por tempo prolongado. E a estratificação de risco pode ser bastante útil nesse sentido.[2]

Nessa etapa é realizada a tomada de decisão de forma compartilhada com a pessoa sobre QUANDO será o momento mais adequado para o atendimento da demanda.

- **6A – Atendimento no dia**
  - Identificar qual profissional de saúde (QUEM) realiza o atendimento que corresponde à resposta adequada à necessidade apresentada (OBJETIVO).
  - Identificar ONDE este profissional está atuando naquele momento.
  - Realizar o encaminhamento do atendimento para outro profissional.
  - Ou realizar o atendimento, quando indicado.

- **7A – Realizar as intervenções necessárias para agendamento ou encaminhamento**
  - Dialogar com a pessoa a respeito da adequação de um agendamento para a demanda.
  - Encaminhar o agendamento do atendimento necessário.
  - Se forem identificadas necessidades de vinculação a atividades coletivas de promoção da saúde e prevenção de doenças e agravos, encaminhar para estas ações.

Capítulo 13 — O acolhimento da população na Atenção Primária à Saúde

• 8A – Pessoa recebe o cuidado necessário no mesmo dia em que procurou o atendimento

Uma demanda frequente das pessoas que procuram os serviços de APS é receber o atendimento no mesmo dia, quando o serviço avalia, através do uso de protocolos, que o atendimento deve ser realizado imediatamente. A equipe precisa estar organizada para responder a essa demanda.

A partir dos DE, se o enfermeiro for o profissional que vai realizar a consulta para atender à necessidade, como nos exemplos a seguir, ele vai definir com a pessoa os objetivos/metas deste atendimento e os resultados que se espera alcançar com as intervenções indicadas.

Exemplos de consulta de enfermagem na sala de acolhimento em serviços de APS.

A febre de João

A enfermeira Lúcia está na unidade de saúde de APS em que trabalha, na atividade de acolhimento. Recebe João, 8 anos, que foi trazido ao serviço pela mãe com queixa de febre e dor de garganta há 3 dias. João estava sendo medicado em casa com Paracetamol, mas como a febre continuava retornando, a mãe não quis mais dar o remédio e resolveu consultar. Durante a entrevista de acolhimento, a criança queixou-se de frio; estava vestindo agasalho leve, mas a temperatura ambiente não era baixa. Ao avaliar a carteira de vacinação de João, percebeu que faltava uma dose da vacina Tríplice Viral. João e a mãe não relataram outros sintomas. Ao exame, a verificação de sinais vitais detectou temperatura axilar de 39,5ºC; outros sinais vitais estavam normais. A enfermeira identifica os Diagnósticos de Enfermagem HIPERTERMIA e RISCO DE INFECÇÃO e realiza as seguintes intervenções: agendamento de atendimento médico para o mesmo turno para diagnóstico do problema de saúde que está determinando a hipertermia; comunicação ao médico que irá atender a criança sobre o sinal vital alterado, com solicitação de prioridade no atendimento (em relação às outras situações que estão aguardando naquele dia); promoção de conforto térmico através do fornecimento de um agasalho (lençol); orientação sobre a vacina em atraso. O médico prescreve um antitérmico para ser administrado de forma imediata, realiza o atendimento de forma prioritária, conduta terapêutica medicamentosa e orientação para adiamento da vacinação, após retorno em revisão.

PARTE 2 — Atuação do Enfermeiro nas necessidades em saúde da população na Atenção Primária à Saúde

A suspeita de gravidez de Ana

É outro dia de trabalho da enfermeira Lúcia em acolhimento na unidade de saúde de APS em que trabalha. Desta vez recebe Ana, 25 anos, que na entrevista de acolhimento refere estar com a menstruação atrasada. Ana vinha tentando engravidar há alguns meses, por este motivo havia parado de usar seu método anticoncepcional e manteve relações sexuais regularmente. Informa que deveria ter menstruado no mês passado, o que não aconteceu. Sente náuseas. No exame físico, os sinais vitais estão estáveis. A enfermeira percebe na análise das informações, possibilidade de gestação e identifica o Diagnóstico de Enfermagem NÁUSEA. Realiza as seguintes intervenções: oferece a realização do teste rápido de gravidez na UBS e, ao final da realização do teste, o resultado confirma a hipótese de gestação. Ana é informada sobre o resultado do exame e da importância do acompanhamento pré-natal; é oferecida e realizada a vinculação ao Programa de Pré-Natal da US; são solicitados os exames rotineiros de primeira consulta para gestantes definidos no protocolo de acompanhamento pré-natal da instituição onde a enfermeira Lúcia trabalha e realizadas as orientações de manejo de náuseas na gestação, conforme indicado no mesmo protocolo, e é realizado um agendamento de retorno em consulta com enfermeira ou médico ao qual Ana possua vínculo.

Sítio de atuação

Por sítio de atuação no acolhimento entendem-se os espaços necessários para realização da escuta. O MS[2] define que é importante garantir espaços mais reservados para escuta e identificação de riscos no atendimento individual de enfermagem, porque o limiar de dor e o modo de manifestação de sofrimento variam entre as pessoas (nem sempre o risco é facilmente reconhecível) e porque há situações em que a exposição pública do motivo da procura intimida ou desrespeita os usuários.

▪ Avaliação e registro da CE na sala de acolhimento da US

Tendo sido realizadas as intervenções, o enfermeiro verifica se ocorreram as modificações nas respostas da pessoa ou da família, avalia se as ações ou intervenções de enfermagem alcançaram os resultados esperados e determina a necessidade de mudanças ou adaptações nas etapas do Processo de Enfermagem.

Todas estas etapas do PE deverão ser registradas nos documentos institucionais definidos como instrumentos de registros para os atendimentos que são realizados (prontuários eletrônicos ou em papel, fichas de registros, boletins, entre outros). Os registros devem seguir as diretrizes apresentadas no Capítulo 1.

▪ Pessoa receberá o cuidado necessário no tempo adequado

Na APS, os tempos de resposta para as demandas são os mais variados possíveis, portanto, para que a equipe de saúde possa exercer seu atributo de porta de entrada do sistema de saúde e facilitar o acesso, ela necessita de uma rede de serviços articulados e, também, de uma organização interna para adequar a oferta de atendimento às necessidades da população. Uma alternativa é trabalhar com o sistema de agendamento de consulta "aberto" para todos os profissionais da equipe. Esse sistema permite flexibilidade na negociação dos tempos adequados e necessários para realizar um atendimento efetivo durante o processo de acolhimento.

Capítulo 13 — O acolhimento da população na Atenção Primária à Saúde

Aspectos-chave

- Acolher, em todas as suas dimensões conceituais, é ato inerente ao exercício do trabalho em saúde e, em especial, ao trabalho da Enfermagem, porque para cuidar bem é necessário acolher bem.

- Na prática da APS têm-se observado três características conceituais associadas ao termo acolhimento e existe uma interligação na perspectiva de aperfeiçoamento entre elas, no sentido de que é necessário compreender que acolhimento é a humanização da assistência, mas também uma etapa do processo de trabalho em saúde, que pode ser utilizada para melhorar o acesso aos serviços e, por conseguinte, melhorar as condições de saúde da população.

- Vários tipos de demandas podem ser acolhidas e resolvidas na APS, utilizando modalidades de tecnologias leve-duras (conhecimentos, protocolos) e duras (materiais, equipamentos).

- Para implantar práticas e processos de acolhimento são necessários arranjos organizacionais (modelagens de acolhimento) que se adaptem à demanda real de cada situação.

- Todos os profissionais de saúde podem fazer acolhimento, entretanto, as portas de entrada dos serviços de saúde podem exigir a necessidade de organização de um grupo especializado em promover o primeiro contato do usuário com o serviço.

- O principal papel do profissional que faz a primeira escuta é organizar o acesso dos usuários que buscam a unidade, e neste primeiro contato e avaliação as pessoas devem ser informadas a respeito do processo de trabalho da equipe e do fluxo do cuidado do usuário na demanda espontânea, devem ser esclarecidas sobre a possibilidade de diferentes tempos de espera e de manejo de cada caso, considerando o processo de avaliação de risco e vulnerabilidades.

- O enfermeiro é frequentemente reconhecido pelas equipes e por gestores da saúde como um profissional que apresenta as características referenciadas pelo MS para o trabalho no acolhimento: capacidade de análise, clareza das ofertas de cuidado, possibilidade de diálogo, resolutividade e respaldo para acionar as ofertas de cuidado em tempos e modos.

- O principal papel do enfermeiro na classificação de risco é a atribuição da priorização às necessidades escutadas e, quando for responsável pelo primeiro contato clínico, tem que se tornar excelente na avaliação e tomada de decisão rápidas, além da delegação apropriada de tarefas.

- É fundamental para o enfermeiro ter clareza sobre o seu papel e suas atribuições no acolhimento atividade, preparar-se tecnicamente para este trabalho e realizar suas ações com atitude acolhedora e ética.

- O enfermeiro deve se orientar pela Sistematização da Assistência de Enfermagem (SAE) voltada para o acolhimento atividade, que promove a segurança necessária para a realização da ação de forma competente, resolutiva e que contribui para o trabalho em equipe e para melhorias na saúde da população.

PARTE 2 — Atuação do Enfermeiro nas necessidades em saúde da população na Atenção Primária à Saúde

Referências

1. Brasil. Ministério da Saúde. Política Nacional de Humanização. Acolhimento nas práticas de produção de saúde. Brasília: Ministério da Saúde, 2010.
2. Brasil. Ministério da Saúde. Secretaria de Atenção à Saúde. Departamento de Atenção Básica. Acolhimento à demanda espontânea. CAB nº 28, V.I. Brasília: Ministério da Saúde, 2011. 56 p.
3. Takeda S, Périco LAD. Acolhimento em atenção primária e sua importância para melhorar o acesso da população aos serviços de saúde, 2016. [No prelo].
4. Heller A. Teoria de las necessidades en Marx. Barcelona: Península;1986.
5. Stotz EN. Necessidades de saúde: mediações de um conceito (contribuição das ciências sociais para a fundamentação teórico metodológica de conceitos operacionais da área de planejamento em saúde). Tese de doutorado. Rio de Janeiro. Escola nacional de Saúde Pública, 1991.
6. Merhy EE. Saúde: a cartografia do trabalho vivo. 2ª ed. São Paulo: Hucitec; 2005.
7. Zurro AM, Perez JFC. Atencion Primária- Conceptos, Organizacíon y Practica Clinica. Vol. I. 6ª ed. CIDADE: EDITORA; 2008.
8. Leite JCA, Maia CCA, Sena RR. Acolhimento: reconstrução da prática de enfermagem em unidade básica de saúde. Rev Min Enf. jan./dez. 1999;3(1/2):2-6.
9. Rossi FR, Lima MADL. Acolhimento: tecnologia leve nos processos gerenciais do enfermeiro. Rev Bras Enferm. Mai.-jun. 2005;58(3):305-10.
10. Brasil. Ministério da Saúde. Secretaria de Atenção à Saúde. Departamento de Atenção Básica. Acolhimento à demanda espontânea: queixas mais comuns na Atenção Básica. CAB nº 28, V.II. Brasília: Ministério da Saúde, 2012. 290 p.
11. Brasil. Ministério da Saúde. Secretaria de Atenção à Saúde. Departamento de Atenção Básica. Atenção à demanda espontânea na APS. CAB nº 28. Brasília: Ministério da Saúde, 2010. 298 p.
12. Rodrigues ML, Werner J, Oliveira FA, Motta MS. Acolhimento como dispositivo de humanização: percepção do usuário e do trabalhador em saúde Rev APS. jan.-mar. 2010;13(1)PÁGINAS.
13. Taketomo MLS, Silva EM. Acolhimento e transformação no processo de trabalho em enfermagem em Unidades Básicas de Saúde Campinas, São Paulo, Brasil. Cad Saúde pública. 2007;23(2):331-40.
14. COFEN. Resolução COFEN nº 423/2012. Normatiza, no Âmbito do Sistema Cofen/Conselhos Regionais de Enfermagem, a Participação do Enfermeiro na Atividade de Classificação de Riscos. DOU nº 70, de 11 de abril de 2012, pág. 195, Seção 1.
15. Conselho Regional de Enfermagem do Estado do Rio Grande do Sul. Dúvidas Frequentes. 1- A Enfermagem pode fazer Triagem de Exclusão? 13- Uma Enfermeira pode prescrever receitas e solicitar exames para pacientes em uma Unidade de Saúde? 16- Diferença entre triagem e acolhimento. : Disponível em: http://www.portalcoren-rs.gov.br/index.php?categoria=geral&pagina=duvidas-frequentes.
16. Conselho Regional de São Paulo. Parecer COREN-SP CAT Nº 001/2012. Acolhimento com classificação de risco pelo sistema de triagem de Manchester. Disponível em: http://portal.coren-sp.gov.br/sites/default/files/parecer_coren_sp_2012_1_0.pdf.
17. COFEN. Resolução nº 423/2012. Normatiza, no Âmbito do Sistema Cofen/Conselhos Regionais de Enfermagem, a Participação do Enfermeiro na Atividade de Classificação de Riscos. Disponível em: http://www.cofen.gov.br/resoluo-cofen-n-4232012_8956.html.
18. Conselho Regional de São Paulo. Ementa: Atuação dos profissionais de Enfermagem no Acolhimento e Escuta Qualificada na Atenção Básica. Parecer COREN-SP CT nº 040/2014. Disponível em: http://portal.coren-sp.gov.br/sites/default/files/Parecer%20040%20Acolhimento.pdf.
19. Conselho Regional de São Paulo. Ementa: Competência dos profissionais de Enfermagem para ações de acolhimento e triagem para o NASF de pacientes da atenção básica. Parecer COREN-SP CT nº 044/2013. Disponível em: http://portal.coren-sp.gov.br/sites/default/files/parecer_coren_sp_2013_44.pdf
20. COFEN. Qual categoria profissional de enfermagem está apta a realizar a classificação de risco? Disponível em: http://www.cofen.gov.br/qual-a-categoria-profissional-de-enfermagem-esta-apta-a-realizar-a-classificacao-de-risco_15618.html.
21. Herdman TH, Kamitsuru S. Diagnósticos de Enfermagem da NANDA: definições e classificação. Tradução Regina Machado Garcez. Porto Alegre: Artmed; 2015.

14

Imunizações

Lisiane Andreia Devinar Périco
Patricia Couto Wiederkehr

O que há neste capítulo?

Este capítulo contém informações que subsidiam a realização da Assistência de Enfermagem na Atenção Primária à Saúde (APS) na ação de vacinação, que é uma das ações de prevenção de doenças, avaliando a situação vacinal da população para iniciar ou complementar o esquema vacinal de acordo com o Calendário de Vacinação do Programa Nacional de Imunizações do Ministério da Saúde. Fornece subsídios para a atuação do enfermeiro e da equipe de enfermagem no planejamento, na execução, no monitoramento e na avaliação das ações de vacinação, garantindo a proteção individual e coletiva contra as doenças imunopreveníveis.

Introdução

A redução da morbidade e da mortalidade por doenças preveníveis por imunização é a finalidade principal da vacinação. Prevenir, controlar, eliminar e erradicar doenças é o principal objetivo quando administramos cada imunobiológico, conferindo imunização ativa ou passiva. No entanto, para que um imunobiológico possa agir no organismo da pessoa e criar defesas, como no caso da administração de vacinas, ou para que possa combater microrganismos já instalados, como no caso da administração de soros e imunoglobulinas, é preciso que a atividade de vacinação seja cercada de cuidados, adotando-se procedimentos adequados antes, durante e após a administração desses produtos na população.[1]

O conjunto de ações que envolvem a realização das imunizações nos serviços de saúde da APS, tais como vacinação de rotina, campanhas, ações de bloqueio vacinal e atividades fora da área física da unidade de saúde, como busca de faltosos ou vacinação domiciliar, tem como objetivo ampliar as coberturas vacinais, conferindo proteção individual e coletiva para a população.

PARTE 2   Atuação do Enfermeiro nas necessidades em saúde da população na Atenção Primária à Saúde

> Os aspectos operacionais da sala de vacinas merecem atenção especial do enfermeiro, como coordenador da equipe de enfermagem, porque eles são essenciais para administração dos imunobiológicos dentro dos padrões recomendados de conservação, armazenagem, indicação clínica e cuidados pré e pós-aplicação dos imunobiológicos, oportunizando que a vacina realmente cumpra com o objetivo de proteger a saúde das pessoas contra as doenças imunopreveníveis.

Na revisão bibliográfica da produção científica dos enfermeiros sobre imunizações, observa-se que desde a implantação do Programa Nacional de Imunizações (PNI)[a], o enfermeiro e a equipe de enfermagem sempre foram os principais responsáveis pela execução do programa e que o enfermeiro deve priorizar as ações do programa de vacinação, tanto nas questões de execução, treinamento de pessoal e supervisão, como nas questões de educação em saúde.[2]

> A enfermagem na APS exerce importante papel nas ações de imunizações, por monitorar todos os aspectos técnicos e operacionais na sala de vacinas, com responsabilidade de orientar e prestar assistência à clientela com segurança, qualidade técnica e respeito; prover periodicamente as necessidades de material e imunobiológicos; manter as condições ideais de conservação dos imunobiológicos; manter os equipamentos em boas condições de funcionamento; acompanhar as doses de vacinas administradas de acordo com as metas populacionais; buscar faltosos aos agendamentos de vacinação; monitorar e avaliar sistematicamente as coberturas vacinais e buscar periodicamente atualização técnico científica, além de gerenciar a notificação dos eventos adversos, bem como as condutas a serem adotadas frente à presença dos mesmos.[3]

A equipe de enfermagem, na APS, é responsável pela solicitação dos imunobiológicos às instâncias municipais de coordenação, realizando semanalmente o levantamento das doses utilizadas para solicitar o reabastecimento, quando necessário. Além disso, no final de cada mês (último dia útil) é fundamental que seja realizado o levantamento das doses recebidas, utilizadas, desprezadas, avaliando tudo que está armazenado para que possa ser registrado o saldo disponível. Este levantamento é um trabalho de gestão importante para que não haja falta de imunobiológicos e para que não fiquem armazenadas vacinas com a validade expirada, o que pode levar a procedimentos inadequados e erros programáticos. O trabalho considera o número de pessoas cadastradas e o histórico de vacinação do serviço.

O profissional que recebe as vacinas deve dar especial atenção, conferindo quantidade, lote, fabricante e validade de cada imunobiológico. Sempre deve ser exigido, na entrega da vacina, a Nota de Fornecimento de Material (NFM), que deve estar de acordo com o material entregue. Após a entrega e conferência, cada vacina é armazenada na geladeira ou câmara específica para este fim. A temperatura preconizada deve estar entre +2ºC e +8ºC.

A vigilância de eventos adversos pós-vacinação, busca de faltosos ao esquema e o registro das atividades diárias nos instrumentos do Programa Nacional de Imunizações são outras atividades fundamentais para a avaliação dos indicadores das imunizações.

---

[a] O Programa Nacional de Imunização (PNI) foi criado em 18 de março de 1973, com legislação específica sobre imunizações e vigilância epidemiológica (Lei 6.259 de 30-10-1975 e Decreto 78.231 de 30-12-76) dando ênfase às atividades permanentes de vacinação e contribuindo para fortalecer institucionalmente o Programa.

No trabalho diário, em cada sala de vacina, o profissional da equipe de enfermagem deve estar preparado para orientar e encaminhar situações que surgem, como problemas na rede de frio, eventos adversos pós-vacinação, avaliação de indicações clínicas, entre outras.

O papel do enfermeiro é fundamental para o sucesso do trabalho, pois ele tem que avaliar o cenário epidemiológico da região onde atua, conhecendo o tamanho da população sob sua responsabilidade para planejar, coordenar, executar e fazer a avaliação da estratégia de vacinação como um todo, estabelecendo prioridades.

Sendo assim, é necessário treinamento contínuo de toda a equipe de enfermagem para garantir uma prestação de serviço de qualidade à população e é de responsabilidade do enfermeiro a capacitação dos profissionais quanto ao acolhimento da pessoa que vai ser vacinada, as condições de uso da vacina que será administrada, as técnicas que são preconizadas pelo PNI para administração das vacinas, o Calendário de Vacinação vigente, as orientações pertinentes à vacina administrada e possíveis contraindicações e/ou reações adversas.[4,5]

É atribuição privativa do enfermeiro a realização da Consulta de Enfermagem em Imunizações, quando irá aplicar o Processo de Enfermagem para conhecer o indivíduo na sua integralidade, avaliar suas necessidades e possibilidades de proteção para doenças imunopreviníveis, além de indicar a realização dos imunobiológicos preconizados.

Todas estas atividades compõem um sistema de trabalho, que neste capítulo será denominado Ciclo da Sala de Vacina (Figura 14.1). No Ciclo da Sala de Vacina o enfermeiro poderá atuar de forma direta (realizando as ações previstas) e indireta (supervisionando estas ações quando realizadas por outros profissionais da equipe de enfermagem, além de capacitá-los para realização das mesmas).

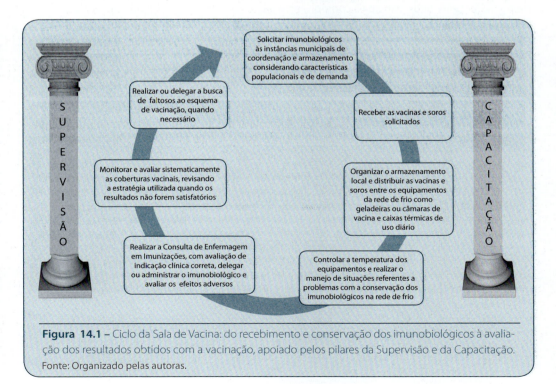

Figura 14.1 – Ciclo da Sala de Vacina: do recebimento e conservação dos imunobiológicos à avaliação dos resultados obtidos com a vacinação, apoiado pelos pilares da Supervisão e da Capacitação.
Fonte: Organizado pelas autoras.

PARTE 2   Atuação do Enfermeiro nas necessidades em saúde da população na Atenção Primária à Saúde

Como os imunobiológicos agem no organismo?

Para indicar a realização de vacinas ou soros, em doses e intervalos adequados, são necessários conhecimentos sobre a forma como o organismo humano reage para produzir respostas de proteção. Nesse sentido, vamos revisar as informações que estão descritas no Manual de Normas e Procedimentos para Vacinação,[6] sobre a resposta imunitária humana e fatores associados.

Os seres humanos estão constantemente expostos a agentes infecciosos como parasitas, bactérias, vírus e fungos. Para se defender desses agentes, o sistema imune atua de duas maneiras: resposta natural, inata ou inespecífica e imunidade específica, adquirida ou adaptativa.

▪ Resposta natural, inata ou inespecífica

A imunidade inespecífica é a linha de frente da defesa do nosso organismo, capaz de impedir que a doença se instale. A grande maioria dos microrganismos é destruída em poucos minutos ou horas pela imunidade inata.[6]

A imunidade inespecífica não necessita de estímulos prévios e não tem período de latência. Esse tipo de imunidade se opõe à colonização, à penetração, à multiplicação e à persistência do agente infeccioso no organismo.[6]

Nessa resposta, o organismo reage rapidamente (de minutos a horas) aos agentes infecciosos através da fagocitose e outros mecanismos que já estão presentes no organismo antes da infecção. Esta resposta é constituída de mecanismos de defesa bioquímicos e celulares que já estão presentes no organismo antes mesmo de se iniciar o processo infeccioso, respondendo prontamente à infecção. Seus principais componentes são as barreiras físicas (a pele e as mucosas); as barreiras fisiológicas (secreções das glândulas sudoríparas e sebáceas, das mucosas, atividades ciliares do epitélio das vias respiratórias, saliva, acidez gástrica e urinária, ação mucolítica da bile, peristaltismo intestinal, ação da lisozima (enzima que destrói a camada protetora de várias bactérias, presente na lágrima, na saliva e nas secreções nasais); os fatores séricos e teciduais (complemento, interferon) e fagocitose.[6]

Todos estes mecanismos de defesa são importantes, porém vamos aprofundar a explicação sobre como funcionam a fagocitose, o complemento e o interferon na resposta inata, porque a compreensão sobre sua existência e seus mecanismos de funcionamento auxilia na indicação de vacinas ou na determinação de intervalos de vacinação.

Na fagocitose, a membrana plasmática envolve o material ou o microrganismo a ser fagocitado, formando-se grandes vesículas chamadas fagossomos. Estes se fundem com os lisossomos, que têm enzimas digestivas, formando-se fagolisossomos com o objetivo de destruir os microrganismos invasores por digestão intracelular.[6]

O complemento é um sistema composto de várias proteínas muito importantes na defesa contra vários agentes infecciosos, entre eles o meningococo. Na ausência do complemento, que auxilia a fagocitose e a lise (quebra) dessa bactéria, as pessoas infectadas poderão desenvolver meningite e/ou doença meningocócica. Por isso, para as pessoas com deficiência de complemento a vacina conjugada meningocócica C está indicada.[6]

O interferon é uma substância de natureza proteica produzida pelas células de defesa do organismo após uma infecção viral, com o objetivo de reduzir a replicação do vírus que desencadeou a infecção e também para evitar a infecção por outros vírus, de modo inespecífico. Por isso, as vacinas virais atenuadas (como a tríplice viral, tetra viral, as vacinas febre amarela e varicela) não

Capítulo 14   Imunizações

devem ser administradas simultaneamente. Recomenda-se aguardar um intervalo de 30 dias, salvo em situações especiais que impossibilitem manter o intervalo indicado.[6]

Resposta adquirida, adaptativa ou específica

Na maioria das vezes, a resposta inata é suficiente para defender o organismo, mas quando seus mecanismos não forem suficientes para deter a infecção, a resposta adquirida, adaptativa ou específica será desencadeada. A imunidade adquirida específica corresponde à proteção contra cada agente infeccioso ou antígeno. Ela desenvolve mais lentamente (ao longo de dias ou semanas) uma resposta imune específica, como, por exemplo, a produção de anticorpos específicos para o sarampo. As células da resposta imunológica são produzidas principalmente na medula óssea.[6]

A resposta específica inicia-se quando os agentes infecciosos são reconhecidos nos órgãos linfoides pelos linfócitos T e B. Os linfócitos T e os linfócitos B são encontrados na medula óssea, no timo, nos gânglios linfáticos, no baço e nas placas de Peyer, no intestino. Os linfócitos B iniciam a produção de anticorpos específicos (imunidade humoral) contra o antígeno. Já os linfócitos T viabilizam a produção de células de memória (imunidade celular).[6]

Inicialmente, haverá um período indutivo, fase que corresponde à procura do linfócito específico. Durante o período indutivo não haverá a produção de anticorpos específicos. Após o reconhecimento do linfócito B específico, inicia-se a produção de anticorpos. A primeira classe de imunoglobulina a ser produzida é a IgM e, posteriormente, a IgG (resposta primária). A IgG ficará presente, na maioria das vezes, para o resto da vida. As imunoglobulinas específicas contra antígenos serão produzidas todas as vezes que o organismo entrar em contato com cada agente etiológico (resposta secundária). Tal resposta é mais rápida, uma vez que não há período indutivo, pois na resposta primária ocorreu a estimulação dos linfócitos T de memória.

Algumas vacinas necessitam da aplicação de mais de uma dose para uma adequada proteção. É importante respeitar o intervalo mínimo entre as doses, pois isso corresponde ao período da queda de anticorpos produzidos pela dose anterior. De modo geral, as doses administradas no período inferior ao intervalo mínimo deverão ser repetidas porque são consideradas não válidas, com exceção da vacina contra o rotavírus humano.[6]

Nas situações em que o antígeno não estimula as células de memória (antígeno T-independente), a persistência dos anticorpos poderá ser limitada. Por exemplo, a vacina polissacarídica meningocócica A e C não estimula as células de memória, por isso a duração da resposta imunológica é limitada a apenas 3 a 5 anos. As vacinas constituídas apenas de polissacáride têm uma boa proteção; no entanto, com duração limitada também. As vacinas virais e bacterianas, atenuadas ou inativadas, são eficazes e estimulam a produção de células de memória (antígenos T-dependentes).[6]

As vacinas que estimulam as células de memória são vantajosas porque em situações de atraso no cumprimento do calendário vacinal não existe necessidade de recomeçar o esquema. No entanto, é importante salientar que, durante o período em que as pessoas não estiverem com o esquema vacinal completo, elas não estarão protegidas.[6]

É importante que o antígeno vacinal seja aplicado o mais precocemente possível, antes que a pessoa entre em contato com o agente infeccioso. A vacina aplicada irá estimular a produção de anticorpos específicos e a produção de células de memória (resposta primária). Tais células permitirão a rápida produção de anticorpos específicos no momento da exposição ao agente causador da doença (resposta secundária). Assim, na reexposição a resposta será mais rápida e mais potente, prevenindo a doença. A resposta imune que se deseja por intermédio da vacinação é semelhante à resposta que ocorre quando há o contato com microrganismo selvagem.[6]

A imunidade específica pode ser adquirida de modo ativo ou passivo. A proteção adquirida de modo ativo é aquela obtida pela estimulação da resposta imunológica com a produção de anticorpos específicos. A infecção natural (com ou sem sintomas) confere imunidade ativa, natural e é duradoura, pois há estimulação das células de memória. Após uma infecção por sarampo, rubéola ou varicela, por exemplo, o indivíduo ficará protegido, não havendo mais o risco de adquirir a mesma doença novamente. A imunidade ativa, adquirida de modo artificial, é obtida pela administração de vacinas que estimulam a resposta imunológica, para que esta produza anticorpos específicos.[6]

A imunidade adquirida passivamente é imediata, mas transitória. É conferida a um indivíduo mediante a passagem de anticorpos maternos por via transplacentária, por intermédio da amamentação pelo colostro e pelo leite materno (imunidade passiva natural); administração parenteral de soro heterólogo/homólogo ou de imunoglobulina de origem humana (imunidade passiva artificial) ou de anticorpos monoclonais (exemplo: soro antitetânico, antidiftérico, antibotrópico e as imunoglobulinas específicas contra a varicela, hepatite B e tétano, palivizumabe). Neste tipo de imunidade administram-se anticorpos prontos que conferem a imunidade imediata. Não há o reconhecimento do antígeno e, portanto, não ocorre a ativação de célula de memória. Algumas semanas depois, o nível de anticorpos começa a diminuir, o que dá a esse tipo de imunidade um caráter temporário. Utiliza-se a imunidade passiva quando há necessidade de uma resposta imediata e não se pode aguardar o tempo para a produção de anticorpos em quantidade adequada.[6]

Fatores que influenciam a resposta imune

Compreendendo melhor o que acontece no organismo humano quando agentes infecciosos ou imunobiológicos estimulam processos de defesas, é possível perceber que muitas condições são necessárias para que este processo aconteça de forma efetiva e diversos fatores devem ser levados em consideração para esta resposta ser satisfatória. Estes fatores podem ser divididos em dois grupos: relacionados à pessoa vacinada e relacionados à vacina.[6]

- Fatores relacionados às pessoas vacinadas
- *Idade* – No primeiro ano de vida, o sistema imunológico ainda está em desenvolvimento. Para algumas vacinas, devido à sua composição, é necessária a administração de um número maior de doses, de acordo com a idade, como ocorre com a vacina conjugada pneumocócica 10 valente, a meningocócica C e a vacina hepatite B. É necessário que as crianças sejam vacinadas nos primeiros meses de vida, pois se espera que o primeiro contato seja com o antígeno vacinal. No entanto, para algumas vacinas poderá ocorrer a interferência dos anticorpos maternos. Por exemplo, em relação à vacina contendo o componente sarampo, recomenda-se não vacinar crianças filhas de mães que tiveram a doença ou foram vacinadas no período anterior a 6 meses, pela possível inativação da vacina.[6]
- *Gestação* – As gestantes não devem receber vacinas cujo componente esteja vivas, pois existe a possibilidade de passagem dos antígenos vivos atenuados para o feto e de causar alguma alteração, como malformação, aborto ou trabalho de parto prematuro. Nas situações específicas de profilaxia estará indicada a imunização passiva, que prevê o recebimento de soros ou

imunoglobulinas específicas, como a imunoglobulina específica contra varicela ou hepatite B ou imunoglobulina hiperimune.[6]

- *Amamentação* – De maneira geral, não há contraindicação de aplicação de vacinas virais atenuadas para as mães que estejam amamentando, pois não foram observados eventos adversos associados à passagem desses vírus para o recém-nascido. No entanto, a vacina febre amarela não está indicada para mulheres que estejam amamentando, razão pela qual a vacinação deve ser adiada até a criança completar 6 meses de idade. Na impossibilidade de adiar a vacinação, deve-se avaliar o benefício pelo risco. Em caso de mulheres que estejam amamentando e tenham recebido a vacina, o aleitamento materno deve ser suspenso preferencialmente por 28 dias após a vacinação (com o mínimo de 15 dias).[6]

- *Reação anafilática* – Alguns indivíduos poderão apresentar reação anafilática a alguns componentes dos imunobiológicos. No mecanismo dessa reação estão envolvidos os mastócitos. A reação ocorre nas primeiras 2 horas após a aplicação e é caracterizada pela presença de urticária, sibilos, laringoespasmo, edema de lábios, podendo evoluir com hipotensão e choque anafilático. Geralmente a reação anafilática ocorre na primeira vez em que a pessoa entra em contato com o referido imunobiológico. Neste caso, as próximas doses estarão contraindicadas.

- *Pessoas imunodeprimidas* - Os imunodeprimidos (p. ex., pessoas com neoplasias ou em tratamento com quimioterapia e/ou radioterapia, que utilizam corticoide em doses elevadas e as com com HIV/AIDS) deverão ser avaliados caso a caso para a administração adequada de imunobiológicos e não deverão receber vacinas com antígenos vivos. Nas situações de pós--exposição eles receberão soros ou imunoglobulinas específicas. Para cada imunodeficiência pode-se substituir, indicar, contraindicar ou adiar a indicação de algum imunobiológico.[6]

- *Uso de medicamentos, incluindo antitérmico profilático* – Conforme dito anteriormente, deve-se considerar o uso de quimioterápicos, corticoides ou outros medicamentos que interfiram com a imunidade na avaliação para indicação da utilização de imunobiológicos. Destaca-se neste tema, também, a questão da prática de uso de antitérmicos. Estudos realizados observaram que crianças que receberam paracetamol profilático apresentaram uma redução nos títulos de anticorpos das vacinas administradas.[6] É importante salientar que não há necessidade de revacinação, pois os títulos – embora sejam menores em comparação ao grupo de crianças que não receberam antitérmico profilático – estavam em níveis protetores. Considerando-se essa situação, recomenda-se a sua utilização apenas para as crianças com história pessoal e familiar de convulsão e para aquelas que tenham apresentado febre maior do que 39,5ºC ou choro incontrolável após dose anterior de vacina tríplice bacteriana (penta ou DTP ou DTPa). Nessas situações, indica-se antitérmico/analgésico no momento da vacinação e com intervalos regulares nas 24 horas até as 48 horas subsequentes.[6]

- Fatores relacionados à vacina

- *Via de administração* – O uso de vias de administração diferentes da preconizada poderá interferir na resposta imune.[6]

- *Dose e esquema de vacinação* – De modo geral, as vacinas inativadas necessitam de mais de uma dose para uma adequada proteção (p. ex., a vacina hepatite B, tétano e difteria), enquanto as vacinas virais atenuadas geralmente necessitam apenas de uma dose para uma adequada proteção.[6]

PARTE 2 — Atuação do Enfermeiro nas necessidades em saúde da população na Atenção Primária à Saúde

- *Adjuvantes* – São substâncias presentes na composição de algumas vacinas e que aumentam a resposta imune dos produtos que contêm microrganismos inativados ou seus componentes (p. ex., os toxoides tetânico e diftérico). Não são utilizados em vacinas que contêm microrganismos vivos. Os sais de alumínio são os adjuvantes mais utilizados em vacinas para o uso humano.[6]

A sala de vacinação: sítio de atuação do enfermeiro na Consulta e Supervisão de Enfermagem nas imunizações

A sala de vacinação deve ser destinada exclusivamente para a consulta e a administração dos imunobiológicos, devendo-se considerar os diversos calendários de vacinação existentes. É classificada como área semicrítica e, por este motivo, é importante que todos os procedimentos desenvolvidos promovam a máxima segurança, reduzindo o risco de contaminação para os indivíduos vacinados e também para a equipe de vacinação. Para tanto, é necessário cumprir as seguintes especificidades e condições em relação ao ambiente e as instalações:[6]

- sala com área mínima de 6 m² (recomenda-se uma área média a partir de 9 m² para a adequada disposição dos equipamentos e dos mobiliários e o fluxo de movimentação em condições ideais para a realização das atividades);
- piso e paredes lisos, contínuos (sem frestas) e laváveis;
- portas e janelas pintadas com tinta lavável;
- portas de entrada e saída independentes, quando possível;
- teto com acabamento resistente a lavagem;
- bancada feita de material não poroso para o preparo dos insumos durante os procedimentos;
- pia para lavagem dos materiais;
- pia específica para uso dos profissionais na higienização das mãos antes e depois do atendimento ao usuário;
- nível de iluminação (natural e artificial), temperatura, umidade e ventilação natural em condições adequadas para o desempenho das atividades;
- tomada exclusiva para cada equipamento elétrico;
- equipamentos de refrigeração utilizados exclusivamente para conservação de vacinas, soros e imunoglobulinas, conforme as normas do PNI, nas três esferas de gestão;
- equipamentos de refrigeração protegidos da incidência de luz solar direta;
- sala de vacinação mantida em ótimas condições de higiene e limpeza; e
- nos locais com grande demanda de população, devem ser utilizadas duas salas com comunicação direta, sendo uma para triagem e orientação do usuário e outra para administração dos imunobiológicos.

A descrição sobre fluxos, equipamentos e materiais para uso na sala de vacina encontra-se no Manual de Procedimentos para Vacinação do Ministério da Saúde,[6] sendo este o referencial técnico de consulta que deverá ser estudado e utilizado pelos enfermeiros para orientação dos procedimentos de vacinação das unidades de saúde.

Capítulo 14   Imunizações

A sala de vacinação deve ser mantida em condições de higiene e limpeza e ser exclusiva para a administração dos imunobiológicos.[1] Não é permitido que nesta mesma sala se realizem procedimentos como curativos, inalações, entre outros.[4]

Procedimentos relativos às atividades de vacinação que devem ser realizados ou supervisionados pelo enfermeiro

As atividades da sala de vacinação são desenvolvidas pela equipe de enfermagem treinada e capacitada para os procedimentos de manuseio, conservação, preparo e administração, registro e descarte dos resíduos resultantes das ações de vacinação, além da manutenção de um espaço de trabalho promotor de saúde. A supervisão e o treinamento em serviço são de responsabilidade legal e realizados por enfermeiro.[1,6]

Previamente à realização da Consulta de Enfermagem, com o objetivo de avaliar as necessidades de imunização são realizados diversos procedimentos que deverão ser supervisionados pelo enfermeiro, de forma direta e indireta, que visam garantir as condições necessárias para imprimir qualidade à assistência prestada. Vamos revisá-los?

Funções da equipe que trabalha na sala de vacinação:[6]
- planejar as atividades de vacinação, monitorar e avaliar o trabalho desenvolvido de forma integrada com o conjunto das ações da Unidade de Saúde;
- prover, periodicamente, as necessidades de material e de imunobiológicos;
- manter as condições preconizadas de conservação dos imunobiológicos;
- utilizar os equipamentos de forma a preservá-los em condições de funcionamento;
- dar destino adequado aos resíduos gerados;
- atender e orientar os usuários com responsabilidade, qualidade técnica, linguagem adequada à sua compreensão e com respeito;
- registrar todos os dados referentes às atividades de vacinação nos impressos adequados para a manutenção do histórico vacinal do indivíduo e nos sistemas de informação do PNI; e,
- promover a organização da sala e monitorar sua limpeza.

O funcionamento diário da sala de vacinação envolve a realização de inúmeras atividades, agrupadas em cinco etapas, apresentadas a seguir.[1]

1) *Revisão da sala para início do trabalho diário*: compreende os procedimentos de verificar se os imunobiológicos estão em condições de uso e se a sala de vacinas está limpa e organizada, sendo necessário:

   a) verificar e registrar a temperatura do(s) equipamento(s) de refrigeração (refrigerador ou câmara) no mapa de registro diário de temperatura;

PARTE 2

b) verificar ou ligar o sistema de ar condicionado (importante para manter a sala de vacina na temperatura adequada para o trabalho com imunobiológicos e para conservação das temperaturas preconizadas nos equipamentos de refrigeração);

c) higienizar as mãos;

d) organizar a caixa térmica de uso diário (usar uma caixa térmica de poliuretano com capacidade mínima de 12 litros), colocando bobinas reutilizáveis (cuidar o prazo de validade da bobina), ambientadas (0°C) nas laterais internas da caixa e posicionando o sensor do termômetro no centro da caixa;

e) verificar o prazo de validade dos imunobiológicos e usar com prioridade aqueles que estiverem com prazo mais próximo do vencimento;

f) monitorar a temperatura da caixa até atingir o mínimo de +1°C;

g) retirar do equipamento de refrigeração as vacinas e os diluentes correspondentes na quantidade necessária ao consumo da jornada de trabalho (considerar os agendamentos previstos para o dia e a demanda espontânea);

h) colocar os imunobiológicos no centro da caixa térmica com a temperatura recomendada (entre +2ºC e +8ºC);

i) observar o prazo de utilização do imunobiológico após a abertura do frasco para as apresentações em multidose;

j) organizar os imunobiológicos e diluentes em recipientes plásticos para facilitar a organização e identificação;

k) monitorar continuamente a temperatura da caixa térmica;

l) trocar as bobinas reutilizáveis sempre que for necessário à manutenção da temperatura adequada de conservação dos imunobiológicos;

m) manter a caixa térmica fora do alcance da luz solar direta e distante de fontes de calor; e

n) organizar sobre a mesa de trabalho os impressos e os materiais de escritório referentes às atividades de vacinação.

2) *Acolhimento da população:* o acolhimento é uma ação de inclusão muito importante que favorece a relação de confiança e vinculação do usuário com a equipe de saúde. A unidade de saúde deve ter uma estratégia de recepção que faça do acolhimento um momento de orientação para vacinação, mesmo que o usuário tenha procurado a unidade para outra finalidade. Pedir o cartão ou a caderneta de vacinação para qualquer atendimento, seja de criança, adolescente, adulto ou idoso é o primeiro passo.

3) *Orientação sobre os procedimentos que serão realizados*: na sala de vacina a primeira etapa no atendimento da população é solicitar o cartão ou a caderneta de vacinação da pessoa para avaliar a situação vacinal. A seguir, perguntar informações sobre o estado de saúde da pessoa, avaliando as indicações e as possíveis contraindicações para o uso de imunobiológicos, conforme orientações do Programa Nacional de Imunizações. Quando houver indicação de aplicar um imunobiológico, deve-se informar sobre as vacinas que serão administradas e a importância de completar os esquemas indicados. Também, orientar que a pessoa procure a Unidade da Saúde para avaliação e orientação caso haja algum evento adverso pós-vacinação. As pessoas devem ter suas dúvidas esclarecidas durante o atendimento e sair da sala de vacina com informações sobre os eventos esperados depois da vacinação. Após as orientações fazer o registro do imunobiológico a ser administrado

nos documentos destinados à coleta de informações de doses aplicadas definidos pelo PNI. Na caderneta de vacinação, registre à tinta a data, a dose, o lote, a unidade de saúde onde a vacina foi administrada, o nome legível do vacinador. O aprazamento deve ser calculado conforme o Calendário Nacional de Vacinação vigente e registrado com lápis no cartão de vacinação do indivíduo. Caso seja situação de vacinação contra *febre amarela* ou outra vacina por motivo de viagem, acrescentar o registro do COREN do vacinador devido à necessidade de emissão de Certificado Internacional de Vacinação pela ANVISA. Por fim, realizar o registro nos documentos padronizados pelo PNI e outros específicos dos serviços de saúde para registros dos atendimentos que são realizados em vacinação como, por exemplo, prontuário, boletins, sistemas de informação, fichas de vacinação, formulários para registro da vacina administrada como cartão ou caderneta da criança, do adolescente, do adulto, do idoso, da gestante, entre outros; boletins, mapas, formulários e fichas diversas para registro diário da vacina administrada e consolidação mensal dos dados; mapa de registro diário da temperatura do equipamento de refrigeração; ficha de notificação e investigação dos eventos adversos pós-vacinação.

4) *Administração dos imunobiológicos*: a administração dos imunobiológicos é o último procedimento dentro do processo de trabalho na sala de vacina e devem ser seguidos os seguintes passos:

a) verificar qual imunobiológico deve ser administrado, conforme indicado no documento pessoal de registro da vacinação (cartão ou caderneta) e seguindo as orientações do Calendário Nacional de Vacinação vigente, ou conforme indicação médica em situações especiais;

b) higienizar as mãos antes e após o procedimento conforme preconizado em técnica de lavagem de mãos;

c) examinar o produto pelo rótulo identificando o tipo de vacina, lendo no mínimo três vezes o rótulo para evitar trocas (comprovando se é realmente a vacina indicada), observando a composição, a apresentação, a aparência da solução, o estado da embalagem, o número do lote e o prazo de validade;

d) observar a via e o local de administração, a seringa e agulha adequadas a cada tipo de produto e a dosagem recomendada para cada imunobiológico;

e) preparar o imunobiológico conforme descrição dos procedimentos específicos (orientação técnica) relativos a cada imunobiológico, não deixar agulhas ou seringas acopladas nos frascos de multidoses para evitar contaminação, aspirar e aplicar com a mesma agulha a dose a ser administrada para evitar acidentes punctórios e/ou contaminações e, após abrir um frasco de multidose, rotular com a data de validade e rubrica do vacinador. Registrar o prazo de validade após a diluição do imunobiológico;

f) administrar o imunobiológico segundo a técnica descrita para o imunobiológico no Manual de Normas e Procedimentos para Vacinação do Ministério da Saúde;[6]

f) orientar sobre a possibilidade da ocorrência de eventos adversos pós-vacinação;

g) desprezar o material utilizado na caixa coletora de material perfurocortante, observando os cuidados relativos com os resíduos da sala de vacinação; e

h) quando indicado, revisar com a mãe ou com a pessoa vacinada (se adolescente ou adulto) o entendimento das orientações recebidas e, se for o caso, reforçar as orien-

PARTE 2 — Atuação do Enfermeiro nas necessidades em saúde da população na Atenção Primária à Saúde

tações, especialmente a data aprazada para o retorno, possíveis eventos adversos associados à(s) vacina(s) recebida(s) e como proceder.

5) *Encerramento do trabalho diário*: compreende diversas atividades, entre elas:

a) observar o prazo de validade dos imunobiológicos após a abertura e desprezar os frascos que ultrapassaram o prazo estabelecido;

b) avaliar os frascos de vacina e desprezar aqueles que estiverem com rótulo danificado;

c) retirar as vacinas da caixa térmica de uso diário, identificando nos frascos multidose a quantidade de doses que podem ser utilizadas no dia seguinte, observando o prazo de validade após a abertura, guardando-os no refrigerador ou na câmara;

d) retirar as bobinas reutilizáveis da caixa térmica, limpá-las e acondicioná-las no evaporador do equipamento de refrigeração ou no *freezer*;

e) verificar e anotar a temperatura dos refrigerador(es) ou câmara(s) no respectivo Mapa de Controle Diário de Temperatura; certificar-se de que os equipamentos de refrigeração estão funcionando adequadamente;

f) proceder a limpeza da caixa térmica, deixando-a limpa e seca;

g) deixar a sala limpa e organizada para o próximo dia ou turno de trabalho; e

h) notificar para instâncias superiores os eventos adversos de vacinação que acontecerem através do preenchimento da Ficha de Notificação de Eventos Adversos.

Procedimento fundamental: cuidados com a rede de Frio

A conservação das vacinas é feita por meio do sistema denominado REDE ou CADEIA DE FRIO, o qual é um conjunto interligado de ações que ocorrem entre os níveis nacional, estadual, regional, municipal e local. Este sistema inclui o armazenamento, o transporte e a manipulação de vacinas em condições adequadas de refrigeração, desde o laboratório produtor até o momento em que a vacina é aplicada.[4]

As vacinas, por sua própria composição, são produtos suscetíveis aos agentes físicos, tais como a luz e o calor. O calor é bastante prejudicial, por acelerar a inativação dos componentes das mesmas. É necessário, portanto, mantê-las constantemente refrigeradas em um intervalo de temperatura de +2° C a +8°C e, por isso, há necessidade de uma supervisão constante e eficiente dos equipamentos usados na refrigeração, assim como da rede elétrica.[4]

As câmaras de conservação ou geladeiras deverão ser usadas única e exclusivamente para os imunobiológicos, não sendo permitido guardar alimentos, sangue e/ou derivados, bebidas, etc. Deverá ficar longe de fonte de calor como estufa, autoclave, raios solares, etc. A fonte de energia elétrica deverá ser unicamente destinada ao refrigerador, que deve ser diretamente ligado na tomada (nunca ligá-lo em adaptador).[4]

O controle da temperatura do equipamento é realizado por meio de termômetro de máxima e de mínima (Figura 14.2), que é um instrumento importante para verificar as variações de temperatura ocorridas em determinado período. Ele fornece três tipos de informações: temperatura mínima atingida; temperatura máxima atingida e temperatura no momento de observação.

284

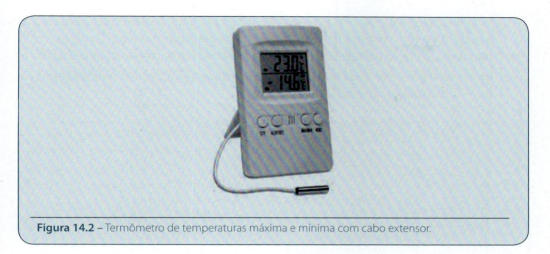

Figura 14.2 – Termômetro de temperaturas máxima e mínima com cabo extensor.

Os cuidados com a rede de frio encontram-se devidamente especificados no Manual de Rede de Frio do Ministério da Saúde,[7] que deverá ser utilizado como fonte de consulta e orientação dos cuidados especiais para não deixar os imunobiológicos sofrerem alterações de temperatura.

> Importante: por não atender aos critérios de segurança e qualidade, o refrigerador de uso doméstico não é mais recomendado para o armazenamento de imunobiológicos, sendo orientada pelo Programa Nacional de Imunizações a substituição por câmara refrigeradas de vacina registradas pela ANVISA.

O que fazer na falta de energia elétrica

A temperatura preconizada para conservação das vacinas é entre +2ºC a +8ºC, qualquer alteração fora deste parâmetro pode comprometer a potência imunogênica da vacina, ou seja, as características verificadas e certificadas pelo laboratório produtor em determinadas condições ideais de conservação: temperatura, prazo de validade, umidade, luz entre outras.

Na falta de energia elétrica, para que seja assegurada a qualidade dos imunobiológicos, devem ser tomadas algumas providências imediatamente (Figura 14.3):

a) não abrir mais o equipamento (refrigerador ou câmara);

b) ligar para a companhia de abastecimento de energia elétrica local para saber a previsão de retorno da energia e para o Setor de Imunizações da Secretaria Municipal da Saúde para comunicar e receber as orientações;

c) caso não tenha previsão de retorno da energia, as vacinas devem ser armazenadas em caixas térmicas com termômetro e gelox e transferidas para outro local que esteja em condições de armazenar adequadamente;

d) as vacinas que são transportadas devem estar organizadas na caixa térmica, separadas e identificadas com o nome da Unidade. Não encaminhar os frascos soltos na caixa térmica sem identificação;

PARTE 2

f) os imunobiológicos que sofreram alteração de temperatura não devem ser desprezados, manter em condições ideais (entre +2ºC e +8ºC) até que sejam avaliados. Somente após o retorno da avaliação por escrito da esfera Estadual podemos desprezar imunobiológicos; e

g) encaminhar para o setor de Imunizações da Secretaria Municipal de Saúde o Formulário de Imunobiológicos sob suspeita para avaliação.

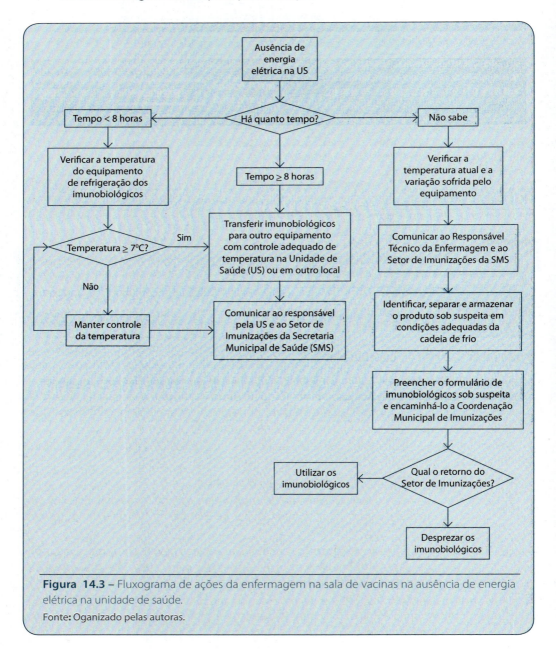

Figura 14.3 – Fluxograma de ações da enfermagem na sala de vacinas na ausência de energia elétrica na unidade de saúde.
Fonte: Oganizado pelas autoras.

Organização dos imunobiológicos no equipamento de refrigeração

- Refrigerador

Refrigerador tipo doméstico de no mínimo 280 litro, conforme abordado anteriormente, deve ser substituído por câmara de vacina. Enquanto se utilizar os refrigeradores domésticos, medidas de segurança devem ser adotadas, entre elas:

a) utilização exclusiva do refrigerador para acondicionar os imunobiológicos;

b) utilizar no máximo 50% da capacidade total de armazenamento do refrigerador;

c) identificar a localização do evaporador ou da entrada de ar refrigerado no interior da câmara (é variável de acordo com marca/modelo), não posicionar os frascos de imunobiológicos nas proximidades deste(s) ponto(s). Essas regiões sofrem variações de temperatura e, eventualmente, podem submeter os insumos a temperatura negativa, comprometendo as características certificadas pelo laboratório produtor;

d) não armazenar imunobiológicos no compartimento inferior (local da gaveta) desses equipamentos domésticos;

e) estabelecer rotina de manuseio das vacinas armazenadas, evitando abertura frequente das portas, no máximo duas vezes ao dia;

f) utilizar termômetro de momento, máxima e mínima para monitoramento e controle dos equipamentos, calibrados periodicamente;

g) no caso de utilização do termômetro digital, posicionar o sensor do cabo extensor no ponto mais central da câmara interna (altura x profundidade) sem contato com os produtos ou partes do equipamento;

h) realizar leitura diária da temperatura e registrar ao iniciar a rotina (antes da primeira abertura da porta do refrigerador) e ao final do expediente (após o último fechamento de porta);

i) organizar bobinas reutilizáveis no congelador e garrafas de água com corante no compartimento inferior para formar massa térmica, a fim de promover a recuperação mais rápida da temperatura;

j) monitorar a temperatura;

k) implantar rotina para verificação do fechamento da porta do equipamento; e

l) realizar procedimentos de manutenção periódica preditiva, preventiva e corretiva.

Além disso, precisamos cuidar para que as prateleiras dos equipamentos de armazenamento de vacinas estejam limpas e organizadas, devendo ser retirados os vidros e caixas vazias. Arrumar as vacinas nas prateleiras centrais em bandejas perfuradas tipo porta-talher de plástico e nunca em caixas térmicas ou sacos plásticos. Não guardar vacinas na porta e na parte baixa da geladeira. Retirar gavetas plásticas caso existam e, em seu lugar, colocar garrafas com água que contribuem para estabilizar a temperatura. A água colocada nas garrafas deverá ser colorida. Recomenda-se o uso de um corante (azul de metileno, anil ou violeta de genciana) para evitar que seja ingerida. O congelador deve conter gelo reciclável ou recipiente de plástico. Esse gelo pode ser usado na caixa térmica da sala de vacinação ou no transporte das vacinas. Colocar o termômetro de máxima e de mínima na prateleira central, em pé, e verificar a temperatura duas vezes ao dia, em períodos diferentes, registrar no mapa de controle diário de temperatura. As vacinas, na embalagem original, devem ser arrumadas de forma a manter uma distância entre si de aproximadamente 3

PARTE 2   Atuação do Enfermeiro nas necessidades em saúde da população na Atenção Primária à Saúde

cm e também das paredes do refrigerador, visando a livre circulação do ar frio. As vacinas com prazo de validade mais próximo devem ser colocadas na frente para que sejam utilizadas primeiro.[4]

Ordem de colocação das vacinas nas prateleiras do refrigerador

Na primeira prateleira devem ser colocadas as vacinas contra vírus; na segunda, as vacinas contra bactérias e toxinas e na terceira, os soros. Esta distribuição justifica-se pelo fato de que existem vacinas que podem congelar porque não se deterioram, como as vacinas contra poliomielite do tipo Sabin, sarampo, caxumba, rubéola, vacina tríplice e dupla viral, varicela, febre amarela e outras vacinas que se deterioram se congelarem, como as vacinas contra hepatites A e B, vacina tríplice bacteriana (DTP), dupla adulto (dT) e infantil (DT), gripe, vacina contra raiva, tétano (TT), febre tifoide, vacina contra poliomielite do tipo Salk, BCG, vacina contra *Haemophilus influenzae*, meningococos e pneumococos. Os diluentes devem estar na mesma temperatura das vacinas no momento da aplicação, portanto também devem ser conservados no refrigerador.[4]

▪ Câmara de vacina

Conforme a marca da câmara adquirida podemos contar com um sistema moderno de controle da temperatura, que registra os dados de temperatura ininterruptamente e outras informações extremamente importantes, como: quantidades de vezes de abertura e fechamento da porta da câmara científica, tempo de intervalo entre abertura e fechamento da porta, alarme na falta de energia elétrica, entre outros.

É importante salientar que mesmo com outros sistemas de monitoramento da temperatura o profissional responsável pela sala de vacina deve efetuar o registro de temperatura durante a abertura da sala de vacina e o fechamento do expediente.

Quem tem câmara não pode armazenar as bobinas reutilizáveis (gelox) nesta câmara. A unidade deve dispor de refrigerador ou frigobar para armazenar gelox para uso nas caixas térmicas.

A presença da câmara na sala de vacina não isenta o profissional presente na sala de vacina do processo de organização da caixa térmica de uso diário e do planejamento do número de doses que devem ser armazenadas na caixa de uso diário e utilizadas ao longo do período de trabalho.

A caixa de trabalho deve ser organizada e climatizada durante a abertura da sala de vacina, e não durante a chegada do primeiro usuário. A abertura da porta da câmara deve ser feita de maneira objetiva, evitando alterações na temperatura, por isso é fundamental o uso da caixa térmica.

O manejo das gavetas da câmara deve ser realizado no puxador da borda inferior e a parte superior em acrílico não deve ser manipulada.

A câmara para vacina é um equipamento que qualifica o trabalho na sala de vacina, garantindo segurança no armazenamento do imunobiológico.

As vacinas podem ser organizadas em qualquer prateleira na câmara, visto que a temperatura é uniformemente distribuída em todos os compartimentos, e a porta de vidro favorece a visualização dos produtos armazenados.

Calendários de Vacinação

Calendários de Vacinação são um conjunto de orientações específicas de vacinas para pessoas em cada faixa etária ou em situação especial de vida e saúde como, por exemplo, gestação, prematuridade, viagem ou trabalho exposto a riscos. Descrevem os tipos de vacina e a sequência cronológica em que elas deverão ser administradas rotineiramente.

No Brasil, os calendários oficiais de vacinação são definidos por órgãos governamentais como Ministério da Saúde e Secretarias Estaduais e Municipais de Saúde, sempre considerando a importância para a população da doença a ser prevenida, a disponibilidade no mercado de uma vacina segura e eficaz, o melhor esquema e sua viabilidade para a obtenção de resposta imune adequada e os recursos disponíveis.

Existem, também, os Calendários de Vacinação que são estabelecidos por entidades referências na área de imunizações e saúde no Brasil, que utilizam evidências científicas para o estabelecimento de suas orientações e que apresentam a possibilidade de indicação de outros imunobiológicos, além dos estabelecidos pelo PNI. Citamos, como exemplo, a possibilidade de utilização do calendário da Sociedade Brasileira de Imunizações (SBIM), que avalia periodicamente as evidências sobre este tema e apresenta um conjunto de orientações específicas para cada faixa etária e trabalhadores expostos a riscos. Os calendários da SBIM podem ser consultados em http://www.sbim.org.br/vacinacao/.

Existem, também, recomendações de calendários feitas por organizações estrangeiras como, por exemplo, Academia Americana de Pediatria, *Centers for Disease Control* (CDC) e Organização Mundial de Saúde.

Na verdade existem vários calendários de vacinação que variam entre países e que, dentro de um mesmo país, podem variar de uma região para outra. Além disso, os calendários de vacinação são atualizados periodicamente frente aos avanços das pesquisas e a disponibilidade de novos insumos.

Por estes motivos optamos por não incluir um calendário de vacinação neste Capítulo. Recomendamos que o enfermeiro consulte sempre o calendário de vacinação mais atual e vigente e que tenha sido definido pelo Programa Nacional de Imunizações (PNI) e publicado pelo Ministério da Saúde no Diário Oficial da União, visto que ele proporciona acesso a produtos recomendados para a população desde o nascimento até a terceira idade e que são disponibilizados gratuitamente nos postos de vacinação da rede pública. Saiba mais sobre calendário de imunizações em: http://portalsaude.saude.gov.br/index.php/o-ministerio/principal/leia-mais-o-ministerio/197-secretaria-svs/13600-calendario-nacional-de-vacinacao.

- Cuidados com os resíduos da sala de vacinação

O resíduo infectante deve receber cuidados especiais nas fases de segregação, acondicionamento, coleta, tratamento e destino final, observando as orientações contidas no Manual de Normas e Procedimentos para Vacinação.[6]

- Avaliação mensal do trabalho na sala de vacinas

Ao finalizar as atividades de vacinação do mês, a supervisão do enfermeiro é fundamental para fazer o fechamento do trabalho realizado com toda equipe, por meio dos seguintes procedimentos:

- consolidar no boletim mensal de doses aplicadas as informações sobre as doses de vacina que foram registradas no boletim diário ao longo do mês;
- lançar no sistema de informação do PNI as doses administradas;
- fazer a revisão no arquivo de cartões de controle ou nos relatórios produzidos pelos sistemas de informação das pessoas que não compareceram para a vacinação, a fim de estabelecer ações de busca ativa de faltosos;
- avaliar e calcular o percentual de utilização e perda (física e técnica) dos imunobiológicos e avaliar as coberturas vacinais da área de abrangência do serviço de saúde; e
- solicitar vacinas e insumos que forem necessários.

Campanhas de Vacinação

Constitui estratégia cujo objetivo é o controle de uma doença de forma intensiva ou a ampliação da cobertura vacinal para complementar o trabalho de rotina. A campanha é uma ação que tem um fim determinado e específico. É uma estratégia com abrangência limitada no tempo, que visa, sobretudo, a vacinação em massa de uma determinada população, com uma ou mais vacinas. A intensa mobilização da comunidade, principalmente por meio dos veículos de comunicação de massa e, também, a ampliação do número de postos, faz com que a população fique mais próxima da vacina, possibilitando o alcance de maiores contingentes e a obtenção de altos índices de cobertura.

Considerando o alto custo financeiro e a grande mobilização de recursos (humanos e institucionais) e da comunidade, a oportunidade da campanha deve ser aproveitada para administrar o maior número possível de vacinas em crianças ou em outros grupos de risco, iniciando ou completando o esquema de vacinação estabelecido.[1]

A Consulta de Enfermagem nas Imunizações

- ### Coleta de dados: entrevista e exame físico nas imunizações

A coleta de dados inclui verificar se a pessoa está comparecendo à sala de vacinação pela primeira vez ou se é retorno. Se a pessoa está comparecendo à sala de vacinação pela primeira vez, fornecer os documentos padronizados do registro pessoal de vacinação (cartão ou caderneta de vacinação) e cadastrar o usuário no sistema de informação utilizado pelo serviço de saúde. No caso de retorno, avaliar o histórico de vacinação do usuário identificando quais vacinas devem ser administradas. Sempre solicitar carteira de vacinação para identificar a idade da pessoa e as vacinas que possam ser realizadas de acordo com o Calendário Nacional de Vacinação vigente evitando, assim, vacinar inadvertidamente.

Obtenha informações sobre o estado de saúde da pessoa a ser vacinada, a fim de observar as indicações e possíveis contraindicações à administração dos imunobiológicos e evitar, também, as falsas contraindicações. Se houver contraindicação, suspender a vacinação e orientar a pessoa ou seu responsável.

Capítulo 14 — Imunizações

Contraindicações gerais[6]

a) História de hipersensibilidade aos componentes de qualquer um dos produtos.

b) Presença de imunodeficiência congênita ou adquirida.

c) Presença de neoplasia maligna.

d) Tratamento com corticoides em doses imunossupressoras (equivalente a 2 mg/kg/dia para crianças ou 20 mg/dia para adultos, por mais de 1 semana).

e) Terapêuticas imunodepressoras (quimioterapia, radioterapia, etc.).

f) Presença de gravidez, exceto quando sob risco de exposição a doenças virais imunopreveníveis.

g) A presença de febre indica o adiamento da vacinação; quando ocorrer após vacinação não constitui contraindicação para as doses subsequentes.

O exame físico que será realizado na consulta de enfermagem estará direcionado à(s) necessidade(s) de imunização apresentadas, às vulnerabilidade(s) percebida(s) e ao(s) imunobiológicos indicados. Destaque para a inspeção dos locais indicados para a realização da administração das vacinas.

Vale destacar: em vacinação é fundamental não olhar apenas para o risco em termos biológicos, mas lembrar de que há algumas condições que aumentam a vulnerabilidade das pessoas e que a oportunidade de imunização representa grande possibilidade de prevenção, considerando o plano de cuidado individual e também a proteção coletiva que a vacinação confere.

No processo de interpretação e agrupamento dos dados coletados na entrevista e no exame físico, será necessária a identificação de necessidades em relação à indicação de imunobiológicos e à formulação de diagnósticos de enfermagem frente a estas necessidades, bem como a implementação de ações relacionadas ao processo de vacinação da pessoa em atendimento.

Diagnóstico de Enfermagem

Considerando uma abordagem integral da pessoa que irá ser vacinada, exemplificam-se alguns Diagnósticos de Enfermagem da NANDA Internacional[10] que podem ser utilizados no Processo de Enfermagem referente às imunizações:

- disposição para estado de imunização melhorado;
- risco de infecção;
- conforto prejudicado;
- dor aguda.

PARTE 2   Atuação do Enfermeiro nas necessidades em saúde da população na Atenção Primária à Saúde

> **Como utilizar os Diagnósticos de Enfermagem no cotidiano de trabalho?**
>
> O diagnóstico *disposição para estado de imunização melhorado* poderá ser utilizado pelo enfermeiro quando a pessoa procurar espontaneamente o serviço de saúde solicitando realização de vacinação para si ou para alguém que esteja sob sua responsabilidade. Já o diagnóstico *risco de infecção* será utilizado quando o enfermeiro avaliar e perceber que a pessoa ou dependente que estiver sendo atendido está exposto ao risco de contrair infecções e ainda não recebeu o imunobiológico que está indicado nos Calendários de Vacinação (os chamados "suscetíveis") ou não completou esquemas de vacinação já iniciados (os chamados "faltosos de vacinas"). Os diagnósticos *conforto prejudicado* e *dor aguda* serão utilizados, frequentemente, quando o enfermeiro perceber reações provocadas nos indivíduos pelo tipo de vacina ou pela via de administração dos imunobiológicos, especialmente a via injetável.

Planejamento e Implementação de Enfermagem

Estabelecidos os Diagnósticos de Enfermagem, determinam-se os resultados que se espera alcançar com a imunização e quais as ações ou intervenções de enfermagem que serão prescritas.

Por exemplo, considerando o diagnóstico *disposição para estado de imunização melhorado,* espera-se que a pessoa que procurou o serviço de saúde demonstrando estar disposta a melhorar o seu estado de imunização, receba as vacinas que estão indicadas. Neste sentido poderá ser prescrita uma intervenção como, por exemplo, *administração de imunobiológicos* quando indicada. Caso não existam contraindicações, orientar sobre as vacinas que serão realizadas, seus possíveis eventos adversos e que, se ocorrerem, deverão ser comunicados ao serviço de saúde.

> **Dica:** orientar sempre a pessoa ou responsável antes do preparo e da administração do imunobiológico, uma vez que o procedimento de vacinação, especialmente quando é injetável, pode produzir desconforto e diminuir a atenção.

Orientar a pessoa sobre a importância da vacinação e da conclusão do esquema básico, de acordo com o grupo-alvo ao qual pertence e conforme o calendário de vacinação vigente.

As orientações, além de considerarem as especificidades de cada um dos imunobiológicos, incluem a indicação e, quando for o caso, a necessidade do retorno na data agendada para receber as demais doses ou outros imunobiológicos; os cuidados a serem observados após a administração da vacina e a possível ocorrência de eventos adversos; os cuidados com a guarda do Cartão de Vacinação ou outro documento, bem como a sua importância como registro dos imunobiológicos recebidos. Realizar os registros necessários conforme preconizado no parágrafo Procedimentos relativos às atividades de vacinação que devem ser realizados ou supervisionados pelo enfermeiro. Finalmente, preparar e aplicar as vacinas de acordo com as orientações do item *aplicação de imunobiológicos* ou encaminhar a pessoa para sala de vacinas para receber o imunobiológico indicado. Nos casos em que for indicada a administração de imunobiológicos especiais, encaminhar a pessoa aos Centros de Referência em Imunobiológicos Especiais (CRIEs).

Para esta intervenção será necessário avaliar o Cartão de Vacinação ou outro documento com registro de vacinas para verificar qual imunobiológico está indicado e considerar orientações con-

Capítulo 14 | Imunizações

tidas em calendários de vacinação estabelecidos por instituições de referência na área de saúde para estabelecer a indicação do imunobiológico adequado.

Prioritariamente, devem-se utilizar as orientações contidas no Calendário Nacional de Vacinação do Ministério da Saúde vigente, para a indicação das vacinas adequadas à situação. Conforme abordado anteriormente, a utilização deste calendário apresenta como vantagens a segurança de estar utilizando um referencial estabelecido pelo PNI que corresponde ao conjunto de vacinas consideradas de interesse prioritário à saúde pública do país e que estão disponíveis gratuitamente nos postos de vacinação da rede pública.

A intervenção *administração do imunobiológico* é, frequentemente, delegada ao Técnico de Enfermagem sob supervisão, que deverá realizar esta atividade seguindo as orientações contidas no parágrafo *Procedimentos relativos às atividades de vacinação que devem ser realizados ou supervisionados pelo enfermeiro*.

Em relação ao diagnóstico *dor aguda*, associado mais comumente à via injetável de administração das vacinas, cabe destacar um aspecto importante relacionado a uma das intervenções mais frequentemente consideradas: a prescrição de medicamento antitérmico/analgésico.

A prescrição de medicamentos nas imunizações

Sobre o uso de antitérmico profilático, estudos realizados observaram que as crianças que receberam paracetamol profilático apresentaram uma redução nos títulos de anticorpos das vacinas administradas.[6] Considerando essa situação, o Manual de Normas e Procedimentos para Vacinação[6] recomenda a sua utilização apenas para as crianças com história pessoal e familiar de convulsão e para aquelas que tenham apresentado febre maior do que 39,5ºC ou choro incontrolável após dose anterior de vacina tríplice bacteriana (pentavalente ou DTP ou DTPa). Nessas situações está indicado uso de antitérmico/analgésico no momento da vacinação e com intervalos regulares nas 24 horas até as 48 horas subsequentes. Lembrando que estas situações deverão ter sido comunicadas por meio de Notificação de Evento Adverso de Vacinação e que a conduta de administração do medicamento deverá ser estabelecida e prescrita pela instância superior em imunizações, que avalia os eventos ocorridos em nível municipal. Portanto, não está estabelecida a prescrição de medicamentos de forma rotineira em imunizações por enfermeiros no Manual de Normas e Procedimentos para Vacinação.[6]

Avaliação de Enfermagem

Após realizar as ações, o enfermeiro verifica se aconteceram modificações nas respostas da pessoa ou da família e comunidade em relação às doenças imunopreviníveis, determina se as intervenções de enfermagem alcançaram o resultado esperado e verifica a necessidade de mudanças ou adaptações nas etapas do Processo de Enfermagem. É nesta etapa, também, que se realiza o acompanhamento da cobertura vacinal e da taxa de abandono. Sobre as ações de Vigilância, que devem ser realizadas, recomendamos a leitura do Capítulo 6. Para poder realizar esta etapa é fundamental que todos os registros necessários tenham sido obtidos de forma adequada.

PARTE 2   Atuação do Enfermeiro nas necessidades em saúde da população na Atenção Primária à Saúde

É imprescindível que na sala de vacina os profissionais disponham dos documentos oficiais que normatizam as ações de imunizações no Brasil e que servem para orientação e apoio ao exercício profissional no cuidado em imunizações.

Aspectos-chave

- A redução da morbidade e da mortalidade por doenças preveníveis por imunização é a finalidade principal das ações de vacinação.
- Desde a implantação do PNI, a equipe de enfermagem tem sido a principal responsável pela execução das atividades previstas para a imunização da população.
- Os aspectos operacionais em sala de vacinas merecem atenção especial do enfermeiro, pois tratam de medidas essenciais para a aplicação dos imunobiológicos dentro de padrões corretos de conservação, armazenagem e indicações clínicas.
- O enfermeiro planeja, organiza, coordena, executa e faz avaliação tanto da estratégia de vacinação como da cobertura vacinal e da taxa de abandono, o que possibilita perceber a realidade, avaliar as estratégias utilizadas e reavaliar todo o processo.
- A vacinação deve ser realizada em um local adequado e reservado, que promova segurança e respeito para os indivíduos vacinados e também para a equipe de vacinação.
- É atribuição privativa do enfermeiro a realização da Consulta de Enfermagem em Imunizações, quando irá aplicar o Processo de Enfermagem para perceber o indivíduo na sua integralidade, avaliar suas necessidades e possibilidades de proteção para doenças imunopreviníveis, além de indicar a realização dos imunobiológicos preconizados.
- Na consulta de enfermagem, a entrevista realizada antes da aplicação dos imunobiológicos, além de perguntas específicas voltadas para a segurança e efetividade das ações de imunização, deve ter perguntas abertas que possibilitem às pessoas a expressão de suas necessidades e a avaliação pelo profissional das possibilidades de respostas do serviço de saúde.
- O exame físico deve ser direcionado à(s) necessidade(s) apresentadas e às vulnerabilidade(s) percebida(s) em termos de vacinação.
- Todas as etapas do Processo de Enfermagem deverão ser registradas nos documentos institucionais, conforme definição do PNI para os atendimentos realizados na sala de vacinas.
- É imprescindível a qualificação e atualização do enfermeiro e da equipe de enfermagem para atuação em imunizações. Os documentos publicados pelo PNI podem servir como apoio ao exercício profissional na sala de vacinas.

Referências

1. Brasil. Ministério da Saúde. Manual de Procedimentos para Vacinação. Aranda CSS, et al. (elaboração). 4ª ed. Brasília: Ministério da Saúde: Fundação Nacional de Saúde; 2001. 316p.
2. Marchionatti CRE, Dias IMAV, Santos RS. A produção científica sobre vacinação na literatura brasileira de enfermagem no período de 1973 a 1999. Escola Anna Nery Revista de Enfermagem. abr. 2003;7(1):57-68.
3. Nerger MLBR. A atuação do enfermeiro na imunização. Entrevista à revista Nursing. Julho, 2010;VOLUME(NÚMERO):PÁGINAS.
4. Zamberlan AGO. Aspectos operacionais na Sala de Vacinas. Disponível em: http://www.vacinas.org.br/novo/aspectos_operacionais/na_sala_de_vacinas.htm.
5. Pereira MAD, Barbosa SRS. O cuidar de enfermagem na imunização: os mitos e a verdade. Rev Meio Amb Saúde. 2007;2(1):76-88.
6. Brasil. Ministério da Saúde. Secretaria de Vigilância em Saúde. Departamento de Vigilância das Doenças Transmissíveis. Manual de Normas e Procedimentos para Vacinação. Brasília: Ministério da Saúde; 2014. 176p. Disponível em: http://bvsms.saude.gov.br/bvs/publicacoes/manual_procedimentos_vacinacao.pdf.
7. Brasil. Ministério da Saúde. Secretaria de Vigilância em Saúde. Departamento de Vigilância Epidemiológica. Manual de rede de frio. 4. ed. Brasília: Ministério da Saúde; 2013. Disponível em: http://bvsms.saude.gov.br/bvs/publicacoes/manual_rede_frio4ed.pdf.
8. Brasil. Ministério da Saúde. Secretaria de Vigilância em Saúde: Departamento de Vigilância das Doenças Transmissíveis. Manual de vigilância epidemiológica de eventos adversos pós-vacinação. 3ª. ed. Brasília: Ministério da Saúde; 2014. 250p. Disponível em: http://www.saude.pr.gov.br/arquivos/File/-01VACINA/manual_Eventos_adversos.pdf.
9. Brasil. Ministério da Saúde. Guia de Vigilância em Saúde. Brasília: Ministério da Saúde; 2014. Disponível em: http://bvsms.saude.gov.br/bvs/publicacoes/guia_vigilancia_saude_unificado.pdf.
10. Herdman TH, Kamitsuru S. Diagnósticos de Enfermagem da NANDA: definições e classificação. Tradução Regina Machado Garcez. Porto Alegre: Artmed; 2015.

15

Saúde da Criança

Deisi Cardoso Soares
Sidneia Tessmer Casarin
Elaine Thumé

O que há neste capítulo?

Neste capítulo abordam-se as possibilidades de atuação do enfermeiro junto às equipes de Atenção Primária à Saúde (APS) na atenção à saúde da criança. O objetivo é subsidiar os enfermeiros para aplicação do Processo de Enfermagem na atenção à saúde da criança. Especialmente nas Consultas de Enfermagem para prevenção, promoção e monitoramento das condições de saúde das crianças. Apresentam-se, ainda, os principais indicadores utilizados para avaliação e planejamento das ações de atenção à criança, na busca de qualificação desse conjunto de cuidados realizados na APS.

Introdução

No Brasil existe uma população de cerca de 63 milhões de indivíduos de 0 a 19 anos,[1] e as políticas direcionadas à criança e ao adolescente têm recebido atenção por meio de estratégias como o Estatuto da Criança e do Adolescente, que garantem proteção à vida e à saúde desde a gestação, passando por um nascimento e desenvolvimento sadios.[2,3]

A promoção da saúde integral da criança e a prevenção de agravos objetivam promover qualidade de vida à criança, para que esta cresça e desenvolva todo o seu potencial. Serviços de Atenção Primária à Saúde (APS) devem atuar integralmente, percebendo a criança em todo o seu contexto de vida, não perdendo oportunidades de atuação por meio de ações preventivas, educativas, de promoção da saúde e prestação do cuidado necessário em cada etapa do ciclo vital, com vinculação, acesso e responsabilização sobre a continuidade do cuidado.[4]

Historicamente, o Brasil vem instituindo inúmeras políticas e programas voltados à saúde da criança e à redução da mortalidade infantil desde a década de 1970. Em 1984, foi implantado o Programa de Assistência Integral à Saúde da Criança (PAISC), uma proposta direcionada aos agravos mais frequentes à saúde da criança. Seus principais objetivos eram diminuir a morbimortalidade infantil e alcançar melhores condições de saúde por meio do aumento da cobertura e da capa-

PARTE 2 — Atuação do Enfermeiro nas necessidades em saúde da população na Atenção Primária à Saúde

cidade resolutiva dos serviços.[5-7] O PAISC priorizava as crianças pertencentes a grupos de risco, tendo como principais ações o acompanhamento do crescimento e do desenvolvimento infantil, o controle das doenças respiratórias agudas, diarreias e desidratação, a imunização, a assistência ao recém-nascido e a prevenção de acidentes e intoxicações, tornando-se o eixo norteador do cuidado à criança nos serviços de APS.[5,7] Nessa época, foi elaborado e implantado o primeiro Cartão de Saúde da Criança.[5]

A implantação da Estratégia de Saúde da Família (ESF) também contribuiu para uma significativa modificação da morbidade e da mortalidade das crianças no país. Diversos autores[8-10] apontam a relevância da ESF na redução da mortalidade infantil e apresentam dados de 1999 a 2004, relativos a 557 microrregiões brasileiras, em que houve uma redução na mortalidade infantil de cerca de 13%, e concomitantemente uma expansão de 60% na ESF no período. Os autores evidenciaram a associação entre a expansão da ESF e a redução da mortalidade pós-neonatal, principalmente por diarreia.[8]

Outro estudo que coletou dados sobre a cobertura da ESF e as taxas de mortalidade infantil em 771 municípios brasileiros, através de delineamento ecológico e longitudinal, com dados do período de 1996 a 2004, verificou que a ESF teve um efeito importante na redução da taxa de mortalidade infantil nos municípios estudados, reforçando as informações do estudo anterior.[9]

Ao avaliar, por meio de um estudo de série temporal, o impacto das ações de imunizações da ESF na redução da mortalidade infantil por causas evitáveis do período de 1995 a 2002, na cidade de Olinda, foi detectado um aumento expressivo de todas as médias nas coberturas de vacinação.[10]

A equipe de enfermagem tem papel fundamental no acompanhamento da criança na APS. Nesta área, o processo de cuidar da criança pelos profissionais inclui a identificação das necessidades infantis e da família, a implementação de ações selecionadas e o estabelecimento de critérios para a avaliação do cuidado planejado. Durante as consultas, o enfermeiro deve procurar interagir com a mãe ou o responsável, propiciando a cooperação deste(a) no cuidado da criança.[11]

Como os enfermeiros podem desenvolver o Processo de Enfermagem na Atenção à Saúde da Criança?

Os espaços de atenção à saúde da criança podem variar e esta poderá ocorrer na sala de recepção da unidade de saúde, na sala de acolhimento, na sala de vacinas, nos consultórios, nos grupos de educação em saúde, no domicílio e especialmente nas escolas de educação infantil. O Processo de Enfermagem poderá ser desenvolvido pelo enfermeiro em todos estes espaços.

Consulta de Enfermagem para crianças de 0 a 2 anos

O acompanhamento de puericultura recebe especial atenção do SUS por saber-se que a infância é uma das fases em que ocorrem as maiores modificações físicas e psicológicas, e por ser um grupo mais vulnerável aos agravos de saúde, necessita acompanhamento constante. Com ações de promoção a saúde e prevenção às doenças, a consulta de enfermagem à criança objetiva prestar assistência integral, resolutiva, contínua e de boa qualidade.[12]

A consulta de puericultura é uma das atribuições do enfermeiro, que deve ter conhecimento das ações a serem realizadas e aplicá-las de maneira coesa[12]. A prática da puericultura é capaz

Capítulo 15   Saúde da Criança

de proporcionar mudanças no processo de trabalho do enfermeiro da APS, com a finalidade de cuidar com integralidade, valorizando a criança em todo seu contexto de vida.[13]

O cronograma de consultas recomendado pelo Ministério da Saúde é de sete consultas de rotina no 1º ano de vida (na 1ª semana, no 1º mês, 2º mês, 4º mês, 6º mês, 9º mês e 12º mês), além de duas consultas no 2º ano de vida (no 18º e no 24º mês) e, a partir do 2º ano de vida, consultas anuais, próximas ao mês do aniversário.[14]

Objetivos da consulta de enfermagem dos 0 aos 2 anos:[14,15]

- acompanhar o crescimento e o desenvolvimento neuropsicomotor;
- incentivar o aleitamento materno exclusivo;
- avaliar fatores de risco para mortalidade infantil;
- orientar os dez passos para uma alimentação saudável;
- estabelecer um plano assistencial compartilhado com a família;
- identificar agravos à saúde da criança e realizar a intervenção adequada;
- orientar com relação à prevenção de acidentes domésticos;
- identificar sinais e sintomas de violência.

Primeira Consulta de Enfermagem ao recém-nascido

É recomendado pelo Ministério da Saúde que a primeira consulta do recém-nascido nas unidades de saúde (US) da APS, seja realizada nos primeiros 7 dias de vida; este é momento ideal para avaliação das condições de saúde da criança, da puérpera, incentivo e apoio à amamentação com avaliação da mamada *in loco*, realização do teste do pezinho, administração de imunizações à puérpera e, se necessário, à criança, e agendamento das consultas puerperais e de acompanhamento ao recém-nascido.[4]

Este atendimento alicerçado às etapas do Processo de Enfermagem (ver Capítulo 3) deverá seguir os seguintes passos: investigação por meio da coleta de dados (entrevista/exame físico/exames laboratoriais), diagnóstico de enfermagem, planejamento (definição de objetivos, metas e intervenções de enfermagem), apoio à implementação do plano e avaliação dos resultados.

A coleta de dados permite o levantamento de informação para subsidiar os diagnósticos de enfermagem. Uma forma de uniformizar os atendimentos é a utilização de fichas de acompanhamento de puericultura, nas quais, além dos dados de identificação, podem constar gráficos de crescimento (peso e estatura) e um instrumento resumido de avaliação do desenvolvimento, assim como registro das imunizações e aleitamento materno.[15] Estas fichas possibilitam à equipe realizar monitoramento e avaliação das consultas realizadas em sua área de abrangência.

A seguir, alguns aspectos importantes a serem coletados na primeira consulta:[14-16]

- dados de identificação do recém-nascido (nome completo, data de nascimento, endereço completo);.
- dados de identificação dos pais (nome completo, idade, escolaridade, profissão, renda familiar, endereço completo);
- história pré-natal e perinatal (número de gestações e partos, intervalo interpartal, realização de pré-natal, número de consultas, tipo de parto, idade gestacional, peso de nascimento, Apgar do 1º e 5º minutos, estatura, perímetro cefálico);

299

PARTE 2   Atuação do Enfermeiro nas necessidades em saúde da população na Atenção Primária à Saúde

- dados sobre as condições de moradia (saneamento, tipo de habitação, número de pessoas na residência...);
- história vacinal da mãe e da criança;
- triagem neonatal;
- aleitamento materno (exclusivo, predominante ou misto);
- genograma e ecomapa da família, que poderá ser construído junto a esta coleta de dados ou posteriormente (ver Capítulo 2).[17]

Exame Físico

Ao realizar o exame físico no recém-nascido, deve-se respeitar seu estado de atividade, atentando para as oportunidades apresentadas. Se a criança estiver dormindo, é oportuno realizar a verificação dos sinais vitais, assim como a palpação abdominal. Seguindo esta lógica, cada etapa será realizada de acordo com a disponibilidade da criança. No geral, o exame físico segue o sentido cefalocaudal (inspeção, palpação, percussão e ausculta).[18] Importante compartilhar com os pais os achados encontrados no exame, isto os ajuda a perceber alterações e necessidades da criança.[14]

A seguir listamos alguns aspectos importantes a serem avaliados:[14,19]

- *peso, comprimento e perímetro cefálico* – compare o peso atual com o peso de nascimento. Considerar normal a perda de até 10% do peso ao nascer. Sua recuperação ocorre geralmente até o 15º dia de vida;
- *cabeça* – observar tamanho, forma e simetria do crânio, palpar as fontanelas bregmática e lambdoide. Palpar as suturas: coronária, sagital, lambdoide e frontal;
- *face* – avaliar expressão de dor, choro, irritação, simetria das estruturas faciais. Inspecionar e palpar o saco lacrimal. Alinhamento das orelhas, integridade e simetria. Nariz: verificar permeabilidade. Boca: avaliar coloração e integridade;
- *tórax* – inspeção das mamas e mamilos; expansão torácica; movimentos respiratórios, ritmo respiratório, ausculta pulmonar e cardíaca;
- *abdome* – observar condições do coto umbilical (higiene, coloração, edema, presença de secreção), movimentos abdominais, auscultar ruídos abdominais;
- *quadril* – realizar a manobra de Ortolani;
- *membros superiores e inferiores* – mobilidade, simetria, integridade e higiene. Avaliar número e mobilidade dos artelhos do pé;
- *genitais externos* – pênis: observar integridade, higiene, coloração, meato urinário. Palpar bolsa escrotal. Vagina: observar integridade, higiene, coloração, presença de secreção;
- *região perineal* – observar integridade e higiene;.
- *reflexos* – avaliar reflexo de busca e sucção, reflexo de Moro, de preensão palmar, de Babinski, de marcha, tônico-cervical, de Galant e preensão plantar;
- *sinais vitais* – verificar as frequências cardíaca, respiratória e se necessário a temperatura corporal.

300

Exames Laboratoriais

Para crianças assintomáticas, os exames laboratoriais são complementares à consulta e estão indicados nas situações em que há suspeita de alguma alteração no estado de saúde da criança, e a anamnese e o exame físico não são suficientes para o enfermeiro estabelecer os diagnósticos de enfermagem. A solicitação de exames laboratoriais pelo enfermeiro, quando necessária, deverá estar amparada por protocolos institucionais referentes à temática.[14]

- ### Hemograma

O hemograma não é um exame de rotina para todas as crianças. Deve ser solicitado apenas para aquelas entre 9 e 12 meses que não receberam suplementação de ferro, conforme indicado pelo Programa Nacional de Suplementação de Ferro, ou para crianças que nasceram prematuras, aos 15 meses, mesmo que estejam recebendo a suplementação.[14]

Um hemograma anual até os 5 anos de idade deve ser solicitado para crianças com mais de 24 meses, com dieta pobre em ferro ou que forem acometidas por infecções frequentes, hemorragias frequentes ou profusas, cardiopatias congênitas cianóticas, uso prolongado de AINE e/ou corticoides por via oral, ou que estejam expostas a fatores ambientais (como pobreza, acesso limitado a alimentos).[14]

- ### Exame Comum de Urina e Exames Parasitológicos de Fezes

Não há evidências científicas de que a realização desses exames rotineiramente traga algum benefício à criança; contudo, "o exame parasitológico de fezes pode ser realizado em crianças que vivam em áreas de maior prevalência de parasitoses intestinais, mas não existem recomendações a respeito da frequência ideal".[14]

Ressalta-se que as seguintes manifestações inespecíficas podem estar relacionadas com infecção urinária em crianças pequenas: febre, irritabilidade, vômitos, diarreia e desaceleração do crescimento. Dessa forma, o profissional de saúde deve estar atento e recomendar o exame comum de urina.[14]

- ### Perfil Lipídico

Para aquelas crianças cujos pais ou avós apresentaram doença cardiovascular precoce (antes de 55 anos para homens e 65 anos para mulheres) ou cujos pais tenham níveis de colesterol total acima de 240 mg/dL, recomenda-se a pesquisa de colesterol, HDL, triglicerídeos e LDL a partir dos 2 anos de idade e a cada 3 a 5 anos.[14]

Diagnósticos de Enfermagem

O diagnóstico de enfermagem é um julgamento, subsidiado pelo raciocínio clínico, que se diferencia por achados normais e anormais a partir das respostas do indivíduo, das condições de saúde ou pela vulnerabilidade. Pode estar relacionado com família, grupo de convívio ou comunidade.[20]

Listamos alguns possíveis diagnósticos de enfermagem a serem identificados na primeira consulta de um recém-nascido:

PARTE 2 — Atuação do Enfermeiro nas necessidades em saúde da população na Atenção Primária à Saúde

a) *padrão ineficaz de alimentação do lactente* – caracteriza-se pela incapacidade de coordenar a sucção, a deglutição e a respiração, pode estar relacionada com deformidade orofaríngea, prematuridade e retardo neurológico;

b) *amamentação ineficaz* – refere-se à dificuldade na oferta do leite materno, o que poderá comprometer o estado nutricional do recém-nascido. Relaciona-se com uso de mamadeiras, ansiedade materna, pouco conhecimento a respeito das técnicas de amamentação, história anterior de insucesso a amamentação, fadiga ou dor materna;

c) *amamentação interrompida* – interrupção no oferecimento de leite materno, amamentação não exclusiva, seus fatores relacionados são contraindicações a amamentação, enfermidade materna, hospitalização da criança, prematuridade, retorno da vida profissional materna;

d) *leite materno insuficiente* – baixa produção de leite materno, relacionada com pega e sucção ineficaz do seio materno, tempo de sucção ineficiente, ingesta líquida materna deficiente, consumo de álcool, desnutrição;

e) *risco de icterícia neonatal* – coloração amarelada da pele e mucosa que poderá ocorrer após 24 h de vida. Relaciona-se com atraso na eliminação de mecônio, padrão alimentar ainda não estabelecido, prematuridade e neonato com idade igual ou inferior a 7 dias.

Cada diagnóstico de enfermagem deverá ser discutido com mãe/pais/cuidadores e, a partir da validação e priorização dos mesmos, construir e pactuar um plano de cuidado com objetivos/metas a serem alcançados por meio das intervenções ou prescrições de enfermagem.

Apresentam-se alguns exemplos de intervenções que podem ser realizadas, de acordo com os diagnósticos elencados para primeira consulta:[14,15,18]

- ■ Padrão Ineficaz de Alimentação do Lactente
  - ■ Orientar a pega adequada, avaliando a sucção e a possível obstrução nasal. Verificar a atividade do recém-nascido.
  - ■ Orientar a desobstrução nasal a cada mamada.
  - ■ Avaliar as alterações morfológicas orais, e em caso de presença realizar os encaminhamentos necessários.
  - ■ Realizar visita domiciliar para o acompanhamento da amamentação.

- ■ Amamentação Ineficaz
  - ■ Investigar uso de mamadeira ou bico artificial.
  - ■ Avaliar o nível de ansiedade materna, o papel dos outros membros na família e a rede de apoio para a amamentação.
  - ■ Avaliar dor ou fadiga materna.
  - ■ Orientar aos pais a importância e as técnicas adequadas da amamentação, assim como formas de esvaziamento mamário.

- ■ Amamentação Interrompida
  - ■ Orientar a retomada da amamentação exclusiva.
  - ■ Investigar os motivos da amamentação mista, propondo junto da família alternativas viáveis.
  - ■ Apoiar a família na situação de contraindicação para amamentação.

- Leite Materno Insuficiente
  - Avaliar e orientar sobre a pega adequada.
  - Verificar a possibilidade de rejeição da mama por uso de creme, sabonete perfumado ou perfume nas mamas, desestimulando seu uso.
  - Orientar a manter a criança mais tempo na mama.
  - Orientar a puérpera a evitar uso de álcool ou tabaco.
  - Incentivar a mãe a aumentar a ingesta hídrica.

- Risco de Icterícia Neonatal
  - Avaliar, através da digitopressão na pele do recém-nascido, em local com luz natural e classificar a icterícia de acordo com as zonas de Kramer.
  - Encaminhar para a realização de exames laboratoriais, caso a icterícia esteja abrangendo até a zona de 2 de Kramer (tronco e região umbilical), junto com a avaliação da idade gestacional.
  - Orientar a manter a amamentação exclusiva, se não houver contraindicações.

Implementação do Cuidado

Na APS, o plano de cuidado, em geral, é desenvolvido pela própria pessoa, ou, no caso da criança, por seus pais ou cuidadores. É fundamental uma linguagem clara e objetiva na comunicação com a família da criança e/ou seus cuidadores.

Avaliação

A avaliação será realizada de acordo com os objetivos/metas definidos no plano de cuidados construídos junto com a mãe/pais/cuidadores verificando-se se as intervenções foram realizadas e quais os resultados obtidos com elas. O processo de avaliação é contínuo e deve ocorrer em todas as consultas ou nas visitas domiciliares.

Consultas de Enfermagem Subsequentes até o 2º Ano de Vida

As próximas consultas deverão ser agendadas de acordo com as recomendações do Ministério da Saúde;[14] no entanto, crianças nas quais foram identificados fatores de risco para morbimortalidade infantil (prematuridade, baixo peso, presença de malformação congênita, entre outras) ou apresentarem condições de vulnerabilidade ou alterações na consulta atual, o intervalo será avaliado conforme as condições sociais, familiares e de saúde.

A coleta de dados seguirá a partir das informações registradas em prontuário e ou ficha de acompanhamento de puericultura, resgatando e complementando informações. Aspectos relacionados com alimentação, rotina diária, eliminações, vacinação e dinâmica familiar e sociais, assim como queixas específicas, tornam a consulta mais sucinta e direcionada. O exame físico deve manter a dinâmica cefalocaudal, avaliando os diferentes seguimentos anatômicos, porém direcionando a faixa etária da criança. O exame poderá centrar-se na queixa principal, porém é importante a avaliação geral e observar condições de higiene, etapas do desenvolvimento, realizar as medidas antropométricas, investigar sinais de violência, dentição e realizar ausculta pulmonar e cardíaca, entre outras.[15]

PARTE 2   Atuação do Enfermeiro nas necessidades em saúde da população na Atenção Primária à Saúde

Após a coleta de dados deve-se elaborar a lista de diagnósticos de enfermagem. Abaixo, elencamos alguns diagnósticos comuns no atendimento à criança na APS, nas diferentes faixas etárias:[20]

a) motilidade gastrointestinal disfuncional – atividade peristáltica aumentada, diminuída, ineficaz ou ausente no sistema gastrointestinal, definido por cólica abdominal, distensão abdominal, regurgitação, entre outros;

b) risco de síndrome de morte súbita – vulnerabilidade à morte imprevisível do lactante, relaciona-se com excesso de roupas no lactente, posição de dormir, exposição à fumaça e superaquecimento da criança;

c) risco de sufocação – vulnerabilidade à disponibilidade inadequada de ar para inalação, que pode comprometer a saúde. Fatores de risco relacionados com brincadeiras com saco plástico, água e objetos pequenos, chupeta pendurada no pescoço, mamadeira apoiada no berço, entre outros;

d) nutrição desequilibrada – ingestão insuficiente de nutrientes para satisfazer as necessidades metabólicas, causada por alteração de paladar, introdução de novos alimentos, diarreia, informações com relação a introdução de alimentos erradas e insuficientes, entre outras;

e) sobrepeso ou obesidade – condição em que o indivíduo acumula gordura anormal ou excessiva para idade e sexo. Relaciona-se com alimentos sólidos como fonte alimentar antes dos 5 meses, consumo de bebidas açucaradas, hábitos de beliscar com frequência, lactentes alimentados com fórmula ou dieta mista, entre outros;

f) risco de desenvolvimento atrasado – vulnerabilidade a atraso de 25% ou mais em uma ou mais áreas de comportamento social, habilidades cognitivas, de linguagem e motoras grossas ou finas, que pode comprometer a saúde. Poderá estar relacionada com prematuridade, exposição à violência, história de adoção e fatores maternos como gravidez não desejada e não planejada, abuso de substâncias, entre outras;

g) risco de quedas – vulnerabilidade ao aumento da suscetibilidade a quedas, que pode causar dano físico e comprometer a saúde, relaciona-se com ausência de portão em escadarias, ausência de proteção em janelas, idade menor que 2 anos;

h) desobstrução ineficaz das vias aéreas – incapacidade de eliminar secreção ou obstruções do trato respiratório para manter as vias áreas desobstruídas, tais como muco excessivo, secreções retidas, corpo estranho na via aérea; e

i) integridade da pele prejudicada – epiderme ou derme alterada, por umidade ou agente farmacológico. Dermatite de contato/de fralda.

As intervenções de enfermagem encontradas na literatura para os diagnósticos de enfermagem acima apresentados são:[14,15,21]

- **Motilidade Gastrointestinal Disfuncional**
  - Orientar massagem abdominal, movimentos de flexão e extensão de membros inferiores.
  - Manter o recém-nascido na crise em posição de decúbito dorsal sobre o corpo materno.
  - Revisar com a mãe sua alimentação.
  - Sugerir à mãe amamentar por menos tempo e maior frequência e colocar a criança para eructar durante e após a mamada, usando a posição no ombro ou sentado ereto.

Capítulo 15 — Saúde da Criança

- **Risco de Síndrome de Morte Súbita**
  - Orientar a família a respeito da posição supina (de barriga para cima).
  - Evitar a prática de coleito (colocar o bebê a dormir com os pais).
  - Orientar a não dormir com a criança pequena em sofás ou poltronas.

- **Risco de Sufocação**
  - Orientar os pais quanto aos brinquedos adequados para cada faixa etária, preferindo brinquedos grandes e resistentes, sem pontas afiadas ou partes que possam ser removidas.
  - Remover do alcance das crianças objetos pequenos de uso diário, tais como moedas, pilhas, ímãs, alfinetes, joias ou alimentos, como: feijão, arroz, ervilha e outros.
  - Evitar contato com itens plásticos redondos ou ocos, tais como sacolas plásticas ou metade de uma bola.

- **Nutrição Desequilibrada**
  - Se a criança está na fase de introdução de novos alimentos, oriente a realizar esta transição gradativamente, respeitando o paladar da criança e avançando para alimentos sólidos conforme a aceitação.
  - Qualquer agravo na saúde da criança poderá desencadear a falta de apetite, oriente a família a não insistir e aguardar a melhora do quadro clínico.
  - Avaliar com a família o tipo e a quantidade de alimentos oferecidos, se necessário encaminhar para avaliação nutricional.

- **Sobrepeso ou Obesidade**
  - Estimular a família a evitar bebidas açucaradas, alimentos fritos.
  - Evitar que crianças maiores realizem as refeições assistindo televisão.
  - Manter uma rotina na alimentação: três refeições e um ou dois lanches.
  - Não deixar a criança comer com pressa, as refeições devem levar de 20 a 30 minutos.
  - Encaminhar para aconselhamento nutricional.
  - Estimular a criança a brincar, praticar atividades físicas e movimentar-se ativamente.

- **Risco de Desenvolvimento Atrasado**
  - Incentivar e orientar a família a estimular a criança.
  - Caso seja necessário encaminhar a um profissional habilitado para avaliação.

- **Risco de Quedas**
  - Orientar a família para não instalar móveis junto às janelas e providenciar a instalação de barreiras de acesso a janelas, escadas e sacadas.
  - Remover tapetes soltos ou espalhados.
  - Evitar usar andadores.

PARTE 2 — Atuação do Enfermeiro nas necessidades em saúde da população na Atenção Primária à Saúde

- Jamais deixar a criança sozinha na mesa de refeições.
- Manter as grades do berço totalmente elevadas.

- **Integridade da Pele Prejudicada**
  - Nas dermatites de fraldas, sugerem-se as seguintes intervenções:
  - Troca de fraldas, sempre que necessário, e higiene perineal com água morna e sabão.
  - Expor a área afetada ao sol, cerca de 5 a 15 minutos, antes das 10 horas da manhã e após as 16 horas.
  - Aplicar creme de barreira, após a higiene perineal, e lembrar-se de remover todo o creme a cada troca de fralda.

- **Desobstrução Ineficaz das Vias Aéreas**
  - Para crianças não amamentadas exclusiva ou predominantemente, incentivar o aumento da ingesta hídrica, de acordo com a aceitação da criança.
  - Instilar soro fisiológico nas narinas e higienizar.
  - Realizar inalação com água destilada ou soro fisiológico, utilizando aparelho próprio.

Acompanhamento do Desenvolvimento

Ao se abordar os aspectos referentes ao crescimento infantil, é indissociável tratar das questões do desenvolvimento, uma vez que esses dois conceitos, mesmo que distintos, estão intimamente associados. O conceito de desenvolvimento engloba a capacidade de aquisição de habilidades e competências para realizar atividades cada vez mais complexas, a partir da expansão das capacidades individuais por meio de crescimento, amadurecimento (maturação) e aprendizagem.[21]

Como o processo de desenvolvimento envolve aspectos qualitativos e não pode ser mensurado de forma quantitativa, para avaliá-lo o enfermeiro pode iniciar a partir da conversa com pais, abordando aspectos do comportamento da criança e então realizar as avaliações neurológicas e musculoesqueléticas de acordo com a idade. Salienta-se que a avaliação do desenvolvimento deve estar ancorada na avaliação do crescimento, contudo nunca deve ser finalizada com apenas esse critério. Atrasos no desenvolvimento nunca podem ser ligados a um único motivo, visto que é multifatorial. Considerar que situações de doença, estresse, a forma de abordagem e o ambiente hostil podem alterar o desempenho habitual da criança. Sendo assim, é essencial que o enfermeiro conheça os padrões de comportamento para cada estágio do desenvolvimento infantil.[22]

A literatura aponta para a importância do uso de instrumentos mais formais para a avaliação do desenvolvimento infantil, o uso de testes e escalas, como por exemplo, o teste de Denver,[21-23] contudo outros instrumentos também são apontados na literatura, dentre eles destacam-se: teste de Gesell, escala de desenvolvimento infantil de Bayley (BSID), teste de triagem sobre o desenvolvimento de Milani-Compartti, gráfico do desenvolvimento motor de Zdanska-Brincken, escala de avaliação do comportamento do neonato (NBAS), avaliação dos movimentos da criança (MAI), avaliação neurológica de recém-nascidos prematuros e a termo, *Peabody Developmental Mortor Scale* (escala PDMS), *Test of Infant Motor Performance* (TIMP) e a *Alberta Infant Motor Scale* (AIMS).[23]

Capítulo 15   Saúde da Criança

A Tabela 15.1 apresenta os principais aspectos a serem avaliados nas consultas, de acordo com a faixa etária.

TABELA 15.1	Acompanhamento e avaliação do desenvolvimento da criança até 5 anos de idade
Idade das consultas	**Aspectos do desenvolvimento da criança**
15 dias	**Entre 1 e 2 meses**: predomínio do tônus flexor, assimetria postural e preensão reflexa Reflexos a serem avaliados na consulta de 15 dias de vida: • Apoio plantar, sucção e preensão palmar: desaparecem até o 6º mês. • Preensão dos artelhos: desaparece até o 11º mês • Reflexo cutâneo plantar: obtido pelo estímulo da porção lateral do pé. No RN, desencadeia extensão do hálux. A partir do 13º mês, ocorre flexão do hálux. A partir desta idade, a extensão é patológica • Reflexo de Moro: medido pelo procedimento de segurar a criança pelas mãos e liberar bruscamente seus braços. Deve ser sempre simétrico. É incompleto a partir do 3º mês e não deve existir a partir do 6º mês • Reflexo tônico-cervical: rotação da cabeça para um lado, com consequente extensão do membro superior e inferior do lado facial e flexão dos membros contralaterais. A atividade é realizada bilateralmente e deve ser simétrica. Desaparece até o 3º mês
1 mês	**Entre 1 e 2 meses**: • Percepção melhor de um rosto (observa os rostos atentamente), medida com base na distância entre o bebê e o seio materno • Chora ao estar desconfortável • Emite sons guturais baixos
2 meses	Aos **2 meses**: • Emite sons de arrulho. Vocaliza • Responde de forma diferente a objetos distintos • Inicia-se a ampliação do seu campo de visão (o bebê visualiza e segue objetos com o olhar) **Entre 2 e 3 meses**: emite sorriso social
3 meses	Aos **3 meses**: • Acompanha visualmente o som, virando a cabeça • Capaz de sustentar algum peso nas pernas quando seguro na posição de pé; • Emite sons agudos, ri e vocaliza em reposta a outras vozes • Reconhece rostos familiares e situações estranhas • Para de chorar quando a mãe ou o pai se aproximam **Entre 2 e 4 meses**: bebê fica de bruços, levanta a cabeça (em torno de 45º) e os ombros

Continua

PARTE 2   Atuação do Enfermeiro nas necessidades em saúde da população na Atenção Primária à Saúde

continuação

4 meses	Aos **4 meses**: • Mantém a cabeça firme na posição sentada • Senta-se ereto na posição sentada • Ergue a cabeça e ombro em até 90° quando colocado de bruços e vira de costas para a posição de lado • Brinca com as mãos e faz preensão voluntária das mesmas • Acompanha visualmente objetos que foram largados • Desparecimento dos reflexos de moro, tônico cervical, de extrusão e fundamental; • É sociável e fica entediado se ficar sozinho, exigindo atenção Entre **4 a 6 meses**: vira a cabeça na direção de uma voz ou de um objeto sonoro
5 meses	Aos **5 meses**: • Não há mais atraso da cabeça • Fica sentado ereto e sustenta a maior parte do peso nas pernas quando apoiado de pé • Brinca com os pés • Leva objetos até a boca • Reconhece objetos parcialmente ocultos • Repete ações interessantes e imita outras pessoas • Apresenta amplo repertório de atividades que geram resultados novos (chutes, batidas com objetos, tração, etc) • Reconhece estranhos • Vocaliza desagrado quando é privado do objeto predileto
6 meses	Aos **6 meses**: • Inicia-se a noção de "permanência do objeto" • Começa a imitar sons • Demonstra medo de estranhos • Estica os braços quando deseja que lhe peguem no colo • Demonstra excitação com a aproximação de familiares • Ri quando a cabeça é coberta com uma toalha • Ergue o tórax e o abdome de uma superfície plana, sustentando o peso com nas mãos • Pode virar-se completamente • Ajusta a postura para acompanhar visualmente um objeto • Pega objetos que caíram ou foram arremessados • Leva os pés até a boca • Exibe o reflexo de Landau (quando mantido de bruços, a cabeça se eleva e a coluna vertebral e as pernas se estendem)
7 meses	A partir do **7° mês**: • Senta-se sem apoio • Pula se mantido de pé • Junta pequenos objetos • Responde ao próprio nome

Continua...

Capítulo 15

Saúde da Criança

continuação

7 meses	• Evidencia preferências gustativas, cerrando os lábios em resposta ao desagrado por algum alimento • Morde e abocanha • Pode emitir quatro sons de vogais distintas • Apresenta comportamento imitativo • Tosse para atrair atenção • Brinca de esconde-esconde Entre **6 e 8 meses**: o bebê apresenta reações a pessoas estranhas
8 meses	Aos **8 meses**: • Senta-se sozinho e pode ficar de pé com apoio • Começo do movimento de agarrar em pinça (polegar outro dedo) • Esforça-se para pegar objetos longe do seu alcance, procurando por objetos escondidos • Início dos padrões de eliminação intestinal e urinária • Responde a comandos simples • Demonstra medo de separar-se dos pais • Começa a responder "não-não" • Demonstra interesse em agradar os pais Entre **6 e 9 meses**: o bebê arrasta-se, engatinha (primeiramente talvez para trás)
9 meses	Aos **9 meses**: • Recupera a posição sentada caso tenha se inclinado para a frente • Faz atividades orientadas para o objetivo • Pode demonstrar medo de ir para cama ou de ficar sozinho
10 meses	Aos **10 meses**: • Engatinha com autoimpulsão com as mãos para a frente • Fica de pé apoiado na mobília (pode dar passos laterais) • Recupera prontamente o equilíbrio se estiver sentado • Compreende as palavras mama e papa • Acena dando "tchau" • Repete atividades que atraem a atenção • Brinca de bater palmas e com outra pessoa
11 meses	Aos **11 meses**: • Rasteja com o abdome sem contato com o chão • Vira-se para trás para pegar um objeto • Deixa cair os objetos intencionalmente para em seguida pegá-los • Imite sons de fala • Expressa frustração quando restringido
12 meses	Aos **12 meses**: • Anda, inclusive de lado (com ajuda) • Senta-se a partir da posição de pé, sem ajuda • Com ajuda, bebe no copo e come com colher • Coopera para vestir-se • Diz mais palavras além de mama e papa

Continua

continuação

12 meses	• Reconhece objetos pelo nome • Imita sons de animais • Agarra-se à mãe em situações não familiares • Revela emoções Entre **12 meses e 18 meses**: o bebê anda sozinho
13 a 23 meses	Entre **13 e 18 meses**: • Caminha com marcha de base ampla (acabanada) • Senta-se sem ajuda na cadeirinha • Escala móveis e empurra o mobiliário leve • Imita tarefas domésticas • Encaixa objetos de formas variadas em orifícios • Aponta para o objeto desejado • Apresenta-se menos temeroso com relação a pessoas estranhas • Abraça e beija pessoas importantes e fotográficas • Pode apresentar acessos de mau humor • Início do senso de propriedade • Despe roupas simples Por volta dos **15 meses**: diz de quatro a seis palavras Entre **18 meses a 24 meses**: o bebê corre ou sobe degraus baixos A partir dos **18 meses**: • Pode dizer 10 palavras ou mais • Aponta para duas ou três partes do corpo
24 a 35 meses	Aos **24 meses**: • Marcha mais firme, salta de forma grosseira • Tem aproximadamente 300 palavras no seu vocabulário • Profere sentenças curtas de duas ou três palavras • Verbaliza necessidades de alimento, bebida e uso do toalete • Início da brincadeira e solução de problemas mentais • Tem capacidade de discernimento • Não sabe compartilhar seus pertences e envolve-se em brincadeiras paralelas; • Reconhece-se no espelho e começa a brincar de faz de conta (atividade que deve ser estimulada, pois auxilia no desenvolvimento cognitivo e emocional, ajudando a criança a lidar com ansiedades e conflitos e a elaborar regras sociais) A partir dos **30 meses**: • Comportamento egocêntrico • Separa-se facilmente dos pais • Percebe as diferenças sexuais • Começa a compreender o conceito de tempo • As brincadeiras são simbólicas e conceituais

Continua

continuação

36 meses	Aos **36 meses**: • Sobe escadas alternando os pés • Conversa em sentença de cerca de seis palavras e repete três números • Faz muitas perguntas • Começa a compreender a ideia de turnos e o significado de regras simples • Alimenta-se de forma independente Entre **24 a 36 meses**: • Nomeia objetos como seus • Os pais devem começar aos poucos a retirar as fraldas do bebê e a ensiná-lo a usar o penico
4 a 5 anos	Aos **4 anos**: • Conhece canções simples • Compreende comparações simples • Repete quatro números • Pode ter amigos imaginários • Independente e pode apresentar agressividade direcionada aos membros da família • Identifica-se com o genitor do sexo oposto Aos **5 anos**: • Fala constantemente • Dá nome a quatro ou mais cores e aos dias da semana • Identifica-se com o genitor do mesmo sexo Entre **3 e 4** anos veste-se com auxílio Entre **4 e 5** anos: conta ou inventa pequenas histórias O comportamento da criança é predominantemente egocêntrico; porém, com o passar do tempo, outras crianças começam a se tornar importantes

Fonte: Brasil, 2012[14] e Hengel, 2002.[22]

Distúrbios no Desenvolvimento

O desenvolvimento infantil é influenciado por diversos fatores, tais como genéticos, características biológicas e experiências ofertadas pelo meio ambiente. Os distúrbios no desenvolvimento podem ser motores, na linguagem, cognitivos e na interação psicossocial. Alguns grupos de crianças são considerados de risco, como os prematuros e os que nasceram de baixo peso, e seu monitoramento deverá ser minucioso, utilizando-se de escalas específicas para este grupo.[14,24]

Orientações aos Pais

As orientações aos pais constituem uma parte significativa na consulta de enfermagem à criança, é nesse momento que devemos questionar as dúvidas, apontar estratégias de cuidados e oferecer orientações de forma clara e objetiva, de acordo com a realidade de cada família. Abordamos, a seguir, alguns temas relevantes para uma conversa com os pais.

O Controle de Esfíncteres

O controle voluntário dos esfíncteres anal e uretral é um dos marcos de desenvolvimento, geralmente ocorre por volta dos 18 a 24 meses. No entanto, é importante que os pais identifiquem o momento certo de iniciar o treinamento. A criança precisa reconhecer os estímulos para eliminar e segurar, e ser capaz de comunicar aos pais.[21,25]

Dentre as características de prontidão, as crianças necessitam apresentar movimentos intestinais regulares, habilidade de sentar, agachar-se e andar, assim como remover e vestir suas próprias roupas. Ao identificar os sinais de prontidão, cabe aos pais auxiliar a criança sem cobrar resultados. Deve-se ter muita paciência e evitar situações de estresse nesta etapa, como mudança de casa ou um novo irmão.[14,25]

Padrão de Sono e Dificuldades para Dormir

O padrão de sono se altera conforme a faixa etária da criança. Recém-nascidos dormem de dia e à noite, adotando o sono noturno, geralmente entre os 3 e 4 meses de idade. O total de sono diário varia de 13 a 15 horas e vai diminuindo ao longo dos primeiros anos de vida, com variações individuais.[14,21]

A preocupação com o padrão de sono na infância é comum nas consultas de enfermagem, e, na maioria das vezes, cabe investigar o motivo da preocupação e orientar as necessidades conforme a faixa etária. Porém, ao observar a presença de distúrbios, uma cuidadosa avaliação é necessária, como: verificar a rotina na hora de dormir, história familiar de transtorno de sono, frequência e duração do despertar, alimentação durante o período de sono e descrição das práticas habituais de sono da família. Estas possibilitam compreender a dinâmica e implementar abordagens efetivas no distúrbio do sono.[14,21]

Algumas intervenções simples são efetivas, como: estabelecer uma rotina antes de dormir, alimentar a criança, banhar, comunicar a ela que chegou o momento de dormir, colocar uma música suave, contar uma história ou até mesmo realizar uma massagem poderão auxiliar a criança a dormir tranquilamente.[14]

Alimentação Saudável

As orientações aos pais com relação à alimentação saudável necessitam ser claras e diretas, utilizando uma linguagem adequada. O profissional de saúde deve estimulá-los a falar e escutar com atenção e empatia, evitar julgamentos, aceitar o que os pais dizem ou pensem, reconhecer e elogiar atitudes positivas e oferecer sugestões e não ordens[26].

Para crianças em amamentação exclusiva é relevante, em cada consulta, reforçar sua importância e detectar problemas que possam estar interferindo. Sanar dúvidas como: se o leite é fraco, uso de chás e outros líquidos, entre outras e orientar com relação ao esvaziamento mamário, posição confortável para amamentar, aumento da ingestão hídrica da mãe e apoiar e apresentar recursos às mulheres que necessitam retornar ao trabalho, para manter a amamentação exclusiva.[14,26]

A partir dos 6 meses, a introdução de outros alimentos requer orientações específicas, de acordo com as necessidades detectadaas na consulta. Sendo importante ressaltar que novos alimentos sejam introduzidos gradativamente, que as frutas devem ser amassadas ou raspadas, e a papa tenha pouca concentração de sal. Lembrando que tudo é novo para a criança (a colher, a consistência, o sabor) e esta etapa não deve gerar ansiedade na mãe.[14,26] Na Tabela 15.2, a seguir, apresenta-se um guia de orientação que pode apoiar essa atividade.

TABELA 15.2	Tipos de alimento por faixa etária da criança distribuidos em desjejum, lanche da manhã, almoço, lanche da tarde e jantar
Idade	**Tipo de alimento**
A partir dos 6 meses	Leite materno em livre demanda, papa de fruta e papa salgada
7 meses	Leite materno em livre demanda, papa de fruta e papa salgada
8 meses	Substituir gradativamente a papa salgada pela refeição familiar
12 meses	Leite materno, fruta ou cereal ou tubérculo e refeição familiar.

Fonte: Brasil, 2012; 2015.[14,26]

▪ Suplementação de Vitaminas e Minerais

Muitas mães (pais e/ou cuidadores) procuram os serviços de saúde buscando informações sobre a necessidade de suplementação de vitaminas e minerais na dieta dos seus filhos. Suas preocupações não são excessivas, uma vez que se sabe que a anemia por deficiência de ferro é a carência nutricional mais prevalente no mundo, atingindo crianças em todos os segmentos sociais. Estima-se que aproximadamente metade dos pré-escolares brasileiros sejam anêmicos (cerca de 4,8 milhões de crianças) com a prevalência chegando a 67,6% nas idades entre 6 e 24 meses. Já a deficiência de vitamina A é um problema de saúde pública moderado, sendo que as regiões Nordeste e Sudeste apresentam as maiores prevalências: 19 e 21,6%, respectivamente.[27]

As crianças que são amamentadas até os 6 meses de idade, por mães bem nutridas, não necessitam de suplementação de vitaminas e minerais com exceção da vitamina K (ao nascer) e da vitamina D em casos selecionados.[14] Contudo, o Programa Nacional de Suplementação de Ferro e de Vitamina A recomendam que crianças de 6 a 24 meses devem receber 1 mg/kg de ferro elementar diariamente. Para crianças de 6 meses a 11 meses de idade, recomenda-se uma megadose de vitamina A na concentração de 100.000 UI e para crianças de 12 a 59 meses de idade uma megadose de vitamina A na concentração de 200.000 UI a cada 6 meses.[27,28] A prescrição de vitaminas ou quaisquer outros medicamentos, pelo enfermeiro, só poderá ser realizada se amparada por protocolos aprovados pela instituição em que atua.

▪ Prevenção de Acidentes

As orientações relacionadas com a prevenção de acidentes precisam ser realizadas em todas as consultas, levando em consideração a fase de desenvolvimento da criança. As visitas domiciliares são uma estratégia útil na revisão, junto aos pais, dos riscos encontrados no ambiente domiciliar, como distribuição das panelas no fogão, uso de protetor de tomadas elétricas, local apropriado para acondicionar medicamentos, produtos de limpeza, tintas, solventes e colas, entre outros. É um momento rico de troca, no qual o profissional de saúde deve considerar o contexto socioeco-

Proteção e Alerta para os Sinais e Sintomas da Violência

Os profissionais de saúde necessitam estar atentos aos sinais e sintomas associados à negligência ou violência. Situações de suspeita de maus-tratos são detectadas na anamnese ou no exame físico, porém muitos sintomas são inespecíficos. Neste sentido, é importante realizar a contextualização da situação, avaliando o comportamento da criança e sua forma de relacionar-se dentro e fora do núcleo familiar.[14]

Algumas condutas são indicadas diante da suspeita de maus-tratos: construir um histórico completo e um exame físico detalhado, estar atento às incoerências entre a lesão e o relato familiar, observar a reação dos familiares diante da gravidade da lesão, verificar se há histórico de situações semelhantes em irmãos.[14,29]

Todos os achados devem ser discutidos em equipe e esta deve acionar a rede de proteção à criança e à família do município. A notificação é um instrumento de proteção e não de punição. O profissional, primeiramente, deverá preencher a Ficha de Notificação Individual/Investigação de Violência Doméstica em três vias, sendo uma encaminhada ao Setor de Vigilância em Saúde, a segunda ao Conselho Tutelar e/ou outra para as autoridades competentes (Ministério Público) e a terceira via ficará anexada ao prontuário da criança.[30]

Imunizações

No Brasil, o Programa Nacional de Imunização (PNI), implantado na década de 1970, é um dos principais programas de proteção à saúde e prevenção de doenças imunopreveníveis na infância.[24] Neste sentido, a consulta de enfermagem constitui-se no momento propício para revisão das vacinas, administração e orientações direcionadas às dúvidas dos pais (mais informações no Capítulo 14).

Monitoramento e Avaliação da Atenção à Saúde da Criança

O monitoramento e a avaliação são fases essenciais da análise de uma intervenção em saúde. Eles são processos articulados, dentro de um determinado tempo, que fornecem subsídios frente ao ritmo, forma de implementação, resultados e efeitos obtidos.[31]

A avaliação é uma análise discreta que retrata uma situação passada e fornece um julgamento de valor daquilo que foi implementado, buscando, assim, detectar falhas e identificar fortalezas com vistas a melhorá-las. É uma comparação do que é com o que deveria ser.[32] Já o monitoramento é uma ferramenta proativa e interativa, pois é uma análise contínua e processual que busca identificar as dificuldades que ocorrem durante o percurso para corrigi-las oportunamente. Seus resultados devem ser utilizados para o aperfeiçoamento do trabalho de equipe e para a tomada de decisões. Suas descobertas fornecem insumos qualificados para o planejamento de ações e novas intervenções.[32]

Na atenção à saúde da criança é essencial o monitoramento e a avaliação das ações que envolvem esse conjunto de cuidados. Para isso, o enfermeiro pode utilizar alguns indicadores[a], os

---

[a] Indicadores refletem uma característica particular, ou seja, na saúde revela a situação de saúde de um individuo ou uma população. Utilizado para medir ou representar aspectos não sujeitos a observação direta.[34]

Capítuo 15   Saúde da Criança

quais irão fornecer subsídios para avaliar e planejar suas ações na busca pela qualificação desse conjunto de cuidados na APS. Na Tabela 15.3, a seguir, listam-se alguns indicadores que podem ser utilizados no monitoramento dos resultados das ações do enfermeiro na atenção à saúde da criança e a forma de realizar o cálculo dos mesmos.

TABELA 15.3	Indicadores para o monitoramento dos resultados das ações do enfermeiro na atenção à saúde da criança (modificado de acordo com o sugerido pela Especialização em Saúde da Família-UFPEL/UNASUS)[33]
Indicador	**Como calcular***
Proporção de crianças entre zero e 72 meses que realizaram a consulta de enfermagem	Numerador: Número de crianças inscritas no programa de Saúde da Criança da unidade de saúde que realizaram a consulta de enfermagem. Denominador: Número de crianças entre 0 e 72 meses pertencentes à área de abrangência da unidade de saúde.
Proporção de crianças com primeira consulta de enfermagem na primeira semana de vida.	Numerador: Número de crianças inscritas no programa de Saúde da Criança da unidade de saúde com a primeira consulta de enfermagem primeira semana de vida. Denominador: Número total de crianças inscritas no programa e pertencentes à área de abrangência da unidade de saúde.
Proporção de busca ativa realizada às crianças faltosas as consultas de enfermagem	Numerador: Número de crianças buscadas. Denominador: Número de crianças faltosas as consultas de enfermagem
Proporção de crianças com monitoramento de crescimento.	Numerador: Número de crianças inscritas no programa que realizaram a consulta de enfermagem e que tiveram o crescimento (peso e comprimento/altura) avaliados. Denominador: Número total de crianças inscritas no programa e pertencentes à área de abrangência da unidade de saúde.
Proporção de crianças com déficit de peso, monitoradas nas consultas de enfermagem.	Numerador: Número de crianças com déficit de peso, monitoradas nas consultas de enfermagem. Denominador: Número de crianças inscritas no programa com déficit de peso.
Proporção de crianças com excesso de peso, monitoradas nas consultas de enfermagem.	Numerador: Número de crianças com excesso de peso, monitoradas nas consultas de enfermagem. Denominador: Número de crianças inscritas no programa com excesso de peso.

Continua

315

PARTE 2
Atuação do Enfermeiro nas necessidades em saúde da população na Atenção Primária à Saúde

continuação

Proporção de crianças com monitoramento de desenvolvimento, nas consultas de enfermagem.	Numerador: Número de crianças inscritas no programa que tiveram avaliação do desenvolvimento, nas consultas de enfermagem. Denominador: Número total de crianças inscritas no programa e pertencentes à área de abrangência da unidade de saúde.
Proporção de crianças com vacinação em dia para a idade.	Numerador: número de crianças com vacinas em dia para a idade Denominador: Número total de crianças inscritas no programa e pertencentes à área de abrangência da unidade de saúde.
Proporção de crianças com teste do pezinho até 7 dias de vida.	Numerador: número de crianças que realizaram o teste do pezinho até 7 dias de vida Denominador: Número total de crianças inscritas no programa e pertencentes à área de abrangência da unidade de saúde.
Proporção de crianças com triagem auditiva.	Numerador: Número de crianças que realizaram triagem auditiva. Denominador: Número total de crianças inscritas no programa e pertencentes à área de abrangência da unidade de saúde.
Proporção de crianças com avaliação de risco	Numerador: Número de crianças cadastradas no programa com avaliação de risco. Denominador: Número total de crianças inscritas no programa e pertencentes à área de abrangência da unidade de saúde.
Proporção de crianças cujas mães receberam orientações sobre prevenção de acidentes na infância.	Numerador: Número de crianças cujas mães receberam orientação sobre prevenção de acidentes na infância durante as consultas de puericultura. Denominador: Número total de crianças inscritas no programa e pertencentes à área de abrangência da unidade de saúde.
Proporção de crianças cujas mães receberam orientações sobre higiene bucal, etiologia e prevenção da cárie.	Numerador: Número de crianças cujas mães receberam orientações sobre higiene bucal, etiologia e prevenção da cárie. Denominador: Número de crianças frequentadores da(s) creche(s) foco(s) da intervenção da área de abrangência da unidade de saúde.
Proporção de crianças cujas mães receberam orientações nutricionais de acordo com a faixa etária.	Numerador: Número de crianças com registro de orientação nutricional de acordo com a faixa etária. Denominador: Número total de crianças inscritas no programa e pertencentes à área de abrangência da unidade de saúde.
Proporção de crianças que foram colocadas para mamar durante a primeira consulta.	Numerador: Número de crianças que foram colocadas para mamar durante a primeira consulta de puericultura. Denominador: Número total de crianças inscritas no programa e pertencentes à área de abrangência da unidade de saúde

Fonte: Universidade Federal de Pelotas, 2011.[33]
Nota: *os resultados devem ser multiplicados por 100 para obter a proporção.

Considerações Finais

Diversas políticas e programas sustentam a atenção à saúde da criança no Brasil. No entanto, é necessária uma articulação entre os diferentes níveis de assistência à saúde em conjunto com a rede intersetorial.

O cuidado à criança perpassa os sistemas de proteção social, justiça, segurança pública, direitos humanos, rede de ensino, sendo necessário potencializar uma interlocução entre os diferentes profissionais atuantes nesta rede e o trabalho intersetorial, de modo a possibilitar o cuidado em tempo oportuno e evitar problemas passíveis de modificação ou monitoramento.

Neste sentido, o trabalho do enfermeiro tem um importante papel na atenção à saúde da criança, é o profissional que, na maioria dos serviços de saúde, gerência e articula o cuidado, e um dos principais condutores das ações dentro das unidades e entre a rede intersetorial.

═══════ Aspectos-chave ═══════

- A atenção à saúde da criança, desde o nascimento até os primeiros 5 anos de vida, permite acompanhar e identificar possíveis alterações nas condições de saúde que são passíveis de modificação pela atuação precoce dos serviços de APS.
- A promoção da saúde integral da criança e a prevenção de agravos objetivam promover qualidade de vida à criança, para que esta cresça e desenvolva todo seu potencial.
- Serviços de APS devem atuar integralmente, percebendo a criança em todo o seu contexto de vida, não perdendo oportunidades de atuação por meio de ações preventivas, educativas, de promoção da saúde e prestação do cuidado necessário em cada etapa do ciclo vital, com vinculação, acesso e responsabilização sobre a continuidade do cuidado.
- A consulta de enfermagem na saúde da criança é uma estratégia eficaz, simples e de baixo custo, que possibilita estabelecer uma assistência à saúde para toda a família.
- Na atenção à saúde da criança é essencial o monitoramento e a avaliação das ações que envolvem o conjunto de cuidados e o enfermeiro poderá utilizar indicadores para avaliar e planejar suas ações.
- A realização contínua do monitoramento e a avaliação das consultas de puericultura poderão, também, subsidiar a reorganização dos serviços, possibilitando dimensionar as necessidades por território, investir em programas de atualização e verificar a qualidade da atenção.

Referências

1. Instituto Brasileiro de Geografia e Estatística [Internet]. Censo demográfico 2010. : Disponível em: http://cidades.ibge.gov.br/xtras/perfil. Acessado em: 10 jun. 2016.
2. Brasil. Lei nº 8.069 de 13 de julho de 1990. [Internet]. Dispõe sobre o Estatuto da Criança e do Adolescente e dá outras providências. Disponível em: http://www.planalto.gov.br/ccivil_03/leis/l8069.htm. Acessado em: 12 jun. 2016.
3. Digiácomo MJ, Amorin IA. Estatuto da criança e do adolescente anotado e interpretado. Ministério Público do Estado do Paraná;: 2013.
4. Brasil. Ministério da Saúde. Secretaria de Atenção à Saúde. Departamento de Ações Programáticas Estratégicas. Agenda de compromissos para a saúde integral da criança e redução da mortalidade infantil. Brasília: DF; 2004. Disponível em: http://bvsms.saude.gov.br/bvs/publicacoes/agenda_compro_crianca.pdf. Acessado em: jun. 2016.

PARTE 2   Atuação do Enfermeiro nas necessidades em saúde da população na Atenção Primária à Saúde

5. Brasil. Ministério da Saúde. Secretaria de Vigilância em Saúde. Departamento de Análise de Situação de Saúde. Saúde Brasil 2008: 20 anos de Sistema Único de Saúde (SUS) no Brasil. Brasília, DF; 2009. Disponível em: <http://bvsms.saude.gov.br/bvs/publicacoes/saude_brasil_2008.pdf>. Acessado em: jul. 2016.

6. Victora CG, Aquino EML, Leal MC, Monteiro CA, Barros FC, Szwarcwald CL. Saúde de mães e criança no Brasil: progressos e desafios. The Lancet [periódico na internet], 2011. Disponível em: <http://www.ammabarbacena.com.br/files/3b811c33e2781f1e56c8992869407431.pdf. Acessado em: 20 abr. 2016.

7. Brasil. Ministério da Saúde. Secretaria de Atenção à Saúde. Área Técnica de Saúde da Criança e Aleitamento Materno. Gestões e gestores de políticas públicas de atenção à saúde da criança: 70 anos de história. Brasília, DF; 2011. Disponível em: <http://bvsms.saude.gov.br/bvs/publicacoes/70_anos_historia_saude_crianca.pdf>. Acessado em: 6 jul. 2016.

8. Macinko J, Souza MFM, Guanais FC, Simões CCS. Going to scale with community-based primary care: An analysis of the family health program and infant mortality in Brazil, 1999-2004. Soc Sci Med. 2007;65(10):2070-2080.

9. Aquino R, Oliveira NF, Barreto ML. Impact of the Family Health Program on infant mortality in brazilian municipalities. Am J Public Health. 2009;99(1):87-93.

10. Guimarães TMR, Alves JGB, Tavares MMF. Impacto das ações de imunização pelo Programa Saúde da Família na mortalidade infantil por doenças evitáveis em Olinda, Pernambuco. Cad Saúde Pública. 2009;25(4):868-876.

11. Rocha SS. Enfermeiros da Estratégia de Saúde da Família no cuidado à saúde das crianças em Teresina. [Tese de doutorado]. Rio de janeiro: Universidade Federal do Rio de Janeiro. Escola de Enfermagem Anna Nery, 2005.

12. Lima GGT, Silva MFOC, Costa TNA, Neves AFGB, Dantas RA, Lima ARS. O. Registros do enfermeiro no acompanhamento do crescimento e desenvolvimento: enfoque na consulta de puericultura. Rev Rene. 2009;10(3):117-124. Disponível em: <http://www.revistarene.ufc.br/vol10n3_pdf/a14v10n3.pdf>. Acessado em: 15 jun. 2016.

13. Assis WD, Collet N, Reichert APS, Sá LD. Processo de trabalho da enfermeira que atua em puericultura nas unidades de saúde da família. Rev Bras Enferm. [periódico na internet].. 2011;64;(1):38-46. Disponível em: <http://www.scielo.br/pdf/reben/v64n1/v64n1a06.pdf. Acessado em: 10 de mai. 2016.

14. Brasil. Ministério da Saúde. Secretaria de Atenção à Saúde. Departamento de Atenção Básica. Saúde da criança: crescimento e desenvolvimento. (Normas e Manuais Técnicos). Brasília: DF; 2012. Disponível em: http://189.28.128.100/dab/docs/publicacoes/cadernos_ab/caderno_33.pdf. Acessado em: 10 set. 2015.

15. Ribeiro CA, Ohara CVS, Saparolli ECL. Consulta de enfermagem em puericultura. In: Fujimori E, Ohara CVS. org. Enfermagem e a saúde da criança na atenção básica. 1 ed. São Paulo: Manole, 2009.

16. Rosso CFW (org.), Cruvinel KPS, Souza e Silva MA, Almeida NAM, Pereira VM, Pinheiro DCS. Protocolo de enfermagem na Atenção Primária no estado de Goiás. Goiânia: Conselho Regional de Enfermagem; 2014.

17. Wrigth LM, Leahey M. Enfermeiras e famílias: um guia para avaliação e intervenção na família. 3ª ed. São Paulo: Rocca; 2002.

18. Brasil. Ministério da Saúde. Secretaria de Atenção à Saúde. Departamento de Ações Programáticas e Estratégicas. Atenção à saúde do recém-nascido: guia para os profissionais de saúde. Brasília: DF; 2011.. Disponível em: http://www.redeblh.fiocruz.br/media/arn_v1.pdf. Acessado em: 25 set. 2015.

19. Brêtas JRS. Manual de exame físico para a prática da enfermagem em pediatria. 2. ed., São Paulo: Látria; 2009.

20. Herdmann TH, Kamitsuru S. Diagnósticos de enfermagem da NANDA: definições e classificação 2016-2017. Porto Alegre: Artmed; 2015.

21. Hockenberry MJ, Wilson D. Wong, Fundamentos de enfermagem pediátrica. 8 ed. Rio de Janeiro: Elsevier; 2011.

22. Engel J. Avaliação em pediatria. Rio de Janeiro: Reichmann & Affonso Editores; 2002.

23. Silva NDSH, Lamy Filho F, Gama ME, Alves LZC, Pinheiro AL, Silva DN. Instrumentos de avaliação do desenvolvimento infantil de recém-nascidos prematuros. Revista brasileira de crescimento e desenvolvimento humano. 2011;21(1):85-98.

24. Santos AS, Cubas MR. Saúde coletiva: Linhas de cuidado e consulta de enfermagem. Rio de Janeiro: Elsevier; 2012.

25. Santos PRS, Maranhão DG. Assistência de enfermagem à criança no desenvolvimento de controles esfincterianos. Rev Enferm UNISA. 2009;10(1):60-3.

26. Brasil. Ministério da Saúde. Secretaria de Atenção à Saúde. Departamento de Atenção Básica. Dez passos para uma alimentação saudável: guia alimentar para crianças menores de dois anos: um guia para o profissional da saúde na atenção básica. Brasília: DF; 2015.

27. Brasil. Ministério da Saúde. Secretaria de Atenção à Saúde. Departamento de Atenção Básica. Programa Nacional de Suplementação de Ferro: manual de condutas gerais. Brasília: DF; 2013. Disponível em: http://bvsms.saude.gov.br/bvs/publicacoes/manual_suplementacao_ferro_condutas_gerais.pdf. Acessado em: 15 jul. de 2016.

Capítulo 15   Saúde da Criança

28. Brasil. Ministério da Saúde. Gabinete do Ministro. Portaria nº 729, de 13 de maio de 2005 institui o Programa Nacional de Suplementação de Vitamina A e dá outras providências. . Disponível em: http://189.28.128.100/nutricao/docs/vitaminaa/portaria_729_vita.pdf. Acessado em: 15 jul. 2016.

29. Ribeiro MO, Yano KM. A criança em situação de violência e intervenção de enfermagem. In: Fujimori E, Ohara CVS. org. Enfermagem e a saúde da criança na atenção básica. 1 ed. São Paulo: Manole, 2009.

30. Brasil. Ministério da Saúde. Secretaria de Atenção à Saúde. Departamento de Ações Programáticas Estratégicas. Linha de cuidado para a atenção integral à saúde de crianças, adolescentes e suas famílias em situação de violências: orientação para gestores e profissionais de saúde. Brasília: DF; 2010.

31. Jannuzzi PM. Indicadores para diagnóstico, monitoramento e avaliação de programas sociais no Brasil. RSP. Brasília. Abr/Jun 2005;56(2):137-160.

32. Antero SA. Monitoramento e avaliação do Programa de Erradicação do Trabalho Escravo. RAP. Set/out 2008;2(5):791-828.

33. Facchini LA, Fassa AG. Especialização em saúde da família. Educação à distância. UFPel. Projeto Pedagógico: 2011.

34. Pereira MG. Epidemiologia: teoria e prática. Rio de Janeiro: Guanabara Koogan; 2015.

16

Saúde na Escola

Eliete Mendonça Silveira

O que há neste capítulo?

Neste capítulo serão abordadas as possibilidades da atuação do enfermeiro junto às equipes de Atenção Primária à Saúde (APS) na atenção à comunidade escolar através do Programa Saúde na Escola (PSE). O objetivo é instrumentalizar os enfermeiros da APS a trabalhar com o processo de enfermagem voltado para a comunidade escolar, promovendo a intersetorialidade e desenvolvendo ações conjuntas com estudantes, profissionais da educação, pais e comunidade.

Introdução

A escola é um espaço importante para a prática da enfermagem e o Programa Saúde na Escola (PSE) veio resgatar com novas propostas de atuação este espaço de trabalho para os enfermeiros da Atenção Primária à Saúde (APS). Instituído no âmbito dos Ministérios da Educação e da Saúde, o PSE tem a finalidade de contribuir para a formação integral dos estudantes da rede pública de educação básica por meio de ações de prevenção, promoção e atenção à saúde.[1]

A escola é a área institucional privilegiada para a integração e a articulação permanente entre as políticas e ações de educação e de saúde, com a participação da comunidade escolar, envolvendo as equipes de saúde da família e da educação básica.[1] A percepção da necessidade da integração dos setores saúde e educação em benefício de um objetivo comum foi, possivelmente, o primeiro passo para um trabalho conjunto entre estes dois ministérios.[2]

O ambiente escolar deve ser entendido como um espaço de relações, um universo singular para o desenvolvimento crítico e político, contribuindo na construção de maneiras de conhecer o mundo.[2] Atuar de forma integrada é um desafio para a educação e a saúde frente à diversidade de fontes de informação e os diferentes sujeitos encontrados no espaço escolar (estudantes, professores, funcionários, pais e a comunidade), os quais devem ser compreendidos pelas equipes da APS em suas estratégias de cuidado.[2]

Uma Breve Revisão da História sobre as Relações entre Educação e Saúde no Brasil

A educação em saúde surgiu no Brasil em princípios do século XX, baseando sua prática na avaliação de aptidões físicas e mentais dos indivíduos, configurando assim a primeira fase deste período, a fase higienista e a biologista. As primeiras referências registradas sobre o trabalho de saúde em ambiente escolar datam de 1910, quando foi criado o primeiro curso de Higiene Escolar, na Faculdade de Medicina e Cirurgia de São Paulo.[3]

Em 1936, a enfermeira Edith de Magalhães Fraenkel publicou nos Anais da Enfermagem um artigo sobre as atribuições do enfermeiro escolar, onde ressaltava a capacidade de ensino, a relação com os gestores e as família, a inserção na comunidade.[4,5]

A partir dos anos 1950 até o início dos anos 2000 aconteceram no país várias iniciativas e abordagens dos serviços de saúde que pretendiam focalizar o espaço escolar e, em especial, os estudantes, numa perspectiva sanitária. Em sua maioria, tais experiências tiveram como centro a transmissão de cuidados de higiene e primeiros socorros, bem como a garantia de assistência médica e odontológica. Também eram realizadas abordagens dos estudantes sob o marco de uma psicologia "medicalizada", que deveria solucionar os "déficits" ligados ao comportamento, à disciplina, à capacidade de aprender e de atenção.[4,6] Ao longo deste período, o enfermeiro atuou como profissional integrado na instituição escolar desenvolvendo atividades educativas, assistenciais e administrativas, muitas vezes como profissional contratado pelas Secretarias de Educação para atuação diretamente nas escolas, sendo que o seu trabalho era influenciado pelo paradigma vigente.

Uma visão mais abrangente surgiu nos anos 1980, quando foi introduzido o termo Saúde Escolar, que ampliava a competência das ações em saúde para a rede básica, devendo contemplar os diversos espaços públicos da comunidade e levar ao ambiente escolar possibilidade de uma discussão crítica sobre as mais diversas situações em saúde, incluindo a família e a comunidade configurando assim, um "novo espaço" de atuação para a APS. Desde então, a Educação em Saúde na escola vem sendo reconhecida, valorizada e considerada como grande aliada à preservação da saúde dos escolares, em especial pela atenção básica.[3,4]

Escolas Promotoras de Saúde

Avanços na saúde escolar, no Brasil, surgiram com a incorporação do conceito de promoção da saúde, baseada na Carta de Ottawa (1986). A estratégia "Iniciativa Regional Escolas Promotoras de Saúde (IREPS)" foi formulada a partir deste discurso e surgiu como iniciativa para possibilitar autocuidado e práticas de hábitos saudáveis, reduzindo os fatores de risco à saúde. Desde 1995, a Organização Pan-Americana de Saúde (OPAS) tem estimulado a IREPS com o objetivo de fortalecer a capacidade dos países da América Latina e do Caribe na área de saúde escolar.[4]

A implantação de escolas promotoras de saúde implica em realizar um trabalho articulado entre a educação, a saúde e a sociedade. Também, demanda a ação protagonista da comunidade educativa na identificação das necessidades e dos problemas de saúde e na definição de estratégias e linhas pertinentes para abordá-los e enfrentá-los. Trata-se de uma estratégia de promoção da saúde no espaço escolar com enfoque integral, tendo três componentes relacionados entre si, a saber:

I – educação para a saúde com enfoque integral, incluindo o desenvolvimento de habilidades para a vida;

II – criação e manutenção de ambientes físicos e psicossociais saudáveis; e

III –oferta de serviços de saúde, alimentação saudável e vida ativa.[4]

Programa Saúde na Escola

O PSE foi instituído pelo Decreto Presidencial nº 6.286, de 5 de dezembro de 2007, resultando de um trabalho integrado entre o Ministério da Saúde e o Ministério da Educação, na lógica de ampliar as ações específicas de saúde aos alunos da rede pública de ensino. O PSE foi criado para contribuir com o fortalecimento de ações de promoção da saúde e prevenção de doenças na perspectiva do desenvolvimento integral e para proporcionar à comunidade escolar a participação em programas e projetos que articulem saúde e educação para o enfrentamento das vulnerabilidades que comprometem o pleno desenvolvimento de crianças, adolescentes e jovens brasileiros. Essa iniciativa reconhece e acolhe as ações de integração entre saúde e educação já existentes e que têm impactado positivamente na qualidade de vida dos educandos.[2]

A escola é um espaço privilegiado para práticas de promoção de saúde e de prevenção de agravos à saúde e de doenças. A articulação entre escola e unidade de saúde é, portanto, uma importante demanda do PSE.[7] No Termo de Compromisso Municipal, os gestores municipais se comprometem com um conjunto de metas de cobertura de educandos beneficiados pelas ações do PSE e vinculam as equipes de Atenção Básica com as escolas do território de responsabilidade.[8]

A proposta do PSE é centrada na gestão compartilhada por meio dos Grupos de Trabalho Intersetoriais (GTI), numa construção em que tanto o planejamento quanto a execução, o monitoramento e a avaliação das ações são realizados coletivamente, de forma a atender às necessidades e demandas locais. O trabalho no GTI pressupõe, dessa forma, interação com troca de saberes, compartilhamento de poderes e afetos entre profissionais da saúde e da educação, educandos, comunidade e demais redes sociais. Por essas razões, os GTIs devem ser compostos, por, pelo menos, um representante da Secretaria de Saúde e um da Secretaria de Educação e, facultativamente, por outros parceiros locais representantes de políticas públicas e/ou movimentos sociais (cultura, lazer, esporte, transporte, planejamento urbano, sociedade civil, setor não governamental, entre outros), assim como pelos educandos.[9]

> **Principais objetivos do PSE:[2]**
>
> I. Promover a saúde e a cultura de paz, reforçando a prevenção de agravos à saúde;
>
> II. Articular as ações da rede pública de saúde com as ações da rede pública de Educação Básica, de forma a ampliar o alcance e o impacto de suas ações relativas aos estudantes e suas famílias, otimizando a utilização dos espaços, equipamentos e recursos disponíveis;
>
> III. Contribuir para a constituição de condições para a formação integral de educandos;
>
> IV. Contribuir para a construção de sistema de atenção social, com foco na promoção da cidadania e nos direitos humanos;
>
> V. Fortalecer o enfrentamento das vulnerabilidades, no campo da saúde, que possam comprometer o pleno desenvolvimento escolar;
>
> VI. Promover a comunicação entre escolas e unidades de saúde, assegurando a troca de informações sobre as condições de saúde dos estudantes; e
>
> VII. Fortalecer a participação comunitária nas políticas de Educação Básica e saúde, nos três níveis de governo.[2]

O PSE está estruturado de forma administrativa em três componentes:

- componente I – avaliação das condições de saúde. Tem como objetivo avaliar a saúde dos educandos e possibilitar que aqueles que apresentam alguma alteração possam ter atendimento garantido em sua US e acompanhamento compartilhado, quando necessário;[9]
- componente II – promoção da saúde e prevenção de agravos. A promoção da saúde é uma estratégia de articulação transversal que tem por objetivo dar visibilidade aos fatores que colocam a saúde da população em risco e às diferenças entre necessidades, territórios e culturas presentes em nosso país;[9]
- componente III – formação. Tem por objetivo atuar no processo de formação dos gestores e das equipes de educação e de saúde que atuam no PSE, sendo um compromisso das três esferas de governo e deve ser trabalhado de maneira contínua e permanente.

As equipes de saúde da família são desafiadas, por meio do PSE, a buscarem estratégias para a integração e a articulação permanente entre as políticas e ações de educação e de saúde, com a participação da comunidade escolar.

As ações de saúde previstas no âmbito do PSE estão citadas no artigo 4º do Decreto 6.286 e devem incluir atividades de promoção, prevenção e assistência à saúde, podendo compreender, entre outras:[2]

I – avaliação clínica;

II – avaliação nutricional;

III – promoção da alimentação saudável;

IV – avaliação oftalmológica;

V – avaliação da saúde e higiene bucal;

VI – avaliação auditiva;

VII – avaliação psicossocial;

VIII – atualização e controle do calendário vacinal;

IX – redução da morbimortalidade por acidentes e violências;

X – prevenção e redução do consumo do álcool;

XI – prevenção do uso de drogas;

XII – promoção da saúde sexual e reprodutiva;

XIII – controle do tabagismo e outros fatores de risco de câncer;

XIV – educação permanente em saúde;

XV – atividade física e saúde;

XVI – promoção da cultura da prevenção no âmbito escolar;

XVII – inclusão de temáticas de educação em saúde no projeto político pedagógico das escolas.

Metodologia do Trabalho na Escola

O PSE sugere as seguintes etapas a serem seguidas no processo de construção de um projeto de ação local para a promoção da saúde escolar:[2]

1. identificação do problema;
2. identificação do objetivo;

3. seleção de atividades e ações;
4. avaliação de custos/orçamento;
5. organização do trabalho dos indivíduos, dos grupos e dos serviços; e
6. avaliação do projeto.

Enfermeiro da APS e Saúde Escolar

Na estrutura das Diretrizes Curriculares Nacionais do Curso de Graduação em Enfermagem, estão propostos o desenvolvimento de competências para o enfermeiro, entre elas o desenvolvimento da habilidade de implementar programas de educação e promoção da saúde em diferentes grupos sociais e nos distintos processos de vida, saúde e adoecimento, ainda realizar ações capazes de promover estilos de vida saudáveis, atuando como agente de transformação social apoiando a resolução dos problemas das pessoas/famílias e da comunidade.[3,10]

O PSE reapresenta, ao enfermeiro da APS, o espaço tradicional da escola onde ele desenvolveu ações com enfoque higienista e biologicista no cuidado da saúde como um "novo espaço" de atuação, onde é necessário o enfoque da saúde integral e da ação intersetorial para a promoção da saúde, bem como do desenvolvimento de habilidades para a vida capazes de promover o autocuidado e as práticas de hábitos saudáveis, reduzindo os fatores de risco à saúde. Essa proposta representa, ao mesmo tempo, amplitude e desafio profissional, pois permite a utilização das habilidades do enfermeiro de troca, empatia e sensibilidade no processo de educação associada à capacidade técnica para a promoção da saúde na comunidade escolar.

É evidente que as exigências contemporâneas de atenção integral à saúde do escolar excedem em muito a capacidade de atendimento de um modelo de atenção centrado em apenas um determinado tipo de profissional da saúde, por isso a importância da equipe da APS atuar em conjunto no ambiente escolar.[2] O enfermeiro possui hoje amparo legal nas decisões e resoluções dos Conselhos Profissionais, bem como em protocolos institucionais que podem ampliar as possibilidades de atuação no espaço escolar junto com a equipe da APS.[2,11]

- **Atribuições do Enfermeiro no PSE**

O enfermeiro da APS possui um conjunto de atribuições e algumas delas são primordiais para a realização do trabalho proposto pelo PSE como, por exemplo, realizar assistência integral (promoção e proteção da saúde, prevenção de agravos, diagnóstico, tratamento, reabilitação e manutenção da saúde) em diferentes espaços (US, domicílio, escola e outros locais da comunidade); atuar com base em protocolos ou outras normativas técnicas estabelecidas pelo gestor, observadas as disposições legais da profissão; realizar consulta de enfermagem; solicitar exames complementares e encaminhar, quando necessário, usuários a outros serviços.[7]

As atribuições definidas pelo PSE para o enfermeiro são:[2]

I – realizar avaliação clínica e psicossocial;

II – realizar aferição da pressão arterial dos escolares e encaminhar ao médico da equipe quando o exame estiver alterado;

III – monitorar, notificar e orientar escolares, pais e professores diante de efeitos adversos vacinais;

IV – aferir dados antropométricos de peso e altura, avaliar o Índice de Massa Corpora (IMC) de alunos, professores, funcionários; e

V – exercer as atribuições que lhes são conferidas na Política Nacional de Atenção Básica (PNAB).

PARTE 2 — Atuação do Enfermeiro nas necessidades em saúde da população na Atenção Primária à Saúde

- **Como as Enfermeiras Podem Desenvolver o Processo de Enfermagem (PE) com a Comunidade Escolar?**

O PE é um instrumento metodológico que orienta o cuidado e o registro das ações podendo ser realizado em diversos contextos. Na saúde escolar, os enfermeiros poderão desenvolver o PE nas atividades relacionadas com os Componentes I, II e III do PSE: avaliação das condições de saúde (ações de natureza individual); promoção da saúde e prevenção de agravos e formação (ações de natureza coletiva).

O enfermeiro deve planejar com a equipe as ações que serão desenvolvidas com a comunidade escolar e registrá-las nos instrumentos específicos do Programa.[12] O ideal é que as avaliações clínicas preconizadas pelo PSE envolvam toda a equipe de saúde (médico, enfermeiro, odontólogo, técnicos de enfermagem e de odontologia, agentes comunitários de saúde) e, profissionais dos Núcleos de Apoio à Saúde da Família (NASF), se possível e necessário.[2]

- **Sítio de Atuação e Componentes do PSE**

No PSE, o ambiente base para a realização do PE é a escola. As ações previstas para o componente I (avaliação das condições de saúde – triagens relacionadas com a avaliação clínica), devem ser realizadas na escola por sua objetividade e ganho de escala em ambiente coletivo.[8] Os componentes II (promoção da saúde e prevenção de agravos) e III (formação) poderão ocorrer na escola ou em outros espaços da comunidade.

Consulta de Enfermagem no Componente I do PSE

O componente I do PSE – avaliação das condições de saúde inclui as seguintes atividades, as quais podem demandar diversos tipos de consultas de enfermagem (individuais ou coletivas):[2,9]

- avaliação antropométrica: tem por objetivo obter dados para avaliação nutricional e do desenvolvimento do escolar (peso/altura/idade/sexo/IMC);
- atualização do calendário vacinal: realizado por meio do conhecimento da história vacinal do escolar, leitura da carteira individual de vacinação, buscando o registro da aplicação do calendário básico de vacinas. Quando a documentação ou história vacinal for de validade questionável, as crianças e adolescentes devem ser considerados suscetíveis às doenças em questão e devem ser adequadamente imunizados. Todos os profissionais da APS envolvidos no atendimento ao escolar devem ser capazes de avaliar a atualização de seu calendário vacinal, que também precisa ficar adequadamente arquivado no serviço de saúde à qual a criança está vinculada;
- detecção precoce de Hipertensão Arterial Sistêmica (HAS): a incorporação da medida da pressão arterial na avaliação de rotina de crianças e adolescentes tem permitido o diagnóstico mais precoce de HAS secundária em indivíduos assintomáticos, bem como a detecção precoce de HAS primária, que, embora seja diagnóstica principalmente em adultos, inicia-se na infância. A HAS primária em crianças e adolescentes está associada a excesso de peso, nível reduzido de atividade física, ingestão inadequada de frutas e vegetais e consumo excessivo de sódio;
- detecção precoce de agravos de saúde negligenciados (prevalentes na região: hanseníase, tuberculose, malária, etc.): observação ou indicação dos profissionais da educação para situações de risco, encaminhar à US;

326

- avaliação oftalmológica: do ponto de vista de saúde pública, a realização de triagem oftalmológica por profissionais da APS capacitados para realizar essa atividade na escola ou na US para a população de escolares que procura os serviços públicos de saúde traz a possibilidade de avaliação em grande escala e tem como benefício a facilidade de acesso. Esses testes de acuidade visual em massa são de grande importância enquanto triagem oftalmológica, mas devem ser entendidos como instrumento para identificação de possíveis problemas visuais para o adequado encaminhamento a um serviço especializado;

- avaliação auditiva: visa à identificação de possíveis alterações na capacidade auditiva do escolar. Entre as causas de deficiência auditiva estão as congênitas (alterações do sistema nervoso central, má formação do ouvido, exposição da mãe a drogas ototóxicas ou doenças como rubéola, citomegalovírus, sífilis, toxoplasmose), as hereditários e as adquiridas (otites, traumatismos, exposição a ruídos, doenças viróticas ou infecciosas do tipo meningite, sarampo e caxumba, uso de medicamentos ototóxicos, anóxia e traumas no parto, baixo peso ao nascer e hiperbilirrubinemia). Nos primeiros meses de vida a criança deve realizar a triagem auditiva (teste da orelhinha) para avaliação precoce de alterações, e na carteira da criança fica registrada a realização deste teste, o histórico de gestação e vacinação da criança, que constituem informações relevantes neste contexto;

- avaliação nutricional: as mudanças econômicas, sociais e demográficas decorrentes da modernização e da urbanização afetaram o estilo de vida da população, incluindo seus hábitos alimentares. Estas mudanças também afetam a população de escolares. As equipes de saúde da APS devem ter presentes esses elementos na hora de avaliar o estado nutricional dos escolares e realizar ações para promover mudanças nos hábitos e costumes alimentares das pessoas, famílias e comunidades que estão sob seu cuidado;

- avaliação psicossocial: é importante que o escolar seja visto dentro de um contexto histórico e cultural do seu desenvolvimento – emocional, social e cognitivo. Algumas questões relacionadas com saúde mental das crianças e adolescentes escolares devem ser focos de atenção dos profissionais de saúde, assim como (e, em vários casos, prioritariamente) dos profissionais da educação. O ambiente escolar possibilita observar e constatar mudanças de vários comportamentos podendo ajudar, como fonte de informações, para os pais e profissionais da saúde.

- **Avaliação Oftalmológica: exemplo de ação desenvolvida pelo enfermeiro da APS relacionada com o componente I do PSE**

Em novembro de 2014, a enfermeira Laura foi à Escola Estadual RB, no município de Porto Alegre/RS, realizar a avaliação da acuidade visual dos alunos de uma turma do primeiro ano do ensino fundamental. A atividade foi previamente planejada e agendada com a escola, bem como foram encaminhadas para os pais informações sobre as atividades e o exame que seria realizado. Para preparar o público para essa ação, Laura programou as ações para trabalhar o tema acuidade visual em dois momentos:

- 1º momento: para sensibilizar as crianças sobre o tema antes da avaliação foi realizada uma sessão de "contação de história", sendo que no conto trabalhado o personagem central tinha problemas de visão. A expectativa era despertar o interesse das crianças sobre o tema "dificuldades para enxergar e suas consequências" para, então, poder abordar as informações sobre o exame de acuidade visual. Neste mesmo dia, após a "contação de história", foi realizada uma oficina com os alunos para a confecção de óculos de sucata. Es-

PARTE 2   Atuação do Enfermeiro nas necessidades em saúde da população na Atenção Primária à Saúde

tavam participando da atividade a professora titular da classe e dois profissionais da saúde, a enfermeira e o Agente Comunitário de Saúde (ACS). Os objetivos desse primeiro encontro foram explicar para os estudantes o exame de visão e realizar a prevenção de *bullyng* com as crianças que viessem a ter necessidade de fazer uso de óculos, pois com a abordagem do tema acuidade visual através do método de "contação de histórias" os escolares teriam conhecimento e percepção do que é capacidade visual e por meio da oficina de confecção de óculos de sucata teriam a compreensão do dispositivo de correção visual (óculos) e da necessidade da correção da visão por meio da adesão ao uso de óculos.

- 2º momento: nesse dia, a enfermeira Laura realizou o exame de triagem da acuidade visual, utilizando a tabela E de Snellen para avaliar a acuidade de cada olho separadamente, por meio da cobertura ocular alternada. Este teste pode ser realizado a partir do 3º/4º ano de vida. É uma triagem para agilizar a percepção sobre um possível problema visual (não faz diagnóstico) e as crianças que apresentam alteração no resultado do teste devem ser encaminhadas para a avaliação oftalmológica. Nesta avaliação, o aluno M., sexo masculino, 6 anos, apresentou dificuldade de visualização da tabela e lacrimejamento. O resultado da avaliação de M permitiu à enfermeira Laura definir o diagnóstico de enfermagem: *sensopercepção (visual) alterada, relacionada com a baixa da acuidade visual* e realizar as seguintes intervenções: encaminhamento para marcação de consulta com oftalmologista (referência) e solicitação de busca ativa por ACS para entrega da consulta agendada. A consulta com especialista foi realizada, houve retorno (contrarreferência) com o desfecho do caso: prescrição do uso de óculos para M. A equipe de saúde pôde, também, encaminhar M. para a confecção de óculos através de um programa da Prefeitura Municipal.

A seguir, vamos retomar as etapas do processo de enfermagem aplicada à consulta de enfermagem relacionada com o componente I do PSE.

• Coleta de Dados

A etapa de investigação da consulta de enfermagem no componente I do PSE será direcionada para a coleta de dados relacionada com as atividades que estão sendo realizadas, como por exemplo: idade e medidas de peso e altura para avaliação antropométrica; revisão de carteira de vacinação para avaliação do estado vacinal; aferição de pressão arterial e coleta de história familiar de hipertensão para detecção precoce de HAS; história pessoal ou familiar de sinais e sintomas para detecção precoce de agravos de saúde negligenciados (prevalentes na região: hanseníase, tuberculose, malária, etc.); realização de testes para avaliação oftalmológica e avaliação auditiva; história alimentar, medidas de peso e altura para avaliação nutricional.

As características do escolar sugerem cuidados específicos para preservar a criança e os jovens durante o trabalho de coleta das informações, sendo necessário comunicar à família previamente sobre as ações que estão planejadas, solicitar a permissão para o estudante participar e, se for necessário, encaminhar à unidade de saúde ou a outro serviço de saúde para atendimento individual (isso só deverá ser realizado após novo contato com os pais). Para obter mais informações sobre esse tema consultar o Capítulo 13 – Saúde da Criança e do Adolescente.

• Diagnóstico de Enfermagem

Os itens avaliados no componente I do PSE permitem relacionar alguns possíveis diagnósticos de enfermagem utilizando o referencial de NANDA-I[13] e de Ralph e Taylor[14] como por exemplo:

328

Capítulo 16 — Saúde na Escola

- risco de crescimento desproporcional, devido ao fator de risco *comportamento alimentar mal-adaptado*;

- risco de desenvolvimento atrasado (vulnerabilidade a atraso de 25% ou mais em uma área ou mais áreas do comportamento social ou autorregulador, ou em habilidades cognitivas, de linguagem e motoras grossa ou fina, que pode comprometer a saúde), relacionado com distúrbios congênitos ou genéticos, nutrição inadequada, prejuízo da audição, otite média frequente, prematuridade, visão prejudicada, economicamente desfavorecido, exposição à violência.

O diagnóstico de enfermagem percepção sensorial visual perturbada, apesar de ter sido retirado da taxonomia NANDA-I em 2012-2014, possui grande importância no trabalho em saúde escolar dentro do PSE. Caso seja utilizado para expressar a definição da condição observada, não poderá ser referido como um diagnóstico NANDA-I atual.

■ Plano de Cuidados de Enfermagem

O planejamento da assistência de enfermagem deverá ser realizada considerando os critérios do PSE para avaliações no componente I, devendo envolver a equipe da APS e os recursos da comunidade, numa perspectiva intersetorial.[2] Vamos exemplificar algumas possíveis intervenções, considerando os diagnósticos que poderiam ser estabelecidos com relação à situação exemplo relatada:

- risco de desenvolvimento atrasado relacionado com visão prejudicada ou percepção sensorial visual perturbada: encaminhar o estudante para consulta oftalmológica para avaliação e diagnóstico; promover educação sobre as maneiras alternativas de lidar com a diminuição da capacidade de visão e sobre o cuidado com os óculos (a criança instruída estará mais capacitada para lidar com as mudanças geradas com o uso de óculos); articular com o profissional da educação a continuidade do estímulo de aceitação do uso de óculos; encaminhar o escolar e sua família para os recursos comunitários indicados no programa; estimular a família para adesão à consulta com o oftalmologista, apoiar na busca dos recursos na comunidade para a confecção de óculos; orientar a família para apoiar o escolar na adesão ao uso de óculos; realizar a referência e contrarreferência para agendamento da consulta especializada facilitando o acesso à rede para o atendimento da necessidade em saúde; monitorar o andamento do encaminhamento/consulta.

■ Avaliação

O enfermeiro deverá monitorar se os objetivos estabelecidos com relação a cada um dos diagnósticos de enfermagem estabelecidos foram alcançados. Por exemplo, na situação exemplificadora que foi relatada (a experiência da enfermeira Laura), poderia ser avaliado se o estudante realizou a consulta com especialista (oftalmologista) para o qual foi encaminhado, se ele conseguiu os óculos e se está utilizando os óculos que foram prescritos para compensar a baixa acuidade visual. Nessa etapa também é importante realizar o registro de todo o processo de acompanhamento para monitorar o progresso e comunicar o atendimento.

Consulta de Enfermagem no Componente II do PSE: Promoção da Saúde e Prevenção de Agravos

O componente II, promoção da saúde e prevenção de agravos, inclui as seguintes atividades:[2]

- ações de segurança alimentar e promoção da alimentação saudável: a alimentação equilibrada e segura é um direito do homem e deve ser incentivada desde o início da vida, através do aleitamento materno e depois se inserindo no contexto de vida de forma saudável. Essas ações visam difundir o conhecimento sobre alimentação e a prevenção dos problemas nutricionais, como a desnutrição e a obesidade, que é fator de risco para as Doenças Crônicas não Transmissíveis (DCNT) e provocam grande impacto na saúde pública. O enfoque prioritário é o resgate de hábitos e práticas alimentares regionais que valorizem a produção e o consumo de alimentos locais de baixo custo e elevado valor nutritivo, desde os primeiros anos de vida, passando pela idade adulta até a terceira idade. A primeira ação de promoção começa com o incentivo a amamentação e alimentação complementar e oportuna (gestantes e nutrizes). Uma alimentação saudável e adequada em quantidade e qualidade, variada, segura, disponível, atrativa e que respeita a cultura alimentar local;[15-17]

- promoção das práticas corporais e atividade física nas escolas: a prática regular de atividade física proporciona uma série de benefícios, físicos, mentais e sociais. É um fator de proteção para DCNT, portanto tornou-se prioridade para a promoção de hábitos saudáveis. Atividades físicas de leve a moderadas diariamente ou na maior parte dos dias da semana, de 30 a 60 min por dia de forma contínua ou não. As pessoas devem buscar uma atividade física que lhes dê prazer em realizar, desta forma esta prática se tornará regular e sustentável;[17]

- Saúde e Prevenção nas Escolas (SPE) – educação para saúde sexual, saúde reprodutiva e prevenção das DST/AIDS: a educação para a saúde sexual e reprodutiva e para a prevenção das DST/AIDS busca transformar os contextos de vulnerabilidade que expõem adolescentes e jovens à infecção pelo HIV, a outras doenças de transmissão sexual e à gravidez não planejada. Leva em consideração a importância das ações em saúde sexual e reprodutiva. A integração dos serviços de APS e a escola levam à promoção de ações contínuas e inovadoras. A escola, compreendida como cenário privilegiado para o acolhimento cotidiano de adolescentes e jovens, ganha centralidade nesse processo;

- Saúde e Prevenção nas Escolas (SPE) – prevenção ao uso de álcool e tabaco e outras drogas: embora os consumos de drogas psicotrópicas não sejam exclusivos de adolescentes e jovens, é nessa fase do ciclo da vida que as pessoas realizam um maior número de experiências, pois estão descobrindo emoções e valores tornando-se mais vulneráveis. A escola é um ambiente próprio para reflexão e formação de consciência e o enfermeiro pode atuar neste contexto por meio de atividades com grupos, seminários, oficinas, entre outras metodologias de trabalho educativo conciliando a proposta do tema de prevenção do uso de drogas no currículo regular. Se for permitido que o próprio escolar assuma a coordenação de algumas atividades, amplia-se a chance de adesão às propostas de trabalho.[18] O enfermeiro pode atuar, também, como orientador do corpo docente (formação – componente III). É inevitável que os adolescentes entrem em contato, algum momento, com as drogas tanto lícitas quanto ilícitas, uma vez que não é possível eliminar as substâncias psicoativas da sociedade. Uma postura baseada no diálogo pode levar os adolescentes e jovens a refletir sobre suas decisões e, consequentemente, sobre seus comportamentos. De forma geral, as pessoas desconhecem ou desvalorizam os danos associados ao uso de drogas lícitas, como o tabaco, o álcool e alguns medicamentos, e vivem com medo com relação ao uso das drogas ilícitas. O enfermeiro, como educador em saúde, deve orientar sobre os prejuízos sociais e, também, para a saúde que acarreta o uso abusivo de substâncias psicoativas com o propósito de desenvolver opinião sobre o tema e habilidades para o autocuidado, sendo, portanto, um facilitador para a tomada de decisão.[18] Uma possibilidade de trabalho é investir na área de promoção da saúde por meio da discussão de vários temas, inclusive o uso de drogas dentro de um contexto amplo, visando desenvolver nos jovens a corresponsabilidade com relação ao cuidado da saúde e a responsabilidade com as escolhas que faz na sua vida. Temas com potencial de provocar reflexão sobre os valores adotados pela sociedade em que vivemos, tais como: solidão, isolamento, ideal do corpo, modelo de vida competitivo e imediatista, meio ambiente, entre outros; [18]

- promoção da cultura de paz e prevenção das violências: programas e ações capazes de fazer o enfrentamento da violência e a promoção da cultura de paz atuam de forma integrada, voltadas para o espaço das escolas, mapeamento dos riscos nas comunidades, integração da equipe de saúde da APS em ações junto com a comunidade escolar e garantia da aplicação da lei e de medidas de segurança pública. A temática das violências entrou na agenda do setor saúde como um grave problema de Saúde Pública no Brasil. As violências expressam-se com alto impacto no adoecimento e, na morte da população especialmente na mortalidade precoce, na diminuição da expectativa e na qualidade de vida de adolescentes, jovens e adultos, invadindo o ambiente escolar. O fenômeno possui causas múltiplas, complexas e correlacionadas com determinantes sociais e econômicos: desemprego, baixa escolaridade, concentração de renda, exclusão social, entre outros, além de aspectos relacionados com comportamentos e cultura, como o machismo, o racismo e a homofobia. A violência é responsável por toda uma transformação nos hábitos e comportamentos sociais, na organização e na arquitetura das cidades, onde se vive, em muitos lugares, sob o domínio do medo, as pessoas, isoladas e privadas de seu direito de ir e vir. O enfermeiro enquanto educador pode assumir um papel social, ativo para promover a discussão destes temas nos espaços da escola e da comunidade; [19,20] e

- promoção da saúde ambiental e desenvolvimento sustentável: refere-se aos aspectos da saúde e da qualidade de vida humana determinados por fatores ambientais, sejam estes físicos, químicos, biológicos ou sociais. Refere-se, também, à teoria e à prática de avaliação, correção, controle e prevenção daqueles fatores que, presentes no ambiente, podem afetar potencialmente de forma adversa a saúde humana de gerações presentes ou futuras. Em atividades dentro e fora da escola é importante mobilizar as pessoas para o tema da saúde ambiental, que é urgente, e tanto a escola quanto o serviço de saúde têm responsabilidade em promover a discussão e a reflexão. O enfermeiro pode trabalhar na escola e na comunidade com atividades que estimulem à qualidade de vida por meio da educação.[21] O desenvolvimento sustentável está ligado à promoção da saúde ambiental. Ele ainda prevê princípios de equidade, solidariedade entre as gerações, balanço entre o antropocentrismo e o ecocentrismo, participação social responsável e integralidade. Modificar as relações de consumo, de alimentação e de cuidado com o corpo e o meio ambiente são necessárias para garantir a nossa saúde e a do planeta. É necessária a integração da saúde, do desenvolvimento e do ambiente para implementar a sustentabilidade. [21]

- **Exemplo de uma ação desenvolvida pelo enfermeiro no componente II do PSE, para ilustrar a realização do PE adaptado ao contexto**

O trabalho com o tema "Abuso de drogas e álcool entre adolescentes" foi realizado com estudantes do 1º ano do ensino médio de uma escola estadual pertencente ao território de uma US da cidade de Porto Alegre. O contato com a turma de estudantes ocorreu no horário da disciplina de Química. A abordagem se deu em dois momentos:

- primeiro momento: em conjunto com o professor responsável pela disciplina de Química, o tema abuso de drogas foi introduzido, salientando a composição das substâncias psicoativas;

PARTE 2 — Atuação do Enfermeiro nas necessidades em saúde da população na Atenção Primária à Saúde

- segundo momento: foi proposto aos alunos que selecionassem um filme abordando o tema escolhido – uso de drogas por adolescentes – para ser assistido em sala de aula durante o período da disciplina de Português. Após o filme, o professor de Português promoveu uma discussão e, a seguir, solicitou que eles desenvolvessem uma redação sobre o tema. As opiniões expressas durante o debate serviram para conhecer o perfil da turma e forneceram subsídios para a avaliação do contexto e para o planejamento de novas atividades.

- ## Coleta de Dados

O componente II do PSE oportuniza para o enfermeiro da APS um grande campo de atuação, com a possibilidade de desempenhar ações de educação e de mobilização do corpo docente e discente para o enfrentamento de temas como gravidez na adolescência, uso de drogas e violência. A investigação para a coleta de dados do componente II Promoção e Prevenção a Saúde será direcionada para obter informações sobre necessidades educativas de atividades coletivas para promoção e prevenção da saúde.

- ## Diagnóstico de Enfermagem

Os itens que compõe o componente II do PSE possibilitam que o referencial de NANDA[13] e de Ralph e Taylor[14] descrever alguns diagnósticos de enfermagem possíveis de serem utilizados, como por exemplo:
  - saúde da comunidade deficiente, definido por incidência de problemas de saúde (abuso de drogas) vivenciado pelos estudantes nas suas comunidades, relacionado a programa com apoio inadequado da comunidade;
  - prontidão para melhorar o autocuidado, relacionado com o desejo de melhorar a independência na manutenção da saúde;
  - prontidão para melhorar as estratégias de enfrentamento, relacionada com a procura de apoio social;
  - gerenciamento comunitário do regime terapêutico ineficaz, relacionado com abuso de drogas e álcool entre adolescentes; e
  - estratégias de resolução comunitária ineficazes, relacionadas com aumento da taxa de gravidez na adolescência e déficits de apoio de serviço e de recursos sociais.

- ## Plano de Cuidados de Enfermagem

Para os temas do componente II, utilizaremos o exemplo da ação relatada para desenvolver intervenções, considerando prevenção ao uso de álcool, tabaco e outras drogas.

Saúde da comunidade deficiente, definido por incidência de problemas de saúde (abuso de drogas) vivenciado pelos estudantes nas suas comunidades, relacionado a programa com apoio inadequado da comunidade:[12] resultado esperado – os membros da comunidade demonstrarão compromisso para manter programas de educação e aconselhamento sobre drogas para os adolescentes e os adolescentes relatarão compreensão dos efeitos negativos do uso/abuso de álcool sobre a sua saúde, a família e a comunidade.

Exemplo de ações e prescrições de enfermagem que podem ser instituídas:

- aconselhar os adolescentes a participar de programas de saúde e aconselhamento comunitários para possibilitar a identificação precoce, prescrição, tratamento e orientação antecipada;
- estabelecer programa de educação sobre drogas e álcool com base na escola para ensinar a respeito dos riscos do abuso de drogas e álcool que incluirá questões de autoestima, habilidades de assertividade, gerenciamento de estresse, enfrentamento da pressão dos colegas e informações sobre drogas e álcool, atividades de lazer;
- trabalhar com matriciamento do NASF ou, em conjunto com a psicologia, questões emocionais e o incentivo aos estudantes para realizarem escolhas informadas.

- ## Avaliação de Enfermagem

O enfermeiro deverá monitorar se os objetivos estabelecidos com relação aos diagnósticos de enfermagem identificados foram alcançados como, por exemplo, se programas de educação e aconselhamento sobre drogas para os adolescentes ocorreram na comunidade e se os adolescentes relatam compreensão dos efeitos negativos do uso/abuso de álcool sobre a sua saúde, a família e a comunidade.

Aspectos-chave

- O Programa de Saúde Escolar (PSE), trabalho integrado entre o Ministério da Saúde e o Ministério da Educação, foi constituído na perspectiva de ampliar as ações específicas de saúde para estudantes da rede pública de ensino.
- O PSE visa contribuir com a formação integral dos educandos, para a construção de um sistema de atenção social com foco na promoção da cidadania e nos direitos humanos e para fortalecer o enfrentamento das vulnerabilidades no campo da saúde que possam comprometer o pleno desenvolvimento dos estudantes.
- No PSE, a escola é percebida como *locus* para ações de promoção da saúde para crianças, adolescentes e jovens adultos. Este programa propõe a inserção dos temas da saúde na formulação do Projeto Político Pedagógico das escolas.
- O programa preconiza a avaliação das condições de saúde das crianças e dos jovens dentro de uma abordagem contemporânea de promoção da saúde escolar.
- O PSE busca ampliar o alcance e o impacto das ações de promoção da saúde para os estudantes e suas famílias otimizando a utilização de equipamentos e recursos disponíveis e promovendo a comunicação e o trabalho integrado entre escolas e equipes da APS.
- O Enfermeiro da APS exerce um papel importante no planejamento e na execução das ações deste programa.
- O Enfermeiro da APS atua com autonomia e aplica o Processo de Enfermagem no contexto do PSE, tendo como base o trabalho em equipe e ações intersetoriais.

PARTE 2   Atuação do Enfermeiro nas necessidades em saúde da população na Atenção Primária à Saúde

Referências

1. Brasil. Presidência da República. Casa Civil. Subchefia para Assuntos Jurídicos. Decreto nº 6.286, de 5 de dezembro de 2007. Institui o Programa Saúde na Escola-PSE, e dá outras providências. Disponível em: http://www.planalto. gov.br/ccivil_03/_ato2007-2010/2007/decreto/d6286.htm. A

2. Brasil. Ministério da Saúde. Secretaria de Atenção à Saúde. Departamento de Atenção Básica. Saúde na Escola. Caderno de Atenção Básica 24. Brasília: Ministério da Saúde; 2009.

3. Pires LM, Queirós PS, Munari DB et al. A Enfermagem no Contexto da Saúde do Escolar: Revisão Integrativa da Literatura. Rev Enferm Uerj. dez 2012;20 (esp 1) 668-75. Disponível em: http://www.e-publicacoes.uerj.br/index. php/enfermagemuerj/article/view/5968/4284.

4. Figueredo TAM, Machado VLT, Abreu MMS. A Saúde na Escola: um breve histórico. Rio de Janeiro Ciência e Saúde Coletiva. mar 2010;15(21)397-402. Disponível em: http://dx.doi.org/10.1590/S1412-81232010000200015.

5. Rasche AS, Santos MSS. Enfermagem Escolar e sua especialização: uma nova ou antiga atividade. Brasília Rev Bras Enferm. jul/ago 2013;66(4) . Disponível em: http://dx.doi.org/10.1590/S0034-71672013000400022.

6. Rasche AS, Santos MSS. A enfermeira escolar e seu objetivo. Esc Anna Nery. Rio de Janeiro Sept. 2008;12(3). Disponível em: http://dx.doi.org/10.1590/S1414-81452008000300002.

7. Brasil. Ministério da Saúde. Portaria nº 2488 de 21 de Outubro de 2011. Aprova a Política Nacional de Atenção Básica, estabelecendo a revisão de diretrizes e normas para a organização da Atenção Básica, para a Estratégia Saúde da Família (ESF) e o Programa de Agentes Comunitários de Saúde (PACS). Disponível em: http://bvsms.saude.gov.br/ bvs/saudelegis/gm/2011/prt2488_21_10_2011.html.

8. Brasil. Ministério da Saúde. Site Passo a Passo. PSE Disponível em: http://189.28.128.100/dab/docs/legislacao/ passo_a_passo_pse.pdf.

9. Brasil. Ministério da Saúde. Ministério da Educação. Caderno do gestor do PSE. Brasília: Ministério da Saúde, 2015. 68 p. Acesso em 15/06/2016. Disponível em: http://bvsms.saude.gov.br/bvs/publicacoes/caderno_gestor_pse.pdf. Acessado em: 15 jun. 2016.

10. Brasil. Ministério da Educação. Resolução CNE/CES nº3, de 7 de novembro de 2001. Diretrizes curriculares nacionais do curso de graduação em enfermagem. Disponível em: http://portal.mec.gov.br/cne/arquivos/pdf/CES03.pdf.

11. Prefeitura do Rio de Janeiro. Secretaria Municipal de Saúde e Defesa Civil. Subsecretaria Geral. Protocolos de Enfermagem na atenção primária á saúde. Rio de Janeiro: Prefeitura, 2012. 119p. Disponível em: http://www.rio.rj.gov. br/dlstatic/10112/4446958/4111921/enfermagem.pdf.

12. Conselho Regional de Enfermagem Goiás. Rosso CFW (org.). Protocolos de Enfermagem na atenção primária à saúde no Estado de Goiás. Goiânia: COREN-Go, 2014. 336p. Disponível em: http://www.corengo.org.br/wp-content/ uploads/2015/02/Protocolo-de-Enfermagem-CorenGO-Site.pdf.

13. Herdman TH, Kamitsuru S. Diagnósticos de Enfermagem da NANDA: definições e classificação. Tradução Regina Machado Garcez. Porto Alegre: Artmed; 2015.

14. Ralph SS, Taylor CM. Manual de Diagnóstico de Enfermagem. Tradução Jose Eduardo F. de Figueiredo. Rio de Janeiro: Guanabara Koogan; 2009.

15. Brasil. Ministério da Saúde. Secretaria de Atenção à Saúde. Departamento de Atenção Básica. Manual operacional para profissionais de saúde e educação: promoção da alimentação saudável nas escolas. Brasília: Ministério da Saúde; 2008. 152 p.

16. Ministério da Saúde. Secretaria de Atenção à Saúde. Departamento de Atenção Básica. Coordenação-Geral da Política de Alimentação e Nutrição. Estratégias de Promoção da Alimentação Saudável para o Nível Local. Relatório da oficina de Trabalho do I Seminário sobre Política Nacional de Promoção da Saúde. Brasília – DF, 2007. Disponível em: http://nutricao.saude.gov.br/docs/geral/doc_tecnico_pas_nivel_local.pdf.

17. Brasil. Ministério da Saúde. Secretaria de Atenção à Saúde. Departamento de Atenção Básica. Obesidade. Brasília: Ministério da Saúde, 2006. 108p. Disponível em: http://189.28.128.100/dab/docs/publicacoes/cadernos_ab/abcad12.pdf.

18. Brasil. Ministério da Saúde. Secretaria de Vigilância em Saúde. Departamento de DST, Aids e Hepatites Virais. Ministério da Educação. Secretaria de Educação Básica. Adolescentes e jovens para a educação entre pares: álcool e outras drogas. Saúde e prevenção nas escolas, v. 5, Série B. Textos Básicos de Saúde. Brasília: Ministério da Saúde, 2011. 56 p. Disponível em: http://www.aids.gov.br/sites/default/files/anexos/publicacao/2010/45601/prevencao_drogas_final_16_05_2011_pdf_18595.pdf.

334

19. Costa GM, Figueredo RC, Ribeiro MS. A Importância do Enfermeiro junto ao PSE nas ações de educação em saúde em uma escola municipal de Gurupi. Araguaína Revista Científica do ITPAC. abr 2013;6(2)Pub.6. Disponível em: http://www.itpac.br/arquivos/Revista/62/6.pdf.

20. Brasil. Ministério da Saúde. Painel de indicadores do SUS 5. Temático- Prevenção da Violência e Cultura da Paz. v. 3. Organização Pan-Americana da Saúde, 2008. 60p. Disponível em: http://bvsms.saude.gov.br/bvs/publicacoes/painel_indicadores_sus_n5_p1.pdf.

21. Brasil. Ministério da Educação (MEC). Promoção da Saúde. Série mais Educação. Cadernos Pedagógicos. n. 8, 2009. Disponível em: http://portal.mec.gov.br/index.php?option=com_docman&view=download&alias=12337-promo-caosaude-pdf&Itemid=30192.

17

Abordagem Integral em Saúde Sexual e Reprodutiva

Janaína Kettenhuber

■ O que há nesse capítulo?

A saúde sexual e reprodutiva se caracteriza como importante e potencial área de atuação na Atenção Primária em Saúde (APS). Neste capítulo abordaremos especificamente o cuidado à saúde sexual e reprodutiva das mulheres, visto que elas são frequentes utilizadoras de serviços desta natureza, historicamente discriminadas nas relações de trabalho, além de serem expostas à sobrecarga do trabalho doméstico. As mulheres enfrentam desigualdade nas questões de raça, etnia, gênero e sabe-se que a vulnerabilidade feminina relacionada com algumas doenças e causas de morte tem mais relação com situações de discriminação do que com fatores biológicos. Entende-se que a abordagem deste tema tem implicação para além da condição de saúde propriamente dita e apresenta como um de seus objetivos proporcionar condições de garantia e de respeito aos direitos sexuais e reprodutivos, que devem se basear no exercício da vivência da sexualidade sem constrangimento, da maternidade voluntária e da contracepção autodecidida.

Introdução

A saúde sexual esteve por muito tempo atrelada quase exclusivamente ao controle da natalidade, enquanto a saúde reprodutiva teve o foco de sua atuação no ciclo gravídico-puerperal e na prevenção do câncer do colo do útero, numa abordagem essencial e predominantemente voltada para mulheres, sobretudo para as que que se enquadravam no período da vivência da maternidade.

O início de um novo pensamento de atenção à saúde das mulheres no Brasil, que incluísse e considerasse aspectos da vida sexual e do prazer, para além do período gravídico-puerperal, se deu depois da década de 1980, por meio da reestruturação do PMI (Programa Materno Infantil) e com a criação do PAISM – Programa de Assistência Integral à Saúde da Mulher, em 1983. O Ministério da Saúde implementou o PAISM na tentativa de romper com uma visão tradicional e clássica da mulher exclusivamente mãe e reprodutora, e teve como objetivo desenvolver e ofertar uma assistência que abordasse e fosse utilizada em todas fases da sua vida e a todos os aspectos da sua saúde, que inclui prevenção contra câncer, atenção ginecológica, planejamento familiar e tratamento para infertilidade, atenção pré-natal, no parto e pós-parto, diagnóstico e tratamento de Infecções Sexualmente Transmissíveis (IST), assim como contra doenças ocupacionais e mentais.[1]

No âmbito mundial, dois momentos importantes marcaram e transformaram este tema. O primeiro foi a Conferência Internacional sobre População e Desenvolvimento (CIPD),[12] que provocou uma transformação profunda no debate populacional ao dar prioridade à saúde e aos direitos reprodutivos, entre outras questões como os direitos humanos, o bem-estar social, a igualdade entre os gêneros e o segundo, a IV Conferência Mundial sobre a Mulher em Pequim,[13] que complementou as recomendações de Cairo no que diz respeito à promoção da igualdade entre os gêneros nos diversos âmbitos: educação, meio ambiente, mercado de trabalho, violência, direitos humanos e amplia e reforça no âmbito da saúde os direitos das mulheres no campo da sexualidade, além de trazer o aborto como problema de saúde pública e recomendar a revisão das legislações vigentes que penalizam as mulheres no que se refere a esta prática.[2]

No Brasil, ao abranger questões de todas as fases da saúde da mulher, o PAISM se apoiou numa assistência integral, multidisciplinar, onde se fizeram necessárias abordagens de diferentes profissionais de saúde e, com isso, teve efeito potencializador para transformar atenção em saúde em espaço de construção/transformação dos sujeitos em relação à sua saúde e, principalmente, na relação com os serviços de saúde e seu papel.

A Política Nacional de Atenção Integral à Saúde da Mulher (PNAISM)[2] foi elaborada a partir do diagnóstico epidemiológico da situação da mulher no Brasil e incorporada com contribuições do movimento de mulheres, do movimento de mulheres negras e de trabalhadoras rurais, de sociedades científicas, de pesquisadores e estudiosos da área, de organizações não governamentais, de gestores do Sistema Único de Saúde (SUS) e agências de cooperação internacional.[2] A PNAISM foi construída a partir da proposição do SUS de equidade, universalidade e integralidade e inovou quando ampliou as ações para grupos historicamente alijados das políticas públicas, nas suas especificidades e necessidades, como por exemplo as mulheres lésbicas, atenção às mulheres rurais, com deficiência, negras, indígenas, presidiárias e a participação nas discussões e atividades sobre saúde da mulher e meio ambiente.[2]

As mudanças e transformações vividas hoje na contemporaneidade suscitam a necessidade de uma abordagem (re)pensada num contexto social, político e cultural profundamente transformado e transformador. Pensando no empoderamento feminino, na autonomia sobre seus corpos e suas vidas, este capítulo busca a abordagem da assistência de enfermagem numa prática de cuidado no contexto da APS, baseada na ideia de uma atenção integral que visa a troca democrática de conhecimentos entre profissionais de saúde e mulheres, além da instrumentalização das mulheres para o exercício do direito de decisão acerca de seu corpo, sua sexualidade, saúde e sua vida. Obviamente, o material não consegue incluir todas as possibilidades de arranjos e práticas de cuidado em saúde para mulheres na APS, mas oferece possibilidades de conhecimento e reflexão que poderão qualificar o trabalho do enfermeiro na APS.

O tema saúde sexual e reprodutiva remete necessariamente às considerações sobre o corpo feminino como elemento essencial. Sabemos que a relação das mulheres com seus próprios corpos perpassa por um processo de subjetivação e (re)conhecimento corporal construídos ao longo de suas vidas, influenciado pelas experiências, pela história, família, comunidade, sociedade e outros fatores intrínsecos a este processo em permanente construção e desconstrução.

Capítulo 17 — Abordagem Integral em Saúde Sexual e Reprodutiva

O corpo caracteriza-se por um contínuo processo de transformação e tal processo faz parte/ compõe, ao mesmo tempo, sua historicidade. Trata-se da trama histórica do corpo, uma construção sobre a qual são conferidas diferentes marcas em diferentes tempos, locais, espaços, momentos, conjunturas econômicas, etnias, grupos sociais, enfim, a relação dos corpos com o meio onde vivem. A aplicação da visão mecanicista trouxe consigo uma abordagem reducionista do corpo, isto é, puramente fisiológica, e esta forma de explicar e reconhecer o corpo humano acabou produzindo fragmentações quanto a sua constituição e essencialmente seu papel, desconsiderando as inter-relações com condições históricas, ambientais, culturais, e transformando-o assim em um organismo atemporal e universal.[3]

Conhecer seu corpo, entendê-lo em sua dinâmica, respeitá-lo e aceitá-lo é um processo longo, e que demanda reflexões profundas, mas essencialmente importante para o empoderamento feminino e sua tomada de decisões. Nessa perspectiva se faz necessária uma abordagem que se preocupe com o conhecimento e a percepção que cada mulher tem com relação a seu corpo, para a construção de um cuidado consciente e que possibilite a autonomia de cada uma.

Relações de Gênero

A relação de gênero se estabelece a partir da construção social sobre o que é ser homem ou mulher. As questões de gênero estão relacionadas diretamente com a forma que os indivíduos entendem e produzem os diferentes papéis sociais e comportamentais relacionados aos homens e às mulheres, estabelecendo padrões do que é próprio de cada um, naturalizando comportamentos e representações e originando formas e condutas únicas de vivência da sexualidade de cada um, relacionando, assim, questões de gênero com disposição social de valores e comportamentos no que se refere à sexualidade.[4]

A proposta de instrumentalização sobre as decisões das mulheres sobre sua vida, sua saúde e seu corpo mobiliza no sentindo da aceitação aos diferentes tipos de expressão sexual e as próprias escolhas no que se refere às práticas sexuais. Proporciona, assim, a possibilidade de questionamentos sobre a heterossexualidade como padrão único e fixo de sexualidade.

Na década de 1980 a população de lésbicas, *gays*, bi e transexuais (LGBT) ganhou visibilidade no que se refere às questões de saúde, quando o Ministério da Saúde, em parceria com os movimentos sociais em defesa dos direitos de grupos *gays*, assumiu estratégias para o enfrentamento da epidemia de HIV/AIDS.[4] O conhecimento da complexidade das questões de saúde e de vida da população LGBT provocou uma busca em outras áreas do Ministério da Saúde e, assim, foi necessário reconhecer e ampliar o conjunto de suas demandas e construir uma política de caráter transversal que abrangesse questões como produção de conhecimento, participação social, promoção, atenção e cuidado.[5]

A formulação da Política Nacional de Saúde Integral de Lésbicas, *Gays*, Bissexuais, Travestis e Transexuais[5] teve a participação de diversos técnicos, pesquisadores, além de lideranças, e antes de ser apresentada e aprovada pelo Conselho Nacional de Saúde (CNS) foi submetida à consulta pública. A política requer planos e estratégias que interconectam responsabilidade das secretarias estaduais e municipais de saúde, além da ação da sociedade civil para implantar ações que visem o fim da discriminação contra a população LGBT nos espaços e no atendimento dos serviços públicos de saúde. É prerrogativa de todos cidadãos a garantia ao atendimento à saúde, respeitando e considerando suas especificidades de gênero, raça/etnia, geração, orientação e práticas afetivas e sexuais.[5]

Saúde Sexual e Saúde Reprodutiva

Apesar de sexualidade e reprodução femininas estarem culturalmente interligadas e ainda frequentemente se manifestarem como demandas associadas no contexto da APS, é necessário compreendê-las como questões separadas, pois é importante que a mulher possa vivenciar sua sexualidade com autonomia e empoderamento, de forma desvinculada da questão da reprodução. Cabe à própria mulher, compreendendo os significados de saúde sexual e de saúde reprodutiva, realizar a integração entre estes diferentes conceitos.

A sexualidade, embora esteja muito associada ao ato sexual ou aos órgãos genitais, não se restringe e se limita a isso, pois mesmo o sexo sendo seja uma das dimensões da sexualidade, ela é muito mais ampla e abrangedora em sua totalidade. Ela diz respeito a um processo, tanto biológico como social, cultural, moral e é construída ao longo da vida, abarcando aspectos diversos como físicos, emocionais, psicológicos, portanto se expressa no estilo de vida adotado.

O ciclo reprodutivo da mulher é composto por etapas de desenvolvimento que têm início ainda na fase embrionária. Para entendermos sobre o seu funcionamento, iniciaremos com uma descrição sobre a anatomia do sistema reprodutor.

O sistema reprodutor feminino inclui as genitálias externa e interna e as mamas, denominadas como órgão acessório. As genitálias e suas estruturas respondem à estimulação sexual e produzem hormônios diversos, que regulam o desenvolvimento das características sexuais secundárias, o ciclo reprodutor e as alterações naturais ocorridas durante a gravidez e o parto.[6]

A genitália feminina externa, chamada de vulva, é composta pelos grandes e pequenos lábios, clítoris, vestíbulo, bulbos vestibulares, glândulas anexas e hímen. Os grandes e pequenos lábios

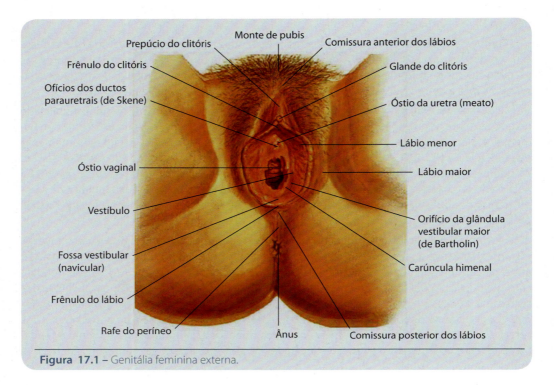

Figura 17.1 – Genitália feminina externa.

são dobras de pele e mucosa e possuem a função de proteger a abertura da vagina e da uretra. O clitóris se localiza acima da abertura da uretra, ele é um pequeno órgão que possui inúmeras terminações nervosas e por isso extremamente sensível a estímulos. Ele é constituído por tecido erétil que vasculariza e incha durante a excitação sexual.[6]

Na lateral da abertura da vagina se localizam as glândulas de Bartholin, responsáveis pela produção de secreção lubrificante. O vestíbulo é uma fenda entre os pequenos lábios e em seu interior se encontra o hímen – membrana que recobre o orifício da vagina nas mulheres que não tiveram relação sexual vaginal.[6]

A genitália feminina interna é composta por órgãos altamente especializados e tem como principal função a reprodução. É formada por vagina, útero, trompas e ovários. Os hormônios principais, estrogênio e progesterona, regulam seu desenvolvimento, além de suas funções.

A vagina é um canal fibromuscular que mede de 10 a 15 cm de comprimento e une a vulva até o útero. Órgão identificado como canal de parto e órgão feminino de copulação. O útero se constitui de um órgão muscular oco, com paredes de aproximadamente 7,5 cm de comprimento e 5 cm de largura no seu estado normal. A parede do útero é constituída de três camadas: a mais externa, o perimétrio, o miométrio e o endométrio, que é o local onde ocorre a fixação do embrião. O útero tem a função da contração uterina no momento da expulsão do feto.[6]

As tubas uterinas são dois túbulos musculares flexíveis responsáveis por transportarem o óvulo em direção ao útero. Já os ovários são duas glândulas que se situam na cavidade pélvica e têm como principais funções o desenvolvimento e a expulsão do óvulo feminino, além da elaboração de hormônios sexuais femininos.[6]

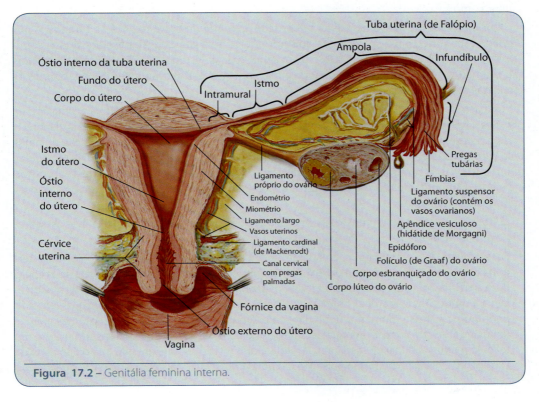

Figura 17.2 – Genitália feminina interna.

PARTE 2 — Atuação do Enfermeiro nas necessidades em saúde da população na Atenção Primária à Saúde

O sistema reprodutor feminino é constituído pela pelve óssea, semelhante a uma bacia que sustenta e protege as estruturas pélvicas. Alguns fatores como idade, sexo, raça e hereditariedade determinam a configuração e o tamanho da pelve. As estruturas acessórias da pelve são pares musculares e fáscias profundas do assoalho pélvico. Os músculos perineais protegem as vísceras pélvicas, além de desempenharem a ação esfinctérica da uretra, vagina e do reto. A pelve também contém estruturas urinárias (bexiga, uretra e meato uretral) e intestinais (reto, cólon, ceco e íleo).[6]

As mamas são estruturas complexas, anexos cutâneos, são glândulas sudoríparas especializadas. Desenvolvem-se a partir de anexos cutâneos na região peitoral do embrião que se estende da axila à região inguinal. As mamas são consideradas órgão acessório da reprodução e, apesar de não fazerem parte do sistema reprodutor propriamente dito, auxiliam na função com o aleitamento materno.[6]

Ciclo Menstrual e Hormônios

A menstruação é a fase do ciclo menstrual caracterizada pelo sangramento através do canal vaginal. Durante a vida fértil da mulher a menstruação ocorre, em média, a cada 28 dias, embora sejam normais ciclos de 22 a 34 dias. A cada ciclo menstrual o útero se prepara para uma provável gravidez. Isto acontece por meio do desenvolvimento e do espessamento de sua parede interna, o endométrio, que, após a fertilização, participa da formação da placenta. Caso não aconteça a gestação, as células endometriais se desprendem da parede uterina, ocasionando o rompimento de pequenos vasos sanguíneos, o que acarreta o sangramento menstrual. O sangramento menstrual costuma ocorrer entre 3 a 6 dias, variando de mulher para mulher, assim como o fluxo do sangramento.[6]

A primeira menstruação ocorre na puberdade, geralmente entre os 10 e os 17 anos. A puberdade tem início com a secreção de dois hormônios pela glândula hipófise, localizada sob o encéfalo: o hormônio luteinizante (LH) e o hormônio folículo-estimulante (FSH). Esses hormônios são chamados genericamente de gonadotrofinas, posto que atuam sobre as gônadas, tanto as femininas quanto as masculinas.[6]

No caso da mulher, as gonadotrofinas atuam sobre os ovários, promovendo a produção dos principais hormônios femininos: o estrógeno e a progesterona. Esses hormônios são responsáveis pelo desenvolvimento das características femininas secundárias como distribuição de pelos pelo corpo, o aparecimento das mamas, maior acúmulo de gordura e alargamento na região dos quadris e coxas, o surgimento do interesse sexual, o amadurecimento do sistema reprodutor, incluindo o aumento do útero e dos ovários e, finalmente, com o marco da menarca, o início do período fértil feminino.[6]

É possível dividir o ciclo menstrual em três fases distintas: fase proliferativa, a fase de secreção e a fase menstrual.

- *Fase proliferativa:* é também chamada de fase folicular e geralmente começa no 5º dia e termina com a ovulação por volta do 14º dia. É o período em que o folículo cresce e se prepara para a ovulação. O crescimento do folículo é estimulado pelo FSH e enquanto isso ocorre, inicia a produção de estrógenos (grupo de hormônios que promovem o desenvolvimento do endométrio). Nesse momento pode haver a estimulação de inúmeros folículos, mas apenas um deles finalizará o crescimento e acumulará líquido no seu interior e se transformará em um folículo maduro ou folículo de Graaf. À medida que o ciclo se aproxima do 14º dia, o nível de estrogênio é mantido de forma pulsátil e o hipotálamo envia sinais para a hipófise, que reduz a secreção do FSH e aumenta a liberação do LH. Um ou mais dias antes da ovulação atinge-se o pico de LH e o folículo reduz a secreção de estrogênio e inicia a secreção de progestogênio. O LH e o progestogênio provocam o intumescimento e a ruptura do folículo durante a ovulação.[6]

- *Fase secretória:* também chamada de fase lútea, ocorre geralmente do 14º ao 25º dia. É neste período que a progesterona liberada pelo corpo lúteo aumenta a vascularização endometrial. No final desta fase o endométrio fica macio, aveludado, edemaciado, mede cerca de 4 a 6 mm de espessura e está pronto para nutrir o ovo implantado. Se não ocorrer a fertilização e a implantação, a circulação endometrial diminui à medida que os vasos sanguíneos sofrem um processo de isquemia seguida de necrose dos tecidos. O desprendimento das camadas endometriais ocorre em forma de sangramento, marcando o início da fase menstrual.[6]

- *Fase menstrual:* inicia-se aproximadamente no 21º dia do ciclo, caracterizada pela menstruação. Ocorre uma perda diária de 50 a 60 mL de sangue e à medida que os tecidos, células e muco endometrial estão sendo eliminados, a camada basal do endométrio inicia a regeneração.[6]

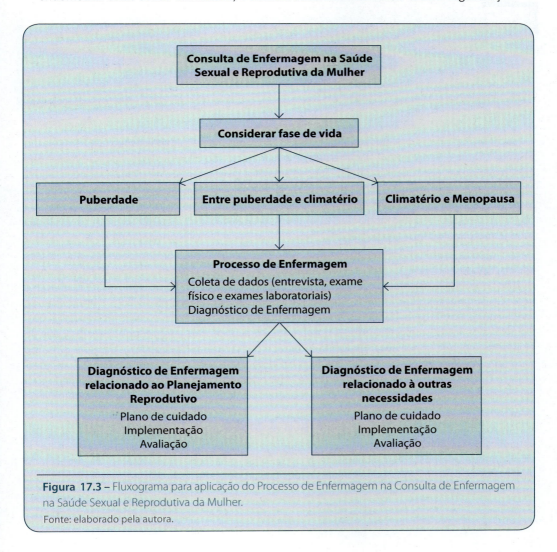

Figura 17.3 – Fluxograma para aplicação do Processo de Enfermagem na Consulta de Enfermagem na Saúde Sexual e Reprodutiva da Mulher.
Fonte: elaborado pela autora.

Consulta de Enfermagem na Saúde Sexual e Reprodutiva

A consulta com enfermeiro na saúde sexual e reprodutiva tem por objetivo promover a atenção integral à saúde da mulher e estimular o autocuidado. A abordagem na consulta de enfermagem (CE) deve seguir uma prática livre de preconceitos ou discriminação e buscar enfrentar a complexidade dos determinantes sociais da vida e da saúde das pessoas e coletividades, além do reconhecimento de fatores que maximizam a vulnerabilidade e o sofrimento de grupos específicos.

As consultas de enfermagem individuais em saúde sexual e reprodutiva acontecem, usualmente, no consultório de Unidade de Saúde (US). As atividades de educação em saúde podem acontecer em espaços conhecidos como salas de grupo nas US ou em locais da comunidade que permitam a reunião de várias pessoas.

> Os subsídios teóricos para realização da Consulta de Enfermagem na assistência à saúde sexual e reprodutiva encontram-se descritos em protocolos assistenciais voltados para a saúde da mulher. Os protocolos mais frequentemente utilizados são os elaborados pelo Ministério da Saúde, mas Secretarias Estaduais e Municipais de Saúde, bem como serviços e instituições, podem produzir protocolos próprios para serem utilizados pelos seus profissionais.

As diferentes fases de vida da mulher estão associadas a necessidades específicas em relação à Saúde Sexual e Reprodutiva. A puberdade e o climatério são duas fases de vida da mulher que geram demandas por consultas na APS quer sejam pelas fases em si, ou motivadas por necessiades de planejamento reprodutivo (principalmente) e prevenção do câncer de colo uterino. Além destas fases, o enfermeiro deve considerar, também, situações importantes que são vivenciadas pela mulher e que podem estar associadas às diferentes fases da vida como, por exemplo, a gestação (que é abordada de forma específica no Capítulo 18) e a violência contra a mulher.

A violência é um fenômeno que atinge mulheres de diferentes orientações sexuais, classes sociais, raças e etnias. Está presente em diversos contextos e situações e pode ser de diferentes formas como física, psicológica, moral e sexual. Na situação de violência é importante conhecer e acolher as mulheres, suas famílias, atentar para possíveis rompimentos de laços e atuar visando mediação de conflitos, evitando possível aumento da vulnerabilidade, comum nestas situações. Os profissionais de saúde devem estar preparados e capacitados para reconhecer situações de violência (seja qual for) e atuar de forma integral e humanizada. É necessário respeitar o tempo para que a mulher possa relatar as vivências de violência e buscar, na medida do possível, estabelecer um vínculo sólido e em que se possa tomar decisões conjuntamente sobre as medidas a serem adotadas, além da elaboração de um plano de cuidados respeitando o desejo da mulher, no momento.

A proximidade do cotidiano das famílias proporcionada pela APS é potencial atuação em situações de violência, é importante que o enfermeiro esclareça à mulher sobre o acesso a serviços da rede que possam apoiá-la nesta situação difícil e delicada. A abordagem da situação de violência é complexa e possui protocolos específicos, que devem ser utilizados pelo enfermeiro na realização da CE.

Puberdade

A primeira menstruação, também chamada de menarca, ocorre na puberdade e este é um período de muitas transformações e não somente hormonais, biológicas e fisiológicas. É o momento de transição da infância para a idade adulta, em que a sexualidade tem uma dimensão especial e é neste período que se formula o código pessoal de valores éticos e morais. Por isso, é um momento importante de intervenção tanto com aconselhamentos, atividades educativas e atendimento clínico.

É necessária uma abordagem ampliada e que respeite as ideias e os pensamentos do outro. A faixa etária que compreende a população jovem (15 a 24 anos) pouco acessa os serviços de saúde, seja pelas condições concretas de estrutura biológica e condições objetivas de existência, seja pelas características de trabalho do modelo clínico,[17] sendo fundamental um melhor preparo dos profissionais e diferentes opções de atendimento. Acolher adolescentes demanda um olhar global, o entendimento do contexto cultural, familiar e afetivo em que ele está inserido, buscando sempre o acolhimento de suas necessidades e esclarecimento de suas dúvidas e inquietações, ao mesmo tempo que é necessária orientação clara, tanto em atendimentos de grupo como individuais. Situações identificadas como de risco devem ser discutidas conjuntamente e incluir os responsáveis pelo adolescente.

Durante a realização das consultas, o enfermeiro deve fazer a escuta, identificar as dificuldades trazidas pela mulher, assim como possíveis situações mais delicadas, como violência. É importante manter uma postura acolhedora e interessada, mostrando-se atento e disponível para o atendimento. Além disso, é essencial que considere conhecimentos prévios e posicionamentos a respeito de sua saúde. É importante que o enfermeiro identifique os motivos do contato da mulher e que possa atendê-la adequadamente, de forma a contemplar o todas as necessidades demandadas, utlizando as etapas do Processo de Enfermagem (PE).

Durante a entrevista é necessário registrar antecedentes pessoais obstétricos e patológicos, além de abordar sobre parceiros(as), questões de identidade de gênero, orientação e satisfação sexual. Dependendo da idade da mulher, questionar sobre desejo de anticoncepção ou concepção. A história familiar é uma importante informação a ser questionada durante o atendimento, além de possíveis queixas gerais ou relacionadas à consulta.

Esta abordagem é um momento oportuno para se falar sobre questões de higiene, exames, receios referentes ao atendimento ginecológico, desconstruir tabus, medos e muitas vezes traumas. É importante responder conjuntamente a ficha clínica – anamnese – esclarecendo a relevância das perguntas na construção de um histórico de saúde e levantando prioridades quanto às questões a serem trabalhadas ao longo dos atendimentos. O processo de conhecimento do corpo deve estar baseado em perguntas para que a mulher possa manifestar seu entendimento e suas dúvidas com relação à anatomia interna e externa de seu corpo e seu funcionamento. Utilizar figuras, materiais didáticos e recursos educativos semelhantes às partes do corpo humano (modelos anatômicos), facilita o processo educativo.

O exame físico, na medida do possível, pode ser partilhado com a paciente, estimulando-a para que possa trazer suas dúvidas, curiosidades e entendimentos. Apresentar o material utilizado para realização dos exames, como o espéculo, para que ela possa tocar e entender seu funcionamento.

No atendimento de saúde da mulher é comum surgir constrangimentos ou incômodos referentes à secreção vaginal e seu odor. Este é um momento oportuno para esclarecer a respeito do que é fisiológico em relação ao aspecto, quantidade, variações durante o ciclo menstrual e o que ela precisa identificar como uma possível alteração que demanda um atendimento específico.

PARTE 2   Atuação do Enfermeiro nas necessidades em saúde da população na Atenção Primária à Saúde

Na atenção à saúde sexual e reprodutiva se busca abordar ações preventivas e tratamentos para IST/HIV/AIDS, além de incentivar a prática de sexo seguro. Outras orientações devem ser adequadas à prática sexual referida, considerando cuidados com higiene, uso de protetores manuais, uso de géis lubrificantes, exames de mamas e coleta de citopatológicos.[7]

É importante ressaltar como cada detalhe da consulta propicia que a usuária compreenda como funcionam os métodos contraceptivos a partir da compreensão do seu ciclo menstrual, da ovulação, da gestação, do parto, do climatério, da menopausa e da relação anatômica e funcional entre os órgãos. Estas informações facilitarão sua compreensão sobre o funcionamento dos métodos de barreira, hormonais, comportamentais, enfim, questões referentes a sua saúde.

Os Diagnósticos de Enfermagem (DE) são definidos após a coleta de informações, de acordo com a anamnese realizada. A revisão de literatura e nossa experiência de trabalho permitem citar alguns exemplos de DE de NANDA-I[10] que podem ser associados ao cuidado na saúde sexual e reprodutiva como, por exemplo:

- *falta de adesão:* definida como comportamento da pessoa que deixa de coincidir com um plano de cuidado ou terapêutico, acordado entre a pessoa (e/ou família e/ou comunidade) e o profissional de saúde. Na presença de um plano de de cuidado ou terapêutico acordado, a adesão da pessoa é total ou parcial e pode levar a resultados clinicamente não efetivos ou parcialmente efetivos. Em saúde sexual e reprodutiva, este DE está relacionado a incapacidades pessoais, ao conhecimento diferente relacionado ao regime de tratamento, às crenças de saúde, às forças motivacionais, à habilidade relevante para o comportamento do regime de tratamento, às influências culturais, aos sistemas de valores da mulher, ao custo do tratamento, ao não envolvimento de membros da família no plano de cuidados, à falta de acesso aos cuidados, dificuldades no vínculo com profissionais de saúde e insatisfação com o cuidado.[10] Este diagnóstico é encontrado nos relatos de não realização da terapêutica proposta (p. ex., não vir na data agendada para administração do anticoncepcional injetável);

- *conhecimento deficiente:* definido como ausência ou deficiência de informação cognitiva relacionada a um tópico específico, a falta de familiaridade com a informação ou interpretação errônea de informações identificada na coleta de dados. Pode ser observado na coleta do histórico, ao ser relatado desconhecimento sobre o funcionamento do corpo feminino ou interpretação errada sobre manifestações normais do corpo, por exemplo.

Para cada diagnóstico estabelecido serão definidas intervenções como, por exemplo, as sugeridas por NIC.[11]

Se a mulher demonstrar *falta de adesão* será necessário conhecer sua a capacidade mental e cognitiva para fazer parte de um contrato; auxiliar a identificar as práticas de saúde que deseja modificar; identificar suas metas de cuidado; investigar com a mulher formas para melhor alcançar as metas, auxiliar a examinar os recursos disponíveis e a elaborar um plano para atingir estas metas. Também será importante auxiliar a identificar as atuais circunstâncias ambientais capazes de interferir no alcance das metas e os métodos para superar estas circunstâncias.

Se o diagnóstico for *conhecimento deficiente* será necessário prover à mulher informações desejadas e necessárias para o cuidado efetivo como, por exemplo, na identificação de aspectos normais nas manifestações biológicas corporais, numa revisão com a paciente sobre a prescrição médica, possíveis dificuldades com o manejo e forma correta de administração dos medicamentos. Além de prover conhecimentos, o enfermeiro deve utilizar, também, técnicas educativas que propiciem a problematização e a apropriação do conteúdo informativo pela mulher.

346

Capítulo 17 — Abordagem Integral em Saúde Sexual e Reprodutiva

A cada novo encontro entre o enfermeiro e a mulher (etapa de avaliação do PE) deve-se estabelecer um aprofundamento da condição de saúde, respeitando o tempo de cada uma para estabelecer relação de confiança e de trocas efetivas no que se refere ao empoderamento na tomada de decisões e vivência de suas experiências. Durante o processo de acompanhamento da mulher na saúde sexual e reprodutiva, é fundamental que o enfermeiro documente todos os achados, percepções, cuidados prescritos e intervenções realizadas, assim como os progressos realizados durante o processo do cuidado, atendendo aos atributos da APS por meio da integralidade na atenção, longitudinalidade e coordenação do cuidado.

Climatério e Menopausa

O período do climatério é um marco importante na vida de uma mulher, pois é quando ocorre a transição do ciclo reprodutivo para o não reprodutivo. Isto ocorre por volta dos 40 a 65 anos. As mudanças não são somente orgânicas: ocorrem transformações psicossociais, afetivas, familiares, sexuais, ocupacionais e todas elas afetam a vida da mulher e a forma como vai encarar todas estas mudanças.[7] As alterações mais comuns no climatério são mudanças no ciclo menstrual, fogachos e suores noturnos, problemas com sono, sintomas urogenitais (disúria, nictúria, dispareunia e corrimento vaginal), transtornos psicossociais (cansaço, desânimo, ansiedade e diminuição da libido) e alterações da vivência da sexualidade.[7]

Geralmente entre 48 e 50 anos ocorre a menopausa, que se caracteriza como a interrupção da menstruação. Esta interrupção é permanente e a mulher passa a estar na menopausa quando permanece 12 meses consecutivos sem menstruar.[14]

É importante esclarecer sobre as alterações comuns neste período e abordar alternativas para viver de forma saudável e tranquila.[7] É necessária uma abordagem integral da mulher, tendo em vista que o processo de envelhecimento é natural e as mudanças ocorridas neste período devem ser manejadas com hábitos de vida saudáveis, medidas comportamentais e valorização do autocuidado.[8] A mulher deve ser vista em sua totalidade, por isso a importância de um atendimento que considere e valorize suas queixas ou dificuldades neste período.

É importante estimular uma ressignificação do período do climatério, enfatizando que assim como todas as fases da vida, ele pode ser vivenciado de forma saudável, produtiva e feliz. A troca de experiências entre as mulheres, além da realização de atividades prazerosas, de trabalho, lazer e convivência em grupo, podem ser boas alternativas para valorização deste período da vida.[8]

A utilização da terapia hormonal deve ser avaliada criteriosamente pelo profissional médico. É necessário um acompanhamento sistemático e é importante estar atenta para as contraindicações e os riscos do uso em curto, médio e longo prazos. O tratamento deve ser mantido pelo menor tempo possível e deve ser interrompido assim que se atinjam os objetivos esperados ou quando os danos e riscos superarem os benefícios.[7]

O uso de hormônios deve ser indicado em situações particulares após avaliação individualizada e criteriosa. Este se torna uma alternativa quando os sintomas transitórios do climatério não tiverem controle adequado com outros métodos, como terapias não medicamentosas ou não homonais, e trazerem prejuízos significativos na qualidade de vida da mulher. São contraindicações absolutas à terapia hormonal: câncer de mama, câncer de endométrio, doença hepática grave, sangramento genital não esclarecido, história de tromboembolismo agudo e recorrente e porfiria.[7]

A Sociedade Brasileira de Geriatria e Gerontologia determina que, apesar da extensa literatura publicada sobre a terapia de reposição hormonal, ainda não se têm evidências científicas de que o

PARTE 2 — Atuação do Enfermeiro nas necessidades em saúde da população na Atenção Primária à Saúde

processo de envelhecimento seja causado pela redução da produção hormonal, diante disto contraindica a prescrição de terapia de reposição de hormônios como terapêutica antienvelhecimento com os objetivos de prevenir, retardar, modular e/ou reverter o processo de envelhecimento.[15]

Na realização da CE para a mulher no climatério, as etapas do Processo de Enfermagem são semelhantes às descritas na CE para a mulher na puberdade, porém os DE e o plano de cuidados serão adaptados às necessidades da fase de vida.

Planejamento Reprodutivo

O planejamento reprodutivo baseia-se nos princípios do direito sexual e reprodutivo, considerando as expectativas de cada pessoa no que diz respeito à reprodução. Embora as mulheres pareçam ter maior envolvimento com as questões de planejamento reprodutivo, é necessário ampliar a abordagem e buscar promover um efetivo envolvimento dos homens nas decisões e ações referentes à saúde sexual e reprodutiva.[7]

A APS deve desenvolver ações de produção do cuidado em saúde que possam garantir os direitos sexuais na perspectiva da autonomia das mulheres sobre seu próprio corpo.[9]

O atendimento referente ao planejamento reprodutivo deve valorizar e estimular o empoderamento das mulheres nesta questão, além de contemplar suas necessidades e desejos.

Na realização da CE voltada para saúde sexual e reprodutiva, as etapas do Processo de Enfermagem são semelhantes às descritas na CE para mulher na puberdade.

Anticoncepção

A anticoncepção é um processo que possibilita uma vida sexual saudável sem o risco de uma gravidez indesejada. Ela contribui para a escolha consciente do momento que se deseja gestar, e isto é possível utilizando métodos contraceptivos que melhor se adaptem à forma de viver a vida, respeitando seus desejos, e que considere as características físicas e orgânicas de cada mulher.

Neste capítulo vamos abordar informações relevantes sobre os principais métodos contraceptivos disponíveis e suas características, mas vamos priorizar a descrição dos aspectos relacionados à aplicação do Processo de Enfermagem nas Consultas de Enfermagem realizadas na assistência em saúde sexual e reprodutiva, visto que não é objeto do capítulo abordar, ao mesmo tempo, todos os aspectos técnicos envolvidos nesta atenção. Ao longo do texto serão indicadas necessidades de busca de informações complementares nos Protocolos Assistenciais, para que o cuidado seja sistematizado e tecnicamente adequado.

- Escolha do Método Anticoncepcional

    A escolha do método anticoncepcional deve se fundamentar em alguns critérios, como:

    - preferência dos sujeitos envolvidos: é importante respeitar a decisão das pessoas, considerando que esta decisão esteja baseada em informações corretas, atualizadas e completas;[7]
    - características dos métodos como eficácia, efeitos secundários, aceitabilidade, disponibilidade, facilidade de uso, reversibilidade e proteção contra infecções sexualmente transmissíveis e HIV;[7]

348

Capítulo 17   Abordagem Integral em Saúde Sexual e Reprodutiva

- fatores e condições individuais relacionados ao contexto de vida dos sujeitos como: condições socioeconômicas, culturais e religiosas, fase da vida, condição de saúde, comportamento sexual, desejos reprodutivos, entre outros.

Os critérios de elegibilidade para o uso dos anticoncepcionais foram desenvolvidos pela Organização Mundial da Saúde (OMS)[16] e têm como objetivo auxiliar os profissionais da saúde no processo de orientação das pessoas implicadas.

Para Saber Mais

- A OMS[16] no documento "Planejamento Familiar: um manual global para profissionais e serviços de saúde" resume, no Anexo D, os critérios médicos de elegibilidade que orientam a prescrição do uso dos métodos anticoncepcionais. Ver o quadro síntese dessas informações em português no link: http://www.saudedireta.com.br/docsupload/1340375131Portugue-se-AppendixD.pdf

- Você também pode consultar a última edição do documento em inglês "Medical eligibility criteria for contraceptive use", 5ª edição (2015), no link http://apps.who.int/iris/bitstream/10665/181468/1/9789241549158_eng.pdf

- O documento do Grupo de Trabalho da OMS resume as principais recomendações para definir os critérios médicos de elegibilidade com base nos últimos dados clínicos e epidemiológicos, destinando-se a gestores de políticas públicas, a gerentes de programas de planejamento familiar e à comunidade científica. Também apresentam as referências nas quais se basearam as decisões obtidas a partir das revisões sistemáticas da literatura realizadas.

- ## Classificação dos Métodos Anticoncepcionais

Os métodos anticoncepcionais são classificados em métodos reversíveis e métodos irreversíveis, considerando a possibilidade de reversão para capacidade de concepção conforme o desejo da mulher.

Métodos Reversíveis

- ### Hormonais

Existe grande variedade de anticoncepcionais hormonais e a maioria combina estrogênios e progesteronas, ainda que possa ser de composição somente de progesterona. Eles podem ser divididos de acordo com a sua forma de uso em oral, injetável, transdérmicos, vaginais e implantes.[8]

- ### Anticoncepcional Hormonal Oral

Também chamada de pílula anticoncepcional ou somente pílula, são compostos por hormônios que podem estar isolados ou em associação. Atuam por meio de três principais mecanismos de ação: impedem a ovulação, modificam o muco cervical tornando-o hostil aos espermatozoides, além de evitarem que o endométrio esteja preparado adequadamente para a gravidez.[8]

Os anticoncepcionais orais atuam por meio dos seguintes mecanismos de ação: inibem a ovulação, tornam o muco do colo uterino mais espesso, de forma a impedir a passagem dos espermatozoides, além de provocarem alterações nas características físico-químicas do endométrio (revestimento

PARTE 2 · Atuação do Enfermeiro nas necessidades em saúde da população na Atenção Primária à Saúde

interno do útero), fazendo com que ele não tenha condições para que ocorra a implantação do blastócito, além de interferir na motilidade e qualidade da secreção glandular tubária.[8]

Os anticoncepcionais orais podem ser combinados (estrógeno + progestágenos) ou constituídos apenas de progestágeno (minipílula).

- Anticoncepcionais Hormonais Orais Combinados (AHOC)

São medicamentos compostos por dois tipos de hormônios sintéticos, o estrogênio e o progestogênio. Os anticoncepcionais combinados se classificam em: monofásicos, bifásicos e trifásicos.

- *Monofásicos:* são os anticoncepcionais em que a dose de estrogênio e progestogênio é a mesma em todos comprimidos ativos da cartela. A apresentação pode se dar em cartelas de 21 ou 22 comprimidos ativos ou em cartelas de 28 comprimidos, onde 21 ou 22 comprimidos são ativos e o restante (seis ou sete comprimidos) de placebo, isto é, que não contêm hormônios e são apresentados em cores diferentes do restante da cartela.[8]

- *Bifásicos:* são os anticoncepcionais que contêm dois tipos de comprimidos ativos, normalmente de diferentes cores, compostos pelos mesmos hormônios mas com dosagens diferentes. É importante que sejam tomados conforme indicado na embalagem.[8]

- *Trifásicos:* são os anticoncepcionais que contêm três tipos de comprimidos ativos e, assim como os bifásicos, compostos pelos mesmos hormônios mas com dosagens diferentes. Normalmente se apresentam em diferentes cores e devem ser tomados conforme indicado na embalagem.[8]

A diferenciação entre anticoncepcionais orais de baixa dosagem e média dosagem se dá pela quantidade de etinilestradiol (estrógeno endógeno). Os anticoncepcionais de baixa dosagem contêm 30 mcg (0,03 mg) ou menos de etinilestradiol e os anticoncepcionais de média dosagem são os que contêm 50 mcg (0,05 mg) de etinilestradiol.[8]

A eficácia dos anticoncepcionais orais está diretamente relacionada ao uso correto dos mesmos (descrito a seguir), isto é, à sua forma de administração, por isso a importância de uma orientação adequada, clara e entendível para a mulher que está iniciando o uso, ou mesmo a revisão da utilização com mulheres que já são usuárias rotineiras. É importante que a mulher possa se manifestar quanto às suas dúvidas e seu entendimento referente ao uso e funcionamento do medicamento. Quando usado corretamente, o anticoncepcional oral pode apresentar taxa de falha de 0,1%, isto é, uma mulher gestante em cada 1.000 mulheres no primeiro ano de uso.[8]

Os efeitos adversos/colaterais mais comuns são: alterações na menstruação (sangramentos nos intervalos das menstruações, principalmente quando esquece de tomar o anticoncepcional) ou amenorreia, náuseas, tonturas, alterações de peso corporal, alterações de humor ou no desejo sexual, dores de cabeça como enxaqueca, sensibilidade nos seios, aumento da pressão arterial. Pode haver outros eventos menos frequentes, mas o importante é poder conversar, discutir com a paciente sobre a relevância do evento, maneiras de melhorá-lo, entender o que significa para ela aquela alteração ou manifestação, além de fornecer informações que possam tranquilizá-la e fortalecê-la nas suas decisões. A maioria dos efeitos indesejados desaparece após os 3 primeiros meses de uso[8] e caso persistam para além deste período deve ser reavaliada a forma de uso, além da possibilidade de troca do método de escolha.

O anticoncepcional oral combinado não é recomendado para mulheres que amamentam exclusivamente, já que pode interferir na quantidade de leite e na sua qualidade (indicado usar minipílula). Há risco para ocorrência de acidentes vasculares, tromboses venosas profundas ou

350

Capítulo 17   Abordagem Integral em Saúde Sexual e Reprodutiva

infarto do miocárdio, e risco aumentado no caso das tabagistas (mais de 15 cigarros/dia) e com 35 anos ou mais.[9] Nesta situação se indica uso de anticoncepcional injetável, composto exclusivamente por progestágeno, além da possibilidade de utilização de algum tipo de método de barreira ou cirúrgico.

Considerações Importantes sobre o Uso do AHOC

- O uso dos anticoncepcionais proporciona uma regulação do ciclo menstrual, podendo diminuir o tempo e a quantidade da menstruação.
- São muito eficazes quando utilizados corretamente.
- Não precisam ser pausados e a fertilidade retorna logo após a interrupção do uso.
- Ajudam a diminuir a frequência e intensidade das cólicas menstruais; além de diminuírem a incidência da gravidez ectópica, doenças inflamatórias pélvicas, câncer de endométrio, de ovário, cistos ovarianos, miomas uterinos e doenças benignas das mamas.
- Podem ser utilizados no período da adolescência até a menopausa.
- Não previnem IST/HIV.[8]

Como utilizar o AHOC?[8]

- Ao iniciar o uso do anticoncepcional deve-se ingerir o primeiro comprimido preferencialmente no 1º dia do ciclo menstrual ou, no máximo, até o 5º dia. Quanto antes for o início de uso do anticoncepcional, em relação ao início do ciclo menstrual, melhor é a sua eficácia nesse ciclo. Quando o anticoncepcional é usado de forma correta já deve conferir proteção no primeiro ciclo de uso.
- Deve-se ingerir um comprimido por dia até finalizar a cartela e orienta-se que a ingesta ocorra de preferência no mesmo horário ou no mesmo turno. Os dias vêm escritos nos do anticoncepcional, facilitando assim a revisão da ingesta diária, caso fique em dúvida.
- Ao finalizar a cartela, se a cartela for de 21 comprimidos, deve-se pausar 7 dias e iniciar nova cartela no 8º dia. Se a cartela for de 22 comprimidos *blister*, deve-se pausar 6 dias e iniciar nova cartela no 7º dia.
- Caso não ocorra a menstruação no intervalo entre as cartelas, mesmo assim a usuária deve iniciar nova cartela e procurar o serviço de saúde para descartar a hipótese de gravidez.

Em caso de esquecimento, deve-se tomar uma pílula assim que se notar o esquecimento dela. Ao esquecer uma ou duas pílulas ou atrasar o início da nova cartela em 1 ou 2 dias, deve-se tomar uma pílula de imediato e tomar a pílula seguinte no horário regular. Ao esquecer de tomar três ou mais pílulas, deve-se tomar uma pílula de imediato e utilizar outro método contraceptivo de apoio por 7 dias. Caso a usuária tenha feito sexo nos últimos 5 dias, avaliar necessidade de uso do anticoncepcional de emergência, se desejar. Se o esquecimento tiver ocorrido na 3ª semana da cartela, iniciar nova cartela após 7 dias. Se ocorrerem vômitos nas primeiras 2 horas após tomar o anticoncepcional, tomar outra pílula assim que possível e continuar tomando as pílulas normalmente.[7]

PARTE 2   Atuação do Enfermeiro nas necessidades em saúde da população na Atenção Primária à Saúde

Podem ocorrer situações de interações entre AHOC e outros medicamentos, como a interação em que o fármaco provoca a diminuição da eficácia do anticoncepcional ou aquela em que o anticoncepcional altera os efeitos de um fármaco.[7] No primeiro caso, que é o foco de interesse deste capítulo, deve-se considerar o uso de um método de barreira adicional. Por exemplo, antirretrovirais do tipo não nucleosídeos e inibidores de protease, utilizados para controle da infecção por HIV, bem como rifampicina, fenitoína, fenobarbital, carbamazepina e antibióticos em geral, que interagem diminuindo os níveis séricos dos hormônios estrogênicos, reduzindo sua ação de anticoncepção, sendo necessário o uso de preservativo (feminino ou masculino).[8] É importante que a usuária seja orientada a sempre informar o uso do anticoncepcional em qualquer atendimento, mesmo que isso não seja questionado, para que possa, juntamente com o profissional envolvido, adequar o uso coreto e eficaz dos medicamentos, quando necessário.[8]

- Minipílula

São anticoncepcionais orais apenas de progestogênio, não contêm estrogênio e são indicados sobretudo para mulheres que estão amamentando exclusivamente, podendo ser utilizados por mulheres que não amamentam também. As minipílulas podem ser encontradas com 28 ou 35 comprimidos ativos e todos os comprimidos têm a mesma dosagem.

Diferentemente dos anticoncepcionais orais combinados, a minipílula tem uma eficácia mais baixa quanto à inibição da ovulação. A ação mais efetiva é sobre o endométrio e o muco cervical (ocorre espessamento do muco cervical). Ela deve ser utilizada por mulheres com contraindicação do uso de estrogênio, como as que estão amamentando, as tabagistas ou com doenças cardiovasculares.[8]

Para mulheres que amamentam exclusivamente a minipílula é bastante eficaz quando utilizada de forma correta, e se sustenta no fato de que a lactação oferece alta taxa de proteção, especialmente nos primeiros 6 meses. O uso por mulheres que não amamentam apresenta uma taxa de eficácia mais baixa, se comparado com o anticoncepcional oral combinado, e tem associação direta com a forma do uso também.[8]

Os principais efeitos adversos/colaterais mais comuns são: alterações da menstruação, sensibilidade nos seios e cefaleia comum. Nas mulheres em aleitamento exclusivo as minipílulas podem agir prolongando a amenorreia. Já aquelas que não estão amamentando apresentam mais usualmente alterações menstruais como manchas (*spottings*), fluxos menstruais mais prolongados ou em quantidades maiores de sangramento.[7]

No caso da minipílula o risco mais evidente é uma possível falha no método, para isso é importante ressaltar o uso da minipílula sempre no mesmo horário, além de formas práticas que ajudem a não esquecer de utilizar em nenhum dia.

Considerações Importantes sobre o Uso da Minipílula

- Pode ser utilizada por mulheres que estão amamentando e é muito eficaz nesses casos, além de não prejudicar o aleitamento.
- Por ser composta exclusivamente de progestógenos, não apresenta os efeitos colaterais do estrogênio, além de não aumentar os riscos cardiovasculares que este pode provocar.
- Não previne IST/HIV.[8]

Como Utilizar a Minipílula?

- Para as mulheres que amamentam deve ser iniciada a partir de 6 semanas pós-parto. Após o parto, no caso das mulheres que não amamentam, pode ser iniciada imediatamente ou em qualquer momento durante as primeiras semanas após o parto. Para aquelas que já voltaram a menstruar, também pode ser utilizada a qualquer momento mas é importante que se tenha certeza de não estar grávida. Se ocorrerem dúvidas em relação a uma possível gestação, deve-se esperar menstruar (enquanto isto utilizar preservativo) e, após, iniciar o uso da minipílula.[8]

- Para mulheres que não estão no pós-parto o uso da minipílula pode ser iniciado a qualquer momento, desde que tenha certeza de não estar grávida e neste caso se orienta evitar relações sexuais ou usar camisinha nas primeiras 48 horas. Também pode ser iniciada nos primeiros 5 dias da menstruação, dando preferência para o uso no primeiro dia. Neste caso não é necessário outro método adicional.[7]

- O uso da minipílula é contínuo, isto é, não é necessário intervalo entre as cartelas e, assim como os anticoncepcionais orais combinados, devem ser ingeridos todos dos dias no mesmo horário, já que o atraso ou esquecimento aumenta o risco de ineficácia do método.[8]

Caso ocorra atraso superior a 3 horas do horário de uso habitual, e a mulher não amamenta ou se amamenta e já voltou a menstruar, deve ser orientada a tomar a minipílula esquecida assim que lembrar e continuar o restante da cartela normalmente, no entanto deve evitar relações sexuais ou utilizar preservativo por 2 dias.[7] Se ocorrer vômito dentro da 1ª hora após a ingesta da minipílula, indica-se tomar outra minipílula, pois há risco de não ter sido absorvida. É importante que a mulher possa ter uma cartela reserva para quando ocorrerem situações como a anterior. No caso de vômitos ou diarreia grave por mais de 1 dia, quando possível, deve-se tomar a minipílula normalmente, mas é importante o uso de preservativo ou evitar relações sexuais até que tenha tomado uma minipílula por dia, durante 7 dias consecutivos, após o término da diarreia e dos vômitos. Importante ressaltar uma possível diminuição ou perda da ação da minipílula nestes casos.[7]

Algumas categorias de medicamentos podem reduzir a eficácia da minipílula, por isso, assim como nos anticoncepcionais orais combinados, é importante que a usuária seja orientada a sempre informar o uso do anticoncepcional em qualquer atendimento, mesmo que isso não seja questionado, para que possa juntamente com o profissional envolvido adequar o uso correto e eficaz dos medicamentos, quando necessário.

Anticoncepcional Hormonal Injetável

Os anticoncepcionais hormonais injetáveis podem ser combinados (estrógeno + progestágenos), mensais ou constituídos apenas de progestágeno, trimestrais.

Anticoncepcional Injetável Combinado Mensal – Injetável Mensal

A composição do anticoncepcional injetável combinado, assim como no anticoncepcional oral, é de estrogênio e progestogênio. A diferenciação do anticoncepcional injetável combinado para o oral se dá pelo fato de que o estrogênio que o compõe é natural e com isso pode acarretar menos efeitos adversos.

Os anticoncepcionais injetáveis combinados são disponíveis em frasco-ampolas conforme demonstrado na Tabela 17.1.[8]

TABELA 17.1	Composição dos anticoncepcionais	
Composição		**Exemplos**
50 mg de enantato de noretisterona + 5 mg de valerato de estradiol		Mesigyna®
25 mg de acetato de medroxiprogesterona + 5 mg de cipionato de estradiol		Cyclofemina®
150 mg de acetofenido de dihidroxiprogesterona + 10 mg de enantato de estradiol		Perlutan® Ciclovular® Unociclo®

Fonte: Reprodução de Brasil, 2013.[8]

Assim como nos anticoncepcionais combinados orais, os injetáveis atuam inibindo a ovulação além de alterarem o muco cervical, tornando-o mais espesso e impedindo assim a passagem dos espermatozoides e ainda modificando o endométrio, impedindo que esteja preparado para uma gestação. Quando utilizados corretamente são muito eficazes, com índice de eficácia de 99%. A fertilidade retorna em média de 1 a 3 meses após a interrupção do uso.[7]

Os efeitos adversos/colaterais mais comuns são: irregularidade menstrual (variando de excesso de sangramento à amenorreia) ou sangramentos nos intervalos entre as menstruações, náuseas e/ou vômitos, cefaleia e sensibilidade aumentada nos seios. A melhora dos efeitos geralmente ocorre após 3 meses do início do uso, mas é importante ressaltar os sinais de alerta para possíveis complicações mais graves.[8]

Ainda não se conhece os efeitos dos anticoncepcionais injetáveis sob a produção ou composição do leite materno, assim se orienta evitar o uso em lactantes até o 6º mês pós-parto ou até o início da ingesta de alimentos pela criança. Deve-se evitar o uso antes de 21 dias pós-parto entre não lactantes, pelo risco de doença tromboembólica.[8]

Há risco aumentado para ocorrência de acidentes vasculares, tromboses venosas profundas ou infarto do miocárdio no caso das tabagistas (mais de 15 cigarros/dia) e com 35 anos ou mais. A relação entre os anticoncepcionais injetáveis mensais e o risco de câncer ginecológico e de mamas tem sido pouco estudada até o momento, mas sabe-se que o uso destes contraceptivos pode acelerar a evolução de cânceres preexistentes.[8]

Considerações Importantes sobre o Uso do Anticoncepcional Injetável Mensal

- É um método anticoncepcional efetivo.
- Podem diminuir a ocorrência e intensidade das cólicas menstruais, além de diminuírem a incidência da gravidez ectópica, doenças inflamatórias pélvicas, câncer de endométrio, de ovário, cistos ovarianos, miomas uterinos e doenças benignas das mamas.
- A fertilidade tende a retornar após 30-90 dias após interrupção do uso, em menor tempo que a injetável trimestral.
- Por serem compostos por estrogênio natural, podem oferecer menos riscos estrogênicos.
- Não previnem IST/ HIV.[8]

Capítulo 17

Abordagem Integral em Saúde Sexual e Reprodutiva

A administração do anticoncepcional combinado injetável deve ser por via intramuscular profunda no músculo deltoide ou no glúteo e após a aplicação não deve ser realizada massagem ou aplicação de calor/frio no local. Se houver atraso de menos de 7 dias, pode-se realizar a aplicação sem necessidades de testes, avaliação ou método de apoio. Se o atraso for de mais de 7 dias, a injeção pode ser aplicada se houver certeza de não haver uma gestação (não manteve relações sexuais nas 2 semanas após o período em que deveria ter recebido a injeção ou utilizou método de apoio ou fez uso de anticoncepção de emergência depois de ter tido relação desprotegida nas 2 semanas após o período que deveria ter aplicado a injeção). Neste caso é necessário utilizar método de apoio nos primeiros 7 dias após a realização da injeção.[7]

- Anticoncepcional Injetável somente de Progestogênio – Trimestral

É composto unicamente por acetato de medroxiprogesterona, um progestogênio semelhante ao produzido pelo organismo feminino. A sua formulação é a base de acetato de medroxiprogesterona 150 mg na forma de suspensão microcristalina de depósito para uso intramuscular profunda.

Atua promovendo a supressão da ovulação, reduzindo a espessura do endométrio (camada que recobre internamente o útero), além de espessar o muco cervical, impedindo assim a passagem dos espermatozoides pelo canal cervical e quando utilizado corretamente é muito eficaz (a taxa de falha é 0,3% durante o 1º ano de uso). A fertilidade retorna geralmente entre 9 e 16 meses após ter realizado a última aplicação da injeção.[7]

Os efeitos adversos/colaterais mais comuns são: alterações menstruais que podem ser sangramento leve, amenorreia (ocorre em mais de 50% dos casos no segundo ano de uso em diante), sendo que os sangramentos irregulares ocorrem com mais frequência nos primeiros 6 meses de uso, aumento do peso corporal, podendo ser de 1,5 a 2,0 kg no 1º ano de uso; cefaleia e sensibilidade aumentada nos seios.

Os riscos e complicações associados ao seu uso são a redução da densidade mineral óssea, embora a maioria dos estudos tenha demonstrado que não ocorrem alterações significativas da densidade mineral óssea em usuárias de medroxiprogesterona injetável, sendo necessários assim mais estudos sobre este possível risco[7] e a alteração do metabolismo lipídico, por isso o uso deste anticoncepcional não deve ser a primeira opção para as mulheres com coronariopatia ou que tenham risco aumentado para aterosclerose.[8]

Considerações Importantes sobre o Uso do Anticoncepcional Injetável Trimestral

- Método eficaz e seguro.
- Pode ser utilizado por mulheres que estão amamentando exclusivamente.
- Pode ajudar na prevenção de câncer e cistos de ovário, além de diminuir a incidência de câncer de endométrio, mioma uterino, doença inflamatória pélvica e gravidez ectópica.
- Pode ajudar a prevenir anemia ferropriva, a frequência de crises convulsivas em portadoras de epilepsia, além da dor e frequência de crises falciformes.
- Ajuda a reduzir os sintomas de endometriose.
- Como não tem na sua composição estrogênio, não há contraindicações dos anticoncepcionais orais e injetáveis combinados.
- Não previne IST/HIV.[8]

PARTE 2   Atuação do Enfermeiro nas necessidades em saúde da população na Atenção Primária à Saúde

O anticoncepcional injetável de medroxiprogesterona 150 mg deve ser aplicado a cada 3 meses. A primeira injeção deve ser realizada até o 7º dia do início da menstruação e as próximas a cada 3 meses, podendo ser aplicada 2 semanas antes ou 2 semanas depois da data prevista. A usuária pode começar o uso a qualquer momento se houver certeza de não estar gestante, neste caso deve utilizar método de apoio nos primeiros 7 dias. Se houver atraso na aplicação num período maior de 2 semanas, deve ser utilizado método de apoio até a próxima aplicação. A administração do anticoncepcional combinado injetável deve ser por via intramuscular profunda, no músculo deltoide ou no glúteo; e após a aplicação não devem ser realizados massagem ou calor/frio no local. Até o momento não foi encontrada interação medicamentosa considerável.[8]

▪ Implantes Subcutâneos

Consistem de material plástico especial composto de silicone polimerizado, que contêm um hormônio derivado da progesterona no seu interior. Geralmente são inseridos embaixo da pele (subcutâneo) da face interna do braço e liberam o hormônio em doses constantes na corrente sanguínea.[8]

Os tipos de implantes existentes são os que contém:[8]

- levonorgestrel: norplant e norplant;
- acetato de nomegestrol: uniplant;
- nestorone ou elcometrina: elmetrin;
- etonogestrel: implanon.

O tipo mais comercializado no Brasil é o implante que contém etonogestrel. Ele é composto por 68 mg de etonogestrel cristalino em um transportador de etilenovinilacetato, que consiste em um bastonete de 4 cm de comprimento e 2 mm de diâmetro.[8]

Os implantes subcutâneos atuam basicamente de três formas: inibindo a ovulação, alterando o muco cervical, deixando-o mais viscoso, dificultando assim a penetração dos espermatozoides e diminuindo a espessura do endométrio.

O implante subcutâneo tem uma taxa de eficácia alta: em 2.362 mulheres estudadas, em até 3 anos a taxa de gravidez foi de zero.[8]

Os efeitos adversos/colaterais mais comuns são: alterações menstruais como escapes, sangramentos prolongados e amenorreias; acne; sensibilidade nos seios; cefaleia e aumento de peso.[7]

O fato de o implante subcutâneo ser composto somente por estrogênio evita possíveis riscos associados ao uso de estrógenos, além disso, por ser administrado pela via subcutânea, reduz os efeitos da passagem pelo fígado.[8]

Considerações Importantes sobre o Uso dos Implantes Subcutâneos

- A duração habitual do implante é de 3 anos.
- Boa eficácia.
- A ovulação retorna de 3 a 6 semanas após a interrupção do uso, retornando rapidamente a fertilidade quando desejado.
- Previne a gravidez ectópica.
- Não previne IST/HIV.[8]

356

Abordagem Integral em Saúde Sexual e Reprodutiva

A aplicação do implante deve ser realizada por profissional com treinamento adequado e deve-se utilizar técnica de assepsia, além de bloqueio anestésico. O implante é inserido no subcutâneo da face interna do braço, preferencialmente no braço oposto do que a mulher usa habitualmente, por volta de quatro dedos acima da prega do cotovelo.

- Anel Vaginal

É feito de silicone, flexível e transparente e combina dois tipos de hormônios: estrogênio e progestogênio. Os hormônios são absorvidos através da mucosa vaginal em doses baixas e constantes.

O anel vaginal disponível até o momento é composto de 2,7 mg de etinilestradiol e 11,7 mg de etonogestrel, e tem diâmetro externo de 54 mm e espessura de 4 mm,[9] colocado pela própria mulher uma vez ao mês na vagina. Após 3 semanas o anel deve ser removido da vagina, e a mulher deve ficar 1 semana sem o anel, neste período ocorrerá a menstruação. O novo anel deverá ser colocado após o intervalo de 1 semana, mesmo que a menstruação ainda não tenha terminado, sendo que nos primeiros 7 dias de uso deverá se escolher um método de barreira de apoio.[8]

Assim como os anticoncepcionais orais combinados, o anel vaginal provoca supressão da ovulação e alterações do muco cervical e, como a maioria dos métodos hormonais, sua eficácia é de 0,4 a 1,2% em cada 100 mulheres por ano, isto é, quando usados corretamente a prevenção de gestação é de até 99%.[7]

Os efeitos adversos/colaterais mais comuns são: sangramento de escape; cefaleia; vaginite; leucorreia; ganho de peso e expulsão do anel.

Não é indicado para mulheres com doenças no fígado, câncer de mama, tabagistas, risco de trombose, suspeita de gravidez, diabetes e cefaleias com alterações neurológicas. Não se recomenda, também, o uso em mulheres que estejam amamentando.[8]

Deve-se estar atento para as mesmas interações medicamentosas descritas no uso de anticoncepcionais orais combinados.[8]

Considerações Importantes sobre o Uso do Anel Vaginal

- É um método conveniente, já que precisa ser aplicado uma vez ao mês.
- Seus benefícios são semelhantes aos do uso do anticoncepcional oral combinado.
- Não é um método anticoncepcional disponível pelo SUS até o momento.

- Métodos de Barreira

São aqueles que impedem a trajetória do espermatozoide até o canal cervical, pela presença de barreira mecânica e/ou química.[8]

- Diafragma

Consiste em um capuz de látex ou de silicone côncavo, com borda flexível, que recobre o colo uterino. Ele age impedindo a penetração dos espermatozoides. Sua eficácia depende do uso correto e consistente em todas as relações sexuais. Os eventos adversos ao uso são raros, o que pode haver é irritação vaginal pelo uso do agente espermicida. Além disso, o posicionamento

PARTE 2   Atuação do Enfermeiro nas necessidades em saúde da população na Atenção Primária à Saúde

inadequado ou permanecer com o diafragma por mais de 24 horas pode provocar irritações e infecções urinárias.[8]

O diafragma ideal para cada mulher deve ser determinado por profissional treinado, já que variam de tamanho. O tamanho ideal corresponde ao comprimento diagonal do canal vaginal, desde a face posterior da sínfise púbica até o fundo do saco vaginal posterior.[8]

Considerações Importantes sobre o Uso do Diafragma

- O método é controlado pela mulher.
- Não causa efeitos sistêmicos.
- Previne algumas IST´s (gonococos e clamídia).
- Não protege contra HIV, HPV, herpes genital e tricomonas, pois não protege a parede vaginal e a vulva.[8]

- **Espermaticida**

São substâncias químicas utilizadas na vagina que agem destruindo ou imobilizando os espermatozoides ou ainda inativando enzimas necessárias para a penetração deles no óvulo. O seu uso pode ocasionar irritação ou alergia na vagina ou no pênis. Os espermaticidas não são recomendados para mulheres com mais de um parceiro sexual ou cujos parceiros têm outros parceiros/as e não utilizam preservativo, pois nesse caso há maior risco de contrair IST's.[8] Ele é utilizado com aplicador, que deve ser introduzido o mais fundo possível na vagina. Ele é eficaz por um período de 1 hora após sua aplicação. Assim, a mulher deve ser orientada a ter relação nesse período, caso contrário é necessária nova aplicação. São pouco eficaz quando não usados consistentemente.[8]

- **Preservativo Masculino**

Trata-se de um envoltório de látex, poliuretano ou silicone, resistente que recobre o pênis durante a relação sexual. Alguns são lubrificados com silicone ou lubrificantes à base de água, e há outros revestidos com espermicidas além do lubrificante. O preservativo age retendo o esperma após a ejaculação. Além disso, impede que os microrganismos da vagina entrem em contato com o pênis e vice-versa. São altamente eficazes quando utilizados corretamente. Devem ser utilizados em todas as relações sexuais. Trata-se do único meio de proteção contra a transmissão sexual do HIV.[7]

O evento adverso possível de ocorrer é alergia ao látex ou irritação vaginal quando se usa preservativo não lubrificado.

Considerações Importantes sobre o Uso do Preservativo Masculino

- Não provoca efeitos sistêmicos.
- Reduz risco de transmissão de HIV e outras IST´s.
- Podem proteger a mulher contra doença inflamatória pélvica (DIP).
- Uso único.[8]

- ## Preservativo Feminino

É um saco transparente de poliuretano, fino e macio, constituídos por dois anéis flexíveis em cada extremidade. Mede 17 cm e é para uso vaginal. Atua evitando que os espermatozoides e outros microrganismos contidos no sêmen entrem em contato com a vagina e vice-versa. Quando utilizados corretamente e em todas as relações sexuais, são altamente eficazes e, além disso, não apresentam efeitos colaterais aparentes, nem reações alérgicas.[8]

Considerações Importantes sobre o Uso do Preservativo Feminino

- Método controlado pela mulher.
- Deve ser inserido imediatamente antes da relação sexual ou até oito 8 horas antes da relação.
- Não precisa ser retirado imediatamente após a relação.
- Uso único.
- Durante a relação sexual pode provocar um pequeno ruído que pode ser evitado com o uso de lubrificante.
- Previne IST's.
- Não deve ser utilizado junto com o preservativo masculino, pois pode aumentar a chance de romper.[8]

- ## Métodos Irreversíveis

Vasectomia

É um procedimento cirúrgico rápido e seguro, que consiste na ligadura dos ductos deferentes no homem e proporciona anticoncepção permanente para os homens que não desejam mais ter filhos. O procedimento é relativamente simples e pode ser realizado em nível ambulatorial, desde que respeite os procedimentos adequados para prevenção de infecções. A vasectomia não interfere no desempenho sexual masculino, o que difere após a vasectomia é no fato de que o esperma ejaculado não contém espermatozoides.[8]

A reversão cirúrgica é bastante complexa e com alto custo, e além disso quando é possível realizar a reversão nem sempre o resultado do procedimento é satisfatório. Recomenda-se realizar exame de espermograma antes de iniciar relações sexuais sem proteção anticoncepcional adicional.[8]

Laqueadura

É um método de esterilização feminina e se dá através de um procedimento cirúrgico em que é realizada a oclusão da tuba uterina com fim exclusivamente contraceptivo.[8] Este procedimento é permitido após o 42º dia de pós-parto ou aborto, com exceção dos casos em que é comprovada a necessidade. É possível a realização da cirurgia por mulheres que não tiveram aborto ou parto, mediante orientação profissional. A cirurgia provoca a obstrução das tubas uterinas, impedindo assim que os espermatozoides migrem ao encontro do óvulo e, desta forma, não ocorre a fertilização.[8]

A laqueadura tubária é realizada no Brasil, na maioria das vezes por meio da minilaparotomia, que é uma pequena incisão cirúrgica abdominal transversa e cada trompa é ligada e seccionada ou interrompida com um grampo ou anel.[7]

PARTE 2

Atuação do Enfermeiro nas necessidades em saúde da população na Atenção Primária à Saúde

Visto o aumento da demanda por reversão de esterilização tubária, por arrependimento, o procedimento deve ser esclarecido minunciosamente e ser escolhido após sanadas todas as dúvidas do casal e especialmente da mulher. É importante retomar todas as possibilidades de métodos contraceptivos para que se evitem arrependimentos futuros, considerando a possível troca de parceiro e mudanças nos planos.

Considerações Importantes sobre a Laqueadura

- A laqueadura é um método permanente e definitivo de esterilização.
- A cirurgia de reversão é de elevado custo, além de ser uma técnica difícil e pouco acessível.
- A laqueadura tubária não previne IST/HIV.[8]

━━ Aspectos-chave ━━

- A saúde sexual e reprodutiva deve ser pensada sob uma abordagem contextual política e transformadora, elucidando o empoderamento feminino, na autonomia dos corpos e vidas e buscando a instrumentalização das mulheres enquanto cidadãs.
- É importante considerar o período de vida da mulher para realizar orientações pertinentes e adequadas.
- A escolha do método contraceptivo deve permear as necessidades da mulher e/ou do parceiro, sendo importante oportunizar maior conhecimento a respeito de cada um, para uma escolha satisfatória.
- A consulta com enfermeiro na saúde sexual e reprodutiva tem por objetivo promover o autocuidado e atenção integral à saúde da mulher.
- A abordagem na consulta de enfermagem deve seguir uma prática livre de preconceitos ou discriminação e buscar enfrentar a complexidade dos determinantes sociais da vida e da saúde das pessoas e coletividades, além do reconhecimento de fatores que maximizem a vulnerabilidade e o sofrimento de grupos específicos.

Referências

1. Brasil. Ministério da Saúde. Secretaria de Atenção à Saúde. Departamento de Ações Programáticas Estratégicas. Marco Teórico e Referencial: saúde sexual e saúde reprodutiva de adolescentes e jovens. Brasília: Ministério da Saúde; 2007a. 56 p.
2. Brasil. Ministério da Saúde. Secretaria de Atenção à Saúde. Departamento de Ações Programáticas Estratégicas. Política Nacional de Atenção Integral à Saúde da Mulher: princípios e diretrizes. Brasília: Ministério da Saúde; 2004. 82 p.
3. Souza NGS. O corpo: inscrições do campo biológico e do cotidiano. Porto Alegre, Educação e Realidade. jan./jul. 2005;30(1):169-186.
4. Brasil. Ministério da Saúde. Conselho Nacional de Combate à Discriminação. Brasil Sem Homofobia: Programa de Combate à Violência e à Discriminação contra GLTB e Promoção da Cidadania Homossexual. Brasília: Ministério da Saúde; 2004.

Capítulo 17

5. Brasil. Ministério da Saúde. Secretaria de Gestão Estratégica e Participativa. Departamento de Apoio à Gestão Participativa. Política Nacional de Saúde Integral de Lésbicas, Gays, Bissexuais, Travestis e Transexuais. Brasília: 1. ed., 1. reimp. 2. Ministério da Saúde; 2013. 32 p.

6. Braden PS. Enfermagem Materno-infantil – Enfermagem Prática. São Paulo: Editora Reichmann Affonso; 2000.

7. Brasil. Ministério da saúde. Cadernos de atenção básica: Brasil. Ministério da Saúde. Protocolos da Atenção Básica: Saúde das Mulheres / Ministério da Saúde, Instituto Sírio-Libanês de Ensino e Pesquisa – Brasília: Ministério da Saúde; 2016. 230 p.

8. Brasil. Ministério da saúde. Cadernos de atenção básica: Saúde Sexual e Saúde Reprodutiva. Brasília: Ministério da Saúde; 2013.

9. Lemos A. Direitos sexuais e reprodutivos: percepção dos profissionais da atenção primária em saúde. Rio de Janeiro, Saúde debate. jun. 2014;38(101):244-253..

10. Herdman TH, Kamitsuru S. Diagnósticos de Enfermagem da NANDA: definições e classificação. Tradução Regina Machado Garcez. Porto Alegre: Artmed; 2015.

11. Bulecheck MG, Butcher KH, Docheterman JM. NIC – Classificação das Intervenções de Enfermagem. 5ª ed. Rio de Janeiro: Elsevier Editora Ltda; 2010.

12. Conferência Internacional sobre População e Desenvolvimento 1994. Cairo, Egito. Relatório final. CNPD; FNUAP, 1994. Publicação em português.

13. Declaração e Plataforma de Ação da IV Conferência Mundial sobre a Mulher, 1995, Pequim. CNPD; FNUAP, 1995. Publicação em português.

14. Brasil. Ministério da Saúde. Secretaria de Atenção à Saúde. Departamento de Ações Programáticas Estratégicas. Manual de Atenção à Mulher no Climatério/Menopausa. Brasília, Ministério da Saúde, 2008.

15. Sociedade Brasileira de Geriatria e Gerontologia. Recomendações da Sociedade Brasileira de Geriatria e Gerontologia quanto ao uso de hormônios, vitaminas, antioxidantes e outras substâncias com o objetivo de prevenir, retardar, modular e/ou reverter o processo de envelhecimento. Rio de janeiro: SBGG,2012. Disponível em: <http://laggce.files.wordpress.com/2012/08/sbgg_antienvelhecimento.pdf>. Acessado em: 27 mai. 2016.

16. Organização Mundial de Saúde (OMS). Planejamento Familiar: um manual global para profissionais e serviços de saúde. Apêndice D- Critérios médicos de elegibilidade para uso métodos anticoncepcionais. Brasília: OMS, 2012. Disponível em http://www.saudedireta.com.br/docsupload/1340375131Portuguese-AppendixD.pdf. Acessado em: 27 mai. 2016.

18

Saúde da Gestante e da Puérpera

Lisiane Andreia Devinar Périco

O que há nesse capítulo?

Nesse capítulo aborda-se a atenção pré-natal realizada em serviços de Atenção Primária à Saúde (APS) e as possibilidades de atuação do enfermeiro junto às equipes de saúde no cuidado oferecido às mulheres durante o período pré-concepcional, gestacional e puerperal. O objetivo deste capítulo é instrumentalizar os enfermeiros da APS para trabalhar com o Processo de Enfermagem voltado às necessidades em saúde durante a pré-concepção, gestação e o puerpério; busca contribuir para um raciocínio clínico atento às diversas possibilidades de cuidados específicos que se apresentam durante a realização do cuidado de enfermagem para a gestante e sua família qualificando, assim, a atenção à saúde que é oferecida.

Introdução

A gravidez encontra-se entre as situações mais frequentemente manejadas em APS e, na maioria das vezes, apresenta-se como gestação de baixo risco, onde a morbidade e a mortalidade materna e perinatal são menores que as da população geral e o acompanhamento não exige intervenções de maior complexidade.

As equipes da APS devem desenvolver ações de estímulo ao início precoce do acompanhamento pré-natal, à participação das gestantes em grupos educativos, à promoção do aleitamento materno exclusivo e ao planejamento reprodutivo (para este último, ver Capítulo 17). Os enfermeiros, como integrantes das equipes de saúde, devem estar inseridos nestas ações e desenvolvê-las no seu cotidiano de trabalho na Unidade Saúde (US).

A realização do acompanhamento pré-natal na APS está inserida no âmbito da Rede Cegonha[1,2] e sua oferta contribui na qualificação do cuidado e na diminuição da morbimortalidade associada ao período gestacional e de puerpério. Essa proposta visa superar o modelo de atenção pré-natal centrado em um único profissional oferecendo atenção integral e ampliando o acesso da população a esse cuidado.[1]

PARTE 2   Atuação do Enfermeiro nas necessidades em saúde da população na Atenção Primária à Saúde

A Estratégia Rede Cegonha

A Rede Cegonha[2] é uma estratégia instituída no âmbito do Sistema Único de Saúde (SUS) e tem a finalidade de estruturar e organizar a atenção à saúde materno-infantil no país, qualificando a atenção pré-natal. Consiste numa rede de cuidados que visa assegurar à mulher o direito ao planejamento reprodutivo e à atenção humanizada à gravidez, ao parto e ao puerpério, bem como à criança o direito ao nascimento seguro, ao crescimento e ao desenvolvimento saudáveis. Esse trabalho é de suma importância, pois previne mortes por causas evitáveis, principalmente no que diz respeito às ações dos serviços de saúde e, entre elas, a atenção pré-natal, ao parto e ao recém-nascido.[2]

A Rede Cegonha tem como finalidade estruturar e organizar a atenção à saúde materno-infantil no país e seus objetivos são:[2,3]

a) fomentar a implementação de novo modelo de atenção à saúde da mulher e da criança com foco na atenção ao pré-natal, parto, nascimento, crescimento e desenvolvimento da criança de zero aos 24 meses;

b) organizar a Rede de Atenção à Saúde Materna e Infantil para que esta garanta acesso, acolhimento e resolutividade; e

c) reduzir a mortalidade materna e infantil com ênfase no componente neonatal.

Atenção ao pré-natal de baixo risco

A APS deve ser a porta de entrada preferencial das gestantes no SUS e seu acompanhamento exige prioridade no planejamento das ações das equipes de saúde, que precisam estar capacitadas para acolher as necessidades destas mulheres proporcionando acesso facilitado e um acompanhamento integral, longitudinal e coordenado.[1]

As equipes da APS responsabilizam-se pelos cuidados em saúde que as pessoas do seu território de atuação necessitam ao longo do ciclo vital, incluindo as mulheres em idade fértil, e devem oferecer aconselhamento em saúde sexual e reprodutiva, realizar ações para detectar precocemente a gravidez e vincular as gestantes ao acompanhamento pré-natal.

De acordo com o Ministério da Saúde (MS),[4] a atenção à saúde da gestante na APS deve ser orientada pela integralidade e ocorrer em articulação com os outros níveis de atenção, que irão contribuir no processo de qualificação do cuidado junto às equipes da APS, bem como na organização da atenção obstétrica e neonatal através dos mecanismos de referência e contrarreferência.

O Caderno de Atenção Básica (CAB 32)[4] indica *Dez Passos para o Pré-Natal de Qualidade* que servem, também, para orientar a atuação dos profissionais de saúde. São eles:

- 1° passo: iniciar o pré-natal na APS até a 12ª semana de gestação (captação precoce);

- 2° passo: garantir os recursos humanos, físicos, materiais e técnicos necessários à atenção pré-natal;

- 3° passo: toda gestante deve ter assegurada a solicitação, realização e avaliação em termo oportuno do resultado dos exames preconizados no atendimento pré-natal;

- 4° passo: promover a escuta ativa da gestante e de seus (suas) acompanhantes, considerando aspectos intelectuais, emocionais, sociais e culturais e não somente um cuidado biológico;

- 5° passo: garantir o transporte público gratuito da gestante para o atendimento pré-natal, quando necessário;

- 6° passo: é direito do parceiro ser cuidado (realização de consultas, exames e ter acesso a informações) antes, durante e depois da gestação: "pré-natal do parceiro(a)";
- 7° passo: garantir o acesso à unidade de referência especializada, caso seja necessário;
- 8° passo: estimular e informar sobre os benefícios do parto fisiológico, incluindo a elaboração do "Plano de Parto";
- 9° passo: toda gestante tem direito de conhecer e visitar previamente o serviço de saúde no qual irá dar à luz (vinculação); e
- 10° passo: as mulheres devem conhecer e exercer os direitos garantidos por lei no período gravídico-puerperal.

Atribuições do enfermeiro no cuidado pré-natal de baixo risco na APS

Segundo o MS,[5] o enfermeiro possui atribuições comuns a todos os integrantes da equipe multiprofissional e atribuições específicas em relação ao cuidado com a gestante, descritas a seguir:

1. Atribuições de toda a equipe de saúde:
   - acolher a gestante e seu companheiro;
   - reconhecer o estado normal de ambivalência com relação à gravidez;
   - atentar para as dúvidas que surjam na gestante quanto à sua capacidade de gerar um bebê saudável, de vir a ser mãe e desempenhar este novo papel de forma satisfatória;
   - identificar as condições emocionais da gestação;
   - compreender o estado de maior vulnerabilidade psíquica da gestante para acolhê-la, sem banalizar suas queixas;
   - estabelecer relação de confiança e respeito mútuos;
   - proporcionar espaço na consulta para a participação do(a) parceiro(a), para que ele(a) possa, também, se envolver no processo gravídico-puerperal ativamente, favorecendo a reflexão e o diálogo sobre as mudanças que ocorrerão com a chegada de um filho;
   - informar a gestante sobre seu direito ao acompanhante no pré-parto, no parto e no pós-parto e informar também a maternidade de referência, para que possam visitá-la. Isso os deixará mais tranquilos quanto à hora do parto;
   - compreender que o processo de mudança na identidade e no papel ocorre também com o homem, porque a paternidade também é entendida como um processo de transição emocional e existencial;
   - participar do processo de territorialização, mapeamento da área de atuação da equipe, identificação das gestantes, atualização contínua de informações;
   - realizar o cuidado em saúde prioritariamente no âmbito da US e do domicílio para atividades de promoção da saúde e prevenção de agravos; e
   - realizar busca ativa de gestantes faltosas.

2. Atribuições do enfermeiro:
   - orientar as mulheres e suas famílias sobre a importância do acompanhamento pré-natal, da amamentação e da vacinação;

PARTE 2
Atuação do Enfermeiro nas necessidades em saúde da população na Atenção Primária à Saúde

- realizar o cadastramento da gestante no SisPreNatal e fornecer o Cartão da Gestante devidamente preenchido, que precisa ser verificado e atualizado a cada consulta;
- realizar a consulta de pré-natal de gestação de baixo risco, intercalada com a consulta médica (pré-natal compartilhado);
- solicitar exames complementares de acordo com o protocolo local de pré-natal;
- realizar testes rápidos;
- orientar e aplicar (ou delegar ao técnico de enfermagem sob supervisão) a vacinação das gestantes;
- identificar as gestantes com algum sinal de alarme ou como de alto risco e encaminhá-las para consulta médica. Caso seja classificada como de alto risco e houver dificuldade para agendar a consulta médica (ou demora significativa para este atendimento), a gestante deve ser encaminhada diretamente ao serviço de referência;
- realizar exame clínico das mamas e coleta de material para exame citopatológico do colo do útero;
- desenvolver atividades educativas, individuais e em grupo (ver Capítulo 8);
- orientar as gestantes e a equipe quanto aos fatores de risco e vulnerabilidade;
- orientar as gestantes sobre a periodicidade das consultas de acompanhamento pré-natal e realizar busca ativa das gestantes faltosas;
- realizar visitas domiciliares durante o período gestacional e puerperal, acompanhar o processo de aleitamento e orientar a mulher e seu companheiro sobre o planejamento familiar; e
- prescrever os medicamentos padronizados nos Protocolos de Pré-Natal e orientar o tratamento, caso necessário.

O Processo de Enfermagem aplicado à Consulta de Enfermagem na assistência pré-natal em APS

Vamos compreender como estas atribuições são realizadas no cotidiano de trabalho do enfermeiro na APS?

A gestação é um momento intenso de mudanças (físicas/emocionais/existenciais), descobertas, aprendizados e uma oportunidade para profissionais de saúde investirem em educação e cuidado em saúde, visando o bem-estar da mulher, da criança, do pai/particeiro e da família.

Promover a integralidade na atenção pré-natal envolve considerar vários aspectos relacionados à saúde. O acompanhamento pré-natal inclui abordagem pré-concepcional, acompanhamento clínico da gestante e do crescimento e desenvolvimento fetal, abordagem de aspectos biopsicossociais e atividades educativas, aspectos que visam assegurar que a gestação possa evoluir normalmente para o parto e a chegada de um recém-nascido saudável.

Compreendendo a necessidade de apoiar tecnicamente os profissionais de saúde nas suas práticas, já foram publicados diversos protocolos assistenciais voltados para a qualidade da assistência pré-natal por instituições, municípios brasileiros e MS. Estes protocolos orientam as condutas com base nas melhores evidências e amparam legalmente o exercício profissional dos enfermeiros de acordo com a legislação que regulamenta o exercício da enfermagem no Brasil. Os protocolos podem autorizar condutas como, por exemplo, a prescrição de medicamentos padronizados para a assistência pré-natal e a solicitação de exames laboratoriais que são fundamentais para a qualificação da assistência pré-natal.

Os enfermeiros da APS podem buscar subsídios teóricos e técnicos para a realização da Consulta de Enfermagem de assistência pré-natal nos protocolos do MS, mas Secretarias Estaduais e Municipais de Saúde, bem como instituições e serviços podem produzir protocolos próprios definindo as atribuições dos diferentes profissionais que compõem a equipe multiprofissional. Veja exemplos dessa construção nos links a seguir:

- Secretaria Municipal de Saúde de Porto Alegre. 2015. http://lproweb.procempa.com.br/pmpa/prefpoa/sms/usu_doc/protocolo_pre_natal_2015.pdf

- Secretaria da Saúde do Estado de São Paulo. 2010. http://www.saude.sp.gov.br/resources/ses/perfil/gestor/destaques/atencao-a-gestante-e-a-puerpera-no-sus-sp/manual-tecnico-do-pre-natal-e-puerperio/manual_tecnicoii.pdf

- Protocolo Regional de Atenção ao Pré-Natal e Puerpério da Serra Catarinense. 2015. http://www.saudelages.sc.gov.br/files/protocolo/1/20160923180255.pdf"

Neste capítulo vamos priorizar a descrição dos aspectos relacionados à aplicação do Processo de Enfermagem nas Consultas de Enfermagem realizadas na assistência pré-natal (Figura 18.1). Se houver necessidade de aprofundar alguma informação o leitor poderá consultar os links da lista de Referências no final deste Capítulo.

PARTE 2 — Atuação do Enfermeiro nas necessidades em saúde da população na Atenção Primária à Saúde

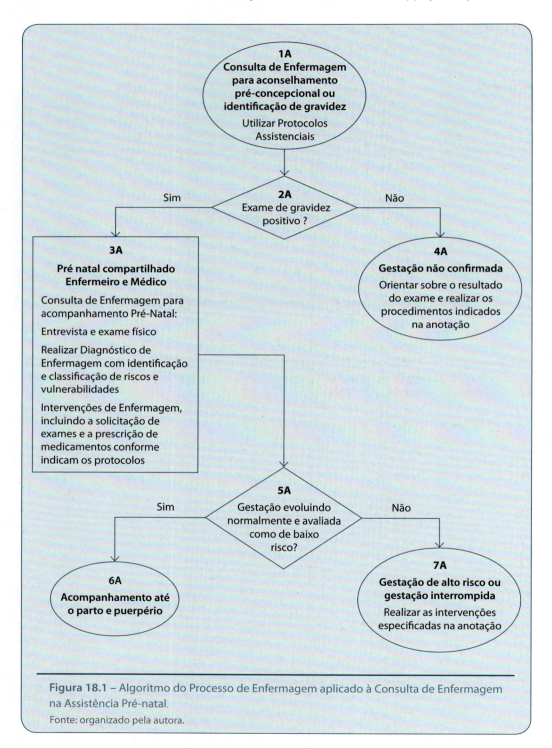

Figura 18.1 – Algoritmo do Processo de Enfermagem aplicado à Consulta de Enfermagem na Assistência Pré-natal.
Fonte: organizado pela autora.

Capítulo 18   Saúde da Gestante e da Puérpera

Anotações do Algoritmo do Processo de Enfermagem aplicado à Consulta de Enfermagem na assistência pré-natal

- 1A – Consulta de Enfermagem para aconselhamento pré-concepcional ou identificação de gravidez
  - Aconselhamento pré-concepcional

É parte integrante dos cuidados pré-natais e tem por objetivo possibilitar ações preventivas e o tratamento de patologias que possam prejudicar o curso saudável de uma gestação. Esta consulta, que idealmente precisa ser realizada com o casal, deve ocorrer preferencialmente antes da suspensão da anticoncepção. O enfermeiro poderá reconhecer precocemente as expectativas em relação à gravidez, o momento que a família está vivenciando e a sua história de vida.[5]

Nesta consulta devem ser coletadas informações visando identificar problemas, avaliar riscos e prevenir doenças e malformações congênitas, também poderão ser solicitados exames complementares e prescritos medicamentos, desde que estas atribuições estejam estabelecidas nos protocolos assistenciais. A investigação dos problemas de saúde atuais e prévios e a história obstétrica são importantes para a avaliação do risco gestacional. A história clínica objetiva identificar situações de saúde que podem complicar a gravidez, como diabetes pré-gestacional, a hipertensão, as cardiopatias, os distúrbios da tireoide e os processos infecciosos, incluindo as doenças sexualmente transmissíveis (DST). O uso de medicamentos, o hábito de fumar e o uso de álcool e drogas ilícitas precisam ser verificados, e a futura gestante deve ser orientada quanto aos efeitos adversos associados. Na história familiar, destaca-se a avaliação de doenças hereditárias, pré-eclâmpsia, hipertensão e diabetes. Na história obstétrica, é importante registrar o número de gestações anteriores e de partos pré-termo, o intervalo entre os partos, o tipo de parto, o peso ao nascimento e as complicações das gestações anteriores, como abortamento, perdas fetais e hemorragias e malformações congênitas.[4]

No exame físico, cabe uma avaliação geral céfalo caudal e verificar especialmente a pressão arterial (PA), o peso e a altura da mulher. É recomendada a realização do exame clínico das mamas (ECM) e do exame preventivo do câncer do colo do útero (ver Capítulo 26). 4 (sobrescrito)

Após a análise das informações serão estabelecidos os Diagnósticos e as Intervenções de Enfermagem necessárias. Por exemplo, sendo identificado o diagnóstico *Déficit de Conhecimento relacionado a dificuldades para engravidar associadas à obesidade e os riscos da obesidade na gestação*, será necessária a intervenção de informar que excesso de peso é um dos fatores que influenciam infertilidade e é risco obstétrico para diabetes gestacional, distúrbios hipertensivos, para maior taxa de cesarianas e aumento de complicações anestésicas e pós-operatórias. Orientar, também, que perda de peso durante a gestação não é recomendada por aumento no risco de defeitos de fechamento do tubo neural, portanto, um programa para redução de peso deve ser realizado no período pré-concepcional e não durante a gestação. Poderá, também, ser realizada a intervenção de encaminhar a realização de uma consulta com nutricionista, se necessário.[1]

Caso a avaliação do histórico e do exame físico aponte como diagnóstico *Déficit de conhecimento relacionado à informações sobre período fértil,* o enfermeiro deve recomendar aos casais que desejam engravidar que mantenham relações sexuais sem proteção, 5 dias antes da data prevista para a ovulação, podendo realizá-las em dias alternados, até 5 dias após a ovulação, considerando um histórico de regularidade para o ciclo menstrual (p. ex., orientar o casal a manter relações sexuais sem proteção, em dias alternados, entre 9º e 19º dia, em um ciclo padrão de 28 dias).[1]

369

PARTE 2   Atuação do Enfermeiro nas necessidades em saúde da população na Atenção Primária à Saúde

Em situações especiais, como mulheres ou seus parceiros infectados pelo vírus HIV, mulheres diabéticas, hipertensas ou em uso de medicamentos de forma regular que desejam engravidar, será necessária a intervenção de encaminhar para avaliação em consulta médica, muitas vezes em serviço especializado.

• Identificação de Gravidez

Entre os diferentes motivos que podem fazer uma mulher adulta ou adolescente suspeitar que esteja grávida, o principal é o atraso da menstruação.

Algumas mulheres podem estar no período do climatério ou na menarca, com ciclos irregulares e de difícil controle. Outras não estão usando métodos contraceptivos, ou os utilizam de forma inconsistente e desconfiam de sua eficácia. Algumas mulheres também podem estar tentando engravidar e, às vezes, por ansiedade de saber se estão grávidas, desejam fazer testes. Para aquelas que sofreram violência sexual, a ameaça de gravidez pode ser motivo de procura pelo cuidado e pela orientação da equipe de saúde.[6,7]

A captação precoce da gestante deve acontecer na comunidade e, segundo o CAB 32,[4] toda mulher da área de abrangência da US com história de atraso menstrual deve ser orientada pelo Agente Comunitário de Saúde (ACS) a procurar a US da APS à qual está vinculada, onde os profissionais do acolhimento irão encaminhá-la para uma consulta de enfermagem que realizará entrevista e solicitará o Teste Rápido de Gravidez (TRG)[5] quando indicado e disponível ou solicitado o exame beta-hCG (para realizar a identificação precoce das gestantes, o MS[5,6] orienta a realização do teste rápido de gravidez na própria unidade de saúde, o que possibilita o início precoce do pré-natal). Nesta consulta o enfermeiro irá utilizar Protocolos validados pela instituição onde trabalha para orientação de suas condutas.

Na consulta de enfermagem para mulheres com história de atraso menstrual, o enfermeiro fará a coleta da história clínica e ginecológica, identificará os sinais de presunção de gravidez e realizará ou solicitará, quando indicado, os seguintes exames:

- *teste rápido de gravidez (TRG):* detecta a presença da subunidade beta da hCG na urina, um hormônio produzido durante a formação da placenta que pode ser detectado no sangue ou na urina após a fertilização, ou seja, após a fecundação do óvulo pelo espermatozoide. É entregue um insumo TRG pela equipe de APS para a mulher adulta, jovem, adolescente ou à parceria sexual e deverá ser realizado, prefencialmente, com a primeira urina do dia, observando-se as recomendações do fabricante, sendo realizado dentro ou fora da US, respeitando o direito de autonomia e sigilo. O enfermeiro poderá ofertar ajuda para realização do TRG, caso a pessoa deseje.[6,7]

    O TRG é indicado para mulheres em idade fértil que apresentem atraso menstrual. O tempo de atraso para realização do teste deve observar a indicação do insumo disponível, sendo em sua maioria igual ou superior a 7 dias. Deve ser facilitado o acesso ao TRG, com respeito e atenção específica às adolescentes, devido às singularidades da faixa etária;[6,7]

- *beta-hCG (subunidade beta da HCG – gonadotrofina coriônica humana):* beta-hCG ou βhCG é a sigla usada para o hormônio chamado gonadotrofina coriônica humana, cuja dosagem sanguínea é amplamente utilizada como teste de gravidez. A dosagem de beta-hCG é um método com elevada acurácia para o diagnóstico de uma gestação e pode ser detectada no sangue periférico da mulher grávida entre 8 a 11 dias após a concepção;[6,7]

Capítulo 18 — Saúde da Gestante e da Puérpera

- *Planotest*: exame de aglutinação de látex sensível na urina, utilizado em alguns serviços no país devido ao custo menor, se comparado com beta-hCG. Atualmente sendo substituído pelo TRG.

Independentemente do atraso menstrual, todas as mulheres que relatem exposição à relação sexual desprotegida podem e devem realizar, também, testagem para DST (sífilis, HIV, hepatites B e C), observando-se os períodos de janela imunológica de cada teste, o que exige o retorno da pessoa, após esse período, à US para sua realização:[8-11]

- para HIV e sífilis: 30 dias;
- para hepatites B e C: 60 dias.

Caso a US tenha disponibilidade de testagens rápidas de HIV, sífilis e hepatites, estas devem ser ofertadas e realizadas no momento do acolhimento para realização de TRG.[6-12]

2A – Exame de gravidez positivo?

Deve ser ofertada uma orientação pré-teste pelo enfermeiro no momento da entrega do insumo de TRG e uma orientação após a realização do exame. O enfermeiro deverá colocar-se disponível para continuar o diálogo conforme o resultado e buscar a abordagem apropriada de acordo com cada situação, considerando a combinação entre o resultado do exame e o desejo da mulher em atendimento, conforme descrito na Tabela 18.1:[6,7]

Caso o atraso menstrual seja superior a 12 semanas e nenhum exame laboratorial tenha sido realizado, o diagnóstico de gravidez poderá ser feito pelo exame clínico, porque a identificação da gestação pode ser feita na maioria das mulheres por intermédio dos sinais clínicos, dos sintomas e do exame físico em gestações mais avançadas. Em geral, as queixas principais são devidas ao atraso menstrual, à fadiga, à mastalgia, ao aumento da frequência urinária e aos enjoos/vômitos matinais. Os sinais de probabilidade de gestação também poderão ser identificados por meio de exame físico e ginecológico, no qual se identifica amolecimento da cérvice uterina, com posterior aumento do seu volume e paredes vaginais aumentadas, com o incremento da vascularização (pode-se observar pulsação da artéria vaginal nos fundos de sacos laterais).[4]

Os sinais de certeza de gestação na avaliação clínica são:[4]

- presença dos batimentos cardíacos fetais (BCF), que são detectados pelo sonar a partir de 12 semanas e pelo Pinar a partir de 20 semanas;
- percepção dos movimentos fetais (de 18 a 20 semanas).

Após a confirmação da gravidez dá-se início ao acompanhamento da gestante na US/ESF, com seu cadastramento no SiSprenatal.

3A – Pré-natal compartilhado – Enfermeiro e Médico

O acolhimento da gestante na APS é fundamental para a sua vinculação ao cuidado pré-natal e a equipe deve responsabilizar-se pela integralidade do cuidado a partir da recepção dessa usuária, com escuta qualificada. Para o cuidado mais efetivo considera-se necessário atuar de forma multiprofissional e interdisciplinar no cuidado às gestantes, promovendo a atenção integral. A atenção pré-natal de baixo risco será realizada por médico e enfermeiro, de forma compartilhada e integrada no que se refere ao conjunto de consultas de acompanhamento na US ou visitas programadas para a gestante. A Consulta de Enfermagem de pré-natal intercalada com a consulta médica visa atuar nos aspectos clínicos e educativos do processo de cuidado à gravidez, sendo

PARTE 2 — Atuação do Enfermeiro nas necessidades em saúde da população na Atenção Primária à Saúde

TABELA 18.1	Condutas do enfermeiro considerando o resultado do exame realizado e o desejo da mulher
Resultado do Exame e Desejo de Gravidez	**Condutas**
TRG negativo ou dosagem de beta-hCG no sangue inferior ao padrão laboratorial e não desejo de gravidez	Realizar orientação imediata de planejamento reprodutivo, inclusive com a entrega imediata de insumos ou medicamentos disponíveis, conforme descrito no Capítulo 17. Ofertar testes rápidos (sífilis, HIV e hepatites virais) disponíveis na unidade.
TRG negativo ou dosagem de beta-hCG no sangue inferior ao padrão laboratorial e desejo de gravidez	Realizar ou encaminhar, dependendo do caso, para consulta de planejamento reprodutivo, conforme descrito no Capítulo 17. Ofertar testes rápidos (sífilis, HIV e hepatites virais) disponíveis na US. Prescrever e orientar sobre o uso do ácido fólico, conforme indicado em protocolo assistencial
TRG positivo ou dosagem de beta-hCG no sangue superior ao padrão laboratorial e não desejo da gravidez	Orientar sobre os direitos acerca da gestação: atenção ao pré-natal, assistência ao parto e ao nascimento, rede de proteção social com condições diferenciadas para continuidade dos estudos, licença-maternidade, programas específicos para famílias de baixa renda, utilização de creche e encaminhar para orientações com assistente social da rede de saúde local, se for o caso. Ofertar mediação de conflitos familiares decorrentes da gravidez não planejada, em que o fator familiar é determinante para a não aceitação da gravidez. Orientar sobre possibilidades de adoção, caso opte(m) pela continuidade da gestação e não haja desejo ou condições de permanecer com a criança. Informar que a legislação brasileira permite a interrupção da gestação para os casos previstos em lei (violência sexual, risco de morte para a mulher, anencefalia fetal). Informar acerca do risco de práticas caseiras para a interrupção da gravidez. Orientar sobre sinais e sintomas de alerta, caso haja interrupção da gravidez de modo inseguro: febre, calafrios, hemorragia, dor abdominal, dor no baixo ventre, secreção vaginal com odor fétido e dor ao urinar. Ressaltar a importância de procurar o hospital mais próximo caso apresente quaisquer desses sintomas. Orientar retorno ao serviço de saúde para consulta e escolha de método contraceptivo adequado. Em caso de parceria estável, que ambos possam participar da consulta para que essa seja uma decisão conjunta.
TRG positivo ou dosagem de beta-hCG no sangue superior ao padrão laboratorial e desejo da gravidez	O TRG é de triagem, porém, a partir dele, a mulher já pode ser vinculada ao pré-natal, se ela assim o desejar. A dosagem de beta-hCG, quando indicada, poderá ser realizada posteriormente, com os demais exames. Iniciar a rotina de pré-natal e reforçar o convite para participação da parceria sexual durante as consultas, favorecendo o engajamento do parceiro(a) em ações educativas e preventivas, conforme descrito na anotação 3A.

Fonte: Adaptado de: Prefeitura Municipal de Jóia, 2014[1] e Brasil, 2013.[4]

Capítulo 18

Saúde da Gestante e da Puérpera

recomendada para todas as mulheres em pré-natal de baixo risco. A atenção às gestantes será complementada pelos demais profissionais de saúde da equipesempre que necessário para um adequado pré-natal e, para o parto e para os cuidados com o bebê.[1,4]

O acompanhamento da gestante deve ser iniciado o mais precocemente possível e a cada atendimento será necessário avaliar riscos e vulnerabilidades relacionados às condições biológicas, socioeconômicas e culturais, incluindo o risco de abortamento inseguro em casos de gestação não desejada. Na primeira avaliação poderão ser identificados fatores de risco que permitem a manutenção do acompanhamento na APS como pré-natal de baixo risco, descritos a seguir.[1,4,13]

Fatores relacionados às características individuais e às condições sociodemográficas desfavoráveis:[1,4,13]

- idade menor que 15 e maior que 35 anos;
- ocupação: esforço físico excessivo, carga horária extensa, rotatividade de horário, exposição a agentes físicos, químicos e biológicos, estresse;
- situação familiar insegura e não aceitação da gravidez, principalmente em se tratando de adolescente;
- situação conjugal insegura;
- baixa escolaridade (menor que 5 anos de estudo regular);
- condições ambientais desfavoráveis;
- altura menor que 1,45 m; e
- IMC que evidencie baixo peso, sobrepeso ou obesidade.

Fatores relacionados à história reprodutiva anterior:[1,4,13]

- recém-nascido com restrição de crescimento, pré-termo ou malformado;
- macrossomia fetal;
- síndromes hemorrágicas ou hipertensivas;
- intervalo interpartal menor que 2 anos ou maior que 5 anos;
- nuliparidade e multiparidade (cinco ou mais partos);
- cirurgia uterina anterior; e
- três ou mais cesarianas.

Fatores relacionados à gravidez atual:[1,4,13]

- ganho ponderal inadequado;
- infecção urinária; e
- anemia.

A atenção deve ser redobrada no acompanhamento de mulheres negras, indígenas, com baixa escolaridade, com idade inferior a 15 anos e superior a 35 anos, em mulheres que tiveram pelo menos um filho morto em gestação anterior e nas que tiveram mais de três filhos vivos em gestações anteriores.

PARTE 2 — Atuação do Enfermeiro nas necessidades em saúde da população na Atenção Primária à Saúde

O calendário de atendimento durante o pré-natal de baixo risco deve ser programado em função do período gestacional, já que cada período determina maior risco materno e perinatal e o total de consultas deverá ser de, no mínimo, seis, na seguinte frequência:[4]

- até 28ª semana – mensalmente;
- da 28ª até a 36ª semana – quinzenalmente; e
- da 36ª até a 41ª semana – semanalmente.

O registro das informações do cuidado pré-natal será realizado pelos serviços de saúde nos seus sistemas próprios de registro (p. ex., prontuário e ficha de acompanhamento pré-natal), além dos instrumentos preconizados pelo MS, que são:[4]

- *Cartão da gestante:* deve conter os principais dados de acompanhamento da gestação, é fundamental para a referência e a contrarreferência da gestante na rede de atenção, particularmente entre a APS e a rede de atenção secundária e terciária;
- *SisPrenatal:* instrumento de coleta de dados para uso dos profissionais da saúde. Deve conter os principais dados de acompanhamento das consultas durante o acompanhamento da gestação, do parto e do puerpério.

O MS[4] recomenda as seguintes condutas essenciais a serem realizadas na *primeira consulta de pré-natal:*

- avaliar os aspectos socioepidemiológicos, os antecedentes familiares, os antecedentes pessoais gerais, ginecológicos e obstétricos, além da situação da gravidez atual. Os principais componentes desta anamnese são: a) data precisa da última menstruação; b) regularidade dos ciclos; c) uso de anticoncepcionais; d) paridade; e) intercorrências clínicas, obstétricas e cirúrgicas; f) detalhes de gestações prévias; g) hospitalizações anteriores; h) uso de medicações; i) história prévia de doença sexualmente transmissível; j) exposição ambiental ou ocupacional de risco; l) reações alérgicas; m) história de violências; n) gemelaridade anterior; o) fatores socioeconômicos; p) atividade sexual; q) vacinações prévias; r) história infecciosa prévia; s) história pessoal ou familiar de doenças hereditárias/malformações; t) uso de tabaco, álcool ou outras drogas lícitas ou ilícitas;
- realizar o exame clínico e obstétrico da gestante (primeiras medidas); e
- identificar a presença de sinais e sintomas referentes à gravidez ou a existência de queixas tais como: náuseas, vômitos, dor abdominal, constipação, cefaleia, síncope, sangramento ou corrimento vaginal, disúria, polaciúria e edemas, orientando à gestante sobre os cuidados necessários. Deve-se realizar a verificação da situação vacinal e orientação sobre a sua atualização, se necessário; solicitação dos exames de rotina; realização dos testes rápidos; orientação sobre as consultas subsequentes, as visitas domiciliares e atividades educativas.

Entrevista no acompanhamento pré-natal

Além da identificação de fatores de risco gestacionais, existem informações que são fundamentais para o cuidado da gestante e que necessitam ser pesquisadas. A descrição detalhada em relação a cada item sobre as informações que devem ser conhecidas encontram-se nos protocolos assistências. O Quadro 18.1 apresenta um resumo dos principais aspectos a serem investigados pelo enfermeiro na realização da entrevista.

374

Capítulo 18 — Saúde da Gestante e da Puérpera

QUADRO 18.1	Principais aspectos a serem investigados na entrevista de pré-natal

- presença de sintomas e queixas;
- história de planejamento reprodutivo;
- rede familiar e social;
- condições de moradia, de trabalho e exposições ambientais;
- atividade física;
- história nutricional;
- tabagismo e exposição à fumaça do cigarro;
- uso de álcool e outras substâncias psicoativas (lícitas e ilícitas);
- antecedentes clínicos, ginecológicos, obstétricos e de aleitamento materno;
- saúde sexual;
- histórico de imunização;
- saúde bucal; e
- antecedentes familiares.

Fonte: Brasil, 2013.[4]

Exame físico no acompanhamento pré-natal

O MS[4] recomenda a solicitação dos seguintes procedimentos na realização do exame físico da gestante: determinação do peso, da altura e cálculo do IMC; medida da pressão arterial; palpação abdominal, obstétrica e percepção dinâmica; medida da altura uterina; ausculta dos batimentos cardiofetais; registro dos movimentos fetais; realização do teste de estímulo sonoro simplificado; verificação da presença de edema (face, membros superiores, região sacra e membros inferiores); exame ginecológico (inspeção dos genitais externos, exame especular e coleta de material para exame citopatológico); exame clínico das mamas e toque vaginal de acordo com as necessidades de cada mulher e com a idade gestacional.

O enfermeiro deverá estar atento, também, para realizar a inspeção da pele e das mucosas, incluindo a boca; a verificação de sinais vitais (pulso, frequência cardíaca, frequência respiratória, temperatura axilar); a ausculta cardiopulmonar; palpação da tireoide e o exame dos membros inferiores.[4]

■ Aspectos relevantes do exame físico da gestante

- Atenção para as alterações na altura do fundo uterino
- Atenção para as alterações da pressão arterial
- Atenção para o estado nutricional e ganho de peso gestacional

PARTE 2   Atuação do Enfermeiro nas necessidades em saúde da população na Atenção Primária à Saúde

- **Descrição das técnicas e condutas relacionadas aos aspectos relevantes do exame físico da gestante**

  ## Como calcular IMC?

  A forma de calcular o IMC encontra-se descrita no Capítulo 23.

  ## Manobras de palpação uterina

  A palpação obstétrica deve ser realizada antes da medida da altura uterina. Ela deve iniciar-se pela delimitação do fundo uterino, bem como de todo o contorno da superfície uterina (este procedimento reduz o risco de erro da medida da altura uterina).[1]

  A identificação da situação e da apresentação fetal é feita por meio da palpação obstétrica, procurando-se identificar os polos cefálico e pélvico e o dorso fetal, facilmente identificados a partir do 3º trimestre. Pode-se, ainda, estimar a quantidade de líquido amniótico. A percepção materna e a constatação objetiva de movimentos fetais, além do crescimento uterino, são sinais de boa vitalidade fetal.[1]

  As manobras de Leopold consistem em um método palpatório do abdome materno em quatro passos:

  a) delimite o fundo do útero com a borda cubital de ambas as mãos e reconheça a parte fetal que o ocupa;

  b) deslize as mãos do fundo uterino até o polo inferior do útero, procurando sentir o dorso e as pequenas partes do feto;

  c) explore a mobilidade do polo que se apresenta no estreito superior pélvico; e

  d) determine a situação fetal colocando as mãos sobre as fossas ilíacas, deslizando-as em direção à escava pélvica e abarcando o polo fetal que se apresenta.

  As situações que podem ser encontradas são: longitudinal (apresentação cefálica e pélvica), transversa (apresentação córmica) e oblíquas. A situação transversa reduz a medida de altura uterina, podendo falsear sua relação com a idade gestacional. As apresentações mais frequentes são a cefálica e a pélvica. A situação transversa e a apresentação pélvica, ao final da gestação, podem significar risco no momento do parto. Nestas condições, a mulher deve ser encaminhada para a unidade hospitalar de referência.[1,13]

  ## Medida da altura uterina (AU)

  Visa ao acompanhamento do crescimento fetal e à detecção precoce de alterações, sendo usada como indicador a medida da altura uterina e sua relação com o número de semanas de gestação. O útero aumenta seu tamanho com a idade gestacional e foram desenvolvidas curvas de altura uterina em função da idade gestacional, nas quais os percentis 10 e 90 marcam os limites da normalidade. Quando os dados da amenorreia são confiáveis e se descarta a possibilidade de feto morto e oligoâmnio, a medida da altura uterina permite diagnosticar o crescimento intrauterino retardado com uma sensibilidade de 56% e uma especificidade de 91%.[1]

  - Técnica para medida da altura uterina:

  Após delimitar o fundo uterino e a borda superior da sínfise púbica, fixar a extremidade da fita métrica inelástica na borda da sínfise e deslizá-la com a borda cubital da mão pela linha mediana do abdome até a altura do fundo uterino.[13]

Ausculta dos batimentos cardiofetais

Deve ser realizada com sonar, após 10-12 semanas de gestação ou com estetoscópio de Pinard, após 20 semanas. É considerada normal a frequência cardíaca fetal entre 110 a 160 batimentos por minuto. Considerar que após uma contração uterina, a movimentação fetal ou o estímulo mecânico sobre o útero, um aumento transitório na frequência cardíaca fetal é sinal de boa vitalidade. Por outro lado, uma desaceleração, a não alteração da frequência cardíaca fetal ou BCFs não audíveis são sinais de alerta que requerem aplicação de metodologia para avaliação da vitalidade fetal (Tabela 18.2).[1,14]

TABELA 18.2	Condutas na avaliação dos batimentos cardíacos fetais (BCF)
Achado	**Conduta**
BCF não audíveis com sonar após 12 semanas de gestação, ou com Pinard, após 20 semanas de gestação	**Alerta**: Verifique o erro de estimativa da idade gestacional. Afaste as condições que prejudiquem uma boa ausculta: obesidade materna, dificuldade de identificar o dorso fetal. Consulta médica ou referência para o serviço de maior complexidade, se a mãe não mais perceber movimentação fetal e/ou se o crescimento uterino estiver estacionário. Mantenha o calendário mínimo de consulta, se houver percepção materna e constatação objetiva de movimentos fetais e/ou se o útero estiver crescendo.
Bradicardia e taquicardia.	**Sinal de alerta**: Investigar história de febre. Suspeitar de sofrimento fetal. Consulta médica para avaliação da gestante e do feto. Na persistência do sinal, encaminhamento para serviço de maior complexidade (emergência obstétrica).

Fonte: Reproduzido de: Brasil, 2005.[14]

- Técnica para ausculta dos batimentos cardiofetais

  - Utilizando estetoscópio de Pinard[3,14]

- Posicione a gestante em decúbito dorsal, com o abdome descoberto.
- Identifique o dorso fetal. Além de realizar a palpação, deve-se perguntar à gestante em qual lado ela sente mais os movimentos fetais; o dorso estará no lado oposto.
- Segure o estetoscópio de Pinard pelo tubo, encostando a extremidade de abertura mais ampla no local previamente identificado como correspondente ao dorso fetal.
- Encoste o pavilhão da orelha na outra extremidade do estetoscópio.
- Faça, com a cabeça, leve pressão sobre o estetoscópio e, só então, retire a mão que segura o tubo.

PARTE 2   Atuação do Enfermeiro nas necessidades em saúde da população na Atenção Primária à Saúde

- **Utilizando o Sonar Doppler[3,14]**

- Procure o ponto de melhor ausculta dos BCF na região do dorso fetal.

- Controle o pulso da gestante para certificar-se de que os batimentos ouvidos são os do feto, já que as frequências são diferentes.

- Conte os batimentos cardíacos fetais por 1 minuto, observando sua frequência e seu ritmo.

Como acompanhar a pressão arterial (PA) da gestante?

Os protocolos recomendam a medida da PA em todas as consultas de pré-natal e conceitua-se hipertensão arterial na gestação a partir dos seguintes parâmetros: observação de níveis tensionais absolutos iguais ou maiores que 140 mmHg de pressão sistólica e iguais ou maiores que 90 mmHg de pressão diastólica, mantidos em medidas repetidas, em condições ideais, em pelo menos três ocasiões.[1]

As alterações hipertensivas da gestação estão associadas a complicações graves fetais e maternas e a um risco maior de mortalidade materna e perinatal, por isso devem ser encaminhadas ao pré-natal de alto risco. O acompanhamento da PA deve ser avaliado em conjunto com o ganho de peso súbito e proteinúria. Mulheres com ganho de peso superior a 500 g por semana, mesmo sem aumento da pressão arterial, devem ter seus retornos antecipados, considerando-se maior risco de pré-eclâmpsia.[13]

- **Condutas na avaliação dos níveis de pressão arterial (PA) considerando informação sobre níveis prévios e a apresentação na gestação**

- Valores persistentes de PA sistólica maiores ou iguais que 140 mmHg e/ou diastólica maior ou igual que 90 mmHg, em três ou mais avaliações de saúde, em dias diferentes, com duas medidas em cada avaliação caracterizam hipertensão arterial (HA) na gestação e devem ser acompanhadas no alto risco.[3,14]

- PA entre 140/90 mmHg e 160/110 mmHg, em gestante assintomática e sem ganho de peso maior que 500 g semanais: fazer proteinúria e encaminhar consulta médica imediata.[3,14]

- Elevação maior ou igual que 30 mmHg da PA sistólica e/ou maior ou igual a 15 mmHg de diastólica em relação à PA anterior à gestação ou até a 16ª semana, controlar com maior frequência para identificar HA. Se assintomática e PA menor que 140/90 mmHg, reavaliar frequentemente e orientar medidas alimentares.[3,14]

- PA maior que 160/110 mmHg ou PA maior que 140/90 mmHg e proteinúria positiva e/ou sintomas de cefaleia, epigastralgia, escotomas e reflexos tendíneos aumentados, referir com urgência à emergência obstétrica.[3,14]

- Gestantes com HAS prévia e em uso de medicação anti-hipertensiva devem ser acompanhadas no pré-natal de alto risco.[3,14]

Estado nutricional e ganho de peso gestacional

As condutas recomendas pelo MS[13] no acompanhamento do estado nutricional da gestante são a medida de peso em todas as consultas e medida de altura na primeira consulta ou a cada 3 meses em gestantes com menos de 20 anos; calcular IMC e classificar o estado nutricional baseado em idade gestacional, utilizando tabela específica recomendada em protocolos assistenciais;

Capítulo 18   Saúde da Gestante e da Puérpera

monitoramento do ganho de peso de acordo com a classificação inicial nutricional ou pela curva no Gráfico de Acompanhamento Nutricional do cartão da gestante. Caracterizam-se como risco nutricional extremos de peso inicial (menor que 45 kg e maior que 75 kg), curva descendente ou horizontal, curva ascendente com inclinação diferente da recomendada para o estado nutriconal. Adolescentes com menarca há menos de 2 anos podem ser classificadas, equivocadamente, como de baixo peso e nesse caso deve-se observar o comportamento da curva.

Quando a gestante for classificada como baixo peso, deve-se verificar a alimentação, hiperêmese gravídica, anemia, parasitose intestinal e outros, e orientar planejamento dietético e acompanhamento em intervalos menores com o nutricionista. Quando for um caso de classificação de excesso de peso, deve-se verificar hisitória alimentar, presença de edema, elevação da PA, macrosssomia, gravidez múltipla, polidrâminio e orientar alimentação adequada e saudável e acompanhamento em intervalos menores com o nutricionista. Casos que persistam com ganho de peso inadequado devem ser avaliados no alto risco.[3,14]

As principais orientações alimentares são:

- orientar sobre os *Dez passos para alimentação saudável da gestante;*[13]
- chamar atenção para a necessidade de ingesta de vitaminas e minerais, preferencialmente através da via alimentar;[13]
- chamar atenção para evitar o consumo de cafeína, álcool e adoçantes;[13]
- chamar atenção para os cuidados relacionados com a segurança alimentar e nutricional.[13]

- ## Outras técnicas relevantes no exame físico da gestante

Técnica de verificação da presença de edema

Nos membros inferiores: posicione a gestante em decúbito dorsal ou sentada, sem meias; pressione a pele na altura do tornozelo (região perimaleolar) e na perna, no nível do seu terço médio, face anterior (região pré-tibial). O edema fica evidenciado mediante presença de depressão duradoura no local pressionado.[3,14]

Na região sacra: posicione a gestante em decúbito lateral ou sentada; pressione a pele, por alguns segundos, na região sacra, com o dedo polegar. O edema fica evidenciado mediante presença de depressão duradoura no local pressionado.[3,14]

As condutas a serem realizadas frente aos achados na avaliação de edema na gestante encontram-se descritos na Tabela 18.3.

Exame clínico das mamas

O exame clínico das mamas é realizado com a finalidade de detectar anormalidades nas mamas e/ou avaliar sintomas referidos pelas gestantes, que poderão influenciar sua saúde e a amamentação. A técnica de exame clínico das mamas está descrita no Capítulo 26. Avalie as mamas na consulta de pré-natal e oriente sobre o preparo das mamas para a amamentação, recomendando que a gestante: use sutiã durante a gestação, realize banhos de sol nas mamas por 15 minutos (até as 10 horas da manhã ou após as 16 horas) ou banhos de luz com lâmpadas de 40 watts, a cerca de um palmo de distância, não utilize sabão, cremes ou pomadas no mamilo.

PARTE 2 — Atuação do Enfermeiro nas necessidades em saúde da população na Atenção Primária à Saúde

TABELA 18.3	Condutas a serem realizadas pelo enfermeiro na avaliação de edema na gestante	
Achados	**Anotação**	**Condutas**
Edema ausente.	Ausente	Acompanhar a gestante seguindo o calendário de rotina.
Apenas edema de tornozelo, sem hipertensão ou aumento súbito de peso.	(+)	Verificar se o edema está relacionado à postura, ao aumento da temperatura, ao tipo de calçado ou se surge ao fim do dia.
Edema limitado aos membros inferiores, porém na presença de hipertensão ou ganho de peso.	(++)	Orientar repouso em decúbito lateral esquerdo. Verificar a presença de sinais ou sintomas de pré-eclâmpsia grave e interrogue a gestante sobre os movimentos fetais. Marcar retorno em sete dias, na ausência de sintomas. A gestante deve ser avaliada e acompanhada pelo médico da unidade. Caso haja hipertensão, a gestante deve ser encaminhada para um serviço de alto risco. Se houver presença de proteinúria, ver conduta específica nos protocolos assistencias
Edema generalizado (face, tronco e membros) ou que já se mostra presente quando a gestante acorda, acompanhado ou não de hipertensão ou aumento súbito de peso.	(+++)	Gestante de risco em virtude de suspeita de pré-eclâmpsia ou outras intercorrências. A gestante deve ser avaliada pelo médico da unidade e encaminhada para serviço de alto risco.
Edema unilateral de MMII, com dor e/ou sinais flogísticos.		Suspeita de processos trombóticos (tromboflebite, TVP). A gestante deve ser avaliada pelo médico da unidade e encaminhada para o serviço de alto risco.

Fonte: Brasil, 2005.[14]

• Como calcular a idade gestacional?

Os métodos para esta estimativa dependem da data da última menstruação (DUM), que corresponde ao primeiro dia de sangramento do último ciclo menstrual referido pela mulher.

Quando a data da última menstruação (DUM) é conhecida e certa

É o método de escolha para se calcular a idade gestacional em mulheres com ciclos menstruais regulares e sem uso de métodos anticoncepcionais hormonais.[4]

• Uso do calendário: some o número de dias do intervalo entre a DUM e a data da consulta, dividindo o total por 7 (resultado em semanas);[4]

380

Capítulo 18   Saúde da Gestante e da Puérpera

- Uso de disco (gestograma): coloque a seta sobre o dia e o mês correspondentes ao primeiro dia e mês do último ciclo menstrual e observe o número de semanas indicado no dia e mês da consulta atual.[4]

Quando a data da última menstruação é desconhecida, mas se conhece o período do mês em que ela ocorreu

Se o período foi no início, meio ou fim do mês, considere como data da última menstruação os dias 5, 15 e 25, respectivamente. Proceda, então, à utilização de um dos métodos acima descritos.[4]

Quando a data e o período da última menstruação são desconhecidos

Quando a data e o período do mês não forem conhecidos, a idade gestacional e a data provável do parto serão, inicialmente, determinadas por aproximação, basicamente pela medida da altura do fundo do útero e pelo toque vaginal, além da informação sobre a data de início dos movimentos fetais, que habitualmente ocorre entre 18 e 20 semanas. Pode-se utilizar a altura uterina e o toque vaginal, considerando-se os seguintes parâmetros:[4]

- até a 6ª semana não ocorre alteração do tamanho uterino;
- na 8ª semana o útero corresponde ao dobro do tamanho normal;
- na 10ª semana o útero corresponde a três vezes o tamanho habitual;
- na 12ª semana o útero enche a pelve, de modo que é palpável na sínfise púbica;
- na 16ª semana o fundo uterino encontra-se entre a sínfise púbica e a cicatriz umbilical;
- na 20ª semana o fundo do útero encontra-se na altura da cicatriz umbilical;
- a partir da 20ª semana existe relação direta entre as semanas da gestação e a medida da altura uterina. Porém, este parâmetro torna-se menos fiel a partir da 30ª semana de idade gestacional. Quando não for possível determinar clinicamente a idade gestacional, deve ser solicitada o mais precocemente possível a ultrassonografia obstétrica.

- **Como calcular a data provável do parto?**

Calcula-se a data provável do parto levando-se em consideração a duração média da gestação normal (280 dias ou 40 semanas, a partir da DUM) mediante a utilização de calendário.[4]

Outra forma de cálculo consiste em somar 7 dias ao primeiro dia da última menstruação e subtrair 3 meses ao mês em que ocorreu a última menstruação (ou adicionar 9 meses, se corresponder aos meses de janeiro a março). Esta forma de cálculo é chamada de Regra de Näegele. Nos casos em que o número de dias encontrado for maior do que o número de dias do mês, passe os dias excedentes para o mês seguinte, adicionando 1 (um) ao final do cálculo do mês.[4]

- **Exames laboratoriais**

Os exames laboratoriais são parte importante do processo de acompanhamento pré-natal. O enfermeiro deverá estar preparado tecnicamente para orientar sobre a importância da realização dos mesmos, para solicitar os exames, avaliar os resultados e realizar os encaminhamentos necessários quando identificar algum resultado fora do padrão de normalidade, possibilitando intervenções eficientes no momento adequado.

PARTE 2 · Atuação do Enfermeiro nas necessidades em saúde da população na Atenção Primária à Saúde

Os exames de rotina para triagem de situações clínicas de maior risco no pré-natal devem ser solicitados no acolhimento da mulher no serviço de saúde, imediatamente após o diagnóstico de gravidez.

Os testes rápidos de HIV e sífilis[7] também devem ser realizados, de acordo com as normas técnicas do MS[7], na primeira consulta de pré-natal feita pelo enfermeiro na US. Os exames que devem ser solicitados durante o acompanhamento do período gestacional são:[13]

- hemoglobina e hematócrito;
- eletroforese de hemoglobina;
- tipagem sanguínea e fator Rh;
- Coombs indireto;
- glicemia de jejum;
- teste de tolerância à glicose;
- urina tipo I;
- urocultura e antibiograma;
- teste de proteinúria;
- teste rápido para sífilis ou VDRL;
- teste rápido para HIV ou sorologia (anti-HIV I e II);
- sorologia para hepatite B (HBsAg);
- toxoplasmose IgG e IgM;
- malária (gota espessa) em áreas endêmicas;
- parasitológico de fezes; e
- ultrassonografia obstétrica.

Os períodos adequados para a solicitação dos exames, a interpretação dos resultados e as condutas indicadas podem ser consultados nos protocolos assistenciais do MS[4,13] cujos *links* estão na lista de referências deste capítulo..

- ## Sobre a utilização de medicamentos na gestação

Em situações nas quais seja necessário o uso de medicamentos pela gestante, deverá haver a avaliação do grau de segurança deste uso na gestação e na lactação. A indicação de medicamentos é uma atribuição médica, excetuando-se a prescrição de medicamentos estabelecidos em protocolos assistenciais, que possibilitam a prescrição pelo enfermeiro. No pré-natal de baixo risco os enfermeiros poderão fazer a prescrição de suplementação de sulfato ferroso (40 mg de ferro elementar/dia) e ácido fólico (5 mg/dia) para profilaxia da anemia, de acordo com a recomendação do MS[4,13], assim como de outros medicamentos, desde que exista um protocolo aprovado pela instituição onde atua.

Segundo o Programa de Nacional de Suplementação de Ferro[15], a suplementação de ferro e ácido fólico durante a gestação é recomendada como parte do cuidado pré-natal para reduzir o risco de baixo peso ao nascer da criança, anemia e deficiência de ferro na gestante. Ressalta-se que a suplementação com ácido fólico deve ser iniciada pelo menos 30 dias antes da data em que se planeja engravidar para a prevenção da ocorrência de defeitos do tubo neural e deve ser mantida durante toda a gestação para a prevenção da anemia.[4,13,15]

Cuidados em saúde mental

Existem especificidades associadas ao período gestacional como, por exemplo, as mudanças no humor, que são processos normais da gestação e estão associadas ao conjunto de mudanças biopsicossociais relacionadas à gravidez. Na suspeita de depressão ou outros transtornos de humor, o enfermeiro deve encaminhar a gestante para avaliação médica com o objetivo de diagnóstico e manejo de acordo com a severidade do quadro.[1] Para obter mais informações sobre esse tema você poderá consultar o item 5.10 Aspectos psicoafetivos da gestação e do puerpério, no CAB 32, do Ministério da Saúde.[4]

Cuidados em saúde bucal

É necessária a realização de uma avaliação odontológica da gestante durante o acompanhamento pré-natal, pois o estado da saúde bucal apresentado durante a gestação tem relação com a saúde geral da gestante e pode influenciar na saúde geral e bucal do bebê.[13]

Aleitamento materno

O aleitamento materno deve ser incentivado durante o pré-natal, investigando o desejo na mulher de amamentar orientando e informando-a sobre os benefícios da amamentação para a saúde da criança e materna, que é importante iniciar o aleitamento na primeira hora de vida para recém-nascidos saudáveis e que é comum a ocorrência de cólicas durante as mamadas. Conhecer os aspectos relacionados à prática do aleitamento materno é fator fundamental, no sentido de colaborar para que a mãe e a criança possam vivenciar a amamentação de forma efetiva e tranquila, recebendo do profissional as orientações necessárias e adequadas para o seu êxito.

Durante os cuidados no pré-natal, é importante conversar sobre as vantagens da amamentação para a mulher, a criança, a família e a comunidade, além de garantir orientações sobre o manejo da amamentação (Tabela 18.4). É importante identificar os conhecimentos, as crenças e as atitudes que a gestante possui em relação à amamentação, que tipo de experiência possui ou se já vivenciou alguma vez a amamentação. Além disso, é importante também oferecer às

TABELA 18.4	Vantagens da amamentação para a mulher, criança, família e sociedade	
Para a mulher	**Para a criança**	**Para a família e a sociedade**
Fortalece o vínculo afetivo Favorece a involução uterina e reduz o risco de hemorragia; Contribui para o retorno ao peso normal Contribui para o aumento do intervalo entre gestações	É um alimento completo, não necessita de nenhum acréscimo até os seis meses de idade Facilita a eliminação de mecônio e diminui a incidência de icterícia Protege contra infecções Aumenta o vínculo afetivo Diminui as chances de desenvolvimento de alergias	É limpo, pronto e na temperatura adequada Diminui as internações e seus custos É gratuito

Fonte: Adaptado de Brasil, 2013.[4]

PARTE 2 · Atuação do Enfermeiro nas necessidades em saúde da população na Atenção Primária à Saúde

gestantes oportunidades de troca de experiências por meio de reuniões de grupo que objetivem informar as vantagens e o manejo para facilitar a amamentação. Vale ressaltar que a amamentação é contraindicada para gestantes infectadas pelo HIV e pelo HTLV, pelo risco de transmissão do vírus da mãe para o bebê.[4]

- **Vacinação na gestação**

A vacinação durante a gestação objetiva não somente a proteção da gestante, mas também a proteção do feto. Não há evidências de que a administração de vacinas de vírus inativados (p. ex., raiva humana e influenza,), de bactérias mortas, toxoides (tetânico e diftérico) e de vacinas constituídas por componentes de agentes infecciosos (p. ex., hepatite B) acarrete qualquer risco para a gestante e o feto.[1,4] As recomendações de vacinação para a gestantes são definidas pelo Programa Nacional de Imunizações (PNI) – ver Capítulo 14 – e o enfermeiro deverá consultar o calendário de vacinação vigente para orientar a indicação de vacinas no período gestacional. Atualmente, o Ministério da Saúde oferece de forma gratuita às gestantes proteção contra tétano, difteria, coqueluche, hepatite B e influenza, através das vacinas dT/dTpa, hepatite B e influenza.

- **Educação em saúde**

O enfermeiro deve oferecer orientações educativas individuais ou coletivas (que podem ter a participação também do pai/parceiro e da família da gestante) acerca de temas que sejam relevantes para a gestante e sua família como, por exemplo, sexualidade na gestação, realização de atividades físicas e práticas corporais, exposição ao tabaco e exposição ao álcool e outras drogas. O Diagnóstico de Enfermagem nestas necessidades será *Déficit de Conhecimento* relacionado a cada um destes temas, com o planejamento de metas e intervenções de natureza educativa e avaliação, por meio do relato da gestante ou sua família, de mudanças comportamentais.

Avaliação e Planejamento da assistência de enfermagem

O enfermeiro, após a realização do histórico da mulher e da realização do exame físico/obstétrico e avaliação de exames laboratoriais, fará a interpretação destas informações verificando se existem alterações que necessitam encaminhamento, necessidades em saúde, problemas e/ou preocupações da gestante em acompanhamento, estabelecendo os Diagnósticos de Enfermagem.

Prescrição de cuidados de enfermagem e implementação da assistência

A prescrição e implementação de cuidados deverá ocorrer de acordo com as necessidades em saúde da gestante estabelecidas nos Diagnósticos de Enfermagem. O MS[4] recomenda alguns cuidados que considera importante para serem prescritos/recomendados às gestantes no processo de acompanhamento, são eles:

- orientar a gestante sobre a alimentação e o acompanhamento do ganho de peso gestacional;
- orientar o cuidado com as mamas e preparação dos mamilos, além de incentivar o aleitamento materno exclusivo até os 6 meses;
- fornecer todas as informações necessárias e respostas às indagações da mulher, de seu companheiro e da família;
- orientar a gestante sobre os sinais de risco e a necessidade de assistência em cada caso;
- referenciar a gestante para atendimento odontológico;

Capítulo 18 — Saúde da Gestante e da Puérpera

- orientar, realizar ou encaminhar a gestante para imunização antitetânica (vacina dupla viral), quando a mulher não estiver imunizada;
- referenciar a gestante para consulta médica se identificar necessidade de encaminhamento para serviços especializados. Entretanto, mesmo com referência para serviço especializado, a mulher deverá continuar sendo acompanhada, conjuntamente, na US.
- fazer o acompanhamento das condutas adotadas em serviços especializados, pois a mulher deverá continuar a ser acompanhada pela equipe da APS;
- realizar ações e práticas educativas individuais e coletivas; e
- orientar sobre o acompanhamento pré-natal em cada trimestre e agendar as consultas subsequentes.

Quanto às queixas comuns no período gestacional: cãimbras, cloasma gravídico, corrimento vaginal, dor abdominal, cólicas, flatulência e obstipação intestinal, estrias, falta de ar e dificuldades para respirar, fraquezas e desmaios, hemorroidas, lombalgia, mastalgia, náuseas, vômitos e tonturas, pirose (azia), queixas urinárias, sangramento nas gengivas, sialorreia (salivação excessiva), varizes. É importante que o enfermeiro estabeleça um processo educativo com a gestante e vá ao longo do período de acompanhamento realizando as orientações de manejo dessas situações. Para obter mais informações sobre as condutas necessárias para cada uma dessas queixas você poderá consultar o CAB 32, do Ministério da Saúde.[4]

Avaliação do Processo de Enfermagem aplicado às consultas de pré-natal

O acompanhamento pré-natal deverá ser avaliado com a gestante, seu parceiro e família quanto à satisfação nos atendimentos e a implementação das recomendações realizadas pela equipe de saúde. A cada consulta subsequente deve-se identificar novos Diagnósticos de Enfermagem, avaliar a necessidade de mudança ou de adaptação da abordagem e reestruturar o plano de cuidados de acordo com essas necessidades. Os riscos obstétrico e perinatal devem ser sempre reavaliados e os fatores de risco devem ser identificados em destaque no Cartão da Gestante, uma vez que tal procedimento contribui para alertar os profissionais de saúde que realizam o acompanhamento pré-natal.

O registro adequado das informações do acompanhamento da gestante faz parte da qualidade da atenção e permite a avaliação da qualidade do mesmo.

Exemplo de uma estruturação de acompanhamento pré-natal compartilhado com aplicação do Processo de Enfermagem à Consulta de Enfermagem no pré-natal de baixo risco

Neste exemplo, o enfermeiro realizará pelo menos quatro consultas (primeira, terceira, quinta e sétima) de acompanhamento pré-natal para as gestantes de baixo risco, de forma intercalada com as consultas médicas, aplicando o Processo de Enfermagem (PE) conforme descrito na Tabela 18.5.

As gestantes que não comparecerem às consultas deverão receber uma busca ativa por meio de visita domiciliar para identificar os motivos para o não comparecimento e novo agendamento.

PARTE 2 — Atuação do Enfermeiro nas necessidades em saúde da população na Atenção Primária à Saúde

TABELA 18.5	Aplicação do Processo de Enfermagem nas consultas de enfermagem para acompanhamento pré-natal compartilhado com a medicina

1ª Consulta de pré-natal – Enfermeira
- Avaliar teste de gravidez (DUM e DPP)
- Anamnese/ história clínica, obstétrica e cirúrgica;
- Avaliar situação vacinal
- Realizar Exame Físico e Obstétrico (Peso, altura, IMC, PA, exame das mamas, edema, AU, etc.);
- Realizar testes rápidos de HIV e sífilis;
- Avaliar e definir Diagnósticos de Enfermagem
- Construir em conjunto com a gestante o Plano de Intervenções e implementar
- Solicitar exames preconizados no 1º trimestre
- Prescrever medicamentos padronizados pelo protocolo de atenção pré-natal
- Orientar sobre vacinas que estão recomendadas
- Realizar orientações educativas
- Orientar que as consultas de pré-natal serão intercaladas e agendar consulta médica de retorno
- Encaminhar para consulta com outros profissionais da equipe de saúde, se necessário
- Preencher as informações do SisPreNatal;
- Preencher ficha de acompanhamento da gestante
- Preencher e fornecer a carteira de gestante

3ª Consulta de pré-natal – Enfermeira
- Anamnese/ queixas atuais
- Realizar exame físico obstétrico (peso, altura, IMC, PA, exame das mamas, edema, AU, BCFs, BCF, palpação abdominal, percepção de dinâmica e de MF, entre outros)
- Avaliar resultados dos exames do 1º trimestre
- Avaliar e definir Diagnósticos de Enfermagem
- Reavaliar o Plano de Intervenções e redefinir metas, se necessário
- Realizar ou agendar exame ginecológico com coleta de material para exame citopatológico;
- Prescrever medicamentos padronizados pelo protocolo de atenção pré-natal
- Realizar orientações educativas
- Agendar consulta médica de retorno.
- Encaminhar para consulta com outros profissionais da equipe de saúde, se necessário
- Preencher informações na carteira e na ficha de acompanhamento da gestante

5ª consulta de pré-natal – Enfermeira
- Anamnese/ queixas atuais
- Realizar exame físico obstétrico
- Realizar exame ginecológico e coleta de material para cultura de secreção vaginal
- Avaliar e definir Diagnósticos de Enfermagem
- Reavaliar o Plano de Intervenções e redefinir metas, se necessário
- Solicitar exames do 3ª trimestre gestacional
- Encaminhar para consulta odontológica
- Prescrever medicamentos padronizados pelo protocolo de atenção pré-natal
- Realizar orientações educativas
- Orientar sobre consultas de pré-natal intercaladas e início de consultas quinzenais
- Agendar consulta médica de retorno
- Preencher informações na carteira e na ficha de acompanhamento da gestante

7ª Consulta de pré-natal – Enfermeira
- Anamnese/ queixas atuais;
- Realizar Exame Físico e Obstétrico
- Avaliar exames laboratoriais solicitados
- Avaliar e definir Diagnósticos de Enfermagem
- Reavaliar o Plano de Intervenções e redefinir metas, se necessário
- Realizar orientações educativas
- Prescrever medicamentos padronizados pelo protocolo de atenção pré-natal
- Orientar sobre o encaminhamento ao hospital de referência para o parto (HCI);
- Perguntar sobre dúvidas e necessidades relacionadas ao parto e puerpério
- Orientar sobre consultas de pré-natal intercaladas e consulta semanal com médico até o parto;
- Agendar consulta médica de retorno
- Preencher informações na carteira e na ficha de acompanhamento da gestante.

Fonte: Adaptado de: Prefeitura Municipal de Jóia.[1]

4A Gestação não confirmada

Se o resultado do exame realizado for incompatível com a hipótese de gestação, a mulher deverá ser orientada e, caso persista com amenorreia, ser encaminhada para consulta médica para realização de diagnóstico diferencial.

5A Gestação evoluindo normalmente e avaliada como de baixo risco?

O enfermeiro que realiza o acompanhamento pré-natal de baixo risco deverá encaminhar para consulta médica na US todas as gestantes avaliadas que apresentem sinais e/ou sintomas não esperados na evolução normal da gestação ou sinais e sintomas de alguma doença (Quadro 18.2). Os médicos da US avaliarão a necessidade ou não de encaminhamento das gestantes aos serviços de referência. Realizando consulta compartilhada dos casos que apresentam fatores de risco ou vulnerabilidades clínicas ou psicossociais, médico e enfermeiro da APS poderão decidir se esses fatores permitem a continuidade do atendimento na atenção básica ou se os fatores de risco indicam a necessidade de encaminhar a gestante para um serviço de referência ou de urgência/emergência obstétrica.

QUADRO 18.2	Principais aspectos a serem investigados no acompanhamento pré-natal

- Cefaleia
- Contrações regulares
- Diminuição da movimentação fetal
- Edema excessivo
- Epigastralgia
- Escotomas visuais
- Febre
- Perda de líquido
- Sangramento vaginal

Fonte: Brasil, 2016. [13]

6A Acompanhamento até o parto e puerpério

Havendo sinal de trabalho de parto e/ou 41 semanas, o enfermeiro deverá encaminhar a gestante para a maternidade (Quadro 18.3).

QUADRO 18.3	Vinculação com a maternidade de referência e direito a acompanhante no parto

- Informar a gestante, com antecedência, sobre a maternidade de referência para seu parto e orientá-la para visitar o serviço antes do parto (cf. Lei nº 11.634/2007, da vinculação para o parto)
- Orientar sobre a lei do direito a acompanhante no parto (Lei Federal nº 11.108/2005), que garante às parturientes o direito a acompanhante durante todo o período de trabalho de parto, no parto e no pós-parto no SUS. O acompanhante é escolhido pela gestante, podendo ser homem ou mulher

Fonte: Brasil, 2016. [13]

PARTE 2   Atuação do Enfermeiro nas necessidades em saúde da população na Atenção Primária à Saúde

Durante o acompanhamento pré-natal a gestante deverá ser preparada para o momento do parto. Este preparo poderá se dar por meio de abordagem nas consultas e em rodas de conversa em grupos de gestantes, quando deverá ser trabalhado o conceito de parto como um momento de vida intenso, que marca para sempre a vida da mulher e da criança. Nesta oportunidade poderá ser informado sobre as vantagens do parto normal como a rápida recuperação da mulher, o menor risco de complicações, o favorecimento do contato pele a pele e o estabelecimento de vínculo entre mãe e recém-nascido, além de facilitar a amamentação na primeira hora de vida. Orientar a gestante, também, sobre os métodos não farmacológicos para alívio da dor, a importância da livre movimentação e deambulação, a preferência por posições verticalizadas, a livre expressão das emoções e a liberdade para se alimentar e para ingerir líquidos durante o trabalho de parto.

Deverá, ainda, receber informações sobre sinais de trabalho de parto (contrações de treinamento, tampão mucoso, mudança progressiva no ritmo e na intensidade das contrações) e o processo fisiológico do trabalho de parto (fases do trabalho de parto).

Alertar a gestante para a possibilidade de ocorrência de:

- violência institucional: agressões verbais ou físicas, uso de termos que infantilizem ou incapacitem a mulher;

- privação do direito a acompanhante de livre escolha da mulher, recusa do primeiro atendimento ao trabalho de parto;

- transferência para outro estabelecimento sem garantia de vaga e de transporte seguro, exame de toque por mais de um profissional;

- o profissional de saúde responsável pelo parto realizar procedimentos exclusivamente para treinamento de estudantes, entre outros; e

- práticas inadequadas (contraindicadas pelas evidências científicas mais atuais): *com a mulher:* tricotomia, lavagem intestinal, manobra de Kristeller, realização de episiotomia sem indicação precisa (sem anestesia e sem o consentimento da parturiente), confinar a mulher ao leito ou obrigá-la a permanecer em posição ginecológica ou outra durante o trabalho de parto e parto; *com o recém-nascido:* submeter o bebê saudável a aspiração de rotina, injeções ou procedimentos na primeira hora de vida; restrição do contato pele a pele entre mãe e bebê e da amamentação na primeira hora de vida.

O acompanhamento da gestação só se encerra após o 42º dia de pós-parto, período em que a consulta de puerpério deverá ter sido realizada.

7A Gestação de alto risco ou gestação interrompida

Gestação de alto risco

Nos casos em que a gestação tenha sido avaliada como de alto risco, é necessário o encaminhamento para serviços de referência como ambulatório de pré-natal de alto risco ou urgência/emergência obstétrica hospitalar. Em casos de interrupção da gestação é necessário o encaminhamento para serviços de referência como urgência/emergência ginecológica e obstétrica hospitalar.[1,13] Em ambas as situações, será necessário o seguimento da mulher por um serviço de APS (Quadro 18.4).

Uma vez encaminhada para acompanhamento em um serviço de referência especializado é importante que a gestante não perca o vínculo com a sua equipe de APS e a equipe se mantenha informada sobre a sua condição de saúde. Permanecem as ações de busca ativa e o acompanha-

Capítulo 18 — Saúde da Gestante e da Puérpera

mento das gestantes em sua área de abrangência, por meio de visita domiciliar, a participação da gestante em ações educativas de forma individualizada e de acordo com o grau de risco e as necessidades da gestante.[1,13]

O profissional que acompanha o pré-natal deverá estar atento às situações que requerem encaminhamento para avaliação no serviço de referência.

QUADRO 18.4	Após encaminhamento para serviço de referência

- Manter o acompanhamento da gestante com sua equipe da US
- Solicitar contrarreferência para manter as informações a respeito da evolução da gravidez e dos tratamentos administrados à gestante
- Realizar busca ativa e acompanhamento das gestantes por meio da visita domiciliar mensal do ACS

- **Quais são os fatores que indicam necessidade de encaminhamento da gestante? Ao pré-natal de alto risco**
  - Condições prévias:[1,4,13]
    - cardiopatias;
    - pneumopatias graves (incluindo asma brônquica não controlada);
    - nefropatias graves (como insuficiência renal crônica e em casos de transplantados);
    - endocrinopatias (especialmente diabetes *mellitus*, hipotireoidismo e hipertireoidismo);
    - doenças hematológicas (inclusive doença falciforme e talassemia);
    - doenças neurológicas (como epilepsia);
    - doenças psiquiátricas que necessitam de acompanhamento (psicoses, depressão grave etc.);
    - doenças autoimunes (lúpus eritematoso sistêmico, outras colagenoses);
    - alterações genéticas maternas;
    - antecedente de trombose venosa profunda ou embolia pulmonar;
    - ginecopatias (malformação uterina, tumores anexiais e outras);
    - portadoras de doenças infecciosas como hepatites, toxoplasmose, infecção pelo HIV, sífilis terciária (USG com malformação fetal) e outras infecções sexualmente transmissíveis como o condiloma;
    - hanseníase;
    - tuberculose;
    - anemia grave (hemoglobina < 8);
    - isoimunização Rh; e
    - qualquer patologia clínica que necessite de acompanhamento especializado.
  - História reprodutiva anterior:[1,4,13]
    - morte intrauterina ou perinatal em gestação anterior, principalmente se for de causa desconhecida;

PARTE 2 — Atuação do Enfermeiro nas necessidades em saúde da população na Atenção Primária à Saúde

- abortamento habitual (duas ou mais perdas precoces consecutivas);
- esterilidade/infertilidade;
- história prévia de doença hipertensiva da gestação, com mau resultado obstétrico e/ou perinatal (interrupção prematura da gestação, morte fetal intrauterina, síndrome HELLP, eclâmpsia, internação da mãe em UTI).

- Na gravidez atual:[1,4,13]
  - restrição do crescimento intrauterino;
  - polidrâmnio ou oligoidrâmnio;
  - gemelaridade;
  - malformações fetais ou arritmia fetal;
  - evidência laboratorial de proteinúria;
  - diabetes *mellitus* gestacional;
  - desnutrição materna severa;
  - obesidade mórbida ou baixo peso (nestes casos, deve-se encaminhar a gestante para avaliação nutricional);
  - NIC III;
  - alta suspeita clínica de câncer de mama ou mamografia com Bi-RADS III ou mais;
  - distúrbios hipertensivos da gestação (hipertensão crônica preexistente, hipertensão gestacional ou transitória);
  - infecção urinária de repetição ou dois ou mais episódios de pielonefrite (toda gestante com pielonefrite deve ser inicialmente encaminhada ao hospital de referência para avaliação);
  - anemia grave ou não responsiva a 30-60 dias de tratamento com sulfato ferroso;
  - portadoras de doenças infecciosas como hepatites, toxoplasmose, infecção pelo HIV, sífilis terciária (USG com malformação fetal) e outras IST (infecções sexualmente transmissíveis, como o condiloma), quando não há suporte na unidade básica;
  - infecções como a rubéola e a citomegalovirose adquiridas na gestação atual; e
  - adolescentes com fatores de risco psicossocial.

À Urgência/Emergência Obstétrica

- Síndromes hemorrágicas (incluindo descolamento prematuro de placenta, placenta prévia), independentemente da dilatação cervical e da idade gestacional. Atenção: nunca realizar toque antes do exame especular, caso o contexto exija avaliação médica.[1,4,13]
- Suspeita de pré-eclâmpsia: pressão arterial > 140/90 mmHg (medida após um mínimo de 5 minutos de repouso, na posição sentada) e associada à proteinúria. Nesta situação pode-se usar o teste rápido de proteinúria. Edema não é mais considerado critério diagnóstico.[1,4,13]
- Sinais premonitórios de eclâmpsia em gestantes hipertensas: escotomas cintilantes, cefaleia típica occipital, epigastralgia ou dor intensa no hipocôndrio direito.[1,4,13]
- Eclâmpsia (crises convulsivas em gestantes com pré-eclâmpsia).[1,4,13]
- Suspeita/diagnóstico de pielonefrite, infecção ovular/corioamnionite ou outra infecção que necessite de internação hospitalar.[1,4,13]

Suspeita de trombose venosa profunda em gestantes (dor no membro inferior, sinais flogísticos, edema localizado e/ou varicosidade aparente).[1,4,13]

Situações que necessitem de avaliação hospitalar: cefaleia intensa e súbita, sinais neurológicos, crise aguda de asma, etc.[1,4,13]

Crise hipertensiva (PA > 160/110 mmHg).[1,4,13]

Amniorrexe prematura: perda de líquido vaginal (consistência líquida, em pequena ou grande quantidade, mas de forma persistente), podendo ser observada mediante exame especular com manobra de Valsalva e elevação da apresentação fetal.[1,4,13]

Trabalho de parto prematuro (contrações e modificação de colo uterino em gestantes com menos de 37 semanas).[1,4,13]

IG a partir de 41 semanas confirmadas.[1,4,13]

Hipertermia ($t_{ax} \geq 37,8^\circ C$), na ausência de sinais ou sintomas clínicos de IVAS.[1,4,13]

Suspeita/diagnóstico de abdome agudo em gestantes.[1,4,13]

Investigação de prurido gestacional/icterícia.[1,4,13]

Vômitos incoercíveis não responsivos ao tratamento, com comprometimento sistêmico com menos de 20 semanas.[1,4,13]

Vômitos inexplicáveis no 3º trimestre.[1,4,13]

Restrição de crescimento intrauterino.[1,4,13]

Oligoidrâmnio.[1,4,13]

Óbito fetal.[1,4,13]

Nas situações em que houver suspeita de abortamento em curso, cujos sinais de alerta são atraso menstrual, sangramento vaginal, presença de cólicas no hipogástrio, a gestante deverá ser encaminhada para avaliação médica. No abortamento inevitável e no aborto retido, será encaminhada para o hospital de referência obstétrica. No abortamento infectado será iniciada fluidoterapia para a estabilização hemodinâmica e encaminhada para o hospital de referência obstétrica.[13]

A gravidez encontra-se entre as situações mais frequentemente manejadas em APS e, na maioria das vezes, apresenta-se como gestação de baixo risco.

A realização do acompanhamento pré-natal na APS está inserida no âmbito da Rede Cegonha e sua oferta contribui na qualificação do cuidado e na diminuição da morbimortalidade associada ao período gestacional e de puerpério.

A APS deve ser a porta de entrada preferencial das gestantes no SUS e seu acompanhamento deve ser uma prioridade no planejamento das ações das equipes de saúde, que devem estar capacitadas para acolher as necessidades destas mulheres.

- O acompanhamento da gestante deve ser iniciado o mais precocemente possível e a cada atendimento será necessário avaliar riscos e vulnerabilidades relacionados às condições biológicas, socioeconômicas e culturais, incluindo o risco de abortamento inseguro em casos de gestação não desejada.

- Os protocolos assistenciais mais frequentemente utilizados pelos enfermeiros são aqueles elaborados pelo Ministério da Saúde, mas Secretarias Estaduais e Municipais de Saúde, bem como serviços e instituições, podem produzir protocolos próprios para serem utilizados pelos seus profissionais.

- Recomenda-se que a atenção pré-natal de baixo risco seja realizada por médico e enfermeiro, de forma compartilhada e integrada no que se refere ao conjunto de consultas de acompanhamento na unidade de saúde ou visitas programadas para a gestante.

- A consulta de enfermagem de pré-natal intercalada com a consulta médica visa atuar nos aspectos clínicos e educativos do processo de cuidado à gravidez, sendo recomendada para todas as mulheres em pré-natal de baixo risco.

- A atenção às gestantes será complementada pelos demais profissionais de saúde da equipe, objetivando o acompanhamento da gestação e a obtenção de uma adequada preparação para o parto e para os cuidados com o bebê.

- O enfermeiro, ao aplicar o Processo de Enfermagem à Consulta de Enfermagem no pré-natal de baixo risco, irá realizar a coleta do histórico e o exame físico/ obstétrico, fará a interpretação destas informações verificando se existem alterações que necessitam encaminhamento e quais são as necessidades em saúde, estabelecendo os Diagnósticos de Enfermagem e as intervenções necessárias, reavaliando resultados e metas a cada consulta.

- O enfermeiro deve oferecer orientações educativas individuais ou coletivas (que podem ter a participação também do pai/parceiro e da família da gestante) acerca de temas que sejam relevantes para a gestante e sua família.

Referências

1. Prefeitura Municipal de Jóia. Secretária Municipal de Saúde. Protocolo de atenção ao pré-natal de baixo risco do município de Jóia. Secretaria Municipal de Saúde, Atenção Básica do Município de Jóia; organização Andreia S. F. Serrafini et al.; revisão Sandra Rejane Soares Ferreira , 2014. 62p.

2. Brasil. Ministério da Saúde. Portaria nº 1.459, de 24 de junho de 2011. Institui no âmbito do Sistema Único de Saúde - SUS- a Rede Cegonha. Brasília: Ministério da Saúde; 2011.

3. Brasil. Ministério da Saúde. Portaria nº 2.351, de 05 de outubro de 2011. Altera a Portaria nº 1.459/GM/MS, de 24 de junho de 2011, que institui, no âmbito do Sistema Único de Saúde (SUS), a Rede Cegonha. Brasília 2011.

4. Brasil. Ministério da Saúde. Secretaria de Atenção à Saúde. Departamento de Atenção Básica. Atenção ao pré-natal de baixo risco. CAB 32. Brasília: Editora do Ministério da Saúde; 2013. 318 p. http://189.28.128.100/dab/docs/portaldab/publicacoes/caderno_32.pdf Acessado em: 12 jun. 2016.

5. Brasil. Ministério da Saúde. Grupo Hospitalar Conceição. Gerência de Saúde Comunitária. Atenção à saúde da gestante em APS/organização de Maria Lucia Medeiros Lenz, Rui Flores. – Porto Alegre: Hospital Nossa Senhora da Conceição; 2011. 240 p. Disponível em: http://www2.ghc.com.br/GepNet/publicacoes/atencaosaudedagestante.pdf Acesso em: 5 de maio de 2016.

Capítulo 18

Saúde da Gestante e da Puérpera

6. Brasil. Ministério da Saúde. Secretaria de Atenção à Saúde. Departamento de Ações Programáticas Estratégicas. Teste rápido de gravidez na Atenção Básica: guia técnico. Brasília: Ministério da Saúde; 2014.16 p.

7. Brasil. Ministério da Saúde. Secretaria de Atenção à Saúde. Departamento de Ações Programáticas Estratégicas. Coordenação Geral de Saúde das Mulheres. Nota Técnica: teste rápido de gravidez na atenção básica. 13 de dezembro de 2013. Disponível em: http://189.28.128.100/dab/docs/portaldab/documentos/nt_teste_rapido_gravidez_ab.pdf Acessado em: 10 mai. 2016.

8. Brasil. Ministério da Saúde. Manual de treinamento para teste rápido hepatites B (HBsAg) e C (anti-HCV), Brasília: Ministério da Saúde; 2011.

9. Brasil. Ministério da Saúde. Material instrucional para Capacitação para profissionais multiplicadores para teste rápido HIV na plataforma DPP (Dual Parth Platform) HIV e Sífilis e para teste rápido para hepatite B e C. Brasília: Ministério da Saúde; 2012.

10. Brasil. Ministério da Saúde. Orientações para a Implantação dos Testes Rápidos de HIV e Sífilis na Atenção Básica: Rede Cegonha. Brasília: Ministério da Saúde; 2012.

11. Brasil. Ministério da Saúde. Secretaria de Vigilância em Saúde. Procedimentos para o teste rápido HIV e Sífilis. 2012.

12. Brasil. Ministério da Saúde. Portaria nº 77, de 12 de janeiro de 2012. Dispõe sobre a realização de testes rápidos, na atenção básica, para a detecção de HIV e sífilis, assim como testes rápidos para outros agravos, no âmbito da atenção pré-natal para gestantes e suas parcerias sexuais. Brasília: Ministério da Saúde, 2012d. Disponível em: Acessado em: 10 jun. 2014.

13. Brasil. Ministério da Saúde. Protocolos da Atenção Básica: Saúde das Mulheres/Ministério da Saúde, Instituto Sírio--Libanês de Ensino e Pesquisa. Brasília: Ministério da Saúde; 2016. 230 p. Disponível em: http://189.28.128.100/dab/docs/portaldab/publicacoes/protocolo_saude_mulher.pdf acessado em: 15 jun. 2016.

14. Brasil. Ministério da Saúde. Secretaria de Atenção à Saúde. Departamento de Ações Programáticas Estratégicas. Área Técnica de Saúde da Mulher. Pré-natal e Puerpério: atenção qualificada e humanizada- manual ténico. Brasília: Ministério da Saúde, 2005. 158p. Disponível em: http://bvsms.saude.gov.br/bvs/publicacoes/pre-natal_puerperio_atencao_humanizada.pdf Acessado em: 6 mai. 2016.

15. Brasil. Ministério da Saúde. Secretaria de Atenção à Saúde. Departamento de Atenção Básica. Programa Nacional de Suplementação de Ferro: manual de condutas gerais. Brasília: Ministério da Saúde; 2013. 24 p. Disponível em: http://bvsms.saude.gov.br/bvs/publicacoes/manual_suplementacao_ferro_condutas_gerais.pdf Acessoem: 6 de maio de 2016.

19

Saúde do Homem

Ana Carolina Custódio
Vilma Regina Gonçalves Freitas Dias

O que há neste capítulo?

Neste capítulo apresenta-se as possibilidades de atuação dos enfermeiros na Saúde do Homem, no contexto da Atenção Primária à Saúde (APS). O objetivo é refletir sobre a oferta de serviços voltados para a população masculina nas Unidades de Saúde (US) e, também, fornecer informações que auxiliam na condução do processo de enfermagem, especialmente no que se refere à oferta da consulta de enfermagem e ao estímulo à realização dos exames de prevenção, às atividades de promoção da saúde e ao incentivo para que os homens cuidem melhor de sua saúde.

Introdução

Para entender os aspectos que envolvem a saúde do homem, iniciamos este capítulo com a seguinte reflexão:

Como o enfermeiro pode desenvolver ações efetivas de cuidado voltadas ao masculino?

Assim, convidamos os leitores para que se lembrem de alguns homens que conhecem. Quando abordados quanto às questões relacionadas à saúde, comumente nossos pais, esposos, amigos, filhos e colegas de trabalho, respondem: não tenho tempo disponível para ir ao médico/serviço de saúde, preciso trabalhar, quem procura problemas de saúde acaba encontrando, homem não fica doente, não estou sentindo nada, entre outras colocações. Essas respostas evidenciam um dos obstáculos que os enfermeiros precisam transpor para estimularem as práticas de autocuidado e também auxiliarem para que as políticas públicas voltadas a esses sujeitos sejam atrativas, resolutivas e organizadas em processos ágeis, já que o perfil masculino não tolera muitas idas e vindas para o cuidado de sua saúde. Sendo assim, a fim de entendermos os obstáculos, analisemos a história da nossa sociedade.

PARTE 2 — Atuação do Enfermeiro nas necessidades em saúde da população na Atenção Primária à Saúde

Na Antiguidade[a], o médico e filósofo Cláudio Galeno[b] criou o modelo de identidade estrutural dos órgãos humanos. Para ele, homens e mulheres advinham do mesmo sexo, sendo o calor vital o principal fator que os diferenciava. Nesse modelo científico, a mulher era tida como o sexo imperfeito e invertido. A vagina era vista como o pênis em sua contraposição, o útero, o saco escrotal invertido e os ovários, os testículos internalizados. A anatomia feminina era, então, justificada pelo fato de a mulher possuir menos calor vital que os homens, sendo esse o motivo de os órgãos dela não serem exteriorizados. Com base nisso, o homem, por ser possuidor do calor, era visto como o dominante. Já as mulheres, por serem frias e úmidas, ficavam abaixo deles.[3] A partir dessa concepção era definida a hierarquização dos sexos.

No século XIX, a literatura biomédica descrevia o homem como sendo a regra, a ordem do mundo, e colocava as mulheres como o desvio do padrão, um ser instável. Ainda nesse período entendia-se que à mulher cabia apenas a função sexual e reprodutiva.[4] Desse modo, os conceitos produzidos nessa época foram ao encontro daqueles já estabelecidos anteriormente. Permaneceu a discriminação entre gêneros e a ideia da dominação masculina. As mulheres continuaram vistas como seres inferiores intelectual, psicológica e fisicamente.

Nesse contexto surge o patriarcado, que pode ser entendido como a organização sexual hierárquica da nossa sociedade, fundamental para o domínio político e religioso presente até os dias de hoje. Nele, evidencia-se uma relação vertical entre os sexos, em que permeia o modelo masculino de dominação, tanto no âmbito familiar como no social e político.[5]

O patriarcado é a base das sociedades contemporâneas e tem como aspecto principal a soberania imposta do homem. Nesse modelo de sociedade, a autoridade masculina está presente em todas as organizações sociais, desde a produção e o consumo até a política, a cultura e nas leis.[6]

Foi da década de 70, época em que surgiram os movimentos feministas, que nasceu também o conceito de gênero. Esse, por sua vez, compreende a definição do masculino e feminino como a associação entre os aspectos culturais, sociais e biológicos.[3] Então, entende-se o ser homem como o somatório entre o ambiente em que o sujeito está inserido, suas vivências e percepções frente a esse universo.

A concepção social da masculinidade é também entendida por alguns estudiosos como sendo essencialmente homossocial[c]. Esse princípio refere-se ao fato de que constantemente os homens vivenciam um processo de aprovação para si e para os outros homens quanto às suas possibilidades de poder e controle. Há ainda a definição da masculinidade como sendo algo simbólico, que objetiva construir a identidade do homem, conformando atitudes, comportamentos e emoções a serem adotados.[7] Nesse conceito, a construção da masculinidade pode sofrer influências da cultura, do meio e da época em que os homens estão inseridos.

Apesar de o masculino ser há muito tempo entendido, inadequadamente, como o sexo superior, não se deve cair no senso comum e pensar que tais aspectos interferem, negativamente, somente no "ser" feminino. O patriarcado e as concepções de gênero atingem ambos os sexos. A discussão mais aprofundada sobre a questão de gênero, suas implicações na sociedade e no cuidado em saúde já foi apresentada no Capítulo 8, relativo à Atenção Domiciliar.

---

[a] Antiguidade: de 4.000 a.C. a 476 d.C. Período que se inicia com o aparecimento da escrita cuneiforme e vai até a tomada do Império Romano pelos bárbaros.[1]
[b] Cláudio Galeno: médico e filósofo romano, estudioso da anatomia, fisiologia, patologia, sintomatologia e tratamentos.[2]
[c] Homossocial: refere-se a relacionamentos entre pessoas do mesmo sexo que não são de caráter sexual ou romântico. Cita-se como exemplo as relações de amizade.[9]

Se compreendermos o conceito do masculino como uma construção social emergida em valores, simbolismos, crenças e outros aspectos biopsicossociais, perceberemos que o homem também sofre consequências devido às características da masculinidade, pois não é aceitável aquilo que está fora do ser homem ou muito próximo das características ditas femininas. Assim, a cultura atual ainda reforça os estereótipos de gênero, em que o homem é tido com o provedor, o ser mais forte, saudável e vigoroso.[8]

Ao ter como base essas crenças e valores, os homens acabam por cuidar menos da própria saúde. Além disso, devido ao fato de a doença representar para muitos homens um sinal de fraqueza, quando esses buscam pelos serviços de saúde já se encontram em estágios mais avançados da doença. Soma-se, ainda, o fato de que os homens se expõem com maior frequência às situações de risco em relação às mulheres, como por exemplo, deixam de buscar por acompanhamento médico, pouco cuidado consigo e maior exposição à violência e acidentes de trabalho ou no trânsito, além de apresentarem menor engajamento em ações preventivas de saúde.

Ressalta-se também que, por muito tempo, as políticas públicas foram voltadas especialmente, para mulheres, idosos, adolescentes e crianças,[10] o que acabou por criar a cultura de que as US e outros serviços de saúde não contemplam a população masculina em suas ações e, portanto, não promovem a busca ativa desse público. Esses fatos corroboram com os dados referentes à mortalidade masculina, os quais demonstram que a mortalidade dos homens é maior e mais precoce que na população feminina.[11]

Perfil e Morbimortalidade da População Masculina

Para entender o perfil de morbimortalidade da população masculina, deve-se observar, além dos aspectos culturais dessa população, a própria transição epidemiológica. Essa, por sua vez, é explicada pela crescente globalização que ocorreu principalmente nas últimas décadas e que motivou de maneira significativa a integração econômica, social e cultural das diversas sociedades. Tal processo alterou o estilo de vida dos indivíduos e produziu novas condições de trabalho, consumo e nutrição.[12]

Concomitante a isso houve o desenvolvimento tecnológico e científico da área da saúde, provocando a transição demográfica e epidemiológica. Essa transformação fica caracterizada por aumento da expectativa de vida, redução das taxas de mortalidade por doenças agudas e infectocontagiosas, redução da natalidade e aumento das doenças crônicas não transmissíveis (DCNT), com destaque para as doenças cardiovasculares e o câncer.[13]

Assim, as DCNT tornaram-se objeto de preocupação mundial. Segundo estimativas da Organização Mundial da Saúde (OMS), elas são responsáveis por 63% das mortes no mundo. No Brasil, essa situação não é diferente, já que elas são a causa de 74% das mortes.[14]

Quando se fala de fatores de risco modificáveis, a população masculina é responsável por boa parte da preocupação pois, conforme dados do Ministério da Saúde (MS), a obesidade e o sobrepeso, consumo de carne com excesso de gordura, consumo regular de refrigerantes e álcool, sedentarismo e tabagismo são mais prevalentes nessa população.[15] Os Capítulos 10, 11, 21, 22, 23 e 24 abordam o manejo das condições crônicas de saúde, em especial as DCNT, bem como a atenção da enfermagem frente às mesmas.

A despeito dos gastos com a saúde do homem, dados do MS apontam que os custos com internações são maiores na população masculina, "atingindo a diferença anual de R$ 65,7 milhões (computando-se os gastos com os partos) ou R$ 177,6 milhões, se estes forem excluídos".[16]

PARTE 2 — Atuação do Enfermeiro nas necessidades em saúde da população na Atenção Primária à Saúde

Quanto aos aspectos relacionados à mortalidade, no Brasil a taxa de mortalidade geral da população na faixa etária de 20 a 59 anos é igual a 3,5. No entanto, esse valor é 2,3 vezes maior entre os homens do que entre as mulheres, podendo chegar a quatro vezes mais nas faixas etárias mais jovens.[11]

As causas de morte dessa população dividem-se entre os seguintes grupos: a) causas externas: grupo que ocupa o primeiro lugar, sendo responsável por 35% (há uma variação de 29% no Sudeste a 46% no Norte); b) doenças do aparelho circulatório, com uma proporção de 18% e neoplasias, com 12%.[11]

Muitos dos problemas de saúde responsáveis pelo atual perfil de morbimortalidade masculina podem ser evitados ou minimizados quando são praticadas as medidas preventivas de saúde. Além disso, entende-se que o "ser" homem é mais que uma definição biológica, já que esta se refere apenas às características anatômicas, fisiológicas e genéticas dos seres humanos.

Assim, a elaboração e implantação de uma política pública voltada para os homens deve abordar o masculino dentro das suas características particulares e necessidades distintas. É preciso ir além, entender, também, a concepção de gênero, como esses sujeitos se sentem representados na sociedade e como percebem o cuidado de sua saúde. Quando esses aspectos são considerados, o homem passa a ser percebido dentro da sua totalidade.

Para atender a essa necessidade, em 2009 o MS lançou a Política Nacional de Atenção Integral à Saúde do Homem.

Atenção Integral à Saúde do Homem

Instituída pela Portaria nº 1.944/GM do Ministério da Saúde, em 27 de agosto de 2009, a Política Nacional de Atenção Integral à Saúde do Homem (PNAISH) objetiva fomentar ações de saúde que compreendam o homem nos meios sociais, políticos e econômicos em todo o território nacional.[17]

A PNAISH ressalta ainda o quão importante é a mudança da consciência masculina em relação ao cuidado de si mesmo. Com isso, espera-se favorecer a redução dos índices de morbimortalidade masculina por causas preveníveis e evitáveis, bem como aumentar a expectativa de vida dessa população.[10] O documento também tem o papel de instrumentalizar os profissionais de saúde, inclusive enfermeiros, para o desenvolvimento de ações de incentivo ao autocuidado e ressaltar que a saúde é um direito legalmente garantido para os brasileiros.

Sendo assim, a PNAISH opera em cinco eixo temáticos: a) Acesso e Acolhimento; b) Saúde Sexual e Reprodutiva; c) Paternidade e Cuidado; d) Doenças Prevalentes na População Masculina e e) Prevenção de Violências e Acidentes.[10]

- Acesso e Acolhimento para a População Masculina

O Capítulo 13 discorre sobre os aspectos relacionados ao acolhimento da população na APS. Por esse motivo, aqui trataremos somente as demais questões relacionadas à Saúde do Homem.

Como vimos, a concepção atual do masculino e a forma com que esse grupo é visto na sociedade pode afetar, de maneira negativa, a percepção do homem quanto às questões de cuidado com a própria saúde. Os homens buscam menos pelos serviços de saúde em relação às mulheres e, normalmente, quando o fazem, já estão doentes, sendo as ações preventivas ainda incipientes para esta população.[18] Essas atitudes, além de aumentarem os riscos para a saúde, também

Capítulo 19   Saúde do Homem

elevam os custos assistenciais, uma vez que, muitas vezes, a porta de entrada dessa população se dá pelas unidades de média e alta complexidade.[10]

Alguns estudos[10,19,20] apontam que as características dos serviços de saúde da APS são percebidas como obstáculos pelos homens. Eles referem desde aspectos relacionados à estruturação do serviço, formas de acesso e até mesmo ao próprio atendimento.

Os homens, por exemplo, percebem como um entrave o horário de funcionamento das US dado que, na maioria das vezes, ele coincide com o de trabalho. Na percepção masculina isso pode ser justificado em razão de que eles são os provedores da família e não podem se ausentar do trabalho. Esse fato também é presente na população feminina, entretanto, as mulheres conseguem, mesmo com dificuldades, buscar o seu cuidado.[20]

> Vê-se aqui o impacto social no cuidado à saúde relacionado às questões culturais e de gênero e que precisa ser objeto de trabalho das equipes da APS, além da importância de se incorporar em todo o processo educacional do País.

Ainda quanto à estruturação dos serviços, os homens citam percebê-la como algo moroso e pouco resolutivo. A exemplo, cita-se o processo de agendamento de uma consulta que, por vezes, implica no enfrentamento de uma grande fila de espera e que, nem sempre, os homens têm seus problemas resolvidos em uma única consulta.[20]

Há também o fato de que algumas salas de atendimento são infantilizadas ou possuem características femininas, isso é citado por eles como um obstáculo para que se sintam acolhidos e representados nesses ambientes.[20] O próprio atendimento é, muitas vezes, percebido como uma barreira para os homens, já que a maioria dos profissionais que atuam na APS é do sexo feminino. Nesse quesito eles não se sentem à vontade para a realização de exames que exijam despir-se ou tratar de assuntos referentes à sexualidade, por exemplo.[20]

Por conseguinte, uma das principais dificuldades encontradas pelos profissionais que atuam na APS é, justamente, como acolher e facilitar o acesso dessa população a esses serviços. Além disso, muitas vezes os profissionais não estão preparados para lidar com essas especificidades. É importante que as questões de gênero sejam constante objeto de reflexão e de debates entre os profissionais da equipe da APS, na perspectiva de homens e mulheres terem igualdade de acesso, de entendimento sobre a importância do seu autocuidado e de responsabilidade sobre o mesmo.

Desse modo, percebe-se o enfermeiro como um agente importante na construção da ideia do homem ver-se responsável pelo cuidado de si e que, a ele, também é permitido o autocuidado. No entanto, é preciso conhecer e desenvolver estratégias que respeitem as singularidades dessa população, pois isso facilita o vínculo e estimula a aproximação desse grupo aos serviços de saúde da APS.

Assim, seguem alguns pontos considerados estratégicos que podem auxiliar na aproximação do homem aos serviços de saúde da APS:[21]

- o enfermeiro deve estimular a equipe para que haja ruptura da cultura da masculinidade hegemônica, por meio de ações educativas e extinção de discursos estereotipados;
- as ações de educação em saúde devem ser um espaço contínuo para a discussão da relação de gênero, violência e autocuidado masculino;

399

- nas ações de saúde desenvolvidas pela US, o enfermeiro pode aproveitar a oportunidade para demonstrar ao homem a sua vulnerabilidade e incentivá-lo à prática do autocuidado;
- a equipe pode criar espaços na US com características estéticas que se adequem ao universo masculino;
- a equipe que atua na APS deve ser capacitada de maneira contínua, técnica e cientificamente para a atuação no campo de atenção à Saúde do Homem e deve manter estratégias ativas de busca dos mesmos;
- as ações de educação em saúde voltadas ao público masculino devem também acontecer nas escolas, pois lá são atingidas as crianças e os adolescentes;
- estimular a participação do homem no planejamento familiar, na decisão sobre ter ou não filhos, bem como para que o mesmo esteja presente durante o parto e puerpério;
- os homens podem ser estimulados a participar de forma mais efetiva nos cuidados aos filhos, dos cuidados em saúde e na educação deles;
- os gestores podem, estrategicamente, propor horários de funcionamento da US que facilitem o acesso da população masculina; e
- a equipe de saúde que atua na US pode elaborar ações exclusivas voltadas para o público masculino.

A Figura 19.1 traz o exemplo de um fluxograma de acolhimento com o objetivo de auxiliar os enfermeiros nas estratégias de acesso e acolhimento dessa população.

▪ Saúde Sexual e Reprodutiva do Homem

O Capítulo 17 discorre sobre a saúde sexual e reprodutiva dos homens e das mulheres. Sendo assim, nesse item descreveremos alguns aspectos pertinentes à Saúde do Homem.

A sexualidade é umas das características mais importantes para a formação do indivíduo, por ser um fenômeno amplo e que está presente em todas as fases da vida.[22] Intrínseca aos seres humanos, a saúde sexual e reprodutiva do homem vai além do ato sexual em si, ela tem como base aspectos fisiológicos, históricos, culturais, religiosos, políticos e familiares, e esses podem ser expressos de diversas maneiras pelos indivíduos.

Para alguns estudiosos, a sexualidade é formada a partir das relações com o próprio corpo e com o do outro, com experiências vividas, sejam elas agradáveis ou não, por meio também dos sonhos, medos e esperanças, além das percepções do imaginário de cada um. O produto dessa construção é que oportuniza o amar, ter prazer e a reprodução humana.[23]

A sexualidade pode ser também entendida como parte do comportamento de todos os seres humanos. Ela não é independente, está ligada ao comportamento dos homens, aos atos, relacionamentos e significados. A sexualidade não se explica pela própria sexualidade, nem pela biologia. "A sociologia da sexualidade é um trabalho infinito de contextualização social e cultural que visa estabelecer relações múltiplas e, por vezes, desconhecidas, dos fenômenos sexuais com outros processos sociais, o que se pode chamar de construção social da sexualidade."[24]

Ainda hoje, vemos homens que constroem sua identidade sexual com base no padrão tradicional, de iniciativa, agressividade, sexualidade incontrolada e poder. No entanto, há também a manifestação de novos modelos de masculinidade em que se admite aliar sexo com as relações afetivas, bem como ter uma relação de equidade com a parceira.[25]

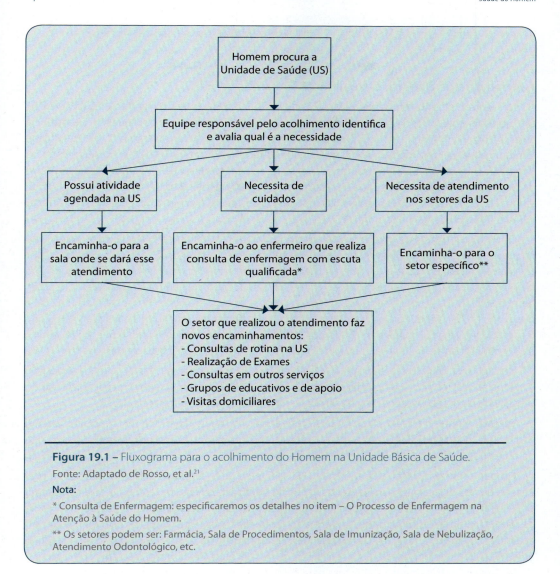

Figura 19.1 – Fluxograma para o acolhimento do Homem na Unidade Básica de Saúde.
Fonte: Adaptado de Rosso, et al.[21]

Nota:

* Consulta de Enfermagem: especificaremos os detalhes no item – O Processo de Enfermagem na Atenção à Saúde do Homem.

** Os setores podem ser: Farmácia, Sala de Procedimentos, Sala de Imunização, Sala de Nebulização, Atendimento Odontológico, etc.

Nesse contexto surgem as discussões sobre a "crise da masculinidade". Essa, por sua vez, pode ser entendida como a tentativa de alguns homens de se desviarem dos padrões para eles estabelecidos pela sociedade patriarcal. Sendo assim, mesmo com as novas construções do masculino, o homem machista que existe atualmente ainda estará presente, mas ele terá que conviver com diversas formas de "ser" homem que estão surgindo.[25]

O importante dessa crise é que ela nos permite viver um momento-chave para que a construção da sexualidade masculina seja embasada a partir de novas referências. Quando se trata de Atenção Integral à Saúde do Homem, a abordagem desse tema é essencial e deve ser direcionada aos homens em todas as fases da vida. Com isso, segue o detalhamento de pontos considerados

PARTE 2 — Atuação do Enfermeiro nas necessidades em saúde da população na Atenção Primária à Saúde

estratégicos para a atuação do enfermeiro em ações referentes à Saúde Sexual e Reprodutiva do Homem.

- ## Prevenção de Doenças Sexualmente Transmissíveis (DST)

Nesse item, apontaremos alguns aspectos relacionados à Saúde do Homem e às DST. As DST são um problema de saúde pública que preocupa o mundo. Esse fato se dá porque, em decorrência delas, há um incremento nos riscos para outros problemas, como: a transmissão vertical, esterilidade feminina e masculina, infecção por vírus da imunodeficiência humana (HVI), neoplasias e doenças congênitas ligadas às DST e aumento nas taxas de mortalidade materna e infantil. A estimativa da OMS para o Brasil é que, a cada ano, surjam 1.967.200 novos casos de clamídia; 1.541.800 de gonorreia; 937.000 novos casos de sífilis; 685.400 casos de infecção pelo papilomavírus humano (HPV) e 640.900 de herpes genital.[26]

Quanto à síndrome da imunodeficiência adquirida (Aids), a doença é, ainda, mais recorrente na população masculina. No entanto, essa diferença vem diminuindo a cada ano. Em 2015, por exemplo, houve 2,35 casos em homens notificados no Sistema Nacional de Agravos de Notificação (SINAN) para cada 1 em mulher.[27] Entre os homens, a principal forma de transmissão é por relações heterossexuais, correspondendo a 43,5% dos casos, seguida de relações homossexuais (24,5%) e bissexuais (7,7%), sendo que o restante se distribui por transmissão sanguínea e vertical. Ainda que o acesso à informação tenha se elevado nos últimos anos, especialmente para o público jovem, os dados mostram que há uma tendência de crescimento no número de casos de pessoas com HIV.[26]

Nesse ponto, observa-se, mais uma vez, a contribuição do modelo patriarcal, já que a exposição a alguns fatores de risco como, por exemplo, multiplicidade de parceiras(os), negação ao uso do preservativo e início precoce da vida sexual, é justificada e aceita por essa cultura.

Soma-se também o fato de que muitos profissionais de saúde não são preparados para falarem sobre sexualidade e DST e acabam por perder as oportunidades, como por exemplo, a consulta de enfermagem, para tratarem desse assunto.

No que tange à atuação do enfermeiro da APS, esse deve ter como seu principal foco a prevenção dessas doenças e, para tanto, as ações de educação em saúde se configuram como uma boa estratégia. No entanto, é importante que na construção dessa prática o profissional deixe de lado seus próprios julgamentos quanto ao tema. Isso auxilia para que os homens se sintam acolhidos e seguros e facilita a condução dos atendimentos. Uma vez que o vínculo é formado, o enfermeiro tem melhor acesso para sensibilizar o homem para a realização de exames preventivos, a adesão dele ao tratamento e abertura para coletar informações até então mantidas em segredo.

Seguem algumas orientações gerais que facilitam a atuação do profissional em ações voltadas à prevenção de DST e uso de preservativos:[21]

- treinar e munir a equipe com informações atualizadas referentes às questões de gênero e DST (educação permanente);
- oferecer preservativos e orientar quanto ao uso correto em todas as relações;
- desenvolver ações de educação em saúde sexual e reprodutiva, seja individual ou em grupo, para crianças, jovens, adultos e idosos;
- oferecer as vacinas disponíveis para cada faixa etária e explicar a importância delas;
- realizar a notificação compulsória sempre que necessário;

- realizar aconselhamento e oferecer, sempre que indicado, testes anti-HIV, *Venereal Disease Research Laboratory* (VDRL), hepatites B e C;
- orientar os homens quanto à importância da adesão e conclusão dos tratamentos referentes às DST;
- orientar o homem sobre a importância de comunicar seus parceiros(as), para que eles(as) também realizem o tratamento;
- esclarecer aos homens o seu papel e reponsabilidades como transmissores dessas doenças;
- ressaltar que a transmissão se agrava com a negação do uso do preservativo e/ou não adesão/conclusão do tratamento; e
- realizar busca ativa dos homens que não retornam à unidade.

> A consulta do enfermeiro na APS ao homem com DST deve objetivar, além da cura, criar um espaço para informação, educação em saúde e estímulo às práticas de sexo seguro. É importante que o homem se sinta acolhido e entenda o seu papel na adesão às ações preventivas e ao tratamento, para que sejam evitados os agravos e/ou novas transmissões.

As informações relativas à consulta de enfermagem serão detalhadas no item relacionado ao processo de enfermagem na Atenção à Saúde do Homem.

Paternidade e Cuidado

O cuidado nas sociedades patriarcais e conservadoras é tido como "coisa de mulher". No entanto, atualmente é possível perceber que algumas mudanças estão em curso. Atividades que eram percebidas como femininas já são realizadas por homens e vice-versa. Essa transição culmina em uma nova concepção social sobre o fato de que o homem também pode cuidar, seja de si ou dos outros.[28]

Novamente, as questões de genêro são a pauta da discussão. Ressalta-se aqui a importância de se debater sobre o quanto as concepções estabelecidas sobre o que é "ser" homem e "ser" mulher influenciam no processo de realizar o cuidado ou promover o desenvolvimento do autocuidado e de como este tema deve ser, cada vez mais, estudado pelas equipes de saúde para que se consiga propor ações efetivas e alcançar novos resultados no cuidado à saúde de homens e mulheres.

Nos anos 1990 foram realizadas a Conferência Internacional sobre População e Desenvolvimento, no Cairo, e a IV Conferência Mundial sobre Mulheres, em Beijing, ambas debateram a ampliação dos direitos sexuais e reprodutivos dos homens e das mulheres, para que a sexualidade desses sujeitos pudesse ser vivida de maneira saudável e que fosse oferecido a eles acesso aos serviços de saúde de qualidade. Um dos resultados dessas discussões foi a inserção dos homens como atores com responsabilidade social e individual no comportamento sexual reprodutivo, nas políticas sociais e de saúde de diversos países.[28]

Os estudos censitários brasileiros mostram que ao longo do tempo as mulheres têm assumido cada vez mais o papel de provedoras de suas famílias. Em 1972 o primeiro censo mostrou que cerca de 30% das mulheres, com idade entre 35 a 59 anos eram as provedoras. Em 2010, a mesma pesquisa apontou que aproximadamente 37,3% das mulheres mantêm esse papel. Esse cenário

PARTE 2   Atuação do Enfermeiro nas necessidades em saúde da população na Atenção Primária à Saúde

é complexo e pode ser justificado de diversas maneiras, uma delas seria a questão relacionada à conduta dos homens que, ao se separarem, deixam de contribuir economicamente para o sustento da família/filhos e na educação dos filhos, deixando a cargo da mulher não só o cuidado dos filhos, mas a responsabilidade de prover sozinha a manutenção econômica da casa.[29]

Ainda, segundo dados do IBGE, o número de famílias monoparentais femininas, é maior nas regiões mais pobres, como por exemplo na região Nordeste do País, sendo que o modelo de família de casal com filhos é mais predominante na região Sul. Entende-se por família monoparental feminina aquela constituída por mãe e filho(s). Nesse cenário, as mulheres são as responsáveis por manter a casa, oferecer eduação e a proteção aos filhos e enfrentar a desigualdade social e o preconceito.[29]

Dessa forma, é importante estimular a reflexão quanto ao papel do homem na paternidade. Ele não é apenas o provedor financeiro e ser pai não é somente uma obrigação legal, ao homem cabe, também, a participação em todas as etapas da gestação, inclusive na decisão de ter ou não filhos e quando tê-los. Além disso, o processo de cuidar e educar também deve ser compartilhado entre os pais.

O Homem, o cuidado em saúde e sua relação com o trabalho

Os homens apontam como obstáculos para buscarem os serviços de APS a necessidade de faltar ao trabalho. Eles referem não ter tempo disponível para ficar na US aguardando atendimento.

Um estudo sobre gênero e saúde aponta que a organização do processo de trabalho, a carga horária e as normatizações que impedem o homem de deixar as atividades laborais para ir ao serviço de saúde não são apenas entraves, mas também colaboram para a concepção de que o trabalho em si é a única atividade do cotidiano masculino.[30]

No entanto, os dados do Instituto Brasileiro de Geografia e Estatística (IBGE) desmontam essa argumentação, porque cada vez mais as mulheres também estão inseridas no mercado de trabalho. O número de mulheres em atividade profissional, por exemplo, foi de 47,2% (1992) para 52,4% (2007), enquanto houve um decréscimo no número de homens de 76,6% (1992) para 72,2% (2007).[31]

É permitido à mulher ausentar-se das atividades laborais para ir ao médico. E o homem, por que não teria essa permissão? Essa conduta indica, de certa forma, que o imaginário dos empregadores é permeado pelas concepções do patriarcado. Os dados apresentados também ratificam essa ideia, já que os homens buscam afastar-se das características tidas como femininas, tais como sensibilidade, práticas de cuidado, dependência e fragilidade.[30]

Outro aspecto ainda relacionado à cultura da masculinidade hegemônica e ao trabalho trata da forma como as profissões são percebidas. Existem profissões tidas como tipicamente masculinas, que são aquelas ligadas à força, ao raciocínio lógico e matemático, e outras como femininas, sendo as ligadas à paciência, sensibilidade e cuidado. Nessa construção histórica e cultural, as profissões "masculinas" acabam sendo mais insalubres e perigosas, o que acaba gerando um maior número de mortes e/ou incapacidades. Logo, segue a Tabela 19.1, que elucida melhor essa temática, tendo como referência os dados da Pesquisa Nacional de Saúde (PNS).[31]

Analisando essas informações, percebe-se que uma das principais tarefas do enfermeiro na APS é a de buscar incluir o homem nas ações preventivas de saúde e promoção do autocuidado.

TABELA 19.1	Distribuição de pessoas com 18 anos ou mais de idade estimadas na PNS que referiram ter sofrido acidente de trabalho nos últimos 12 meses, segundo sexo, 2013	
Sexo	Pns	%
Total	4.948.000	100,00
Masculino	3.493.000	70,59
Feminino	1.455.000	29,41

Fonte: Adaptado de Maia, 2013.[31]

Isso é um grande desafio, já que a ausência deles nesses serviços acontece por diferentes razões e essas são permeadas por crenças e simbolismos.

Não podemos isentar a responsabilidade dos empregadores em prover ambientes que promovam a saúde e previnam acidentes, incluem-se aqui as questões de estrutura e treinamento continuado dos trabalhadores no manuseio de máquinas e equipamentos de trabalho, bem como no uso dos Equipamentos de Proteção Individual (EPI), incluindo os indicados para os trabalhadores da saúde.

Doenças Prevalentes na População Masculina

As doenças cardiovasculares (DCV), como infarto agudo do miocárdio (IAM) e hipertensão arterial sistêmica (HAS), a neoplasia maligna de próstata, as doenças do aparelho respiratório, a diabetes *mellitus* (DM), o alcoolismo e o tabagismo configuram o grupo de doenças mais frequentes na população masculina.[11]

No Brasil, em 2014, as doenças cardiovasculares foram responsáveis por 29,4% das mortes, sendo que 60% dessas mortes acometeram a população masculina, com idade média de 56 anos.[32]

As condições crônicas não transmissíveis, como a HAS, o DM, o sobrepeso/obesidade e o tabagismo, foram abordadas nos Capítulos 21, 22, 23 e 24, respectivamente. Quanto aos cuidados para homens com HAS e DM ou em risco de desenvolvê-los, além dos aspectos abordados nos capítulos específicos, o enfermeiro deverá estar atento às implicações sofridas na vida sexual dos homens, especialmente a possíveis efeitos colaterais relacionados ao desempenho sexual causados pelas drogas utilizadas no tratamento. A sexualidade é um componente intrínseco à vida humana e deve ser considerada, inclusive no cuidado às pessoas com HAS e DM. As disfunções causadas pela condição crônica podem influenciar na forma com que o homem lida com a própria doença e seu tratamento, além de trazer impactos emocionais, sociais e psicológicos.[32]

Também são mais prevalentes na população masculina os fatores de risco relacionados ao desenvolvimento das DCNT, entre eles: a obesidade, a alta ingestão de alimentos ricos em sódio e gorduras, o tabagismo e o sedentarismo. Muitos fatores de risco podem ser modificados por meio de ações educativas, preventivas e de promoção da saúde, e o enfermeiro pode ser um elemento-chave na ampliação dessa estratégia de cuidado para essas doenças.[33]

PARTE 2   Atuação do Enfermeiro nas necessidades em saúde da população na Atenção Primária à Saúde

Considera-se também que, na fase inicial, essas doenças podem ser assintomáticas ou apresentar poucos sintomas, o que contribui para a maior mortalidade masculina, pois os homens não são adeptos às práticas regulares de acompanhamento da saúde. Lamentavelmente, quando os homens buscam os serviços de saúde, encontram-se nas fases mais avançadas das doenças.[33]

Estimular o acompanhamento preventivo de saúde deve fazer parte do escopo das ações do enfermeiro na APS. Entretanto, não menos importantes devem ser as abordagens de incentivo à adesão a práticas de vida saudáveis como alimentação balanceada, prática regular de exercícios e abandono do tabaco (Ver Capítulos 11 e 24).

A seguir, faremos uma abordagem no que diz respeito à neoplasia maligna de próstata e ao alcoolismo.

▪ Câncer de Próstata

No mundo, o número de mortes em decorrência do câncer, no ano de 2012, foi de 8,2 milhões, e o número de casos novos foi de 14,1 milhões. Com o incremento na expectativa de vida, acredita-se que estes dados aumentarão significativamente. Estima-se que em 2030 o número será de 21,4 milhões de casos incidentes e 13,2 milhões de mortes anuais.[34]

Dentre esses, os tipos de câncer mais incidentes no mundo foram pulmão (1,8 milhão), mama (1,7 milhão), intestino (1,4 milhão) e próstata (1,1 milhão). Na população masculina, os mais frequentes foram pulmão (16,7%), próstata (15,0%), intestino (10,0%), estômago (8,5%) e fígado (7,5%). Já nas mulheres foram mama (25,2%), intestino (9,2%), pulmão (8,7%), colo do útero (7,9%) e estômago (4,8%).[34]

No Brasil, a estimativa para 2016/17, é de cerca de 600 mil casos novos de câncer, desse dado exclui-se o câncer de pele não melanoma, sendo ele responsável por aproximadamente 180 mil casos novos, obtendo-se assim cerca de 420 mil casos novos de câncer. Os tipos de câncer mais predominantes são próstata (61 mil) em homens e mama (58 mil) em mulheres.[34]

Esse cenário justifica a preocupação e a elaboração de estratégias de cuidados da doença, que devem ser adotadas pelas equipes de saúde. Para tanto, é importante os profissionais conhecerem de forma efetiva as pessoas, seu genograma, assim como a doença, seus fatores de risco, práticas de rastreamento e possibilidades terapêuticas.

A próstata é uma glândula que pesa em torno de 20 g. Localiza-se na pelve do homem, abaixo da bexiga, logo acima do reto e envolve toda a porção inicial da uretra, conforme a Figura 19.2. Sua função é a de produzir o fluido seminal, o qual garante a sobrevivência e o transporte dos espermatozoides.[35]

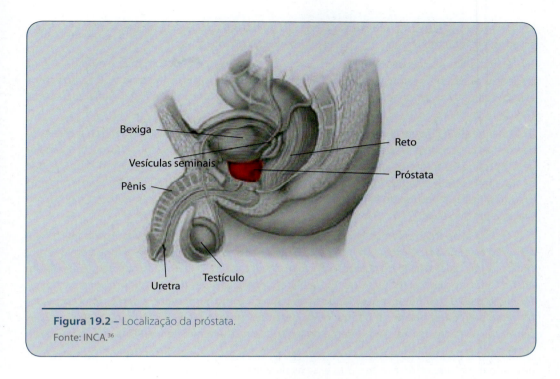

Figura 19.2 – Localização da próstata.
Fonte: INCA.[36]

No que se refere às doenças que afetam esse órgão, tem-se: hiperplasia benigna da próstata (HBP), prostatites e câncer de próstata.

A HBP é mais comum e configura-se por crescimento benigno que, devido à localização da próstata, pode comprimir a uretra. Como consequência a isso há a diminuição do calibre uretral, o que dificulta ou impede a micção. Sabe-se que a retenção urinária favorece o crescimento bacteriano e, consequentemente, as infecções e também a formação de cálculos renais. Os principais sintomas da HBP são jato urinário fraco e intermitente, esforço urinário, dificuldade ou demora em iniciar a micção, sensação de esvaziamento incompleto da bexiga, disúria, polaciúria, urgência miccional, hematúria e noctúria.[35]

Denominam-se prostatites as infecções agudas da próstata que são, na maioria das vezes, causadas por bactérias. Dentre os sintomas dessa doença estão a febre, dor perineal e dificuldade ao urinar.[35]

Já o câncer da próstata é a quarta causa de morte por neoplasias no Brasil, correspondendo a 6% do total de óbitos desse grupo nosológico, exigindo maior atenção por parte das equipes de saúde. É uma doença de causa idiopática e é o segundo tipo de câncer mais comum entre os homens, ficando atrás apenas do câncer de pele não melanoma.[37]

Dentre os fatores de risco, a idade é o de maior significância, sendo o aparecimento da doença mais comum após os 60 anos e incomum previamente aos 45 anos. No que diz respeito à história familiar da doença, quando presente em familiares de primeiro grau, o risco pode ser considerado de três a dez vezes maior em relação à população geral. Aqui, consideram-se não somente os aspectos unicamente genéticos, mas também os hábitos de vida existentes entre os membros da família. Outros fatores como vasectomia, fator de crescimento análogo à insulina

PARTE 2 — Atuação do Enfermeiro nas necessidades em saúde da população na Atenção Primária à Saúde

(*insulin like growth factor*), tabagismo e excesso de bebida alcoólica já foram citados em alguns estudos, entretanto, não há um consenso formalizado quanto a isso.[36]

Nos estádios iniciais da doença, normalmente a evolução é assintomática e quando alguns pacientes apresentam sintomas, esses são muito similares aos presentes na HBP. Já nos casos avançados podem surgir sintomas tais como dor óssea, disfunção urinária, insuficiência renal e/ou septicemia.[35]

Atualmente há diversas campanhas mundiais e nacionais para o rastreamento e a detecção precoce do câncer de próstata, pois entende-se que quanto mais precoce for o diagnóstico, melhor será o prognóstico; menos agressivo será o tratamento e os custos podem ser reduzidos, já que os tratamentos em estádios mais avançados são os de maior custo. No entanto, as informações quanto à história natural do câncer de próstata ainda são incipientes, o que torna a detecção precoce questionável.[37]

Há uma proporção significativa de necropsias que apresentam câncer da próstata histologicamente evidenciado. Desses, grande parte é microscópica, intracapsular e de tipo bem diferenciado, o que coloca a ação de detecção precoce em discussão. O fato é que, até agora, não foram encontradas evidências robustas que possibilitem predizer quais desses tumores microscópicos evoluirão para um tumor invasivo. Sendo assim, não há como afirmar que a detecção precoce dos tumores bem diferenciados e pequenos favorecerá o prognóstico. Além disso, muitos estudos científicos relacionados ao rastreamento do câncer de próstata possuem déficits metodológicos.[37]

Quanto a essa temática, deve-se considerar também os métodos diagnósticos. O exame mais utilizado é o *toque retal*, mesmo que esse avalie somente as porções posteriores e laterais da próstata, praticamente 50% dela. Estima-se que a sensibilidade[d] desse teste varia entre 55-68%, o valor preditivo positivo[e], entre 25-28% e se combinado com o teste da dosagem de PSA (esse deve ter resultados entre 1,5 ng/mL e 2,0 ng/mL), a sensibilidade pode atingir até 95%. Ademais, a relação custo-benefício do teste de dosagem de PSA ainda não está definida, bem como não há consenso quanto ao ponto de corte ideal e clinicamente significativo dos resultados. Dessa forma, há um alto número de biópsias desnecessárias e, devido aos baixos valores preditivos positivos dos testes, muitos dos resultados são falso-positivos.[37]

Sendo assim, têm-se, atualmente, as seguintes recomendações das diversas fontes de evidência científica que precisam ser analisadas:

- *U.S. Preventive Services Task Force e Canadian Task Force on Preventive Health Care* (Forças-Tarefas Americanas e Canadenses): definem que as evidências científicas para rastreamento do câncer da próstata são, até o momento, suficientes para a exclusão do procedimento.[37]

- *National Cancer Institute*: determina que há poucas evidências consistentes quanto à diminuição da mortalidade masculina em função do rastreamento precoce do câncer de próstata pelo toque retal ou por dosagem do PSA.[37]

- *International Network of Agencies for Health Technology Assessment (INAHTA)*: contraindica o rastreamento para o câncer da próstata, devido a insuficientes evidências que apontem benefícios.[38]

---

[d] Sensibilidade: é a probabilidade de resultado verdadeiramente positivo entre os doentes.[39]

[e] Valor preditivo positivo: é a probabilidade da presença da doença quando o teste é positivo.[39]

Capítulo 19

- *Health Technology Assessment* do Reino Unido: adota como prática o não rastreamento, justificando tal ação pelo fato de haver poucas evidências concisas tanto sobre os benefícios do rastreamento quanto da epidemiologia e a história natural do câncer da próstata.[38]
- *American Cancer Society*: ao contrário das demais, essa organização recomenda que o rastreamento deve ser feito por meio do *toque retal* combinado ao PSA, anualmente e em homens com idade maior ou igual a 50 anos. Aqueles do grupo de risco devem iniciar os testes a partir dos 45 anos.[37]

Estão em andamento dois importantes estudos internacionais, o *European Study of Screening for Prostate Cancer* (ERSPC) e o *Prostate, Lung, Colorectal and Ovary* (PLCO), que objetivam avaliar o impacto do rastreamento do câncer de próstata na mortalidade masculina, ambos ainda não foram concluídos.[37]

Por conseguinte, considerando que até o momento não há evidências científicas robustas quanto aos benefícios do rastreamento e da detecção precoce do câncer de próstata, o INCA também adota a recomendação de que não devem haver campanhas que estimulem o rastreamento, bem como nos casos em que o homem procura espontaneamente o serviço, este deve ser informado quanto aos riscos e benefícios dos testes.[38]

Assim, a atuação do enfermeiro deve considerar as seguintes ações:

- estimular a população masculina para o cuidado geral com sua saúde, incluindo a dieta rica em fibras, frutas e vegetais ricos em carotenoides (como o tomate e a cenoura) e leguminosas (como feijões, ervilhas e soja), já que há evidencias que esses alimentos são protetores;[37]
- orientar quanto à importância da baixa ingestão de gordura animal;
- incentivar os homens para que adotem outros hábitos saudáveis, como a prática de atividade física e controle de peso;
- o enfermeiro pode aproveitar oportunidades para orientar sobre a prevenção de doenças sexualmente transmissíveis e trabalhar sobre as drogas lícitas e ilícitas;
- realizar o Genograma[40] para identificar os riscos de doenças, bem como o padrão das relações familiares e, caso identifique conflitos ou outros agravos/problemas, trabalhar em equipe e com a participação efetiva do cliente para que o mesmo tenha uma vida melhor (sob a ótica de cada indivíduo);[37]
- estimular a participação efetiva no cuidado com a família;
- relativo ao câncer de próstata, identificar os riscos de cada cliente e seguir os protocolos com melhor evidência científica, conforme citado anteriormente. Considerar a história familiar da doença.

▪ Alcoolismo

Tanto o alcoolismo como o tabagismo são doenças crônicas descritas no CID-10,[40] mais precisamente no grupo de Transtornos Mentais e Comportamentais. Além disso, ambas as substâncias, nicotina e álcool, causam dependência química e diversos problemas físicos, psicológicos e sociais.

Quanto ao consumo de álcool, os riscos não são diferentes. O uso abusivo e a dependência de álcool acarretam risco para doenças cardíacas e cerebrovasculares, transtornos psiquiátricos, violência doméstica, neoplasias, cirrose hepática, traumas, eventos fatais, dentre outros. O uso do cigarro, como também o consumo de bebidas alcoólicas, normalmente, é iniciado durante a adolescência. Esta é uma fase em que os jovens são mais curiosos e destemidos. Além disso,

PARTE 2 · Atuação do Enfermeiro nas necessidades em saúde da população na Atenção Primária à Saúde

sentem a necessidade de fazer parte de uma "tribo". Para tanto, muitas vezes terão atitudes, como o uso das drogas, com o intuito de serem aceitos por um determinado grupo.[43]

> É crucial que o enfermeiro na APS desenvolva ações de alerta à população em geral sobre os riscos e efeitos nocivos que o consumo dessas duas drogas acarreta. A atuação nas escolas e nos espaços de formação das crianças e jovens é fundamental (Ver Capítulo 16), pois em geral o consumo se inicia durante a adolescência. Os pais e/ou responsáveis também devem ser orientados sobre esses problemas, os sinais e sintomas que indicam o uso dessas drogas, tais como, o odor do álcool ou do cigarro, mudanças no comportamento, irritabilidade, agressividade, entre outros. Ainda, como abordar, manejar e buscar auxilio para enfrentar esses problemas que podem desestruturar o funcionamento da família.

A prevalência do alcoolismo é maior na população masculina (19,5%) do que na feminina (6,9%). Para cada seis homens que fazem uso de bebidas alcoólicas, um fica dependente, já nas mulheres a proporção é 10:1. O uso excessivo de bebidas alcoólicas representa 3,2% de todas as mortes mundiais e 4% de todos os anos perdidos de vida útil, sendo que na América Latina, esse número chega a cerca de 16%.[10]

Não menos importante e indissociável aos problemas de saúde, tem-se a carga social que o uso exagerado de bebidas alcoólicas traz. Aqui tratam-se de problemas como: vandalismo; desordem pública; violência social; problemas familiares, como conflitos conjugais, divórcio e violência doméstica; abuso de menores; problemas interpessoais; problemas financeiros; problemas ocupacionais, como demissão e/ou desemprego e aposentadorias precoces.[45]

O questionário CAGE (acrônimo referente às suas quatro perguntas — *Cut down, Annoyed by criticism, Guilty e Eye-opener*) é um instrumento utilizado para avaliar o risco de abuso ou dependência de álcool. Esse instrumento pode fazer parte das ferramentas de trabalho do enfermeiro para auxiliá-lo na identificação da população dependente do álcool e, assim, desenvolver ações de prevenção e cuidados em saúde.[46]

Aplicação do CAGE

1. Alguma vez o(a) senhor(a) sentiu que deveria diminuir a quantidade de bebida alcoólica ou parar de beber?
2. As pessoas o(a) aborrecem porque criticam o seu modo de tomar bebida alcoólica?
3. O(a) senhor(a) se sente chateado(a) consigo mesmo(a) pela maneira como costuma tomar bebidas alcoólicas?
4. Costuma tomar bebidas alcoólicas pela manhã para diminuir o nervosismo ou ressaca?

No CAGE é utilizada como ponto de corte a resposta afirmativa a duas questões, as quais sugerem *screening* positivo para abuso ou dependência de álcool.[47] Esse questionário teve sua validação no Brasil em 1983, por Masur e Monteiro,[46] que encontraram uma sensibilidade de 88%

e uma especificidade de 83%. Os pacientes deveriam responder afirmativa ou negativamente às quatro perguntas.

Da mesma forma, os gastos relacionados aos problemas causados pelos alcoolismo correspondem a 7,3% do Produto Interno Bruto (PIB) anual, enquanto a indústria do álcool é responsável por movimentar apenas 3,5% do PIB, ou melhor, o Brasil gasta o dobro para tratar o alcoolismo.[48]

Prevenção de Violências e Acidentes

Segundo o MS, as causas externas são a principal causa de morte entre os jovens, sendo responsável por 64% dos óbitos. Quanto ao risco de morte por essas causas, a população masculina possui 5,1 vezes mais risco do que as mulheres.[49] Assim, a violência tornou-se um importante problema social, por afetar a sociedade como um todo e acarretar perdas sociais, emocionais, financeiras e na qualidade de vida das pessoas.

A violência pode ser entendida como um fenômeno multicausal, que tem seus determinantes embasados no meio econômico, cultural, político e nas características biopsicossociais.[10] Estas, por sua vez, podem ser, segundo o Código Internacional de Doenças (CID-10),[41] classificadas da seguinte forma: a) causas acidentais: englobam os acidentes de transporte, de trabalho, quedas, envenenamentos, afogamentos e outros tipos de acidentes; b) causas intencionais: abrangem as agressões e lesões autoprovocadas, e eventos cuja intenção é indeterminada. Os acidentes e as causas intencionais são as principais formas de violência sofridas pela população masculina.

O homem é, biologicamente, mais agressivo, e esse fato se acentua quando combinado ao uso abusivo de álcool, drogas ilícitas e acesso a armas de fogo. Por esse motivo, quando se trata do agressor, o homem é o principal autor e ao mesmo tempo a principal vítima das ações violentas.[10]

Em relação aos atos de violência cometidos contra crianças e mulheres, os homens, em especial aqueles que são próximos a elas, são os principais autores. Dados do sistema de Vigilância de Violências e Acidentes (VIVA), por exemplo, apontam que 58% da violência contra mulher, acontecem nos domicílios, sendo que desse número, 31% são reincidentes. Além disso, esses mesmos dados demostram que os agressores são, predomintemente, o marido, pai, padastro, irmão, namorado ou alguém próximo da família da vítima.[50]

As ações violentas são justificadas, na sua maioria, a partir da concepção de gênero, pois configuram-se como a expressão da dominação masculina e submissão feminina. Ademais, muitos homens veem as mulheres como objeto de desejo e de posse. Reflexo da cultura patriarcal, essa forma de perceber a mulher é um dos fatores desencadeantes das ações violentas contra a mulher e da cultura do estupro.[50]

Muitas vezes, a identificação dos casos de violência contra a mulher acontece nas Unidades de Pronto-Atendimento e em Delegacias, já que as vítimas buscam primeiro por esses serviços. O enfermeiro que atua na APS precisa estar atento para perceber os sintomas nas mulheres e crianças que procuram por atendimento na US e, então, desenvolver ações de cuidado físico, emocional e de suporte à condução do caso. Inclui-se aqui a importância de sempre realizar detalhado exame físico, pois no mesmo se pode identificar sinais de sofrimento físico e abuso sexual.

Há também os atos violentos cometidos contra o homem que, diferentemente de mulheres, crianças e idosos, em que os atos violentos acontecem de maneira silenciosa e velada, com os homens esses atos normalmente acontecem em espaços públicos, facilitando a identificação, o registro e o cuidado.[50]

PARTE 2   Atuação do Enfermeiro nas necessidades em saúde da população na Atenção Primária à Saúde

O enfermeiro deve ainda entender a violência como um indicador importante de morbimortalidade, considerando o seu conceito ampliado, que abrange os acidentes por transporte, agressões e lesões autoprovocadas voluntariamente e/ou suicídios.[10]

O Processo de Enfermagem na atenção à Saúde do Homem

O Capítulo 3 descreve de maneira detalhada as fases do Processo de Enfermagem. Aqui serão apresentados alguns pontos específicos da consulta de enfermagem direcionados à Saúde do Homem.

▪ Sítios de atuação na atenção à Saúde do Homem

No que tange à Saúde do Homem, os espaços de atuação do enfermeiro são muitos. As ações de cuidados de enfermagem voltadas para essa população podem ocorrer nas unidades de saúde, durante as visitas domiciliares, no ambiente de trabalho e na comunidade em geral e/ou sempre que houver ações coletivas ou individuais que incluam esses indivíduos.

▪ Especificidades da Consulta de Enfermagem em diferentes situações clínicas na Atenção à Saúde do Homem

Coleta de Dados

Na consulta de enfermagem à população masculina, durante a etapa de coleta de dados o enfermeiro deve se atentar para os seguintes pontos:

- ▪ *história uroandrogênica:* início da vida sexual, número de parceiros(as), se parceiros fixos ou não, uso de preservativos, libido, disfunção erétil (com ou sem uso de medicamentos), diagnóstico de infertilidade, realização de exames de dosagem de testosterona e espermograma, balanite, ginecomastia, orquiepididimite, escroto agudo, varicocele, diagnóstico de deficiência androgênica do envelhecimento masculino (DAEM) e prática de autoexame de mamas e testículos;[21]

- ▪ *história pregressa de saúde:* questionar sobre cirurgias prévias (postectomia, colocação de prótese peniana, etc.), história de DST, alergias, tabagismo, alcoolismo, internações por causas externas e/ou outros motivos, situação vacinal e adesão aos tratamentos anteriores;[21]

- ▪ *história familiar:* investigar se há antecedentes familiares, especialmente de primeiro grau, com diagnóstico de doenças como hipertensão arterial sistêmica, aterosclerose, infarto agudo do miocárdio, hiperplasia benigna da próstata, neoplasia maligna da próstata, diabetes *mellitus*, doenças renais, obesidade, etilismo e doenças autoimunes;[21]

- ▪ *perfil do homem:* o enfermeiro deve avaliar qual a percepção do homem quanto à masculinidade e sua identidade de gênero, bem como a orientação sexual, atividade laboral, situação familiar, vulnerabilidade, perfil social e econômico.[21]

> **O exame físico deve ser cefalocaudal e incluir as seguintes avaliações:**
>
> - exame clínico das mamas: avaliar e descrever a simetria das mamas, alterações na pele (hiperemia e ulcerações), alteração nas papilas mamárias, presença de edema, retrações ou abaulamentos.
> - exame genital externo: realizar observação geral, descrevendo condições de higiene, presença de ulcerações, nódulos e edema. Observar presença de fimose, esmegma, distribuição de pelos pubianos, varicocele, etc.

Diagnóstico de Enfermagem (DE)

Os diagnósticos de enfermagem mais fequentes nas consultas de enfermagem do homem, segundo a classificação da NANDA-I, são:[51]

- *comportamento de saúde propenso a risco:* relacionado ao apoio social inadequado, atitude negativa em relação aos cuidados de saúde, baixa condição econômica, compreensão inadequada, excesso de álcool, múltiplos estressores e/ou tabagismo;
- *autocontrole ineficaz da saúde:* relacionado à complexidade do regime terapêutico ou do sistema de atendimento de saúde, déficit de conhecimento, demandas excessivas (p. ex., individuais e/ou familiares), dificuldades econômicas, gravidade percebida e/ou padrões familiares de cuidados de saúde;
- *estilo de vida sedentário:* relacionado à falta de interesse, falta de motivação, falta de recursos (p. ex., tempo, dinheiro, companhia, estrutura) e/ou alta de treino para fazer o exercício físico;
- *proteção ineficaz:* relacionada ao abuso de drogas;
- *nutrição desequilibrada:* mais do que às necessidades corporais, relacionada à ingestão excessiva em relação à atividade física (gasto calórico) e/ou em relação às necessidades metabólicas;
- *risco de função hepática prejudicada:* relacionado ao abuso de substâncias (p. ex., álcool e cocaína), coinfecção por HIV, infecção viral (p. ex., hepatite A, hepatite B, hepatite C, Epstein-Barr) e/ou medicamentos hepatotóxicos (p. ex., paracetamol e estatinas);
- *eliminação urinária prejudicada:* relacionada à infecção no trato urinário e/ou obstrução anatômica;
- *autonegligência:* relacionada ao abuso de drogas, estilo de vida/escolhas, importante estressor de vida, manutenção do controle e/ou medo de internação ou institucionalização;
- *controle de impulsos ineficaz:* relacionado ao abuso de drogas, ao ambiente que pode causar frustração ou irritação, economicamente desfavorecido, raiva, remorso, tabagismo e/ou vulnerabilidade ao estresse;
- *paternidade ou maternidade prejudicada:* conflitos de temperamento em relação às expectativas dos pais, ambiente doméstico insatisfatório, arranjos impróprios para o cuidado da criança, conflito conjugal, conhecimento deficiente sobre habilidades de paternidade/maternidade, falta de orientação, nascimentos múltiplos, separação dos pais, temperamento difícil, pais muito jovens, desemprego, dificuldades financeiras, dificuldades legais, falta de coesão familiar, falta de modelo do papel de pai/mãe, falta de recursos, gravidez indesejada, história de ser abusivo, história de ter sofrido abuso, incapacidade de colocar as necessidades da criança à frente das próprias, problemas no trabalho e/ou tensão relacionada ao papel de pai/mãe;
- *disfunção sexual:* fatores relacionados à alteração biopsicossocial da sexualidade e/ou estrutura corporal alterada (p. ex., cirurgia, processo de doença, trauma e radiação);
- *risco de infecção:* sendo os fatores de risco o aumento da exposição ambiental a patógenos, tabagismo, tecido, imunossupressão (p. ex., imunidade adquirida inadequada; agentes farmacêuticos, inclusive imunossupressores, esteroides, anticorpos monoclonais, imunomoduladores), diabetes, obesidade e vacinação inadequada;
- *risco de suicídio:* incluindo fatores de risco referentes ao gênero masculino, idade (p. ex., idoso, homens adultos jovens, adolescentes), história de tentativa de suicídio anterior, impulsividade,

mudanças marcantes na atitude, no comportamento e no desempenho escolar, divórcio, abuso de substância, história familiar de suicídio e/ou homossexualidade na juventude;

- *risco de violência direcionada a outros:* considerando os seguintes fatores de risco: comportamento suicida, crueldade com animais, disponibilidade de arma(s), história de abuso de substâncias, história de abuso na infância, história de ameaças de violência (p. ex., ameaças verbais contra a propriedade, ameaças verbais contra a pessoa, ameaças sociais, rogo de praga, bilhetes/cartas ameaçadoras, gestos ameaçadores, ameaças sexuais), história de comportamento antissocial violento (p. ex., roubo, empréstimo insistente, solicitação insistente de privilégios, interrupção insistente de reuniões, recusa em comer, recusa em tomar medicamentos, ignorar instruções), história de delitos com veículo automotor (p. ex., violações de tráfego frequentes, uso de um veículo motorizado para aliviar a raiva), história de testemunhar violência na família e/ou história de violência contra outros (p. ex., bater, chutar, cuspir, arranhar, jogar objetos, morder, tentativa de estupro, estupro, molestamento sexual, urinar/evacuar em alguém).

Planejamento de Enfermagem

O plano de cuidados deve ser elaborado em conjunto com o sujeito, pois o homem também é resposável pelo seu cuidado. Além disso, as prioridades do plano e as metas também são pactuadas entre o enfermeiro e o paciente, ao considerar as necessidades sentidas pelo homem, suas condições socioeconômicas e vontade de agir/mudar. Assim, o enfermeiro pode realizar o plano de cuidados com base em cada diagnóstico:

- *comportamento de saúde propenso a risco:* orientar o homem sobre a importância do autocuidado, estimulá-lo a refletir sobre as questões relacionadas a masculinidade e quanto elas afetam o "ser" homem e auxiliá-lo sempre que possível nas ações preventivas de saúde;
- *autocontrole ineficaz da saúde:* auxiliar o homem a compreender a importância do uso correto das medicações e do acompanhamento regular na US;
- *estilo de vida sedentário:* apontar os benefícios das atividades físicas e incentivar práticas regulares de exercícios, bem como desenvolver grupos de exercícios físicos na US;
- *proteção ineficaz:* quando diagnosticado risco para proteção, como por exemplo o uso abusivo de drogas, o enfermeiro pode encaminhar o indivíduo para o tratamento médico e psicossocial, bem como recomendar a ele e à família a participação em grupos de apoio, quando houver;
- *nutrição desequilibrada:* orientar sobre a alimentação adequada, sendo ela rica no consumo de frutas, verduras, fibras e proteínas magras e baixa ingestão de sal, carboidratos refinados e alimentos ricos em gorduras. Auxiliar na escolha dos alimentos saudáveis conforme a disponibilidade econômica de cada sujeito;
- *risco de função hepática prejudicada:* orientar quanto aos riscos referentes ao consumo excessivo de bebida alcoólica e encaminhar o sujeito para o tratamento adequado, quando indicado e conforme CAGE;
- *eliminação urinária prejudicada:* orientar quanto aos sinais e sintomas mais comuns nas doenças da próstata, seja no câncer de próstrata ou nas doenças benignas;
- *autonegligência:* orientar o homem quanto à importância de cuidar de si mesmo e auxiliá-lo nessa mudança;

- *controle de impulsos ineficaz:* encaminhar o homem para acompanhamento psicológico e/ou grupos terapêuticos quando perceber atos impulsivos e agressivos;
- *paternidade ou maternidade prejudicada:* auxiliar o homem a compreender o papel do pai e sua importância no cuidado, desenvolvimento e educação dos filhos. Essa atividade pode ser feita junto às de planejamento familiar, bem como durante as consultas de pré-natal ou puerpério;
- *disfunção sexual:* encaminhar o sujeito para acompanhamento médico, quando necessário, além de oferecer apoio psicológico para auxiliar o homem a superar a ansiedade e os preconceitos que envolvem a sexualidade;
- *risco de infecção:* orientar o homem quanto aos cuidados essenciais para reduzir a exposição aos fatores de risco;
- *risco de suicídio:* investigar os fatores de risco e a partir dos achados encaminhar o sujeito para grupos de apoio e/ou acompanhamento médico, se necessário;
- *risco de violência direcionada a outros:* orientar os homens quanto aos riscos inerentes aos atos violentos e auxiliá-lo a controlar a agressividade, além de estimular a reflexão quanto às questões relacionadas a cultura patriarcal e sua influência negativa na saúde dos homens.

Implementação da assistência de enfermagem

Depois de finalizada a prescrição de enfermagem, as ações delineadas no plano de cuidados devem ser executadas pelo usuário. Nessa fase, o enfermeiro e o usuário em questão devem avaliar o andamento do plano, sua eficácia, dificuldades encontradas, bem como replanejá-lo quando necessário.

Avaliação dos resultados

Aqui avalia-se o cumprimento das metas pactuadas no plano de cuidados e aplicam-se melhorias no plano.

Considerações finais

Com vimos, a saúde do homem é uma temática complexa dentro da atuação do enfermeiro na APS. Com esse capítulo, espera-se ter conseguido auxiliar os enfermeiros a repensarem as práticas desenvolvidas, no que diz respeito à saúde do homem, além de trazer ideias para que novas ações de cuidados sejam desempenhadas no dia a dia dos profissionais de enfermagem que atuam na APS. Espera-se, assim, que as ações de cuidado voltadas a esses sujeitos sejam mais efetivas e que os homens se sintam parte da população acolhida e assistida por esses profissionais.

PARTE 2   Atuação do Enfermeiro nas necessidades em saúde da população na Atenção Primária à Saúde

Aspectos-chave

- As ações do enfermeiro voltadas à Saúde do Homem devem entendê-los na sua totalidade, ou seja, para que elas sejam efetivas, é preciso compreender a construção cultural do masculino, as crenças, os valores e simbolismos que permeiam o "ser" homem e a singularidade de cada indivíduo.

- O enfermeiro deve auxiliar na construção de novas concepções do "ser" homem, promovendo educação em saúde e momentos de reflexão com a população em geral e a equipe saúde, para que haja uma ruptura com a cultura de masculinidade que afasta os homens dos serviços de saúde e do desenvolvimento do autocuidado.

- As ações de educação e promoção da saúde devem ocorrer de forma contínua para a reflexão sobre a relação de gênero, violência e autocuidado masculino.

- A US precisa ter espaço físico e ações de saúde que possam atrair a população masculina e sensibilizá-la para a importância do cuidado de sua saúde.

- A equipe de saúde deve buscar, constantemente, informações atualizadas no que diz respeito à Saúde do Homem.

- Por considerar que até o momento não há evidências científicas suficientes quanto ao impacto do rastreamento na mortalidade masculina, melhora do prognóstico e história natural da doença, o INCA adota a recomendação de que não deve haver campanha para a detecção precoce do câncer de próstata.

- O exame clínico deve incluir, sempre que necessário, a avalição clínica das mamas e exame externo da genital masculina.

- As ações de educação em saúde são um importante componente do cuidado da enfermagem.

- Todas as ações devem ser registradas no prontuário da pessoa em atendimento e, igualmente à consulta de enfermagem, devem seguir o que estabelece a SAE.

Referências

1. Infoescola [homepage na internet]. História Antiga. Disponível em: http://www.infoescola.com/historia/historia-antiga/. Acessado em: 02 jun. 2016.
2. Infoescola [homepaga na internet]. Galeno. Disponível em: http://www.infoescola.com/biografias/galeno/. Acessado em: 02 jun. 2016.
3. Laqueur TW. Inventando o sexo: corpo e gênero dos gregos a Freud. Tradução Vera Whately. Rio de Janeiro: Relume Dumará; 2001.
4. Rohden FA. Construção da diferença sexual na medicina. Cad Saúde Pública, Rio de Janeiro [periódicos da internet]. 2003 Scielo. Disponível em: http://www.scielo.br/scielo.php?script=sci_arttext&pid=S0102-311X2003000800002. Acessado em: 24 abr. 2016.
5. Silva CD. A desigualdade imposta pelos papeis de homem e mulher: uma possibilidade de construção da igualdade de gênero. Revista Direito em Foco [periódicos da internet]. 2012 Unisepe. Disponível em: http://www.unifia.edu.br/projetorevista/artigos/direitoemfoco.html. Acessado em: 29 abr. 2016.
6. Castells M. O poder da identidade. Trad. Klauss Brandini Gerhardt. 2. ed. São Paulo: Paz e Terra. 2000.
7. Eccel CS, Grisci CLI. Trabalho e gênero: a produção de masculinidades na perspectiva de homens e mulheres. Cadernos Ebape [periódicos da internet]. 2011 FGV. Disponível em: http://bibliotecadigital.fgv.br/ojs/index.php/cadernosebape/article/view/5191. Acessado em: 01 maio 2016.

Capítulo 19   Saúde do Homem

8. Nascimento M, Segundo M, Barker G. Homens, masculinidades e políticas públicas: aportes para a equidade de gênero. PROMUNDO [periódicos da internet]. 2009 UNFPA. Disponível em: http://promundo.org.br/recursos/homens-masculinidades-e-politicas-publicas-aportes-para-a-equidade-de-genero/. Acessado em: 24 abr. 2016.

9. Clímaco DDA. Os laços homossociais entre homens: análise de Between men: english literature and male homosocial desire, de Eve Sedgwick. Fazendo Gênero [periódicos da internet]. 2008 UFSC. Disponível em: http://www.fazendogenero.ufsc.br/8/sts/ST21/Danilo_de_Assis_Climaco_21. Acessado em: 02 jun. 2016.

10. Brasil. Ministério da Saúde [homepage na internet]. Dispõe sobre a Política Nacional de Atenção Integral à Saúde do Homem. Disponível em: http://dtr2001.saude.gov.br/sas/PORTARIAS/Port2008/PT-09-CONS.pdf. Acessado em: 12 abr. 2016.

11. Moura E. Perfil da situação de saúde do homem no brasil. IFF [periódicos da internet]. 2012 Ministério da Saúde. Disponível em: http://u.saude.gov.br/images/pdf/2014/maio/13/Perfil-da-Situa----o-de-Sa--de-do-Homem-no-Brasil.pdf. Acessado em: 24 abr. 2016.

12. Guerra MR, Gallo CVM, Mendonça GAS. Risco de câncer no Brasil: tendências e estudos epidemiológicos mais recentes. Revista Brasileira de Cancerologia [periódicos da internet]. 2005 INCA. Disponível em: http://www.inca.gov.br/rbc/n_51/v03/pdf/revisao1.pdf. Acessado em: 12 abr. 2016.

13. Mendes EV. As redes de atenção à saúde [livro na internet]. Brasília: Organização Pan-Americana da Saúde. 2011. Disponível em: http://www.paho.org/bra/index.php?option=com_docman&task=doc_download&gid=1402&Itemid. Acessado em: 12 abr. 2016.

14. Brasil. Ministério da Saúde. Vigilância de Doenças Crônicas Não Transmissíveis. Ministério da Saúde [periódicos da internet]. 2014 Portal da Saúde. Disponível em: http://portalsaude.saude.gov.br/index.php/o-ministerio/principal/secretarias/svs/doencas-cronicas-nao-transmissiveis. Acessado em: 12 abr. 2016.

15. Brasil. Ministério da Saúde.Situação Epidemiológica – Dados. Ministério da Saúde [periódicos da internet]. 2014 Portal da Saúde. Disponível em: http://portalsaude.saude.gov.br/index.php/o-ministerio/principal/leia-mais-o-ministerio/671-secretaria-svs/vigilancia-de-a-a-z/doencas-cronicas-nao-transmissiveis/11232-situacao-epidemiologica-dados. Acessado em: 12 abr 2016.

16. Mendes JDV, Sala A. Perfil da morbidade das internações masculinas no Estado de São Paulo. Assessoria Técnica. Secretaria de Estado da Saúde de São Paulo [periódicos da internet]. 2011 BEPA. Disponível em: http://www.cve.saude.sp.gov.br/bepa/txt/bepa93_gais.htm. Acessado em: 24 abr. 2016.

17. Brasil. Ministério da Saúde. Portaria nº 1.944/GM de 27 de agosto de 2009. Institui no âmbito do Sistema Único de Saúde (SUS), a Política Nacional de Atenção Integral à Saúde do Homem.

18. Schraiber LB, Figueiredo WS, Gomes R et al. Necessidades de saúde e masculinidades: atenção primária no cuidado aos homens. Cadernos de Saúde Pública, Rio de Janeiro [periódicos da internet]. 2010 Scielo. Disponível em: http://www.scielo.br/scielo.php?script=sci_arttext&pid=S0102-311X2010000500018. Acessado em: 27 abr. 2016.

19. Gomes R, Nascimento EF, Araújo FC. Por que os homens buscam menos os serviços de saúde do que as mulheres? As explicações de homens com baixa escolaridade e homens com ensino superior. Cadernos de Saúde Pública, Rio de Janeiro [periódicos da internet. 2007 Scielo. Disponível em: http://www.scielo.br/scielo.php?script=sci_arttext&pid=S0102-311X2007000300015. Acessado em: 27 abr. 2016.

20. Gomes R, Moreira, MCN, Nascimento, EF, Rebello, LEFS, Couto, MT, Schraiber, LB. Os homens não vêm! Ausência e/ou invisibilidade masculina na atenção primária. Ciênc. Saúde Coletiva, Rio de Janeiro [periódicos da internet]. 2011 Scielo. Disponível em: http://www.scielo.br/scielo.php?script=sci_arttext&pid=S1413-81232011000700030. Acessado em: 27 abr. 2016.

21. Rosso CFW, Cruvinel, KPS, Silva, MAS, et al. Protocolo de Enfermagem na Atenção Primária à Saúde no Estado de Goiás [livro da internet]. Goiania: Conselho Regional de Enfermagem de Goiás; 2014. Disponível em: http://www.corengo.org.br/wp-content/uploads/2015/02/Protocolo-de-Enfermagem-CorenGO-Site.pdf. Acessado em: 27 abr. 2016.

22. Taquette SR, Meirelles ZV. Convenções de gênero e sexualidade na vulnerabilidade às DSTs/AIDS de adolescentes femininas. Revista oficial do núcleo de estudos da saúde do adolescente/UERJ [periódicos da internet]. 2012 Scielo. Disponível em: http://www.adolescenciaesaude.com/detalhe_artigo.asp?id=331. Acessado em: 27 abr. 2016.

23. Ressel LB. Vivenciando a sexualidade na assistência de enfermagem: um estudo na perspectiva cultural [tese da internet]. São Paulo: Escola de Enfermagem da Universidade de São Paulo, Universidade de São Paulo (USP); 2003. Disponível em: http://www.teses.usp.br/teses/disponiveis/83/83131/tde-28102004-102256/pt-br.php. Acessado em: 27 abr. 2016.

PARTE 2

Atuação do Enfermeiro nas necessidades em saúde da população na Atenção Primária à Saúde

24. Oltramari LC. Resenhas. Revista Brasileira de Educação [periódicos da internet]. 2005 Scielo. Disponível em: http://www.scielo.br/scielo.php?script=sci_arttext&pid=S1413-24782005000200015. Acessado em: 27 abr. 2016.

25. Gomes R. Sexualidade masculina e saúde do homem: proposta para uma discussão. Ciência & Saúde Coletiva [periódicos da internet]. 2003 Scielo. Disponível em: http://www.scielo.br/scielo.php?script=sci_arttext&pid=S1413-81232003000300017. Acessado em: 27 abr 2016.

26. Brasil. Departamento de DST, Aids e Hepatites Virais [homepage na internet]. DST no Brasil. Disponível em: http://www.aids.gov.br/pagina/dst-no-brasil. Acessado em: 27 abr. 2016.

27. Brasil. Ministério da Saúde. Boletim Epidemiológico – HIV/AIDS. [livros na internet]. Distrito Deferal: MS; 2015. Disponível em: http://www.aids.gov.br/sites/default/files/anexos/publicacao/2015/58534/boletim_aids_11_2015_web_pdf_19105.pdf. Acessado em: 18 jun. 2016.

28. Galastro EP, Fonseca RMGSD. A participação do homem na saúde reprodutiva: o que pensam os profissionais de saúde. Revista da Escola de Enfermagem da USP [periódicos da internet]. 2007 Scielo. Disponível em: http://www.scielo.br/scielo.php?script=sci_arttext&pid=S0080-62342007000300016. Acessado em: 27 abr. 2016.

29. Costa F, Marra MM. Famílias brasileiras chefiadas por mulheres pobres e monoparentalidade feminina: risco e proteção. Revista Brasileira de Psicodrama [periódicos da internet]. 2013, Pepsic. Disponível em: http://pepsic.bvsalud.org/scielo.php?script=sci_arttext&pid=S0104-53932013000100011. Acessado em: jul. 2016.

30. Alves RF, Silva RP, Vasconcelos E, Limas AGB, Souza FM. Gênero e saúde: o cuidar do homem em debate. Psicologia:teoria e prática [periódicos da internet]. 2011 Scielo. Disponível em: http://pepsic.bvsalud.org/scielo.php?script=sci_arttext&pid=S1516-36872011000300012. Acessado em: 22 mai. 2016.

31. Maia ALS, Saito, CA, Oliveira, JA, et al. Acidentes de trabalho no Brasil em 2013: comparação entre dados selecionados da Pesquisa Nacional de Saúde do IBGE (PNS) e do Anuário Estatístico da Previdência Social (AEPS) do Ministério da Previdência Social. Serviço de Estatística e Epidemiologia-SEE [periódicos da internet]. 2013 Fundacentro. Disponível em: http://www.fundacentro.gov.br/arquivos/projetos/estatistica/boletins/boletimfundacentro1vfinal.pdf. Acessado em: 26 mai. 2016.

32. Portal Brasil [homepage na internet]. Doenças cardiovasculares causam quase 30% das mortes no País. Disponível em: http://www.brasil.gov.br/saude/2011/09/doencas-cardiovasculares-causam-quase-30-das-mortes-no-pais. Acessado em: 29 mai. 2016.

33. Brasil. Ministério da Saúde. Plano Nacional de Saúde – PNS 2012/2015 [livros na internet]. Distrito Deferal: MS; 2011. Disponível em: http://conselho.saude.gov.br/biblioteca/Relatorios/plano_nacional_saude_2012_2015.pdf. Acessado em: 29 mai. 2016.

34. Instituto Nacional de Câncer José Alencar Gomes da Silva. Estimativa 2014: incidência de câncer no Brasil. INCA [periódicos da internet]. 2014. Disponível em: http://www.inca.gov.br/estimativa/2014/. Acessado em: 27 abr. 2016.

35. Hospital Sírio-Libanês [homepage na internet]. Doenças da Próstata. Disponível em: https://www.hospitalsiriolibanes.org.br/hospital/especialidades/nucleo-avancado-urologia/Paginas/doencas-prostata.aspx. Acessado em: 26 mai. 2016.

36. INCA. Instituto Nacional do Cancer [homepage na internet]. Próstata. Disponível em: http://www2.inca.gov.br/wps/wcm/connect/tiposdecancer/site/home/prostata Acessado em: 27 abr. 2016.

37. Brasil. Ministério da Saúde. Programa nacional de controle do câncer da próstata: documento de consenso [livros na internet]. Rio de Janeiro: INCA; 2002. Disponível em: http://bvsms.saude.gov.br/bvs/publicacoes/cancer_da_prostata.pdf. Acessado em: 26 mai. 2016.

38. Brasil. Ministério da Saúde. Rastreamento para o câncer de próstata: diretrizes. [livros na internet]. Rio de Janeiro: INCA; 2013. Disponível em: http://www1.inca.gov.br/inca/Arquivos/rastreamento_prostata_resumido.2013.pdf. Acessado em: 26 mai. 2016.

39. Sociedade Brasileira de Oncologia Clínica. Leitura Crítica de artigos Científicos. [periódicos da internet]. 2011 SBOC. Disponível em: http://www.sboc.org.br/app/webroot/leitura-critica/LEITURA-CRITICA_C5.pdf. Acessado em: 26 mai. 2016.

40. Pereira APS, Oliveira, MAC, Pereira IC, et al. Rev Bras Enferm. [periódicos da internet]. 2009 Brasília. Disponível em: http://www.scielo.br/pdf/reben/v62n3/12.Acessado em: 19 jun. 2016.

41. OMS. Organização Mundial da Saúde. Classificação Estatística Internacional de Doenças e Problemas Relacionados à Saúde (CID-10). 8. ed. São Paulo: EDUSP; 2000.

42. INCA. Instituto Nacional do Câncer. Tabagismo um grave problema de saúde pública [livro na internet]. Rio de Janeiro: INCA; 2007. [Disponível em: http://www2.inca.gov.br/wps/wcm/connect/83bb428047ea9e08886ecd9ba9e4feaf/

tabagismo-um-grave-problema-de-saude-publica.pdf?MOD=AJPERES&CACHEID=83bb428047ea9e08886ecd9ba9e-4feaf. Acessado em: 22 mai. 2016].

43. Guimarães VV, Florindo, AA, Stopa, SR. Consumo abusivo e dependência de álcool em população adulta no Estado de São Paulo, Brasil. Revista Brasileira de Epidemiologia [periódicos na internet]. 2010 Scielo. Disponível em: http://www.scielo.br/scielo.php?script=sci_arttext&pid=S1415-790X2010000200013. Acessado em: 22 mai. 2016.

44. INCA. Instituto Nacional do Câncer [homepage da internet]. Número de fumantes no Brasil cai 30,7% nos últimos nove anos. Disponível em: http://www2.inca.gov.br/wps/wcm/connect/agencianoticias/site/home/noticias/2015/numero_fumantes_cai_30_virgula_sete_por_cento_em_nove_anos4 Acessado em: 22 mai. 2016..

45. Meloni JN, Laranjeira R. Custo social e de saúde do consumo do álcool. Revista Brasileira de Psiquiatria [periódicos da inernet]. 2004 Scielo. Disponível em: http://www.scielo.br/scielo.php?script=sci_arttext&pid=S1516-44462004000500003. Acessado em: 22 mai. 2016.

46. Masur JMM. Validation of the CAGE alcoholism screening test in Brazilian Psychiatry inpatient hospital setting. [periódicos na internet]. 1983. J Biol Res. Disponível em: http://www.scielo.br/scielo.php?script=sci_arttext&pid=S1516-44462005000100012. Acessado em: 22 mai. 2016.

47. Paz Filho GJ, Sato LJ, Tuleski MJ, Takata SY, Ranzi CCC, Saruhashi SY, et al. Emprego do questionário CAGE para detecção de transtornos de uso de álcool em pronto-socorro. Rev Assoc Med Bras. [Internet]. Mar 2001;47(1):65-69. Disponível em: http://www.scielo.br/scielo.php?script=sci_arttext&pid=S0104-42302001000100032&lng=en. Acessado em: 14 Jun. 2016.

48. Silva RPS. O conselho municipal antidrogas de São Luis: A formação DE professores e a prevenção ao uso de drogas nas escolas. [periódicos da internet]. 2013 UFMG. Disponível em: http://secretariadegoverno.gov.br/.arquivos/monografias/Raimundo%20Pereira%20dos%20Santos%20Silva.pdf. Acessado em: 18 jun. 2016.

49. Brasil. Ministério da Saúde. Saúde Brasil 2010: Uma análise da situação de saúde e de evidências selecionadas de impacto de ações de vigilância em saúde [livro na internet]. Brasília: Secretaria de Vigilância em Saúde; 2011. Disponível em: http://bvsms.saude.gov.br/bvs/publicacoes/s aude_brasil_2010.pdf. Acessado em: 27 abr. 2016.

50. Brasil. Ministério da Saúde. Por uma Cultura da Paz, a Promoção da Saúde e a Prevenção da Violência [livro na internet]. Brasília: Ministério da Saúde; 2009. Disponível em: http://bvsms.saude.gov.br/bvs/publicacoes/cultura_paz_saude_prevencao_violencia.pdf. Acessado em: 27 abr. 2016.

51. Herdman, T. Heather; Kamitsuru, Shigemi. Diagnósticos de Enfermagem da NANDA: definições e classificação. Tradução Regina Machado Garcez. Porto Alegre: Artmed, 2015.

20

Saúde do Idoso

Lisiane Mançanelli Girardi Paskulin
Eliane Pinheiro de Morais
Fernanda Peixoto Cordova
Naiana Oliveira dos Santos

O que há neste capítulo?

Contextualizam-se o processo de envelhecimento e as políticas públicas, destacando-se conceitos importantes na atenção ao idoso como a capacidade funcional, a fragilidade, as síndromes geriátricas e o envelhecimento ativo. A seguir são abordadas as modalidades de cuidado do enfermeiro em Atenção Primária à Saúde (APS) para idosos por meio de consultas de enfermagem, atenção domiciliar e grupos. Considerando o envelhecimento da população, cada vez mais é necessário que os enfermeiros que atuam na APS tenham conhecimentos específicos sobre as particularidades que envolvem esta etapa da vida.

Introdução

O envelhecimento da população é um fenômeno atual e exige preparo dos profissionais que atuam em Atenção Primária à Saúde (APS). Envelhecer faz parte do destino biológico dos seres humanos. É dinâmico, habitualmente lento e progressivo, contudo é individual e variável, ou seja, é um processo vivencial, subjetivo e biológico. Estas características justificam a tendência de se denominar os idosos como um grupo com características heterogêneas, assim, para cada pessoa a velhice é diversa.[1] No nível biológico, o corpo do ser humano, como em qualquer organismo vivo, muda fisicamente, aumentando a vulnerabilidade e a probabilidade de morte. A pessoa idosa possui menor resistência a fatores agressores de qualquer natureza, reduzida capacidade de adaptação, maior lentidão e dificuldade de reposição do equilíbrio alterado, bem como maior morbimortalidade por causas fisiológicas, constituindo deste modo determinantes de um padrão próprio de doenças.

O envelhecimento que ocorre em condições normais, como um processo natural de diminuição progressiva da reserva funcional dos indivíduos, é denominado senescência. No entanto, quando acompanhado de doenças crônicas, deterioração das funções e fragilidade, pode ocasionar uma condição que requer assistência diferenciada, sendo essa fase conhecida como senilidade.[2]

PARTE 2 — Atuação do Enfermeiro nas necessidades em saúde da população na Atenção Primária à Saúde

A alteração do perfil epidemiológico e as mudanças nas necessidades de saúde da população têm exigido a reorganização da agenda de saúde brasileira e a implementação de novas políticas públicas. Estas políticas devem envolver desde a promoção da saúde para e na velhice, a atenção às Doenças Crônicas Não Transmissíveis (DCNT), o cuidado ao idoso dependente, o suporte aos cuidadores, até o trabalho em rede.

As políticas direcionadas ao idoso são recentes. No Brasil, o grande avanço das políticas públicas de proteção social ao idoso ocorreu com a Constituição Federal, em 1988, que introduziu o conceito de seguridade social, fazendo com que a rede de proteção ganhasse conotação de direito de cidadania.[3]

Em 1994 foi promulgada a Política Nacional do Idoso (PNI), com o objetivo de assegurar os direitos sociais que garantam a promoção da autonomia, integração e participação efetiva do idoso na sociedade, de modo a exercer sua cidadania.[4] Já em 2003 foi aprovado o Estatuto do Idoso, que estabelece os direitos fundamentais do idoso relacionados à vida, à liberdade, ao respeito e à dignidade, ao acesso à saúde, à educação, à cultura, ao esporte e lazer, à profissionalização do trabalho, à previdência social, à assistência social, à alimentação saudável, à habitação, ao transporte e às medidas de proteção.[5]

Nos aspectos relativos à saúde do idoso está vigente, desde 2006, a Política Nacional de Saúde da Pessoa Idosa (PNSPI), que tem por objetivo manter, promover e recuperar a autonomia e a independência dos idosos, por meio de dois eixos norteadores de atenção: o primeiro voltado para o atendimento das necessidades dos idosos independentes e o segundo direcionado ao cuidado dos idosos frágeis ou em processo de fragilização.[6]

A PNPSI nos remete a três importantes conceitos que precisam ser explorados: independência, autonomia e fragilidade. A independência relaciona-se com a habilidade de realizar, sem auxílio de outras pessoas, as atividades do dia a dia. Já a autonomia é a capacidade que o indivíduo possui de tomar decisões e gerenciar a sua própria vida.[2] Cabe ressaltar que, mesmo que o idoso seja dependente para algumas atividades, como por exemplo necessitar da ajuda de um cuidador para o banho, pode ser autônomo, ou seja, estar apto a tomar decisões sobre a sua própria vida.

Neste contexto, destaca-se ainda o conceito de Capacidade Funcional (CF), definida pelo Ministério da Saúde como "a capacidade de manter as habilidades físicas e mentais necessárias para uma vida independente e autônoma".[7] De forma geral, a CF relaciona-se com a habilidade de executar as atividades básicas de vida diária ou de cuidado pessoal, tais como comer, tomar banho, vestir-se, ir ao banheiro, andar, passar da cama para a cadeira, mover-se da cama e controlar os esfíncteres. Engloba ainda a habilidade para realizar atividades instrumentais, ou seja, de administrarem o ambiente em que vivem, como: preparar os alimentos, lavar as roupas, cuidar da casa, fazer compras e ir a consultas. E, por fim, está relacionada também com as atividades avançadas que se referem à integração social do idoso, englobando atividades produtivas, recreativas e sociais, como o trabalho formal, a gestão financeira, a direção veicular, a participação em atividades religiosas, a realização de trabalho voluntário, a organização de eventos, bem como o uso de tecnologias.[8] Dessa forma, a CF está relacionada com aspectos cognitivos, físicos e emocionais do indivíduo.

Já fragilidade pode ser compreendida como uma síndrome multidimensional que envolve fatores biológicos, psicológicos e sociais, culminando com a ocorrência de desfechos clínicos adversos como declínio funcional, quedas, hospitalização, institucionalização e morte.[9] Quanto às características clínicas, a fragilidade está relacionada a alterações atribuídas ao envelhecimento, como por exemplo, diminuição da massa e da força muscular, exaustão, alteração da marcha e do equilíbrio, anorexia, perda de peso progressiva.[10] Outro critério que pode ser estabelecido é ter 80 anos ou mais, os chamados idosos mais velhos ou longevos, que atualmente constituem o segmento etário da população idosa com a maior taxa de crescimento no Brasil e no mundo.[11] Estima-se que 10 a 25% das pessoas com 65 ou mais que vivem na comunidade sejam frágeis, o que lhes confere o alto risco de desfechos clínicos adversos.[7.]

A fim de conhecer as suscetibilidades e definir intervenções para este grupo etário, o Ministério da Saúde propôs a utilização da Caderneta do Idoso, que contém o Protocolo de identificação do idoso vulnerável (VES-13), validado recentemente no Brasil.[12] O protocolo é composto por questões simples e diretas sobre a idade, a autoavaliação de saúde e indicadores relativos à limitação física e CF,[13] capazes de auxiliar na identificação efetiva de fragilidade e vulnerabilidades dos idosos para o planejamento da atenção à saúde.

Síndromes Geriátricas

A saúde do idoso é determinada pelo funcionamento harmonioso de quatro domínios funcionais: cognição, humor, mobilidade e comunicação. A perda dessas funções resulta nas síndromes geriátricas ou os sete "I" da geriatria que afetam a autonomia e a independência dos idosos.[14] Estas síndromes, conceituadas como o resultado de múltiplas causas com uma única manifestação, incluíam inicialmente a incapacidade cognitiva, a instabilidade postural, a imobilidade, a iatrogenia e a incontinência urinária. Recentemente foram incluídas a insuficiência familiar e a incapacidade comunicativa.

A incapacidade cognitiva designa o comprometimento das funções encefálicas superiores capaz de prejudicar a funcionalidade, manifestando-se como esquecimento das Atividades de Vida Diária (AVD), levando a perda da autonomia e independência do idoso. A perda da cognição é o "apagamento" da identidade que nos define como seres pensantes.[2] As principais etiologias da incapacidade cognitiva são: depressão e *delirium* (causas reversíveis), demência e doenças mentais, como esquizofrenia, oligofrenia e parafrenia (causas irreversíveis).[14] A imobilidade é entendida como qualquer limitação do movimento que represente uma causa importante para comprometimento da qualidade de vida. Pode se apresentar como resultado final das diversas causas da instabilidade postural e pode ter causas multifatoriais, como certas doenças, iatrogenia medicamentosa, fatores socioambientais e negligência.[2] A evolução da imobilidade resulta na síndrome da imobilidade, caraterizada por déficit cognitivo avançado, rigidez e contraturas generalizadas e múltiplas, afasia, disfasia, incontinência urinária e fecal, e lesões por pressão, gerando a necessidade de cuidado em tempo integral.

Iatrogenia é uma síndrome que muitas vezes resulta do desconhecimento das alterações fisiológicas do envelhecimento e das particularidades da abordagem às pessoas idosas. Significa qualquer alteração patôgenica provocada pela equipe de saúde.[14] Por serem portadores de diversas patologias, muitas delas crônicas, a baixa capacidade de compreensão da prescrição médica, a dificuldade de comunicação e a redução ou perda da audição também podem contribuir para as iatrogenias nos idosos.

A incontinência urinária e fecal está relacionada à perda do controle esfincteriano. A ocorrência simultânea das duas é 12 vezes mais comum do que a incontinência fecal isolada. Mesmo isoladas, causam problemas sociais e/ou higiênicos e são pouco relatadas pelos idosos, por constrangimento. Muitos entendem erroneamente que seria normal com o avançar da idade vivenciar esses problemas e desconhecem as possibilidades terapêuticas que podem melhorar essa condição. A

PARTE 2 — Atuação do Enfermeiro nas necessidades em saúde da população na Atenção Primária à Saúde

prevalência aumenta com a idade, variando de 12 para 20,9% entre 60 e 64 anos e com 85 anos de idade, respectivamente.[14] Existem dois tipos de incontinência urinária, as transitórias (causadas por *delirium*, infecção do trato urinário, medicamentos, impactação fecal, restrição da mobilidade e transtornos psiquiátricos) e as estabelecidas (urgência, esforço, transbordamento e funcional).[14] Para determinar o tipo de incontinência é importante a avaliação adequada e o estabelecimento de medidas preventivas o mais cedo possível.

As duas últimas síndromes estão relacionadas à qualidade de vida e às relações sociais. A incapacidade comunicativa afeta pelo menos 1/5 da população com mais de 65 anos e é considerada importante causa de perda ou restrição da participação social, levando a desconexão com o mundo, pela perda da capacidade de expressar suas ideias e seus sentimentos. A insuficiência familiar ocorre quando há falha na função protetiva da família e está relacionada às novas configurações familiares, ao ingresso da mulher no mercado de trabalho, ao crescente individualismo, ao histórico de violência na família, dentre outras causas que reduzem sua capacidade de prestar apoio a seus membros idosos. A abordagem desse contexto é extremamente complexa, uma vez que a família é a principal fonte de suporte para a população idosa,[14] e as Equipes de Saúde da Família (ESF) precisam estar cada vez mais preparadas para intervir de forma a promover o fortalecimento de vínculo e a ajuda mútua. Outro fator que precisa ser considerado são as políticas públicas insuficientes para o apoio às famílias, quando precisam abandonar o trabalho para dedicar-se ao cuidado do idoso dependente, sobretudo aqueles com problemas socioeconômicos.

Para além das políticas públicas de apoio à população vulnerável ou fragilizada, é possível constatar o grande movimento em torno de uma nova visão sobre o envelhecimento, uma vez que este traduz uma vitória do ser humano frentes às adversidades do mundo moderno. O indivíduo deve construir seu envelhecimento de forma saudável desde a tenra idade, sendo esse um dos alicerces da política do envelhecimento ativo da Organização Mundial da Saúde (OMS).

O envelhecimento ativo e as redes de apoio

O envelhecimento ativo foi definido pela OMS como "o processo de otimização das oportunidades de saúde, participação e segurança, com o objetivo de melhorar a qualidade de vida à medida que as pessoas ficam mais velhas".[15] Os determinantes pessoais do envelhecimento ativo estão relacionados a fatores intrínsecos e extrínsecos. Os intrínsecos são a genética, os fatores biológicos e psicológicos, e os extrínsecos são o ambiente, as atividades realizadas, a socialização, o entretenimento, entre outros, os quais são influentes no processo de envelhecimento humano de tal modo que podem promover saúde ou ocasionar doenças, as quais levariam à diminuição da autonomia e da qualidade de vida do idoso.[16]

Nesse âmbito, as questões relacionadas à promoção do envelhecimento ativo envolvem questões públicas e sociais, que merecem investimentos em programas e políticas públicas de estímulo à promoção da saúde e educação para o envelhecimento.[17]

O fortalecimento da rede de apoio do idoso também é um importante aspecto a ser considerado. Entende-se por apoio formal as relações estabelecidas pela posição e papéis na sociedade incluindo os profissionais, os serviços estatais, a segurança social e os organizados pelo poder local, como, por exemplo, hospitais, Instituição de Longa Permanência para Idosos (ILPI), atendimento domiciliar, entre outros serviços.[18] Já o apoio informal é prestado pelos indivíduos com quem o idoso tem relação interpessoal.

Capítulo 20

Quanto à rede formal, em 2002 o Ministério da Saúde criou mecanismos para a organização e implantação de Redes Estaduais de Assistência à Saúde do Idoso, com o objetivo de atender às necessidades dessa população com qualidade e de forma estruturada. Propôs que as redes fossem compostas por hospitais gerais e centros de referência em assistência à saúde do idoso. As modalidades de atendimento descritas eram: o atendimento ambulatorial especializado, a internação hospitalar, o hospital dia e a atenção domiciliar.[19] A Assistência Social também prevê modalidades de atendimento ao idoso como os centros de atendimento dia, a "casa-lar", a ILPI, entre outros.[20] O oferecimento destes pontos de atenção com certeza facilitaria o trabalho na APS, reduziria a necessidade de internação hospitalar e garantiria proteção integral aos idosos em situação de vulnerabilidade, entretanto, a operacionalização destas redes ainda é incipiente.

Na rede informal estão incluídos a família, os vizinhos, os amigos, entre outros. Esta rede normalmente pode prestar quatro tipos de apoio ao idoso: 1) o apoio emocional, que envolve demonstrações de amor e afeição; 2) o apoio instrumental ou material, que se refere ao fornecimento de necessidades materiais em geral, ajuda para trabalhos práticos (limpeza de casa, preparação de refeição, provimento de transporte) e ajuda financeira; 3) o apoio de informação que compreende informações (aconselhamentos, sugestões, orientações) que podem ser usadas para lidar com problemas e resolvê-los; e 4) a interação social positiva, que diz respeito à disponibilidade de pessoas com quem o idoso pode se sentir amado, seguro, divertir-se e relaxar.[21]

O Processo de Enfermagem aplicado na atenção à saúde dos idosos

O cuidado de enfermagem na atenção aos idosos pode ocorrer em vários locais e momentos, dentro e fora da Unidade de Saúde (US), como na sala de espera, no acolhimento, no consultório, nos domicílios, nos locais destinados a atividades grupais e comunitárias e, ainda, em instituições de longa permanência e centros de cuidado dia. Neste capítulo serão abordados a consulta de enfermagem, os grupos e a visita domiciliar, mas salienta-se que os aspectos trabalhados nestas modalidades de cuidado podem ser extrapolados e adaptados para outros espaços e propostas de atenção ao idoso. Independentemente do local de atenção ao idoso, destaca-se que o cuidado não deve ocorrer centrado na doença ou nas doenças que o mesmo apresenta, mas nas características peculiares desta etapa de vida, na singularidade de cada pessoa e de cada família, na manutenção da sua capacidade funcional e no suporte à sua rede de apoio informal. Essas ações propiciarão a melhoria do acesso à atenção, da qualidade do cuidado e da resolutividade do cuidado no âmbito da APS.

As visitas domiciliares (VD) normalmente são executadas pelos profissionais da APS para famílias com idosos dependentes,[22] mas também são recomendadas às famílias de idosos independentes e parcialmente dependentes para que se possa conhecer melhor a dinâmica familiar e as condições de vida, para desenvolver ações educativas,[23] além de poder observar e intervir nos fatores de risco e promover a proteção. Aspectos relativos aos cuidados de enfermagem na APS aos usuários dependentes são explorados no Capítulo 6- Atenção Domiciliar, e devem ser organizados respeitando as diretrizes do Programa Melhor em Casa.[24,25]

Por outro lado, as consultas de enfermagem estão geralmente direcionadas para o cuidado de danos crônicos e não na atenção integral ao idoso. Artigo de revisão integrativa de literatura sobre a consulta de enfermagem a idosos[26] demonstra que a produção nesta área ainda é restrita e que os artigos existentes abordam a organização da consulta de enfermagem de modo genérico ou versam sobre percepção dos idosos que frequentavam as mesmas ou a percepção

PARTE 2   Atuação do Enfermeiro nas necessidades em saúde da população na Atenção Primária à Saúde

dos profissionais de saúde. Ressaltam que a consulta de enfermagem ao idoso possibilita melhor interação idoso-enfermeiro e a necessidade de desenvolver pressupostos teórico-metodológicos específicos que embasem as ações de enfermagem na APS.

Estes pressupostos teórico-metodológicos podem ser estruturados por meio do Processo de Enfermagem (PE) aplicado às consultas de enfermagem e VD. A seguir serão apresentados referenciais para o acompanhamento do idoso independente ou com alguma independência em consulta de enfermagem, na VD e em grupos educativos.

O Processo de Enfermagem aplicado à Consulta de Enfermagem e à visita domiciliar aos idosos

Retomando as orientações sobre o PE abordadas no Capítulo 3 e da Atenção Domiciliar desenvolvida no Capítulo 6, adaptando-as ao contexto da atenção ao idoso, reforça-se que esta deve ter uma perspectiva abrangente e dinâmica, contemplando a diversidade dos modos de envelhecimento e buscando uma visão multidimensional do idoso. As propostas de avaliação multidimensional do idoso existentes na literatura internacional e nacional são variadas, mas guardam muitas semelhanças. Os fundamentos utilizados neste capítulo baseiam-se no referencial proposto pelo MS.[6,13] Acredita-se que o PE deva incluir, além dos aspectos biológicos, a rede de apoio informal e formal do idoso, as características da comunidade onde ele vive e o processo de interação do mesmo com fatores socioambientais ao longo de sua vida. Deve contemplar também aspectos que permitam ao enfermeiro na APS assumir a coordenação do cuidado a fim de garantir a utilização pelo idoso com alguma dependência, vulnerabilidade ou necessidade específica o acesso a outros serviços que compõem as redes de atenção em saúde e de assistência social.

> **Lembre-se:**
> Para manter uma comunicação adequada com o idoso é necessário usar uma linguagem simples, fazer perguntas e dar respostas objetivas, falar de frente para a pessoa de modo pausado (para que possa ver seus lábios e expressão), não gritar e perguntar uma coisa de cada vez para que ele tenha tempo de processar seu questionamento, elaborar a resposta e manifestá-la, sem ser interrompido. Além disso, verifique se ele entendeu suas orientações. Chame o idoso pelo nome e evite infantilizá-lo usando diminutivos como "bracinho" ou "pezinho".

Outro aspecto importante é a utilização da Caderneta de Saúde do Idoso para o registro e acompanhamento das principais informações de saúde. É um instrumento facilitador da comunicação entre diferentes serviços, profissionais de saúde, idoso e família, que versa sobre as condições de saúde e hábitos de vida, além de ofertar orientações para o autocuidado do mesmo.[13]

Conforme descrito no Capítulo 3, o PE envolve cinco etapas que estão interligadas de modo dinâmico. A proposta para o desenvolvimento do PE com os idosos foi construída com base na teoria das necessidades humanas básicas,[27] que considera as características multidimensionais e vai ao encontro da avaliação multidimensional proposta pelo Ministério da Saúde nos Cadernos de Atenção Básica[7] e na Caderneta de Saúde da Pessoa Idosa.[13]

426

Capítulo 20

Saúde do Idoso

Coleta de dados

A coleta de dados inclui o histórico sobre o idoso (anamnese), o exame físico e a avaliação de exames laboratoriais realizados. Quanto aos exames laboratoriais, verificar se o idoso possui exames atualizados de perfil lipídico, glicemia, Exame Quantitativo de Urina (EQU), entre outros, de acordo com a avaliação clínica e a história pessoal.

Nesta seção apresenta-se a primeira etapa do PE orientada pela revisão das necessidades humanas, que compreende o levantamento de informações (idoso, familiares e cuidador) organizadas didaticamente em necessidades psicobiológicas, psicossociais e psicoespirituais.

Na identificação do idoso coletam-se nome, idade, sexo, estado conjugal, profissão/ocupação, raça autodeclarada, naturalidade, escolaridade e religião. Se houver cuidadores, também são coletadas informações sobre estes como nome, idade e grau de parentesco e se residem com o idoso.

Na história atual podem ser investigados e registrados se houve algum motivo especial para a consulta ou para a visita domiciliar, há quanto tempo utiliza a Unidade de Saúde/Serviço de Saúde, presença de doenças crônicas, cirurgias realizadas, hospitalizações no último ano, medicamentos, fitoterápicos ou suplementos em uso e onde são armazenados, se possui alergias medicamentosa, alimentar e de contato.

Na história passada podem ser complementadas informações sobre os hábitos de vida e sobre a história familiar que o profissional julgar importante.

Quanto à revisão das necessidades humanas, a seguir apresenta-se para cada área um resumo das principais mudanças que ocorrem nesta etapa da vida.

▪ Necessidades psicobiológicas

O sistema biológico vai sendo comprometido ao longo do tempo com o processo de envelhecimento. Portanto, proceda o exame físico cefalopodal e registre se observar alguma alteração do padrão de normalidade. Destacam-se, para essa avaliação, os itens a seguir:

Regulação neurológica

O sistema nervoso central é responsável pela vida de relação (sensações, movimentos, funções psíquicas, entre outros) e pela vida vegetativa (funções biológicas internas). A partir da 6ª década de vida das mulheres e da 7ª dos homens, há a diminuição do peso e do volume do cérebro em até 200 cm³.[2] O fluxo sanguíneo diminui cerca de 15 % a 20%, assim como as células nervosas. O fluxo do sangue e o metabolismo se tornam mais lentos.[28] Sendo assim, busque e registre informações fornecidas pelo idoso, informantes e cuidadores e aquelas observadas por você durante o atendimento quanto a cognição, humor e comportamento e, também, as alterações percebidas pelo usuário/família. A cognição é a capacidade mental de compreender e resolver os problemas do cotidiano, enquanto o humor é a motivação necessária para realização atividades e/ou participação social.[8] Inclui, também, outras funções mentais como o nível de consciência, a sensopercepção e o pensamento.

A avaliação pode incluir a formulação de perguntas contidas na carteira do idoso:[13] algum familiar ou amigo(a) falou que você está ficando esquecido(a)? O esquecimento está piorando nos últimos meses? O esquecimento está impedindo a realização de alguma atividade do cotidiano? No último mês você ficou com desânimo, tristeza ou desesperança? No último mês você perdeu o interesse ou o prazer por atividades anteriormente prazerosas?

PARTE 2 · Atuação do Enfermeiro nas necessidades em saúde da população na Atenção Primária à Saúde

Quando houver respostas afirmativas a estas questões, você pode aplicar as escalas propostas nos Cadernos de Atenção Básica[7] como o Miniexame do Estado Mental (MEEM) e Escala de Depressão Geriátrica. O MEEM é uma das escalas mais comuns para avaliar o estado cognitivo, sendo de rápida e fácil aplicação. É composto pelos domínios orientação temporal, espacial, memória imediata e de evocação, cálculo, linguagem-nomeação, repetição, compreensão, escrita e cópia de desenho, sendo um instrumento de rastreamento e não diagnóstico.[29] A Escala de Depressão Geriátrica também não é diagnóstica, mas auxilia na avaliação da depressão entre idosos, uma das doenças mais prevalentes neste grupo etário e que precisa ser diferenciada de outras patologias. É composta de 15 perguntas sobre como o idoso tem se sentido na última semana.[30]

Avalie também aspectos relacionados à mobilidade, ou seja, a capacidade de deslocamento por meio da postura, marcha e transferência.[8] A caderneta do idoso propõe a avaliação durante exame físico da medida do perímetro da panturrilha esquerda como parâmetro de avaliação da massa muscular. Medidas menores que 31 cm são indicativas de redução da massa muscular (sarcopenia) e estão associadas a maior risco de quedas, diminuição da força muscular e dependência funcional.[13]

Percepção dos órgãos do sentido

Os órgãos dos sentidos também sofrem mudanças fisiológicas importantes, como a redução de acuidade visual, da discriminação das cores e dificuldade de adaptação às mudanças de luminosidade, dentre outras. Ainda há possibilidade de surgirem patologias como catarata e glaucoma, que afetam a visão. A diminuição da audição prejudica a capacidade de comunicação do idoso, favorecendo o isolamento. A perda da mesma se dá de forma progressiva, iniciando com os sons de alta frequência e os de média e baixa são perdidos à medida que a condição evolui.[28] Há o crescimento das orelhas, aparecimento de pelos e a presença de rolhas de cerume. O paladar diminui devido à atrofia da língua e das papilas gustativas, fazendo com que o idoso sinta que os alimentos estão azedos e amargos. Com a diminuição do número de células no revestimento nasal, o olfato também fica prejudicado, bem como a redução do tato para sentir pressão, dor e temperaturas.[31]

Busque informações e observe as condições do idoso no que tange à visão, audição, compreensão e capacidade de se expressar. Avalie também a presença de dor aguda ou crônica (há mais de 3 meses). Avalie a dor quanto a caracterização, local e intensidade. Registre a necessidade de uso de óculos e aparelho auditivo e as datas das últimas revisões.

Oxigenação

O sistema respiratório apresenta modificações fisiológicas que interferem na oxigenação dos idosos e acarretam prejuízo da função pulmonar, destacando-se a perda das propriedades elásticas do pulmão, o enfraquecimento dos músculos torácicos inspiratórios e expiratórios, o enrijecimento da parede torácica.[2] A redução da força muscular dos idosos é de 13 a 25%, quando comparados aos adultos jovens, mas esta não repercute na função pulmonar de idosos sadios.

Verifique se são relatadas desordens ventilatórias do sono como apneias e obstruções, observe os movimentos de respiração do idoso. Caso seja necessária uma avaliação mais eficaz da capacidade pulmonar, a espirometria é o método mais indicado e pode ser de grande valor na detecção precoce de patologias pulmonares. Verifique se esse exame já foi solicitado pelo médico da US.

Regulação térmica e vascular

Os idosos apresentam uma redução de 20 a 30% da água corporal, dificuldade de produção e conservação de calor, maior risco de hipotermia, sendo importante a identificação do relato de alterações de temperatura.[28,31] A possível presença de aterosclerose, insuficiência cardíaca, hipertensão arterial sistêmica e hipotensão postural leva a alterações importantes na frequência cardíaca e pressão nos idosos. Verifique temperatura, pulsos, frequência cardíaca e respiratória, a pressão arterial e realize a ausculta cardíaca e respiratória.

Alimentação e hidratação

A alimentação e hidratação nos idosos sofrem muitas mudanças decorrentes de alterações fisiológicas que interferem nos hábitos alimentares. Há uma menor sensação de sede, diminuição da percepção dos doces e salgados. A xerostomia (boca seca), a saliva mais espessa e a perda dos dentes levam a um desinteresse pela comida.[28] Muitos idosos fazem uso de alguma dieta especial, sendo necessário identificar se houve alguma alteração significativa de peso nos últimos tempos.

Verifique o peso, a altura e o Índice de Massa Corporal (IMC) do idoso. Observe a coloração e hidratação das mucosas.[32] Para classificação do estado nutricional, de acordo com o IMC, utilize tabelas apresentadas no Capítulo 23- Sobrepeso e Obesidade.

Eliminações

A continência, independentemente da idade, é consequência de vários fatores como integridade anatômica do trato urinário inferior e dos mecanismos fisiológicos envolvidos na estocagem e eliminação da urina, bem como da cognição, mobilidade e motivação para ir ao banheiro.

Em razão destes fatores, investigue qual é o padrão urinário do idoso, em que frequência, se ele apresenta incontinência urinária, se tem dor ou ardência ao urinar, se precisa de ajuda para ir ao banheiro ou necessita ser lembrado, se apresenta urgência urinária e se levanta à noite para urinar. Em relação à eliminação intestinal, investigue com qual frequência o idoso evacua, o aspecto das fezes, se apresenta desconforto ao evacuar e se faz uso de laxante (qual e com que frequência). A incontinência urinária é definida como a queixa de qualquer perda involuntária de urina e, junto com a incontinência fecal, compõe uma das síndromes geriátricas já relatadas neste capítulo.

Integridade cutaneomucosa

O envelhecimento da pele é um fenômeno complexo que se classifica em dois tipos distintos: o verdadeiro ou intrínseco e o extrínseco ou fotoenvelhecimento. Uma das principais alterações fisiológicas sofridas pelo idoso é a redução do turgor e da elasticidade da pele, devido à redução do colágeno e das fibras elásticas.[28] Nas mulheres, as alterações da menopausa também influenciam no envelhecimento da pele. Verifique se o idoso apresenta alguma queixa em relação a lesões de pele e observe se apresenta alterações na mesma (ressecamento e/ou lesões).

Cuidado corporal, atividade física e segurança, meio ambiente

Investigue se o idoso faz a sua higiene bucal e corporal e com que frequência, se apresenta problemas dentários, se faz uso de prótese dentária e como a higieniza. Observe as condições de higiene corporal e oral. Questione se o idoso pratica alguma atividade física, identificando qual e com que frequência.

PARTE 2   Atuação do Enfermeiro nas necessidades em saúde da população na Atenção Primária à Saúde

Com relação ao meio ambiente é importante verificar se o idoso apresentou queda nos últimos 12 meses e em caso positivo, quantas vezes, em que local, o que motivou e se houve alguma consequência. Verifique também ou questione se no ambiente onde ele vive há escadas com corrimão dos dois lados, tapetes presos, se existem equipamentos de segurança no banheiro como barras de apoio, se tem hábito de deixar alguma luz acesa à noite, se possui acesso a armários sem uso de escadas ou bancos e se faz uso de bengala, muletas ou outro instrumento de apoio. Identifique, ainda, qual meio de transporte que o mesmo utiliza com maior frequência. Na visita domiciliar é possível verificar as condições do local onde o idoso vive (se o local é arejado, se há insolação, se há umidade, condições de limpeza e presença de degraus).

Sono e repouso

Os idosos necessitam aproximadamente da mesma quantidade de horas de sono que pessoas mais jovens (7 a 9 horas por noite), mas os padrões de sono se modificam à medida que a pessoa fica mais velha. Não está claro ainda se as mudanças no padrão de sono se alteram pelo envelhecimento ou por outros fatores como uso de medicação, falta de exercícios, cochilos durante o dia ou relacionadas a alguma doença. Deve-se levar em conta ainda que alguns idosos necessitam levantar para urinar ou têm dor crônica, o que também afeta o sono.[31] Investigue os hábitos de sono (quantas horas dorme em média), se apresenta alguma dificuldade em iniciar ou manter o sono e se costuma fazer algum repouso durante o dia.

Sexualidade

Apesar das mudanças na função biológica sexual com o envelhecimento, é importante lembrar que a sexualidade envolve mais do que questões relacionadas ao sistema reprodutivo, à genitália e às mudanças hormonais. Infelizmente, há muito preconceito sobre este tema e uma tendência de considerar as pessoas idosas como assexuadas. Novas atitudes e práticas sexuais têm sido adotadas por alguns idosos, mas os mitos e tabus ainda prevalecem. Este tema por vezes é considerado como difícil de ser abordado pelo enfermeiro, mas é bastante importante, pois o número de DST/HIV/AIDS entre idosos tem aumentado.[31]

Questione se o idoso ainda tem vida sexual ativa e, em caso afirmativo, se faz uso de proteção. Se necessário, questione sobre exames anti-HIV e DST. Outro aspecto importante para compreender a sexualidade nesta etapa da vida é o conceito de intimidade sexual, que envolve uma gama de expressões sensuais e não apenas o ato sexual em si, e que tem representações diferentes para as pessoas em diferentes épocas e culturas[31] e que também pode ser explorado.

▪ Necessidades psicossociais

A rede de apoio informal é importante na vida do idoso, portanto pergunte com quem ele reside e explore o histórico do relacionamento familiar nas etapas anteriores da vida. Questione se o mesmo frequenta algum grupo ou associação na comunidade. Se houver oportunidade, observe e avalie o relacionamento com os familiares e cuidador. Avalie também a presença de situações de vulnerabilidade como morar só, residir em área de risco, depender da renda familiar para viver ou possuir familiar que depende da renda do idoso para se manter. Você pode lançar mão do ecomapa para mostrar estas relações (ver Capítulo 2). É importante verificar também se o idoso ainda trabalha, se recebe aposentadoria, pensão, bolsa família ou benefício de prestação continuada e como ele ou a família gerenciam os recursos.

430

Educação e saúde

Investigue aspectos relativos aos comportamentos de saúde como o uso de bebida alcoólica, tabagismo, uso de outras drogas, imunizações (difteria e tétano, hepatite, influenza e pneumo[23]) e atividades de lazer. Explore a capacidade do idoso para executar as atividades de vida diária. Para avaliar as mesmas, sugere-se aplicar as escalas propostas pelo Caderno de Atenção Básica Envelhecimento e Saúde da Pessoa Idosa.[7] As escalas mais utilizadas são a de Lawton para as atividades básicas de vida diária e as de Katz para as atividades instrumentais de vida diária. Estas são as escalas tradicionalmente aplicadas na área da geriatria e gerontologia e que foram validadas no Brasil há mais de 2 décadas.[33]

Sugere-se ainda a avaliação das Atividades Avançadas de Vida Diária.[8] Nesta perspectiva, a Caderneta do Idoso[13] propõe a aplicação do Protocolo de Identificação do Idoso Vulnerável (VES-13), citado anteriormente, que contempla a avaliação da capacidade do mesmo para realizar compras, pagar contas, mobilizar-se na residência, realizar tarefas domésticas e tomar banho. Se o idoso não conseguir realizar alguma atividade de vida diária, informar qual e indicar quem o auxilia.

■ Necessidades psicoespirituais

No envelhecimento, a espiritualidade pode ser um importante recurso para enfrentar as adversidades, as perdas e as diversas mudanças físicas, biológicas e sociais vivenciadas. A religiosidade auxilia na busca de um significado para a vida, constituindo-se de aspectos emocionais e motivacionais.[34] Recomenda-se investigar as crenças e seus significados para o idoso e sua família.

Diagnóstico de Enfermagem

Os diagnósticos de enfermagem (DE) existentes e propostos pela NANDA – *International*[35] ainda têm um enfoque bastante individual e voltado para situações de senilidade e alterações nas necessidades humanas básicas. Esses DE são importantes e devem ser utilizados para que se reconheça e se intervenha nos aspectos clínicos, funcionais e até mesmo para relacionarmos os sinais e sintomas com as síndromes geriátricas. Entretanto, outros DE que contemplem o cuidado de enfermagem na APS no âmbito da promoção da saúde, prevenção de danos e vulnerabilidades do indivíduo, da família e dos grupos ainda precisam ser desenvolvidos.

Na experiência das autoras no cuidado aos idosos independentes e parcialmente dependentes em APS, os diagnósticos propostos pela NANDA-I[35,36] utilizados com mais frequência estão descritos na Tabela 20.1.

Com frequência, o idoso tem mais de uma necessidade humana afetada como, por exemplo, memória, mobilidade e educação para a saúde. Sob esse prisma, a NANDA-I propõe também um conceito de síndrome, definida com um grupo específico de diagnósticos de enfermagem que ocorrem simultaneamente e que são tratados por intervenções similares.[35] Na área do cuidado ao idoso, temos os DE Risco de Síndrome do Idoso Frágil (RSIF) e Síndrome do Idoso Frágil (SIF). O diagnóstico de Risco de Síndrome do Idoso Frágil é definido como "vulnerabilidade a estado dinâmico de equilíbrio instável que afeta o idoso, que passa por deterioração em um ou mais domínios de saúde (físico, funcional, psicológico ou social) e leva ao aumento da suscetibilidade a efeitos de saúde adversos, em particular a incapacidade". Entre os fatores de risco para utilizar o DE de RSIF, podemos citar: alteração na função cognitiva, apoio social insuficiente, atividade física diária inferior à recomendada, baixo nível educacional, doença crônica, historia de quedas,

PARTE 2 — Atuação do Enfermeiro nas necessidades em saúde da população na Atenção Primária à Saúde

TABELA 20.1	Diagnósticos de Enfermagem mais frequentes na atenção à saúde de idosos na APS de acordo com as necessidades humanas básicas	
Necessidades psicobiológicas	**Necessidades psicossociais**	**Necessidades psicoespirituais**
- Regulação neurológica Memória prejudicada **- Regulação vascular** Risco para disfunção vascular Risco de sangramento **- Eliminação** Constipação Incontinência intestinal Eliminação urinária prejudicada **- Integridade cutaneomucosa** Integridade tissular prejudicada Integridade da pele prejudicada Risco de integridade da pele prejudicada Risco de úlcera por pressão **- Percepção dos órgãos dos sentidos** Percepção visual alterada Percepção auditiva alterada Dor crônica Conforto prejudicado **- Segurança física/ meio ambiente:** Risco de quedas **- Nutrição** Nutrição desequilibrada: menos que as necessidades corporais Déficit no autocuidado: alimentação **- Atividade física** Mobilidade física prejudicada **- Sono e repouso** Padrão de sono prejudicado	**- Liberdade/participação** Falta de adesão **- Auto- realização** Risco de tensão no papel de cuidador Tensão do papel de cuidador Processos familiares disfuncionais Processos familiares interrompidos Disposição para processos familiares melhorados Desempenho de papel ineficaz **- Recreação/ lazer** Atividade recreativa deficiente **- Segurança emocional** Ansiedade **- Gregária** Interação social prejudicada Relacionamento ineficaz Risco de relacionamento ineficaz Disposição para relacionamento melhorado **- Educação para saúde/ aprendizagem** Comportamento de busca de saúde Manutenção ineficaz da saúde Controle ineficaz do regime terapêutico Conhecimento deficiente Comportamento de saúde propenso a risco	- Disposição para religiosidade aumentada - Risco de sofrimento espiritual - Disposição para o aumento da esperança - Disposição para o bem-estar aumentado - Risco de religiosidade prejudicada - Religiosidade prejudicada - Sofrimento moral

Fonte: Organizado pelas autoras com base na NANDA-I e na experiência clínica na atenção aos idosos em serviço de APS

hospitalização prolongada, idade > 70 anos, isolamento social, morar sozinho, obesidade, perda de peso não intencional de 25% em 1 ano, vulnerabilidade social, entre outras. O diagnóstico SIF é conceituado como um "estado dinâmico de equilíbrio instável que afeta o idoso que passa por deterioração em um ou mais de um domínio de saúde (físico, funcional, psicológico ou social) e leva ao aumento da suscetibilidade a efeitos de saúde adversos, em particular a incapacidade", tendo como fatores relacionados a alteração na função cognitiva, a desnutrição, a doença crônica, o estilo de vida sedentário, a história de quedas, hospitalização prolongada, morar sozinho, obesidade sarcopênica, sarcopenia e transtorno psiquiátrico.

Planejamento do Cuidado

Na terceira etapa do PE, o planejamento, estabelecem-se as metas que se deseja alcançar no processo de acompanhamento das condições de saúde do idoso. As mesmas devem ser propostas e pactuadas com o idoso/família/cuidador durante a consulta ou em visita domiciliar, bem como as intervenções apropriadas às mesmas. Para estabelecer as metas e as intervenções, o enfermeiro pode se subsidiar na Classificação das Intervenções de Enfermagem (NIC) e na Classificação dos Resultados de Enfermagem (NOC) de acordo com cada caso. Nesse momento, o enfermeiro necessita levar em conta a avaliação inicial e os DE estabelecidos, aos quais poderão ser aplicados os resultados e indicadores selecionados na NOC, que servirão como base para verificar a melhora ou piora do diagnóstico feito.

Após definir as metas para cada um dos DE estabelecidos ou priorizados, deve-se construir e pactuar um Plano de Cuidados junto com o idoso/família/cuidador e proceder/acompanhar a sua implementação.

Implementação de Intervenções

Na quarta etapa, implementação das intervenções, conforme descrito no Capítulo 3, as mesmas devem ser definidas em conjunto levando em consideração as preferências e os valores da pessoa/família e centrado na funcionalidade do idoso.

Supondo que um idoso que esteja sendo atendido tenha sido identificado como DE: *Risco de queda* com os seguintes fatores de risco: ambiente com móveis e objetos em excesso, tapetes espalhados pelo chão, morar sozinho e dificuldade na marcha. Implementando a intervenção "Prevenção contra quedas",[37] o enfermeiro pode orientar o idoso/familiar/cuidador sobre o uso de bengala ou andador, orientar a providenciar corrimão e barras de apoio e uso de antiderrapante no banheiro, evitar uso de tapetes e outros objetos no assoalho, sugerir adaptações em casa para aumentar a segurança, sugerir calçados seguros, educar familiares sobre os fatores de risco que contribuam para quedas e a forma de reduzir os mesmos.

Outro exemplo poderia ser a identificação do DE: *Interação social prejudicada* tendo como característica definidora a insatisfação com o envolvimento social e como fator relacionado a ausência de pessoas significativas. Implementando a intervenção "Melhora da socialização"[37] o enfermeiro pode encorajar o idoso na melhoria do envolvimento em relações já criadas, encorajar a participar de atividades sociais e comunitárias, encorajar a participar em atividades grupais no serviço de saúde e investigar elementos positivos e negativos da atual rede de relacionamentos.

Além de propor intervenções voltadas ao idoso, é importante pensar nas possibilidades de continuidade do cuidado, seja na APS ou em outros pontos de atenção da rede.

Avaliação dos resultados

Na quinta etapa, conforme apresentado no Capítulo 3, o enfermeiro compara os resultados obtidos na avaliação inicial com as respostas do idoso/família. O enfermeiro poderá se subsidiar na NOC.

Retomando o exemplo do DE *Risco de queda,* e depois de implementar as intervenções propostas pela NIC, o enfermeiro avalia novamente com o idoso/família/cuidador por meio do resultado/indicadores da NOC. Utilizando por exemplo o resultado denominado "Conhecimento: prevenção de quedas", o enfermeiro verifica se as intervenções foram realizadas e se estão adequadas:

- o idoso (família) adotou o uso de bengala ou andador?
- providenciou corrimão e barras de apoio?
- está utilizando tapete de borracha antiderrapante no banheiro?
- retirou ou prendeu tapetes e outros objetos no assoalho?
- usa sapato fechado e de tamanho adequado?
- o idoso reconhece importância destes cuidados para prevenção de quedas?
- os familiares reconhecem importância destes cuidados para prevenção de quedas e estimulam o idoso na realização destes cuidados?

No exemplo do DE *Interação social prejudicada*, o enfermeiro avalia com o idoso a partir do resultado/indicadores da NOC o envolvimento social e as habilidades de interação desenvolvidas tendo por base as intervenções propostas.

Grupos para Idosos

De acordo com a Política Nacional de Saúde da Pessoa Idosa,[6] uma das estratégias para promoção do envelhecimento ativo e saudável é facilitar a participação das pessoas idosas em grupos de atividade física, operativos e/ou de convivência que desenvolvam ações de promoção e valorização das experiências positivas. Para tal, as práticas de educação em saúde com idosos não devem focar na velhice e nos adoecimentos decorrentes, o que frequentemente acontece, mas elas devem promover o desenvolvimento pessoal e social dos sujeitos participantes, almejando, para além de mudanças de hábitos, formas de como buscar adaptações à nova situação de vida.[38,39]

Diante do contexto social em que muitos idosos vivem sozinhos ou possuem uma rede social de apoio restrita, os grupos de educação em saúde se configuram como importantes espaços de convivência, escuta, companhia e possibilidades para ampliação da rede social.[39]

Trabalhar com educação em saúde exige desenvolvimento de habilidades para ultrapassar as barreiras da transmissão do saber e para o aprimoramento de metodologias que valorizem e permitam trocas entre os sujeitos e educadores, ou seja, tirar a ênfase das atividades unidirecionais, tais como palestras.[38] Para isso, é preciso que se considere, aproveite e potencialize a história pessoal e a bagagem de conhecimentos que cada idoso constituiu ao longo da vida, para que ele seja o protagonista do processo de aprendizagem e os profissionais de saúde sejam somente os mediadores deste.[40]

Tavares, Dias e Munari[41] realizaram um inquérito domiciliar com 1.255 idosos e compararam os escores de qualidade de vida entre os idosos participativos e não participativos de atividades educativas grupais utilizando os instrumentos da *World Health Organization Quality of Life –* BREF (WHOQOL-BREF) e o *World Health Organization Quality of Life Assessment for Older Adults*

(WHOQOL-OLD). Evidenciaram que os idosos que participavam de atividades educativas grupais apresentaram menores escores de qualidade de vida em relação aos não participativos. Inferiram que este resultado poderia estar relacionado ao fato de que os participantes eram vinculados a grupos para pessoas portadoras de danos crônicos. A reflexão sobre esses resultados sugere que as atividades educativas grupais foram desenvolvidas por estes serviços apenas com o foco no acompanhamento de condições crônicas, não estando voltadas para a Promoção da Saúde (ver Capítulo 8).

Outro estudo[39] verificou que a maneira como os profissionais de saúde conduzem os grupos reflete em maior ou menor participação dos usuários nas atividades educativas. Para otimizar a participação dos idosos nas atividades educativas, estas não devem ter como prática a troca simbólica de serviços, ou seja, obrigar os usuários a participarem de atividades intituladas como de educação em saúde para terem como contrapartida medicamentos, receitas, consultas, exames, etc. A participação nos grupos deve ser aberta e voluntária,[38,39] pois os objetivos são outros, além da melhora clínica. É importante perceber o idoso como pessoa e não como portador de doença a ser "controlada".

Quanto à educação em saúde em serviços da APS, pesquisadores[42] desenvolveram estudo descritivo qualitativo com 30 idosos ligados a três grupos de educação em saúde. Analisaram como pessoas idosas vinculadas a grupos de educação em saúde de uma US buscam, compreendem e partilham informações a fim de manter e promover a saúde ao longo da vida. Os idosos destacaram que as informações recebidas nos seus atendimentos na unidade eram bastante restritas, focadas essencialmente no diagnóstico e tratamento, enquanto as dúvidas relatadas eram mais amplas, demonstrando que a educação em saúde das pessoas idosas necessita ser aprofundada.

Considerando a adoção de metodologias participativas e a valorização da participação dos idosos, destaca-se que cada grupo constitui sua história a partir da troca de experiências dos seus integrantes quanto às suas histórias de vida e perspectivas de futuro. Cada grupo, para constituir sua identidade, necessita interagir e estabelecer vínculo a um objetivo comum.[38] O planejamento das ações educativas dos grupos de educação em saúde deve ser realizado coletivamente, envolvendo raciocínio estratégico e participação de todos na definição dos problemas prioritários e na identificação de oportunidades e intervenções. Os idosos são capazes de participar na definição de situações que requeiram mudanças.[40] Isso faz com que eles percebam sentido e significado no seu processo de vida e, consequentemente, no seu envelhecer.

A experiência das autoras com um grupo de idosos desenvolvido em um serviço da APS mostrou que o planejamento das atividades deve ser realizado com o grupo, e essa prática tem sido realizada anualmente com a participação de todos integrantes. Neste planejamento procura-se atender aos desejos dos integrantes do grupo quanto a adquirir novos saberes, no que se refere a temas específicos e quanto a atividades de lazer, lúdicas, de criatividade e descontração. Os encontros são semanais, no turno da tarde, e duram 1:30 hora. O grupo é coordenado por uma enfermeira e uma agente comunitária e conta com a participação de outros profissionais da equipe de saúde e residentes de cursos da saúde. O número de participantes e o local de realização do mesmo são aspectos importantes a serem pensados, a fim de permitir a participação de todos com privacidade e contato efetivo. Este grupo normalmente funciona com 20 a 30 pessoas. As Tabelas 20.2 e 20.3 apresentam a descrição de alguns temas que têm sido sugeridos pelos idosos e possíveis atividades, organizadas de acordo com as necessidades humanas básicas, tais como psicobiológicas e psicossociais, respectivamente.

PARTE 2 — Atuação do Enfermeiro nas necessidades em saúde da população na Atenção Primária à Saúde

TABELA 20.2	Exemplo de atividades desenvolvidas em Grupo de Idosos na APS de acordo com as necessidades psicobiológicas	
Atividade	**Objetivos**	**Descrição Sintética**
Avaliação Biofísica	- Verificar pressão arterial, glicemia e antropometria	Avaliação biofísica para identificar situações de risco e fazer reforço positivo para os idosos que estão com parâmetros adequados. Anota-se na Caderneta do Idoso
Conversando sobre a Caderneta de Saúde do Idoso	- Apresentar a Caderneta de Saúde do Idoso	Distribui-se a caderneta para todos, esclarece-se sobre a importância do preenchimento adequado e de portá-la sempre consigo, auxilia-se os idosos no preenchimento
Conversando sobre Alimentação Saudável	- Descrever os Dez Passos para uma Alimentação Saudável para pessoas idosas - Conversar sobre os cuidados necessários no preparo e consumo dos alimentos	Utiliza-se recursos multimídia, para apresentar os Dez Passos para alimentação saudável, problematizando-os com os hábitos alimentares de cada um e para conversar sobre cuidados na compra, no armazenamento, na manipulação e no preparo dos alimentos
Conversando sobre Cuidados nas Doenças Crônicas não Transmissíveis	- Discutir sobre formas de prevenção, controle, cuidados e fatores de risco para as doenças crônicas não transmissíveis	Sensibiliza-se o grupo para o autocuidado frente às doença crônicas, buscando-se mudanças de estilo de vida, quando necessário, e acompanhamento de rotina junto à equipe de saúde
Conversando sobre Deglutição e Consistência dos Alimentos	- Abordar sobre alterações de deglutição em idosos saudáveis	Orienta-se sobre a importância de se ter atenção quanto a consistência, volume e ritmo de oferta dos alimentos; posição durante e após a alimentação; uso de manobras e posturas facilitadoras da deglutição; ambiente e horário das refeições, e cuidados após a alimentação. Se for possível, é indicado que moderador seja fonoaudiólogo. Poderá ser realizada junto com atividades de nutrição
Conversando sobre Segurança e Prevenção de Acidentes com Idosos	- Problematizar com os idosos os cuidados a serem tomados para segurança e prevenção de acidentes	Utilizam-se recursos multimídia e mobiliário para ilustrar como adaptar os ambientes para garantir segurança e utilizar esquetes teatrais para abordar com os idosos atitudes de risco e de segurança no lar, nas ruas e em geral

Continua...

...continuação

Conversando sobre Sexualidade na Terceira Idade	- Discutir com os idosos sobre as formas de vivenciar a sexualidade na terceira idade - Desmistificar que sexualidade se resume ao ato sexual - Conversar sobre prevenção de doenças sexualmente transmissíveis	Aborda-se, de forma descontraída, com os idosos sobre o exercício da sexualidade, enfatizando que esta não é influenciada somente por fatores anatômicos e fisiológicos, mas também por fatores psicossociais e culturais, além de relacionamentos interpessoais e experiências de vida Esclarecem-se dúvidas quanto à sexualidade e conversa-se sobre as doenças sexualmente transmissíveis e apresentam-se os métodos para prevenção da transmissão
Oficina de Lanches Saudáveis	- Demonstrar possibilidades de preparo de lanches saudáveis para as festividades do grupo - Compartilhar e criar receitas entre o grupo	Listam-se alimentos que possam ser apresentados em formato de lanche. Solicita-se que cada membro do grupo traga um dos alimentos listados. Demonstram-se, com a participação de todos, as possibilidades de preparação dos lanches saudáveis
Oficina de Práticas Integrativas e Complementares	- Proporcionar vivência do grupo com as Práticas Integrativas e Complementares	Realiza-se a vivência do grupo com as práticas. É necessário ter profissional capacitado para condução das mesmas

Fonte: Adaptado de Cooperativa do Fitness (CDOF), 2016.[43]

PARTE 2 — Atuação do Enfermeiro nas necessidades em saúde da população na Atenção Primária à Saúde

TABELA 20.3	Exemplo de atividades desenvolvidas em Grupo de Idosos na APS de acordo com as necessidades psicossociais	
Atividade	**Objetivos**	**Descrição Sintética**
Atividade Física	- Melhorar a qualidade de vida dos idosos por meio de atividade física	Prática de atividades físicas para aumentar a autonomia, sensação de bem-estar e força muscular; manter ou melhorar a flexibilidade; aumentar coordenação motora, equilíbrio e independência pessoal, entre outros. Idealmente deve ser acompanhado de educador físico
Atividades de Lazer: passeios	- Promover o bem-estar dos idosos, fazendo atividades diferentes da rotina diária, por meio de passeios	Realização de passeios a locais de interesse do grupo, tais como pontos turísticos da cidade e/ou estado; museus; exposições; teatro; cinema; sítios; fazendas
Atividades de Música, Canto e Dança	- Promover descontração do grupo com músicas, cantos e danças	Procura-se identificar no grupo e na equipe de saúde pessoas que toquem instrumentos musicais, cantem e/ou dancem para os idosos
Comemoração das Festividades do Ano: Dia das Mães, Dia dos Avós, Dia dos Pais, Natal	- Celebrar as festividades do ano	Realização de momentos de homenagem às mães, aos pais e aos avós com a confecção de artesanato; cantos; leituras de poemas, poesias e mensagens. No Natal, normalmente se realiza a brincadeira do Amigo Secreto e/ou Oculto
Comemoração dos Aniversariantes	- Celebrar os aniversários entre os membros do grupo	Organiza-se uma festa bem divertida, com lanches saudáveis, atividades para descontração e danças
Contação de Histórias	- Promover aos idosos o prazer de resgatar suas memórias através das narrativas orais	Alguém do grupo é convidado a ler e/ou contar histórias através de narrativas, contos, fábulas, lendas, estimulando o imaginário e a criatividade de cada um
Conversando sobre Envelhecimento Ativo	- Apresentar o conceito de envelhecimento ativo - Abordar como vivenciar o envelhecimento ativamente - Estimular os idosos a participarem da sociedade de acordo com suas necessidades, desejos e capacidades	Desenvolvem-se atividades que permita que os idosos percebam o seu potencial para o bem-estar físico, social e mental. Encontra-se, junto com idosos, possibilidades para participação contínua nas questões sociais, econômicas, culturais, espirituais e civis

Continua...

...continuação

Conversando sobre Saúde Ambiental e Cuidados com Meio Ambiente	- Estabelecer relação da saúde ambiental com a saúde dos indivíduos - Abordar sobre cuidados para preservação do meio ambiente	Utiliza-se recurso multimídia para abordar o papel dos órgãos de vigilância sanitária na promoção da saúde ambiental. Desenvolve-se com idosos reflexões sobre o papel de cada um e da sociedade nos cuidados com o meio ambiente
Dinâmica: A Cor do Sentimento*	- Favorecer a exteriorização dos sentimentos e principalmente promover a interação entre os idosos	Selecionam-se tiras de papel de várias cores. Convidam-se os idosos para fechar os olhos por cinco minutos e pensar sobre quais os sentimentos que estão ocupando a mente naquele momento. Após isso, cada um deve escolher uma cor de papel que ilustre o sentimento do momento. Isso deve ser feito em silêncio. Todos com papel na mão, é hora de se separar por cores: todos que escolheram a mesma devem juntar-se e conversar sobre a motivação de escolher tal cor por um tempo entre 15 e 20 minutos Após desfeitos os grupos, volta-se a criar um círculo em que todos participam e é chegada a hora de trocar experiências sobre os sentimentos e o que foi possível perceber com a convivência com outras pessoas. Quais sentimentos eram iguais e quais eram diferentes? Que vivências foram compartilhadas? Que conselhos ou opiniões surgiram?
Dinâmica: O Presente*	- Ressaltar as qualidades de cada membro do grupo, dando oportunidade para percepção e reconhecimento das características entre os participantes	Escolhe-se um presente ou alguma guloseima, tipo caixa de bombom e embrulha-se de forma atrativa para aumentar o interesse dos participantes em ganhá-lo Estabelece-se o número de participantes e seleciona-se o mesmo número de qualidades para serem abordadas durante a dinâmica O organizador com o presente nas mãos inicia a dinâmica presenteando um integrante do grupo e a seguir lê o texto sobre a primeira qualidade preparada anteriormente. Finaliza dizendo "mas o presente não é só seu, observe os amigos em torno e passe-o presente para quem você acha mais ALEGRE." Ao repassar o presente, a pessoa que recebe deve ouvir o parágrafo que trata da segunda qualidade, e assim por diante. No final se abre o presente e partilha-se com todos

Continua...

...continuação

Dinâmica: Para Quem Você Tira o Chapéu*	- Estimular a autoestima dos idosos - Permitir que os idosos possam falar sobre si	Coloca-se em espelho colado no fundo de um chapéu e um lenço cobrindo o espelho. O moderador escolhe uma pessoa do grupo, entrega o chapéu, pede que ela olhe a foto que está no chapéu e pergunta se ela tiraria o chapéu para a pessoa que vê e o porquê, sem dizer o nome da pessoa. A cada troca de participante o moderador finge que trocou a foto do chapéu
Oficina de Criatividade: pintura, artesanato, bijuterias	- Proporcionar aos idosos momentos de descontração e de contato com a arte	São desenvolvidas diversas atividades para os idosos expressarem a criatividade, tais como: colagem, pinturas em tecido, pinturas em papel, esculturas, confecção de bijuterias e utilitários domésticos
Oficina Relembrando Fatos e Fotos	- Promover resgate de memórias, capacidade de lembrar e contar histórias, desenvolvimento de linguagem e interação social no compartilhamento de fatos e fotos importantes da vida com o grupo	Solicita-se que cada membro do grupo traga e compartilhe fotos; cartões postais; álbuns ou relíquias de família; cartas de amor ou conte histórias de fatos; de imigração; ou de situações importantes da sua vida
Sessão Pipoca	- Propiciar momentos de discussão e reflexão sobre a vida, suas histórias, envelhecimento ativo e promover novos conhecimentos e aprendizados com a linguagem do cinema	Projetam-se filmes/documentários que tratem de relacionamentos, de sentimentos, de pre-conceitos em relação à velhice e às pessoas mais velhas, de relação entre avós e netos, de viagens, e de amor na terceira idade para provocar discussões, ouvir relatos e, propor atividades para o grupo

Fonte: Adaptado de Cooperativa do Fitness (CDOF),.2016.[43]

Capítulo 20 — Saúde do Idoso

Aspectos-chave

- O envelhecimento da população é um fenômeno atual no Brasil e exige preparo dos profissionais que atuam na APS. Cuidar de pessoas idosas envolve não apenas a atenção a doenças crônicas, mas atender às particularidades desta etapa da vida por meio de ações de promoção do envelhecimento ativo, manutenção ou recuperação da capacidade funcional e o apoio à família.

- Os cuidados de enfermagem na atenção ao idoso podem ocorrer em vários locais e momentos, dentro e fora da unidade de saúde como na sala de espera, no acolhimento, no consultório, nos domicílios, nos locais destinados a atividades grupais e comunitárias, e ainda em instituições de longa permanência e centros de cuidado dia.

- A atenção ao idoso é coordenada pela APS e deve contemplar dois eixos: um voltado para o atendimento às necessidades dos idosos independentes e o segundo eixo direcionado ao cuidado dos idosos frágeis ou em processo de fragilização. Para isso necessita contar com uma rede de serviços do sistema de saúde e do sistema de assistência social.

- As principais modalidades de atenção aos idosos realizadas pelo enfermeiro na APS são os grupos, as consultas e as visitas domiciliares. Na consulta e na visita o enfermeiro deve utilizar o Processo de Enfermagem (PE) registrando seu atendimento na Carteira do Idoso e no prontuário utilizado pelo serviço de saúde.

- O PE deve ter uma abordagem abrangente e dinâmica, contemplando a diversidade dos modos de envelhecimento e buscando uma visão multidimensional do idoso.

Referências

1. Debert GG. A Reinvenção da Velhice. São Paulo: Editora da Universidade de São Paulo; 1999.
2. Guimarães ML, Souza MCMR, Azevedo RS, Paulucci TD. O cuidado ao Idoso em Saúde Coletiva: Um Desafio e Um Novo Cenário de Prática. In: Souza MCMR, Horta NC, org. Enfermagem em Saúde Coletiva: Teoria e Prática. Rio de Janeiro: Guanabara Koogan; 2012. p. 299-313.
3. Brasil. Constituição, 1988. Constituição da República Federativa do Brasil. Brasília: Senado Federal, 1988.
4. Brasil. Lei 8142 de 4 de janeiro de 1994: Dispõe sobre a Política Nacional do Idoso. Cria o Conselho Nacional do Idoso e de outras previdências [Internet]. Brasília (DF); 2016 Disponível em: http://www.planalto.gov.br/ccivil_03/leis/L8842.htm. Acessado em: 18 mai. 2016.
5. Brasil. Lei nº 10.741, de 1º outubro de 2003: Dispõe sobre o Estatuto do Idoso e dá outras providências [Internet]. Brasília (DF); 2016 Disponível em: http://www.planalto.gov.br/ccivil_03/leis/2003/l10.741.htm. Acessado em: 18 mai. 2016.
6. Brasil. Ministério da Saúde. Portaria Nº 2.528, de 19 de outubro de 2006: Aprova a Política Nacional de Saúde da Pessoa Idosa [Internet]. Brasília (DF); 2006 Disponível em: http://dtr2001.saude.gov.br/sas/PORTARIAS/ Port2006/GM/GM-2528.html Acessado em: 5 mai. 2016.
7. Brasil. Ministério da Saúde. Secretaria de Atenção à Saúde, Departamento de Atenção Básica. Envelhecimento e saúde da pessoa idosa. Brasília (DF): Ministério da Saúde, 2007.
8. Moraes EN. Atenção à saúde do Idoso: Aspectos Conceituais. 1ª edição. Brasília (DF): Organização Pan-Americana da Saúde; 2012.

PARTE 2   Atuação do Enfermeiro nas necessidades em saúde da população na Atenção Primária à Saúde

9. Rockwood K, Howlett SE, MacKnight C et al. Prevalence, attributes, and outcomes of fitness and frailty in community-dwelling older adults: report from the canadian study of health and aging J Gerontol A Biol Sci Med Sci. 2004 Dec; 59(12):1310-7.

10. Fried LP, Tangen CM, Walston J, Newman AB, Hirsch C, Gottdiener J, et al. Frailty in older adults: evidence for a phenotype. J Gerontol Ser A Biol Sci Med Sci. 2001 Set;(56)1:146-56.

11. Rosset I, Roriz-Cruz M, Santos JLF, Haas VJ, Fabrício-Wehbe SCC, Rodrigues RAP. Socioeconomic and health differentials between two community-dwelling oldest-old groups. Rev Saúde Pública. 2011 Abr;45(2):391-400.

12. Maia FOM, Duarte YAO, Secoli SR, Santos JLF, Maia MLL. Adaptação transcultural do Vulnerable Elders Survey- 13 (VES-13): contribuindo para a identificação de idosos vulneráveis. Rev Esc Enferm USP. 2012 Ago;46(Esp):116-22.

13. Ministério da Saúde (BR), Secretaria de Atenção à Saúde, Departamento de Atenção Especializada e Temática. Caderneta de Saúde da Pessoa Idosa [Internet]. 3ª edição. Brasília (DF): Ministério da Saúde; 2014 Disponível em: bvsms.saude.gov.br/bvs/publicacoes/caderneta_saude_pessoa_idosa_3ed.pdf Acessado em: 16 mai. 2016.

14. Moraes EM, Marino MCA, Santos RR. Principais Síndromes Geriátricas. Rev Med Minas Gerais. 2010;(20)1:54-66.

15. Organização Mundial da Saúde. Envelhecimento ativo: uma política de saúde. Suzana Montijo, trad. 1ª ed. Brasília (DF): Organização Pan-Americana da Saúde; 2005.

16. Farias RG, Santos SMA. Influência dos determinantes do envelhecimento ativo entre idosos mais idosos. Texto & Contexto Enferm. 2012 Mar;21(1):167-76.

17. Ilha S, Argenta C, Silva MRS, Cezar-Vaz MR, Pelzer MT, Backes DS. Envelhecimento ativo: reflexão necessária aos profissionais de enfermagem/saúde [Internet]. Rev Pesqui Cuid Fundam (Online). Abr/Jul 2016;8(2): 4231-42 Disponível em: http://www.seer.unirio.br/index.php/cuidadofundamental/article/view/4242. Acessado em: 20 abr. 2016.

18. Lemes N, Medeiros SL. Suporte social ao idoso dependente. In: Freitas EV, Py L, Cançado FAX, Doll J, Gorzoni ML, orgs. Tratado de geriatria e gerontologia. 3ª edição. Rio de Janeiro: Guanabara Koogan; 2013. p. 1227-33.

19. Ministério da Saúde (BR). Portaria n. 702, de 12 de abril de 2002: Cria mecanismos para a organização e implantação de redes estaduais de assistência à saúde do idoso. Brasília (DF): Ministério da Saúde; 2002.

20. Moraes EN (org.). Princípios básicos de geriatria e gerontologia. 1ª ed. Belo Horizonte: Coopmed; 2008.

21. Rosa TEC, Benício MHA, Alves MCGP, Lebrão ML. Aspectos estruturais e funcionais do apoio social de idosos do Município de São Paulo, Brasil. Cad Saúde Pública. 2007;23(12):2982-92.

22. Carvalhais M, Sousa L. Qualidade dos Cuidados Domiciliares em Enfermagem a Idosos Dependentes. Saúde Soc. 2013 Jan/Mar;22(1):160-72.

23. Sossai LCF, Pinto IC. A visita domiciliária do enfermeiro: fragilidades x potencialidades. Ciênc Cuid Saúde. 2010 Jul/Set;9(3):569-76.

24. Brasil. Ministério da Saúde (BR), Secretaria de Atenção à Saúde, Departamento de Atenção Básica. Caderno de atenção domiciliar. v. 1. Brasília (DF): Ministério da Saúde; 2012.

25. Brasil. Ministério da Saúde (BR), Secretaria de Atenção à Saúde Departamento de Atenção Básica. Caderno de atenção domiciliar. v. 2. Brasília (DF): Ministério da Saúde; 2013.

26. Silva KM, Vicente FR, Santos SMA. Consulta de enfermagem ao idoso na atenção primária à saúde: revisão integrativa da literatura. Rev bras geriatr gerontol. 2014;17(3):681-87.

27. Horta W. Processo de Enfermagem. Rio de Janeiro (RJ): Guanabara Koogan; 2011.

28. Cançado FAX, Horta ML. Envelhecimento cerebral. In: Freitas EV, Py L, Neri AL, Cançado FAX, Gorzoni ML, Rocha SM, orgs. Tratado de Geriatria e Gerontologia. 3ª ed. Rio de Janeiro: Guanabara Koogan; 2013. p. 232-55.

29. Brucki SMD, Nitrini R, Caramelli P, Bertolucci PHF, Okamoto IH. Sugestões para o uso do mini-exame do estado mental no Brasil. Sonia M.D. Arq Neuropsiquiatr. 2003;61(3-B):777-81.

30. Almeida OP, Almeida SA. Confiabilidade da versão brasileira da Escala de Depressão em Geriatria (GDS) versão reduzida. Arq Neuro Psiquiatr. 1999;57(2B):421-6.

31. Sugar J, Riekse R, Holstege H, Faber M. Introduction to aging: a positive interdisciplinary approach. 1ª ed. New York: Springer; 2014.

32. Ministério da Saúde (BR), Secretaria de Atenção à Saúde, Departamento de Atenção Básica. Orientações para a coleta e análise de dados antropométricos em serviços de saúde: Norma Técnica do Sistema de Vigilância Alimentar e Nutricional – SISVAN. Brasília (DF): Ministério da Saúde; 2011.

33. Ramos LR. Growing old in São Paulo, Brazil: assessment on health status and family support of the elderly of different socio-economic strata living in the community [tese]. London: London School Hygiene and Tropical of Medicine, University of London; 1987.

34. Gutz L, Camargo BV. Espiritualidade entre idosos mais velhos: um estudo de representações sociais. Rev Bras Geriatri Gerontol. 2013;(16)4:793-804.

35. Herdman TH, Kamitsuru S. Diagnósticos de Enfermagem da NANDA: definições e classificações 2015-2017. Porto Alegre (RS): Artmed; 2015.

36. Carpenito-Moyet LJ. Diagnósticos de Enfermagem, aplicação à prática Clínica. 11ª ed. Porto Alegre: Artmed; 2008.

37. Bulechek G, Butcher H, Dochterman J. Classificação das Intervenções de Enfermagem (NIC). 5a ed. Rio de Janeiro (RJ): Elsevier; 2010.

38. Almeida, FA; Souza, MMCMR. Educação em Saúde: concepção e prática no cuidado de enfermagem. In: Souza MCMR, Horta NC. Enfermagem em saúde coletiva: teoria e prática. 1ª ed. Rio de Janeiro (RJ): Guanabara Koogan; 2012. p.25-35.

39. Dias FA, Tavares DMS. Fatores associados à participação de idosos em atividades educativas grupais. Rev Gaúch Enferm. 2013 Jun;34(1):70-7.

40. Cachioni M, Neri AL. Educação e gerontologia: desafios e oportunidades. Revista Brasileira de Ciências do Envelhecimento Humano. 2004 Jan/Jun;1(1):99-115.

41. Tavares DMS, Dias FA, Munari DB. Qualidade de vida de idosos e participação em atividades educativas grupais. Acta Paul Enferm. 2012 Jul;25(4):601-6.

42. Paskulin LMG, Bierhals CCBK, Valer DB, Aires M, Guimarães NV, Brocker AR et al. Health literacy of older people in primary care. Acta Paul Enferm. 2012;25(spe1):129-35.

43. CDOF. Cooperativa do Fitness. Dinâmicas. [Internet]; 2016 . Disponível em: http://www.cdof.com.br/recrea10.htm. Acessado em: 29 mai. 2016

21

Hipertensão Arterial Sistêmica

Sandra Rejane Soares Ferreira

▬▬▬ O que há neste capítulo?

Neste capítulo aborda-se a Hipertensão Arterial Sistêmica (HAS), sua classificação, diagnóstico, tratamento e as ações do enfermeiro para o cuidado de pessoas com essa condição crônica de saúde ou em risco de desenvolvê-la. O enfoque é a atuação por meio de consultas de enfermagem para o rastreamento da HAS, diagnóstico e manejo precoce de pessoas com pressão arterial (PA) limítrofe e o cuidado de pessoas com HAS. O objetivo é contribuir com a reflexão sobre o processo de trabalho do enfermeiro, como membro da equipe de Atenção Primária à Saúde (APS), na prevenção primária e no diagnóstico precoce dessa condição de saúde, bem como, na prevenção e no controle de complicações da doença. Espera-se que ao final da leitura os enfermeiros compreendam a importância da articulação destes conteúdos em sua prática assistencial.

Introdução

Segundo a Organização Mundial da Saúde (OMS), a Hipertensão Arterial Sistêmica (HAS) é, ao mesmo tempo, uma doença crônica e um fator de risco para as doenças cardiovasculares (DCV), que representam um grande desafio em saúde pública, particularmente pela complexidade dos recursos necessários para seu controle (rede de serviços de saúde, equipes capacitadas, medicamentos, entre outros) e também pelas implicações negativas e o impacto à saúde da população.[1]

No mundo, a HAS tem alta prevalência (24%) e baixas taxas de controle (8 a 18%), sendo considerada um dos principais fatores de risco (FR) modificáveis para DCV, a qual aumenta progressivamente com a elevação da pressão arterial (PA) a partir de 115/75 mmHg de forma linear, contínua e independente.[1] Em 2010, cerca de 9,4 milhões de mortes e 7% da carga de doenças no mundo foram atribuídas à elevação da PA (acidente vascular encefálico [AVE], doença isquêmica do coração [DIC]), ocorrendo a maioria delas em países de baixo e médio desenvolvimento econômico e mais da metade em indivíduos entre 45 e 69 anos.[1] A OMS alerta que a detecção,

PARTE 2 — Atuação do Enfermeiro nas necessidades em saúde da população na Atenção Primária à Saúde

o tratamento e controle da HAS são inadequados devido a deficiências nos sistemas de saúde, particularmente ao nível da APS.[1]

A HAS tem uma prevalência entre 14 e 40% entre os países do continente americano e entre 20 e 55% na Europa (estudos realizados em diversos países em populações acima de 35 anos de idade).[1] Esta enfermidade é geralmente desconhecida pela metade dos portadores e entre aqueles que conhecem seu problema, somente a metade deles recebe algum tipo de assistência à saúde para seu controle, deixando quase 75% de todos os casos sem nenhum tipo de atenção.[1] Como resultado desta situação, aproximadamente 60% das pessoas com HAS apresentam algum tipo de complicação microvascular no momento do diagnóstico inicial, o que gera uma grande porcentagem de pessoas com complicações irreversíveis posteriores, entre elas perda da visão e problemas renais.[1]

Dados da Pesquisa Nacional por Amostra de Domicílios (PNAD)[2] identificaram uma prevalência de 21,4% de HAS autorreferida em adultos brasileiros, sendo superior no sexo feminino (24,2%) em relação ao masculino (18,3%). A prevalência foi maior nas pessoas com mais de 75 anos de idade (55%), menos escolarizados (31,1%), de raça/cor preta (24,2%), residentes na zona urbana (21,7%), no Rio Grande do Sul (24,9%) e na região Sudeste (23,3%).[2] Em nosso País, as DCV têm sido a principal causa de mortalidade[3,4] e são responsáveis por alta frequência de internações por condições sensíveis à APS, ocasionando custos médicos e socioeconômicos elevados e desnecessários.[5]

No Brasil, estudos populacionais revelaram baixos níveis de controle da PA (19,6%).[6-8] Estima-se que essas taxas possam estar superestimadas devido, principalmente, à heterogeneidade dos trabalhos realizados.[9]

A HAS é uma Condição Sensível à Atenção Primária à Saúde (CSAPS)

As Condições Sensíveis à Atenção Primária à Saúde (CSAPS)[10] são problemas de saúde considerados próprios da APS e evidências demonstram que o manejo adequado destas condições (por exemplo, a HAS) neste nível de atenção, evita hospitalizações e mortes por complicações cardiovasculares e cerebrovasculares.[11]

Evidências científicas mostram que pequenas reduções na pressão arterial (PA) têm grande impacto na redução da morbidade e da mortalidade cardiovascular.[12] No Brasil, estima-se que aproximadamente 30% da população geral com mais de 40 anos possam ter a pressão arterial elevada.[2,8,13,14] Portanto, é necessário que a APS desenvolva metodologias e iniciativas que ampliem a prevenção primária, o diagnóstico precoce, o nível de conhecimento das populações sobre o impacto causado por esta enfermidade e as implicações benéficas do seu controle e prevenção. Também, que no seu processo de planejamento e programação para as Unidades de Saúde (US), crie estratégias para facilitar o acesso da população às intervenções educativas, de promoção da saúde, rastreamento, diagnóstico e acompanhamento adequado dessa condição de saúde.

Outro aspecto importante para o planejamento e programação em saúde é que a HAS costuma estar associada ao *Diabetes Mellitus* (DM) e requer manejo concomitante, pois ambas apresentam aspectos comuns, tais como: a) etiopatogenia: resistência insulínica, resistência vascular periférica aumentada e disfunção endotelial; b) fatores de risco: obesidade, dislipidemia e sedentarismo; c) tratamento não farmacológico: mudanças nos hábitos de vida; d) cronicidade: doenças incuráveis, requerendo acompanhamento permanente; e) complicações crônicas que podem ser evitadas quando precocemente identificadas e adequadamente tratadas; f) geralmente são assintomáticas;

g) difícil adesão ao tratamento pela necessidade de mudança nos hábitos de vida e participação ativa do indivíduo; h) acompanhamento por equipe multidisciplinar; e i) fácil diagnóstico.[9,15]

No Brasil, os desafios do controle e da prevenção da HAS e suas complicações são, sobretudo, da APS. Portanto, o Ministério da Saúde (MS) preconiza que sejam trabalhadas as modificações de estilo de vida (MEV) – ver Capítulo 11 – fundamentais no processo terapêutico e na prevenção da hipertensão. Alimentação adequada, sobretudo quanto ao consumo de sal e controle do peso, a prática de atividade física, o abandono do tabagismo e a redução do uso excessivo de álcool são fatores que devem ser adequadamente abordados e controlados, sem os quais os níveis desejados da pressão arterial poderão não ser atingidos, mesmo com doses progressivas de medicamentos.[15]

Nesse contexto, verifica-se que a HAS é um problema de saúde muito comum nos serviços de APS e que existem dificuldades das equipes de saúde no enfrentamento do problema e em conseguir realizar ações de prevenção primária, diagnóstico precoce, tratamento e controle dos níveis pressóricos dos usuários de forma sustentada (longitudinal).[9,15] Estudos apontam que em países com redes estruturadas de APS, 90% da população adulta consulta pelo menos uma vez ao ano com seu médico de família.[16] Mesmo assim, existem dificuldades no diagnóstico, evidenciando não ser um problema de acesso aos serviços de saúde.[9] Somam-se a isto as dificuldades de seguimento do tratamento.[16-19]

Acredita-se que serviços de APS de qualidade, ou seja, aqueles que conseguem cumprir com seus atributos[20] (acesso aos serviços, integralidade, longitudinalidade do cuidado e coordenação das ações e serviços), podem oferecer uma abordagem integral às pessoas/famílias/comunidade com efetividade clínica e, principalmente, relações interpessoais efetivas, vínculo, acolhimento para estes problemas complexos que frequentemente estão associados a comorbidades e necessitam de atuação multiprofissional e interdisciplinar.

A atuação das equipes de forma integrada tem por objetivo reduzir morbimortalidade por essa condição crônica de saúde através de ações de promoção, prevenção e educação em saúde, detecção precoce, tratamento e acompanhamento da enfermidade e de outros fatores de risco para DCV, na população residente no território sob sua responsabilidade.[9]

Diagnóstico e Classificação da Hipertensão Arterial Sistêmica

A HAS é definida como uma condição clínica multifatorial caracterizada por níveis elevados e sustentados de pressão arterial (PA ≥ 140 x 90 mmHg). Associa-se, frequentemente, às alterações funcionais e/ou estruturais dos órgãos-alvo (coração, encéfalo, rins e vasos sanguíneos) e às alterações metabólicas, com aumento do risco de eventos cardiovasculares fatais e não fatais.[14]

O diagnóstico é realizado a partir da medida da PA. A Sociedade Brasileira de Cardiologia (SBC)[14] recomenda pelo menos três medidas em dias diferentes e a realização da média dessas aferições. Se a média for um valor PA ≥ 140 x 90 mmHg está confirmado o diagnóstico (Quadro 21.1). Entretanto, alerta que em indivíduos sem diagnóstico prévio e níveis elevados de PA em uma aferição, é recomendado repetir a aferição de PA em diferentes períodos, antes de caracterizar a presença da doença. Este diagnóstico requer que seja conhecida a pressão usual do indivíduo, não sendo suficiente uma ou poucas aferições casuais. A aferição repetida da pressão arterial, em dias diversos, na US, é requerida para chegar à pressão usual e reduzir a ocorrência da "hipertensão do avental branco", que consiste na elevação da pressão arterial pela simples presença do profissional de saúde no momento da verificação da PA.[14]

PARTE 2   Atuação do Enfermeiro nas necessidades em saúde da população na Atenção Primária à Saúde

QUADRO 21.1	Classificação da pressão arterial de acordo com a medida casual (> 18 anos)	
Classificação	Pressão sistólica (mmHg)	Pressão diastólica (mmHg)
Ótima	< 120	< 80
Normal	< 130	< 85
Limítrofe*	130–139	85–89
Hipertensão estágio 1	140–159	90–99
Hipertensão estágio 2	160–179	100–109
Hipertensão estágio 3	≥ 180	≥ 110
Hipertensão sistólica isolada	≥ 140	< 90

Fonte: Reproduzido de SBC, SBH, 2010.[14]
Nota: Quando as pressões sistólica e diastólica situam-se em categorias diferentes, a maior deve ser utilizada para classificação da pressão arterial.
*Os termos pressão arterial limítrofe ou pressão normal-alta ou pré-hipertensão se equivalem na literatura.

A HAS, embora muitas vezes assintomática, é uma doença passível de ser medida clinicamente, mas o seu subdiagnóstico e o tratamento inadequado levam a doença cardiovascular sintomática.[21] No Brasil o controle da hipertensão (< 140/90 mmHg) tem sido insatisfatório e variou de 20 a 39% em duas pesquisas domiciliares.[22,23]

A HAS apresenta alta morbimortalidade, com perda importante da qualidade de vida. Isto reforça a importância do diagnóstico precoce, que não requer tecnologia sofisticada. A doença pode ser tratada e controlada com mudanças no estilo de vida, medicamentos de baixo custo, com poucos efeitos colaterais, comprovadamente eficazes e de fácil aplicabilidade em APS. Além do diagnóstico precoce, o acompanhamento efetivo dos casos pelas equipes é fundamental, pois o controle da PA reduz complicações cardiovasculares e desfechos como Infarto Agudo do Miocárdio (IAM) e Acidente Vascular Cerebral (AVC) e problemas renais, entre outros.[9,15]

Fatores de Risco para HAS

Os fatores de risco para HAS são:[14]

- **Idade:** existe relação direta e linear da PA com a idade, sendo a prevalência de HAS superior a 60% na faixa etária acima de 65 anos.[14]
- **Gênero e etnia:** a prevalência global de HAS entre homens e mulheres é semelhante, embora seja mais elevada nos homens até os 50 anos, invertendo-se a partir da 5ª década. Em relação à cor, a HAS é duas vezes mais prevalente em indivíduos de cor não branca.[14] Estudos brasileiros com abordagem simultânea de gênero e cor demonstraram predomínio de mulheres negras com HAS de até 130% em relação às brancas.[24]

- **Excesso de peso e obesidade:** o excesso de peso se associa a maior prevalência de HAS desde idades jovens.[25] Na vida adulta, mesmo entre indivíduos fisicamente ativos, incremento de 2,4 kg/m² no índice de massa corporal (IMC) acarreta maior risco de desenvolver hipertensão. A obesidade central também se associa com PA.[26]

- **Ingestão de sal:** ingestão excessiva de sódio tem sido correlacionada com elevação da PA e o efeito hipotensor da restrição de sódio tem sido demonstrado por diversos estudos.[27-31]

- **Ingestão de álcool:** a ingestão de álcool por períodos prolongados de tempo pode aumentar a PA[14,32] e a mortalidade cardiovascular em geral.[15] Em populações brasileiras o consumo excessivo de etanol se associa com a ocorrência de HAS de forma independente das características demográficas.[14,32,33]

- **Sedentarismo:** atividade física reduz a incidência de HAS, mesmo em indivíduos com PA limítrofe, bem como a mortalidade[34] e o risco de DCV.[14]

- **Fatores socioeconômicos:** a influência do nível socioeconômico na ocorrência da HAS é complexa e difícil de ser estabelecida.[35] No Brasil, a HAS foi mais prevalente entre indivíduos com menor escolaridade.[13]

- **Genética:** os fatores genéticos para a gênese da HAS foram identificados por estudo na população brasileira.[36] Porém, não são suficientes para serem utilizados para predizer o risco individual de se desenvolver HAS.[14]

- **Outros fatores de risco cardiovascular:** os fatores de risco cardiovascular frequentemente se apresentam de forma agregada, a predisposição genética, os fatores socioeconômicos, ambientais e culturais tendem a contribuir para essa combinação em famílias com estilo de vida pouco saudável, destacam-se o tabagismo, as dislipidemias, o DM, a microalbuminúria e o estresse psicossocial.[13,14,19]

Tratamento da Hipertensão Arterial Sistêmica

O tratamento da HAS visa o controle da pressão arterial para a redução da morbidade e mortalidade cardiovasculares.[9,14,15,37] Ele, geralmente, associa as recomendações de mudanças no estilo de vida (redução de estresse, atividade física, redução do uso do álcool, entre outros) e no padrão alimentar (alimentação saudável, redução do consumo do sal, redução de peso quando necessário, entre outros) e com a intervenção farmacológica.[14] Esta ocorre de forma progressiva, iniciando com doses baixas e associação de medicamentos para evitar os efeitos adversos das drogas e obter melhores resultados.[14]

Destaca-se que o sucesso do tratamento da HAS depende fundamentalmente da mudança comportamental, da adesão a um plano alimentar saudável e do uso adequado dos medicamentos prescritos.[9,14,15]

O tratamento não medicamentoso da HAS inclui controle do peso corporal, estilo alimentar (dietas DASH, mediterrânea, vegetariana e outras), redução do consumo do sal, ingestão de ácidos graxos insaturados, ingesta equilibrada de fibras, oleaginosas, lacticínios, alho, chá, café e chocolate amargo, cuidados com a ingestão de álcool, atividade física, controle do estresse psicossocial e cessação do tabagismo (Quadro 21.2).[9,14,15] As recomendações para a forma de abordagem do "tratamento não medicamentoso" estão descritas no Capítulo 11 – Promoção de Mudanças no Estilo de Vida (MEV) na APS.

PARTE 2 — Atuação do Enfermeiro nas necessidades em saúde da população na Atenção Primária à Saúde

QUADRO 21.2	Algumas modificações de estilo de vida e redução dos níveis de PA		
Modificação	Recomendação	Redução da PA (mmHg)	Grau*
Controle do peso	Manter o peso corporal na faixa normal (IMC entre 18,5 e 24,9 kg/m^2)	5 a 20 a cada 10 kg de peso reduzido	A
Padrão alimentar	Consumir dieta rica em frutas e vegetais e alimentos com baixa densidade calórica e baixo teor de gorduras saturadas e totais. Adotar dieta DASH	8 a 14	A
Redução de sal	Reduzir a ingestão de sódio para não mais que 2 g (5 g de sal/dia) = no máximo 3 colheres de café rasas de sal = 3 g + 2 g de sal dos próprios alimentos	2 a 8	A
Atividade física	Prática regular de atividade física aeróbica, como caminhadas por, pelo menos, 30 minutos por dia, 3 vezes/semana, para prevenção e diariamente para tratamento	4 a 9	A
Moderação no consumo de álcool	É aconselhável que o consumo de álcool não ultrapasse 30 g/dia de etanol (90 mL de destilados, ou 300 mL de vinho ou 720 mL de cerveja), para homens e, 15g/dia de etanol para mulheres e indivíduos de baixo peso	2 a 4	A

Fonte: Adaptado de SBC (2010)[14]
Nota: * Grau de recomendação da intervenção.
Pode ocorrer efeito aditivo na redução da PA se mais de uma das medidas forem adotadas de forma concomitante.

Tratamento medicamentoso para a HAS

Os anti-hipertensivos devem reduzir a pressão arterial, mas também os eventos cardiovasculares fatais e não fatais e, se possível, a taxa de mortalidade.[14,15] A SBC destaca, na VI Diretriz,[14] o grau de recomendação das evidências provenientes de estudos que demonstraram redução de morbidade e mortalidade nas seguintes classes de medicamentos: diuréticos (Grau A), betabloqueadores (Grau A), inibidores da enzima conversora da angiotensina (IECA) (Grau A), bloqueadores do receptor AT1 da angiotensina (BRA II) (Grau A) e com antagonistas dos canais de cálcio (ACC) (Grau A).

Na escolha do anti-hipertensivo, algumas questões devem ser levadas em consideração, entre elas: a eficácia da droga por via oral; segurança e tolerabilidade; relação de risco/benefício mais favorável à pessoa; permitir a administração em menor número possível de tomadas, preferencialmente uma dose única diária; início com as menores doses efetivas preconizadas para cada situação clínica, podendo ser aumentadas gradativamente, ressalvando-se que, quanto maior a dose, maiores serão as probabilidades de efeitos adversos.[14] Deve-se explicar, detalhadamente, às

Capítulo 21   Hipertensão Arterial Sistêmica

pessoas/família, a ocorrência de possíveis efeitos adversos, a possibilidade de eventuais modificações na terapêutica instituída e o tempo necessário para que o efeito pleno dos medicamentos seja obtido.[14,15]

Classes de anti-hipertensivos disponíveis para uso clínico no Brasil

De acordo com a SBC[14], atualmente existem nove classes de anti-hipertensivos disponíveis para uso clínico no Brasil, são elas:

a) **Diuréticos** – o mecanismo de ação anti-hipertensiva se relaciona inicialmente aos seus efeitos diuréticos e natriuréticos, com diminuição do volume extracelular. As principais reações adversas são hipopotassemia, por vezes acompanhada de hipomagnesemia, que pode induzir arritmias ventriculares e hiperuricemia. Com o emprego de baixas doses diminui-se o risco de efeitos adversos, sem prejuízo da eficácia anti-hipertensiva, especialmente quando em associação com outros anti-hipertensivos. Os diuréticos também podem provocar intolerância à glicose, aumentar o risco do aparecimento do DM, além de promover aumento de triglicérides, efeitos esses, em geral, dependentes da dose.[14]

b) **Inibidores adrenérgicos** – atuam estimulando os receptores alfa$_2$-adrenérgicos pré-sinápticos no sistema nervoso central, reduzindo o tônus simpático. Seu efeito hipotensor como monoterapia é, em geral, discreto. Entretanto, podem ser úteis em associação a medicamentos de outros grupos, particularmente quando há evidência de hiperatividade simpática. As principais reações adversas são, em geral, decorrentes da ação central, como sonolência, sedação, boca seca, fadiga, hipotensão postural e disfunção sexual.[14]

c) **Betabloqueadores** – seu mecanismo anti-hipertensivo envolve diminuição inicial do débito cardíaco, redução da secreção de renina, readaptação dos barorreceptores e diminuição das catecolaminas nas sinapses nervosas. Betabloqueadores de geração mais recente (terceira geração), diferentemente dos betabloqueadores de primeira e segunda gerações, também proporcionam vasodilatação. As principais reações adversas são broncoespasmo, bradicardia, distúrbios da condução atrioventricular, vasoconstrição periférica, insônia, pesadelos, depressão psíquica, astenia e disfunção sexual. Os betabloqueadores de primeira e segunda geração podem acarretar também intolerância à glicose, induzir ao aparecimento de novos casos de diabetes, hipertrigliceridemia com elevação do LDL-colesterol e redução da fração HDL-colesterol. O impacto sobre o metabolismo da glicose é potencializado quando os betabloqueadores são utilizados em combinação com diuréticos. O efeito sobre o metabolismo lipídico parece estar relacionado à dose e à seletividade. Os betabloqueadores de terceira geração têm impacto neutro ou até podem melhorar o metabolismo da glicose e lipídico, possivelmente em decorrência do efeito de vasodilatação, com diminuição da resistência à insulina e melhora da captação de glicose pelos tecidos periféricos.[14]

d) **Alfabloqueadores** – apresentam efeito hipotensor discreto em longo prazo como monoterapia, devendo, portanto, ser associados a outros anti-hipertensivos. Podem induzir o aparecimento de tolerância, o que exige o uso de doses gradativamente crescentes. Têm a vantagem de propiciar melhora discreta no metabolismo lipídico e glicídico e nos sintomas de pacientes com hipertrofia prostática benigna. As principais reações adversas são hipotensão postural, palpitações e, eventualmente, astenia.[14]

e) **Vasodilatadores diretos** – atuam sobre a musculatura da parede vascular, promovendo relaxamento muscular com consequente vasodilatação e redução da resistência vascular periférica. São utilizados em associação a diuréticos e/ou betabloqueadores. As principais

451

reações adversas ocorrem pela vasodilatação arterial direta, promovem retenção hídrica e taquicardia reflexa, o que contraindica seu uso como monoterapia.[14]

f) **Antagonistas dos canais de cálcio** – a ação anti-hipertensiva decorre da redução da resistência vascular periférica por diminuição da concentração de cálcio nas células musculares lisas vasculares. São anti-hipertensivos eficazes e reduzem a morbidade e mortalidade cardiovascular. As principais reações adversas são cefaleia, tontura, rubor facial e edema de extremidades, sobretudo maleolar. Esses efeitos adversos são, em geral, dose-dependentes. Mais raramente, podem induzir a hipertrofia gengival. Os di-hidropiridínicos de ação curta provocam importante estimulação simpática reflexa, sabidamente deletéria para o sistema cardiovascular. Verapamil e diltiazem podem provocar depressão miocárdica e bloqueio atrioventricular. Obstipação intestinal é observada, particularmente, com Verapamil.[14]

g) **Inibidores da enzima conversora da angiotensina** – agem fundamentalmente pela inibição da enzima conversora da angiotensina (ECA), bloqueando a transformação da angiotensina I em II no sangue e nos tecidos, embora outros fatores possam estar envolvidos nesse mecanismo de ação. São eficazes no tratamento da HAS, reduzindo a morbidade e a mortalidade cardiovasculares nos hipertensos, em pessoas com insuficiência cardíaca, com infarto agudo do miocárdio, sendo, também, úteis na prevenção secundária do acidente vascular encefálico. Quando administrados em longo prazo, os IECA retardam o declínio da função renal em pessoas com nefropatia diabética ou de outras etiologias. As principais reações adversas são tosse seca, alteração do paladar e, mais raramente, reações de hipersensibilidade com erupção cutânea e edema angioneurótico. Em indivíduos com insuficiência renal crônica, podem eventualmente agravar a hiperpotassemia.[14]

h) **Bloqueadores dos receptores AT1 da angiotensina II (BRA II)** – antagonizam a ação da angiotensina II por meio do bloqueio específico de seus receptores AT1. São eficazes no tratamento da hipertensão, especialmente em populações de alto risco cardiovascular ou com comorbidades, nas quais proporcionam redução da morbidade e mortalidade cardiovascular. Estudos também comprovam seu efeito benéfico em insuficiência cardíaca congestiva e na prevenção do acidente vascular cerebral. São nefroprotetores no paciente com DM tipo 2 com nefropatia estabelecida e incipiente. As principais reações adversas relatadas foram tontura e, raramente, reação de hipersensibilidade cutânea (*rash*).[14]

i) **Inibidores diretos da renina** – existe apenas uma droga representante da classe atualmente disponível para uso clínico (Alisquireno). Ele promove uma inibição direta da ação da renina com consequente diminuição da formação de angiotensina II. As principais reações adversas são *rash* cutâneo, diarreia (especialmente com doses elevadas, acima de 300 mg/dia), aumento de creatinofosfoquinase (CPK) e tosse, porém em geral com incidência inferior a 1%. Seu uso é contraindicado na gravidez.[14]

Consulta de Enfermagem para o rastreamento e diagnóstico da HAS em pessoas com 18 anos ou mais (exceto gestantes)

A prevenção primária e a detecção precoce da HAS são as formas mais efetivas de evitar que essa condição crônica de saúde e/ou suas complicações se instalem.[1,9,14,15,26] A Consulta de Enfermagem (CE) para o rastreamento e diagnóstico da HAS é uma estratégia importante nos serviços de APS, pois além de uma avaliação clínica é uma oportunidade para realizar uma interação educativa na qual a pessoa é estimulada a refletir sobre medidas e cuidados em saúde que promovam a prevenção e a qualidade de vida (Figura 21.1). A maioria das medidas diz respeito a intervenções sobre os fatores de risco modificáveis para HAS, entre eles: dislipidemia; obesidade; sedentarismo; tabagismo; diabetes; microalbuminúria e estresse psicossocial, os quais acabam tendo impacto no estilo de vida da pessoa/família.[9,15,38]

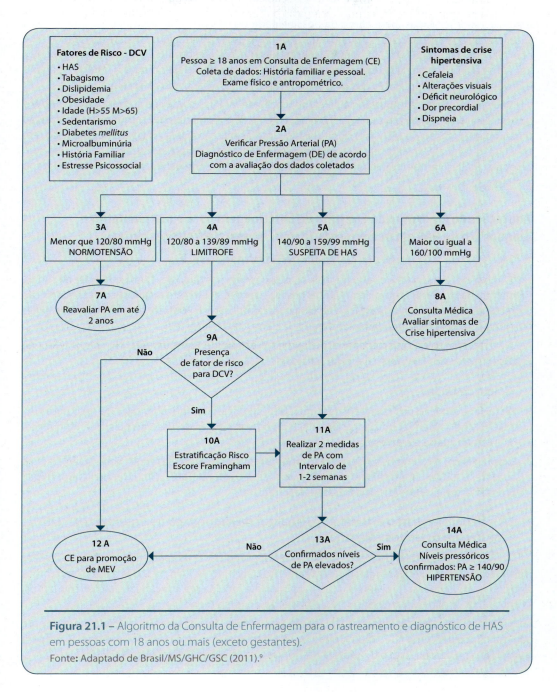

Figura 21.1 – Algoritmo da Consulta de Enfermagem para o rastreamento e diagnóstico de HAS em pessoas com 18 anos ou mais (exceto gestantes).
Fonte: Adaptado de Brasil/MS/GHC/GSC (2011).[9]

PARTE 2   Atuação do Enfermeiro nas necessidades em saúde da população na Atenção Primária à Saúde

A implementação das medidas preventivas depende diretamente da compreensão que a pessoa tem da sua condição de saúde e da motivação para mudanças no estilo de vida (MEV). O enfermeiro, ao intervir para motivar as pessoas/famílias para modificarem seus hábitos e estilo de vida, precisam auxiliá-los a refletir sobre suas condições de saúde e o impacto das diferentes medidas recomendadas, bem como da possibilidade ou não de implementá-las ou adaptá-las à sua situação socioeconômica e à sua cultura. Por meio dessa abordagem educativa espera-se que ocorra a construção do vínculo com o usuário do serviço e o estímulo à adesão ao tratamento. Ressalta-se a importância do trabalho em equipe e de uma abordagem multi e interdisciplinar e o envolvimento dos familiares das pessoas com hipertensão nas metas a serem atingidas.

Destaca-se, ainda, a importância da identificação de famílias com risco aumentado para HAS e a sensibilização delas para o tema, bem como a oferta de acompanhamento, suporte e motivação para implementação de MEV (ver capítulo 11) junto às mesmas, seja na US ou no domicílio, em consulta individual, consulta coletiva ou encaminhamento para grupos educativos. O trabalho com a população escolar também é uma estratégia importante na prevenção primária e foi abordado no Capítulo 16.

Anotações do Algoritmo da Consulta de Enfermagem para o rastreamento e diagnóstico de HAS em pessoas com 18 anos ou mais (exceto gestantes)

- 1A – Pessoa ≥ 18 anos em Consulta de Enfermagem (CE)

É importante que o enfermeiro informe as pessoas/famílias que HAS é uma condição de saúde, na maioria das vezes assintomática. Muitas pessoas permanecem sem diagnóstico dessa condição crônica de saúde até a manifestação de sinais de complicação. Por isso, a verificação dos níveis tensionais na CE é recomendada como medida de rastreamento.[9,14,15]

Na CE o enfermeiro inicia a primeira etapa do Processo de Enfermagem (PE) com a coleta de dados (história familiar/pessoal e exame físico).

Coleta de Dados

- **História:** descrição das características sociodemográficas, identificar fatores de risco para HAS e DCV. Medicamentos utilizados, presença de outros fatores de risco associados como fumo, dieta inadequada e estresse.
- **Exame Físico:** o exame físico deve ser focado na revisão geral dos sistemas, verificação do peso corporal e altura para o cálculo do índice de massa corporal (IMC), circunferência abdominal, pressão arterial, frequências cardíaca e respiratória.

- 2A – Verificar pressão arterial (PA) e realizar o Diagnóstico de Enfermagem (DE) de acordo com os dados coletados

A HAS é diagnosticada pela detecção de níveis elevados e sustentados da pressão arterial (PA) pela medida casual. Recomenda-se o rastreamento oportuno da PA para todas as pessoas com 18 anos de idade ou mais, que vierem à US para consulta, atividades educativas ou procedimentos, entre outros, e não tiverem registro no prontuário de, pelo menos, uma medida da PA.[9,14,15]

Os procedimentos de verificação da PA são simples e de fácil realização, contudo, nem sempre são realizados de forma adequada. Condutas que podem evitar erros são, por exemplo, o preparo apropriado da pessoa, o uso de técnica padronizada e equipamento calibrado.[14,39,40]

Capítulo 21   Hipertensão Arterial Sistêmica

O valor da PA será a média de duas medidas no mesmo dia, estando-se atento para a medida da circunferência braquial e o tamanho adequado do manguito.[14,39,40]

Estabelecer Diagnósticos de Enfermagem (DE) iniciais

Com base nas informações da história pessoal e familiar e no exame físico, listar e validar com a pessoa os Diagnósticos de Enfermagem (DE) identificados na CE.

Recomenda-se o uso da classificação da NANDA-Internacional[41] para o registro em prontuário dos DE. Nessa avaliação inicial podemos encontrar DE como, por exemplo, os apresentados na Quadro 21.3.

QUADRO 21.3	Exemplos de diagnósticos de enfermagem que podem ser identificados na consulta de enfermagem de rastreamento da pressão arterial, na APS
Domínio/Classe	**Diagnósticos de Enfermagem**
Domínio 1 – Promoção da Saúde	• Estilo de vida sedentário • Comportamento de saúde propenso a risco • Falta de adesão • Manutenção ineficaz da saúde • Disposição para o controle da saúde melhorado
Domínio 2 - Nutrição	• Risco de sobrepeso • Sobrepeso • Obesidade
Domínio 4 – Atividade/repouso	• Disposição para melhora do autocuidado
Domínio 5 – Percepção/cognição	• Conhecimento deficiente • Disposição para o conhecimento melhorado
Domínio 9 – Enfrentamento/tolerância ao estresse	• Ansiedade • Enfrentamento ineficaz • Negação ineficaz • Sobrecarga de estresse
Domínio 10 – Princípios da vida	• Conflito de decisão

Fonte: Organizado pelas autoras com base na NANDA-Internacional.[41]

Após a validação dos DEs com a pessoa, o enfermeiro deverá pactuar com ela os objetivos, metas e intervenções prioritárias para o planejamento dos cuidados necessários (terceira etapa do PE), para o acompanhamento da sua condição de saúde de forma singular.

▪ 3A e 7A – PA menor que 120/80 mmHg – NORMOTENSÃO

Pessoas com PA menor que 120/80 mmHg são consideradas NORMOTENSAS e deverão medir novamente a pressão arterial em até 2 anos (7A).[9,14,15] Exceto pessoas com DM, quando a PA deverá ser verificada em todas as consultas de rotina.[42]

455

PARTE 2 — Atuação do Enfermeiro nas necessidades em saúde da população na Atenção Primária à Saúde

- ## 4A – PA entre 120/80 a 139/89 mmHg – PA LIMÍTROFE

Pessoas com PA entre 120/80 a 139/89 mmHg são consideradas tendo valores pressóricos limítrofe ou pré-hipertensão.[14] Na APS considera-se que essas pessoas devam ser o público-alvo para a prevenção primária, por meio da promoção do estilo de vida saudável.[9] A US deve oferecer consulta de enfermagem para orientação de MEV a esse público, pois se houver fatores de risco associados, como DM e obesidade, o risco de apresentar hipertensão no futuro é alto.[15]

As MEV são recomendadas na prevenção primária da HAS, notadamente nos indivíduos com PA limítrofe, porque essas mudanças reduzem a PA (Quadro 21.2), bem como o risco de mortalidade cardiovascular.[43-45] A prevenção primária e a detecção precoce são as formas mais efetivas de evitar as doenças e devem ser metas prioritárias dos serviços de APS.[9,14,15]

- ## 5A – PA 140/90 a 159/99 mmHg – SUSPEITA DE HIPERTENSÃO

Se a pessoa estivar com o valor da PA entre 140/90 a 159/99 mmHg, orientar sobre essa medida e agendar a realização de mais duas medidas da PA com o intervalo de 1 a 2 semanas para confirmação ou não do diagnóstico de HAS.[9,14,15]

- ## 6A – PA maior ou igual a 160/100 mmHg

Para pessoas com uma leitura pressórica a partir de 160/100 mmHg, avaliar a existência de sintomas indicativos de *crise hipertensiva*, entre eles: a) cefaleia occipital (dor de cabeça); b) dor precordial (dor no peito); b) alterações ou escotomas visuais (dificuldades para enxergar ou alteração da acuidade visual); c) déficits neurológicos permanentes ou transitórios (perda da força muscular); d) dispneia (falta de ar).[9,15]

Na presença de qualquer um destes sinais ou sintomas, deve-se considerar a hipótese de crise hipertensiva e encaminhar a pessoa para *consulta médica no dia*, preferencialmente no mesmo turno em que a PA foi verificada. Se houver Rede de Atenção à Saúde (RAS) organizada, a pessoa pode ser encaminhada para um serviço de referência.[9]

Na ausência de sintomas, se a pessoa não possui diagnóstico prévio de HAS, deve-se encaminhá-la para consulta médica o mais breve possível. Se a US dispõe de consulta médica para o dia, a pessoa deverá ser encaminhada para realizar avaliação.[9]

Quando a pessoa tiver histórico de diagnóstico prévio de hipertensão e na avaliação for identificado que os níveis tensionais estão elevados porque não há adesão ao tratamento, o enfermeiro deverá abordar a adesão ao tratamento medicamentoso e não medicamentoso, especialmente o uso de sal. Às vezes, esse tipo de elevação ocorre por falta de adesão ao tratamento e/ou tratamento irregular e/ou situações de estresse e/ou problemas emocionais.[1] Após escuta qualificada da pessoa, orientações para usar seu medicamento e pactuações sobre o autocuidado, agendar CE ou médica e nova verificação da PA em 1 semana.[9,14,15]

- ## 8A – Consulta Médica para avaliar sintomas de crise hipertensiva

A crise hipertensiva genericamente designa uma elevação da pressão arterial que deve ser avaliada pela possibilidade de uma evolução desfavorável.[14,15] Divide-se em: emergência e urgência hipertensiva e, na maioria das vezes, ocorre por falta de adesão ao tratamento e/ou tratamento inadequado.[9,14,15]

A *emergência hipertensiva* é caracterizada por severo aumento da pressão arterial (> 180/120 mmHg), complicada pela disfunção progressiva de órgãos-alvo e/ou risco de morte. Nestes casos há necessidade de reduzir a pressão imediatamente para evitar ou limitar o dano (não obrigatoriamente a valores normais) e o médico da US deverá encaminhar a pessoa para um Serviço de Referência da Rede de Atenção à Saúde.[9,15]

Na *urgência hipertensiva* têm-se níveis elevados de pressão (estágio II), sem haver disfunção progressiva de órgãos-alvo.[9,15] Não há evidência de benefício para redução da pressão imediatamente; deve-se controlá-la em até 24 horas.[46] O médico da US poderá manejar a situação na US dependendo da sua infraestrutura e apoio ou poderá encaminhar a pessoa para um Serviço de Referência da Rede de Atenção à Saúde.[9,15]

- **9A – Presença de fator de risco para DCV?**

A avaliação inicial do risco cardiovascular baseia-se em dados clínicos como idade e sexo, história clínica, pressão arterial, circunferência abdominal, peso e altura, cálculo do IMC.[14,47]

São considerados fatores de risco para doença cardiovascular:[9,14,47]

1. idade: homem maior que 45 ou mulher maior que 55 anos;
2. história familiar de Doença Arterial Coronariana (DAC) prematura (familiar de primeiro grau do sexo masculino antes dos 55 anos e feminino antes dos 65 anos);
3. hipertensão arterial sistêmica;
4. tabagismo;
5. dislipidemia;
6. *diabetes mellitus*;
7. sedentarismo;
8. obesidade (IMC > 30);
9. gordura abdominal (homem até 102 cm e mulher até 88 cm);
10. dieta pobre em verduras e vegetais e rica em gorduras saturadas;
11. estresse psicossocial.

Vale salientar a importância da identificação na consulta dos fatores de risco psicossociais, tais como: estresse (no trabalho ou em casa), eventos estressantes durante a vida, depressão, ansiedade e baixa autoestima. Estes fatores atuam no aumento do risco de DCV. O efeito do estresse na saúde é considerado como fator de risco independente da condição socioeconômica, idade, sexo, tabagismo ou grupo étnico.[9,15,48,49]

Se houver a presença de pelo menos um fator de risco para DCV, o enfermeiro deverá fazer a estratificação de risco cardiovascular por meio do Escore de Framingham[47] (10A) e a pessoa deve ser orientada a realizar pelo menos mais duas medidas de PA com intervalo de 1 a 2 semanas (11A). Se houver leituras anteriores maiores que 140/90 mmHg, o seguimento deverá ser de acordo com as anotações 13A e 14A.[9,15]

Os indivíduos mais jovens (homem com menos de 45 anos e mulher com menos de 55 anos), sem manifestação de doenças ou sintomas e sem nenhum dos fatores de risco intermediários (Quadro 21.4) são considerados de baixo risco. Nesta situação é desnecessário adotar a estratificação de risco através do Escore de Framingham e dispensável solicitar exames laboratoriais complementares, pois não existem benefícios para os mesmos. Entretanto, os indivíduos devem ser encorajados a manterem um estilo de vida saudável (12A). Portanto, não existindo fatores de risco, a pessoa deverá receber orientação sobre MEV com nova medida da PA em até 6 meses.[9,14,15]

PARTE 2 — Atuação do Enfermeiro nas necessidades em saúde da população na Atenção Primária à Saúde

QUADRO 21.4	Achados na coleta de dados classificados como fatores de risco intermediários para DCV

Fatores de Risco Intermediários para DCV

- Idade > 45 anos para homens e > 55 anos para mulheres;
- Manifestações de aterosclerose;
- Sopros arteriais carotídeos;
- Diminuição ou ausência de pulsos periféricos;
- História Familiar de infarto agudo do miocárdio, morte súbita ou acidente vascular cerebral em familiares de 1º grau ocorrido antes dos 50 anos;
- Diagnóstico prévio de DM, tolerância à glicose diminuída, glicemia de jejum alterada, diabete gestacional;
- Diagnóstico prévio de dislipidemia;
- Diagnóstico prévio de síndrome do ovário policístico;
- Tabagismo;
- Obesidade (IMC 30 kg/m^2) ou obesidade central (cintura medida na crista ilíaca: > 88 cm nas mulheres e >102 nos homens);
- Hipertensão (PA ≥ 140/90mmHg) ou história de pré eclampsia;
- História de doença renal na família (para risco de insuficiência renal).

Fonte: Reprodução de Brasil/MS/GHC/GSC (2010)[9] e Brasil/MS (2013).[15]

- ### 10A – Estratificação de Risco – Escore de Framingham modificado

O enfermeiro pode realizar a estratificação de risco cardiovascular utilizando o Escore de Framingham modificado, recomendado pelo Ministério da Saúde[47] no Programa de Prevenção Clínica de DCV para os indivíduos do sexo masculino com idade superior a 45 anos, sexo feminino com idade superior a 55 anos e indivíduos mais jovens que já apresentam um ou mais fatores de risco intermediários, pois indivíduos fora desse grupo etário e sem esses fatores de risco são caracterizados como de baixo risco e não se beneficiam de exames complementares.[15,47]

Para a estratificação de risco esses indivíduos deverão realizar exames laboratoriais para estimar mais precisamente o risco cardiovascular, se ainda não realizados no último ano. Os exames que deverão ser solicitados são: glicemia de jejum e perfil lipídico completo (colesterol total e frações e triglicerídeos). O processo de estratificação possui três etapas. A primeira é a coleta de informações sobre idade, LDL-c, HDL-c, PA, diabetes e tabagismo. A segunda é a soma dos pontos de cada um destes FR e a terceira é, com base nestes pontos, a realização da estimativa do risco cardiovascular em 10 anos.[9,15,47]

Para obter mais informações sobre a Estratificação de Risco utilizando o Escore de Framingham modificado, acessar o *link* do MS, CAB nº 14, 200647 e ver a figura ilustrativa do processo: http://189.28.128.100/dab/docs/publicacoes/cadernos_ab/abcad14.pdf

Segundo a SBC[14], a estratificação de risco tem como objetivo estimar o risco de cada indivíduo sofrer um evento cardiovascular em determinado período, geralmente nos próximos 10 anos. Esta estimativa baseia-se na presença de múltiplos fatores de risco como sexo, idade, níveis pressóricos, diabetes, tabagismo, HDLc e LDLc. A partir da estratificação de risco selecionam-se indivíduos com maior probabilidade de complicações, os quais se beneficiarão de intervenções mais agressivas.[14,15,47]

Após avaliação da presença das variáveis mencionadas, estabelece-se uma pontuação e, a partir dela, obtém-se o risco percentual de evento cardiovascular em 10 anos para homens e mulheres.[14,15,47]

O Escore de Framinghan modificado[47] é uma ferramenta útil e de fácil aplicação no cotidiano para a estratificação de risco de doença cardiovascular. Ele classifica os indivíduos através da pontuação nos seguintes graus de risco cardiovascular:[9,14,15,47]

- **baixo risco** – quando existir menos de 10% de chance de um evento cardiovascular ocorrer em 10 anos. A reavaliação da pressão arterial em indivíduos com PA limítrofe deverá ser anual após orientá-los sobre estilo de vida saudável (12A);[9,47]

- **risco intermediário** – quando existir 10-20% de chance de um evento cardiovascular ocorrer em 10 anos. A reavaliação da pressão arterial em indivíduos com PA limítrofe deverá ser anual após orientá-los sobre estilo de vida saudável (12A);[9,47]

- **alto risco** – quando existir mais de 20% de chance de um evento cardiovascular ocorrer em 10 anos ou houver a presença de lesão de órgão-alvo, tais como IAM, AVC/AIT, hipertrofia ventricular esquerda, retinopatia e nefropatia. Pessoas com PA limítrofe e alto risco para evento cardiovascular deverão, além do acompanhamento médico regular, receber consulta com o enfermeiro para reavaliação dos níveis tensionais e orientações sobre estilo de vida saudável (12A), com periodicidade de acordo com os diagnósticos de enfermagem estabelecidos na avaliação.[9,47]

A classificação de risco pode ser repetida a cada 3 a 5 anos ou sempre que eventos clínicos apontarem a necessidade de reavaliação da pessoa.[9,47]

▪ 11A – Realizar duas medidas de PA com intervalo de 1-2 semanas

Pessoas com "PA limítrofe" e "suspeita de HAS" deverão ser orientadas a verificar novamente a PA, mais duas vezes, em 1 a 2 semanas, para exclusão ou confirmação do diagnóstico dessa condição de saúde. Para avaliar o conjunto dos resultados, fazer a média dos valores verificados (ou seja, a soma do primeiro valor do *screening* + segundo + terceiro e dividi-los por 3).[9,14,15] As pessoas poderão verificar e registrar a PA em outros locais (casa, trabalho) e levar os valores para a US, desde que o aparelho esteja devidamente calibrado.[9,14,15]

▪ 12A – Consulta de Enfermagem para mudanças de estilo de vida (MEV)

Nas CEs o enfermeiro deverá sempre validar com a pessoa os DEs e pactuar os objetivos, metas e intervenções que irão compor o Plano de Cuidado a ser implementado para a melhoria da sua condição de saúde e posterior avaliação do processo de cuidado. Relembrando que o Processo de Enfermagem é um ciclo dinâmico e contínuo organizado em cinco etapas:

PARTE 2 — Atuação do Enfermeiro nas necessidades em saúde da população na Atenção Primária à Saúde

Investigação (coleta de dados), Diagnóstico de Enfermagem, Planejamento, Implementação e Avaliação de Resultados.

As principais recomendações não medicamentosas para prevenção primária da HAS são: alimentação saudável, consumo controlado de sódio e álcool, ingestão de potássio, combate ao sedentarismo e ao tabagismo.[9,14,15]

Mudanças no estilo de vida (MEV) têm como objetivo diminuir os fatores de risco para DCV e reduzir a pressão arterial e são recomendadas, especialmente, para pessoas com PA limítrofe (prevenção primária da HAS). Hábitos saudáveis de vida devem ser adotados desde a infância e adolescência, respeitando-se as características regionais, culturais, sociais e econômicas dos indivíduos.[9,14,15]

Nas consultas de enfermagem, a escuta e avaliação do estágio de motivação para mudança de comportamento são fundamentais. A discussão sobre metodologias para realizar essa abordagem na promoção das MEV está descrita no Capítulo 11. Outro aspecto relevante do processo educativo é informar sobre medidas que comprovadamente reduzem a pressão arterial, entre elas: hábitos alimentares adequados para manutenção do peso corporal e de um perfil lipídico desejável, estímulo à vida ativa e aos exercícios físicos regulares, redução da ingestão de sódio, redução do consumo de bebidas alcoólicas, redução do estresse e abandono do tabagismo.[9,14,15] Essas indicações são importantes, pois já existem evidências do seu efeito na redução da pressão arterial, possuem baixo custo, ajudam no controle de fatores de risco para outros agravos, aumentam a eficácia do tratamento medicamentoso (gerando necessidade de menores doses e de menor número de fármacos), reduzem o risco cardiovascular[46] e poderão ajudar a pessoa na tomada de decisão e estabelecimento dos objetivos e metas para o seu acompanhamento em CE.

A cada reconsulta o enfermeiro deverá avaliar se os objetivos e metas estão sendo alcançados. Quando as metas definidas para cada DE forem atingidas e as condições de saúde que estavam alteradas forem restabelecidas ou o comportamento inadequado for modificado o enfermeiro fará o fechamento do acompanhamento relacionado a esse DE específico.

- 13A – Confirmados níveis de PA elevados?

Se a média das três verificações da PA realizadas com 1 a 2 semanas de intervalo for menor que 120/80 mmHg, os níveis pressóricos serão considerados normais e a pessoa deverá realizar reavaliação em 2 anos (7A). Caso a média seja maior ou igual a 120/80 e até 139/89 mmHg, estará confirmada a presença de PA limítrofe e a pessoa deverá ser estimulada a realizar consulta de enfermagem e adotar mudanças no estilo de vida (12A).[9,15]

Se a média das três medidas for igual ou maior que 140/90 mmHg, está confirmado o diagnóstico de hipertensão e a pessoa deverá ser agendada para consulta médica (14A).

Capítulo 21

14A – Consulta Médica – confirmada Hipertensão

Se os níveis pressóricos forem ≥ 140/90 mmHg através da média das três verificações, está confirmado HAS.

A pessoa deverá ser encaminhada para consulta médica para diagnóstico, tratamento e, depois, seguir acompanhamento integrado com o médico, enfermeiro e outros profissionais da equipe.[9]

A sociedade brasileira de cardiologia destaca em suas Diretrizes que a abordagem multidisciplinar da HAS tem nível de evidência I e grau de recomendação A.[14]

Consulta de Enfermagem para o acompanhamento de pessoas com HAS (exceto gestantes)

Quando a pessoa recebe um diagnóstico que revela uma condição crônica de saúde como, por exemplo, a HAS, em geral isso gera sofrimento psíquico. O enfermeiro precisa estar atento aos sintomas psíquicos, especialmente sinais e sintomas de ansiedade e depressão, pois ambas dificultam a adesão ao tratamento e provocam sofrimento que pode ser amenizado com o encaminhamento para acompanhamento psicoterápico.

A seguir apresenta-se a Figura 21.2 com uma proposta de condução da Consulta de Enfermagem para pessoas com HAS, mas cabe ainda destacar outro aspecto importante do acompanhamento que o enfermeiro deve perceber o impacto do diagnóstico e do tratamento não se restringe apenas a quem está com HAS, mas sim a toda a rede de relações estabelecidas, principalmente ao círculo familiar. A família precisa muitas vezes alterar as suas rotinas diárias para poder cuidar e apoiar a pessoa com essa condição crônica de saúde, o que acaba por influenciar não só o relacionamento, como modifica o estilo de vida familiar.

PARTE 2

Atuação do Enfermeiro nas necessidades em saúde da população na Atenção Primária à Saúde

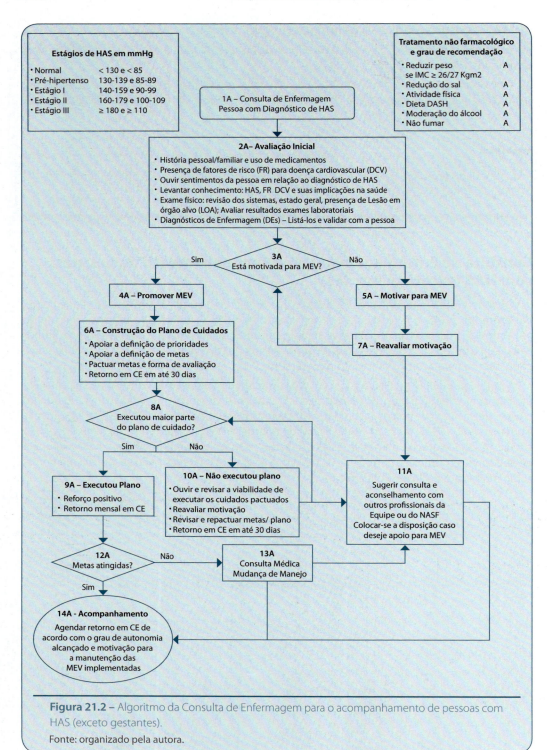

Figura 21.2 – Algoritmo da Consulta de Enfermagem para o acompanhamento de pessoas com HAS (exceto gestantes).

Fonte: organizado pela autora.

Anotações do Algoritmo da Consulta de Enfermagem para o acompanhamento de pessoas com HAS (exceto gestantes)

- **1A – Consulta de Enfermagem – Pessoa com Diagnóstico de HAS**

Consideram-se hipertensos indivíduos maiores de 18 anos com níveis pressóricos iguais ou acima de 140 pressão arterial sistólica (PAS) e/ou 90 pressão arterial diastólica (PAD) mmHg em três medidas, com pelo menos 1 semana de intervalo entre as três verificações.[9,14,15]

É importante que o enfermeiro informe a pessoa/família que a HAS é uma condição de saúde que evolui de maneira assintomática na quase totalidade das pessoas. Mesmo sem provocar sintomas, a HAS é um importante fator de risco para o aparecimento de cardiopatias, doenças arteriais, renais e cerebrais.[9,14,15] Portanto, as consultas de enfermagem para o acompanhamento das pessoas com HAS, diferente de muitos outros agravos, não terá como objetivo principal reduzir sintomas, mas prevenir complicações cardiovasculares e os desfechos desfavoráveis tais como IM, AVC, insuficiência renal, entre outros.[9,14,15] O desafio no cuidado dessa condição de saúde é que o enfermeiro abordará uma questão que ainda é "invisível" aos olhos da pessoa acometida, mas que o tratamento exige modificações nos hábitos e estilo de vida pessoal e, muitas vezes, familiar.

- **2A – Avaliação Inicial**

Coleta de Dados

- História pessoal e familiar de hipertensão, diabetes, doença renal, cardíaca e diabetes gestacional e se realizam tratamento e/ou tiveram complicações.
- História pessoal sobre o diagnóstico da HAS e os cuidados implementados, tratamentos prescritos pelos médicos ou outros profissionais de saúde, uso regular dos medicamentos ou realização do tratamento não medicamentoso (adesão).
- Presença de fatores de risco (FR) para doença cardiovascular (DCV) – Estratificação de Risco – Escore de Framingham modificado. A presença de FR para DCV, LOA e cardiopatia aumenta a gravidade da HAS.[9,14,15]
- Avaliar presença de lesão em órgão-alvo (LOA) – a presença de qualquer LOA identifica pessoas com alto risco cardiovascular[3]. As LOAs mais frequentes são:[2,3] cardiopatia, insuficiência cardíaca congestiva, angina, IAM, hipertrofia ventricular esquerda, revascularização prévia do miocárdio, acidente isquêmico transitório/acidente vascular cerebral, nefropatia, doença arterial periférica e retinopatia. Alguns aspectos na história da pessoa demonstram a presença de LOA, tais como: cefaleias, cegueiras e/ou fraquezas transitórias, noctúria, perda da acuidade visual, dor no peito, dispneia, claudicação, insuficiência cardíaca. Ao exame físico a ausculta cardíaca (tamanho, ritmo e sons) e avaliação das extremidades (pulsos e edemas) podem ser sugestivas da presença de LOA.[9,14,15]
- Ouvir sentimentos da pessoa em relação ao diagnóstico de HAS.
- Levantar conhecimento: HAS, FR, DCV e suas implicações na saúde.
- Exame físico: revisão dos sistemas, estado geral, peso, altura, IMC e circunferência abdominal.
- Avaliar resultados dos exames laboratoriais e/ou solicitar exames que contribuirão para a avaliação do risco para DCV (glicemia de jejum, colesterol total e frações, triglicerídeos, EQU, creatinina, potássio, microalbuminúria na urina [amostra], outros exames complementares conforme a apresentação clínica e protocolos institucionais).[9,14,15]

PARTE 2   Atuação do Enfermeiro nas necessidades em saúde da população na Atenção Primária à Saúde

- ▪ Diagnósticos de Enfermagem (DE) – listá-los e validar com a pessoa. É muito comum que os DE identificados, além do "Risco de função cardiovascular prejudicada", estejam relacionados com hábitos e estilo de vida, portanto pode-se considerar como exemplos de DE os mesmos apresentados no Quadro 21.3.

▪ 3A – Está motivada para MEV?

Antes de iniciar o planejamento do cuidado, o enfermeiro avalia a motivação da pessoa, verificando em que estágio para mudança do comportamento ela se encontra (ver Capítulo 11) para, a seguir, definir as estratégias de abordagem necessárias. Ações e programas de educação em saúde que visam à promoção e o apoio ao autocuidado devem ser utilizados como parte do tratamento.

▪ 4A – Promover MEV

Se na avaliação dos estágios motivacionais a pessoa se encontra na fase de preparação/decisão ou de ação, o enfermeiro iniciará a promoção da MEV, a qual deve ser realizada com base no processo educativo.

- Validar com a pessoa os DE, definir com ela as metas e pactuar intervenções que se sente motivada a iniciar.
- Desenhar com a pessoa as metas e pactuar as intervenções que ela acredita que possam ser implementadas.
- Construir com a pessoa um plano de cuidado para atingir as metas pactuadas.
- Encaminhar, se necessário a outros profissionais da equipe.
- Retorno na CE em até 30 dias para avaliação.

▪ 5A – Motivar para MEV

Se na avaliação dos estágios motivacionais a pessoa se encontra na fase de pré-contemplação e contemplação, o enfermeiro deve se utilizar de ferramentas como a Entrevista Motivacional para definir as estratégias apropriadas para promover a reflexão e informação sobre a condição de saúde (ver Capítulo 11).

- Ouvir, perguntar e levantar questões.
- Fornecer/indicar material informativo.
- Colocar-se à disposição da pessoa caso deseje apoio para MEV.
- Propor retorno em até 30 dias.

▪ 6A – Construção do Plano de Cuidados

- Apoiar a definição de prioridades.
- Apoiar a definição de metas.
- Pactuar metas e forma de avaliação.
- Retorno em CE em até 30 dias.

▪ 7A – Reavaliar motivação

- Realizar abordagem cognitivo-comportamental e utilizar a ferramenta da Entrevista Motivacional ou outras que possam auxiliar no processo de apoio ao autocuidado (ver Capítulo 11).

Capítulo 21 — Hipertensão Arterial Sistêmica

- Ouvir opinião da pessoa sobre o material informativo e sobre as questões levantadas na consulta anterior. Fazer perguntas abertas, provocar reflexão sobre o problema a ser enfrentado.

8A – Executou a maior parte do plano de cuidado?

Verificar se ocorreu a implementação do plano de cuidado pela pessoa. Avaliar se ela conseguiu executar a maior parte do plano pactuado e como está se sentindo em relação a si mesma, as implicações no seu cotidiano e a sua condição de saúde.

9A – Executou Plano

Se foi possível para a pessoa a execução da maior parte do plano de cuidado pactuado, realizar as seguintes ações para o seguimento do acompanhamento:

- ouvir relato sobre a execução do plano;
- reforço positivo às ações realizadas;
- reavaliar motivação para tratamento e as metas inicialmente estabelecidas;
- revisar e repactuar as ações do plano de cuidado e as suas respectivas metas;
- retorno mensal em CE para o acompanhamento da situação de saúde.

10A – Não Executou Plano

Ouvir relato da pessoa sobre a experiência de tentar implementar o plano de cuidado e retomar os pontos do plano nos quais a pessoa teve dificuldades:

- revisar com a pessoa a viabilidade de execução dos cuidados pactuados;
- reavaliar a motivação para tratamento;
- revisar e repactuar metas/plano;
- retorno em CE em até 30 dias.
- avaliar com a pessoa se ela necessita de acompanhamento de outros profissionais da equipe de saúde ou do NASF, qual a opinião dela sobre isso.

11A – Encaminhar para outros profissionais

Após o enfermeiro realizar a abordagem cognitivo-comportamental (ou outras abordagens motivacionais- ver Capítulo 11), em mais de uma consulta e a pessoa em acompanhamento permanecer sem motivação para iniciar/continuar a implementação de MEV ou quando a pessoa não conseguir atingir as metas pactuadas, é necessário sugerir consulta e aconselhamento com outros profissionais da equipe ou o encaminhamento para avaliação de profissionais da equipe do NASF ou, ainda, serviços especializados quando disponíveis na rede de atenção à saúde.

Colocar-se à disposição da pessoa para agendamento de novas consultas, caso deseje continuar recebendo apoio do enfermeiro para implementar MEV.

12A – Metas atingidas

As metas para o acompanhamento devem ser individualizadas e estabelecidas junto com a pessoa em acompanhamento, de acordo com a lista de DE identificados.

PARTE 2 Atuação do Enfermeiro nas necessidades em saúde da população na Atenção Primária à Saúde

A avaliação da meta pressórica é importante e deve ser realizada continuamente em todas as consultas por meio da medida da PA.

▪ 13A – Consulta Médica – Mudança de Manejo

Se a execução do plano terapêutico atual não está sendo suficiente para a pessoa atingir os níveis pressóricos pactuados, é necessária uma consulta médica para revisão do plano, bem como dos medicamentos prescritos ou da necessidade de prescrevê-los. Após avaliação médica a pessoa deverá retornar para o acompanhamento em CE e, de acordo com o quadro clínico, manterá acompanhamento mais frequente e integrado entre os dois profissionais.

Deve-se considerar na avaliação de pessoas com má resposta ao tratamento a possibilidade de: não adesão, excesso de sal na dieta, paraefeitos dos medicamentos, uso de anti-inflamatórios não hormonais, uso de descongestionantes nasais, supressores do apetite, cafeína, anticoncepcionais orais, tabagismo, etilismo, obesidade progressiva, apneia do sono, dor crônica ou hipertensão secundária.[9,14,15]

▪ 14A – Acompanhamento

Agendar retorno em CE de acordo com o grau de autonomia alcançado e motivação para a manutenção das MEV implementadas:

- ▪ ouvir relato sobre execução do plano de cuidado;
- ▪ reforço positivo às ações realizadas;
- ▪ avaliar se atingiu as metas pactuadas para cada um dos DE estabelecidos;
- ▪ monitorar resultados dos exames laboratoriais;
- ▪ se identificado novos problemas, retomar esse algoritmo a partir do item 2A.

Quanto ao acompanhamento da meta pressórica, recomenda-se que as consultas de enfermagem sejam mensais até atingir o nível pressórico desejado. Uma vez controlados os níveis da PA, a frequência de acompanhamento na consulta de enfermagem deve ser de acordo com o risco cardiovascular, a quantidade de intervenções relacionadas à MEV que se busca implementar e o grau de autonomia e autoeficácia atingido.

> Ressalta-se que no processo de educação em saúde e motivação para adesão ao tratamento das pessoas com HAS é fundamental uma abordagem multi e interdisciplinar, assim como se faz necessária uma abordagem que inclua os familiares no processo de MEV para que as metas em relação ao controle da PA possam ser atingidas.

Capítulo 21   Hipertensão Arterial Sistêmica

Aspectos-chave

- A hipertensão arterial sistêmica (HAS) é, ao mesmo tempo, uma doença crônica e um fator de risco para as doenças cardiovasculares (DCV), as quais representam um grande desafio em saúde pública.
- No Brasil, a prevalência de HAS autorreferida em adultos foi de 21,4%, sendo superior no sexo feminino (24,2%) em relação ao masculino (18,3%).
- Evidências científicas mostram que pequenas reduções na pressão arterial (PA) têm grande impacto na redução da morbidade e da mortalidade cardiovascular.
- A HAS é definida como uma condição clínica multifatorial caracterizada por níveis elevados e sustentados de pressão arterial (PA ≥ 140 x 90 mmHg) associada, frequentemente, com alterações funcionais e/ou estruturais dos órgãos-alvo e as alterações metabólicas, com aumento do risco de eventos cardiovasculares fatais e não fatais.
- A prevenção primária e a detecção precoce da HAS são as formas mais efetivas de evitar que essa condição crônica de saúde e/ou suas complicações se instalem.
- Quanto melhor controlada a HAS, maiores os benefícios para a saúde, portanto o tratamento precoce da doença permite prevenir suas complicações.
- A população em geral deverá ser esclarecida sobre a HAS através de atividades e campanhas educativas que esclareçam a importância do diagnóstico precoce e de realizar o tratamento de forma contínua para prevenir seus agravos.
- As equipes de saúde devem atuar de forma integrada e com níveis de competência bem estabelecidos na avaliação do risco cardiovascular, nas medidas preventivas, na abordagem e no acompanhamento das pessoas com HAS ou em risco de desenvolvê-la.
- A HAS é uma doença multifatorial e exige orientações voltadas para vários objetivos e, consequentemente, diferentes abordagens. Prevenir e tratá-la envolvem uma abordagem motivacional no além de fornecer informações relevantes sobre a doença para que se possa tomar decisões, explicitar as inter-relações com outras condições de saúde e risco de complicações. Ainda oferecer apoio ao autocuidado para que a pessoa se sinta autoeficaz para modificar ou introduzir novos hábitos e estilo de vida.

Referências

1. World Health Organization (WHO). Global Status Report on noncommunicable diseases 2014: Attaining the nine global noncommunicable diseases targets; a shared responsibility. Geneve, Switzerland: WHO, 2014. Disponível em: http://apps.who.int/iris/bitstream/10665/148114/1/9789241564854_eng.pdf?ua=1. Acessado em: 27 de jun. 2016.
2. Andrade SSA, Stopa SR, Brito AS et al. Prevalência de hipertensão arterial autorreferida na população brasileira, 2013. Epidemiol Serv Saúde 2971 Brasília. abr-jun 2015;24(2):297-304. Disponível em: http://www.scielosp.org/pdf/ress/v24n2/2237-9622-ress-24-02-00297.pdf. Acessado em: 27 de jun. 2016.
3. Malta DC, Moura L, Souza FM, Rocha FM, Fernandes FM. Doenças crônicas não-transmissíveis: mortalidade e fatores de risco no Brasil, 1990 a 2006 in Saúde Brasil 2008. Brasília: Ministério da Saúde; 2009. p. 337-362.
4. Mansur AP, Favarato D. Mortalidade por doenças cardiovasculares no Brasil e na região metropolitana de São Paulo: atualização 2011. Arq. Bras. Cardiol. [Internet]. 2012 Aug [cited 2016 Jun 10]; 99(2): 755-761. Available from: http://www.scielo.br/scielo.php?script=sci_arttext&pid=S0066-782X2012001100010&lng=en.

PARTE 2 — Atuação do Enfermeiro nas necessidades em saúde da população na Atenção Primária à Saúde

5. Lentsck MH, Latorre MRDO, Mathias TAF. Tendência das internações por doenças cardiovasculares sensíveis à atenção primária. Rev. bras. epidemiol. [Internet]. 2015 June [cited 2016 Jun 12]; 18(2): 372-384. Available from: http://www.scielo.br/scielo.php?script=sci_arttext&pid=S1415-790X2015000200372&lng=en.

6. Moreira GC, Cipullo JP, Martin JF et al. Evaluation of the awareness, control and cost-effectiveness of hypertension treatment in a Brazilian city: populational study. J Hypertens. 2009;27:1900-07.

7. Pereira M, Lunet N, Azevedo A, Barros H. Differences in prevalence, awareness, treatment and control of hypertension between developing and developed countries. J Hypertension. 2009;27(5):963-975.

8. Rosário TM, Scala LCNS, França GVA, Pereira MRG, Jardim PCBV. Prevalência, controle e tratamento da hipertensão arterial sistêmica em Nobres, MT. Arq Bras Card. 2009;93(6):672–678. Disponível em: http://www.scielo.br/pdf/abc/v93n6/18.pdf. Acessado em: 27 jun. 2016.

9. Brasil. Ministério da Saúde. Grupo Hospitalar Conceição (GHC). Gerência de Saúde Comunitária (GSC). A organização do cuidado às pessoas com hipertensão arterial sistêmica em serviços de atenção primária à saúde. Organização de Sandra R. S. Ferreira, Itemar M. Bianchini, Rui Flores. Porto Alegre: Hospital Nossa Senhora da Conceição; ago. 2011. 118 p.

10. Brasil. Ministério da Saúde. Secretaria de Atenção à Saúde. Portaria nº 221, de 17 de abril de 2008. Lista Brasileira de Internações por Condições Sensíveis à Atenção Primária. Disponível em: http://bvsms.saude.gov.br/bvs/saudelegis/sas/2008/prt0221_17_04_2008.html. Acessado em: 27 jun. 2016.

11. Alfradique ME, Bonolo PF, Dourado I et al. Internações por condições sensíveis à atenção primária: a construção da lista brasileira como ferramenta para medir o desempenho do sistema de saúde (Projeto ICSAP- Brasil). Cad Saúde Pública [online]. [Internet]. 2009 June [cited 2016 Jun 12] ; 25(6): 1337-1349. Available from: http://www.scielo.br/scielo.php?script=sci_arttext&pid=S0102-311X2009000600016&lng=en. http://dx.doi.org/10.1590/S0102-311X2009000600016.

12. Whelton PK, He J, Appel LJ et al. National High Blood Pressure Education Program Coordinating Committee. Primary prevention of hypertension: clinical and public health advisory from The National High Blood Pressure Education Program. JAMA. 2002;288(15):1882-8.

13. Cesarino CB, Cipullo JP, Martin JFV et al. Prevalência e fatores sociodemográficos em hipertensos de São José do Rio Preto. Arq Bras Card. 2008;91(1):31-35.

14. Sociedade Brasileira de Cardiologia; Sociedade Brasileira de Hipertensão; Sociedade Brasileira de Nefrologia. VI Diretrizes Brasileiras de Hipertensão. Arq Bras Cardiol [online]. 2010;95(1 suppl.1):I-III. Disponível em: http://www.scielo.br/pdf/abc/v95n1s1/v95n1s1.pdf. Acessado em: 27 jun. 2016.

15. Brasil. Ministério da Saúde. Secretaria de Atenção à Saúde. Departamento de Atenção Básica. Estratégias para o cuidado da pessoa com doença crônica: hipertensão arterial sistêmica. CAB nº 37, Brasília: Ministério da Saúde, 2013. 128 p. Disponível em: http://189.28.128.100/dab/docs/portaldab/publicacoes/caderno_37.pdf. Acessado em: 10 jun. 2016.

16. Sharma AM, Wittchen Hu, Kirchw W et al. High prevalence and poor control of hypertension in primary care: cross-sectional study. J Hypertension, USA. 2004,Mar;22(3):479-86.

17. Marquez Contreras E, De Rivas OB, Garrote JAD et al. Are hypertensive patients managed in primary care well evaluated and controlled? HICAP study an Med Interna USA. 2007 Jul;24(7):312-6.

18. Grandi AM, Maresca AM, Sessa A et al. Longitudinal study on hypertension control in primary care: the Insubria study. American Journal Hypertension USA. 2006;19:140-5.

19. Walton KG, Schneider RH, Nidich S, eds. Review of controlled research on the transcendental meditation Program and cardiovascular disease: risk factors, morbidity and mortality {Review article]. Cardiology in Review. Septr/oct 2004;12(5):262-266.

20. Starfield B. Atenção Primária: equilíbrio entre necessidades de saúde, serviços e tecnologia. UNESCO, 2002, 786p. Disponível em: http://bvsms.saude.gov.br/bvs/publicacoes/atencao_primaria_p1.pdf e http://bvsms.saude.gov.br/bvs/publicacoes/atencao_primaria_p2.pdf. Acessado em: 12 jun. 2016.

21. Schmidt MI, Duncan BB, Silva GA et al. Doenças crônicas não transmissíveis no Brasil: carga e desafios atuais. www.thelancet.com. Publicado Online 9 de maio de 2011. DOI:10.1016/S0140-6736(11)60135-9.

22. Moreira GC, Cipullo JP, Martin JF et al. Evaluation of the awareness, control and cost-effectiveness of hypertension treatment in a Brazilian city: populational study. J Hypertens. 2009;27:1900-07.

23. Pereira MR, Coutinho MS, Freitas PF et al. Prevalence, awareness, treatment, and control of hypertension in the adult urban population of Tubarão, Santa Catarina, Brazil, 2003. Cad Saúde Pública. 2007;23:2363-74.

24. Lessa I. Epidemiologia da insuficiência cardíaca e da hipertensão arterial sistêmica no Brasil. Rev Bras de Hipertens. 2001;8:383-392.

25. Brandão AA, Pozzan R, Freitas EV, Pozzan R, Magalhães MEC, Brandão AP. Blood pressure and overweight in adolescence and their association with insulin resistance and metabolic syndrome. J Hypertens. 2004;22(Suppl 1):111S.

26. WHO. Global Strategy on diet, physical activity and health. Fiftty-seventhy world health assembly May 2004, the 57th World Health Assembly (WHA) [monograph on internet]. Disponível em: http://www.who.int/dietphysicalactivity/strategy/eb11344/strategy_english_web.pdf. Acessado em: 15 jun. 2016.

27. Appel LJ, Moore TJ, Obarzanek E, Vollmer WM, Svetkey LP, Sacks FM et al. A clinical trial of the effects of dietary patterns on blood pressure. Dash Collaborative Research Group. N Eng J Med. 1997;336(16):117-124.

28. Sachs FM, Svetkey LP, Vollmer WM, Appel LJ, Bray GA, Harsha D et al. Effects on blood pressure of reduced dietary sodium and the Dietary Approaches to Stop Hypertension (DASH) diet. N Engl J Med. 2001;344(1):3-10.

29. Intersalt Cooperative Research Group. INTERSALT: An international study of electrolyte excretion and blood pressure. Results of 24 hour urinary sodium and potassion excretion. BMJ. 1988;297:319.o14-18.

30. Strazzullo P, D'Elia L, Ngianga-Bakwin K, Cappuccio FP. Salt intake, stroke, and cardiovascular disease: meta-analysis of prospective studies. BMJ. 2009;339:b4567doi:10.1136/bmj.b4567.

31. He FJ, MacGregor GA. A comprehensive review on salt and health and current experience of worldwide salt reduction programmes. J Human Hypertens. 2009;23:363-384.

32. Martinez MC, Latorre MRDO. Fatores de Risco para Hipertensão Arterial e Diabete Melito em Trabalhadores de Empresa Metalúrgica e Siderúrgica. Arq Bras Cardiol. 2006;87:471-479.

33. Scherr C, Ribeiro JP. Gênero, Idade, Nível Social e Fatores de Risco Cardiovascular: Considerações Sobre a Realidade Brasileira. Arq Bras Cardiol. 2009;93(3):e54-e56.

34. Pescatello LS, Franklin BA, Fagard R, Farquhar WB, Kelley GA, Ray CA. American College of Sports Medicine position stand. Exercise and hypertension. Med Sci Sports Exerc. 2004;36:533-553.

35. Conen D, Glynn RJ, Ridker PM, Buring JE, Albert MA. Socioeconomic status, blood pressure progression, and incident hypertension in a prospective cohort of female health professionals. Eur Heart J. 2009;30:1378-1384.

36. Oliveira CM, Pereira AC, Andrade M, Soler JM, Krieger JE. Heritability of cardiovascular risk factors in a Brazilian population: Baependi Heart Study BMC Medical Genetics. 2008;9:32. Disponível em: http://www.ncbi.nlm.nih.gov/pubmed/18430212. Acessado em: 15 jun. 2016.

37. Padwal R, Straus SE, McAlister FA. Cardiovascular risk factors and their impact on decision to treat hypertension: an evidence-based review. BMJ. 2001;322:977-980.

38. Brasil. Ministério da Saúde. Secretaria de Atenção à Saúde. Departamento de Atenção Básica. Estratégias para o cuidado da pessoa com doença crônica. CAB nº 35. Brasília: Ministério da Saúde; 2014. 162 p.

39. Rabello CC, Pierin AM, Mion D Jr. Healthcare professionals' knowledge of blood pressure measurement. Rev Esc Enferm USP. 2004;38(2):127-134.

40. Veiga EV, Nogueira MS, Cárnio EC, Marques S, Lavrador MA, de Moraes SA et al. Assessment of the techniques of blood pressure measurement by health professionals. Arq Bras Cardiol. 2003;80(1):89–93, 83-8.

41. Herdman, TH, Kamitsuru S. Diagnósticos de Enfermagem da NANDA: definições e classificação. Tradução Regina Machado Garcez. Porto Alegre: Artmed; 2015.

42. American Diabetes Association. Standards of Medical Care in Diabetes-2015. Diabetes Care. Jan 2015;38(Suppl 1). Disponível em: http://care.diabetesjournals.org/content/suppl/2014/12/23/38.Supplement_1.DC1/January_Supplement_Combined_Final.6-99.pdf. Acessado em: 16 jun. 2016.

43. Lewington S, Clarke R, Qizilbash N, Peto R, Collins R, for the Prospective Studies Collaboration. Age-specific relevance of usual blood pressure to vascular mortality: a meta-analysis of individual data for one million adults in 61 prospective studies. Lancet. 2002;360:1903-1913.

44. Viegas CAA, Araújo AJ, Menezes AMB, Dórea AJP, Torres BS. Diretrizes para cessação do tabagismo. J Bras Pneumol. 2004;30(Supl 2):S1-S76.

45. Rainforth MV, Schneider RH, Nidich SI, Gaylord-King C, Salerno JW, Anderson JW. Stress reduction programs in patients with elevated blood pressure: a systematic review and meta-analysis. Curr Hypertens Rep. 2007;9:520-528.

46. Chobanian AV, Bakris GL, Black HR et al. The Seventh Report of the Joint National Committee on Prevention, Detection, Evaluation and Treatment of High Blood Pressure. The JNC 7 report. JAMA. 2003;289:2560-72.

47. Brasil. Ministério da Saúde. Secretaria de Atenção à Saúde. Departamento de Atenção Básica. Prevenção clínica de doenças cardiovasculares, cerebrovasculares e renais. CAB nº 14. Brasília: Ministério da Saúde, 2006. Disponível em: http://189.28.128.100/dab/docs/publicacoes/cadernos_ab/abcad14.pdf. Acessado em: 16 jun. 2016.
48. Narayan KM. Psychosocial Risk for Acute Myocardial Infarction. Clinical Diabetes. 2005;23(1):35-36.
49. Ôunpuu S, Negassa A, Yusuf S, et al. INTER-HEART: A global study of risk factors for acute myocardial infarction. American Heart Journal., 2001;141:711-721. Acessado em: 17 jun. 2016.

22

Diabetes *Mellitus* Tipo 2

Sandra Rejane Soares Ferreira

O que há neste capítulo?

Neste capítulo aborda-se o que é diabetes, sua classificação, diagnóstico, tratamento e as ações do enfermeiro para o cuidado de pessoas com a *diabetes mellitus* (DM) tipo 2 (tipo mais prevalente) ou em risco de desenvolvê-la. O enfoque é a atuação por meio de consultas de enfermagem para: a detecção clínica da DM tipo 2; diagnóstico e manejo precoce da glicemia de jejum alterada ou tolerância diminuída à glicose; o cuidado de pessoas com DM tipo 2; a prevenção de lesões e o cuidado com o pé diabético. O objetivo é contribuir com a reflexão sobre o processo de trabalho do enfermeiro, como membro da equipe de Atenção Primária à Saúde (APS), na prevenção e no diagnóstico precoce dessa condição de saúde, na prevenção e no controle de complicações da doença. Espera-se que ao final da leitura os enfermeiros compreendam a importância da articulação destes conteúdos na sua prática assistencial.

Introdução

A *diabetes mellitus* (DM) integra um grupo de doenças metabólicas que se caracterizam por hiperglicemia e distúrbios no metabolismo de carboidratos, proteínas e gorduras, resultantes de defeitos da secreção e/ou da ação da insulina envolvendo processos patogênicos específicos, como por exemplo, a destruição das células beta do pâncreas (produtoras de insulina), a resistência à ação da insulina e distúrbios da secreção da insulina, entre outros.[1] A DM habitualmente está associada a complicações, disfunções e insuficiência de vários órgãos, especialmente olhos, rins, nervos, cérebro, coração e vasos sanguíneos. O seu impacto na saúde é imenso e, consequentemente, nos custos do tratamento da doença, principalmente de suas complicações.[2] A DM tipo 2 reduz a expectativa de vida, em média de 5 a 7 anos e é a causa mais comum de doença renal crônica terminal, cegueira irreversível e amputação não traumática de membros inferiores.[2,3]

PARTE 2 — Atuação do Enfermeiro nas necessidades em saúde da população na Atenção Primária à Saúde

Os sintomas clássicos da doença são: poliúria, polidipsia, polifagia e perda involuntária de peso (os quatro "P"s). Outros sintomas que levantam suspeita clínica são: fadiga, fraqueza, letargia, visão turva (ou melhora temporária da visão para perto), prurido cutâneo e vulvar, balanopostite e infecções de repetição.[2]

Podem ocorrer complicações crônicas/doenças intercorrentes, tais como: proteinúria; neuropatia diabética (câimbras, parestesias e/ou dor nos membros inferiores, mononeuropatia de nervo craniano); retinopatia diabética; catarata; doença aterosclerótica (infarto agudo do miocárdio, acidente vascular encefálico, doença vascular periférica) e infecções de repetição.[1,2]

Classificação do Diabetes

A *American Diabetes Association* (ADA) classifica, de forma geral, a diabetes nas categorias descritas a seguir.[4]

- Diabetes tipo 1

O termo "tipo 1" indica o processo de destruição da célula beta que leva ao estágio de deficiência absoluta de insulina, quando a administração de insulina é necessária para prevenir cetoacidose. A destruição das células beta é geralmente causada por processo autoimune (tipo 1 autoimune ou tipo 1A), que pode ser detectado por autoanticorpos circulantes como antidescarboxilase do ácido glutâmico (anti-GAD), anti-ilhotas e anti-insulina. Em menor proporção, a causa é desconhecida (tipo 1 idiopático ou tipo 1B). A destruição das células beta, em geral, é rápida e progressiva, ocorrendo principalmente em crianças e adolescentes (pico de incidência entre 10 e 14 anos), mas pode ocorrer também em adultos. Outra forma, lenta e progressiva, ocorre em adultos (LADA, *latent autoimmune diabetes in adults*) e assemelha-se ao diabetes tipo 1A, com positividade de anticorpos anti-GAD, entre outros.[3] A apresentação da DM tipo 1 é, via de regra, abrupta, acometendo principalmente crianças e adolescentes sem excesso de peso. Na maioria dos casos, a hiperglicemia é acentuada, evoluindo rapidamente para cetoacidose, sobretudo na presença de infecção ou outra forma de estresse. Assim, o traço clínico que mais define o tipo 1 é a tendência a hiperglicemia grave e cetoacidose.[2-4]

- Diabetes tipo 2

O termo "tipo 2" é usado para designar uma deficiência relativa de insulina, isto é, há um estado de resistência à ação da insulina associado a um defeito na secreção de insulina, o qual é menos intenso que o observado na DM tipo 1. O uso de insulina nesses casos, quando necessário, não visa evitar cetoacidose, mas alcançar controle do quadro hiperglicêmico.[4] A cetoacidose nesses casos é rara e, quando presente, em geral é ocasionada por infecção ou estresse muito grave. A hiperglicemia desenvolve-se lentamente, permanecendo assintomática por vários anos. Na maioria dos casos ocorre excesso de peso e/ou deposição central de gordura.[4]

A DM tipo 2 em geral tem início insidioso e sintomas mais brandos. Manifesta-se, em geral, em adultos com longa história de excesso de peso e com história familiar de DM tipo 2.[2-4] No entanto, com a epidemia de obesidade atingindo crianças, observa-se um aumento na incidência de diabetes em jovens, até mesmo em crianças e adolescentes.[2,3]

Diabetes *mellitus* gestacional (DMG)

Diabetes gestacional é um estado de hiperglicemia, menos severo que a diabetes, detectado pela primeira vez na gravidez, que geralmente desaparece no período pós-parto mas pode retornar anos depois.[4] Hiperglicemias detectadas na gestação, que alcançam o critério de diabetes para adultos, em geral são classificadas como diabetes na gravidez, independentemente do período gestacional e da sua resolução ou não após o parto.[2-4] A investigação precisa ser iniciada na primeira consulta de pré-natal,[5] devido a seu impacto na saúde da gestante e do feto.

> Podem ocorrer outros tipos específicos de diabetes devido a outras causas, que são menos frequentes, entre eles: defeitos genéticos da célula beta; defeitos genéticos na ação da insulina; doenças do pâncreas exócrino (pancreopatia fibrocalculosa, pancreatite, neoplasia, fibrose cística e hemocromatose); endocrinopatias (síndrome de Cushing, acromegalia, feocromocitoma, hipertireoidismo, entre outros); induzido por fármacos ou químicos; infecções (rubéola congênita, citomegalovírus, entre outros) e formas incomuns de diabetes de causa imune.[2-4]

A DM tipo 2 é a mais frequente na população (90%), comumente associada a obesidade (80-85%), sendo seguida pela DM tipo 1, que responde por aproximadamente 8% dos casos.[7] Outros tipos específicos de diabetes são mais raros e, em geral, diagnosticados, tratados e acompanhados em centros especializados.[3] Neste capítulo será abordado o cuidado com pessoas portadoras da DM tipo 2.

Porque a diabetes *mellitus* tipo 2 é uma demanda frequente e importante na Atenção Primária à Saúde?

Em 2015 a diabetes atingiu 415 milhões da população adulta mundial (20 a 79 anos). Para 2040 a estimativa é de que atingirá 642 milhões de pessoas e a maior parte do aumento de casos se dará em países em desenvolvimento.[6]

No Brasil, dados do VIGITEL-2014 apontaram que a prevalência autorreferida aumentou de 5,3 para 8% entre 2006 e 2014, em pessoas com 18 anos de idade ou mais, residentes em capitais brasileiras, que referiram diagnóstico médico de diabetes.[7] Nesse último ano a prevalência foi de 7,3% entre os homens e de 8,7% entre as mulheres. Em ambos os sexos, o diagnóstico da doença tornou-se mais comum com o avanço da idade, em particular após os 45 anos. Aproximadamente 1/4 dos indivíduos com 65 ou mais anos de idade referiram diagnóstico médico de diabetes (24,4%).[7] A estimativa da *International Diabetes Federation* (IDF) para a tolerância diminuída à glicose ou glicemia de jejum alterada, um estágio prévio à DM, em 2015, no Brasil, foi de 8%.[6]

A DM é um problema de saúde considerado como condição sensível à APS (CSAPS),[8] ou seja, evidências demonstram que o manejo adequado deste problema na APS evita hospitalizações e mortes por complicações cardiovasculares e cerebrovasculares.[3,9]

O trabalho da APS para prevenção primária, diagnóstico precoce e cuidado com pessoas com DM possui elevada magnitude devido à prevalência da doença, que habitualmente está associada a outros problemas de saúde como obesidade, dislipidemia, hipertensão arterial e disfunção endotelial.[1-4]

PARTE 2   Atuação do Enfermeiro nas necessidades em saúde da população na Atenção Primária à Saúde

A DM tipo 2, considerada uma doença de adulto, vem crescendo em taxas alarmantes em crianças e adolescentes, como consequência da epidemia mundial de sedentarismo, obesidade e maus hábitos de consumo alimentar. Somam-se a esses fatores os diagnósticos inadequados e tardios, com graves consequências para as crianças.[1,6,10]

A DM requer tecnologia simples para o diagnóstico e tratamento, pode ser tratada e controlada com mudanças no estilo de vida (MEV) – ver Capítulo 11, medicamentos disponíveis na rede do SUS, em geral com poucos efeitos colaterais, comprovadamente eficazes e de fácil aplicabilidade em APS.[11]

As equipes de saúde na APS necessitam estar preparadas para realizar, junto com as pessoas/famílias a prevenção primária, o diagnóstico precoce da DM, o tratamento, acompanhamento e controle dos níveis glicêmicos. O acesso aos cuidados em saúde parece não ser o principal problema, pois estudos apontam que em países com rede estruturada de APS, 90% da população adulta consulta pelo menos uma vez ao ano.[12] Entretanto, ainda é frequente o tratamento inadequado de casos diagnosticados, o que ocorre por diversas causas como a falta de adesão ao tratamento (medicamentoso e não medicamentoso), a falta de vínculo com serviços de saúde, o desconhecimento sobre os riscos para a saúde ocasionados pela doença, as dificuldades da equipe em abordar adequadamente o problema, entre outros.[12-14] Assim a atenção às pessoas com DM na APS, salvo exceções, apresenta dificuldades no diagnóstico e no tratamento, o que resulta num grande contingente populacional com DM não controlada.[9-12,14]

A DM não tratada ou tratada de forma inadequada provoca, em longo prazo, disfunção e falência de vários órgãos, especialmente rins, olhos, nervos, coração e vasos sanguíneos. Estudos epidemiológicos sustentam a hipótese de uma relação direta e independente entre os níveis sanguíneos de glicose e a doença cardiovascular. Também está associada ao aumento da mortalidade e alto risco de desenvolvimento de complicações micro e macrovasculares, bem como de neuropatias.[1-3,6] É considerada causa de cegueira, insuficiência renal e amputações de membros inferiores, sendo responsável pela redução da capacidade de trabalho, perda da produtividade, aposentadoria precoce e perda da qualidade de vida e redução da expectativa de vida, além dos elevados custos, incluindo os decorrentes das complicações que levam a elevada morbidade e mortalidade prematura.[13,15] As pessoas com DM podem apresentar complicações agudas (hipoglicemia, cetoacidose e coma hiperosmolar) e complicações crônicas como a retinopatia, a nefropatia e a neuropatia diabéticas. Também apresentam maior risco de doença cardíaca, arterial periférica e cerebrovascular.[14]

Os adultos com diabetes apresentam mortalidade anual de 5,4%, o dobro da taxa apresentada pelos demais adultos.[16] O risco de desenvolver complicações crônicas graves é muito superior ao de pessoas não acometidas, sendo: trinta vezes para cegueira, quarenta vezes para amputações de membros inferiores, duas a cinco vezes para infarto do miocárdio e duas a três vezes para acidente vascular cerebral,[16] tornando os custos com seu cuidado quatro vezes superior, quando comparado com os gastos com pessoas não diabéticas.[17]

A OMS estima que, após 15 anos de doença, 2% dos indivíduos acometidos estarão cegos, 10% terão deficiência visual grave, 30 a 45% terão algum grau de retinopatia, 10 a 20%, de nefropatia, 20 a 35%, de neuropatia e 10 a 25% terão desenvolvido doença cardiovascular.[18]

Diagnóstico da diabetes *mellitus* tipo 2

O diagnóstico da DM tipo 2 baseia-se na detecção da hiperglicemia, por meio da glicemia casual, glicemia de jejum (GJ), teste de tolerância à glicose com sobrecarga de 75 g em 2 horas

(TTG) e glico-hemoglobina ou hemoglobina glicada (HbA1c).[1-3] A utilização de cada um desses quatro exames depende do contexto do diagnóstico.[1,19,20]

Não havendo urgência, é preferível solicitar uma GJ devido a sua ampla disponibilidade, conveniência e baixo custo.[1-3] Se o resultado da GJ for ≥ 126 mg/dL é indicativo de DM, mas o diagnóstico precisa ser confirmado com a repetição do exame. Pessoas com GJ alterada (entre 100 e 125 mg/dL), por apresentarem alta probabilidade de ter DM, podem requerer avaliação por TTG (glicemia de 2 horas pós-sobrecarga com 75 g de glicose). Mesmo quando a GJ for normal, pessoas com alto risco cardiovascular podem se beneficiar da avaliação por TTG. Se o resultado do TTG for ≥ 200 mg/dL, é indicativo de DM e se for entre 140 e 200 mg/dL, há tolerância diminuída à glicose.[4]

Tratamento da diabetes *mellitus* tipo 2

O tratamento da DM tipo 2 visa diminuir a resistência à insulina e melhorar a função da célula beta pancreática com dieta, exercícios, hipoglicemiantes orais, anti-hiperglicemiantes e/ou drogas antiobesidade.[1-4] Geralmente é progressivo, iniciando por MEV (estilo ativo de vida e alimentação saudável que previna picos hiperglicêmicos e reduza o peso, quando necessário) e avançando para intervenção farmacológica, se indicada.[1-4] Esta, por sua vez, também é progressiva, evoluindo da monoterapia para associação medicamentosa, até o alcance da meta de controle.[2,3] Todas as pessoas com DM, independentemente dos níveis glicêmicos, deverão ser orientadas sobre a importâcia da adoção de medidas para MEV[1-4,11] para a efetividade do tratamento (ver Capítulo 11).

As pessoas com DM tipo 2 não obesas (menos de 20% do total), bem como aquelas mais jovens, podem ter indicação de iniciar insulinoterapia mais precocemente. Em algumas pessoas a insulinoterapia deve ser iniciada logo após o diagnóstico, como nos casos em que a pessoa apresenta hiperglicemia importante (> 270 mg/dL) associada a perda involuntária de peso, cetonúria e cetonemia.[1-4] Níveis glicêmicos elevados refletem uma progressão da perda de secreção de insulina pelas células do tipo beta do pâncreas[1-4] e, neste caso, é necessário usar a insulina.[2,4]

As classes de medicamentos mais utilizadas no tratamento da diabetes *mellitus* tipo 2

Atualmente, existem várias classes de medicamentos para tratar a DM tipo 2, reduzindo a glicose sanguínea. Com finalidade prática, os antidiabéticos são classificados em quatro categorias: (1) os que aumentam a secreção de insulina ou secretagogos (hipoglicemiantes); (2) os que não aumentam a secreção de insulina (anti-hiperglicemiantes); (3) os que aumentam a secreção de insulina de forma dependente de glicose, além de promover a supressão do glucagon; e (4) os que promovem glicosúria (sem relação com a secreção de insulina).[2]

Estão disponíveis comercialmente no Brasil:[2]

a) sulfonilureias de primeira geração (clorpropamida) e de segunda geração (glibenclamida, gliclazida, glipizida, glimepirida). Atuam estimulando a secreção de insulina pelas células beta pancreáticas (ação lenta). A recomendação costuma ser via oral (VO) 1 a 2 x/dia;[2]

b) metiglinidas (Repaglinida e Nateglinida- VO 3x/dia) — atuam sobre as células beta do pâncreas promovendo a secreção de insulina (ação rápida). Causam menos hipoglicemia e ganho de peso;[2]

c) inibidores da dipeptidil peptidase IV ou glipitinas (Vildagliptina — VO 2 x/dia, Sitagliptina — VO 1 a 2 x/dia, Saxagliptina e Linagliptina — VO 1 x/dia) — inibem a degradação de incretinas

PARTE 2   Atuação do Enfermeiro nas necessidades em saúde da população na Atenção Primária à Saúde

como o peptídeo semelhante ao glucagon (GLP-1: *glucagon-like peptide-1*), prolongando sua atividade. As incretinas atuam no pâncreas aumentando a síntese e secreção de insulina e reduzindo a de glucagon;[2]

d) miméticos ou análogos do GLP-1 ou incretinomiméticos (Exenatida – SC 2 x/dia; Liraglutida e Lixisenatida – SC 1 x/dia) – ligam-se a um receptor do pâncreas, chamado GLP-1 (*glucagon-like peptide-1*). O efeito "incretina" ocorre porque o GLP-1 estimula a secreção de insulina, inibe a secreção do glucagon (hormônio que eleva a glicemia) e lentifica o esvaziamento gástrico, aumentando a sensação de saciedade;[2]

e) biguanidas (Metformina – VO 2 a 3 x/dia) – atuam prevenindo a produção de glicose pelo fígado, melhorando a sensibilidade à insulina dos receptores e reduzindo a quantidade de açúcar absorvida pelo intestino. Não causa aumento de peso nem hipoglicemia, mas causa problemas gastrointestinais e acidose lática;[2]

f) glitazonas (Pioglitazona – VO 1 x/dia) – atuam aumentando a sensibilidade à insulina e diminuindo a produção hepática de glicose. Assim, aumentam a entrada de glicose aos músculos, reduzem a produção de glicose no fígado, a concentração plasmática de insulina e o colesterol ruim (VLDL). Esses mecanismos ajudam a melhorar a sensibilidade de todo o corpo à insulina. Porém, causam aumento de peso e edemas periféricos;[2]

g) inibidores da alfaglicosidase (Acarbose – VO 3 x/dia) – inibem as enzimas gastrointestinais que convertem o amido e outros carboidratos complexos consumidos em açúcares simples (glicose, frutose e lactose), mais fáceis de serem absorvidos. Assim, retardam a absorção de glicose após as refeições, evitando crises de hiperglicemia;[2]

h) inibidores da SGLT2 – Sodium-glucose cotransporter type 2 – (Dapagliflozina, Empagliflozina e Canagliflozina – VO 1 x/dia). Representam uma nova opção terapêutica oral, por impedirem a reabsorção de glicose via inibição das proteínas SGLT2, nos túbulos proximais dos rins, com baixo risco para hipoglicemia. Causam perda de peso de 2 a 3 kg, redução da pressão arterial sistólica de 4 a 6 mmHg e risco aumentado para infecções do trato urinário e genital, aumento do colesterol total e LDL, desidratação, aumento da frequência e volume urinário e hipotensão postural.[2]

Na DM tipo 2 em pessoas com diagnóstico recente, a principal indicação são as modificações no estilo de vida associadas ao uso da metformina (grau A de recomendação).[2]

Com o tempo de evolução da DM tipo 2 ocorre progressiva redução da capacidade secretória de insulina pela celula beta e a monoterapia pode falhar na manutenção do bom controle metabólico, levando à necessidade de combinar o uso de diferentes tipos de medicamentos.[2]

Quanto às insulinas, uma metanálise mostrou que todas as classes apresentaram eficácia semelhante (redução média de 1% na HbA1c), diferindo nos seus efeitos sobre peso e incidência de hipoglicemia (Quadro 22.1).[21,22] As insulinas dobram o risco de hipoglicemias graves.[21,22] Como todas as classes têm eficácia semelhante, o Ministério da Saúde (MS) recomenda o uso de insulina NPH, devido ao menor custo.[3]

A escolha dos medicamentos para o tratamento da DM tipo 2 deve levar em consideração aspectos individuais da pessoa como idade, peso, níveis da glicose sanguínea (jejum e pós-prandial) e aspectos clínicos indicativos de resistência ou deficiência insulínica como mecanismo fisiopatológico predominante.[5] Somente as sulfonilureias, metformina e acarbose mostraram-se efetivas na redução das complicações vasculares ao longo do tempo, sugerindo que essas drogas devem ser consideradas como de primeira escolha para iniciar o tratamento medicamentoso de

476

QUADRO 22.1		Características farmacocinéticas aproximadas e apresentações das preparações de análogos e insulinas humanas disponíveis no Brasil				
Tipo de Insulina	Nome Comercial	Apresentação	Inicio de ação	Pico de ação	Duração do efeito terapêutico
Ação ultrarrápida-análogos					
Lispro	Humalog®	Frasco 10 mL Refil 3 mL Caneta descartável 3 mL	< 15 min	0,5 a 2 h	4 a 5 h
Asparte	Novorapid®	Frasco 10 mL Refil 3 mL Caneta descartável 3 mL		1 a 2 h	4 a 6 h
Glulisina	Apidra®	Frasco 10ml Refil 3 ml Caneta descartável 3 ml		0,5 a 2h	3 a 4h
Ação prolongada – análogos					
Glargina	Lantus®	Frasco 10 mL Refil 3 mL Caneta descartável 3 mL	2 a 4 h	Não apresentam	20 a 24 h
Detemir	Levemir®	Refil 3 mL Caneta descartável 3 mL	3 a 4 h		14 a 24 h
Degludeca	Tresiba®	Refil 3 mL Caneta descartável 3 mL	2 h		Superior a 40 h
Ação intermediária + ultrarrápida – análogos bifásicos					
Lispro 25% + NPL 75%	Humalog® Mix 25	Refil 3 mL Caneta descartável 3 ml	< 15 min	1 a 4 h (duplo)	10 a 16 h
Lispro 50% + NPL 50%	Humalog® Mix 50				10 a 16 h
Asparte 30% + NPA 70%	NovoMix® 30				Até 24 h

Continua...

PARTE 2 — Atuação do Enfermeiro nas necessidades em saúde da população na Atenção Primária à Saúde

...continuação

Ação rápida

Regular	Humulin® R	Frasco 10 mL Refil 3 mL	0,5 a 1 h	2 a 3 h	5 a 8 h
	Novolin® R				
	Insunorm® R				

Ação Intermediária

NPH	Humulin® R	Frasco 10 mL Refil 3 mL	2 a 4 h	4 a 10 h	10 a 18 h
	Novolin® R				
	Insunorm® R				

Fonte: Reprodução de SBD, 2016.[2]
Nota: o quadro apresenta apenas uma relação parcial das denominações comerciais dos diversos fármacos e não uma recomendação específica para nenhuma marca comercial.
NPL: protamina neutra lispro; NPA: protamina neutra aspart; NPH protamina neutra Hagedorn.

pessoas com DM tipo 2. Entretanto, a titulação da dose da acarbose deve ser cuidadosa, para evitar o abandono do uso do medicamento, em decorrência de seus efeitos colaterais (diarreia, flatulência e dor de abdominal).[2,3,11]

No tratamento da DM é essencial promover a compreensão dos riscos relacionados à falta de controle da glicemia e a não adesão ao tratamento; sensibilizar para o autocuidado e incentivar a participação da pessoa/família na definição de ações e cuidados fundamentais para o controle glicêmico; auxiliar na autonomia para a determinação da glicemia capilar (autocontrole) e sobre como proceder em situações de hiper ou hipoglicemia. Isto irá melhorar o controle da doença e diminuir a frequência de intercorrências correlacionadas à falta de controle glicêmico e internações hospitalares.

Consulta de Enfermagem para detecção clínica da diabetes *mellitus* tipo 2 em adultos e idosos (exceto gestantes)

É importante que o enfermeiro saiba que existe um período de latência assintomático na DM tipo 2, pois uma proporção razoável das pessoas não sabe que tem a doença (até a manifestação de sinais de complicação)[1-3,11], e está privada de receber terapias preventivas das complicações provocadas por ela, incluindo as cardiovasculares.[2,3] Por isso, testes para a detecção clínica são indicados em indivíduos assintomáticos que apresentem maior risco para a doença, apesar de não haver ainda ensaios clínicos que documentem o benefício resultante.[1-3]

O MS recomenda que a consulta de detecção clínica para a população-alvo definida pelo serviço de saúde seja realizada pelo enfermeiro nas US e que o médico atue num segundo momento, confirmando ou descartando o diagnóstico dos casos suspeitos.[3]

O rastreamento, por meio de exames laboratoriais, é recomendado para pessoas com idade ≥ 45 anos e em faixa etária mais precoce, quando existirem Fatores de Risco (FR) para DM, com as seguintes frequências descritas na Quadro 22.2.[2-4]

QUADRO 22.2	Fatores de Risco considerados critérios para detecção clínica da DM através da glicemia de jejum (GJ) em adultos assintomáticos e frequências para realizar o exame
Fatores de risco considerados critérios para detecção clínicade DM tipo 2	**Frequência para realizar exames**
Idade ≥ 45 anos	Realiza GJ: se normal repetir a cada 3 a 5 anos, exceto se houver presença adicional de dois ou mais fatores de risco da lista (à esquerda), quando se deve repetir no prazo de 1 a 3 anos
Idade < 45 anos + sobrepeso (IMC>25 kg/m²) <u>associada a um dos seguintes fatores de risco</u>: • Sedentarismo • História familiar de DM (pais, filhos, irmãos) • HDL-c: Homem < 40 mg/dL Mulher < 50 mg/dL • Triglicerídios > 150 mg/dL • Macrossomia ou história de aborto de repetição • Uso de medicação hiperglicemiante (corticoides, tiazídicos, betabloqueadores) • Mulher com Síndrome dos Ovários Policísticos	Realiza GJ: se normal repetir a cada 3 a 5 anos, exceto se houver evidência de dois ou mais componentes da síndrome plurimetabólica: excesso de peso, HDL-c baixo, triglicérides elevados, HAS e doença cardiovascular, nesse caso GJ ou o TTG com 75g de glicose no período de 1 a 3 anos
História de DM Gestacional	Repete GJ a cada 1 a 3 anos
Hipertensão arterial ou doença coronariana	Repete GJ anual
Resultado anterior de GJ alterada e/ou tolerância à glicose diminuída e/ou Hb1Ac >5,7%	Repete GJ anual
Presença de complicações compatíveis com DM	Repete GJ anual ou mais frequente de acordo com a avaliação clínica

Fonte: Organizada pela autora com base em Brasil, 2013;[3] ADA, 2015;[4] SBD, 2016.[2]

A Figura 22.1 apresenta um Algoritmo com a síntese das ações que deverão ser realizadas pelo enfermeiro durante a Consulta de Enfermagem (CE) para detecção clínica da DM tipo 2, em adultos (exceto gestantes).

PARTE 2 — Atuação do Enfermeiro nas necessidades em saúde da população na Atenção Primária à Saúde

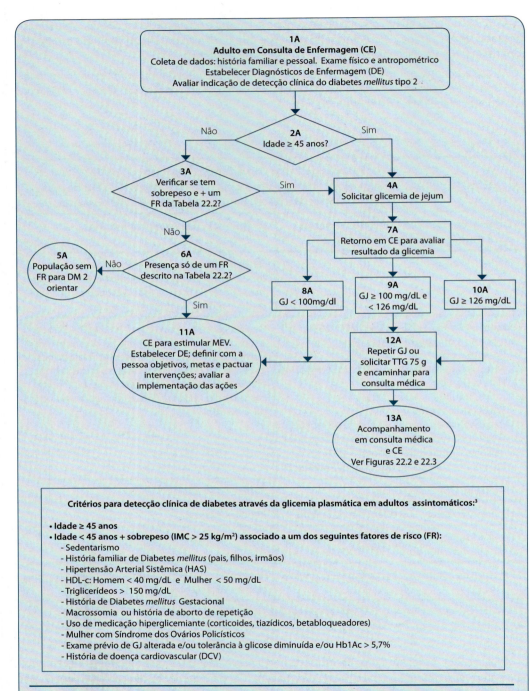

Figura 22.1 – Algoritmo da Consulta de Enfermagem para detecção clínica da diabetes *mellitus* tipo 2, em adultos (exceto gestantes).
Fonte: Adaptado de Brasil/MS/GHC/GSC, 2011.[11]

Anotações do algoritmo da Consulta de Enfermagem para detecção clínica da diabetes *mellitus* tipo 2 em adultos (exceto gestantes)

- **1A – Adulto em Consulta de Enfermagem (CE)**

É de competência do enfermeiro na APS, em CE com adultos, avaliar a necessidade de realizar detecção clínica da DM tipo 2, por meio de exames laboratoriais. A avaliação é realizada por meio da coleta de dados (história familiar e pessoal e exame físico) e identificação de fatores de risco para desenvolver a doença.

Coleta de Dados

- História: descrição das características sociodemográficas, identificar fatores de risco para DM apresentados na Quadro 22.2, medicamentos utilizados, presença de outros fatores de risco associados como fumo, dieta inadequada e estresse.
- Exame físico: o exame físico deve ser focado na revisão geral dos sistemas, verificação do peso corporal e altura para o cáculo do índice de massa corporal (IMC); circunferência abdominal, pressão arterial; frequência cardíaca e respiratória.

Estabelecer Diagnósticos de Enfermagem (DE)

Com base nas informações da história pessoal e familiar e no exame físico, listar e validar com a pessoa os DE identificados na CE. Sugere-se o uso da classificação da NANDA-Internacional[23] para o registro em prontuário dos DEs. Nessa avaliação inicial podemos encontrar DE como, por exemplo, os apresentados no Quadro 22.3.

Avaliar a indicação de detecção clínica de diabetes *mellitus* tipo 2

Na literatura ainda não há evidência direta de que realizar rastreamento para a detecção clínica para DM tipo 2 na população em geral, para iniciar tratamento precoce, seja efetivo quando comparado a detectá-la da forma convencional. Entretanto, detectar casos não diagnosticados de DM em pessoas com risco cardiovascular global médio para aprimorar a estratificação de risco cardiovascular é uma indicação clínica bem estabelecida. Pessoas com hipertensão também podem se beneficiar com o rastreamento da DM, porque os alvos pressóricos para quem tem a doença diferem dentre aqueles que não a têm. Além disso, suspeitar de DM tipo 2 pela presença de fatores de risco em pessoas que consultam por diversas razões na US também é uma prática clínica recomendada.[2-4,11]

Ao se investigar pessoas com maior risco para DM, acaba-se detectando também casos de DM desconhecidos que precisam ser inseridos nos serviços de saúde, o que demanda planejamento dos recursos adicionais envolvidos para seu acompanhamento clínico. Por isso, antes de se levar a cabo qualquer tipo de rastreamento na comunidade, é fundamental que o sistema de saúde local esteja preparado para oferecer o tratamento adequado aos casos novos de diabetes detectados e o apoio para efetuar as mudanças de estilo de vida em quem tem alto risco de diabetes.[11]

PARTE 2 · Atuação do Enfermeiro nas necessidades em saúde da população na Atenção Primária à Saúde

QUADRO 22.3	Exemplos de diagnósticos de enfermagem identificados na avaliação de pessoas com risco de desenvolver DM tipo 2, em consulta de enfermagem, na APS
Domínio/ Classe	**Diagnósticos de Enfermagem**
Domínio 1 – Promoção da Saúde	Estilo de vida sedentário Comportamento de saúde propenso a risco
Domínio 2 - Nutrição	Disposição para nutrição melhorada Obesidade Sobrepeso Risco de sobrepeso Risco de glicemia instável
Domínio 4 – Atividade/repouso	Risco de função cardiovascular prejudicada Disposição para melhora do autocuidado
Domínio 5 – Percepção/cognição	Conhecimento deficiente Disposição para o conhecimento melhorado Disposição para comunicação melhorada
Domínio 9 – Enfrentamento/tolerância ao estresse	Ansiedade Enfrentamento defensivo Disposição para enfrentamento melhorado Enfrentamento ineficaz Sobrecarga de estresse
Domínio 10 – Principios da vida	Conflito de decisão

Fonte: Organizado pelas autoras com base na NANDA Internacional.[23]

- **2A – A pessoa tem idade ≥ 45 anos?**

A idade é uma pergunta chave para o enfermeiro iniciar a avaliação da necessidade de solicitar exames laboratoriais. O Consenso da Sociedade Brasileira de Diabetes (SBD)[2] e o Protocolo do MS[3] definiram, para a população brasileira, com base em estudos epidemiológicos e recomendações internacionais,[4] que o critério etário para detecção clínica de DM por meio da GJ está indicado para as pessoas acima de 45 anos.

- Sim, a pessoa tem idade ≥ 45 anos: solicitar GJ (4A).
- Não, a idade é menor que 45 anos: avaliar fatores de risco (3A).

- **3A – Verificar se a pessoa tem sobrepeso e + um FR para DM**

Recomenda-se considerar a presença de risco para DM se a pessoa estiver com sobrepeso (IMC > 25 kg/m^2) associado a mais um dos FR (descritos no Quadro 22.2).[2-4] Condutas após a avaliação:

- Sim, a pessoa possui sobrepeso e mais um FR para DM: solicitar GJ (4A).
- Não, a pessoa tem o IMC adequado: avaliar a presença de algum dos FR descritos no Quadro 22.2 para verificar a necessidade de orientação para MEV (6A).

4A – Solicitar glicemia de jejum

Indivíduos com presença de FR para DM tipo 2 ou regulação glicêmica alterada requerem investigação laboratorial. O teste laboratorial que deverá ser utilizado é a glicemia de jejum, nível de glicose sanguínea após um jejum de 8 a 12 horas. A partir desse exame o enfermeiro poderá identificar as pessoas que possivelmente são portadoras de DM tipo 2 ou que apresentam alteração na regulação glicêmica ou, ainda, aqueles que possuem níveis de glicemia normal.[11]

5A – População sem presença de FR para DM tipo 2 – Orientar

Pessoas sem a presença de FR para DM tipo 2 e/ou doença cardiovascular (DCV) na avaliação, orientar sobre as ações desenvolvidas pela US para prevenção de condições crônicas não transmissíveis (ver Capítulos 10 e 11). Se houver interesse da pessoa por informações e a US desenvolver atividades educativas (prevenção primária), esse pode ser um momento oportuno para divulgá-las e convidar a pessoa e seus familiares para participarem.

6A – Presença de algum FR descrito no Quadro 22.2?

Embora a pessoa tenha o IMC adequado, recomenda-se avaliar se ela apresenta algum dos FR descritos no Quadro 22.2 para considerá-los nas ações de educação em saúde com vistas à prevenção de condições crônicas de saúde.

7A – Retorno em consulta de enfermagem (CE) para avaliar o resultado da glicemia de jejum

Após realizar a glicemia de jejum as pessoas deverão retornar em CE para avaliação dos resultados e orientação sobre o seguimento recomendado.

8A – GJ < 100 mg/dL

Se o resultado da GJ for < 100 mg/dL o exame é considerado normal. Seguir avaliando o número de FR para DM e DCV e, se não houver, recomenda-se que a pessoa repita a GJ a cada 3 ou 5 anos.[2-4]

Para as pessoas com resultado de GJ < 100 mg/dL (**8A**) e algum FR do Quadro 22.2 recomenda-se realizar CE para receber orientações sobre estilo de vida saúdável relacionadas ao FR identificado e para o estímulo ao autocuidado (**11A**). Pessoas com história prévia de diabetes gestacional, bem como resultados de exames prévios alterados (HbA1c ≥ 5,7%, tolerância diminuída à glicose ou glicemia de jejum alterada) deverão fazer o exame anualmente.[2-4] A periodicidade dos exames para os demais FR devem ser orientados de acordo com o Quadro 22.2.[2-4]

9A – GJ ≥ 100 mg/dL e < 126 mg/dL

Solicitar TTG 75 g em até 30 dias e encaminhar para consulta médica (12A) para verificar se existe apenas uma alteração na regulação glicêmica ou se é um caso de DM tipo 2.

10A – GJ ≥ 126 mg/dL

Pessoas com resultado da GJ ≥ 126 mg/dL deverão repetí-la e retornar com o segundo resultado do exame em consulta médica, pois há suspeita de DM. Se houver confirmação do diagnóstico a pessoa precisará iniciar tratamento e acompanhamento.[2,3,11] Após consulta médica para firmar o diagnóstico da doença, a pessoa deverá ser acompanhada por equipe multiprofissional na US, conforme proposta descrita na Figura 22.3.

PARTE 2 — Atuação do Enfermeiro nas necessidades em saúde da população na Atenção Primária à Saúde

▪ 11A – Consulta de Enfermagem para estimular mudança no estilo de vida

Para as pessoas com resultado de glicemia normal e presença de algum fator de risco para DM tipo 2 e/ou DCV as ações preventivas relacionadas a MEV são importantes para prevenir o aparecimento da doença e suas complicações. Quanto mais cedo for iniciado o processo de educação em saúde para MEV e o apoio ao autocuidado, maior possibilidade de prevenção primária e manutenção da qualidade de vida (ver Capítulo 11).

Estabelecer Diagnósticos de Enfermagem, definir com a pessoa objetivos e metas, pactuar intervenções e construir com ela o Plano de Cuidado

Inicialmente, é importante listar junto com a pessoa os DE identificados a fim de validá-los e, a partir desse reconhecimento, conversar sobre os objetivos e metas do acompanhamento e definir com ela as prioridades, respeitando sua singularidade.

A seguir, pactuar com a pessoa as intervenções que farão parte do plano de cuidados. O enfermeiro deverá motivar e apoiar a pessoa no processo de desenvolvimento do autocuidado, especialmente nas questões relacionadas aos fatores de risco identificados durante o acompanhamento.

No Quadro 22.4 apresenta-se um exemplo de Plano de Cuidado para o DE 'conhecimento deficiente' com um objetivo e intervenções que poderiam ser pactuadas com a pessoa em acompanhamento.

QUADRO 22.4	Plano de cuidados com diagnóstico de enfermagem, objetivos e exemplos de intervenções	
Diagnósticos de Enfermagem	**Objetivos**	**Intervenções**
Conhecimento deficiente definido como ausência ou deficiência de informação relacionada ao risco de desenvolver diabetes, relacionado à falta de familiaridade com a informação ou interpretação errônea de informações identificada na coleta de dados	Identificar em que aspectos a pessoa tem necessidade de informação e a prontidão para recebe-la	- Identificar a presença de prejuízo cognitivo ou perceptivo e negação do problema - Revisar com a pessoa as informações sobre o problema enfrentado buscando identificar o conhecimento que possui - Adaptar as informações de acordo com o contexto cultural e nível de escolaridade e interesse da pessoa - Avaliar a prontidão da pessoa e da família para o ouvir as orientações - ser claro, simples e oferecer informações também por escrito

Fonte: Organizado pela autora com base na NANDA-I.[23]

Avaliar a implementação das ações

Todas as pessoas com fatores de risco para DM deverão ser acompanhadas ao longo do tempo para prevenção primária e secundária. O plano de cuidados construído junto com a pessoa, em geral, possui vários eixos relacionados à MEV, os quais necessitam de motivação e apoio para serem modificados. A abordagem cognitivo-comportamental pode auxiliar nesse processo (ver Capítulo 11).

A implementação da assistência deverá ocorrer de acordo com os DE estabelecidos, a capacidade de adesão e motivação da pessoa para o autocuidado, a qual exigirá avaliação a cada con-

Capítulo 22 · Diabetes Mellitus Tipo 2

sulta. As pessoas com avaliação de capacidade insuficiente para o autocuidado deverão receber suporte, até que consigam ampliar suas condições de cuidar-se. O apoio ao autocuidado poderá ser realizado pelo enfermeiro e/ou pela equipe de saúde ou, ainda, por outros recursos, familiares ou comunitários, articulados para esse fim.

O enfermeiro deve prever a avaliação contínua e conjunta com a pessoa/família/cuidador dos resultados alcançados com o acompanhamento. Verificar se as metas pactuadas foram alcançadas, o grau de satisfação da pessoa em relação ao tratamento e mudanças nas condições de saúde. Realizar as mudanças, adaptação ou reestruturação do plano de cuidado de acordo com as necessidades identificadas. Registrar em prontuário a evolução do acompanhamento.

- **12A - Repetir GJ ou solicitar TTG 75 g e encaminhar para consulta médica**

O enfermeiro deve solicitar teste de tolerância à glicose (TTG 75 g) para as pessoas com GJ ≥ 100 mg/dL e < 126 mg/dL para avaliar se existe tolerância à glicose diminuída e, para aquelas com GJ ≥ 126 mg/dL, solicitar uma nova GJ em até 30 dias.[2,3,11]

Pessoas com glicemia de jejum alterada ou tolerância à glicose diminuída podem prevenir ou retardar a DM tipo 2 com mudanças efetivas no estilo de vida[4], pois aproximadamente uma em três desenvolve diabetes em 10 anos[18], se essa condição não for detectada e tratada precocemente.[1,4]

- **13A – Acompanhamento em consulta médica e de enfermagem**

Para pessoas que se mantêm com GJ entre 100 e 125 mg/dL e/ou tolerância à glicose diminuída (glicemia de 2 h pós-carga de 140 a 199 mg/dL) e/ou HbA1c entre 5,7 e 6,4%, recomenda-se acompanhamento em consulta médica e de enfermagem de forma concomitante até que consiga atingir níveis normais de glicemia.[2,3] Quanto à periodicidade do acompanhamento laboratorial, a recomendação é repetir a GJ anualmente.[4]

As pessoas com diagnóstico de DM tipo 2 (GJ ≥ 126 mg/dL) deverão iniciar tratamento, de acordo com as recomendações médicas, as quais sempre irão incluir a indicação de "tratamento não medicamentoso", isto é, MEV.[2]

A CE no acompanhamento dos dois casos terá por objetivo motivar o início do tratamento por meio da MEV. Ambos devem ser motivados e participar da construção de um plano de acompanhamento (prevenção primária ou secundária) de acordo com os FR identificados e suas condições de saúde.[27] Ver as Figuras 22.2 e 22.3.

Consulta de Enfermagem para adultos e idosos com glicemia de jejum alterada ou tolerância diminuída à glicose (exceto gestante)

A Consulta de Enfermagem para promover a MEV para pessoas com GJ alterada (≥ 100 mg/dL e < 126 mg/dL) ou tolerância diminuída à glicose (TTG 2 h após sobrecarga com 75 g entre ≥ 140 mg/dL e < 200 mg/dL) é uma recomendação importante porque ambos os casos acarretam risco elevado de desenvolver DM, assim como outras doenças cardiovasculares e até morte,[4] e podem ser beneficiados com prevenção primária para reduzir ou retardar o desenvolvimento da doença.[2,3] Portanto, o enfermeiro tem um papel fundamental na detecção precoce, tanto da GJ alterada quanto de níveis mais elevados da glicemia, que requerem encaminhamento à consulta médica para abordagem terapêutica medicamentosa, monitoramento e controle.

A Figura 22.2 apresenta um algoritmo com a síntese das ações que deverão ser realizadas pelo enfermeiro durante a Consulta de Enfermagem para adultos e idosos com GJ alterada ou tolerância diminuída à glicose (exceto gestantes).

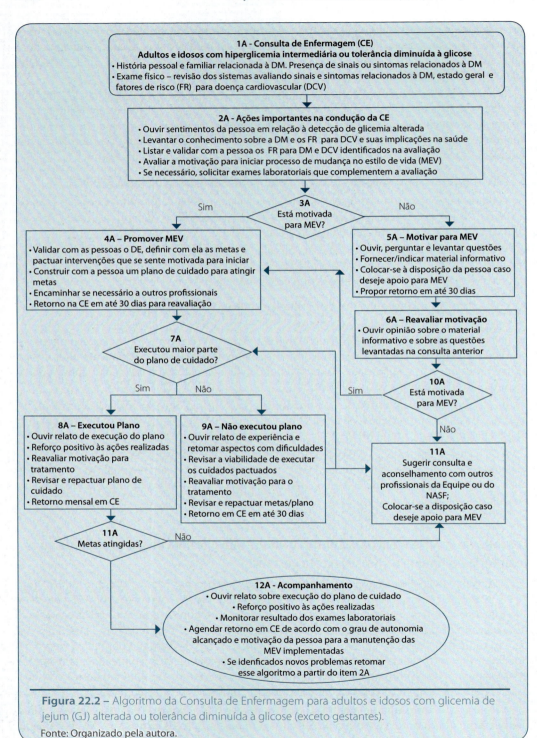

Figura 22.2 – Algoritmo da Consulta de Enfermagem para adultos e idosos com glicemia de jejum (GJ) alterada ou tolerância diminuída à glicose (exceto gestantes).
Fonte: Organizado pela autora.

Anotações do algoritmo da Consulta de Enfermagem para adultos e idosos com glicemia de jejum alterada ou tolerância diminuída à glicose (exceto gestantes)

- **1A – Consulta de Enfermagem (CE)**

Na CE para adultos e idosos com maior risco para desenvolver DM tipo 2 o foco principal da abordagem são os fatores de risco, a estratificação do risco cardiovascular e a orientação para MEV.[2-4]

A coleta da história pessoal e familiar será realizada com o objetivo de conhecer o contexto socioeconômico; comorbidades (hipertensão, diabetes, doença renal, cardíaca, diabetes gestacional, entre outras); medicamentos utilizados; competência para desenvolvimento do autocuidado; identificação dos FR para DCV e avaliação das condições atuais de saúde.[3,11]

No exame físico deve-se realizar a revisão dos sistemas avaliando sinais e sintomas relacionados à DM, verificação do peso corporal e altura para o cálculo do IMC; pressão arterial; frequência cardíaca e respiratória; avaliar a pele quanto a sua integridade, turgor, coloração e manchas; ausculta cardiopulmonar; palpação dos pulsos periféricos e pesquisa de edema nos membros superiores e inferiores.[3,11]

Avaliar resultados de exames realizados, tais como: exame de urina tipo 1, creatinina sérica; potássio sérico; glicemia de jejum; HbA1c, pesquisa de microalbuminúria na urina, colesterol total, HDL e triglicerídios.[3,11]

Avaliação para classificação de risco cardiovascular

A intensidade das intervenções preventivas deve ser determinada pelo grau de risco cardiovascular estimado para cada pessoa e não pelo valor de um determinado fator. O risco cardiovascular estima a probabilidade de ocorrência de um evento cardiovascular (morte por causa vascular, infarto do miocárdio e acidente vascular cerebral), geralmente em 10 anos. De acordo com a probabilidade do evento cardiovascular, classifica-se o risco de cada pessoa como baixo, moderado ou alto.[24]

O MS[24] recomenda a utilização do Escore de Framinghan modificado para estratificação de risco cardiovascular. Esta classificação de risco é importante porque através dela poderemos orientar as pessoas sobre as medidas preventivas que podem reduzir o risco cardiovascular e incentivá-las a implementar mudanças na sua rotina de vida.[11]

Entre os FR para DCV, o enfermeiro deve identificar a presença de: excesso de peso, dieta pobre em fibras e rica em gorduras e açúcar, dislipidemia, hipertrigliceridemia, pressão arterial (PA) elevada, tabagismo, inatividade física (sedentarismo).[2-4]

A programação do cuidado integral e longitudinal das pessoas com alto risco de desenvolver DM considera, além da aplicação de escores de risco, as vulnerabilidades do indivíduo (ver Capítulo 10). A finalidade da estratificação de risco é classificar as pessoas com DM. Essa classificação deve permitir a definição de uma série de ações que serão programadas de acordo com o nível em que a pessoa se encontra. Ela serve para avaliar, organizar e garantir o atendimento a cada pessoa, conforme sua necessidade e singularidade.[11]

Destaca-se que o processo de estratificação deve levar em conta não só os aspectos orgânicos, mas principalmente a capacidade de autocuidado da pessoa com DM, sua vulnerabilidade social, sua rede social e de apoio, entre outros. A equipe deverá pactuar, por meio de protocolos assistenciais/diretrizes clínicas, de acordo com o contexto do serviço de saúde (capacidade para gestão das condições crônicas de saúde, equipe multiprofissional, rede de apoio diagnóstico, entre outros), a periodicidade das avaliações necessárias das pessoas com DM conforme a avaliação de risco obtida nessa estratificação mais abrangente.[3,11]

▪ 2A – Ações importantes na condução da CE

- Ouvir sentimentos da pessoa em relação à detecção de alteração na glicemia.
- Identificar o conhecimento que possui sobre a DM e os FR para DCV e suas implicações na saúde.
- Listar com a pessoa os FR para DM e DCV identificados na avaliação.
- Avaliar estágio motivacional para iniciar o processo de MEV.
- Se necessário, solicitar exames laboratoriais que complementem a avaliação de FR para DM e DCV.

▪ 3A – Está motivada para MEV?

Antes de iniciar o planejamento do cuidado, o enfermeiro avalia a motivação da pessoa, verificando em que estágio para mudança do comportamento ela se encontra (ver Capítulo 11) para, a seguir, definir as estratégias de abordagem necessárias. Ações e programas de educação em saúde que visam a promoção e o apoio ao autocuidado devem ser utilizados como parte do tratamento.

▪ 4A – Promover MEV

A promoção da MEV deve ser realizada com base no processo educativo utilizando-se teorias que embasem as intervenções realizadas para estimular o autocuidado. Exemplifica-se algumas ações que podem ser realizadas pelo enfermeiro para promoção da MEV:

- Validar com a pessoa os DE, definir com ela as metas e pactuar intervenções que se sente motivada a implementar.
- Desenhar com a pessoa as intervenções que poderão ser implementadas de forma prática e objetiva e pactuar a forma de avaliação do processo.
- Construir com a pessoa um plano de cuidado com as intervenções definidas para atingir os objetivos/metas.
- Encaminhar, se necessário, a outros profissionais da equipe.
- Retorno na CE em até 30 dias para avaliação.

A atividade de validar com a pessoa os DE identificados é muito importante e faz parte do processo educativo e de tomada de consciência sobre as condições de saúde. Somente após essa validação é possível pactuar objetivos/metas e construir com a pessoa as intervenções que ela se sente em condições de implementar. No Quadro 22.5 apresenta-se um exemplo.

▪ 5A – Motivar para MEV

Realizar abordagem cognitivo-comportamental e/ou entrevista motivacional e/ou utilizar ferramentas como a Balança Decisória para discutir informações e fortalecer aspectos favoráveis à mudança de comportamento (ver Capítulo 11). Alguns exemplos de condutas que podem favorecer a motivação para a MEV:

- Evocar razões para mudança (ouvir, perguntar e levantar questões).
- Conversar sobre os riscos de não mudar.
- Fortalecer autoeficácia utilizando as oito estratégias de Miller:[25] oferecer orientação, remover barreiras, proporcionar escolhas, diminuir aspecto desejável do comportamento, praticar empatia, proporcionar *feedback*, esclarecer objetivos e ajudar ativamente.
- Fornecer/ indicar material informativo.
- Colocar-se à disposição da pessoa caso deseje apoio para MEV.
- Propor retorno em até 30 dias.

QUADRO 22.5	Exemplo de Diagnóstico de Enfermagem com objetivos/metas e intervenções que poderiam ser pactuadas	
Diagnósticos de Enfermagem	**Objetivos/ metas**	**Intervenções**
Risco de glicemia instável	Glicemia < 100 mg/dL	- Promover a reflexão do conjunto de fatores que possam estar relacionados ao aumento da glicemia - Verificar e pactuar medidas relacionadas ao padrão alimentar que a pessoa se sente motivada para estabelecer - Verificar e pactuar medidas relacionadas ao estilo de vida que interferem nos níveis glicêmicos que a pessoa se sente motivada para estabelecer
Disposição para o conhecimento melhorado	Informar sobre DM e fatores de risco para DCV na medida da necessidade e do interesse da pessoa	- Prover à pessoa ou ao cuidador informações necessárias para o cuidado efetivo - Orientar de forma clara e simples questões básicas sobre os fatores de risco para desenvolver DM e/ou FR para DCV identificados durante a consulta - Revisar ao final da consulta o entendimento que a pessoa teve em relação a cada tópico abordado e o que ela acredita que pode realizar em relação a eles no seu dia a dia - Encorajar o autocuidado até o ponto que a pessoa se sinta capaz de fazê-lo e fornecer apoio nas questões em que se sinta inseguro, tal procedimento promove a independência e a autonomia

Fonte: Organizado pela autora com base na NANDA-I.[23]

- **6A – Reavaliar motivação**

Realizar abordagem cognitivo-comportamental (identificação do estágio de mudança do comportamento no momento) e/ou entrevista motivacional (ver Capítulo 11).

Ouvir a pessoa sobre o material informativo e sobre as questões levantadas na consulta anterior.

- **7A – Executou a maior parte do plano de cuidado?**

Verificar com a pessoa se ocorreu a implementação do plano de cuidado.

Avaliar se realizou e como conseguiu executar as intervenções construídas em conjunto verificando se foi possível realizar a maior parte do plano de cuidado pactuado e como está se sentindo em relação a ele, a sua vida e a condição de saúde (DM tipo 2).

- ## 8A – Executou o Plano

Se foi possível a execução da maior parte do plano de cuidado pactuado, realizar as seguintes ações para o seguimento do acompanhamento:

- ouvir relato da execução do plano;
- reforço positivo às ações realizadas (reforçar autoeficácia); o Reforço como estratégia de intervenção é definido como um modo sistemático de apoio ao desenvolvimento e à aprendizagem que produz mudanças no comportamento humano. O reforço pode ser visto como um *feedback* explícito para a pessoa pelo seu comportamento. O objetivo é criar um sentimento positivo, automotivador, para que o próprio comportamento seja autorreforçador para a pessoa;
- reavaliar a motivação para o tratamento e as metas inicialmente estabelecidas;
- revisar e repactuar as ações do plano de cuidado e as suas respectivas metas;
- retorno mensal em CE para o acompanhamento da situação de saúde.

- ## 9A – Não executou o plano

Reavaliar a motivação para o tratamento por meio da abordagem cognitivo-comportamental (estágios de motivação) e/ou entrevista motivacional e/ou utilizar ferramentas como a Balança Decisória para discutir informações e fortalecer aspectos favoráveis à mudança de comportamento (ver Capítulo 11). Algumas condutas que facilitam a reavaliação da motivação:

- Ouvir relato sobre a experiência de tentar implementar o plano de cuidado e retomar os pontos do plano nos quais a pessoa teve dificuldades.
- Revisar com a pessoa a viabilidade de executar os cuidados pactuados.
- Revisar, reconstruir e repactuar metas/plano.
- Retorno em CE em até 30 dias.
- Avaliar se necessita de acompanhamento de outros profissionais da equipe ou NASF.

- ## 10A – Está motivada para MEV?

Após realizar a abordagem cognitivo-comportamental (ver Capítulo 11), verificar em que estágio motivacional a pessoa se encontra. É necessário reavaliar sempre a motivação da pessoa para implementar a MEV em sua rotina.

- ## 11A – Não está motivada para realizar MEV ou não alcançou as metas pactuadas

Após o enfermeiro realizar a abordagem cognitivo-comportamental em mais de uma consulta, se a pessoa permanecer sem motivação para iniciar/continuar a implementação de MEV ou quando a pessoa não conseguir atingir as metas pactuadas, é necessário sugerir consulta e aconselhamento com outros profissionais ou o encaminhamento para avaliação de outros profissionais da equipe ou do NASF.

Colocar-se à disposição da pessoa para agendamento de novas consultas, caso deseje continuar recebendo apoio em CE para implementar MEV.

- ## 12A – Metas atingidas?

As metas para o acompanhamento devem ser individualizadas e estabelecidas junto com a pessoa em acompanhamento, de acordo com a lista de DE identificados.

Capítulo 22

13A – Acompanhamento

É necessário reavaliar a motivação para o tratamento, por meio da abordagem cognitivo-comportamental (estágios de motivação) e/ou entrevista motivacional a cada consulta de acompanhamento até a pessoa atingir o estágio de manutenção do comportamento modificado. Condutas importantes no acompanhamento:

- Ouvir relato sobre execução do plano de cuidado.
- Reforço positivo às ações realizadas.
- Avaliar se atingiu as metas pactuadas para cada um dos DE estabelecidos.
- Monitorar resultados dos exames laboratoriais.

A necessidade de monitoramento glicêmico (glicemia de jejum, TTG ou HbA1c) para as pessoas que receberam prescrição de MEV para a prevenção do diabetes ainda não está bem estabelecida. A indicação de um teste ou outro depende das políticas locais vigentes para o rastreamento do diabetes e da sua prevenção primária. Recomenda-se, ao menos, monitoramento anual, com revisão das mudanças alimentares e de atividade física, do peso e cintura, bem como dos riscos cardiovasculares e de diabetes.[2,3,11]

Se identificados novos problemas, retomar esse algoritmo a partir do item 2A.

Agendar retorno em CE de acordo com o grau de autonomia alcançado e a motivação da pessoa para manutenção das MEV implementadas.

Consulta de Enfermagem para adultos e idosos com diagnóstico de diabetes *mellitus* tipo 2 (exceto gestante)

Oferecer tratamento e acompanhamento o mais precocemente possível para pessoas com DM tipo 2 é fundamental para manter as taxas glicêmicas sob controle (prevenção secundária), evitando assim as complicações micro e macrovasculares ocasionadas pela doença (prevenção terciária).[1-4] O primeiro passo terapêutico para a maioria das pessoas recém-diagnosticadas com DM tipo 2 baseia-se em medidas para controle de peso (dieta hipocalórica, aumento de atividade física e exercício físico estruturado).[1-4] O suporte nutricional, quando oferecido no início do tratamento, traz efeitos benéficos no controle glicêmico e na necessidade de uso de medicamento.[26,27] Muitas vezes, apoio multiprofissional para induzir as MEV pode ser necessário.[1,2,4]

A intervenção de enfermagem mais importante no acompanhamento de pessoas com DM tipo 2 consiste em estabelecer vínculo com o serviço de saúde e um processo educativo que proporcione à pessoa/família: a) conhecimento sobre o problema de saúde, seus potenciais riscos (vulnerabilidades) e fatores de risco correlacionados; b) um bom controle metabólico para prevenir complicações; c) motivação para as mudanças necessárias no estilo de vida (alimentação regular e exercícios físicos); d) promoção do desenvolvimento do autocuidado, autonomia e autogestão do seu problema de saúde, de forma a auxiliar o indivíduo e sua família a conviverem melhor com essa condição crônica, tornando-se corresponsáveis pelo tratamento.

A Figura 22.3 apresenta um algoritmo com a síntese das ações que deverão ser realizadas pelo enfermeiro durante a Consulta de Enfermagem para adultos e idosos com diagnóstico de diabetes mellitus tipo 2 (exceto gestante).

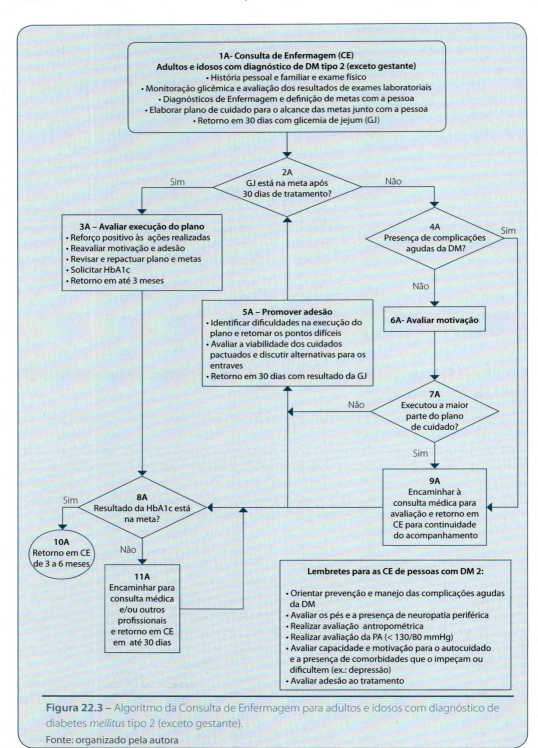

Figura 22.3 – Algoritmo da Consulta de Enfermagem para adultos e idosos com diagnóstico de diabetes *mellitus* tipo 2 (exceto gestante).
Fonte: organizado pela autora

Capítulo 22 · Diabetes Mellitus Tipo 2

Anotações do algoritmo da Consulta de Enfermagem para adultos e idosos com diagnóstico de diabetes *mellitus* tipo 2 (exceto gestante)

- ### 1A – Consulta de Enfermagem
  ### Coleta de Dados

- História: obter dados dos problemas atuais, história pessoal e familiar.

  - História pessoal e familiar de hipertensão, diabetes, doença renal, cardíaca e diabetes gestacional e se realizam tratamento e/ou tiveram complicações.

  - História pessoal sobre o diagnóstico da DM e os cuidados implementados, tratamentos prescritos pelos médicos ou outros profissionais de saúde, uso regular dos medicamentos ou realização do tratamento não medicamentoso (adesão).

  - Avaliar e classificar o risco cardiovascular. Identificar presença de fatores de risco para doença macrovascular: tabagismo, hipertensão, dislipidemia, sedentarismo, hiperglicemia e obesidade central.[28] Embora algumas classificações considerem todo indivíduo com DM tipo 2 como de alto risco cardiovascular, em geral elas superestimam o risco de eventos cardiovasculares maiores, coronarianos e AVC.[29] A melhor ferramenta atualmente disponível para a estimativa de risco cardiovascular em pessoas com DM tipo 2 é a calculadora de risco Risk Engine[a], que utiliza, entre outras informações, a duração da DM tipo 2 (em anos) e o controle glicêmico (através dos níveis de HbA1c).[3,11]

  - Avaliar a presença de sinais e sintomas sugestivos de lesão em órgão-alvo.

  - Reconhecer precocemente os fatores de risco e as complicações que podem acometer pessoas com DM tipo 2, identificar os sinais e/ou sintomas de cada uma é fundamental para intervir precocemente, evitando que elas aconteçam.

  - Avaliar o nível de conhecimento sobre a doença e a capacidade de autocuidado.[30]

  - Realizar estratificação do caso por níveis de risco, segundo a severidade da doença e capacidade para o autocuidado, para realizar a gestão clínica (ver Capítulo 10).

  - Avaliar comorbidades, especialmente depressão.[2,3,11]

    As pessoas com DM são acometidas de depressão com prevalência, pelo menos, três vezes maior que a verificada na população adulta não diabética.[31,32] É um sofrimento marcado pela diminuição da autoestima, que acomete pessoas aparentemente saudáveis do ponto de vista orgânico, mas que está presente em proporção muito maior nas pessoas doentes, em especial naquelas acometidas de doenças crônicas.[2,3,11] As limitações de diversas ordens impostas pela DM tipo 2, tais como as restrições dietéticas, a necessidade do uso contínuo de medicamentos, frequentemente sob forma injetável, a frustração pela dificuldade de alcançar as metas de controle, a possibilidade de discriminação no ambiente social e no mercado de trabalho e as incapacidades decorrentes das complicações em estado avançado fragilizam emocional e psicologicamente as pessoas com DM tipo 2 e comprometem sua autoestima, abrindo o caminho para a depressão.[3,4,32]

---

[a] Essa calculadora foi produzida a partir da experiência de uma grande coorte de pacientes diabéticos e levou em conta um número maior de variáveis, por isso fornece estimativas mais precisas do que as outras regras clínicas disponíveis. Baixe gratuitamente esta ferramenta no seguinte endereço eletrônico: http://www.dtu.ox.ac.uk/riskengine/index.php. Na coluna da esquerda, selecione *Risk Engine > Download*. Siga as instruções e salve o programa no seu computador. Abra a ferramenta *Risk Engine*. Clique em *Options* e selecione "mg/dl". O intervalo de tempo pode ser alterado para valores diferentes do padrão (10 anos).

PARTE 2

Uma vez estabelecida a depressão, há influência negativa no controle do diabetes.[31,32] Pessoas deprimidas ficam desmotivadas para aderir às recomendações dietéticas, aos programas de exercícios físicos, às intervenções medicamentosas, aos programas de monitoração e seguimento pela equipe de saúde.[32] O suporte psicológico às pessoas deprimidas é essencial e o tratamento medicamentoso, que pode ser necessário, deve ser disponibilizado em nível da APS.[2,3,11,30]

O enfermeiro pode utilizar ferramentas para avaliação do estado de saúde mental das pessoas com DM em acompanhamento, mas pode, também, previamente rastrear possíveis sintomas de depressão utilizando um teste com apenas duas questões (Quadro 22.6). Se a resposta for "sim" para as duas perguntas, a pessoa precisará ser investigada com mais profundidade para a depressão.[2,3,11,30]

QUADRO 22.6	Teste de duas questões para rastreamento de depressão[3]

1) Durante o último mês, você se sentiu incomodado por estar "para baixo", deprimido ou sem esperança?
2) Durante o último mês, você se sentiu incomodado por ter pouco interesse ou prazer em fazer as coisas?

Fonte: Reprodução de Brasil[3]; Adaptada de *American Diabetes Association*;[33] Whooley, et al.;[34] Anderson, et al.[35]
Nota: critério diagnóstico - Sim para as duas questões (sensibilidade de 96% a 97% e especificidade de 57% a 67%).

- Exame Físico: observar o estado geral de saúde, avaliar dados antropométricos e calcular IMC, verificar pressão arterial; frequência cardíaca e respiratória; revisão dos sistemas observando sinais de complicações.
  - Geral: ganho ou perda recente de peso, aumento da fadiga, cansaço, ansiedade.
  - Pele: lesões cutâneas, infecções, desidratação, evidência de cicatrização deficiente das feridas.
  - Olhos: alterações na acuidade visual – flutuantes, halos, turvação visual, sensação de queimação ou ressecamento dos olhos, catarata, glaucoma.
  - Boca: gengivite, doença periodontal.
  - Presença de sinais ou sintomas relacionados à DM tipo 2: poliúria, polidipsia, polifagia, entre outros. Encaminhar para avaliação médica imediata os casos com: a) sinais de hipoglicemia que não responderem à reposição habitual de glicose ou na presença de sinais de cetoacidose: náusea e vômito, alteração respiratória respiração de Kussmaul[b], hálito cetônico, hipotensão e nível de consciência alterado; b) síndrome hiperosmolar não cetótica (SHNC) – presença de náusea e vômito, hipotermia, fraqueza muscular, convulsões, torpor e coma.[2-4]
  - Cardiovascular: hipotensão ortostática, membros frios, pulsos pediosos fracos e claudicação nas pernas.[3]
  - Gastrointestinal: diarreia, constipação, saciedade precoce, distensão abdominal, aumento da flatulência e fome/sede.[3]

[b] Respiração de Kussmaul é um padrão respiratório profundo e trabalhoso associado com acidose metabólica grave, particularmente com a cetoacidose diabética, mas também com a insuficiência renal. É uma forma de hiperventilação, que é um padrão respiratório que reduz o dióxido de carbono no sangue devido a uma frequência ou profundidade maior de respiração.[4]

- Genitourinário: aumento da micção, nictúria, impotência e secreção vaginal. Durante a avaliação ginecológica deve-se estar atento à presença de *candida albicans*.[3]
- Neurológico: dormência e formigamento dos membros, diminuição da percepção de dor e temperatura e alterações na marcha/equilíbrio.[3]
- Realizar a avaliação completa da pele e dos membros para a neuropatia periférica ou doença vascular periférica e qualquer lesão nos pés ou membros inferiores. Avaliar edema, dor, alteração nas unhas, lesões, atrofia, ferimentos e sensibilidade.[3]

Monitoração glicêmica e avaliação dos resultados de exames laboratoriais

O controle glicêmico é monitorado por glicemias de jejum, pré-prandial e pós-prandial e pela hemoglobina glicada (HbA1c).[2,4] As glicemias são utilizadas para orientar o ajuste de dose da medicação empregada, uma vez que apontam os momentos no decorrer do dia em que ocorre falta ou excesso de sua ação. A HbA1c é o parâmetro utilizado para avaliar o controle glicêmico em médio e longo prazos, pois reflete os níveis glicêmicos dos últimos 2-3 meses.[4] A HbA1c deve ser medida no início do tratamento e a cada 3 meses, podendo ser realizada a cada 6 meses naquelas pessoas com ótimo controle. Hemólise, sangramentos, anemia e hemoglobinas variantes podem interferir na sua aferição, devendo ser considerados quando a glicemia capilar e a HbA1c não forem compatíveis.[4,31,36]

Nas pessoas em uso de insulina e doses múltiplas, é recomendada a monitoração da glicemia capilar três ou mais vezes ao dia.[4,33] Em pessoas com bom controle pré-prandial, porém com HbA1c elevada, a monitoração da glicemia capilar 2 h após as refeições pode ser útil.[4,33] Nos casos de uso de dose noturna de insulina, medidas de glicemia capilar antes do café e antes do jantar são suficientes. À medida que os níveis glicêmicos permanecem estáveis, as avaliações da glicose capilar podem ser realizadas apenas uma vez por dia em diferentes horários, inclusive após as refeições. A medida da glicose capilar após as refeições é particularmente útil nos casos em que os níveis de HbA1c forem discrepantes das medidas de glicemia capilar em jejum.[3]

Em pessoas com DM tipo 2 em uso de antidiabéticos orais, a monitoração da glicemia capilar não é recomendada rotineiramente,[4,33] pois não existe consenso que defina a frequência ideal desse método para o acompanhamento dos níveis glicêmicos.[1,2,4] Em períodos curtos, quando se inicia novo medicamento ou se ajusta dose, a monitoração pode facilitar a obtenção de controle glicêmico, associando-se a uma redução de aproximadamente 0,39% na HbA1c.[37,38]

- Avaliar outros resultados de exames laboratoriais: exame de urina tipo 1, creatinina sérica; potássio sérico; pesquisa de microalbuminúria na urina (em amostra ou 24 horas), colesterol total, HDL e triglicerídios.

Diagnósticos de Enfermagem e definição de metas de acompanhamento com a pessoa

Na CE de pessoas com DM tipo 2 é comum encontrar na prática os DE[39,40] apresentados no Quadro 22.7, de acordo com a classificação da NANDA-I.[23]

PARTE 2   Atuação do Enfermeiro nas necessidades em saúde da população na Atenção Primária à Saúde

QUADRO 22.7	Exemplos de diagnósticos de enfermagem identificados na avaliação da pessoa com DM tipo 2, em consulta de enfermagem, na APS
Dominio/ Classe	**Diagnósticos de Enfermagem**
Dominio 1 – Promoção da Saúde	• Estilo de vida sedentário • Comportamento de saúde propenso a risco • Falta de adesão • Controle ineficaz da saúde • Disposição para controle da saúde melhorado
Dominio 2 - Nutrição	• Disposição para nutrição melhorada • Obesidade • Sobrepeso • Risco de sobrepeso • Risco de glicemia instável
Dominio 4 – Atividade/repouso	• Risco de função cardiovascular prejudicada • Disposição para melhora do autocuidado • Intolerância a atividade • Risco de perfusão renal ineficaz • Risco de ou Perfusão tissular periférica ineficaz
Domino 5 – Percepção/cognição	• Conhecimento deficiente • Disposição para o conhecimento melhorado • Disposição para comunicação melhorada
Dominio 6 - Autopercepção	• Risco de ou Baixa autoestima crônica • Risco de ou Baixa autoestima situacional
Dominio 9 – Enfrentamento/ tolerância ao estresse	• Ansiedade • Enfrentamento defensivo • Disposição para enfrentamento melhorado • Enfrentamento ineficaz • Sobrecarga de estresse
Dominio 10 – Princípios da vida	• Conflito de decisão • Tomada de decisão emancipada prejudicada • Disposição para tomada de decisão melhorada
Dominio 11 – Segurança e Proteção	• Risco de Infecção

Fonte: Organizado pela autora com base na literatura e na NANDA-I.[23]

Elaborar plano de cuidado para o alcance das metas junto com a pessoa

Esta etapa inclui a construção de um plano de cuidado junto com a pessoa, lembrando que o tratamento da DM tipo 2 depende muito da motivação, pois consiste na adoção de hábitos de vida saudáveis como uma alimentação equilibrada, prática regular de atividade física, moderação no uso de álcool e abandono do tabagismo.[3] O estilo de vida saudável é a base do tratamento da

496

Capítulo 22   Diabetes Mellitus Tipo 2

doença, sobre a qual poderá ser acrescido ou não o tratamento farmacológico. Estes elementos possuem importância fundamental no controle glicêmico, considerado quando a hemoglobina glicada (HbA1c) está abaixo de 7%, além de atuarem no controle de outros fatores de risco para doenças cardiovasculares.[2,3] Porém, muitas pessoas com DM têm dificuldades para adotar hábitos saudáveis de vida e necessitarão do uso de medicamentos antidiabéticos para a obtenção e manutenção da meta glicêmica necessária.

Entre os diversos tópicos que necessitam ser abordados para preparação do plano, destaca-se o levantamento de informações sobre o conhecimento da doença; hábitos alimentares e estilo de vida; riscos de complicações da doença; uso de medicamentos prescritos (oral ou insulina) e seus efeitos; controle da glicemia; motivação para o tratamento, capacidade de autocuidado e nível de autonomia.

Exemplos de metas para o plano terapêutico relacionadas ao DE no acompanhamento de pessoas com DM tipo 2:[39,40]

- aumentar o conhecimento quanto à doença, tratamento e complicações;
- adequar e equilibrar o estado nutricional através de orientação com plano alimentar individualizado (considerar as questões econômicas e culturais);
- incentivar a verbalização de temores para utilizar técnicas de apoio;
- diminuir o risco do desenvolvimento de lesão secundária à hipoglicemia ensinando a monitorar os níveis glicêmicos;
- melhorar e/ou manter o cuidado com a integridade cutânea, com a avaliação dos pés e pernas, instruindo a pessoa quanto à proteção dos membros inferiores e prevenção de ferimentos;
- desestimular o hábito de fumar e beber e oferecer apoio para a cessação do tabaco e do uso do álcool;
- intervir nos fatores de risco para DCV e na estabilidade clínica de comorbidades.

Apoiar a execução do plano, solicitar glicemia de jejum para realizar em 30 dias e retorno em CE

A implementação da assistência deverá ocorrer de acordo com a estratificação do caso por níveis de risco e da adesão ao tratamento e motivação para o autocuidado, a cada consulta. As pessoas com DM sem condições de realizar o autocuidado com autonomia deverão receber mais suporte até que consigam ampliar suas condições de cuidar-se ou obter apoio da família/cuidador. O apoio ao autocuidado poderá ser da equipe de saúde ou de outras pessoas como familiares, cuidadores e comunitários, articulados para esse fim.

Um dos principais enfoques são as orientações sobre as medidas de autocontrole, tais como: controle dos níveis glicêmicos através de cuidados nutricionais; prática de exercícios físicos; uso correto da terapêutica medicamentosa; medidas preventivas como o cuidado com os pés (inspecionar diariamente); aferição regular da pressão arterial; evitar o uso de tabaco e bebidas alcoólicas.[2-4]

O enfermeiro precisa orientar a pessoa com DM sobre a sintomatologia da hipoglicemia e hiperglicemia para que saiba como agir diante dessas situações. Também, para aqueles que utilizam insulina, orientar sobre o risco da reutilização de agulhas, além do planejamento de rodízio dos locais de aplicação para evitar lipodistrofia.[2-4]

- ## 2A – Glicemia está dentro da meta pactuada após 30 dias de tratamento?

O controle da hiperglicemia é um dos objetivos do acompanhamento. Manter a pessoa com DM tipo 2 dentro da meta de controle glicêmico pactuado levará a redução de complicações

PARTE 2   Atuação do Enfermeiro nas necessidades em saúde da população na Atenção Primária à Saúde

microvasculares no futuro.[41,42] Os efeitos do controle adequado da glicemia sobre a redução de complicações macrovasculares em pessoas com diabetes de longa duração ainda precisa de evidências mais robustas, embora pessoas com diabetes recém-diagnosticada sob controle glicêmico intensivo (HbA1c < 7%) tenham obtido benefício na redução do risco de infarto do miocárdio, mortalidade relacionada ao diabetes e mortalidade total.[43]

- **3A – Avaliar a execução do plano**

Ouvir relato sobre a execução do plano

Nas reconsultas de acompanhamento é fundamental reavaliar o entendimento das orientações indicadas no plano de cuidado e reforçá-las utilizando a aborgadem cognitivo-comportamental e estratégias de acordo com o nível de entendimento apresentado, considerando o contexto, estilo de vida, condições econômicas, vida familiar, trabalho, explorando habilidades e realizando as adequações necessárias. Condutas recomendadas nas reconsultas:

- Avaliar a adesão à terapia dietética, aos procedimentos de monitoração da glicemia, ao tratamento medicamentoso e às recomendações de exercícios físicos.
- Orientar sinais de hiperglicemia: poliúria, polidipsia, polifagia, perda de peso, fadiga e turvação visual.
- Orientar sinais de hipoglicemia: sudorese, tremor, nervosismo, taquicardia, tonteira e confusão.
- Avaliar as tendências na glicemia e hemoglobina glicada e outros resultados laboratoriais.
- Revisar se consegue tomar de forma adequada o medicamento via oral ou aplicar a dose apropriada de insulina no horário correto em relação às refeições e praticar exercício.
- Revisar se possui conhecimento adequado a respeito da dieta, exercício e tratamento medicamentoso.

Reforço positivo às ações realizadas

O reforço como estratégia de intervenção é definido como um modo sistemático de apoio ao desenvolvimento e à aprendizagem, que produz mudanças no comportamento humano. O reforço pode ser visto como um *feedback* explícito para a pessoa pelo seu comportamento. O objetivo é criar um sentimento positivo, automotivador, para que o próprio comportamento seja autorreforçador para a pessoa.

Avaliar a motivação e adesão ao tratamento

A cada CE é importante reavaliar em que estágio de motivação para o autocuidado a pessoa se encontra (ver Capítulo 11) para adequar a abordagem. A avaliação do processo de cuidado inclui a reavaliação contínua e conjunta com a pessoa/família/cuidador dos resultados do tratamento e do desenvolvimento da competência para o autocuidado. Avaliar o quanto as metas de cuidados foram alcançadas e o grau de satisfação em relação ao tratamento é fundamental para prosseguir com o plano inicialmente pactuado.

Revisar e repactuar o plano e as metas

É importante observar se ocorreu alguma mudança a cada retorno na CE e verificar a necessidade de mudança ou adaptação no processo de cuidado, além de reestruturar o plano de acordo com essas necessidades. Registrar em prontuário a evolução de todo o processo de acompanhamento.

498

Solicitar HbA1c e retorno em até 3 meses

As pessoas com DM 2 que estão com a GJ na meta deverão realizar, após três meses de tratamento, um exame de HbA1c e retornar em CE. A periodicidade da solicitação da HbA1c acompanha o agendamento em CE a cada 3 ou 6 meses,[4] de acordo com a estratificação de risco/vulnerabilidade e autonomia para o autocuidado (ver Capítulo 10).

▪ 4A – Presença de complicações agudas do DM

As complicações agudas do DM tipo 2 incluem: a) descompensação hiperglicêmica aguda (glicemia > 250 mg/dL), que pode evoluir para complicações mais graves como cetoacidose diabética e síndrome hiperosmolar hiperglicêmica não cetótica; e b) hipoglicemia (glicemia < 70 mg/dL). Estas complicações requerem ação efetiva da pessoa – família ou amigos – e do serviço de saúde. A automonitoração glicêmica e a disponibilidade de um serviço de pronto atendimento – telefônico ou no local – são fundamentais para auxiliar a pessoa e impedir a evolução para quadros clínicos mais graves.[2-4] A seguir, apresenta-se no Quadro 22.8 a avaliação diagnóstica e condutas na descompensação aguda do diabetes em situação de pronto-atendimento pela equipe de saúde da APS.

QUADRO 22.8	Avaliação diagnóstica e condutas na descompensação aguda do diabetes em situação de pronto atendimento pela equipe de saúde da APS

Avaliação Diagnóstica
- História: causa da descompensação (mudança e não aderência no esquema de insulina, doenças e medicações intercorrentes, abuso alimentar).
- Exame físico: pressão arterial, frequência cardíaca e respiratória, temperatura axilar, avaliação do estado mental, hálito cetônico, boca, garganta e ouvidos, ausculta respiratória, exame abdominal, gânglios linfáticos, pele, exame neurológico.
- Exames complementares: glicemia capilar, cetonúria; se sintomas de infecção urinária: exame comum de urina e urocultura.

Conduta
- Hidratação oral e tratamento da doença intercorrente.
- Pessoas com glicemia > 250 mg/dL, cetonúria e hálito cetônico, desidratação ou vômitos: encaminhar rápido para serviço de emergência.
- Pessoas com glicemia > 250 mg/dL e cetonúria, mas sem os agravantes acima: administrar 20% da dose de insulina diária sob a forma de insulina regular (rápida) ou insulina ultra-rápida (se disponível) e revisar em 4 horas. Repetir a dose se glicemia > 250 mg/dL. Se não melhorar no próximo teste ou mostrar agravantes, encaminhar prontamente ao serviço de emergência. A pessoa deve ser hidratada: se disponível, administrar soro fisiológico 0,9% endovenoso.
- Pessoas com glicemia > 250 mg/dL, sem cetonúria, mas com manifestações clínicas, administrar 10% da dose total de insulina e observar de 4 em 4 horas até estabilização. Havendo piora do quadro, encaminhar para serviço de emergência. A pessoa deve ser hidratada: se disponível, administrar soro fisiológico 0,9% endovenoso.

Fonte: Reprodução de Brasil, Ministério da Saúde, 2013.[3]

PARTE 2　　Atuação do Enfermeiro nas necessidades em saúde da população na Atenção Primária à Saúde

Hipoglicemia

Hipoglicemia é a diminuição dos níveis glicêmicos – com ou sem sintomas – para valores abaixo de 60 a 70 mg/dL. Geralmente essa queda leva a sintomas neuroglicopênicos (fome, tontura, fraqueza, dor de cabeça, confusão, coma e convulsão) e a manifestações de liberação do sistema simpático (sudorese, taquicardia, apreensão e tremor).[44] Pode ocorrer em pessoas que utilizam sulfonilureias ou insulina. Fatores de risco para hipoglicemia incluem idade avançada, abuso de álcool, desnutrição, insuficiência renal, atraso ou omissão de refeições, exercício vigoroso, consumo excessivo de álcool e erro na administração de insulina ou de hipoglicemiante oral.[4,44]

A maioria das hipoglicemias é leve e facilmente tratável pela pessoa com DM tipo 2, desde que capacitada pela equipe para o manejo. Entretanto, podem agravar-se quando as manifestações precoces forem ignoradas ou tratadas inadequadamente, especialmente quando a pessoa não reconhece ou não apresenta essas manifestações ou quando a secreção de hormônios contrarreguladores é deficiente, o que pode ocorrer com a evolução da doença. A orientação e o processo educativo são importantes para prevenir hipoglicemias graves ou tratá-las prontamente.[2-4] Na Quadro 22.9 apresentam-se instruções para o manejo da hipoglicemia.

QUADRO 22.9	Instruções para o manejo da hipoglicemia pela pessoa, família, cuidador e serviço de saúde
Pessoa com DM	Ingerir 10 a 20g de carboidrato de absorção rápida; repetir em 10 a 15 minutos se necessário.
Familiar, Amigo ou Cuidador	Se a pessoa não conseguir engolir, não forçar: injetar glucagon 1 mg SC ou IM (crianças <3 anos, dar ½ dose). Se não estiver disponível, colocar açúcar ou mel embaixo da língua ou entre a gengiva e a bochecha e levar a pessoa imediatamente a um serviço de saúde.
Serviço de Saúde	Se existirem sinais de hipoglicemia grave, administrar glucagon SC ou IM ou 20 mL de glicose a 50% e manter veia com glicose a 10% até recuperar plenamente a consciência ou glicemia >60 mg/dL; manter então esquema oral, observando a pessoa enquanto perdurar o pico da insulina; pessoas que usam sulfonilureias (especialmente clorpropamida e glibenclamida) devem ser observadas por 48 a 72 h para detectar possível recorrência.

Fonte: Reprodução de Brasil, Ministério da Saúde, 2013.[3]

Pessoas muito suscetíveis à ocorrência de hipoglicemias ou que tenham hipoglicemias assintomáticas requerem relaxamento das metas terapêuticas,[2,4] já que o tratamento intensivo da diabetes aumenta a incidência de hipoglicemias graves em três vezes.[44]

- ■ 5A – Promover a adesão ao tratamento da DM

Pessoas com diabetes precisam ser apoiadas para realizar mudanças em seu estilo de vida e instruídas sobre como fazê-lo. Uma revisão de diversos ensaios clínicos sobre programas intensivos para mudanças do estilo de vida em pessoas com DM tipo 2 identificou que obtiveram melhora em desfechos como glicemia, HbA1c e peso corporal aqueles que foram apoiados com estratégias cognitivo-comportamentais.[45] A revisão mostra ainda que a entrevista motivacional, uma estratégia que visa desencadear mudança de comportamento auxiliando a pessoa a explorar e resolver a ambivalência na mudança, aumenta a aderência às recomendações, melhora desfechos como controle glicêmico e a perda de peso.

Para auxiliar na promoção do autocuidado de pessoas com DM o enfermeiro deverá avaliar se a pessoa: a) possui conhecimento sobre a diabetes; b) possui conhecimento sobre os cuidados com os pés e as unhas (complicações agudas e crônicas de fácil identificação); c) tem comportamento de cuidado com seus pés; d) executa o cuidado da forma que foi pactuado; e) utiliza calçados e palmilhas adequadas. Outras condutas recomendadas na CE:

- Identificar dificuldades na execução do plano e retomar pontos do plano em que teve dificuldade.
- Fortalecer autoeficácia utilizando as oito estratégias de Miller:[25] oferecer orientação, remover barreiras, proporcionar escolhas, diminuir aspecto desejável do comportamento, praticar empatia, proporcionar *feedback*, esclarecer objetivos e ajudar ativamente.
- Avaliar a viabilidade dos cuidados pactuados e discutir alternativas para os entraves.
- Revisar e repactuar plano e metas verificando com a pessoa suas prioridades em relação à lista de necessidades em saúde (diagnósticos de enfermagem).
- Solicitar glicemia de jejum em 30 dias.
- Retorno em CE com resultado da glicemia.

■ 6A – Avaliar a motivação para o tratamento da DM

Ouvir relato sobre execução do plano de cuidado

A escuta dos sentimentos relacionados às MEV pactuadas é fundamental para a avaliação da motivação para a continuidade do tratamento.

Avaliar a adesão ao tratamento

Considerar no planejamento das próximas consultas de enfermagem a revisão dos tópicos educativos que necessitam ser investigados:[46-48]

- Alimentação: alimentos utilizados; números de refeições, importância do fracionamento (realiza? de que forma?); relação com o horário de aplicação de insulina; ingestão de alimentos com açúcar e gordura (frequência e quantidade).
- Hipoglicemia: orientar o que é, sintomas, prevenção e resolução do episódio. Verificar se apresentou episódios (causa? reconheceu os sintomas?). Checar se conhece as condutas para resolução de episódios de hipoglicemia e orientar.
- Hiperglicemia: orientar o que é, sintomas, prevenção, condutas, consequências em curto, médio e longo prazos.
- Insulina: orientar sobre o tipo, mecanismo de ação, doses e horários prescritos, técnica asséptica, técnica de aplicação, consequência da omissão de doses, locais de aplicação e rodízio dos mesmos, reutilização do material e realização da autoaplicação. Verificar quem aplica (ou por que não se autoaplica), como aplica, se apresenta complicações e reações nos locais de aplicação, como realiza a conservação e o transporte.
- Automonitoração: consegue realizar a verificação da glicemia capilar, apresenta dificuldades no manuseio do aparelho, qual a frequência de monitoração e quais foram os resultados.

- Complicações: conhece os problemas que o diabetes pode causar.
- Exercícios físicos: realiza alguma atividade física (tipo, duração e periodicidade, local, roupas, calçados); toma cuidado para prevenir a hipoglicemia durante ou após a atividade física.

7A - Executou a maior parte do plano de cuidado?

Avaliar, pelo relato da pessoa, as ações recomendadas e pactuadas para o tratamento que ela conseguiu realizar. Se ela está executando a maior parte do plano e os níveis glicêmicos se mantiverem fora da meta pactuada, necessitará de avaliação em consulta médica para revisar o tratamento (9A).

Caso ela não tenha executado a maior parte do plano, promover a adesão (5A).

8A – Resultado da HbA1c está na meta?

A HbA1c traz informações sobre os níveis glicêmicos dos últimos 3 meses, sendo mais confiável que a glicemia de jejum para o controle do tratamento e para verificar se é necessária mudança no manejo.[49] A HbA1c elevada apresenta associação com complicações microvasculares em pessoas com DM tipo 2.[50,51]

A meta glicêmica deve ser individualizada e pactuada com a pessoa, considerando-se fatores como expectativa de vida, presença de complicações crônicas e risco de hipoglicemia grave.[2-4]

A meta da HbA1c na DM tipo 2 recomendada pela Associação Americana de Diabetes (ADA), é < 7%.[4] As metas glicêmicas correspondentes são: glicemia de jejum entre 70-130 mg/dL e pós--prandial abaixo de 180 mg/dL.[4]

No entanto, alvo menos rigoroso (HbA1c 7-7,9%) pode ser considerado em casos de início tardio do diabetes (60-65 anos) e, dessa forma, com provável tempo de vida menor para o apa-recimento de complicações microvasculares.[2-4] Por exemplo, pessoas com baixa expectativa de vida e risco de hipoglicemia (como os idosos) podem se beneficiar de uma meta maior (HbA1c de 8%).[49] O mesmo parâmetro pode ser utilizado em casos mais complexos, como em pessoas com histórico de hipoglicemias frequentes, doença micro ou macrovascular avançada, dificuldade de obter bom controle glicêmico, apesar da associação de diversas medicações antidiabéticas.[2-4]

Na priorização para o alcance de metas terapêuticas, é importante considerar também a rela-ção de custo-efetividade. A redução da HbA1c de valores > 9% é custo-poupadora (custos com a terapia são menores do que os gastos evitados com futuras complicações da doença).[52] A redução de valores de HbA1c > 8 é menos custo-efetiva.[52] Além disso, a redução exige maior dedicação da pessoa e maior treinamento específico da equipe de saúde, ambos aumentando na medida em que os valores de HbA1c vão se reduzindo de 7,9 para 7%.[2-4]

Levando-se em conta todos esses fatores, a decisão de qual grau de controle buscar deve ser tomada pela pessoa com DM e sua equipe de saúde, cotejando possíveis benefícios, riscos e disponibilidade dos recursos técnicos e financeiros necessários. Além disso, quando for difícil o controle glicêmico é bom considerar a potencialidade do controle de outros parâmetros (peso, pressão arterial) ou fatores de risco (sedentarismo/alimentação inadequada).[2-4] Nesses casos, é bom lembrar, como já salientado anteriormente, que valores de HbA1c em torno de 7,5% mos-traram o menor risco de mortalidade em pessoas com DM tipo 2.[2-4]

Nesta situação, com 3 meses de tratamento teremos dois possíveis cenários:
- resultado HbA1c dentro da meta pactuada **(10A)**;
- resultado HbA1c fora da meta pactuada **(11A)**.

9A – Encaminhar à consulta médica

Se a execução do plano terapêutico atual não está sendo suficiente para a pessoa atingir a meta glicêmica pactuada é necessário uma consulta médica para revisão, bem como dos medicamentos prescritos ou da necessidade de prescrevê-los. Após avaliação médica, a pessoa deverá retornar para o acompanhamento em CE e, de acordo com o quadro clínico, manter acompanhamento mais frequente e integrado com os dois profissionais.

10A – Retorno em CE de 3 a 6 meses

Se Hb1Ac está dentro da meta pactuada, deve-se manter o tratamento estabelecido e realizar acompanhamento em consultas de enfermagem regulares a cada 3 ou 6 meses, dependendo da estratificação de risco/vulnerabilidades e da autonomia realizada para o autocuidado. A periodicidade da solicitação da HbA1c acompanha o agendamento a cada 3 ou 6 meses.

O enfermeiro pode recomendar a participação em outras atividades educativas como cursos, grupos, oficinas, consulta coletiva e outras atividades coletivas que promovam o desenvolvimento do autocuidado, além da consulta de enfermagem e consulta sequencial com a equipe multiprofissional (ver Capítulo 10).

11A – Encaminhar para consulta médica e/ou outros profissionais

Se a glicemia de jejum ou HbA1c estiverem fora da meta pactuada e a pessoa estiver seguindo o tratamento recomendado, ela deverá ser avaliada em consulta médica para readequação do tratamento. Também deverão ser encaminhados para a consulta médica e/ou de outros profissionais aqueles que não estão seguindo as recomendações de MEV pactuadas, foram abordados por meio da entrevista motivacional e permanecem sem adesão à maioria das recomendações por mais de 60 dias. Ressalta-se a necessidade de:

- encaminhar para consultas mensais, com médico, os indivíduos não aderentes, de difícil controle e portadores de lesões em órgão-alvo (cérebro, coração, rins, vasos, etc.) ou comorbidades;[3,11]
- encaminhar para consultas trimestrais, com médico, as pessoas que, mesmo apresentando controle dos níveis glicêmicos, sejam portadoras de lesões em órgão-alvo ou comorbidades;[3,11]
- encaminhar para consultas semestrais com o médico as pessoas controladas e sem sinais de lesões em órgão-alvo e sem comorbidades.[3,11]

Lembretes para consulta de enfermagem das pessoas com diabetes *mellitus* tipo 2

Durante o acompanhamento da pessoa com DM tipo 2 o enfermeiro deverá, em cada consulta:

- aconselhar a parar de fumar, se tabagista [A];[2-4,11]
- verificar a pressão arterial (PA), com objetivo de manter a PA sistólica menor que 130 mmHg [C] e a diastólica abaixo de 80 mmHg [B];[2-4,11]
- realizar ou revisar a avaliação antropométrica;[2-4,11]
- avaliar a integridade dos pés (tirar calçados e meias) e, anualmente, avaliar a presença de neuropatia periférica [B];[2-4,11]
- avaliar a motivação e autonomia para o autocuidado e a presença de comorbidades que o impeçam ou dificultem;[2-4,11]
- avaliar a adesão ao tratamento;[2-4,11]

PARTE 2

- orientar sobre prevenção e manejo das complicações agudas do DM.[2-4,11]

O enfermeiro deverá, semestralmente:

- solicitar HbA1c para as pessoas que apresentam bom controle glicêmico e a cada 3-4 meses para aqueles com mau controle do HbA1c.[2-4,11]

O enfermeiro deverá, anualmente:

- verificar se a pessoa foi encaminhada ao oftalmologista para exame de fundo de olho, caso tenha alto risco cardiovascular. Para aquelas pessoas com menor risco cardiovascular e com um exame de fundo de olho normal, este poderá ser repetido a cada 2-3 anos [B];[2-4,11]

- verificar se realizou os exames de perfil lipídico, microalbuminúria, creatinina e ECG de repouso [D];[2-4,11]

- verificar se a pessoa foi vacinada contra a influenza [C];[2,3,11]

- verificar, pelo menos uma vez, se a pessoa foi vacinada contra o pneumococo, com reforço após os 65 anos (para aqueles com mais de 5 anos da primeira dose e com idade abaixo dos 65 anos naquela oportunidade) [C].[2-4,11]

Onde aprender mais sobre DM?

- SBD – Sociedade Brasileira de Diabetes
  www.sbd.org.br

- SBEM – Sociedade Brasileira de Endocrinologia
  www.sbem.org.br

- AADE- American Association of Diabetes Educators
  www.diabeteseducator.org

- ADA- American Diabetes Association
  www.diabetes.org

- IDF – International Diabetes Federation
  www.idf.gov

- EASD – European Association for the Study of Diabetes
  www.easd.org

- WHO – World Health Organization
  www.who.ch

Consulta de Enfermagem para avaliação e cuidados com os pés de adultos e idosos com diabetes *mellitus* tipo 2

A neuropatia diabética é a complicação mais comum da diabetes e compreende um conjunto de síndromes clínicas que afetam o sistema nervoso periférico sensitivo, motor e autonômico de forma isolada ou difusa, nos segmentos proximal ou distal, de instalação aguda ou crônica, de caráter reversível ou irreversível, manifestando-se silenciosamente ou com quadros sintomáticos.[4,53]

O controle glicêmico estrito previne a neuropatia clínica.[54-56] Não existem evidências de que seu diagnóstico precoce possibilite intervenções que mudem o seu curso clínico, porém a identificação da presença de neuropatia acometendo os membros inferiores identifica indivíduos em risco de desenvolver lesões e, consequentemente, amputações em membros inferiores.[2-4]

Várias condições contribuem para a ulceração nos pés da pessoa com DM e a neuropatia geralmente é o evento inicial mais importante, levando à formação de úlceras que, frequentemente, ocasionam infecções e amputações. Além da neuropatia, a pressão plantar excessiva e o trauma repetitivo também são causas de úlcera nos pés.[53]

A neuropatia diabética pode estar presente antes da detecção da perda da sensibilidade protetora (PSP), resultando em maior vulnerabilidade a traumas e acarretando risco de ulceração.[53] Portanto, a CE para o acompanhamento de pessoas com DM deverá incluir rotina sistemática de avaliação da sensibilidade protetora e da integridade dos pés com vistas a prevenir danos.

Estima-se que pessoas com DM apresentem uma incidência anual de úlceras nos pés de 2% e um risco de 25% em desenvolvê-las ao longo da vida. Aproximadamente 20% das internações de indivíduos com DM são decorrentes de lesões nos membros inferiores. Complicações do pé diabético são responsáveis por 40 a 70% do total de amputações não traumáticas de membros inferiores na população geral e 85% das amputações de membros inferiores em pessoas com DM são precedidas de ulcerações, sendo os seus principais fatores de risco a neuropatia periférica, as deformidades no pé e os traumatismos.[53,58]

Dados da Pesquisa Nacional de Saúde apontam que 5% dos usuários com diagnóstico de DM há menos de 10 anos e 5,8% dos usuários com diagnóstico de DM há mais de 10 anos apresentam feridas nos pés. A amputação de membros ocorre em 0,7 e 2,4% desses usuários, respectivamente, um percentual bastante significativo, considerando a amputação uma complicação irreversível com implicações físicas, mentais e sociais extremas.[58]

Denomina-se pé diabético a presença de infecção, ulceração e/ou destruição de tecidos profundos associados a anormalidades neurológicas e vários graus de doença vascular periférica em pessoas com DM.[59]

Há evidências sobre a importância do rastreamento anual em todas as pessoas com diabetes, a fim de identificar aquelas com maior risco para ulceração nos pés, que podem se beneficiar das intervenções profiláticas, incluindo o estímulo ao autocuidado, prescrição de calçados terapêuticos, cuidados podiátricos intensivos e avaliação de intervenções cirúrgicas.[4,59]

A CE na APS para pessoas com DM tipo 2 precisa contemplar a avaliação sistemática dos pés e a educação em saúde para prevenir, suspeitar ou identificar precocemente neuropatia periférica com diminuição da sensibilidade, deformidades, insuficiência vascular e úlcera em membro inferior, sendo vital para a redução das complicações. É fundamental o adequado registro em prontuário dessa avaliação, bem como do manejo de cada anormalidade, se identificada. Sugere-se a inclusão no prontuário de uma ficha específica para o acompanhamento das condições dos pés ao longo do tempo.

O pé diabético está entre as complicações mais frequentes da DM e suas consequências podem ser dramáticas para a vida do indivíduo, desde feridas crônicas e infecções até amputações de membros inferiores.[59] O exame periódico dos pés propicia a identificação precoce e o tratamento oportuno das alterações encontradas, possibilitando assim a prevenção de um número expressivo de complicações do pé diabético.[2-4,11,53,59]

A Figura 22.4 apresenta um algoritmo com a síntese das ações que deverão ser realizadas pelo enfermeiro durante a Consulta de Enfermagem para avaliação e cuidados com os pés de adultos e idosos com diabetes *mellitus* tipo 2.

PARTE 2 — Atuação do Enfermeiro nas necessidades em saúde da população na Atenção Primária à Saúde

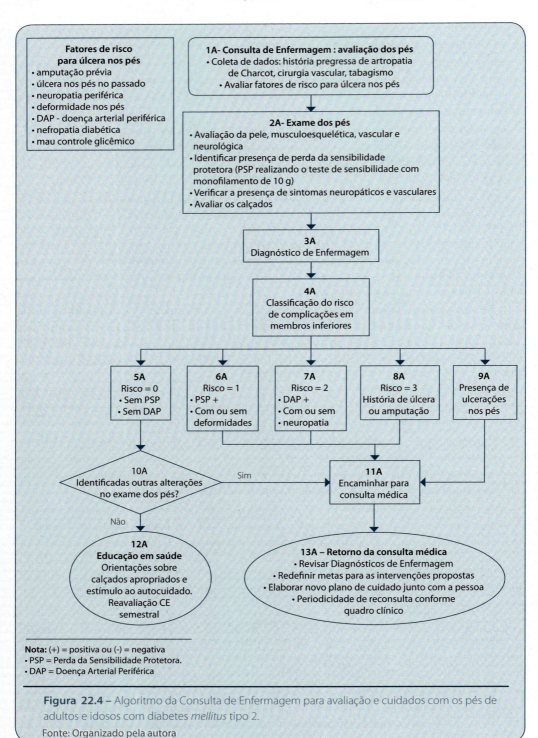

Figura 22.4 – Algoritmo da Consulta de Enfermagem para avaliação e cuidados com os pés de adultos e idosos com diabetes *mellitus* tipo 2.
Fonte: Organizado pela autora

Capítulo 22 — Diabetes Mellitus Tipo 2

Anotações do algoritmo da Consulta de Enfermagem para avaliação e cuidados com os pés de adultos e idosos com diabetes *mellitus*

- ### 1A- Consulta de Enfermagem: avaliação dos pés

  Coleta de dados

  Durante a CE, alguns aspectos da história são essenciais para a identificação das pessoas com fatores de risco para ulceração dos pés, entre eles: história pregressa de ulceração, amputação, neuropatia periférica, deformidade nos pés, doença vascular periférica, nefropatia diabética, mau controle glicêmico, artropatia de Charcot, cirurgia vascular e tabagismo. Também é fundamental perguntar à pessoa sobre a acuidade visual e avaliá-la, pois a sua redução dificulta a autoinspeção dos pés e, ainda, pode predispor a traumas nos pés, principalmente quando acompanhada da insensibilidade provocada pela neuropatia diabética.[53]

- ### 2A – Exame dos pés

  As úlceras no pé diabético podem ter um componente isquêmico, neuropático ou misto.[53] O pé isquêmico caracteriza-se por história de claudicação intermitente, dor em repouso que piora com exercício ou elevação do membro superior. À inspeção, observa-se rubor postural do pé e palidez à elevação do membro inferior. Ao exame físico, o pé apresenta-se frio, com ausência dos pulsos tibial posterior e pedioso dorsal. Na presença de um dos pulsos, provavelmente não existe insuficiência vascular importante. A presença de ulceração, necrose de pele ou gangrena caracteriza insuficiência vascular grave, que deve ser manejada com urgência.[59]

  O pé neuropático caracteriza-se por alteração na sensibilidade dos membros inferiores. Na entrevista, as pessoas referem sintomas como formigamentos, sensação de queimação que melhora com exercício ou sintomas de diminuição da sensibilidade, como perder o sapato sem notar ou lesões traumáticas assintomáticas. No entanto, muitas pessoas com perda de sensação clinicamente significativa são assintomáticas.[59] O pé neuropata apresenta, por vezes, temperatura elevada devido ao aumento do fluxo sanguíneo, podendo ser difícil diferenciá-lo de um pé com infecção de partes moles. Ao exame, o achado mais importante é a diminuição da sensibilidade.

  A ausência da sensibilidade vibratória (teste com diapasão de 128 ciclos em proeminência óssea do hálux e dos maléolos) e da percepção do monofilamento de 10 g (teste nos dedos e dorso do pé) está associada a maior risco de ulcerações.[59] Além disso, pode-se observar atrofia da musculatura interóssea, aumento do arco plantar, dedos em "garra" e calos em áreas de aumento de pressão.[53,59]

  O exame dos pés deve ser realizado em sala bem iluminada. Solicitar para a pessoa que retire os calçados e meias para a cuidadosa e detalhada inspeção dos pés, bem como da avaliação da pele, musculoesquelética, vascular e neurológica.

  Avaliação da pele

  A inspeção deve ser ampla, observando-se a presença de pele ressecada e/ou descamativa, unhas espessadas e/ou com onicomicose, intertrigo micótico, bolhas, ulceração ou áreas de eritema, além da observação da higiene dos pés e corte das unhas. Diferenças na temperatura de todo o pé ou parte dele, em relação ao outro pé, podem indicar doença vascular ou ulceração.[53,59] Esta situação exige encaminhamento para avaliação do médico da unidade de saúde e/ou para um cirurgião vascular.

Avaliação Musculoesquelética

Esta avaliação inclui a inspeção de eventuais deformidades. As deformidades rígidas são definidas como contraturas que não são reduzidas manualmente com facilidade e, em geral, envolvem os dedos.[53,59] As deformidades mais comuns aumentam as pressões plantares, causam ruptura da pele e incluem a hiperextensão da articulação metatarsofalangeana com flexão das interfalangeanas (dedo em garra) ou extensão da interfalangeana distal (dedo em martelo).[53,59]

A artropatia de Charcot acomete pessoas com neuropatia nos pés e se apresenta como eritema, calor, edema e perda da concavidade da região plantar, causando uma grosseira deformidade.[53,59] Esta situação exige encaminhamento ao médico da unidade de saúde e/ou a um cirurgião vascular.[53]

Avaliação Vascular

A palpação dos pulsos pedioso e tibial posterior deve ser registrada como presente ou ausente. Ao se verificar a ausência ou diminuição importante de pulso periférico, atrofia da pele e músculos, rarefação dos pelos, encaminhar a pessoa ao médico da unidade de saúde e/ou para um cirurgião vascular.[53]

Avaliação Neurológica

A avaliação neurológica tem como principal objetivo identificar a perda da sensibilidade protetora (PSP), que pode se estabelecer antes do surgimento de eventuais sintomas. Existem cinco testes clínicos que são práticos e úteis no diagnóstico da PSP: monofilamento de 10 g, diapasão de 128 Hz, percepção de picada; reflexo aquileu e uso de bio ou neuroestesiômetros.[53,59] Destes cinco testes, dois devem ser utilizados regularmente na consulta para a detecção da PSP e, conforme literatura, recomenda-se a utilização do monofilamento de 10 g associado a outro teste.[3,11,53] Um ou dois testes anormais sugerem PSP, enquanto pelo menos dois testes normais (e nenhum anormal) descartam a PSP. Em todos os testes, aplicar-se, no mínimo, três repetições, intercaladas com uma aplicação falsa. Um teste normal é quando a pessoa afirma que sente no mínimo duas das três repetições.

Identificar presença de perda da sensibilidade protetora (PSP) com teste de sensibilidade com monofilamento de 10 g

A perda da sensação de pressão usando o monofilamento de 10 g é altamente preditiva de ulceração futura.[53,59] Qualquer área insensível indica perda da sensibilidade protetora (PSP). Recomenda-se que quatro regiões sejam pesquisadas: hálux (superfície plantar da falange distal) e as primeira, terceira e quinta cabeças dos metatarsos de cada pé (sensibilidade de 90% e especificidade de 80%).[53,59] Áreas com calosidades devem ser evitadas. Os monofilamentos devem ser usados para dez avaliações ao dia e, após, deixados em "repouso" por 24 h para retornar a tensão entre as sessões e, desta forma, alcançar as 500 horas de meia-vida do instrumento em boas condições.[2] Recomenda-se ao realizar o teste:[3,11,53,59]

- escolher ambiente tranquilo e bem iluminado com o mínimo de interferência externa;
- que a pessoa fique sentada de frente para o examinador com os pés apoiados, de forma confortável. Orientar sobre a avaliação e demonstrar o teste com o monofilamento utilizando uma área da pele com sensibilidade normal;
- solicitar à pessoa que feche os olhos;

Capítulo 22 — Diabetes Mellitus Tipo 2

- aplicar o monofilamento sobre a pele perpendicularmente produzindo uma curvatura no fio. Essa curvatura não deve encostar-se à pele da pessoa, para não produzir estímulo extra. Áreas com calosidades devem ser evitadas;

- Se o filamento escorregar na pele no momento do toque, não considerar a resposta e repetir o teste no mesmo ponto;

- começar o teste com o fio numa distância de 2 cm da área a ser testada. Tocar a pele com o monofilamento mantendo sua curva por 2 segundos. Evitar movimentos bruscos ou muito lentos;

- solicitar à pessoa que responda "sim" quando sentir o toque ou "não" caso não sinta e perguntar onde sente a pressão (pé direito ou esquerdo);

- repetir a aplicação duas vezes no mesmo local, mas alternar com pelo menos uma aplicação "simulada" onde nenhum filamento é aplicado (num total de três perguntas em cada ponto);

- no caso de respostas positivas e negativas em um mesmo ponto, considera-se o teste normal caso a pessoa acerte duas das três tentativas e teste anormal na presença de duas respostas incorretas.

Verificar a presença de sintomas neuropáticos e vasculares

A pessoa deve ser questionada em relação à presença de sintomas neuropáticos positivos (dor em queimação ou em agulhada e sensação de choque) e negativos (dormência e sensação de pé morto). Devem-se pesquisar sintomas vasculares, como claudicação intermitente, além de complicações renais e na retina ocular,[2,3] que deverá ser realizada pelo médico de família treinado (se houver oftalmoscópio na US) ou encaminhar para oftalmologista.

Avaliar os calçados

O enfermeiro deverá avaliar se os calçados estão ajustados e confortáveis aos pés da pessoa. É importante observar cinco características do calçado: estilo, modelo, largura, comprimento, material e costuras na parte interna. O calçado ideal para pessoas com DM deve privilegiar o conforto e a redução das áreas de pressão. O sapato ideal é de cano alto, couro macio que permita a transpiração do pé, alargamento da lateral para acomodar as deformidades como artelhos em garra e hálux *valgus* e saltos Anabela.[3,53,59] Calçados desgastados, com palmilhas deformadas, muito curtos ou apertados podem provocar vermelhidão, bolhas ou calosidades.[3,53,59]

• 3A – Diagnóstico de Enfermagem

Segundo Andrade,[39] é frequente na avaliação de pessoas com DM tipo 2 identificar o risco de comprometimento da integridade cutânea ligado à diminuição da sensação e circulação para os membros inferiores e, também, a adequação ineficaz à doença crônica e com o esquema complexo de cuidados pessoais.

A seguir, na Quadro 22.10 apresenta-se dois exemplos de DE frequentes na avaliação dos pés de pessoas com DM tipo 2, de acordo com a NANDA-I.[23]

509

PARTE 2 — Atuação do Enfermeiro nas necessidades em saúde da população na Atenção Primária à Saúde

QUADRO 22.10	Exemplo de Diagnósticos de Enfermagem na avaliação dos pés de pessoas com DM com objetivos/metas e intervenções	
Diagnósticos de Enfermagem	**Objetivos/e metas**	**Exemplos de Intervenções**
Risco de Perfusão tissular periférica ineficaz definida como a vulnerabilidade a uma redução da circulação sanguínea periférica que pode comprometer a saúde	Melhorar e promover uma adequada perfusão tissular periférica	- Orientar a realização de atividade física regular de acordo com as condições de saúde(sair do estilo de vida sedentário) - Se acamado, orientar realização de exercícios ativos e passivos com membros inferiores, no leito, de forma regular (sair da imobilidade) - estimular a cessação do uso de tabaco e encaminhar ao Grupo de Cessação se motivado - Elaborar plano de cuidado com a pessoa para manter HbA1c < 7% - Orientar cuidados diários para prevenir traumas
Perfusão tissular periférica ineficaz definida como redução da circulação sanguínea para a periferia, capaz de comprometer a saúde, relacionada ao diabetes *mellitus*	Restabelecer a adequada perfusão tissular periférica	- Encaminhar para avaliação do cirurgião vascular - Orientar a realização de exercícios ativos e passivos com os membros inferiores no domicílio de forma regular (aumentar mobilidade) - Estimular a cessação do uso de tabaco e encaminhar ao Grupo de Cessação se motivado - Elaborar plano de cuidado com a pessoa para manter HbA1c < 7% - Orientar cuidados diários para prevenir traumas

Fonte: Organizado pela autora com base na NANDA-I.[23]

O enfermeiro poderá ainda identificar outros DE da NANDA-I[23], entre eles:

- risco de disfunção neurovascular periférica por fator de risco como a obstrução vascular – vulnerabilidade a distúrbio na circulação, na sensibilidade e no movimento de uma extremidade que pode comprometer a saúde;
- integridade da pele prejudicada (epiderme e/ou derme alterada) relacionada a alteração de sensibilidade devida à DM;
- risco de integridade da pele prejudicada, definido como vulnerabilidade à alteração da epiderme e/ou derme, que pode comprometer a saúde com fator de risco, como a alteração de sensibilidade periférica devida à DM, entre outros;
- integridade tissular prejudicada, definida como dano em membrana mucosa, córnea ou tecido tegumentar, fáscia muscular, músculo, tendão, osso, cartilagem, cápsula articular e/

ou ligamento com fatores relacionados, tais como: alteração da sensibilidade, circulação prejudicada, conhecimento insuficiente sobre proteção da integridade tissular, fator mecânico, neuropatia periférica, entre outros;

- risco de integridade tissular prejudicada (vulnerabilidade ao dano do tecido) com fatores de risco tais como alteração da sensibilidade, circulação prejudicada, conhecimento insuficiente sobre proteção da integridade tissular, fator mecânico, neuropatia periférica, entre outros.

- **4A, 5A, 6A, 7A e 8A – Classificação do risco de complicações em membros inferiores**

Após as informações e os dados obtidos por meio da história e do exame físico, o risco de futuras complicações (ulcerações, internações e amputações), a necessidade de referência ao serviço especializado e a periodicidade de acompanhamento podem ser avaliados através de uma escala de quatro categorias de risco para complicações em membros inferiores para pessoas com DM, apresentadas no Quadro 22.11 junto com as recomendações de acompanhamento.

QUADRO 22.11		Classificação de risco de complicações em membros inferiores baseada na história e exame físico da pessoa com DM, recomendações e acompanhamento periódico na APS e serviço especializado	
Categoria de Risco	Situação clínica	Recomendação	Acompanhamento*
0	Sem PSP Sem DAP	- Orientações sobre calçados apropriados e cuidados com os pés - Estímulo ao autocuidado	Na APS, semestral com enfermeiro
1	PSP (+) com ou sem deformidades	- Considerar o uso de sapatos especiais - Considerar correção cirúrgica caso não haja adaptação	Na APS, anual com MFC e semestral/trimestral com enfermeiro
2	DAP (+) com ou sem neuropatia	- Considerar o uso de sapatos especiais - Encaminhar ao cirurgião vascular para seguimento conjunto	Na APS, semestral com MFC e trimestral com enfermeiro Encaminhar ao Serviço Especializado para avaliação com cirurgião vascular
3	História de úlcera ou amputação	- Considerar o uso de sapatos especiais - Se DAP, encaminhar ao cirurgião vascular para seguimento conjunto	Avaliação a cada 1 a 2 meses com MFC e/ou enfermeiro (na APS) e/ou Serviço Especializado Atenção compartilhada para o caso entre os serviços

Fonte: Adaptado de SBD, 2015;[2] Brasil, 2013;[3] Boulton, et al., 2008.[60]
Nota: PSP = Perda da sensibilidade protetora; DAP = Doença arterial periférica.
*A periodicidade da reavaliação deve ser flexível, adaptada individualmente, levando em conta aspectos relacionados à capacidade para o autocuidado, a adesão e a situação clínica da pessoa.

PARTE 2   Atuação do Enfermeiro nas necessidades em saúde da população na Atenção Primária à Saúde

Após a classificação do risco da pessoa ter complicações nos pés, deve-se explicar a ela o significado dessa categoria e os apectos fundamentais para a prevenção de lesões e cuidados com os pés, pactuando com ela o plano terapêutico e acertando a periodicidade com que deverá vir à US.

- **9A – Presença de ulcerações nos pés**

A presença de ulcerações nos membros inferiores exige um atendimento complexo, multidisciplinar e compartilhado entre os diferentes pontos da rede de atenção à saúde (ver Capítulo 1), de acordo com as necessidades da pessoa, mas a implementação de medidas preventivas e a identificação do pé em risco, assim como os manejos iniciais, são primariamente funções da equipe de APS.

Na presença de lesão ulcerada no pé, os cuidados devem ser imediatos, de preferência via encaminhamento dentro de 24 h à equipe capacitada para este fim e incluem a retirada do calo, o tratamento da infecção e a redução do apoio no pé doente (Quadro 22.12). A presença de excesso de queratina nos bordos da lesão exige remoção a fim de expor a base da úlcera. Úlceras superficiais frequentemente são infectadas por gram-positivos e podem ser tratadas ambulatorialmente pelo médico com antibióticos orais.[3,53,59,61]

QUADRO 22.12	Cuidados imediatos em lesões ulceradas nos pés de pessoas com DM

- Coletar material para cultura nos ferimentos infectados (base da úlcera)
- Usar nos curativos solução fisiológica 0,9%, inclusive na fase inicial do tratamento das lesões infeccionadas. Não se deve usar nos curativos: solução furacinada, permanganato de potássio ou pomadas com antibióticos
- Na presença de crosta ou calosidades, o desbridamento deve ser diário e a avaliação e acompanhamento devem ser compartilhadas com o cirurgião
- Nos curativos podem ser usados preparados enzimáticos que não contenham antibióticos (por ex.: papaína). Na fase inicial, a limpeza da lesão deve ser feita 2x/dia. Não usar esparadrapo ou fita adesiva sobre a pele das pernas ou pés dos diabéticos, utilizar atadura elástica e prender a fita adesiva sobre ela
- Prescrever repouso com o membro inferior afetado ligeiramente elevado e proteger o calcâneo e a região maleolar para que não surjam novas úlceras de decúbito; não apoiar o pé no chão
- Úlceras infectadas e superficiais que não tenham comprometimento ósseo ou de tendões devem ser tratadas pelo médico com antibióticos via oral. A escolha do antibiótico depende da gravidade da infecção. Com infecções leves (úlcera superficial, com celulite maior de 2 cm ao redor da úlcera, sem osteomielite e sem comprometimento sistêmico) o tratamento é ambulatorial. O antibiótico de primeira escolha é amoxicilina + clavulanato (500 mg de 8 h/8 h), via oral por uma a duas semanas. A segunda escolha é cefalexina (500 mg de 6 h/6 h), via oral por uma a duas semanas
- Pessoas com infecções moderadas (úlcera profunda com exsudato purulento, celulite, necrose leve a moderada, osteomielite ou manifestações sistêmicas de infecção), podem ser encaminhadas para tratamento em serviços especializados ou internação hospitalar
- Encaminhar para tratamento hospitalar imediato pessoas com infecção grave (úlcera profunda com exsudato purulento, celulite, gangrena ou necrose extensa, osteomielite, bacteremia ou toxocidade sistêmica), febre ou condições sistêmicas desfavoráveis e/ou isquemia crítica. Também aquelas condições de realizar tratamento domiciliar adequado

Fonte: Adaptado de SES/DF/Grupo de Trabalho Internacional sobre Pé Diabético, 2001.[61]

Capítulo 22

Diabetes Mellitus Tipo 2

▪ 10A – Identificadas outras alterações no exame dos pés?

Apresentam-se no Quadro 22.13 achados específicos que podem ser identificados no exame dos pés de pessoas com DM tipo 2 e sugestões de manejo, dentre as quais se destacam os achados em que o manejo é de competência do enfermeiro e as situações em que ele deverá encaminhar o caso para outros profissionais ou serviços.

QUADRO 22.13	ACHADOS ESPECÍFICOS NO EXAME DO PÉ DE PESSOAS COM DM E SUGESTÕES DE MANEJO
Achados	**Sugestões de manejo**
Higiene inadequada	• Realizar escuta ativa para identificar fatores que não permitem a higiene adequada e orientar conforme contexto da pessoa, oferecer apoio na busca de soluções
Calçados e/ou meias inadequadas	• Orientar sobre calçados e meias adequados, oferecendo apoio na busca de soluções
Desconhecimento sobre autoavaliação e autocuidado com os pés	• Identificar conhecimento sobre os cuidados com os pés e a partir destes complementar com informações necessárias e construir com a pessoa estratégias para desenvolvimento do autocuidado • Mapear rede de apoio (ver Capitulo 2) e oferecer apoio até que a pessoa ou sua rede tenha autossuficiência • Reavaliar a cada CE o grau de adesão e autonomia para o cuidado com os pés
Úlcera, descoloração, edema, necrose	• Solicitar avaliação médica, se ainda não avaliado, realizar curativo de acordo com o tipo de risco (curativo protetor) ou lesão, conforme protocolo do serviço
Ausência de pulsos	• Avaliar sinais e sintomas de isquemia e encaminhar para avaliação em consulta médica na US e/ou atendimento especializado com cirurgião vascular
Calo	• Orientar e encaminhar para serviço de referência para remoção
Infecção fúngica e/ou bacteriana	• Encaminhar para a avaliação médica para tratamento
Unha encravada	• Orientar que não tente corrigir sozinho o problema na unha e encaminhar para serviço de referência para correção
Deformidades em pés ou limitação da mobilidade articular	• Orientar calçado apropriado e encaminhar para consulta médica da US e/ou avaliação em serviço de referência com ortopedista

Fonte: Adaptado de Curitiba, 2010.[62]

Existem, ainda, fatores adicionais que podem indicar a necessidade de maior frequência nas consultas (médicas e/ou de enfermagem) para o rastreamento de complicações em membros inferiores, são eles: [63]

513

PARTE 2 · Atuação do Enfermeiro nas necessidades em saúde da população na Atenção Primária à Saúde

- limitações físicas (p. ex., cegueira ou redução da visão) ou cognitivas para o autocuidado;
- baixo nível de escolaridade, pobreza e baixo nível de conhecimento sobre DM;
- pouco ou nenhum apoio familiar ou de amigos no dia a dia; e
- residência em instituição de longa permanência.

▪ 11A – Encaminhar para consulta médica

Pessoas com riscos 1, 2 e 3 de complicações em membros inferiores, presença de ulcerações nos pés, ausência de pulsos, infecção fúngica e/ou bacteriana, deformidades nos pés ou limitação da mobilidade articular devem ser encaminhadas para consulta médica para avaliação e tratamento.

▪ 12A – Educação em saúde

Se a pessoa em acompanhamento não apresenta perda da sensibilidade protetora nem lesões ou alterações do padrão de normalidade fisiológica e anatômica dos pés, o enfermeiro realizará orientações educativas e preventivas, como: uso de calçados apropriados, cuidados de higiene e corte das unhas dos pés (retas/quadradas), automonitoramento dos pés, entre outros, conforme diagnósticos de enfermagem estabelecidos. A reavaliação dos pés será semestral, durante a consulta de enfermagem.[3,11,48,53]

A abordagem educativa para prevenção da ocorrência de ulcerações nos pés e para estabelecer um cuidado diário adequado dos membros inferiores é fundamental para evitar internações desnecessárias e amputações.

No Quadro 22.14 apresentam-se pontos-chave para a abordagem educativa sobre os cuidados com os pés para pessoas com classificação de risco 0, 1, 2 e 3 de complicações em membros inferiores.

QUADRO 22.14	Resumo dos pontos-chave na abordagem educativa de pessoa com DM tipo 2 sobre os cuidados com os pés para prevenção da ocorrência de ulcerações e/ou sua identificação precoce

A) Todas as pessoas com DM tipo 2 (Categoria 0 - baixo risco de desenvolver úlceras)

Abordar:
- Cuidados pessoais e auto monitorizarão do pé, incluindo exame diário do pé para identificação de modificações (mudança de cor, edema, dor, parestesias, rachaduras na pele)
- Sapatos: reforçar importância do sapato adequado, que deve adaptar-se ao pé, evitar pressão em áreas de apoio ou extremidades ósseas
- Higiene: lavar e secar os pés cuidadosamente, especialmente nos espaços interdigitais e hidratar diariamente os pés com cremes (especialmente se possui pele seca)
- Cuidados com as unhas: orientar o corte das unhas quanto a sua técnica. Elas devem ser cortadas sempre retas (quadradas), pois o corte inadequado (arredondado) pode predispor um quadro de unha encravada. Também alertar para os riscos associados com a remoção de pele e cutículas
- Cuidado com traumas externos (animais, pregos, pedras nos sapatos, etc.)
- Métodos auxiliares para auto-exame/monitorização dos pés (por ex.: uso de espelhos)
- Orientar a procurar um profissional de saúde se perceber alteração de cor, edema ou rachaduras na pele, dor ou perda de sensibilidade

.continua

Capítulo 22

...continuação

B) Pessoas com DM e alto risco de desenvolver úlceras nos pés (Categoria 1 ou 2)

Abordar, além dos pontos listados no item (A), os seguintes:
- Na presença de neuropatia, a perda de sensibilidade pode estar despercebida e cuidados extra de vigilância devem ser reforçados
- Toda ruptura de continuidade da pele é séria e exige a ida na US
- Evitar caminhar descalço
- Procurar ajuda profissional para manejo de calos e ceratose
- Evitar uso de medicamentos sem supervisão médica (por exemplo, para calos)
- Lembrar do potencial de queima dos pés dormentes, portanto, sempre checar a temperatura da água em banhos, evitar aquecedores dos pés (bolsa d'água quente, cobertores elétricos, fogueiras ou lareiras)
- Checar regularmente os sapatos para áreas de atrito
- Não utilizar sapatos novos por períodos prolongados. Amaciar os sapatos novos com uso por pequenos períodos de tempo antes de utilizá-lo rotineiramente
- Usar protetor de sol nos pés
- Recomendações para cuidados em situações especiais (feriados, passeios longos, viagens, ocasiões sociais tipo casamentos e formaturas) e inclusão na programação de períodos de repouso para os pés

C) Pessoas com DM e presença de úlceras (Categoria 3)

Abordar, além dos itens (A) e (B), também os seguintes:
- Lembrar que infecções podem ocorrer e progredir rapidamente
- A detecção e o tratamento precoce de lesões aumentam as chances de um bom desfecho
- Repouso apropriado do pé/perna doente é fundamental no processo de cura
- Sinais e sintomas que devem ser observados e comunicados aos profissionais de saúde envolvidos no cuidado da pessoa: alterações no tamanho da ulceração e cor da pele (vermelhidão) ao redor da úlcera; marcas azuladas tipo hematomas e/ou escurecimento da pele, observar tipo de secreção (purulenta ou úmida onde antes era seca), surgimento de novas úlceras ou bolhas nos pés
- Se dor (úlcera fica dolorosa ou desconfortável ou pé lateja), retornar à US
- Procurar a US imediatamente se perceber mudança no odor dos pés ou da lesão (pé cheira diferente, odor fétido) ou se ocorrer edema e/ou sensação de mal estar (febre, sintomas tipo resfriado, ou sintomas do diabetes mal controlado)

Fonte: Reprodução de Brasil, 2013.[3]

- ■ **13A – Retorno da consulta médica para acompanhamento em CE**

As pessoas com riscos 1, 2 e 3 de complicações em membros inferiores, presença de ulcerações nos pés, ausência de pulsos, infecção fúngica e/ou bacteriana, deformidades nos pés ou limitação da mobilidade articular, após a consulta médica, devem ser encaminhadas para o enfermeiro, que realizará o acompanhamento de forma integrada com o médico da sua equipe de saúde ou de outros pontos de atenção (serviços de referência).

Ao retomar o acompanhamento, o enfermeiro deve:

- ■ revisar os DE e validá-los com a pessoa;
- ■ redefinir metas, junto com a pessoa, para as intervenções propostas;

PARTE 2 — Atuação do Enfermeiro nas necessidades em saúde da população na Atenção Primária à Saúde

- elaborar novo plano de cuidado junto com a pessoa;
- apoiar a execução do plano;
- avaliar a execução do plano;
- agendar retorno em CE (semestral, trimestral, bimensal, mensal) de acordo com o quadro clínico e a estratificação de risco para gestão da clínica.

Para obter mais informações sobre o cuidado com os pés de pessoas com diabetes, acesse os links:

- Manual do pé diabético

  http://189.28.128.100/dab/docs/portaldab/publicacoes/manual_do_pe_diabetico.pdf
- Consenso Internacional do pé diabético

  http://189.28.128.100/dab/docs/publicacoes/geral/conce_inter_pediabetico.pdf

---

Aspectos-chave

- A DM constitui-se em um grupo de doenças metabólicas que se caracteriza por hiperglicemia e distúrbios no metabolismo de carboidratos, proteínas e gorduras, resultantes de defeitos da secreção e/ou da ação da insulina.

- A DM tipo 2 é mais frequente na população, 90% dos casos, sendo seguida em frequência pela DM tipo 1 (8%). Existem ainda outros tipos específicos de diabetes que são mais raros e a diabetes gestacional, que merece destaque devido a seu impacto na saúde da gestante e do feto.

- As ações de prevenção primária e secundária na atenção às pessoas com DM ou risco de desenvolvê-la são fundamentais para modificar o quadro atual de diagnósticos tardios realizados a partir de complicações crônicas como neuropatia, retinopatia ou doença cardiovascular aterosclerótica.

- Na CE o enfermeiro pode atuar na promoção, prevenção, educação em saúde e no acompanhamento clínico das pessoas com DM tipo 2 ou em risco de desenvolvê-la.

- As CE objetivam, principalmente, a motivação para mudança no estilo de vida, o controle glicêmico, a adesão ao tratamento (medicamentoso e não medicamentoso), a compreensão dos riscos relacionados à falta de controle da glicemia, o apoio ao autocuidado e o desenvolvimento ou manutenção da autonomia, de acordo com as possibilidades de cada pessoa.

- O estímulo à adesão ao tratamento, a sensibilização para o autocuidado e o incentivo à participação da pessoa/família na definição das ações e cuidados para o controle glicêmico melhoraram o controle da doença e diminuíram a frequência de intercorrências e internações hospitalares.

- No tratamento da DM ressalta-se que os cuidados com a dieta e o exercício físico são indispensáveis e que a sua intensificação é eficaz no controle dos índices glicêmicos, mesmo quando a pessoa já está utilizando os fármacos.

- O Ministério da Saúde recomenda que a consulta de detecção clínica para pessoas com idade ≥ 45 anos e em faixa etária mais precoce, quando existirem FR para DM, seja realizada pelo enfermeiro nas US da APS e que o médico atue num segundo momento, confirmando ou descartando o diagnóstico dos casos suspeitos.

- Todas as pessoas com fatores de risco para DM deverão ser acompanhadas ao longo do tempo para prevenção primária e secundária. O plano de cuidados construído junto com a pessoa, em geral, possui vários eixos relacionados a mudanças no estilo de vida, os quais necessitam de motivação e apoio para serem modificados. A abordagem cognitivo-comportamental pode auxiliar nesse processo.

- A CE para promover a MEV para pessoas com GJ alterada ou tolerância diminuída à glicose é uma recomendação importante porque ambos os casos acarretam em risco elevado de desenvolver DM e podem ser beneficiados com prevenção primária para reduzir ou retardar o desenvolvimento da doença em ambas situações.

- Oferecer tratamento e acompanhamento o mais precoce possível para pessoas com DM tipo 2 é fundamental para manter as taxas glicêmicas sob controle (prevenção secundária), evitando assim as complicações micro e macrovasculares ocasionadas pela doença (prevenção terciária).

- Pessoas com diabetes precisam ser apoiadas para realizar MEV e instruídas nas CE sobre como fazê-lo.

- A neuropatia diabética é a complicação mais comum da DM e o controle glicêmico estrito previne a neuropatia clínica.

- Denomina-se pé diabético a presença de infecção, ulceração e/ou destruição de tecidos profundos associada a anormalidades neurológicas e a vários graus de doença vascular periférica em pessoas com DM.

- Na CE para acompanhar pessoas com DM o enfermeiro deve realizar o rastreamento das pessoas com risco para ulceração nos pés e que podem se beneficiar com intervenções profiláticas, incluindo o estímulo ao autocuidado, prescrição de calçados terapêuticos, cuidados podiátricos intensivos e avaliação de intervenções cirúrgicas.

- A presença de ulcerações nos membros inferiores exige um atendimento complexo, multidisciplinar e compartilhado entre os diferentes pontos de atenção da RAS, de acordo com as necessidades da pessoa, mas a implementação de medidas preventivas e a identificação do pé em risco, assim como o manejo inicial, são primariamente funções da equipe de APS.

Referências

1. World Health Organization. Definition and diagnosis of diabetes mellitus and intermediate hyperglycemia: report of a WHO/IDF consultation. Geneva: WHO; 2006.
2. Sociedade Brasileira de Diabetes. Diretrizes da Sociedade Brasileira de Diabetes: 2015-2016. Milech A et al. Oliveira, JEP & Vencio S, orgs. São Paulo: A.C. Farmacêutica; 2016.
3. Brasil. Ministério da Saúde. Secretaria de Atenção à Saúde. Departamento de Atenção Básica. Estratégias para o cuidado da pessoa com doença crônica: diabetes mellitus. CAB nº 36, Brasília: Ministério da Saúde; 2013. 160 p.
4. American Diabetes Association. Diagnosis and classification of diabetes mellitus. Diabetes Care 2015 Jan; 38(Suppl. 1): S8-S16. Disponível em: http://care.diabetesjournals.org/content/38/Supplement_1/S8.full.pdf+html Acessado em: 5 jun. 2016

PARTE 2 — Atuação do Enfermeiro nas necessidades em saúde da população na Atenção Primária à Saúde

5. Brasil. Ministério da Saúde. Secretaria de Atenção à Saúde. Departamento de Atenção Básica. Atenção ao pré-natal de baixo risco. CAB 32. Brasília: Editora do Ministério da Saúde; 2012. 318 p.

6. International Diabetes Federation (IDF). About Diabetes/ types of diabetes. Disponível em: http://www.idf.org/types-diabetes. Acessado em: 22 mai. 2016.

7. Brasil. Ministério da Saúde. Secretaria de Vigilância em Saúde. Departamento de Vigilância de Doenças e Agravos não Transmissíveis e Promoção da Saúde. Vigitel Brasil 2014. Brasília: Ministério da Saúde; 2015.

8. Brasil. Ministério da Saúde. Secretaria de Atenção à Saúde. Portaria nº 221, de 17 de abril de 2008. Lista Brasileira de Internações por Condições Sensíveis à Atenção Primária. Disponível em: http://bvsms.saude.gov.br/bvs/saudelegis/sas/2008/prt0221_17_04_2008.html Acessado em: 25 mai. 2016.

9. Alfradique ME, Bonolo PF, Dourado I, et al. Internações por condições sensíveis à atenção primária: a construção da lista brasileira como ferramenta para medir o desempenho do sistema de saúde (Projeto ICSAP- Brasil). Cad. Saúde Pública [Internet]. 2009 June [cited 2017 Feb 23] ; 25(6): 1337-1349. Available from: http://www.scielo.br/scielo.php?script=sci_arttext&pid=S0102-311X2009000600016&lng=en. http://dx.doi.org/10.1590/S0102-311X2009000600016. Acesso em: 20 jun. 2016.

10. International Diabetes Federation (IDF). Diabetes atlas update 2015: Regional & Country Facctsheets. 7º ed. 2016. Disponível em: http://www.diabetesatlas.org/across-the-globe.html Acessado em: 28 jul. 2016.

11. Brasil. Ministério da Saúde. Grupo Hospitalar Conceição (GHC). Gerência de Saúde Comunitária (GSC). A organização do cuidado às pessoas com Diabetes Mellitus tipo 2, em serviços de atenção primária à saúde. Ferreira SRS et al., org. Porto Alegre: Hospital Nossa Senhora da Conceição; ago. 2011. 156 p. Disponível em: http://escola.ghc.com.br/images/Publicacao/a%20organizao%20do%20cuidado%20diabetes.pdf Acessado em: 25 jul. 2016.

12. Grandi AM, Maresca AM, Sessa A et al. Longitudinal study on hypertension control in primary care: the Insubria study. American Journal Hypertension USA. 2006;19:140-5.

13. King H,Aubert RE, Herman WH. Global burden of Diabetes 1995-2025. Diabetes Care. 1998 Sep; 21(9):1414-31. Disponível em: https://www.ncbi.nlm.nih.gov/pubmed/9727886 Acessado em: 26 jul. 2016.

14. Alles R. Avaliação da atenção ao Diabético tipo II e Hipertenso em uma Unidade de Saúde da região metropolitana de Porto Alegre-RS. Dissertação de Mestrado em Epidemiologia. Programa de Pós-Graduação em Saúde Coletiva. Universidade Luterana do Brasil, Canoas, 2007.

15. Schmidt MI, Duncan BB, Stevens A et al. Doenças Crônicas não transmissíveis no Brasil: mortalidade, morbidade e fatores de risco. In: Ministério da Saúde. Departamento de Analise de Situação de Saúde. Secretaria de Vigilância em Saúde. Saúde Brasil 2009: Uma analise da situação de saúde e da Agenda Nacional e Internacional de Prioridades em Saúde. Brasília: Ministério da Saúde; 2010.

16. Donnelly R, Emslie-Smith AM, Gardner ID, Morris AD. ABC of arterial and venous disease: vascular complications of diabetes. BMJ. 2000;320(7241):1062-1066.

17. Schmidt MI, Duncan BB, Silva GA et al. Doenças crônicas não transmissíveis no Brasil: carga e desafios atuais. www.thelancet.com. Publicado Online em: 9 mai. 2011. DOI:10.1016/S0140-6736(11)60135-9. Disponível em: http://actbr.org.br/uploads/conteudo/926_Doencas.pdf Acesso em: 15 jul. 2016.

18. Organização Mundial da Saúde. Cuidados inovadores para condições crônicas: componentes estruturais de ação. Brasília: Organização Mundial da Saúde; 2003.

19. Pires de Sousa AG, Pereira AC, Marquezine GF et al. Derivation and external validation of a simple prediction model for the diagnosis of type 2 diabetes mellitus in the Brazilian urban population. Eur J Epidemiol. 2009;24(2):101-109.

20. Ackermann RT, Cheng YJ, Williamson DF, Gregg EW. Identifying adults at high risk for diabetes and cardiovascular disease using hemoglobin A1c. National Health and Nutrition Examination Survey 2005-2006. Am J Prev Med. 201140(1):11-17.

21. Sumeet RS, Fida A, Avtar L, Changhua Yu, Zemin B, Heather B. Efficacy and safety of insulin analogues for the management of diabetes mellitus: a meta-analysis. CMAJ. 2009;180(4):385-97.

22. Venâncio SI, Dallora MELV, Leichsenring ML, Nascimento AF. Insulinas de ação prolongada no tratamento de diabete mellitus tipo 2. BIS, Bol Inst Saúde (Impr.) [periódico na Internet]. Mai 2013 ;14(2):187-194. Disponível em: http://periodicos.ses.sp.bvs.br/scielo.php?script=sci_arttext&pid=S1518-18122013000200010&lng=pt Acessado em: 29 jun. 2016.

23. Herdman TH, Kamitsuru S. Diagnósticos de Enfermagem da NANDA: definições e classificação. Tradução Regina Machado Garcez. Porto Alegre: Artmed; 2015.

24. Brasil. Ministério da Saúde. Secretaria de Atenção à Saúde. Departamento de Atenção Básica. Prevenção clínica de doenças cardiovasculares, cerebrovasculares e renais. Brasília: Ministério da Saúde; 2006.

25. Miller WR, Rollnick S. Entrevista Motivacional: preparando pessoas para a mudança de comportamentos adictivos. Porto Alegre: Artmed; 2001.

26. Saaristo T, Moilanen L, Korpi-Hyövälti E et al. Lifestyle intervention for prevention of type 2 diabetes in primary health care: one-year follow-up of the Finnish National Diabetes Prevention Program (FIN-D2D). Diabetes Care. 2010;33(10):2146-2151.
27. Makrilakis K, Liatis S, Grammatikou S, Perrea D, Katsilambros N. Implementation and effectiveness of the first community lifestyle intervention programme to prevent Type 2 diabetes in Greece. The DE-PLAN study. Diabet Med 2010;27(4):459-465.
28. Scottish Intercollegiate Guidelines Network. Management of diabetes. SIGN, Edinburgh; 2010.
29. Kengne AP, Patel A, Colagiuri S et al. The Framingham and UK Prospective Diabetes Study (UKPDS) risk equations do not reliably estimate the probability of cardiovascular events in a large ethnically diverse sample of patients with diabetes: the Action in Diabetes and Vascular Disease: Preterax and Diamicron-MR Controlled Evaluation (ADVANCE) Study. Diabetologia. 2010;53(5):821-831.
30. Brasil. Ministério da Saúde. Secretaria de Atenção à Saúde. Departamento de Atenção Básica. Estratégias para o cuidado da pessoa com doença crônica. CAB n. 35; Brasília: Ministério da Saúde; 2014. 162 p.
31. Anderson RJ, Freedland KE, Clouse RE, Lustman PJ. The prevalence of comorbid depression in adults with diabetes: a meta-analysis. Diabetes Care, Alexandria. 2001;24(6):1069-1078.
32. Kan C, Silva N, Golden SH et al. A systematic review and meta-analysis of the association between depression and insulin resistance. Diabetes Care. 2013;36:480.
33. American Diabetes Association. Standards of medical care in diabetes--2012. Diabetes Care. 2012;35(Suppl 1):S11-63.
34. Whooley MA, Avins AL, Miranda J, Browner WS. Case-finding instruments for depression. Two questions are as good as many. J Gen Intern Med. 1997;12(7):439-445.
35. Anderson IM, Ferrier IN, Baldwin RC et al. Evidence-based guidelines for treating depressive disorders with antidepressants: a revision of the 2000 British Association for Psychopharmacology guidelines. J Psychopharmacol (Oxford). 2008;22(4):343-396.
36. Goldenberg RM, Cheng AYY, Punthakee Z, Clement M. Use of glycated haemoglobin (HbA1c) in the diagnosis of diabetes mellitus. Diabetes Research and Clinical Practice. 2011;93(3):299-309. Disponível em: http://www.diabetesclinic.ca/en/pdf/CJD--July%202011--Position_Statement.pdf Acessado em: 28 jul. 2016.
37. Polonsky WH, Fisher L, Schikman CH et al. Structured self-monitoring of blood glucose significantly reduces A1C levels in poorly controlled, noninsulin-treated type 2 diabetes: results from the Structured Testing Program study. Diabetes Care. 2011;34(2):262-267.
38. Welschen LMC, Bloemendal E, Nijpels G et al. Self-monitoring of blood glucose in patients with type 2 diabetes who are not using insulin: a systematic review. Diabetes Care. 2005;28(6):1510-1517.
39. Andrade JPX, Carvalho Junior JV, Santos Filho WM. Principais diagnósticos de enfermagem da NANDA para portadores de diabetes tipo II nas equipes de saúde da família do município de Arcoverde- PE. Saúde Coletiva em Debate. dez. 2012;2(1):1-8. Disponível em: http://fis.edu.br/revistaenfermagem/artigos/vol02/artigo01.pdf Acessado em: 22 jul. 2016.
40. Becker TAC, Teixeira CRS, Zanetti ML. Diagnósticos de enfermagem em pacientes diabéticos em uso de insulina. Rev bras enferm. [online]. 2008;61(6):847-852. Disponível em: http://www.scielo.br/pdf/reben/v61n6/a09v61n6.pdf.
41. Klein R, Klein BE, Moss SE et al. Relationship of hyperglycemia to the long incidence and progression of diabetic retinopathy. Arch Intern Med. 1994;154:2169.
42. Bash LD, Selvin E, Steffes M et al. Poor glycemic control in diabetes and the risk of incident chronic kidney disease even in the absence of albuminuria and retinopathy: Atherosclerosis Risk in Communities (ARIC) Study. Arch Intern Med. 2008;168:2440.
43. Holman RR, Sanjoy KP, Bethel MA et al. 10-year follow-up of intensive glucose control in type 2 diabetes. N Eng Med. 2008;359:1577.
44. The Diabetes Control and Complications Trial Research Group. Hypoglycemia in the Diabetes Control and Complications Trial. Diabetes 1997;46(2):271-286. Disponível em: http://diabetes.diabetesjournals.org/content/46/2/271.short. Acessado em: 28 jul. 2016.
45. Spahn JM, Reeves RS, Keim KS et al. State of the evidence regarding behavior change theories and strategies in nutrition counseling to facilitate health and food behavior change. J Am Diet Assoc. 2010;110(6):879-891.
46. Oliveira GKS, Oliveira ER. Assistência de enfermagem ao portador de diabetes mellitus: um enfoque na atenção primária em Saúde. VEREDAS FAVIP- Revista Eletrônica de Ciências. jul.-dez. 2010;3(2):40-48.
47. Curcio R, Lima MHM, Torres HC. Protocolo para consulta de enfermagem: assistência a pacientes com diabetes melittus tipo 2 em insulinoterapia. Rev Gaúcha Enferm, Porto Alegre (RS). 2009 set;30(3):552-7.
48. Sociedade Brasileira de Diabetes (SBD). Departamento de Enfermagem da SBD. Grossi SAA; Pascali PM, org. Cuidados de Enfermagem em Diabetes Mellitus. São Paulo: SBD; 2009.

49. Nathan DM, Buse JB, Davidson MB et al. Management of Hyperglycemia in Type 2 Diabetes: A Consensus Algorithm for the Initiation and Adjustment of Therapy. Diabetes Care. 2009;32(1):193-203.
50. Stratton IM, Adler AI, Neil HA et al. Association of glycaemia with macrovascular and microvascular complications of type 2 diabetes (UKPDS 35): prospective observational study. British Medical Journal. 2000;321(7258):405-412.
51. Selvin E, Marinopoulos S, Berkenblit G et al. Meta-analysis: glycosylated hemoglobin and cardiovascular disease in diabetes mellitus. Annals of Internal Medicine. 2004;141(6):421-431.
52. Narayan KMV, Zhang P, Kanaya AM et al. () Diabetes: The Pandemic and Potential Solutions. Disease Control Priorities in Developing Countries. 2nd ed. Washington (DC): World Bank; 2006. p. 591-603.
53. Brasil. Ministério da Saúde. Secretaria de Atenção à Saúde. Departamento de Atenção Básica. Manual do pé diabético: estratégias para o cuidado da pessoa com doença crônica. Brasília: Ministério da Saúde, 2016. 62 p.
54. The Diabetes Control and Complications Trial Research Group. The effect of intensive treatment of diabetes on the development and progression of long-term complications in insulin-dependent diabetes mellitus. N Engl J Med. 1993;329(14):977-986.
55. The Diabetes Control and Complications Trial Research Group. The effect of intensive diabetes therapy on the development and progression of neuropathy. Ann Intern Med. 1995;122(8):561-568.
56. Reichard P, Berglund B, Britz A, Cars I, Nilsson BY, Rosenqvist U. Intensified conventional insulin treatment retards the microvascular complications of insulin-dependent diabetes mellitus (IDDM): the Stockholm Diabetes Intervention Study (SDIS) after 5 years. J Intern Med. 1991;230(2):101-108.
57. McCulloch DK. Overview of medical care in adults with diabetes mellitus [Internet]. Disponível em: http://www.uptodateonline.com/. Acessado em: 21 jan. 2016.
58. Brasil. Ministério do Planejamento, Orçamento e Gestão. Instituto Brasileiro de Geografia e Estatística. Pesquisa Nacional de Saúde 2013: percepção do estado de saúde, estilos de vida e doenças crônicas. Brasília: Rio de Janeiro; 2014.
59. Grupo de Trabalho Internacional sobre Pé Diabético. Consenso Internacional sobre Pé Diabético. Hermelinda Cordeiro Pedrosa, org.; tradução de Ana Claudia de Andrade, Hermelinda Cordeiro Pedrosa. Brasília: Secretaria de Estado de Saúde do Distrito Federal, 2001. 100p.
60. Boulton AJM, Armstrong DG, Albert SF et al. Comprehensive foot examination and risk assessment: a report of the Task Force of the Foot Care Interest Group of the American Diabetes Association,with endorsement by the American Association of Clinical Endocrinologists. Diabetes Care, Alexandria. 2008;31:1679-1685.
61. Secretaria de Estado da Saúde. Distrito Federal. Grupo de Trabalho Internacional sobre Pé Diabético. Consenso Internacional sobre Pé Diabético. Brasília: SES; 2001.
62. Curitiba. Secretaria Municipal da Saúde. Diabete Melito Tipo 2: Diretriz de Atenção à Pessoa com Diabete Melito Tipo 2. Curitiba: Secretaria Municipal da Saúde; 2010.
63. Mayfield JA. Preventive foot care in people with diabetes. Diabetes Care, Alexandria. 2003;26(Suppl. 1):S78-79.

23

Sobrepeso e Obesidade

Lena Azeredo de Lima
Natália Miranda Jung
Sandra Rejane Soares Ferreira

O que há neste capítulo?

Neste capítulo serão abordados os aspectos relacionados ao sobrepeso e à obesidade em adultos e idosos, bem como, as ações que podem ser desenvolvidas pelo enfermeiro na Atenção Primária à Saúde (APS) para prevenção, promoção e educação em saúde das pessoas que enfrentam esses problemas. Será dado enfoque ao papel do enfermeiro na detecção precoce do excesso de peso e das alterações no padrão e comportamento alimentar dos indivíduos, com base em um olhar amplo e uma escuta sensível. A abordagem preconizada é de motivação das pessoas às mudanças de estilo de vida e ao autocuidado contínuo. Os conteúdos abordados têm como objetivo promover a reflexão sobre o processo de trabalho e embasar a prática assistencial do enfermeiro. Espera-se que, ao final do estudo do capítulo, o leitor compreenda a importância de trabalhar com o cuidado alimentar de adultos e idosos nas unidades de saúde (US) e sinta-se sensibilizado e instrumentalizado para incluir essa abordagem nas consultas de enfermagem.

Introdução

Segundo o Relatório Global de Nutrição 2016, atualmente poucos são os desafios enfrentados pela comunidade mundial que possuem uma dimensão tão ampla quanto a da má nutrição. Em um primeiro momento pode parecer estranho, para alguns leitores, iniciar a redação de um capítulo sobre excesso de peso falando sobre má nutrição. Entretanto, é importante esclarecer que a má nutrição se manifesta de diversas formas (Quadro 23.1), dentre as quais se destacam os indivíduos com sobrepeso/obesidade e/ou aqueles que possuem altas taxas sanguíneas de açúcar, sal, gordura e colesterol. É comum que um mesmo indivíduo apresente mais de uma manifestação da má nutrição. Por exemplo, um adulto obeso que sofre de diabetes, hipertensão e, ainda, apresenta deficiência de ferro.[1]

QUADRO 23.1 — Formas de manifestação da má nutrição

- Desnutrição infantil crônica (baixa estatura para idade)
- Desnutrição infantil aguda (baixo peso para idade)
- Sobrepeso infantil (relação peso/altura acima do esperado)
- Sobrepeso na vida adulta (excesso de gordura corporal – IMC ≥ 25 Kg/m²)
- Deficiência de micronutrientes (ferro, ácido fólico, vitamina A, etc.)
- Obesidade na vida adulta (excesso de gordura corporal – IMC ≥ 30 Kg/m²)
- Doenças crônicas (diabetes, doenças cardíacas, alguns tipos de câncer, entre outras)

Fonte: Adaptado de International Food Policy Research Institute, 2016.[1]

O sobrepeso e a obesidade, doenças crônicas de caráter multifatorial, podem ser caracterizadas, resumidamente, pelo acúmulo anormal e/ou excessivo de gordura corporal em um nível que compromete a saúde dos indivíduos.[2] O balanço energético positivo, resultante de uma ingestão calórica maior do que o gasto energético, é o responsável pelo estoque de tecido adiposo e, consequente, ganho de peso.[3] Esse desequilíbrio é resultado da interação entre as características biopsicológicas e de estilo de vida das pessoas e o meio em que elas se inserem, incluindo o contexto familiar, comunitário, social e ambiental.[3] Além das alterações metabólicas, das dificuldades respiratórias e do aparelho locomotor decorrentes do excesso de peso, esta condição se constitui como fator de risco para agravos como dislipidemias, doenças cardiovasculares, diabetes *mellitus* tipo 2 e alguns tipos de câncer.[3,4]

Tal qual exposto no início desse capítulo, o excesso de peso se impõe como um sério problema mundial de saúde pública.[1,3] O aumento crescente da prevalência de sobrepeso e obesidade é uma realidade enfrentada por todos os países, em todas as faixas de idade e em ambos os sexos. A Organização Mundial da Saúde (OMS) alerta que a obesidade está em ascensão em países de baixa e média renda e que, desde 1980, duplicou o número de pessoas acometidas por estes problemas em todo o mundo. Em 2014, mais de 1,9 bilhão de adultos, com 18 anos ou mais, estavam acima do peso, sendo que destes, mais de 600 milhões eram obesos. A maioria da população do mundo vive em países onde o excesso de peso e a obesidade causam mais mortes do que o baixo peso.[5]

Em função da magnitude da obesidade e da velocidade de sua evolução em vários países do mundo, este agravo tem sido definido como uma pandemia, atingindo tanto países desenvolvidos quanto países em desenvolvimento, entre eles o Brasil. Segundo dados do Vigitel, a prevalência de sobrepeso e obesidade em indivíduos adultos aumentou de 43% e 11,4%, em 2006, para 52,5% e 17,9%, em 2014, respectivamente.[6-8] No que diz respeito às diferenças de gênero e idade, os dados do Vigitel-2014 demonstram que o sobrepeso é levemente maior entre homens (56,5%) do que entre mulheres (49,1%). Por outro lado, a prevalência de obesidade é semelhante em ambos os sexos (17,6% em homens e 18,2% em mulheres). As prevalências de sobrepeso e obesidade em adultos são maiores à medida que aumenta a idade. O sobrepeso em adultos jovens com idade entre 18 e 24 anos é quase duas vezes menor do que na faixa etária de 55 a 64 anos (31,5% e 61,8%), respectivamente.[7]

O crescente aumento das taxas de prevalência de sobrepeso e obesidade no Brasil se destaca no cenário epidemiológico de transição nutricional do país. Nos últimos 60 anos, as necessidades médias de energia alimentar da população foram reduzidas por conta do sedentarismo e dos avanços tecnológicos. Em contrapartida, o padrão de consumo alimentar se modificou de forma

Capítulo 23 — Sobrepeso e Obesidade

marcante. A partir de 1974-75, a oferta de alimentos, principalmente os industrializados, aumentou significantemente. O consumo de embutidos aumentou em 300%, enquanto o incremento de consumo de refrigerantes, açúcar e biscoitos foi de 400%, o que denota a direção para o consumo excessivo de alimentos ultraprocessados (ricos em açúcar, sódio, conservantes, gorduras saturadas e *trans*). Foi observada também a queda de 30% nos no consumo de feijões, arroz, tubérculos e raízes e, ainda que tenha ocorrido um aumento no consumo de frutas e hortaliças (*in natura*), não foi suficiente para que o brasileiro atingisse as quantidades recomendadas para uma alimentação saudável.[9]

Os indicadores do consumo de alimentos considerados marcadores de padrões saudáveis e não saudáveis de alimentação, de acordo com a pesquisa da Vigitel-2014[7], podem ser observados na Tabela 23.1.

TABELA 23.1	Proporção de consumo de alimentos marcadores de alimentação saudável e não saudável pelos Brasileiros		
Alimentos marcadores	**Total (%)**	**Homens (%)**	**Mulheres (%)**
Consumo regular de frutas e hortaliças	36,5	29,4	42,5
Consumo regular de feijão	66,1	72,7	60,5
Hábito de consumir carnes com excesso de gordura	29,4	30,4	21,7
Hábito de consumir leite com teor integral de gordura	52,9	55,7	50,4
Consumo regular de alimentos doces	18,1	15,6	20,3
Consumo regular de refrigerantes	20,8	23,9	18,2
Substituição de comida por lanches	16,2	13,1	18,8

Fonte: Adaptado de Ministério da Saúde, 2014.[7]

A Atenção Primária à Saúde (APS), por sua proximidade ao cotidiano das pessoas, tem maiores chances de compreensão da dinâmica social e dos determinantes de saúde de cada território, constituindo-se um ambiente privilegiado para desenvolvimento de ações de promoção da saúde e enfrentamento do excesso de peso que acomete o indivíduo, as famílias e a população. A APS, além de acolher e tratar o indivíduo com excesso de peso, deve ser a ordenadora do cuidado e o centro de comunicação entre os demais pontos da Rede de Atenção, viabilizando a efetivação do cuidado integral.[5] Além disso, possibilita a abordagem dessa temática diretamente com os escolares na perspectiva de sensibilizá-los para a mudança de comportamento de consumo alimentar individual e, por consequência de, suas famílias.

Apesar de algumas características imutáveis contribuírem para o surgimento da obesidade, o quadro atual de alta prevalência deve-se, principalmente, a mudanças comportamentais e ambientais.[10] É sobre esses determinantes que as ações de saúde e as políticas governamentais

PARTE 2   Atuação do Enfermeiro nas necessidades em saúde da população na Atenção Primária à Saúde

devem atuar, sendo fundamental que os serviços de saúde estejam preparados para lidar com os problemas. A identificação precoce dos desvios no estado nutricional e de padrões e comportamentos alimentares não saudáveis é importante para a promoção da saúde e, consequentemente, contribui para a redução da morbimortalidade relacionada a essa situação. A obesidade é prevenível e não pode ser negligenciada pelos profissionais de saúde.[5]

A baixa oferta de ações primárias voltadas para a alimentação e nutrição na rede de APS, ou a sua baixa incorporação no processo de trabalho das equipes de saúde implica em limitar o cumprimento dos princípios da integralidade, universalidade e resolubilidade da atenção à saúde. A fim de contribuir para a superação desse desafio, é fundamental fomentar a incorporação progressiva e organizada do cuidado alimentar na APS. O cuidado alimentar engloba ações de diagnóstico relacionadas ao excesso de peso e padrão/comportamento alimentar inadequado, promoção da saúde, prevenção de doenças, tratamento/cuidado/assistência das situações identificadas como alteradas ou fatores de risco.[11]

Nesse sentido, o enfermeiro pode e deve ser um agente promotor das ações de diagnóstico do excesso de peso e das alterações no padrão/comportamento alimentar visando a realização de intervenções educativas e de promoção da saúde. Para tanto, é importante que este profissional adote uma atitude de vigilância em relação ao perfil alimentar e nutricional da população do território sob responsabilidade da equipe de saúde da qual faz parte. Isto significa ter um olhar diferenciado para os grupos, para cada indivíduo, nas diferentes fases do ciclo de vida. É necessário usar as informações coletadas rotineiramente nas consultas de enfermagem para repensar a prática e qualificar a assistência prestada àqueles indivíduos que diariamente são atendidos na Rede de Atenção a Saúde.[12] A consulta de enfermagem, assim, torna-se um espaço oportuno para a observação e avaliação do estado nutricional e do padrão/comportamento alimentar dos usuários do Sistema Único de Saúde (SUS) e da Saúde Suplementar (SS), especialmente dos adultos e idosos (Figura 23.1).

Dessa forma, o presente capítulo propõe a condução da consulta de enfermagem a partir de um algoritmo (Figura 23.1) que tem como ponto de partida o contato do usuário com o enfermeiro.

> Sempre que possível, o atendimento de pessoas com obesidade deve ser feito por equipe multiprofissional, tendo em vista sua complexidade causal.

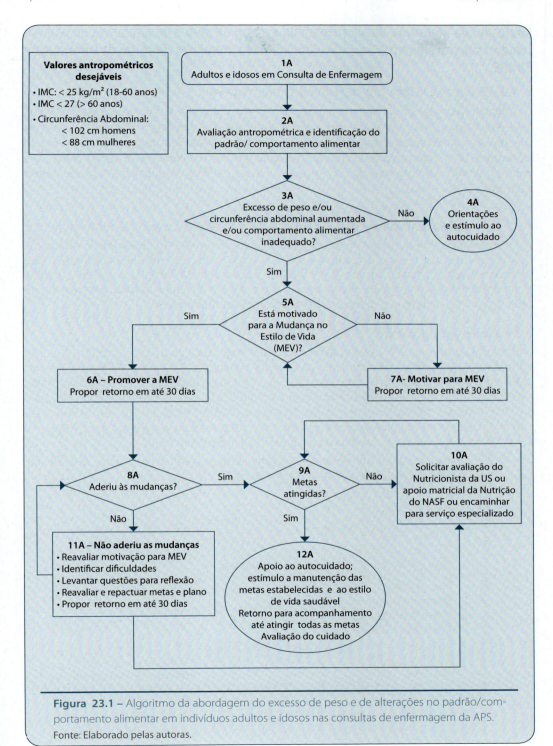

Figura 23.1 – Algoritmo da abordagem do excesso de peso e de alterações no padrão/comportamento alimentar em indivíduos adultos e idosos nas consultas de enfermagem da APS.
Fonte: Elaborado pelas autoras.

PARTE 2　　　　　　　　　　　　Atuação do Enfermeiro nas necessidades em saúde da população na Atenção Primária à Saúde

Anotações do Algoritmo da abordagem do excesso de peso e de alterações no padrão/comportamento alimentar em indivíduos adultos e idosos nas Consultas de Enfermagem da APS

■ 1A – Adultos e idosos em consulta de enfermagem

Sob a ótica da vigilância alimentar e nutricional (VAN), todos os adultos e idosos adscritos à US devem realizar avaliação antropométrica para determinação do estado nutricional periodicamente. O enfermeiro pode ser um dos profissionais que fará a avaliação antropométrica no momento de contato da pessoa com o serviço de saúde ou no processo da consulta de enfermagem. Se o motivo da consulta apresentar alguma relação com o excesso de peso, a avaliação antropométrica é indispensável.

■ 2A – Avaliação antropométrica e identificação do padrão/comportamento alimentar

A consulta de enfermagem é uma oportunidade para a observação e avaliação do estado nutricional das pessoas. A coleta de dados é a primeira etapa do Processo de Enfermagem (PE). Para realizar avaliação do estado nutricional o enfermeiro deverá coletar informações sobre o padrão e comportamento alimentar da pessoa e realizar o exame físico com a tomada das medidas de peso, altura e circunferência abdominal para a avaliação antopométrica.

Avaliação antropométrica

A avaliação antropométrica é a etapa inicial para o diagnóstico do estado nutricional e, posteriormente, contribuirá no embasamento da conduta a ser adotada. O Índice de Massa Corporal (IMC) é um bom indicador do estado nutricional devido a sua praticidade e fácil aplicação na APS, mas não está totalmente correlacionado com a gordura corporal.[13] A combinação do IMC com medidas da distribuição de gordura pode ajudar a resolver alguns problemas de uso isolado desse indicador.[14] Dessa forma, para determinar a classificação do estado nutricional recomenda-se a utilização do IMC associado à medida da circunferência abdominal (CA).

O IMC é estimado pela razão do peso, em quilogramas, sobre a altura, em metros, ao quadrado, e é expresso em kg/m². A classificação é apresentada na Tabela 23.2.

$$IMC\ (Kg/m^2) = \frac{Peso\ (em\ Kg)}{Altura\ (em\ m)^2}$$

"Fácil com a calculadora:"

· Inserir o peso em quilos
· Pressionar a tecla "÷"
· Inserir altura em metros
· Pressionar 2 vezes a tecla "="

Exemplo: "85" ÷ "1,56" = "34,9"

Produzido por: Lena Azeredo de Lima

Capítulo 23 | Sobrepeso e Obesidade

TABELA 23.2	Classificação do Índice de Massa Corpórea (IMC) para adultos e idosos	
CLASSIFICAÇÃO	**IMC por idade**	
	18 – 60 anos	**≥ 60 anos**
Baixo peso	<18,5	≤22
Eutrofia	18,5 – 24,99	>22 e <27
Sobrepeso	25 -29,99	≥27 e < 30
Obesidade grau I	30- 34,99	-
Obesidade grau II	35- 39,99	-
Obesidade grau III	>40	-

Fonte: Adaptado de Organização Mundial da Saúde, 2000;[15] Lipschitza, 1994.[16]

Pesar e medir são atividades de rotina nos serviços de saúde e, mesmo sendo atividades relativamente simples, é importante a capacitação dos profissionais que realizam estas medidas e a manutenção periódica dos equipamentos para evitar erros no procedimento e no resultado.

Para a avaliação da circunferência abdominal é recomendado o método definido pela Organização Mundial da Saúde (OMS), com a aferição obtida com fita métrica inelástica ao redor do abdome na altura do ponto médio entre rebordo costal inferior e a crista ilíaca, visto do aspecto anterior, com a classificação conforme a Tabela 23.3.

TABELA 23.3	Parâmetros para circunferência abdominal	
Circunferência abdominal	**Homem**	**Mulher**
Risco Cardiovascular	≥94	≥80
Alto Risco Cardiovascular	≥102	≥88

Fonte: Adaptado de Organização Mundial da Saúde, 2000.[15]

Identificação do padrão e comportamento alimentar

O comportamento alimentar deve ser entendido como uma conduta determinada por diversas influências, dentre as quais podem ser citados os aspectos de ordem nutricional, demográfica, econômica, social, cultural, ambiental e psicológica de um indivíduo ou de uma sociedade. Com base nesse conceito, torna-se claro que o comportamento alimentar não está restrito às questões diretamente relacionadas ao alimento em si, envolvendo, também, aspectos subjetivos atrelados à alimentação. Por outro lado, o padrão alimentar trata-se de uma ação repetida de forma automática, não representando o comportamento como um todo.[17,18]

A avaliação do padrão e comportamento alimentar deve ser realizada com o objetivo de fornecer subsídios para o desenvolvimento e a implantação das orientações alimentares. Apesar de a literatura científica disponibilizar informações abrangentes sobre métodos e técnicas para avaliação

PARTE 2 — Atuação do Enfermeiro nas necessidades em saúde da população na Atenção Primária à Saúde

do consumo alimentar, o ambiente de atuação profissional ainda está permeado de dúvidas sobre os instrumentos de avaliação do consumo alimentar mais adequados para a utilização na prática diária.[19] Com base nas evidências científicas e nos hábitos culturais e alimentares do brasileiro, as perguntas propostas a seguir têm por objetivo nortear o enfermeiro na identificação de erros alimentares de forma rápida e prática. Após cada questão são apresentadas as recomendações alimentares referentes ao tópico abordado, a fim de embasar a análise crítica sobre as respostas de cada indivíduo.

Qual é, em média, a quantidade de frutas, legumes e verduras que você come por dia?

- O consumo preconizado de frutas, legumes e verduras (FLV) é de aproximadamente 400 g diárias, equivalente a cinco porções diárias.[20]

Você costuma tirar a gordura aparente das carnes, a pele do frango ou outro tipo de ave?

- O comportamento recomendado é de que seja dada preferência às carnes magras e que a gordura aparente das carnes e a pele das aves sejam descartadas antes do preparo.[21]

Quantas latas de óleo você e sua família utilizam por mês?

- É recomendado que uma lata (900 mL) de óleo é suficiente para o preparo de alimentos de uma família de quatro pessoas durante 1 mês.[21]

Que tipo de leite e seus derivados você habitualmente consome?

- Leites e derivados devem ser preferencialmente desnatados para os adultos.[21]

Em quantos dias da semana você costuma comer alimentos doces, tais como sorvetes, chocolates, bolos, biscoitos ou doces?

- É recomendado o consumo esporádico (até três vezes na semana) de bolos, biscoitos doces, sobremesas e doces. Quando consumidos, a orientação é que seja dada preferência àqueles preparados em casa.[21]

Em quantos dias da semana o(a) sr.(a) costuma tomar refrigerante ou suco artificial?

- Recomenda-se que o consumo de refrigerante e/ou sucos industrializados deve ser evitado. É importante observar que essas bebidas não devem ser consideradas como substitutos da água.[21]

Em quantos dias da semana você come algum dos seguintes alimentos: feijão de qualquer tipo ou cor, lentilha, ervilha ou grão-de-bico?

- Recomenda-se o consumo de uma porção diária de leguminosas (feijões), sendo que o consumo de feijão com arroz na proporção de uma parte de arroz para duas partes de feijão cozidos fornece uma combinação proteica completa.[21]

Quantas refeições você costuma realizar por dia?

- Recomenda-se que todos os indivíduos realizem pelo menos três refeições por dia (café da manhã, almoço e jantar); intercaladas por pequenos lanches. É importante questionar/observar a regularidade dos horários das refeições, ou seja, se o indivíduo estabelece uma rotina alimentar com horários semelhantes todos os dias.[21-23]

Capítulo 23

Sobrepeso e Obesidade

Em quantos dias da semana você costuma trocar a comida do almoço e/ou jantar por sanduíches, salgados, pizza ou outros lanches?

- Omitir refeições ou substituí-las por lanches rápidos/*fast foods* tem sido apontado como um fator de risco para obesidade dados os elevados teores de gorduras, açúcares e sal desse tipo de alimento.[22]

Você tem costume de realizar as refeições assistindo TV, mexendo no computador e/ou celular?

- Há evidências de que circunstâncias que envolvem o consumo de alimentos – por exemplo, comer sozinho, sentado no sofá e diante da televisão ou compartilhar uma refeição, sentado à mesa com familiares ou amigos – são importantes para determinar quais tipos de alimentos serão consumidos e em que quantidades. Telefones celulares sobre a mesa e aparelhos de televisão ligados devem ser evitados. Também é importante evitar comer na mesa de trabalho, comer em pé ou andando ou comer dentro de carros ou de transportes públicos. É recomendável que, sempre que possível, seja dada preferência para comer em companhia, com familiares, amigos ou colegas de trabalho ou de escola.[22]

- **3A – Excesso de peso e/ou circunferência abdominal aumentada e/ou padrão/ comportamento alimentar inadequado?**

Nesse momento, o enfermeiro realiza a segunda etapa do Processo de Enfermagem, a definição do Diagnóstico de Enfermagem (DE) identificando a condição de saúde da pessoa que está sendo avaliada (Tabela 23.4).

TABELA 23.4	**Diagnósticos de Enfermagem da NANDA[24] mais frequentes na avaliação antropométrica, no padrão/ comportamento alimentar e nos fatores de risco relacionados à alimentação de adultos e idosos**	
Domínio/ Classe	**Diagnóstico de Enfermagem**	**Fatores relacionados**
Nutrição/ Ingestão	Risco de sobrepeso (IMC próximo ao valor limite para a faixa etária)	Atividade física diária é inferior à recomendada; comer em resposta a estímulos externos; comportamento sedentário; comportamentos alimentares inadequados e desordenados; consumo de bebidas açucaradas; hábito de beliscar alimentos com frequência, entre outros.
	Sobrepeso	
	Obesidade	
	Disposição para nutrição melhorada	Expressa desejo de melhorar a nutrição
Promoção da Saúde/Controle da saúde	Comportamento de saúde propenso à risco	Abuso de alimentos ou substâncias, atitudes negativas em relação aos cuidados de saúde, compreensão inadequada, desvantagens socioeconômicas, agentes estressores.

Fonte: Adaptado de Herdman e Kamitsuru, 2015.[24]

Se for identificado qualquer um dos DE da Tabela 23.4, CA aumentada e/ou de algum fator de risco relacionado à alimentação, o enfermeiro deve seguir a anotação 5A, que diz respeito à avaliação da motivação apresentada pelo indivíduo para realizar as mudanças necessárias ao enfrentamento da condição identificada na consulta de enfermagem.

- **4A – Orientações e estímulo ao autocuidado**

Na ausência de qualquer um dos DE da Tabela 23.4, CA aumentada e/ou de algum fator de risco relacionado à alimentação, o enfermeiro deverá realizar orientações de acordo com as necessidades apresentadas pelo indivíduo e estimular a manutenção do autocuidado.

- **5A – Está motivado para Mudança do Estilo de Vida (MEV)?**

A avaliação da motivação é um pressuposto básico para o sucesso da intervenção direcionada à mudança do estilo de vida (MEV) em indivíduos com excesso de peso. Uma ferramenta importante para auxiliar nessa avaliação é a abordagem cognitivo-comportamental, que está descrita no Capítulo 11. De acordo com essa proposta existem diferentes estágios motivacionais para a mudança de comportamento, são eles: pré-contemplação, contemplação, decisão, ação e manutenção, e a motivação deverá ser entendida como um processo dinâmico dentre os quais as pessoas transitam de forma não linear.[17] Cada estágio representa a dimensão temporal da mudança do comportamento, ou seja, mostra quando a mudança ocorre e qual é seu grau de motivação para realizá-la.[17]

As técnicas comportamentais visam auxiliar a identificação dos estímulos que antecedem o comportamento individual e as situações que dificultam a adesão às recomendações sobre as MEV. Identificar e corrigir crenças e pensamentos disfuncionais com relação ao peso e à alimentação é um dos objetivos desta abordagem que poderá auxiliar na reestruturação cognitiva.[17]

Com o propósito de avaliar a prontidão para a mudança individual, o enfermeiro deve fazer uso de questões abertas tais como: "Na avaliação que realizamos, foi possível constatar que você está com o peso acima do esperado e/ou tem se alimentado de forma pouco saudável, qual é a sua opinião sobre isso?". Quando a pessoa expressa o desejo de perder peso e melhorar o seu estado de saúde, o enfermeiro deve explorar a qualidade dessa motivação por meio de frases como "Me fale um pouco mais sobre as vantagens que você obteria se perdesse peso". Questões como essas viabilizam ao indivíduo o compartilhamento de expectativas e o pensamento reflexivo sobre a mudança comportamental.[25]

Ainda no que tange à motivação, torna-se relevante convidar o indivíduo a falar sobre sua condição e, a partir de sua fala, explorar os fatores etiológicos e de manutenção do excesso de peso (idade que iniciou o ganho de peso, momento da vida em que isso ocorreu, histórico familiar de obesidade, tentativas frustradas e/ou bem-sucedidas de emagrecimento, etc.). São exemplos de questões disparadoras desses aspectos: "Você saberia dizer em que momento da vida começou o seu ganho de peso?"; "Você consegue atribuir o seu ganho de peso a algum fato que tenha ocorrido na sua vida?"; "Como é na sua família a questão de estar acima peso?"; "Você já tentou emagrecer em algum momento da sua vida? Como foi isso?".

A decisão de perder peso e consequentemente modificar comportamento é pessoal e o enfermeiro precisa compreender esse limite e aceitar a liberdade de escolha das pessoas, aprendendo a lidar com a frustração.[26,27]

Perante indivíduos num estágio pré-contemplativo, isto é, quando não existe a consciência do problema ou de uma necessidade de mudança, são frequentes os encaminhamentos mal sucedidos, em que a pessoa não comparece sequer à primeira consulta, ou se comparece, não sabe muito bem por que está ali. O fato de a pessoa não desejar emagrecer ou não reconhecer que o excesso de peso ou padrão alimentar é um problema é o primeiro passo para o insucesso do tratamento, e o reconhecimento da situação precisa ser trabalhado pelo enfermeiro com a pessoa, antes de iniciar as intervenções de promoção da MEV.[6]

Após iniciar a abordagem motivacional, o enfermeiro fará o DE sobre o interesse em receber apoio no serviço de saúde para as MEV necessárias.

TABELA 23.5	Diagnósticos de Enfermagem da NANDA[24] mais frequentes na avaliação do estado motivacional de adultos e idosos para implementar MEV	
Domínio/ Classe	**DE**	**Fatores relacionados**
Nutrição/ ingestão	Disposição para nutrição melhorada	Expressa desejo de melhorar a nutrição
Promoção da Saúde/controle da saúde	Disposição para o controle da saúde melhorado	Expressa desejo de melhorar a condição, o controle da doença, as escolhas da vida cotidiana para alcançar as metas, o controle de fatores de risco, entre outros.
	Comportamento de saúde propenso a risco	Abuso de alimentos ou substâncias, atitudes negativas em relação aos cuidados de saúde, compreensão inadequada, desvantagens socioeconômicas, agentes estressores.
Atividade-Repouso/ Autocuidado	Disposição para melhora do autocuidado	Relata desejo de aumentar o autocuidado, o conhecimento de estratégias de autocuidado, a independência e bem-estar.

Fonte: Adaptado de Herdman e Kamitsuru, 2015.[24]

- **6A – Promover a mudança de estilo de vida (MEV)**

Após o acordo de que o excesso de peso ou o padrão/comportamento alimentar inadequado é um problema a ser enfrentado e a identificação de que existe motivação para esse desafio, o passo seguinte é a definição conjunta de ações a serem desenvolvidas para o enfrentamento dessa condição.[5] Quando as pessoas reconhecem que existe "um problema" e que precisam mudar elas se encontram no estágio de mudança do comportamento denominado preparação ou decisão; o enfermeiro deverá ouvi-las, sugerir e pactuar intervenções para o plano de cuidados.

> Nesse momento tem início a terceira etapa do Processo de Enfermagem, o planejamento, cujo objetivo é a garantia de um plano individualizado, abrangendo e esclarecendo os resultados esperados e as intervenções que deverão ser realizadas.

PARTE 2 — Atuação do Enfermeiro nas necessidades em saúde da população na Atenção Primária à Saúde

Nessa perspectiva, a etapa inicial na elaboração do plano de cuidados deve partir do estabelecimento conjunto de metas, assim como das respectivas ações necessárias ao alcance das mesmas. Ou seja, o profissional da saúde substitui a postura prescritiva clássica pela apresentação de estratégias (incluindo as de negociação), convidando o indivíduo a participar da seleção daquelas que julgue serem mais aplicáveis a sua realidade. Esse pressuposto parte da premissa de que as decisões individuais surgem da ponderação entre os "prós" e os "contras" associados à mudança.[25]

Sempre que possível, é importante que a família esteja envolvida nesse processo. A construção do plano conjunto de cuidado deve prever a valorização e o estímulo dos comportamentos saudáveis que já fazem parte do cotidiano alimentar e de vida do indivíduo. Para os comportamentos que precisam ser modificados, deve-se pensar em estratégias viáveis de serem incorporadas no dia a dia da pessoa. A elaboração do plano de cuidados envolve a compreensão e concordância de ambos, em três pontos principais: a) a definição do problema, b) o estabelecimento de metas e prioridades e c) a identificação dos papéis de cada um.[28]

A redução da gordura corporal para um nível que seja acompanhado de melhora no estado de saúde ou consistente com a redução dos riscos e complicações pode ser um dos alvos clínicos a ser atingido.[29] Entretanto, na abordagem de indivíduos com excesso de peso, especialmente aqueles com tentativas anteriores frustradas, é necessário que os objetivos e as expectativas terapêuticas sejam devidamente discutidos e pactuados.[25]

Segundo o paradigma tradicional (peso-centrado), a perda de peso é pressuposto obrigatório para que a saúde seja estabelecida. Portanto, na tentativa de tratar a obesidade, os profissionais de saúde estabelecem a perda de peso como um objetivo primário do tratamento através de intervenções baseadas na dieta e no exercício físico. A perda de peso baseada em dietas restritivas pode estar associada a efeitos adversos à saúde e qualidade de vida. Diversas pesquisas demonstram que este tipo de intervenção pode provocar sofrimento psicológico, preocupação exarcebada em relação aos alimentos e ao peso, depressão e insatisfação corporal, oscilações de peso, baixa autoestima e transtornos alimentares.[30] A redução de gordura corporal entre 5 a 10% do peso já traz benefícios significativos à saúde como, por exemplo, controle pressórico e glicêmico.[6] Assim sendo, mais que o objetivo de perda de peso, por si só, devem ser ponderados os ganhos globais em saúde como, por exemplo, o controle metabólico e a qualidade de vida dos indivíduos.[25]

É importante que a escolha das propostas de modificação de estilo de vida seja relacionada aos hábitos identificados e sejam passíveis de monitoramento por parte da pessoa que deseja perder peso (ou modificar seus hábitos alimentares) e pelo profissional. Por exemplo, "fazer exercícios" ou "comer fibras" são comportamentos vagos, enquanto "caminhar 30 minutos, três vezes por semana, em volta da praça ou outro local de escolha da pessoa" e "incluir salada no prato do almoço, cinco vezes por semana" são atividades definidas. Assim, o plano de ação conjunta deve incluir o que será feito, com que frequência, em que local/momento e de que forma, sendo específico e realista.[27]

A ideia de mudança de foco do tratamento do excesso de peso para além do peso corporal acaba por impor uma reformulação da abordagem nutricional tradicionalmente realizada, centrada em prescição de dietas restritivas. Nesse sentido, o "comer intuitivo" tem sido proposto como um novo paradigma do aconselhamento nutricional. O comer intuitivo se refere à confiança nos mecanismos biológicos de regulação da ingestão de alimentos, ao mesmo tempo em que uma visão positiva sobre a imagem corporal está bem estabelecida.[30] Ou seja, reforça a importância de se respeitar os sinais internos de fome, saciedade e prazer, negligenciados pela correria do dia a dia e pela desconexão dos indivíduos com seus corpos.

Capítulo 23   Sobrepeso e Obesidade

> **Comer intuitivo** pode ser definido como um processo dinâmico e integrador que promove a sintonia de mente, corpo e alimentos. Refere-se a um processo adaptativo do comer essencialmente baseado na fome e saciedade para promover a regulação da ingestão de alimentos.[30]

Com o objetivo de promover uma alimentação saudável através da *"comida de verdade"*, propõe-se que o enfermeiro faça uso da segunda edição do Guia Alimentar para a População Brasileira, lançada em 2014.[22] Esse material constitui-se como um instrumento de apoio aos profissionais de saúde no que diz respeito ao incentivo individual e coletivo de uma alimentação adequada e saudável. As recomendações desse guia são apresentadas de forma sintetizada em "Dez Passos para uma Alimentação Adequada e Saudável" (Quadro 23.2).

QUADRO 23.2	Dez Passos para uma Alimentação Adequada e Saudável[22]

Passo 1: Fazer dos alimentos in natura ou minimamente processados a base da alimentação
Em grande variedade e predominantemente de origem vegetal, alimentos *in natura* ou minimamente processados são a base ideal para uma alimentação nutricionalmente balanceada, saborosa, culturalmente apropriada e promotora de um sistema alimentar socialmente e ambientalmente sustentável. Variedade significa alimentos de todos os tipos (grãos, raízes, tubérculos, farinhas, legumes, verduras, frutas, castanhas, leite, ovos e carnes) e variedade dentro de cada tipo (feijão, arroz, milho, batata, mandioca, tomate, abóbora, laranja, banana, frango, peixes, etc.).

Passo 2: Utilizar óleos, gorduras, sal e açúcar em pequenas quantidades ao temperar e cozinhar alimentos e criar preparações culinárias
Utilizados com moderação em preparações culinárias com base em alimentos *in natura* ou minimamente processados, óleos, gorduras, sal e açúcar contribuem para diversificar e tornar mais saborosa a alimentação, sem torná-la nutricionalmente desbalanceada.

Passo 3: Limitar o consumo de alimentos processados
Os ingredientes e métodos usados na fabricação de alimentos processados (conservas de legumes, compota de frutas, pães e queijos) alteram de modo desfavorável a composição nutricional dos alimentos dos quais derivam. Em pequenas quantidades, podem ser consumidos como ingredientes de preparações culinárias ou parte de refeições baseadas em alimentos *in natura* ou minimamente processados.

Passo 4: Evitar o consumo de alimentos ultraprocessados
Devido a seus ingredientes, alimentos ultraprocessados (biscoitos recheados, "salgadinhos de pacote", refrigerantes e "macarrão instantâneo") são nutricionalmente desbalanceados. Por conta de sua formulação e apresentação, tendem a ser consumidos em excesso e a substituir alimentos *in natura* ou minimamente processados. Suas formas de produção, distribuição, comercialização e consumo afetam de modo desfavorável a cultura, a vida social e o meio ambiente.

Continua...

PARTE 2 · Atuação do Enfermeiro nas necessidades em saúde da população na Atenção Primária à Saúde

...continuação

Passo 5: Comer com regularidade e atenção em ambientes apropriados e, sempre que possível, em companhia

Procure fazer suas refeições em horários semelhantes todos os dias e evite "beliscar" nos intervalos entre as refeições. Coma sempre devagar e desfrute o que está comendo, sem se envolver em outra atividade. Procure comer em locais limpos, confortáveis e tranquilos e onde não haja estímulos para o consumo de quantidades ilimitadas de alimento. Sempre que possível, coma em companhia de familiares, amigos, colegas de trabalho ou de escola. A companhia nas refeições favorece o comer com regularidade e atenção, combina com ambientes apropriados e amplia o desfrutar da alimentação. Compartilhe também as atividades domésticas que antecedem ou sucedem o consumo das refeições.

Passo 6: Fazer compras em locais que ofertem variedade de alimentos in natura ou minimamente processados

Procure fazer compras de alimentos em mercados, feiras livres e feiras de produtores e outros locais que comercializam variedades de alimentos *in natura* ou minimamente processados. Prefira legumes, verduras e frutas da estação e cultivados localmente. Sempre que possível, adquira alimentos orgânicos e de base agroecológica, de preferência diretamente dos produtores.

Passo 7: Desenvolver, exercitar e partilhar habilidades culinárias

Se você tem habilidades culinárias, procure desenvolvê-las e partilhá-las, principalmente com crianças e jovens, sem distinção de gênero. Se você não tem habilidades culinárias – e isso vale para homens e mulheres –, procure adquiri-las. Para isso, converse com as pessoas que sabem cozinhar, peça receitas a familiares, amigos e colegas, leia livros, consulte a internet, eventualmente faça cursos e... comece a cozinhar!

Passo 8: Planejar o uso do tempo para dar à alimentação o espaço que ela merece

Planeje as compras de alimentos, organize a despensa doméstica e defina com antecedência o cardápio da semana. Divida com os membros de sua família a responsabilidade por todas as atividades domésticas relacionadas ao preparo de refeições. Faça da preparação de refeições e do ato de comer momentos privilegiados de convivência e prazer. Reavalie como você tem usado o seu tempo e identifique quais atividades poderiam ceder espaço para a alimentação.

Passo 9: Dar preferência, quando fora de casa, a locais que servem refeições feitas na hora

No dia a dia, procure locais que servem refeições feitas na hora e a preço justo. Restaurantes de comida a quilo podem ser boas opções, assim como refeitórios que servem comida caseira em escolas ou no local de trabalho. Evite redes de *fast-food*.

Passo 10: Ser crítico quanto às informações, orientações e mensagens sobre alimentação veiculadas em propagandas comerciais

Lembre-se de que a função essencial da publicidade é aumentar a venda de produtos, e não informar ou, menos ainda, educar as pessoas. Avalie com crítica o que você lê, vê e ouve sobre alimentação em propagandas comerciais e estimule outras pessoas, particularmente crianças e jovens, a fazerem o mesmo.

Fonte: Guia Alimentar para a População Brasileira. 2ª ed., 2014.[22]

Cabe contextualizar que as recomendações do guia são pautadas na categorização dos alimentos de acordo com a extensão e o propósito de seu processamento. Essa proposta, intitulada como classificação *NOVA*, parte do pressuposto de que o tipo de processamento empregado na produção dos alimentos condiciona o perfil de nutrientes, o gosto e o sabor que agregam à alimentação, além de influenciar com quais outros alimentos serão consumidos, em quais circunstâncias (quando, onde, com quem) e, mesmo, em que quantidade.[22,31]

Alguns alimentos podem ser consumidos sozinhos e sem qualquer preparação culinária, como frutas, leite e nozes. Outros são usualmente consumidos em preparações culinárias, seja como itens principais (grãos, tubérculos, farinhas, hortaliças, carne e ovos) ou como complementos (óleo, sal, vinagre, açúcar, ervas e condimentos). Outros são produtos industriais prontos ou se-miprontos para consumo, como pães, queijos, conservas, frios, pratos congelados, salgadinhos de pacote e refrigerantes. Essa classificação aloca todos os alimentos, incluídos os itens indivi-duais de preparações culinárias, em um dos seguintes quatro grupos: 1) alimentos *in natura* ou minimamente processados; 2) ingredientes culinários processados; 3) alimentos processados e 4) alimentos ultraprocessados.[22,31]

Grupo 1: Alimentos *in natura* ou minimante processados

Alimentos *in natura* são obtidos diretamente de plantas ou de animais e não sofrem qualquer alteração após deixar a natureza.[22,31]Alimentos minimamente processados correspondem a alimen-tos *in natura* que foram submetidos a processos de limpeza, remoção de partes não comestíveis ou indesejáveis, fracionamento, moagem, secagem, fermentação, pasteurização, refrigeração, congelamento e processos similares que não envolvam agregação de sal, açúcar, óleos, gorduras ou outras substâncias ao alimento original.[22,31]

O principal propósito do processamento empregado na produção de alimentos do grupo 1 é aumentar a duração dos alimentos *in natura* permitindo a sua estocagem por mais tempo. Outros propósitos incluem facilitar ou diversificar a preparação culinária dos alimentos (como na remoção de partes não comestíveis, fracionamento e trituração ou moagem dos alimentos) ou modificar o seu sabor (como na torra de grãos de café ou de folhas de chá e na fermentação do leite para produção de iogurtes).[22,31]

> **Exemplos de alimentos do grupo 1:** legumes, verduras, frutas, batata, mandioca e outras raízes e tubérculos *in natura* ou embalados, fracionados, refrigerados ou congelados; ar-roz branco, integral ou parboilizado, a granel ou embalado; milho em grão ou na espiga, grãos de trigo e de outros cereais; feijão de todas as cores, lentilhas, grão-de-bico e outras leguminosas; cogumelos frescos ou secos; frutas secas, sucos de frutas e sucos de frutas pasteurizados e sem adição de açúcar ou outras substâncias ou aditivos; castanhas, nozes, amendoim e outras oleaginosas sem sal ou açúcar; cravo, canela, especiarias em geral e ervas frescas ou secas; farinhas de mandioca, de milho ou de trigo e macarrão ou massas frescas ou secas feitas com essas farinhas e água; carnes de boi, de porco e de aves e pescados frescos, resfriados ou congelados; frutos do mar, resfriados ou congelados; leite pasteurizado ou em pó, iogurte (sem adição de açúcar ou outra substância); ovos; chá, café e água potável.

PARTE 2 — Atuação do Enfermeiro nas necessidades em saúde da população na Atenção Primária à Saúde

Grupo 2: Ingredientes culinários processados

São substâncias extraídas diretamente de alimentos *in natura* ou da natureza e consumidas como itens de preparações culinárias. Os processos envolvidos com a extração dessas substâncias incluem prensagem, moagem, pulverização, secagem e refino.[22,31]

O propósito do processamento neste caso é a criação de produtos que são usados nas cozinhas das casas ou de restaurantes para temperar e cozinhar alimentos do grupo 1 e para com eles preparar pratos salgados e doces, sopas, saladas, conservas, pães caseiros, sobremesas, bebidas e preparações culinárias em geral. As substâncias pertencentes ao grupo 2 apenas raramente são consumidas na ausência de alimentos do grupo 1.[22,31]

> **Exemplos de substâncias do grupo 2**: sal de cozinha extraído de minas ou da água do mar; açúcar, melado e rapadura extraídos da cana de açúcar ou da beterraba; mel extraído de favos de colmeias; óleos e gorduras extraídos de alimentos de origem vegetal ou animal (como óleo de soja ou de oliva, manteiga, creme de leite e banha), amido extraído do milho ou de outra planta.

Grupo 3: Alimentos processados

São aqueles fabricados pela indústria com a adição de sal ou açúcar ou outra substância de uso culinário a alimentos *in natura* para torná-los duráveis e mais agradáveis ao paladar. São produtos derivados diretamente de alimentos e reconhecidos como versões dos alimentos originais. São usualmente consumidos como parte ou acompanhamento de preparações culinárias feitas com base em alimentos minimamente processados.[22,31]

> **Exemplos de alimentos do grupo 3 (processados)**: cenoura, pepino, ervilhas, palmito, cebola, couve-flor preservados em salmoura ou em solução de sal e vinagre; extrato ou concentrados de tomate (com sal e ou açúcar); frutas em calda e frutas cristalizadas; carne seca e toucinho; sardinha e atum enlatados; queijos; e pães feitos de farinha de trigo, leveduras, água e sal.

Caso bebidas alcoólicas sejam consideradas como parte da alimentação, aquelas fabricadas pela fermentação alcoólica de alimentos do grupo 1, como vinho, cerveja e cidra, são classificadas no grupo 3, nessa classificação.[22,31]

Grupo 4: Alimentos ultraprocessados

Alimentos ultraprocessados são formulações industriais feitas inteira ou majoritariamente de substâncias extraídas de alimentos (óleos, gorduras, açúcar, amido, proteínas), derivadas de constituintes de alimentos (gorduras hidrogenadas, amido modificado) ou sintetizadas em laboratório com base em matérias orgânicas como petróleo e carvão (corantes, aromatizantes, realçadores de sabor e vários tipos de aditivos usados para dotar os produtos de propriedades sensoriais

Capítulo 23 — Sobrepeso e Obesidade

atraentes). Este grupo é constituído por formulações industriais feitas tipicamente com cinco ou mais ingredientes. Técnicas de manufatura incluem extrusão, moldagem, e pré-processamento por fritura ou cozimento.[22,31]

O principal propósito do ultraprocessamento é o de criar produtos industriais prontos para comer, beber ou aquecer que sejam capazes de substituir tanto alimentos não processados ou minimamente processados que são naturalmente prontos para consumo, como frutas e castanhas, leite e água, quanto pratos, bebidas, sobremesas e preparações culinárias em geral. Hiperpalatabilidade, embalagens sofisticadas e atrativas, publicidade agressiva dirigida particularmente a crianças e adolescentes, alegações de saúde, alta lucratividade e controle por corporações transnacionais são atributos comuns de alimentos ultraprocessados.[22,31]

> **Exemplos de alimentos do grupo 4 (ultraprocessados):** refrigerantes e pós para refrescos; 'salgadinhos de pacote'; sorvetes, chocolates, balas e guloseimas em geral; pães de forma, de *hot-dog* ou de hambúrguer; pães doces, biscoitos, bolos e misturas para bolo; 'cereais matinais' e 'barras de cereal'; bebidas 'energéticas', achocolatados e bebidas com sabor de frutas; caldos liofilizados com sabor de carne, de frango ou de legumes; maioneses e outros molhos prontos; fórmulas infantis e de seguimento e outros produtos para bebês; produtos liofilizados para emagrecer e substitutos de refeições; e vários produtos congelados prontos para aquecer incluindo tortas, pratos de massa e pizzas pré-preparadas; extratos de carne de frango ou de peixe empanados do tipo *nuggets*, salsicha, hambúrguer e outros produtos de carne reconstituída, e sopas, macarrão e sobremesas 'instantâneos'.

Caso bebidas alcoólicas sejam consideradas parte da alimentação, aquelas fabricadas por fermentação de alimentos do grupo 1 seguida da destilação do mosto alcoólico, como cachaça, uísque, vodca e rum, são classificadas no grupo 4, nessa classificação.[22,31]

• 7A – Motivar para MEV

Se a pessoa apresenta alteração na avaliação antropométrica ou padrão/comportamento alimentar inadequado, mas não está motivada para o autocuidado e mudanças no estilo de vida, mantendo a predisposição para o comportamento de saúde propenso a risco, o enfermeiro se utilizará da abordagem motivacional (maiores informações nos Capítulos 11).

A identificação da necessidade de perda de peso e/ou mudança no padrão/comportamento alimentar frequentemente parte do profissional de saúde que realiza o atendimento e, neste caso, a abordagem oportuna do excesso de peso deve ser realizada com sensibilidade, indagando de forma isenta de julgamento o que a pessoa pensa a respeito do seu estado nutricional.[5]

> O enfermeiro necessita identificar em que estágio de mudança do comportamento a pessoa se encontra para definir as estratégias de abordagem na consulta. A pessoa que não está motivada para a MEV provavelmente estará na fase de pré-contemplação ou contemplação.

PARTE 2   Atuação do Enfermeiro nas necessidades em saúde da população na Atenção Primária à Saúde

A terapia cognitivo-comportamental (TCC) tem sido utilizada, em pesquisas e na clínica, como auxiliar no tratamento da obesidade. Há resultados promissores indicando redução do IMC e alteração dos hábitos alimentares.[32,33] Porém, outros estudos mostraram que os resultados são de curto prazo e não se mantêm em médio e longo prazos.[34] Uma possível justificativa para a falha na manutenção da mudança do comportamento está na ambivalência presente na pessoa entre mudar ou não o comportamento alimentar. Muitas vezes, as pessoas acreditam não ter condições de mudar suas atitudes relacionadas à comida e, com isso, não aderem ao tratamento. Um dos modelos clínicos que melhor trabalha com a ambivalência, fazendo dela uma aliada, não um objeto de resistência, é a entrevista motivacional (maiores informações nos Capítulos 11).[35]

As teorias educacionais sustentam que ter informação e conhecimento sobre determinado tema contribui para o processo de formar opinião, desenvolver e manter novas atitudes, ou seja, está relacionada ao componente racional necessário capaz de motivar uma ação desejada. Entretanto, fornecer informações pode não ser um motivador incondicional das ações visadas. Não há ação que ocorra sem motivação, mas a motivação só é possível se houver conhecimento, uma base de experiências prévias, construídas a partir de informações recebidas.[17]

Na prática clínica, verifica-se que muitas vezes a questão que mais sensibiliza a pessoa para mudança no comportamento/estilo de vida não está relacionada ao corpo em si ou a sua situação de saúde, mas está relacionada a outras situações da vida como o seu relacionamento conjugal, casamento de filhos, viagens, cuidado de filhos, de netos, e por essa razão torna-se importante identificar quais os fatores motivacionais intrínsecos de cada indivíduo.

É importante que o enfermeiro esteja ciente das influências familiares, tanto positivas quanto negativas, no padrão/comportamento alimentar e que utilize os parentes como um recurso de apoio para as mudanças. Existem diversas ferramentas que auxiliam a conhecer melhor o contexto familiar (maiores informações no Capítulo 2). Uma das ferramentas mais utilizadas na prática da APS pelos enfermeiros é o genograma, que consiste na ilustração da composição familiar com informações sobre seus membros como gênero, idade, parentesco, doenças, fatores de risco, situação laboral e morte, acrescida da representação das relações entre esses membros, como conflitos e alianças. Para melhor compreensão, é importante que se ilustre ao menos três gerações.[36]

Na abordagem da obesidade o genograma pode demonstrar, entre outras informações: a) quem mais é obeso na família; b) quais os tipos de relações dos diferentes familiares com os indivíduos obesos; c) se o excesso de peso está associado à depressão ou outra doença; d) se existe algum padrão, tanto no aparecimento da obesidade quanto na forma de relacionar-se com quem tem obesidade, que se repete através das gerações.[5]

> Após a avaliação do estágio motivacional inicia-se a terceira etapa do Processo de Enfermagem, na qual se busca construir com a pessoa o seu plano de cuidado. Nesse caso, as intervenções estarão relacionadas com objetivo de fornecer informações, levantar dúvidas, aumentar e fortalecer a percepção acerca dos riscos e consequências do comportamento atual, evidenciar a discrepância entre os objetivos pessoais e o comportamento.

A partir da identificação do estágio de motivação no qual o indivíduo se encontra é possível identificar se o tratamento do excesso de peso pode ser um objetivo comum a ser planejado, ou se a pessoa se encontra em um momento em que não há motivação para enfrentar esse proble-

Capítulo 23

Sobrepeso e Obesidade

ma. Para aqueles indivíduos que se encontram em estágio pré-contemplativo ou contemplativo, o enfermeiro, durante a consulta, deve:

- ouvir sobre o modelo explicativo do indivíduo em relação à obesidade;
- perguntar sobre a existência de alguma dificuldade na rotina diária de vida relacionada ao excesso de peso;
- levantar questões para reflexão sobre o tema;
- fornecer/indicar material informativo;
- sugerir a utilização de um diário alimentar[a] ou registro alimentar; e
- colocar-se à disposição caso a pessoa deseje apoio para MEV e, se houver interesse, propor retorno em até 30 dias para reavaliar a motivação (5A).

- ## 8A – Aderiu às mudanças?

As pessoas motivadas para a MEV construíram na CE um plano de cuidados com o enfermeiro e deverão retornar em até 30 dias para avaliação da execução, de acordo com as metas preestabelecidas. Assim como proposto na anotação 5A, a adesão pode ser adequadamente avaliada a partir de questões abertas que propiciem ao indivíduo falar sobre as percepções, os sentimentos, as sensações e/ou as dificuldades percebidas nesse primeiro momento de execução do plano de cuidado.

A avaliação da adesão terapêutica pode revelar duas situações: a) a pessoa demonstra estar aderente ao plano de cuidado; ou b) a pessoa não aderiu ao plano de cuidado. A falta de adesão, em geral, pode ocorrer por dois motivos: a) a não adesão involuntária (não intencional), que ocorre quando o indivíduo apresenta dificuldade em cumprir o tratamento ou o segue de forma inconsistente daquela previamente pactuada no plano por dificuldade de entendimento e/ou comunicação; ou b) a não adesão voluntária, quando a pessoa decide racionalmente não realizar as ações planejadas ou realizá-las de forma diferente daquelas previamente pactuadas no plano.

- No contexto da APS, a quarta etapa do PE – implementação – é realizada pela pessoa em acompanhamento quando coloca o plano em prática.
- No retorno à CE o enfermeiro inicia a quinta etapa do PE – avaliação – verificando com a pessoa a adesão ao plano de cuidados e os sentimentos em relação à sua execução.

A relação profissional de saúde-usuário desempenha um papel relevante para o seguimento do plano conjunto de cuidados. O enfermeiro deve se colocar como apoiador do indivíduo nesse processo, reforçando positivamente as mudanças realizadas com sucesso e repensando em conjunto as ações que a pessoa não conseguiu executar. É importante que o enfermeiro demonstre confiança em relação ao autocuidado do indivíduo, para não gerar desconforto e fragilizar a relação estabelecida. O enfermeiro, também, deve estar atento para o fato de que a assimetria na comunicação verbal e não verbal pode ser uma barreira na relação profissional de saúde-usuário.

---

[a] O Diário Alimentar é utilizado para obter informações sobre o consumo alimentar. O indivíduo anota, em formulários especialmente desenhados, todos os alimentos e bebidas consumidos ao longo de 1 ou mais dias, devendo anotar também os alimentos consumidos fora de casa. Normalmente, o método pode ser aplicado durante 3, 5 ou 7 dias – períodos maiores que sete dias podem comprometer a aderência e a fidedignidade dos dados.[37]

PARTE 2 — Atuação do Enfermeiro nas necessidades em saúde da população na Atenção Primária à Saúde

- ## 9A – Metas atingidas?

Para as pessoas que demonstraram estar aderentes ao plano de cuidado, o próximo passo é avaliar se as metas pactuadas foram atingidas.

As metas podem ser quantitativas, tais como o número de quilogramas (kg) "emagrecidos" e os parâmetros de exames laboratoriais ou, também, qualitativo-comportamentais. Nesse sentido, a consulta de acompanhamento deve ser conduzida de acordo com as metas e os prazos previamente estabelecidos. Considerando-se que ambos os tipos de metas exigem mudanças profundas no comportamento, esse espaço de acompanhamento deve explorar os aspectos que levam o indivíduo a atingi-las ou não. Ou seja, esse momento deve ser entendido para além da realização de novas medidas antropométricas. O registro das metas e prazos deve ser relembrado nas consultas subsequentes.

> Além de avaliar os aspectos qualitativo-comportamentais da execução do plano, os aspectos quantitativos também precisam ser avaliados verificando com a pessoa se as metas pactuadas foram alcançadas.

Se as metas estão sendo alcançadas, deve-se manter o acompanhamento até que todas as metas sejam atingidas (12A).

Se a pessoa demonstra estar aderente ao plano, mas mesmo assim não está conseguindo atingir as metas, o enfermeiro deve avaliar cuidadosamente a situação e decidir se mantém o acompanhamento da pessoa por mais algum tempo (definir esse tempo no plano) ou se deve encaminhá-la para avaliação com uma nutricionista ou outro profissional do serviço de referência ou de apoio matricial (10A).

- ## 10A – Solicitar avaliação do Nutricionista da Unidade de Saúde (US) ou apoio matricial da nutrição do Núcleo de Apoio à Saúde da Família (NASF) ou encaminhar para serviço especializado

O plano de cuidado também pode prever o encaminhamento para serviço especializado a qualquer momento, mas principalmente após avaliações onde as metas não são atingidas ou quando o tratamento não tem resultados satisfatórios. Nesse aspecto, se as metas não estão sendo atingidas em consultas subsequentes pode ser necessário solicitar avaliação do nutricionista da US, quando disponível, ou do apoio matricial do NASF ou, em última instância, realizar o encaminhamento para um serviço especializado. É importante que, dentro do possível, o enfermeiro possa participar do processo de discussão desse caso e seguir sendo uma referência para a pessoa.

- ## 11A – Não aderiu às mudanças

Como se tratam, muitas vezes, de várias mudanças, é importante identificar, com a pessoa, quais são as metas que não foram alcançadas e a partir destas buscar identificar quais são as dificuldades que encontrou para seguir as recomendações pactuadas no plano de cuidado. A identificação ou reconhecimento das dificuldades é o primeiro passo e possibilita ao enfermeiro a abordagem adequada da situação e a tomada de decisão quanto à utilização dos recursos que facilitarão o seguimento do acompanhamento da pessoa.

Capítulo 23

Sobrepeso e Obesidade

A decisão de como prosseguir deve ser compartilhada com a pessoa, como aconteceu nas etapas anteriores. Se houver motivação, pode-se retomar o plano comum de cuidados, modificando-o de acordo com as novas situações e percepções e agendar novo retorno em até 30 dias para reavaliação. Caso a pessoa se mostre ambivalente, cansada e/ou pouco motivada, pode-se retomar as estratégias de motivação (anotação 7A). Ainda, se não houver motivação ou a pessoa não conseguir seguir as orientações alimentares de forma recorrente, pode-se solicitar uma avaliação do nutricionista da US ou do NASF ou, ainda, encaminhamento para serviço especializado (anotação 10A).

> Quando existirem dificuldades para realizar as MEV:
> - reavaliar motivação para MEV;
> - identificar dificuldades e levantar questões para reflexão;
> - reavaliar e repactuar metas;
> - se necessário, modificar o plano (repensar formas de execução); e
> - propor retorno em até 30 dias para reavaliação.

- ## 12A – Apoio ao autocuidado, estímulo à manutenção das metas estabelecidas e ao estilo de vida saudável

A partir do entendimento de que a MEV é um processo que demanda um acompanhamento continuado, propõe-se que consultas de seguimento sejam realizadas com a finalidade de avaliar:

a) a percepção do indivíduo no que diz respeito a sua adesão ao plano estabelecido;

b) a viabilidade de seguimento do plano em médio/longo prazos; e

c) o resultado apresentado pela pessoa; mudanças nos hábitos alimentares, organização da alimentação na família, aumento de atividade física, variação do peso, percepções subjetivas de alterações no volume e na forma corporal, melhora na resistência ao esforço, entre outros. A partir da avalição conjunta dessas três dimensões, o enfermeiro estabelece a manutenção do plano, aproveitando para validar o esforço e as mudanças implementadas, ou sua alteração, visando facilitar a adesão e os resultados.[25] A periodicidade das consultas de seguimento deve ser estabelecida de acordo com as particularidades de cada caso e a realidade do serviço em que o enfermeiro está inserido.

> A atuação do enfermeiro na promoção e manutenção do peso saudável passa por ajudar as pessoas a apropriarem-se do próprio corpo, do que se passa com ele e de sua própria vontade.

Quando as metas definidas para cada DE forem atingidas e as condições de saúde que estavam alteradas forem restabelecidas ou o comportamento alimentar inadequado for modificado, o enfermeiro fará o fechamento do acompanhamento relacionado a esse DE específico. Em relação à MEV, é importante lembrar que na mudança comportamental existe uma fase importante que é a manutenção dos novos comportamentos. É importante ajudar na identificação dos benefícios do novo comportamento, reconhecer as situações de risco de recaída e as estratégias de prevenção e enfrentamento.

541

PARTE 2 · Atuação do Enfermeiro nas necessidades em saúde da população na Atenção Primária à Saúde

O sucesso da intervenção de MEV é ajudar a pessoa a desenvolver a habilidade para enfrentar novas dificuldades e estimular a manutenção dos objetivos alcançados.

Quando não houver resultados de mudança de estilo de vida, talvez seja necessário modificar o plano ou reforçar as orientações de acordo com as necessidades apresentadas pelo indivíduo, estimulando a manutenção do autocuidado. Em caso de novo plano de cuidado e novas metas pactuadas, recomeçar o algoritmo a partir da anotação (6A).

Aspectos-chave

- A obesidade é um agravo de caráter multifatorial decorrente de balanço energético positivo que favorece o acúmulo de gordura, levando a riscos para a saúde devido a sua relação com complicações metabólicas e associação com comorbidades, incluindo as doenças cardiovasculares.
- O sobrepeso e a obesidade são problemas de saúde pública preveníveis, tornando-se relevante a intervenção em nível da APS e, em especial, para o trabalho cotidiano do enfermeiro na US.
- O excesso de peso não pode ser negligenciado pelas equipes. A identificação da alteração do padrão de alimentação, do estado nutricional e o diagnóstico precoce são aspectos importantes para a promoção da saúde, para a prevenção de agravos e redução de morbimortalidade.
- O estado nutricional pode ter três tipos de manifestação orgânica, basicamente: a) adequação nutricional (eutrofia); b) carência nutricional; e c) distúrbio nutricional.
- O balanço energético positivo pode ser classificado de acordo com o índice de massa corporal (IMC) em: a) sobrepeso; b) obesidade grau I; c) obesidade grau II; e d) obesidade grau III.
- O enfermeiro necessita ter no seu processo de trabalho um olhar vigilante em relação ao estado nutricional da população do território sob responsabilidade da equipe de saúde. Isto significa considerar a singularidade de cada indivíduo, de cada grupo, para cada fase do ciclo de vida.
- Fatores relacionados à dieta e aos padrões de atividade física podem ser considerados os maiores contribuintes externos diretos para o ganho de peso. O estilo de vida sedentário diminui o gasto de energia e favorece o aumento de peso.
- A avaliação antropométrica faz parte da avaliação do estado nutricional das pessoas e é fundamental para o planejamento da abordagem. Atualmente, a combinação de massa corporal e distribuição de gordura é, na prática, a melhor opção para avaliação clínica.
- No Processo de Enfermagem a anamnese alimentar realizada de forma clara possibilita um planejamento nutricional junto com a pessoa que seja mais adequado, flexível e que atenda às necessidades e possibilidades de modificação no seu contexto de vida.
- Orientações alimentares muito restritivas e rígidas não são sustentáveis. Para que a modificação dos hábitos alimentares seja mantida por toda a vida, as orientações alimentares devem ocorrer por meio de um processo educativo para MEV. Para tanto, as orientações devem ser negociadas, pactuadas de forma flexível e individualizada, respeitando as preferências alimentares, os aspectos financeiros e o estilo de vida de cada pessoa e sua família.

Capítulo 23

Sobrepeso e Obesidade

- A avaliação da motivação é um pressuposto básico para o sucesso de intervenções direcionadas à mudança do estilo de vida (MEV);
- Uma ferramenta importante para auxiliar nessa avaliação é a abordagem cognitivo-comportamental que define cinco estágios motivacionais para a mudança de comportamento, são eles: pré-contemplação, contemplação, decisão, ação e manutenção;
- O enfermeiro necessita identificar em que estágio de mudança do comportamento a pessoa se encontra para definir as estratégias de abordagem na consulta de enfermagem.

Referências

1. Institute IFPR. Global Nutrition Report: From Promise to Impact: ending malnutrition by 2030. 2016. 182 p.
2. WHO. Obesity: preventing and managing the global epidemic. Report of a WHO consultation. World Health Organ Tech Rep Ser [Internet]. 2000;894:i-xii, 1-253. Disponível em: http://www.ncbi.nlm.nih.gov/pubmed/11234459 Acessado em: 20 jun. 2016.
3. WHO. Physical status: the use and interpretation of anthropometry. Report of a WHO Expert Committee. World Health Organization technical report series. 1995. p. 1-452.
4. Wanderley EN, Ferreira VA. Obesidade: uma perspectiva plural. Cien Saude Colet. 2010;15(1):185-94.
5. Brasil. Cadernos de Atenção Básica: Estratégias para o cuidado da pessoa com doença crônica obesidade [Internet]. Brasília: Ministério da Saúde. 2014. 214 p. Disponível em: http://189.28.128.100/dab/docs/portaldab/publicacoes/caderno_38.pdf Acessado em: 21 jun. 2016.
6. Brasil. Ministério da Saúde. Cadernos de Atenção Básica- no 12: Obesidade. 2006. 108 p.
7. Brasil. Vigitel 2014: Vigilância de fatores de Risco para doenças crônicas por inquérito telefônico. 2015. 135 p.
8. Brasil. Vigitel 2006: Vigilância de fatores de Risco para doenças crônicas por inquérito telefônico. 2007. 92 p.
9. Kac G, Sichieri R, Gigante DP. Transição Nutricional. Rio de Janeiro: Editora Fiocruz; 2007. 580 p.
10. Souza JMB, Ribeiro AN, Almondes KM, Castro MM, Maia EMC, Silva NG. Obesity and treatment: behavioral and social challenge. Rev Bras Ter Cogn [Internet]. 2005;1(1). Disponível em: http://www.gnresearch.org/doi/10.5935/1808-5687.20050007. Acessado em: 22 jun. 2016.
11. Brasil. Matriz de ações de alimentação e nutrição na atenção básica de saúde. Série A. Normas e Manuais Técnicos. 2009. 74p p.
12. Brasil. Ministério da Saúde. Coordenação-Geral da Política Nacional de Alimentação e Nutrição. Departamento de Atenção Básica. Brasil. Vigilância Alimentar e Nutricional – SISVAN: orientações básicas para a coleta, o processamento, a análise de dados e a informação em serviços de saúde. 2004. 120 p.
13. Gallagher D, Visser M, Sepulveda D, Pierson RN, Harris T, Heymsfield SB. How useful is body mass index for comparison of body fatness across age, sex, and ethnic groups? Am J Epidemiol. 1996;143(0002-9262 (Print)):228-39.
14. Molarius A, Seidell JC, Sans S, Tuomilehto JKK. Varying sensitivity of waist action levels to identif y subjects with overweight or obesity in 19 populations of the WHO MONICA Project. J Clin Epidemiol. 1999;52:1213-24.
15. WHO. Obesity: preventing and managing the global epidemic. Report of a World Health Organization Consultation. 2000. p. 256.
16. Lipschitz DA. Screening for nutritional status in the elderly. Screen Nutr status Elder. 1994;21(1):55-67.
17. Toral N, Slater B. Abordagem do modelo transteórico no comportamento alimentar. Cien Saúde Colet. 2007;12(6):1641-50.
18. Garcia RWD. Reflexos da globalização na cultura alimentar: Considerações sobre as mudanças na alimentação urbana. Rev Nutr. 2003;16(4):483-92.
19. Marchioni DML, Verly Junior E, Cesar CLG, Fisberg RM. Avaliação da adequação da ingestão de nutrientes na prática clínica. Rev Nutr [Internet]. 2011;825–32. Disponível em: http://www.scielo.br/scielo.php?script=sci_arttext&pid=S1415-52732011000600003&lang=pt. Acessado em: 20 jun. 2016.

PARTE 2 · Atuação do Enfermeiro nas necessidades em saúde da população na Atenção Primária à Saúde

20. WHO. Diet, nutrition and the prevention of chronic diseases. World Health Organ Tech Rep Ser [Internet]. 2003;916:i-viii, 1-149, backcover. Disponível em: http://eutils.ncbi.nlm.nih.gov/entrez/eutils/elink.fcgi?dbfrom=pubmed&id=12768890&retmode=ref&cmd=prlinks\npapers3://publication/uuid/734F6B31-260B-4545-A8E4-57F7D35DDEB8. Acessado em: 24 jun. 2016.

21. Saúde B-M. Guia alimentar para a população brasileira. 2006.

22. Brasil. Ministério da Saúde. Guia Alimentar para a População Brasileira [Internet]. 2014. 156 p. Disponível em: http://bvsms.saude.gov.br/bvs/publicacoes/guia_alimentar_populacao_brasileira_2008.pdf. Acessado em: 20 jun. 2016.

23. Brasil. Ministério da Saúde. Orientações para Avaliação de Marcadores de Consumo Alimentar na Atenção Básica. Journal of Chemical Information and Modeling. 2015. 33 p.

24. Herdman TH, Kamitsuru S. Diagnósticos de enfermagem da NANDA: definições e classificação. Porto Alegre: Artmed; 2015.

25. Camolas JSO, Mascarenhas MMP, Carmo I. Indivíduo: intervenção nutricional direcionada aos estilos de vida em indivíduos com obesidade. Acta Port Nutr. 2015;3:14-21.

26. Miller WR, Rollnick S. Entrevista Motivacional. Porto Alegre: Artmed; 2001.

27. Cavalcanti AM, Oliveira ACL. Autocuidado apoiado: manual do profissional de saúde [Internet]. Curitiba: Secretaria Municipal de Saúde; 2012. 92 p. Disponível em: http://apsredes.org/site2012/wp-content/uploads/2012/06/Auto-cuidado-Apoiado.pdf. Acessado em: 24 jun. 2016.

28. Stewart M, FALTAM MAIS DOIS NOMES DE AUTOR et al. Medicina centrada na pessoa: transformando o método clínico. Porto Alegre: Artmed; 2010. 376 p.

29. Cuppari L. Nutrição Clínica no Adulto. CIDADE: Editora Manole; 2002.

30. Cadena-Schlam L, López-Guimerà G. Intuitive eating: An emerging approach to eating behavior. Nutr Hosp. 2015;31(3):995-1002.

31. Monteiro CA, Cannon G, Levy R, Moubarac J-C, Jaime P, Martins AP et al. NOVA. A estrela brilha. World Nutr. 2016;7:28-40.

32. Tsiros MD, Sinn N, Brennan L, Coates AM, Walkley JW, Petkov J, et al. Cognitive behavioral therapy improves diet and body composition in overweight and obese adolescents. Am J Clin Nutr. 2008;87(5):1134-40.

33. Corbalán MD, Morales EM, Canteras M, Espallardo A, Hernández T, Garaulet M. Effectiveness of cognitive-behavioral therapy based on the Mediterranean diet for the treatment of obesity. Nutrition. 2009;25(7-8):861-9.

34. Dorsten BV, Lindley EM. Cognitive and behavioral approaches in the treatment of obesity. Endocrinol Metab Clin North Am. 2008;37(4):905-22.

35. Finger IR, Potter JR. Entrevista motivacional no tratamento de sobrepeso/obesidade: uma revisão de literatura. Rev Bras Ter Cogn [Internet]. 2011;7(2):2-7. Disponível em: http://pepsic.bvsalud.org/scielo.php?script=sci_arttext&pid=S1808-56872011000200002&lng=pt&tlng=pt. Acessado em: 25 jun. 2016.

36. Ditterich RG, Gabardo MCL, Moysés SJ. As ferramentas de trabalho com famílias utilizadas pelas equipes de saúde da família de Curitiba, PR. Saúde e Soc [Internet]. 2009;18(3):515-24. Disponível em: http://www.scielo.br/pdf/sausoc/v18n3/15.pdf. Acessado em: 27 jun. 2016.

37. Fisberg RM, Marchioni DML, Colucci ACA. Avaliação do consumo alimentar e da ingestão de nutrientes na prática clínica. Arq Bras Endocrinol e Metabol [Internet]. 2009;53(5):617-24. Disponível em: http://www.scielo.br/pdf/abem/v53n5/14.pdf. Acessado em: 27 jun. 2016.

24

Tabagismo

Lisiane Andreia Devinar Périco
Rosane Glasenapp
Sandra Rejane Soares Ferreira

O que há neste capítulo?

Neste capítulo será abordado o tabagismo como um problema de saúde pública e uma condição sensível à Atenção Primária à Saúde (APS). O objetivo deste capítulo é instrumentalizar o enfermeiro da APS, como integrante da equipe multiprofissional, a trabalhar na consulta de enfermagem e na atividade grupal à cessação do uso do tabaco e na prevenção da sua iniciação. Esforços para ajudar pessoas a pararem de fumar e para prevenirem recaídas devem ter alta prioridade nos programas de saúde da APS, tendo em vista que ela é a porta de entrada do sistema de saúde e está mais próxima do dia a dia das pessoas e da comunidade.

Introdução

De acordo com a Organização Mundial da Saúde (OMS), o uso do tabaco é um problema de saúde pública, pois continua sendo a principal causa de morte evitável para 6 milhões de pessoas no mundo a cada ano. A maioria das mortes acontece em países de renda baixa e média. Se as tendências atuais continuarem, até 2030 o tabaco matará mais de 8 milhões de pessoas por ano em todo o mundo.[1,2]

O tabagismo é reconhecido, atualmente, como uma dependência química, expondo as pessoas a inúmeras substâncias tóxicas.[2,3] Já foram identificadas mais de 4.700 substâncias na fumaça do cigarro, sendo que mais de 50 delas são carcinogênicas e as restantes, tóxicas.[1,2] Não só o fumo ativo, mas o fumo passivo também aumenta os riscos de doença. Sete não fumantes morrem por dia em consequência do fumo passivo.[2,4] Ele já é a terceira maior causa de morte evitável no mundo, subsequente, apenas, ao tabagismo ativo e ao consumo excessivo de álcool.[2,5]

Em novembro de 2005, o Brasil ratificou a Convenção Quadro para Controle do Tabaco (CQCT),[6] o primeiro tratado internacional de saúde pública que tem como objetivo conter a epidemia global do tabagismo. Sua ratificação pelo Brasil se deu por meio de decreto legislativo e sua implemen-

PARTE 2 — Atuação do Enfermeiro nas necessidades em saúde da população na Atenção Primária à Saúde

tação nacional ganhou o *status* de Política de Estado. A implantação do Programa Nacional de Controle do Tabagismo passou, então, a fazer parte da Política Nacional de Controle do Tabaco (PNCT), que é orientada ao cumprimento das medidas e diretrizes da CQCT pelo país.[6,7]

Apesar de todo o conhecimento científico acumulado nos últimos anos sobre o tabagismo, quer como fator de risco de doenças graves e fatais ou pela sua própria condição de doença crônica ligada à dependência da nicotina, ele continua afetando milhões de vidas, sendo necessária a intensificação das ações de prevenção e motivação para cessação do tabaco.[2,15]

Os serviços de APS precisam estar preparados para desenvolver as ações propostas pela PNCT e, em especial, os enfermeiros, profissionais-chave na implementação do conjunto de intervenções que precisam ser realizadas na comunidade, nas associações comunitárias, nas unidades de saúde (atenção individual e com grupos) e nas escolas. Enfermeiros podem contribuir de forma significativa em termos de redução da incidência da iniciação do tabagismo entre os jovens, tendo em vista que são considerados os principais profissionais envolvidos com educação em saúde.[8]

Epidemiologia do tabaco

A OMS estima que 1/3 da população mundial – cerca de 2 bilhões de pessoas – é afetada pelo tabaco, seja de forma ativa ou passiva, sendo que 80% deles vivem nos países em desenvolvimento.[4]

Aproximadamente 22% da população mundial com 15 anos ou mais de idade fuma. Cerca de metade dos fumantes morre precocemente devido a condições associadas ao tabagismo. O cigarro é responsável por mais de 5 milhões de mortes por ano no mundo,[3] e as mortes provocadas pelo cigarro são maiores que o somatório das mortes provocadas pelo uso de álcool e outras drogas ilícitas, malária, tuberculose, homicídio, suicídio, acidentes de carro e AIDS.[9]

O tabagismo está relacionado a mais de 50 doenças, sendo responsável por 90% das mortes por câncer de pulmão, 85% das mortes por bronquite e enfisema, 30% das mortes por câncer de boca, 25% das mortes por doença do coração e 25% das mortes por derrame cerebral.[4]

O tabaco, além dos danos diretamente causados por ele, é um fator de risco para seis das oito principais causas de morte no mundo: doença isquêmica do coração, acidente vascular cerebral (AVC), infecção respiratória baixa, doença pulmonar obstrutiva crônica (DPOC), tuberculose (TB), câncer de pulmão, brônquios e traqueia, matando uma pessoa a cada 6 segundos, sendo considerado pela OMS como a principal causa de morte evitável em todo o mundo.[1] Estudos de metanálise mostram que pessoas expostas cronicamente à poluição tabagística ambiental (PTA) têm risco 30% maior de desenvolver câncer de pulmão e 24% maior de desenvolver doença cardiovascular (DCV) do que os não expostos.[10]

No Brasil, em 2013, a Pesquisa Nacional de Saúde (PNS) identificou a prevalência de 14,7% de adultos fumantes, sendo 18,9% no sexo masculino e 11% no feminino.[10] O percentual de adultos fumantes no Brasil vem apresentando expressiva queda nas últimas décadas, em função das inúmeras ações desenvolvidas pela Política Nacional de Controle do Tabaco. Uma pesquisa identificou que de 1989 a 2010 houve queda no percentual de fumantes de 46%, como consequência das Políticas de Controle do Tabagismo implementadas, estimando-se que o total de cerca de 420.000 mortes foram evitadas neste período.[12]

De acordo com o Vigitel-2014 (Vigilância de Fatores de Risco e Proteção para Doenças Crônicas por Inquérito Telefônico),[13] a frequência de adultos brasileiros fumantes foi de 10,8%, sendo maior no sexo masculino (12,8%) do que no feminino (9,0%). Para os homens, a frequência de

Capítulo 24   Tabagismo

fumar tendeu a ser menor antes dos 25 anos de idade e, para ambos os sexos, esta frequência tendeu a ser menor após os 65 anos. A frequência do hábito de fumar foi particularmente alta entre homens (16,4%) e mulheres (12,1%) com até 8 anos de escolaridade, aproximadamente duas vezes a frequência observada entre indivíduos com 12 ou mais anos de estudo.[13]

No Vigitel-2014[13] também se verifica que, na população adulta, a frequência de fumantes passivos no domicílio foi de 9,4% e tendeu a ser maior no sexo feminino (10,0%) do que no masculino (8,7%). Também, foi maior entre os mais jovens (18 a 34 anos), sem distinção segundo escolaridade. Quanto à frequência de fumantes passivos no local de trabalho, ela foi de 8,9%, sendo cerca de duas vezes maior em homens (13,1%) do que em mulheres (5,2%). Entre homens, a frequência de fumantes passivos no local de trabalho diminuiu substancialmente com o aumento do nível de escolaridade e, entre mulheres, não houve diferença entre as faixas de escolaridade.[13]

Tabagismo passivo

A inalação da fumaça do tabaco por não fumantes tem sido chamada de tabagismo passivo, involuntário ou de "segunda mão" ou, ainda, poluição tabagística ambiental (PTA). A fumaça de "segunda mão" é a fumaça emitida pela ponta acesa dos produtos derivados do tabaco, geralmente combinada com a fumaça exalada pelo fumante. A exposição do feto à fumaça do cigarro – quando a mãe fuma ou quando ela se expõe ao tabagismo passivo – também se constitui em tabagismo involuntário.[5,14,15]

A OMS adverte que não há nível seguro de exposição ao tabagismo passivo e recomenda, para diminuição do problema, a eliminação do fumo nos espaços públicos fechados, por meio da implantação dos "ambientes 100% livres de cigarro".[9]

O Brasil deu um importante passo nesse sentido, ao criar a Lei 9.294/96, que proíbe fumar em ambientes públicos fechados, porém, devido à falta de maior consciência sobre os reais danos do tabagismo passivo e devido à falta de fiscalização, infelizmente, em muitos locais essa lei ainda não é cumprida.[10]

Especificidades no consumo e nas consequências do tabagismo para as pessoas

O tabagismo apresenta consequências distintas, dependendo da pessoa que está fumando (ativa ou passivamente). Estas especificidades, se não consideradas, podem comprometer a eficácia do acompanhamento visando à cessação do tabagismo. É importante que o enfermeiro tenha conhecimento destas particularidades em populações específicas para considerá-las no planejamento dos cuidados.

Até poucas décadas existiam diferenças significativas no padrão e nas perspectivas do consumo de tabaco entre os gêneros. Desde que o tabagismo foi introduzido na sociedade moderna, ele se caracteriza como um comportamento tipicamente masculino. No entanto, com a participação cada vez maior da mulher no mercado de trabalho, ela passou a ter mais poder dentro da sociedade e, em decorrência disso, passou a ser alvo da publicidade da indústria fumageira, que associa o ato de fumar com a ideia de emancipação e independência.[16,17]

Homens e mulheres respondem diferentemente à nicotina e ao tabaco e essas diferenças deveriam ser melhor estudadas. Pesquisas recentes indicam que o tabagismo na mulher é reforçado menos pela nicotina do que pelos fatores não farmacológicos (reforço social, respostas condicionadas, etc.); que a terapia de reposição nicotínica (TRN) pode ser menos efetiva na mu-

PARTE 2 — Atuação do Enfermeiro nas necessidades em saúde da população na Atenção Primária à Saúde

lher que no homem e que a fase do ciclo menstrual interfere com a nicotina e com a síndrome de abstinência, fazendo com que seja mais difícil para a mulher parar de fumar, particularmente na fase lútea tardia.[15,18]

O hábito de fumar foi introduzido na sociedade moderna com a chegada da Revolução Industrial, inicialmente entre os homens e, somente após a década de 1950, passou a ser também comum entre as mulheres, fazendo parte de um "estilo de vida".[15,19] O tabagismo é o principal fator de risco evitável à saúde do homem. Além disso, homens têm uma tendência maior de uso abusivo de álcool e outras drogas e também são mais acometidos por obesidade, conforme descrito no Capítulo 19. O risco adicional (cardiovascular e para mortalidade geral, incluindo neoplasias), promovido pelo tabagismo, tem contribuído para a manutenção da grande diferença entre as expectativas de vida dos gêneros, desfavorável aos homens.

A OMS estima que 27% das mulheres no mundo (250 milhões) sejam fumantes.[9] Os principais efeitos do tabagismo ativo e passivo na saúde da mulher são o aumento do risco de DCV: doença coronariana, AVC isquêmico e hemorragia subaracnóidea. No Brasil, o tabagismo é responsável por cerca de 40% das mortes por doença coronariana em mulheres com menos de 65 anos e por 10% das mortes em mulheres com mais de 65 anos.[15,20]

O risco relativo de doença coronariana é maior em mulheres jovens que fumam do que em homens mais velhos, e aumenta com o número de cigarros fumados e com a duração do tabagismo;[15,18] esse risco aumenta muito se associado ao uso de anticoncepcionais orais (ACO). Segundo o Instituto Nacional de Câncer (INCA), as mulheres jovens que fumam e usam ACO têm um risco até dez vezes maior de ter IAM, AVC, trombose venosa profunda, tromboflebite e embolia pulmonar;[15,20] aumento do risco de aterosclerose da carótida, aterosclerose vascular periférica e morte por ruptura de aneurisma de aorta abdominal.[15,18]

O risco de câncer de mama aumenta com o início precoce do tabagismo nas nulíparas e nas fumantes de mais de 20 cigarros/dia ou que tenham fumado cumulativamente 20 maços/ano ou mais. Estudos sugerem que o tabagismo passivo também leva ao aumento do risco de desenvolver câncer de mama, quando comparado com mulheres não fumantes.[15,21] O risco de câncer de colo de útero aumenta com o início precoce do tabagismo (duração) e com o número de cigarros fumados; a sobrevida de mulheres com câncer de colo uterino e que fumam também está diminuída.[15,21]

Pesquisas mostram o aumento do tabagismo, principalmente entre as mulheres mais jovens, o que agrava ainda mais o problema, pois a mulher em idade fértil pode engravidar e, além da sua exposição pessoal aos malefícios do cigarro, ela expõe o feto ao tabagismo passivo.[15]

Dados da literatura mundial tornam inequívocos os malefícios do tabagismo sobre a saúde materna e fetal, bem como para o desenvolvimento da própria gestação. O tabagismo antes e durante a gestação é a principal causa evitável de doença e morte entre gestantes e crianças, e as mulheres que param de fumar antes de engravidar ou logo que saibam da gravidez diminuem significativamente os riscos dos efeitos danosos do fumo. As gestantes expostas ao tabagismo passivo têm aumentado em 30% o risco de parto prematuro e em 20% a incidência de recém-nascido com baixo peso. Estes, expostos ao tabagismo passivo (intraútero ou após o nascimento) apresentam um risco até três vezes maior de ter síndrome da morte súbita infantil.[15]

No Brasil, a prevalência do tabagismo na gestação – assim como na população em geral – tem diminuído nos últimos anos. Em uma revisão da literatura nacional, verificou-se que a prevalência no início da gravidez caiu de 40,8%, em 1993, para 21,1%, em 2005, decaindo ao longo da gestação, para 27% e 14,2%, respectivamente, mostrando o quanto a gravidez em si pode ser fator motivacional para o abandono do tabagismo.[15]

Os principais fatores de risco para o tabagismo na gravidez são: ser jovem; ter baixo nível socioeconômico; ter baixa escolaridade; maior número de gestações prévias; estar solteira ou separada; ter companheiro que fuma; ter mãe que fuma e não fazer pré-natal.[15]

O tabagismo na gestação é particularmente danoso, já que não afeta só a fumante em si, mas a evolução da gravidez e o desenvolvimento da criança – antes e depois do nascimento. As principais complicações maternas são: gravidez ectópica; abortamento; ruptura prematura da bolsa; parto prematuro; descolamento prematuro da placenta e placenta prévia.[15]

As complicações no feto manifestam-se de diferentes formas, desde aumento da frequência cardíaca até baixo peso ao nascer (BPN), malformações congênitas, alterações importantes no desenvolvimento do sistema nervoso fetal e aumento da natimortalidade. Bebês que nascem de mães fumantes têm três a quatro vezes mais chance de morrer da síndrome da morte súbita infantil, enquanto os filhos de fumantes passivas têm duas vezes esse risco aumentado, quando comparados àqueles nascidos de mães não fumantes.[15] O tabagismo na gestação ainda provoca aumento do risco da mortalidade na infância (40%), maior propensão a infecções do trato respiratório, asma, problemas de ouvido, nariz e garganta, além do aumento de problemas psicológicos, como problemas de comportamento, déficit de atenção e hiperatividade.[15]

Apesar de todas essas informações disponíveis, somente 25 a 40% das gestantes que fumam tentam parar de fumar, o que reforça a importância do papel dos profissionais de saúde não só no sentido de identificar uma gestante que fuma, mas de alertar sobre os danos que o tabagismo provoca nela, no seu filho e no desenvolvimento da gestação, além de incentivar o abandono do hábito e propor o tratamento. A gestação é uma ocasião especial para a promoção da cessação do tabagismo, pois a preocupação com a saúde do feto gera uma motivação extraordinária na gestante. Os resultados e a relação custo-efetividade das intervenções são melhores neste grupo do que na população em geral, pois os ganhos extrapolam os benefícios à saúde da mulher, atingindo também o feto.[15]

A OMS estima que 40% de todas as crianças no mundo estejam expostas ao tabagismo passivo. As crianças, por apresentarem a frequência respiratória mais elevada que os adultos, são mais vulneráveis aos efeitos da PTA, principalmente porque muitas já convivem com a fumaça do cigarro desde a vida intraútero. Entre as crianças expostas ao tabagismo involuntário há um aumento de 50 a 100% das doenças respiratórias (pneumonia, tosse crônica, falta de ar e asma), diminuição do crescimento e função pulmonar, alta incidência de infecções de ouvido e aumento das anormalidades do desenvolvimento e problemas comportamentais.[15]

Idosos, pessoas com comorbidades psiquiátricas, população negra, pessoa em processo de alta hospitalar e cardiopatas também necessitam ter consideradas suas especificidades em relação ao tabagismo.

O enfermeiro e o controle do tabagismo

Em uma revisão integrativa,[8] verificou-se que o tabagismo é uma área promissora para atuação dos enfermeiros em todos os níveis de atenção. No Brasil, tal constatação torna-se fundamental, visto que o país possui uma Política Nacional de Controle do Tabaco[6,7] com possibilidade de capacitação para esses profissionais.

Destacam-se, a seguir, as atividades que podem compor formalmente as rotinas de atuação do enfermeiro na PNCT[6,7] no que concerne a prevenção, proteção, cessação e regulação do tabagismo:

a) participação na elaboração de material técnico de apoio ao Programa;

b) participação nos encontros de avaliação e atualização do Programa;

c) participação na elaboração da programação de ações anuais, a fim de definir metas para o Programa de Controle do Tabagismo;

d) participação na implementação do Programa Ambiente Livre de Tabaco nos serviços de saúde e outros locais;

e) realização de treinamento das equipes das Unidades de Saúde (US);

f) participação na capacitação de equipes das US, ambientes de trabalho e escolas para implantação do Programa nas suas dependências;

g) apoio de forma efetiva aos fumantes no processo de cessação de fumar na comunidade onde atuam;

h) inserção em ações educativas, normativas e organizacionais que visam a estimular mudanças de comportamento relacionadas ao tabagismo;

i) realização de consultas de enfermagem utilizando a abordagem cognitivo-comportamental e a entrevista motivacional (ver Capítulo 11), incluindo-se a avaliação do nível de dependência da nicotina nas pessoas, por meio do teste de Fagerström;

j) utilização da abordagem breve/mínima do fumante, que consiste em cinco passos: "perguntar", "avaliar", "aconselhar", "preparar" e "acompanhar" (PAAPA) o fumante para que ele deixe de fumar;

k) organização e coordenação das sessões de abordagem em grupo;

l) orientação às pessoas quanto aos sintomas de síndrome de abstinência, fissura e ganho de peso, bem como sobre a farmacoterapia, informando-os sobre seu modo de uso e seus efeitos colaterais.[22]

Na Figura 24.1, apresenta-se uma proposta para a atuação do enfermeiro no controle do tabagismo na APS, com base nas ações preconizadas pela PNCT.

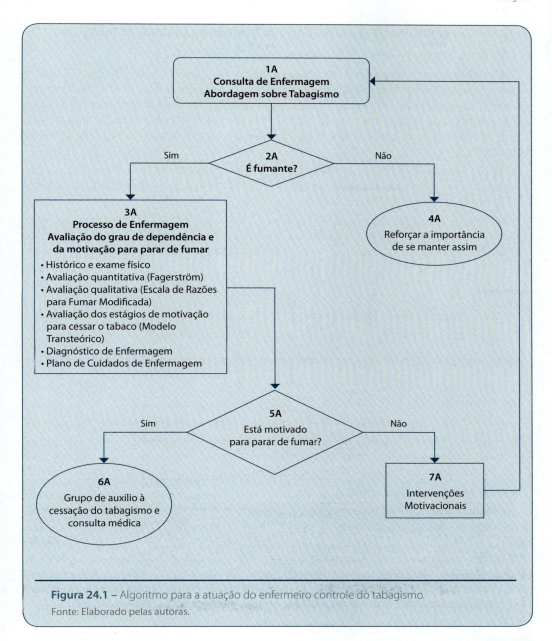

Figura 24.1 – Algoritmo para a atuação do enfermeiro controle do tabagismo.
Fonte: Elaborado pelas autoras.

PARTE 2   Atuação do Enfermeiro nas necessidades em saúde da população na Atenção Primária à Saúde

Anotações do algoritmo para a atuação do enfermeiro no controle do tabagismo

- **1A – Consulta de Enfermagem – Abordagem sobre o Tabagismo**

Os enfermeiros atuam como multiplicadores de informações nas ações de saúde na APS e podem atuar, rotineiramente, na abordagem breve (cinco passos) e no aconselhamento sobre os malefícios decorrentes do uso do tabaco e na motivação para o seu abandono em diferentes espaços. Além disso, adquirem em sua formação profissional conhecimentos, habilidades técnicas e científicas para desempenhar ações educativas que promovam e apoiem a cessação do hábito de fumar.[22]

O enfermeiro deve realizar a estratificação, onde verificará quem são os fumantes que não desejam parar de fumar e quem são os fumantes dispostos a parar de fumar/iniciar alguma forma de tratamento para cessação do tabaco.

Segundo o Consenso de Abordagem e Tratamento do Fumante do INCA[23], devem ser aplicados os cinco passos básicos "PAAPA" a toda pessoa, em atendimento individual de rotina. Nesta etapa o enfermeiro pergunta sobre o consumo de cigarros, utilizando o primeiro dos cinco passos:

> **Passo 1: Pergunte sobre o uso do cigarro**
> Você fuma? Há quanto tempo? Quantos cigarros você fuma por dia?

- **2A – É fumante?**

Se a resposta da pessoa for considerada como de alguém que NÃO FUMA, ver anotação **4A**. Mas, se ela for identificada como TABAGISTA, ver conteúdo da anotação **3A**.

- **3A – Processo de Enfermagem – Avaliação do grau de dependência e da motivação para parar de fumar**

Ao realizar a consulta de enfermagem é necessário coletar informações (histórico e exame físico), realizar a avaliação quantitativa da dependência do tabaco (Teste de Fagerström)[24] e a avaliação qualitativa (Escala de Razões para Fumar Modificada). A seguir, recomenda-se a avaliação motivacional identificando em qual dos estágios de motivação para cessar o tabaco a pessoa se encontra (Modelo Transteórico de Prochaska e DiClemente – Capítulo 11). Após as avaliações será possível definir os Diagnóstico(s) de Enfermagem e, se a pessoa estiver nos estágios motivacionais de prontidão ou ação será possível estabelecer, em conjunto com ela, o Plano de Cuidados.

> **Passo 2: Avalie o grau de dependência química**, quantitativamente através do Teste de Fagerström, qualitativamente utilizando a Escala de Razões para Fumar Modificada, além do estágio motivacional em que se encontra para parar com o uso do tabaco.

Capítulo 24 | Tabagismo

O principal instrumento para a avaliação quantitativa de uma pessoa tabagista é o Questionário de Tolerância de Fagerström (Tabela 24.1).[24] Este instrumento fornece uma medida quantitativa de 0 a 10 pontos, que avalia o grau de dependência física à nicotina: quanto maior o escore obtido, maior o grau de dependência física. Esse questionário é amplamente usado devido ao seu fácil entendimento e rápida aplicação, podendo ser aproveitado por qualquer membro da equipe de saúde. O instrumento auxilia o profissional nas primeiras abordagens frente à questão do tabagismo, ajudando a provocar, no usuário, reflexão acerca do processo de dependência e da possibilidade dele tratar-se.[24,25]

TABELA 24.1	Teste de Fagerström	
Responda, por favor, as seis perguntas que se seguem:		
1) Quanto tempo após acordar, você fuma o seu primeiro cigarro?	Nos primeiros 5 minutos	3
	Entre 6-30 minutos	2
	Entre 31-60 minutos	1
	Mais de 1 hora depois	0
2) É difícil para você não fumar em espaços onde é proibido fumar (igrejas, ônibus, US)?	Sim	1
	Não	0
3) Qual cigarro do dia traz mais satisfação?	O primeiro da manhã	1
	Outros	0
4) Quantos cigarros você fuma por dia?	10 ou menos	0
	11-20	1
	21-30	2
	Mais que 31	3
5) Fuma mais frequentemente pela manhã?	Sim	1
	Não	0
6) Fuma mesmo quando está doente ou acamado?	Sim	1
	Não	0

Fonte: Reprodução de Brasil, MS, INCA.[23]

A avaliação qualitativa pretende identificar em quais situações o fumante usa o cigarro, relacionando-se não só com a dependência física, mas também com a dependência psicológica e o condicionamento. Dessa forma, a avaliação ajuda o próprio fumante a tomar consciência das situações de risco do seu dia a dia, além de auxiliar o profissional de saúde a identificar os principais pontos a serem trabalhados durante todo o processo da abordagem intensiva do fumante.[25]

PARTE 2 — Atuação do Enfermeiro nas necessidades em saúde da população na Atenção Primária à Saúde

A principal escala usada para esta avaliação é a Escala de Razões para Fumar Modificada, desenvolvida em língua inglesa, atualmente traduzida e validada para a língua portuguesa. Este instrumento pode ser usado na primeira abordagem e, também, como instrumento de acompanhamento do processo do usuário após algumas intervenções. Para aplicação dessa escala o profissional pode solicitar ao usuário que preencha sozinho, após orientação inicial, ou conduzir a leitura das afirmações, anotando as respostas fornecidas. É uma escala de rápida aplicação e deve ser utilizada de forma complementar ao Questionário de Tolerância de Fagerström com os usuários que demonstrarem disposição ou motivação para o tratamento do tabagismo.[24,25]

As razões para fumar são agrupadas em nove fatores principais, sendo eles: dependência, prazer de fumar, redução da tensão, estimulação, automatismo, manuseio, tabagismo social, controle de peso e associação estreita. O escore final para cada um destes fatores é calculado a partir da média simples dos escores individuais para as questões relacionadas. Todos os fatores com resultado superior a 2 devem ser considerados Fatores de Atenção na abordagem e no acompanhamento do tabagista em cessação, pelo risco que representam de levar à recaída.[25] As questões que compõe esta escala, a forma de calcular o escore final e a interpretação dos resultados podem ser encontrados no link: http://189.28.128.100/dab/docs/portaldab/publicacoes/caderno_40.pdf.

Prochaska, DiClemente e Norcross desenvolveram um Modelo de Avaliação do Grau de Motivação para a Mudança (Modelo Transteórico), descrevendo etapas que podem ser identificadas no discurso da pessoa quando indagada acerca de sua vontade de mudança de hábito e de seus planos para buscar tratamento.[25] A aplicação deste método no contexto da cessação do tabagismo é simples, baseando-se em informações que podem ser coletadas por qualquer profissional da equipe de saúde no acolhimento ao usuário. Cabe ao profissional identificar quais os elementos que mais surgem na fala da pessoa e aplicá-los a um dos seis estágios motivacionais – ver Capítulo 11.

Estágios motivacionais adaptados ao tabagismo:[25]

a) Pré-contemplação: nesta fase o fumante não pensa em parar de fumar e não considera isto um problema. Nesta etapa, cabe ao enfermeiro aumentar a percepção do usuário sobre os riscos e problemas do comportamento atual (inclusive do tabagismo passivo para os seus familiares).[25]

b) Contemplação: aqui a pessoa já admite que fumar é um problema, diz que deseja parar, mas não está pronto para a ação. Encontra-se ambivalente. Cabe ao enfermeiro buscar "inclinar a balança", evocando as razões para a mudança, os riscos de não mudar e fortalecer a autossuficiência do usuário para a mudança do comportamento atual e, para tanto, poderá utilizar a Entrevista Motivacional (EM). A EM é uma forma de entrevista clínica cujo objetivo é trabalhar e aumentar a motivação do usuário para a mudança de comportamento, geralmente referente a mudanças de hábitos de vida e adesão a tratamentos. Para isso, assume um espírito colaborativo, evocativo e que respeita a autonomia da pessoa. A EM possui quatro princípios orientadores: (1) resistir ao reflexo de consertar as coisas; (2) entender e explorar as motivações do usuário; (3) escutar com empatia e (4) fortalecer o usuário, estimulando a esperança e o otimismo.[25] Para mais informações sobre EM, ver o Capítulo 11.

c) Pronto para a ação: aqui a pessoa deseja parar de fumar dentro dos próximos 30 dias. Estas pessoas deverão ser encaminhadas, preferencialmente, para os grupos de auxílio à cessação do tabagismo ou, caso prefiram, ser acompanhados em consulta médica individual, onde, em ambas as situações, utiliza-se da abordagem cognitivo-comportamental. Esta é a base do tratamento para quem deseja parar de fumar, integrando técnicas e conceitos oriundos

Capítulo 24   Tabagismo

de duas abordagens terapêuticas: a cognitiva e a comportamental. A terapia cognitiva dá ênfase aos pensamentos do indivíduo e à forma como este interpreta o mundo, pois afirma que a interpretação de uma situação (e não ela, em si), influencia as respostas emocional, comportamental e fisiológicas subsequentes. Dessa forma, se queremos mudar um comportamento (ato de fumar) devemos, inicialmente, identificar os pensamentos disfuncionais e as crenças associados a esse ato, para conseguirmos modificar este comportamento.[25]

d) Ação: é quando a pessoa efetivamente para de fumar.

e) Manutenção: é a fase em que a pessoa já parou de fumar, mas precisa manter-se abstinente. Aqui o enfermeiro deve parabenizá-lo e ajudá-lo a desenvolver habilidades para enfrentar as situações de risco de recaída, encorajando-o a participar dos grupos de manutenção.

f) Recaída: muitas vezes, ao recair, o fumante mostra-se envergonhado e com baixa autoestima. Cabe ao enfermeiro acolher a pessoa, não demonstrando frustração ou agressividade. O tabagismo deve ser encarado como uma doença crônica, onde a cessação e as recaídas fazem parte da sua evolução.

A identificação de qual estágio motivacional o usuário se encontra é de extrema importância no momento de se elaborar estratégias para as intervenções. Cabe ao enfermeiro auxiliar o indivíduo na mudança de estágio de motivação em direção à cessação ou à manutenção da cessação do uso do tabaco.[25]

> **Passo 3: Aconselhe.** O enfermeiro deverá aconselhar a pessoa, de acordo com os diagnósticos de enfermagem identificados na consulta e a fase motivacional em que ela se encontra.

O enfermeiro após estabelecer os diagnósticos de enfermagem deverá validá-los com a pessoa em atendimento e, a seguir, pactuar os objetivos, metas e intervenções prioritárias que irão compor o Plano de Cuidados para o acompanhamento da sua condição de saúde de forma singular. Relembrando que o Processo de Enfermagem é um ciclo dinâmico e contínuo organizado em cinco etapas: Investigação (coleta de dados), Diagnóstico de Enfermagem, Planejamento, Implementação e Avaliação de Resultados.

• 4A – Reforçar a importância de se manter assim

Quando e enfermeiro identifica uma pessoa que refere nunca ter fumado ou ter fumado menos de 100 cigarros durante sua vida, ele deve reforçar esta decisão, parabenizar a pessoa por manter-se afastada do cigarro ou pelo sucesso em parar de fumar, encorajando-a a persistir assim, reforçando que esta é uma das medidas mais importantes de autocuidado para a manutenção da sua saúde.

• 5A – Está motivado a parar de fumar?

As pessoas dispostas a cessar o uso do tabaco nos próximos 30 dias devem ser encaminhadas, preferencialmente, para os grupos de auxílio à cessação do tabagismo ou, caso prefiram, para consulta médica individual – ver anotação **6A**.

Nesta etapa, o enfermeiro irá realizar o Passo 4 da abordagem mínima do fumante (PAAPA).

PARTE 2 — Atuação do Enfermeiro nas necessidades em saúde da população na Atenção Primária à Saúde

Passo 4: preparar a pessoa que está disposta a parar de fumar nos próximos 30 dias, estabelecendo com ela um plano de ação que inclua a data para parar de fumar, informações sobre a síndrome de abstinência, treinamento de estratégias para o seu enfrentamento e informações sobre os recursos disponíveis pelo serviço de saúde para apoiá-la nesse processo.

▪ 6A – Grupo de auxílio à cessação do tabagismo e consulta médica

Os principais componentes do tratamento para cessação do tabagismo são a abordagem cognitivo-comportamental e o apoio farmacológico, sendo o primeiro o principal alicerce do acompanhamento e o segundo, um auxiliar.[25] O tratamento medicamentoso visa, basicamente, ao controle dos sintomas de abstinência provocados pela suspensão do uso da nicotina, voltado, portanto, apenas ao que se refere à dependência física. Seu papel é auxiliar na cessação do tabagismo, que envolve dependências física, psíquica e social (condicionamento).[25]

O Programa Nacional de Controle do Tabaco prevê para a abordagem da cessação do tabaco a utilização de quatro sessões estruturadas, que podem ser usadas em grupo ou na consulta individual.[25]

Grupo de auxílio à cessação do tabagismo: as pessoas dispostas a parar com o uso do cigarro nos próximos 30 dias devem ser encaminhadas, preferencialmente, para os grupos de auxílio à cessação do tabagismo, onde serão orientadas, sobretudo, por meio da abordagem cognitivo-comportamental. Todos as pessoas encaminhadas para o grupo devem passar por avaliação clínica com médico previamente capacitado pelo PNCT.[25]

A organização de grupos para cessação de tabagismo proposta pelo Consenso de Abordagem e Tratamento do Fumante é de quatro sessões estruturadas com duração de 90 minutos cada e periodicidade semanal. Essa proposição de estrutura de grupo requer, ainda, que cada profissional e equipe adaptem o método à sua realidade e às necessidades da sua comunidade: por vezes será necessário aumentar o número de sessões ou condensá-las, para garantir maior acesso. É essencial que o profissional e a equipe avaliem os resultados encontrados com o modelo de intervenção adotado.[25]

A partir de estudos de tratamento combinado (abordagem cognitivo-comportamental e medicamentos), demonstrou-se que quanto maior o número de sessões, maior é a taxa de abstinência ao tabaco alcançada. Entretanto, o tratamento com quatro a oito sessões é o que apresenta uma melhor relação custo-benefício. Embora a utilização das intervenções mais intensivas possa produzir maiores taxas de abstinência, as diferenças são menos expressivas, e estas intervenções frequentemente apresentam alcance limitado por conseguir incluir poucos fumantes, o que pode ser inviável em muitos cenários da APS.[23]

Em relação à duração das sessões, o tempo de 90 minutos parece ser o ideal. A efetividade do tratamento para cessação do tabagismo aumenta constantemente desde a duração do contato profissional-usuário de 1-3 minutos até 31-90 minutos. Abordagens mais prolongadas que isso não se mostraram significativamente mais efetivas para alcance da abstinência e, portanto, sugere-se evitá-las a fim de prevenir sobrecarga à equipe.[23]

Após as quatro sessões iniciais, recomenda-se acompanhamento posterior, com retornos quinzenais no primeiro mês após o término do grupo e progressivamente espaçados, a fim de aumentar as taxas de manutenção da cessação. Ao contrário das quatro primeiras sessões, nas quais se recomenda uma estruturação prévia, o seguimento de prevenção de recaída pode ocorrer no modelo de grupos abertos, prescindindo de uma estrutura fixa, cuja função principal seja a promoção de um espaço de apoio mútuo e disposição de informações.[25]

A abordagem em grupo permite que um número maior de pessoas seja tratado pelo mesmo profissional, o que pode torná-la, em termos de saúde pública, mais custo-efetiva em relação à abordagem individual. Porém, não existem evidências suficientes para avaliar se a abordagem em grupo é mais efetiva ou custo-efetiva do que a abordagem individual intensiva. O objetivo central da abordagem é ajudar efetivamente os participantes a deixarem de fumar, fornecendo-lhes todas as informações e estratégias necessárias para direcionar seus próprios esforços nesse sentido.[23]

Toda pessoa que deseja parar de fumar, mas não se adapta ao trabalho em grupo, deve ser encaminhada para consulta com profissional previamente capacitado pela PNCT.

Após a avaliação individual, o médico estima também a necessidade da intervenção farmacológica adequada, que deve ser feita de forma individualizada. O enfermeiro poderá realizar a prescrição dos medicamentos da PNCT quando esta ação estiver estabelecida em protocolos assistenciais aprovados pela instituição na qual realiza sua atividade profissional, conforme prevê a legislação do exercício profissional da enfermagem.

A decisão terapêutica e o início da intervenção farmacológica dependerão de uma avaliação clínica do fumante, onde deve ser analisado o perfil e as preferências do fumante, bem como suas condições clínicas e seu histórico de saúde. Uso de medicamentos, patologias atuais ou pregressas e sinais e sintomas da pessoa podem representar tanto complicações causadas pelo cigarro (devendo inclusive ser trabalhadas como motivadoras para a cessação) quanto contraindicações ao tratamento medicamentoso.[25]

Os critérios para utilização de farmacoterapia na cessação do tabagismo, estabelecidos pelo Consenso de Abordagem e Tratamento do Fumante podem auxiliar o profissional de saúde na oferta do tratamento medicamentoso ao usuário, levando sempre em conta as expectativas e preferências do indivíduo. Para prescrição dos fármacos o usuário deve preencher algum dos critérios descritos a seguir:[23]

1. Ser fumante pesado, definido pelo consumo de 20 ou mais cigarros ao dia.

2. Fumar o primeiro cigarro até 30 minutos após acordar, com consumo mínimo de dez cigarros por dia.

3. Escore de Fagerström igual ou maior a 5, ou dependência moderada ou grave segundo avaliação individual.

4. Tentativa de cessação do tabaco anterior sem êxito devido a sintomas de abstinência a nicotina.

E, obrigatoriamente:

5. Não haver contraindicações clínicas para o tratamento medicamentoso.

As opções para tratamento farmacológico dividem-se em medicamentos: (a) nicotínicos (Terapia de Reposição de Nicotina – TRN: goma de mascar, adesivos, pastilhas e *spray*- este, não disponível no Brasil)); e (b) não nicotínicos: bupropiona, vareniclina, nortriptilina e clonidina.

São considerados medicamentos de primeira linha para Tratamento de Cessação do Tabagismo no SUS: (1) Terapia de Reposição de Nicotina (TRN), isolada ou associada; (2) bupropiona, isolada ou associada à TRN.[25]

Devido à probabilidade de ocorrência de eventos adversos, todos os pacientes em uso de farmacoterapia devem ser acompanhados regularmente até o final do tratamento.

PARTE 2 Atuação do Enfermeiro nas necessidades em saúde da população na Atenção Primária à Saúde

Nesta etapa, o enfermeiro realiza o Passo 5 da abordagem mínima do fumante (PAAPA).

> **Passo 5 – Acompanhar.** O enfermeiro deve organizar o seguimento e o suporte, acompanhando a pessoa semanalmente, sobretudo nas primeiras 4 semanas em que ela está sem fumar. Após, agendar retornos mensais até completar 3 meses de abstinência e, a seguir 6 meses e 1 ano sem fumar (ou antes, dependendo da avaliação clínica). Neste processo de acompanhamento existem duas possibilidades: a manutenção da abstinência ou a recaída.

Manutenção é a fase do estágio motivacional que se iniciou desde o momento em que a pessoa parou de fumar. Nesse período, o enfermeiro deve parabenizar e ajudar a pessoa a desenvolver habilidades para enfrentar as situações de risco de recaída, encorajando-a a participar dos grupos de manutenção.

Se houver recaída no antigo comportamento o enfermeiro deve ressaltar que o tabagismo deve ser encarado como uma doença crônica, em que cessação e recaídas fazem parte da sua evolução. Também se deve trabalhar com a pessoa as possíveis razões para a recaída e treinar habilidades para o seu enfrentamento numa próxima tentativa. O tabagista em cessação que recair deve ser encorajado a não desistir. Em média, são necessárias cinco a sete tentativas para se alcançar a cessação definitiva, e essa informação pode incentivar o fumante a uma nova tentativa.[26]

7A – Intervenções Motivacionais

As pessoas que durante a consulta de enfermagem ainda não estão prontas para parar com o uso do tabaco devem receber intervenções motivacionais a cada nova visita à US. Para aqueles que não desejam cessar o uso do tabaco, é essencial que o enfermeiro os oriente acerca:

- dos malefícios do tabagismo;
- dos tipos de tratamento disponíveis para a cessação do tabagismo; e
- da disponibilidade de tratamento na US e dos fluxos que os usuários devem seguir para iniciá-lo.

Uma abordagem com vistas à redução de danos pode ser utilizada, desde que encarada não como uma meta final, mas como uma possível estratégia para a cessação definitiva. Deve lembrar-se que a redução de cigarros fumados não reduz o risco de doenças relacionadas ao tabaco.[25]

Se a pessoa não está disposta a parar de fumar no momento, deve-se retomar os passos da abordagem mínima do fumante (PAAPA) nas consultas seguintes e oferecer material educativo e de autoajuda.

Aspectos-chave

- O uso do tabaco é um problema de saúde pública, pois continua sendo a principal causa de morte evitável para 6 milhões de pessoas no mundo a cada ano.

- O tabagismo é reconhecido, atualmente, como uma dependência química, expondo as pessoas a inúmeras substâncias tóxicas e já foram identificadas mais de 4.700 substâncias na fumaça do cigarro, sendo que mais de 50 delas são carcinogênicas e as restantes, tóxicas.[1,2]

- Apesar de todo o conhecimento científico acumulado nos últimos anos sobre o tabagismo, quer como fator de risco de doenças graves e fatais ou pela sua própria condição de doença crônica ligada à dependência da nicotina, ele continua afetando milhões de vidas, sendo necessária a intensificação das ações de prevenção e motivação para cessação do tabaco.

- Os serviços de APS precisam estar preparados para desenvolver as ações propostas pela Política Nacional de Controle do Tabaco (PNCT).

- Os enfermeiros são profissionais-chave na implementação do conjunto de intervenções da PNCT que precisam ser realizadas na comunidade, nas associações comunitárias, nas US (atenção individual e com grupos) e nas escolas.

- Enfermeiros podem contribuir de forma significativa em termos de redução da incidência da iniciação do tabagismo entre os jovens, tendo em vista que são considerados os principais profissionais envolvidos com educação em saúde.

- Os enfermeiros atuam como multiplicadores de informações nas ações de saúde na APS e podem atuar, rotineiramente, na abordagem breve/mínima (cinco passos), no aconselhamento sobre os malefícios decorrentes do uso do tabaco e na motivação para o seu abandono em diferentes espaços.

- Na PNCT, os enfermeiros devem realizar Consultas de Enfermagem e atuar nos grupos, enfocando a abordagem cognitivo-comportamental, incluindo-se a avaliação do nível de dependência da nicotina nas pessoas, adquirindo em sua formação profissional conhecimentos, habilidades técnicas e científicas para desempenhar ações educativas que promovam e apoiem a cessação do hábito de fumar.

Referências

1. World Health Organization. MPower in Action. Who Report on the Global Tobacco Epidemic, 2011 Warning About the Dangers of Tobacco, 2011. Disponível em: http://whqlibdoc.who.int/publications/2011/9789240687813_ eng. pdf. Acessado em; 25 de jul. 2016.

2. Bianchini IM, Glasenapp R. Tabagismo e HAS: recomendações para o trabalho de equipes da APS. In: Brasil. Ministério da Saúde. Grupo Hospitalar Conceição. Gerência de Saúde Comunitária. A organização do cuidado às pessoas com hipertensão arterial sistêmica em serviços de atenção primária à saúde. Ferreira SRS, Bianchini IM, Flores R, org. Porto Alegre: Hospital Nossa Senhora da Conceição; ago. 2011.

3. Brasil, Ministério da Saúde. Instituto Nacional do Câncer. A situação do tabagismo no Brasil: dados do inquérito do sistema internacional de vigilância da Organização Mundial de saúde, realizadas no Brasil, entre 2002 e 2009. Rio de Janeiro: INCA, 2011.

4. World Health Organization. Who Report on the Global Tobacco Epidemic, 2013. Enforcing bans on tobacco advertising, promotion and sponsorship, 2013(B). Disponível em: http://apps.who.int/iris/bitstream/10665/853 80/1/9789241505871_eng.pdf. Acessado em; 25 de jul. 2016.

5. United States of America. Departament of Health and Human Services. The health consequences of involuntary exposure to tobacco smoke: a report of the surgeon general. Atlanta, GA: Departament of Health and Human Services. Centers for Disease Control and Prevention, 2006. Disponível em: http://www.surgeongeneral.gov/library/ secondhandsmoke/report/ Acessado em; 25 de jul. 2016.

PARTE 2 · Atuação do Enfermeiro nas necessidades em saúde da população na Atenção Primária à Saúde

6. Brasil. Ministério da Saúde. Instituto Nacional de Câncer José Alencar Gomes da Silva. Convenção-Quadro para o Controle do Tabaco. Secretaria Executiva da Comissão Nacional para Implementação da Convenção-Quadro para o Controle do Tabaco; Coordenação de Elaboração Tânia Cavalcante. Rio de Janeiro: INCA; 2012. 58 p.

7. Instituto Nacional de Câncer (Brasil). Convenção Quadro para o Controle do Tabaco. Disponível em: http://www2.inca.gov.br/wps/wcm/connect/observatorio_controle_tabaco/site/home. Acessado em: 20 jun. 2016.

8. Moura MAS, et al. Intervenções de Enfermagem no Controle do Tabagismo: uma Revisão Integrativa. Revista Brasileira de Cancerologia 2011;57(3):411-419. Disponível em: http://www.inca.gov.br/rbc/n_57/v03/pdf/15_revisao_literatura_intervencoes_enfermagem_controle_tabagismo_revis%C3%A3o_integrativa.pdf. Acessado em: 20 jun. 2016.

9. World Health Organization (WHO). WHO report on the global tobacco epidemic, 2009: implementing smoke-free environments. Geneva: WHO, 2009. Disponível em: http://www.who.int/tobacco/mpower/2009/em/index.html. Acessado em: 25 de jul. 2016.

10. Cavalcante TM. O controle do tabagismo no Brasil: avanços e desafios. Revista de Psiquiatria Clínica, São Paulo. 2005;32(5):283-300.

11. Instituto Brasileiro de Geografia e Estatística (IBGE). Pesquisa Nacional de Saúde: percepção do estado de saúde, estilo de vida e doenças crônicas. Rio de Janeiro, 2014.

12. Levy D, Almeida LM, Szklo A. The Brazil SimSmoke Policy Simulation Model: The Effect of Strong Tobacco Control Policies on Smoking Prevalence and Smoking-Attributable Deaths in a Middle Income Nation. PLoS Med Disponível em: 2012;9(11):e1001336. doi:10.1371/journal.pmed.1001336. Acessado em: 16 de jul. 2016.

13. Brasil. Ministério da Saúde. Secretaria de Vigilância em Saúde. Departamento de Vigilância de Doenças e Agravos não Transmissíveis e Promoção da Saúde. Vigitel Brasil 2014 : vigilância de fatores de risco e proteção para doenças crônicas por inquérito telefônico. Brasília: Ministério da Saúde, 2015. 152 p.

14. United States of America. Departament of Health and Human Services. Centers for Disease Control and Prevention. The health consequences of smoking: what it means to you. U S. Atlanta, GA: Centers for Disease Control and Prevention, 2004. Disponível em: <http://www.cdc.gov/tobacco/data_statistics/sgr/2004/pdfs/whatitmeanstoyou.pdf>. Acessado em: 15 de jul. 2016.

15. Glasenapp R. O tabagismo e suas peculiaridades na gestação in Brasil. Ministério da Saúde. Grupo Hospitalar Conceição. Gerência de Saúde Comunitária Atenção à saúde da gestante em APS. Lenz MLM, Flores R, org. Porto Alegre: Hospital Nossa Senhora da Conceição; 2011.

16. Brasil. Ministério da Saúde. Instituto Nacional de Câncer (INCA). Secretaria de Vigilância em Saúde. Inquérito domiciliar sobre comportamentos de risco e morbidade referida de doenças e agravos não transmissíveis: Brasil, 15 capitais e Distrito Federal 2002-2003 – tabagismo. Rio de Janeiro: INCA, 2004. Disponível em: <http://www.inca.gov.br/inquerito/docs/tab.pdf.>. Acessado em: 15 de jul. 2016.

17. Brasil. Ministério da Saúde. Instituto Nacional de Câncer (INCA). Mulher e tabaco. Rio de Janeiro: INCA, 2005b. Disponível em: <http://www.inca.gov.br/tabagismo/frameset.asp?item=jovem&link=namira.htm>. Acessado em: 5 de jul. 2016.

18. Samet JM, Yoon SY, ed.. Women and the tobacco epidemic: challenges for the 21st century. Canadá: WHO; 2001.

19. Utagawa CY, et al. Tabagismo e gravidez: repercussões no desenvolvimento fetal. Cadernos UniFOA, Volta Redonda. ago. 20072(4). Disponível em: <http://www.unifoa.edu.br/pesquisa/caderno/edicao/04/97.pdf>. Acessado em: 5 de jul. 2016.

20. Brasil. Ministério da Saúde. Instituto Nacional de Câncer (INCA). Divisão de Controle do Tabagismo. 31 de maio – dia mundial sem tabaco: manual de orientações. Rio de Janeiro: INCA; 2010. Disponível em: <http://www.abead.com.br/boletim/arquivos/boletim107/manual.pdf>. Acessado em: 20 de jun. 2016.

21. Lion EAV. Tabagismo e saúde feminina: aliança de controle do tabagismo – ACTbr. Disponível em: <http://actbr.org.br/uploads/conteudo/213_TABAGISMO_E-SAUDE_FEMININA_FINAL.pdf>. Acessado em: 2 de jul. 2016.

22. Cruz MS, Gonçalves MJF. O Papel do Enfermeiro no Programa Nacional de Controle do Tabagismo. Revista Brasileira de Cancerologia 2010; 56(1): 35-42. Disponível em: http://www1.inca.gov.br/rbc/n_56/v01/pdf/06_artigo_papel_enfermeiro_controle_tabagismo.pdf. Acessado em: 2 de jul. 2016.

23. Brasil. Ministério da Saúde. Instituto Nacional de Câncer- INCA. Coordenação de Prevenção e Vigilância (CONPREV). Abordagem e tratamento do fumante- Consenso 2001. Rio de Janeiro: INCA; 2001.

24. Fagerström KO, Schneider NG. Measuring nicotine dependence: a review of the Fagerström Tolerance Questionnaire. Journal of Behavioral Medicine. 1989;12(2):159-182.

25. Brasil. Ministério da Saúde. Secretaria de Atenção à Saúde. Departamento de Atenção Básica. Estratégias para o cuidado da pessoa com doença crônica : o cuidado da pessoa tabagista / Ministério da Saúde, Secretaria de Atenção à Saúde, Departamento de Atenção Básica. – Brasília : Ministério da Saúde, 2015.154 p. : il. (Cadernos da Atenção Básica, n. 40).

26. Hughes JR. New treatments for smoking cessation. CA: A Cancer Journal for Clinicians, Hoboken. 2000;50(3):143-151.

25

Asma

Lisiane Andreia Devinar Périco
Rosmere Lasta

O que há neste capítulo?

Neste capítulo serão abordadas as possibilidades de atuação do enfermeiro junto às equipes de Atenção Primária à Saúde (APS) na atenção a crianças e adolescentes com asma. O objetivo é instrumentalizar os enfermeiros no cuidado da asma utilizando o Processo de Enfermagem e a Educação em Saúde. O foco deste cuidado é a prevenção das crises e a adesão ao tratamento, por meio do fortalecimento das habilidades e da competência da pessoa, familiar ou cuidador para o autocuidado, incluindo o manejo desta condição crônica altamente prevalente na APS.

Introdução

A asma é uma doença inflamatória crônica associada a hiper-responsividade das vias aéreas. Apresenta sinais e sintomas recorrentes como tosse, sibilos, dispneia e sensação de aperto ou desconforto em tórax[1-6] que se exacerbam em geral à noite ou ao acordar.[1,5,6] Estes sinais e sintomas podem estar associados a fatores genéticos e ambientais[1-4] e são desencadeados ou agravados por alguns irritantes como fumaças, odores fortes, exercícios físicos, ácaros e fungos,[1] infecções virais, tabagismo, pó doméstico, pólen, baratas, estresse,[5] mudanças climáticas, exposição a animais de estimação, ar frio ou úmido.[4] A asma associada com o tabagismo (ativo e passivo) está relacionada com desfechos desfavoráveis.[4]

A asma é um problema mundial de saúde e atinge cerca de 300 milhões de pessoas[1]. É a principal causa de morbidade e mortalidade entre as doenças crônicas no mundo e sua prevalência está aumentando, em especial nas crianças.[5,7,9]

No Brasil, em torno de 20 milhões de pessoas têm diagnóstico de asma e a prevalência é de 10%.[1] A prevalência média brasileira de asma entre escolares é de 24% e nos adolescentes de 19%.[4] A taxa média de mortalidade no país no período entre 1998 a 2007 foi de 1,52/100.000hab.[1] Constitui uma das principais causas de internação no Sistema Único de Saúde (SUS) e está entre os 20 principais motivos de consulta em APS.[1,4]

PARTE 2

Considerando que a asma se manifesta mais frequentemente em crianças e adolescentes e, como consequência, buscam os serviços de APS para consulta com elevada frequência, este capítulo irá destacar o cuidado deste problema de saúde para esta população específica.

Asma e a Atenção Primária à Saúde

A asma é uma condição crônica sensível à APS e, quando controlada, pode ser totalmente manejada pela atenção primária.[4,7] O cuidado da asma como condição crônica se dá por meio da atenção individual ou coletiva.[4,8]

O cuidado individual é realizado no acolhimento, nas consultas ambulatoriais, visitas domiciliares ou em outras situações nas quais há contato do profissional enfermeiro com a pessoa com asma, seu familiar e/ou cuidador.

O cuidado coletivo é operacionalizado por meio de consulta multiprofissional compartilhada, que consiste em consulta coletiva seguida ou não de consulta individual e consulta sequencial, constituída por um momento coletivo e outro de consulta individualizada com diferentes núcleos profissionais como enfermagem, farmácia, odontologia e medicina,[4,8] onde cada profissão irá contribuir com seu saber específico (p. ex., o enfermeiro revisando com a pessoa, familiar e/ou cuidador a técnica de inalação, o farmacêutico orientando sobre os medicamentos e seu uso correto, o odontólogo trabalhando aspectos de saúde bucal asssociados ao uso de medicamentos inalatórios via bucal e o médico prescrevendo medicamentos necessários para o tratamento).

É recomendado que crianças, adolescentes e seus familiares sejam assistidos por equipe multiprofissional[4,9] com a entrega de um plano de ação escrito e individualizado, de automanejo/autocuidado, o que favorece o controle da asma e reduz internações hospitalares.[1,10] A utilização do plano de ação elaborado com a participação da pessoa e profissionais de diferentes níveis de atenção visa reforçar orientações consensuais, evitar cuidados fragmentados e estimular a sua utilização.[3,4] O plano de ação deve conter orientações sobre o tratamento medicamentoso frente aos fatores desencadeantes de crises e providências nas situações de agudização da asma, além da lista contatos imprescindíveis nessas situações. Este formato de cuidado poderá ser adaptado de acordo com a necessidade da população e viabilidade dos serviços e da equipe de saúde.

Determinantes para dificuldades no controle da asma

Considerando que a asma é uma condição crônica com possibilidade de tratamento, mas sem a perspectiva da cura, o principal objetivo do cuidado será a manutenção da doença sob controle. Como referido anteriormente, a asma é uma condição crônica associada a fatores genéticos e ambientais, sensível a diversos fatores desencadeantes de sinais e sintomas. Diversos fatores corroboram para que esta condição se mantenha como de difícil controle e os principais são:[10]

- presença de comorbidades;
- fator emocional;
- infecções virais
- fatores ambientais; e
- tratamento farmacológico inadequado (tipo de medicamento, dose ou técnica de uso inadequada).

Tratamento farmacológico da asma

O objetivo do tratamento farmacológico é manter o controle da asma por períodos prolongados, considerando-se os riscos/benefícios da utilização dos medicamentos. A base do tratamento da asma persistente é o uso continuado de medicação anti-inflamatória (controladores), sendo os corticosteroides inalatórios (CI) os principais deles. Aos controladores, associam-se medicamentos de alívio, com efeito broncodilatador, ou sejam, os β_2-adrenérgicos de curta ação. Os medicamentos mais utilizados no tratamento da asma podem ser classificados em medicamentos de crise (ou de resgate), utilizados na presença de sintomas que atuam de forma rápida na broncoconstrição e medicamentos de manutenção, utilizados diariamente por períodos variáveis, que atuam no processo inflamatório. Os agonistas β_2-adrenérgicos de curta ação são as drogas de escolha no tratamento da broncoconstrição. São também utilizados antes do exercício naqueles com sintomas induzidos pelo exercício, tanto em adultos como em crianças.[4]

A indicação do tratamento medicamentoso na asma é uma atribuição médica.

Educação em Saúde e Asma

A educação em saúde é altamente recomendada para a sustentação do tratamento e do controle, sendo um momento privilegiado para orientar a pessoa com asma, seus familiares e/ou cuidadores sobre o manejo adequado e o reconhecimento das situações de agravamento da doença, bem como do seu adequado controle.[5,6,10,12] A necessidade da educação em saúde com vistas ao autocuidado se deve ao fato de que entre os motivos do manejo inadequado dos sintomas da asma encontram-se a demora no início do tratamento, o uso de subdoses de medicamentos, não reconhecer a tosse como sintoma da asma, uso dos inalatórios em intervalos prolongados e a técnica inalatória inadequada.[10] Todos este motivos são passíveis de serem trabalhados junto às pessoas, buscando sua sensibilização e treinamento, com vistas à modificação na conduta por meio da educação em saúde.

Nas atividades educativas, recomenda-se explicar o plano de ação da asma, a natureza da doença como um processo inflamatório, orientar sobre os fatores desencadeantes, informar que a asma pode ser controlada e que a pessoa necessita de revisões periódicas em consultas e tratamento na presença de sintomas. Também explicar a diferença entre os medicamentos usados nas crises (broncodilatadores) e medicamentos de controle (anti-inflamatórios), revisar a técnica inalatória, orientar sobre segurança e efeitos adversos dos medicamentos e sobre terapias não medicamentosas, como atividade física, perda de peso, evitar sensibilizadores (como o tabagismo ativo e passivo) e encorajar o aleitamento materno, que possui efeito protetor contra a asma precoce.[4-6,10,12]

É necessário identificar as crenças e o conhecimento em relação à asma, bem como a cultura e nível de escolaridade. Saber como se sentem perante a necessidade do cuidado, identificar suas habilidades e medos para que as mesmas se apropriem de fato dos conhecimentos necessários e sintam-se capazes de dispensar o cuidado exigido no adequado manejo do problema. Deve-se considerar, também, que serão necessárias algumas mudanças no estilo de vida (MEV) da pessoa e sua família e/ou cuidador para o manejo adequado da asma.

Outro aspecto importante a ser destacado é a necessidade de realização de atividades de educação permanente da equipe de saúde para atualização em relação à asma e seu tratamento.

O Processo de Enfermagem aplicado à Consulta de Enfermagem em asma para crianças e adolescentes

Pesquisa realizada com enfermeiras do Serviço de Saúde Comunitária do Grupo Hospitalar Conceição, na cidade de Porto Alegre, em 2011, identificou que frente à necessidade de reforçar o automanejo adequado havia necessidade ainda maior da consulta de enfermagem (CE) para pessoas com asma, que até então não era realizada em todas as Unidades de Saúde (US). Esta pesquisa evidenciou como problemas relacionados à não realização dessas consultas a falta de estímulo, de habilidade técnica e fatores culturais, que ainda centralizam o cuidado da pessoa com asma no profissional médico. A capacitação dos enfermeiros e o estabelecimento de rotina para a consulta de enfermagem resultou em mudança de prática, com um maior número de crianças sendo assistidas por essa categoria profissional.[3]

A CE individual em asma pode acontecer no consultório da US. A abordagem ampliada, em consultas domiciliares, com o enfermeiro capacitado em cuidados para a asma, é uma das intervenções que favorecem a adesão ao tratamento.[5] As consultas coletivas ou sequenciais podem acontecer em espaços conhecidos como "salas de grupo" nas US ou em locais da comunidade que permitam a reunião de várias pessoas.

Em nossa experiência na APS, o enfermeiro realiza a consulta multiprofissional compartilhada e a consulta sequencial, com abordagens coletivas de educação em saúde e individuais na CE, sendo todas estas atividades realizadas em consultório, domicílio ou espaços coletivos para educação em saúde, com o objetivo de promover o autocuidado e a atenção integral da pessoa com asma e sua família e/ou cuidador.

Os protocolos recomendam acompanhamento sistemático da pessoa com diagnóstico de asma e sua família e/ou cuidador, porque a duração do tratamento é imprevisível. Esta sistemática está representada na Figura 25.1 com o Algoritmo do Processo de Enfermagem aplicado à Consulta de Enfermagem para crianças e adolescentes com asma na APS.

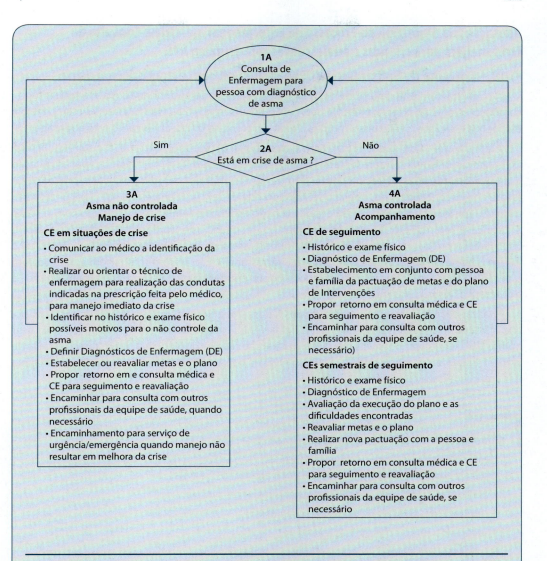

Figura 25.1 – Algoritmo do Processo de Enfermagem aplicado à Consulta de Enfermagem para crianças e adolescentes com asma na APS.
Fonte: Organizado pelas autoras.

PARTE 2   Atuação do Enfermeiro nas necessidades em saúde da população na Atenção Primária à Saúde

Anotações do Algoritmo do Processo de Enfermagem aplicado à Consulta de Enfermagem para crianças e adolescentes com asma na APS

- ### 1A – Consulta de Enfermagem (CE) para pessoa com diagnóstico de asma

A consulta com enfermeiro tem por objetivo promover o autocuidado e a atenção integral com foco na adesão ao tratamento e prevenção de crises. A má adesão favorece o mau controle da doença e a exacerbação dos sintomas. Portanto, torna-se muito importante esta abordagem.[4,5]

Além da coleta de dados (entrevista e exame físico), é importante ter escuta qualificada, identificar as dificuldades apresentadas pela pessoa ou sua família e/ou cuidador, avaliar situação vacinal e das revisões de rotina com a equipe de saúde, bem como identificar a presença de fatores de risco (tabagismo, obesidade, falta de atividade física, entre outros). Será necessário avaliar o grau de compreensão da criança ou adolescente e família e/ou cuidador em relação à doença e seu manejo. Conhecer e ajudar no desenvolvimento de habilidades para usar o espaçador, bem como competência para identificar os sinais e sintomas de alerta de crises e iniciar o plano de ação são de fundamental importância. É preciso trabalhar em conjunto com a pessoa e seus familiares e/ou cuidadores, compreender suas ideias, preocupações, medos e expectativas sobre a doença.[12]

Realizar exame físico com medida de peso, ausculta pulmonar, observar padrão respiratório, aferir frequência respiratória e saturação de oxigênio. Neste momento, o enfermeiro deve ficar atento para identificar possíveis alterações no padrão respiratório que indiquem provável crise de asma. É igualmente imprescindível avaliar o nível de controle da asma, pois o objetivo do manejo é manter a doença controlada.

Como avaliar o nível de controle da asma?[1,4,5,6,9,10]

A avaliação depende da informação sobre a presença dos sinais, sintomas e outros indicadores e da frequência com que os mesmos aparecem. São eles:

- sintomas diurnos presentes mais que duas vezes por semana;
- limitação das atividades e do exercício físico;
- acordar à noite em função da asma; e
- necessidade de uso de medicamentos para alívio dos sintomas mais que duas vezes por semana.

Na ausência dos mesmos, considera-se a asma controlada.

Na ocorrência de uma ou duas destas situações, avalia-se como asma parcialmente controlada.

Quando identificar a presença de três ou mais destas situações, avalia-se como asma não controlada.

Após a coleta de informações e demais exames iniciais, definem-se os DE de acordo com a anamnese e priorizam-se as informações que indiquem necessidades biológicas alteradas, pois a asma afeta uma necessidade humana prioritária: respirar.

Capítulo 25   Asma

- ## 2A – Está em crise de asma?

História de sinais e sintomas de descontrole associados a alterações no padrão respiratório no exame físico indicará o DE prioritário de Padrão respiratório ineficaz, definido como inspiração e/ou expiração que não proporcionam ventilação adequada, relacionado a uma exacerbação da doença de base por mau controle ou exposição a fatores desencadeantes. Este diagnóstico determinará a necessidade de estabelecimento de intervenções imediatas de enfermagem.

- ## 3A – Asma não controlada: manejo de crise, com estabelecimento de metas e plano de cuidado

Durante o atendimento, quando o enfermeiro identificar que a asma não está controlada e que a pessoa está apresentando sinais de disfunção respiratória, deverá comunicar imediatamente o médico da equipe sobre a crise, providenciando manejo o mais breve possível. Após o atendimento médico, o enfermeiro realizará ou orientará o técnico de enfermagem para realização das condutas indicadas na prescrição.

Neste seguimento de atendimento, deverá tentar identificar no histórico e exame físico, possíveis motivos para o não controle da asma, definindo novos DE, estabelecendo ou reavaliando metas e o plano de cuidados. Sugere-se a avaliação dos seguintes aspectos: tratamento farmacológico (adequação do tipo, uso e dose do medicamento), técnica inalatória, fatores ambientais (fumo passivo), presença de infecções virais, fatores emocionais, comorbidades, ausência de cuidado familiar adequado, autocuidado deficitário, entre outros.[4,10]

Um exemplo é a identificação de que a crise de asma foi, provavelmente, desencadeada pelo tabagismo passivo, visto ter sido informado no histórico que a criança foi exposta à fumaça do cigarro utilizado por familiar e que, a partir desta exposição, passou a apresentar tosse; além disso, a família relata desconhecer que a fumaça do cigarro pode ser um agente desencadeante de crise e, nesta situação, é estabelecido o DE Conhecimento Deficiente. O enfermeiro poderá estabelecer, em conjunto com a família, o objetivo de remissão de crises de asma desencadeadas por exposição ao cigarro e a meta de que a criança/adolescente não seja mais exposta à fumaça do cigarro, fornecendo para a família as informações necessárias sobre como a fumaça e o cheiro de cigarro atuam como agentes para a inflamação das vias respiratórias.

Outra oportunidade que não pode ser perdida é a de encaminhar a pessoa que fuma para um programa de cessação de tabagismo disponibilizado pela rede de atenção, caso o tabagista seja da família e manifeste desejo de parar de fumar, após conhecer a influência do uso do cigarro sobre o problema de saúde do seu familiar – ver Capítulo 24 sobre Tabagismo.

Ocorrendo a melhora dos sintomas após o manejo da crise, o enfermeiro irá propor o retorno em consulta médica e CE, para seguimento e reavaliação.

Poderá, também, ser necessário encaminhar para consulta com outros profissionais da equipe de saúde. Por exemplo, quando a coleta de informações identificar que as crises de asma têm se manifestado frequentemente após situações de estresse emocional, poderá ser necessário acompanhamento com profissionais de psicologia da equipe ou de equipes de apoio, como o Núcleo de Apoio da Saúde da Família (NASF) ou Centro de Atendimento Psicossocial (CAPS).

Quando as medidas estabelecidas e o manejo não resultarem em melhora da função respiratória, será necessário encaminhamento para serviço de urgência/emergência.

PARTE 2

■ 4A – Asma controlada – Acompanhamento

Na CE para seguimento de pessoas com asma controlada as etapa de coleta de dados (histórico e exame físico) e definição de DE são semelhantes às descritas na anotação 1A. Durante as consultas de acompanhamento, a ênfase se dá na avaliação da execução do plano de ação e nas dificuldades encontradas, nos resultados obtidos e na reavaliação das metas e do plano em si, realizando nova pactuação com a pessoa e família e/ou cuidador.

Os principais aspectos a serem abordados pelo enfermeiro nesta consulta são:

1. **Identificação precoce dos sintomas:** é essencial a compreensão da doença pelo pessoa, familiar e/ou cuidador e conheer de forma clara os sinais e sintomas de crise, bem como diferenciar broncoespasmo e inflamação para o manejo adequado, tanto na prevenção quanto no tratamento da crise. O uso regular dos medicamentos profiláticos, quando indicados, minimiza a ocorrência das crises. Para a *Global Initiative for Asthma* (GINA),[5,6] a má adesão ao tratamento contribui para o mau controle e exacerbação dos sintomas. Entre as intervenções estudadas relacionadas à adesão, aponta-se como aspecto positivo a abordagem sobre a asma em consultas domiciliares realizadas por enfermeiros.

2. **Identificação de dificuldades no manejo** e, junto com a pessoa, familiar e/ou cuidador, estabelecer a ação para superá-la.

3. **Revisar com a pessoa, familiar e/ou cuidador a prescrição médica** e avaliar se a pessoa compreendeu o que foi prescrito, sanar dúvidas em relação à mesma e utilizar-se de estratégias criativas para que as pessoas tenham segurança em como deve ser o tratamento. Avaliar sempre a compreensão do que foi tratado, pedindo para que expliquem o que compreenderam.

4. **Revisar o plano de ação prescrito pelo médico** e demais integrantes da equipe, lembrando que o mesmo deve escrito de forma individualizada e fornecido para cada pessoa, pois auxilia na tomada de decisão e no manejo na crise.[1,3-6,9-12] Durante a abordagem, explicar sinais e sintomas de crise, bem como o que fazer, quando e onde buscar atendimento. Descompensações menores podem ser manejadas em casa.[10]

> **Mas o que é um Plano de Ação?**
>
> Denomina-se Plano de Ação ao conjunto de orientações por escrito a ser entregue à pessoa com asma e/ou seu familiar e/ou cuidador e tem por objetivo fornecer subsídios para o autocuidado. Conforme tratado anteriormente, este plano deve auxiliar no reconhecimento de sinais de alerta, ter informações claras e precisas de como manejar as crises, quando e onde buscar o atendimento (de rotina e de urgência/emergência). Apresenta-se nas Figuras 25.2 e 25.3 um exemplo de plano de ação.
>
> A asma apresenta-se como uma condição crônica e o manejo precoce das situações de descontrole é fundamental para prevenir internações hospitalares. É necessário que a pessoa e/ou seus familiares e/ou cuidadores saibam exatamente como proceder o cuidado e o Plano de Ação bem escrito precisa subsidiar o adequado manejo e a tomada de decisão mais assertiva, sendo recomendado como conduta fortemente evidenciada (evidência grau A).

Capítulo 25 Asma

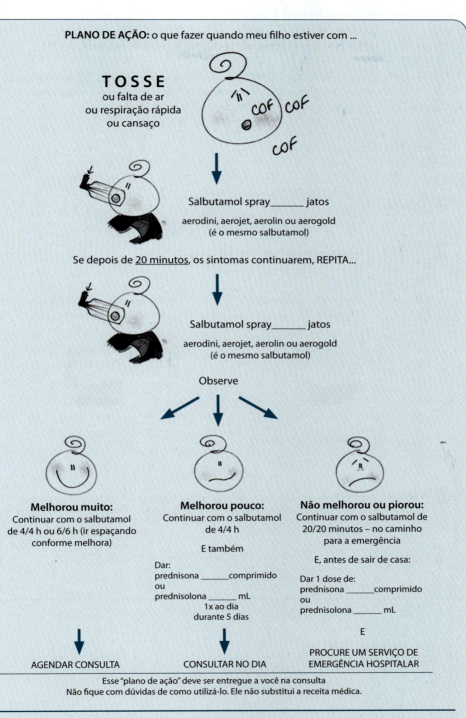

Figura 25.2 – Plano de ação para o autocuidado de crianças e adolescentes com asma (parte 1).
Fonte: Reproduzido de Brasil, 2011.[3]

Usar corretamente o medicamento é fundamental!!!

Você deve usar um espaçador de forma que o *spray* (bombinha) fique a uma distância de 17 cm (mais ou menos 1 palmo) da boca. Só assim as partículas bem pequenas se formam e **conseguem chegar no pulmão**.

PASSOS:

1 **Agite** bem o *spray*

2 Posicione o *spray* **com o espaçador** conforme a figura abaixo

A. Para a criança menor (menos de 5 anos):

Cuide para que a boca esteja **aberta** e que o espaçador fique **bem junto da face**. Respire pela boca.

B. Para criança maior (mais de 5 anos) e adultos:

Respire pela boca.

3 **Pressione o *spray*** (mas sempre 1 jato de cada vez!) e mantenha o espaçador o tempo necessário para que a criança realize 3 a 4 inspirações (ou então conte até 10 pausadamente)

4 Faça o número de jatos conforme a receita ou conforme o **PLANO DE AÇÃO**

Figura 25.3 – Plano de ação para o acompanhamento de crianças e adolescentes com asma (parte 2).
Fonte: Reproduzido de Brasil, 2011.[3]

5. **Diferença entre broncoespasmo e processo inflamatório:** é muito importante que a pessoa, familiar e/ou cuidador conheça as diferenças existentes entre o broncoespasmo (onde ocorre redução do lúmen quando das crises com os sintomas de tosse, sibilos, falta de ar, dificultando as trocas gasosas) e a constrição brônquica na fase inflamatória (caracterizada pela produção de muco e espessamento das paredes brônquicas).[4] Para que estas informações sejam bem apreendidas pelas pessoas, muitas vezes é necessário utilizar recursos educativos visuais, que permitem uma melhor compreensão (brônquio normal, brônquio inflamado).

6. **Diferença entre o medicamento usado para crise (broncodilatador) e de manutenção (anti-inflamatório) e a forma correta de administração dos medicamentos.**

   A compreensão da pessoa, do familiar e/ou cuidador de que o tratamento medicamentoso da asma é realizado através de dois tipos diferentes de medicamentos e dispor destes medicamentos para realizar o tratamento é fundamental para o manejo adequado da asma. Entretanto, dispor da medicação é apenas parte do processo. É preciso entender porque utilizar uma medicação, mesmo não tendo sintomas, e utilizá-la de forma correta. A asma é uma doença que assusta, mas não assusta mais que o medo de utilizar, por exemplo, os broncodilatadores. Em geral, existe muito medo dos efeitos adversos, além de que tanto os broncodilatadores quanto os anti-inflamatórios são disponibilizados na forma inalatória (as chamadas "bombinhas"), facilmente confundidas entre si e com o estigma de "viciarem" e "atacarem" o coração.[4]

   Sabe-se que apenas cerca da metade das pessoas asmáticos usam a medicação prescrita. Entre os fatores mais associados à baixa adesão ao tratamento da asma estão: dificuldade com a técnica inalatória e adaptação ao dispositivo utilizado, gravidade da asma, esquema posológico e efeitos adversos. Há uma correlação direta entre a baixa adesão ao tratamento com corticoide inalatório e o descontrole da asma.[4]

   A adaptação da pessoa ao dispositivo também é determinante na adesão e na efetividade terapêutica. Após cada modificação no esquema, o controle obtido deve ser avaliado em 4-6 semanas. A cada etapa, devem ser avaliados os tipos, as doses, a eficácia e a tolerabilidade dos medicamentos prescritos.[4]

   A presença de efeitos adversos com o uso de corticoide inalatório pode diminuir a adesão. Em estudo realizado por Santos e cols. (2008)[13], 19,6% dos pacientes apresentaram efeitos adversos, sendo que o risco estimado de não adesão foi 33% maior entre os pacientes que apresentaram efeitos adversos. Os mesmos autores evidenciaram que os pacientes que utilizaram esquemas de tratamento mais simples (duas inalações diárias) aderiram mais ao tratamento do que os pacientes que as utilizam três vezes ao dia.[4]

7. **Explicar e demonstrar técnica inalatória**, orientando a pessoa, familiar e/ou cuidador a trazer os medicamentos e o espaçador em consulta. Solicitar que demonstre a técnica inalatória para que as orientações sejam precisas. Pessoas em uso de inaladores dosimetrados obtêm aprendizado progressivo na utilização desse dispositivo durante todo o acompanhamento com os profissionais de saúde. Uma única orientação e/ou correção mostra-se insuficiente para que as pessoas aprendam a utilizar corretamente esse dispositivo.[14] Dados europeus indicam que há necessidade clara do treinamento específico das pessoas quanto à realização correta da técnica inalatória para os diversos dispositivos disponíveis atualmente, e essa informação deve ser repetida com frequência para a manutenção da técnica inalatória adequada.[15]

PARTE 2   Atuação do Enfermeiro nas necessidades em saúde da população na Atenção Primária à Saúde

Técnicas inalatórias

Técnica recomendada para utilização de inalador pressurizado dosimetrado (*spray*) como gerador de aerossol com espaçador:[4]

- 1º. agitar vigorosamente o frasco e retirar a tampa;
- 2º. acoplar o inalador pressurizado dosimetrado (*spray*) ao espaçador;
- 3º. expirar até o final do volume corrente ou mais (se a criança conseguir entender o comando);
- 4º. posicionar a saída do bocal em localização vertical à abertura da boca;
- 5º. ajustar o espaçador à boca ou ao nariz/boca;
- 6º. acionar o dispositivo (um jato por vez) coincidentemente à inspiração lenta e profunda;
- 7º. executar manobra de pausa inspiratória (mínimo 10 segundos); e
- 8º. esperar 1 minuto antes de repetir o procedimento.

Técnica recomendada para utilização de nebulizador como gerador de aerossol:[4]

- 1º. lavar as mãos antes do preparo da solução;
- 2º. checar o sistema antes da utilização (vazio, seco e limpo);
- 3º. diluir o medicamento em 3 mL a 5 mL de NaCl 0,9% (soro fisiológico);
- 4º. utilizar máscara de tamanho adequado (adaptada ao rosto: boca e nariz);
- 5º. utilizar fonte de ar comprimido ou oxigênio, com fluxo de 6 a 8 L/min (ou compressor elétrico);
- 6º. respirar em volume corrente;
- 7º. não utilizar bicos ou chupetas; e
- 8º. observar tempo do procedimento (superior a 15 minutos pode sugerir falha no sistema).

8. **Orientar sobre a higienização do espaçador[4]**

- Recomenda-se a limpeza mensal;
- Quando estiver seco, guardá-lo em recipiente fechado para proteger de poeira;
- Espaçador valvulado (industrial): seguir instruções do fabricante;
- Material necessário para limpeza: bacia, água morna e detergente comum;
- Mergulhar o espaçador em uma bacia com água morna e com duas gotas de detergente comum, de forma que o espaçador fique totalmente imerso;
- Após, agitar horizontalmente o espaçador na bacia com água e o detergente;
- Retirar da bacia e colocar sobre um pano limpo e seco e deixar secar espontaneamente. Não enxaguar com água (o resíduo do detergente na parte interna do espaçador forma uma espécie de película protetora, evitando a aderência do medicamento na parede interna do espaçador); e
- NUNCA enxugar a parte interna do espaçador, deixá-lo escorrendo para que seque naturalmente.

9. **Identificar e orientar sobre fatores de risco,** estimular a cessação do tabagismo, se este for identificado, a exposição a fumaça do tabaco aumenta a ocorrência de sibilo e o risco de asma persistente na infância; estimular atividade física e perda de peso em caso de obesidade; reforçar o aleitamento materno (atua como fator de proteção contra a asma precoce), orientar sobre a importância das revisões regulares de acordo com o nível de controle e sempre após a alta hospitalar.

Nestas consultas também é importante propor retorno em consulta médica e CE para seguimento e reavaliação, pois o acompanhamento regular da criança e do adolescente com asma é reconhecido como fator de proteção à internação hospitalar pelo motivo de asma. A frequência com que as consultas de revisão devem ser agendadas está diretamente relacionada ao nível de controle da asma, à resposta o tratamento anterior, à capacidade de autocuidado e automanejo com plano de ação. Quanto melhor o resultado, mais espaçadas podem ser as consultas. É recomendada uma revisão entre 1 e 3 meses após início do tratamento e seguimento a cada 3 a 12 meses.

Não esquecer que, dependendo dos DE estabelecidos, poderá ser necessário encaminhar para consulta com outros profissionais da equipe de saúde.

Diagnósticos de Enfermagem em Asma

Os DE's são definidos após a coleta de informações, de acordo com a anamnese e o exame físico realizados. A revisão de literatura e nossa experiência de trabalho permitem a elaboração de uma lista de exemplos de diagnósticos de enfermagem de NANDA[16] que podem, frequentemente, ser associados ao cuidado de pessoas com asma. São eles:

- **Padrão respiratório ineficaz,** definido como inspiração e/ou expiração que não proporciona ventilação adequada, relacionado a exacerbação da doença de base por mau controle ou exposição a fatores desencadeantes, mais conhecida por crise de asma.

- **Enfrentamento familiar comprometido,** definido quando uma pessoa fundamental, usualmente apoiadora (membro da família, pessoa significante ou amigo íntimo) oferece apoio, conforto, assistência ou encorajamento insuficiente, ineficaz ou comprometido, que pode ser necessário à pessoa para administrar ou controlar as tarefas adaptativas relacionadas ao seu desafio de saúde.

- **Falta de adesão,** definida como comportamento da pessoa, familiar e/ou cuidador diferente do preconizado no plano de ação ou terapêutico e acordado entre a pessoa, família e/ou cuidador) e o profissional de saúde. A não conformidade pode comprometer a qualidade do cuidado e levar a resultados clinicamente não efetivos ou parcialmente efetivos. Em asma está relacionado à incapacidades pessoais, ao conhecimento diferente do necessário para o correto tratamento, às crenças de saúde; às forças motivacionais; à habilidade para lidar com as diferentes situações no cotidiano do cuidado; às influências culturais; aos sistemas de valores do indivíduo (desde que comprometam o cuidado); à complexidade da doença; ao custo do tratamento; à duração (doença crônica); ao não envolvimento de membros da família no plano de ação; à falta de acesso aos cuidados; dificuldades no vínculo com profissionais de saúde e insatisfação da pessoa, família e/ou cuidador com o cuidado. Em pessoas com asma este diagnóstico é encontrado nos relatos ou observação de não realização da terapêutica proposta no plano de ação.

- **Manutenção ineficaz da saúde,** definida como incapacidade de identificar, controlar e/ou buscar ajuda para manter a saúde. Em asma, está frequentemente relacionada com o enfrentamento familiar comprometido; o enfrentamento individual ineficaz; habilidades de comunicação deficientes; incapacidade de realizar julgamentos adequados como, por exemplo, perceber a tosse como indicador de crise; insuficiência de recursos (p. ex., equipamento, financeiros) e prejuízo cognitivo, resultando em exacerbação de sintomas da doença.

PARTE 2 Atuação do Enfermeiro nas necessidades em saúde da população na Atenção Primária à Saúde

- **Conhecimento deficiente,** definido como ausência ou deficiência de informação relacionada a um tópico específico ou à falta de familiaridade com a informação ou interpretação errônea de informações, identificada na coleta de dados.

- **Planejamento de atividade ineficaz,** definido como incapacidade de preparar-se para o conjunto de ações relacionado à capacidade comprometida de compreender informações, percepção não realista dos eventos (p. ex., uma crise de asma não identificada); falta de apoio de amigos; falta de apoio familiar; comportamento de fuga defensivo quando diante do diagnóstico estabelecido e de uma solução proposta e percepção não realista da competência pessoal, frequentemente identificada na revisão do plano de ação estabelecido.

Planejamento e implementação assistência de enfermagem

A partir da anamnese e do estabelecimento dos diagnósticos de enfermagem, o enfermeiro deve fazer o planejamento da assistência de enfermagem em conjunto com a pessoa e família e/ou cuidador, pois em asma é fundamental que o cuidado seja compartilhado. Para cada diagnóstico estabelecido serão definidas as intervenções e as metas para o cuidado. Para a elaboração do plano de intervenções poderá ser utilizado referencial teórico como, por exemplo, NIC[17], descrito a seguir:

Para padrão respiratório ineficaz será necessário prescrever o monitoramento da tolerância da pessoa via saturação de O_2, frequência, ritmo, profundidade e esforço nas respirações, ritmo e frequência cardíaca e níveis de conforto; registrar os movimentos torácicos, observando a existência de simetria, uso de músculos acessórios e retrações de músculos supraclaviculares e intercostais; realizar ausculta pulmonar atentando para estertores/ruídos adventícios; roncos, sibilos crepitantes, ausculta abolida ou diminuída; palpar em busca de expansão pulmonar simétrica; administrar terapia com aerossol/broncodilatadores; monitorar a ocorrência de dispneia e eventos que a melhorem ou piorem e monitorar sinais vitais.

Após uma crise, todas as pessoas devem ser seguidas com regularidade por um profissional de saúde até a remissão dos sintomas e o retorno da normalidade da função pulmonar.[4]

Quando identificado enfrentamento familiar comprometido, o enfermeiro deve ser ouvinte e estabelecer relação de confiança com os membros da família; identificar os pontos fortes e os recursos da família, de seus membros, de seu sistema de apoio e comunidade e determinar a disposição e a capacidade dos membros da família para aprendizado. Deve, também, oferecer informações frequentes à família para ajudar seus membros a identificarem suas limitações, a evolução e as implicações dos cuidados da pessoa e ensinar os cuidadores domiciliares sobre a terapia da pessoa.

Ao enfermeiro, cabe dar apoio às atividades familiares que promovam a saúde da pessoa ou o controle da condição e ajudar os membros da família a identificarem os serviços de saúde e os recursos comunitários que podem ser utilizados. O enfermeiro deve buscar facilitar a compreensão pelos membros da família quanto aos aspectos médicos e condição da pessoa; determinar o nível de dependência da pessoa em relação aos membros da família, de acordo com a idade ou doença e encorajar o foco em qualquer aspecto positivo da situação da pessoa; ajudar os membros da família a identificar e resolver conflitos de valores; oferecer *feedback* à família quanto a seu enfrentamento e auxiliar a família a adquirir conhecimentos, habilidades e equipamento necessários para manter sua decisão sobre os cuidados da pessoa.

Os resultados destas intervenções devem ser monitorados pelo enfermeiro para determinar sistematicamente o quanto a pessoa e a família e/ou cuidador já se aproximou do resultado dese-

Capítulo 25

Asma

jado identificando os recursos físicos, emocionais e educacionais do principal provedor de cuidados e/ou identificando as deficiências de autocuidado da pessoa, além de monitorar o envolvimento dos membros da família nos cuidados da pessoa, sendo que os resultados podem ser avaliados, por exemplo, por meio do relato de segurança da pessoa, familiar e/ou cuidador em identificar as crises e iniciar precocemente o manejo de acordo com o plano de ação.

Se a pessoa, familiar e/ou cuidador demonstrar falta de adesão, será necessário verificar a capacidade mental e cognitiva da pessoa, familiares e/ou cuidadores e, tendo condições, sensibilizar para que assumam o contrato de cuidado; auxiliar a pessoa, familiar e/ou cuidador a identificar as práticas de saúde que deseja modificar para alcançar as metas do cuidado da pessoa, conhecer os papéis dos profissionais envolvidos no cuidado de saúde da pessoa e investigar formas para melhor alcançar as metas, analisando os recursos disponíveis e o plano para atingir as metas e identificar as atuais circunstâncias ambientais capazes de interferir no alcance das metas, bem como os métodos para vencer tais circunstâncias.

Os resultados das intervenções em relação a este DE podem ser avaliados por meio da identificação e do relato de uso regular dos medicamentos de acordo com a prescrição (os de uso contínuo e crise).

Caso o DE seja conhecimento deficiente, é necessário prover à pessoa, família e/ou cuidador acesso às informações necessárias para o cuidado efetivo, destacando as informações mais relevantes sobre asma e seu tratamento. Cabe ressaltar que disponibilizar informações necessariamente não gera conhecimento e/ou mudança de atitude, pois saber é uma coisa e saber fazer é outra. Aprendizado exige mais que acesso a informação, portanto, o enfermeiro deverá estar atento a este aspecto e utilizar-se de recursos como diálogo, uso de material de apoio, linguaguem adequada e técnicas didáticas que permitam uma melhor apropriação pela pessoa, familiar e/ou cuidador da informação fornecida. O resultado das intervenções neste DE podem avaliados, por exemplo, através da verificação da realização correta da técnica inalatória.

Para manutenção ineficaz da saúde é necessário acompanhar terapeuticamente e de forma periódica a pessoa, família e/ou cuidador, promovendo melhoria na qualidade de vida por meio de atividades essenciais da vida diária; encorajar a todos para que realizem as atividades necessárias para conduzirem suas vidas, respeitando sua inserção social, cultural e crenças. Importante verificar a possibilidade de participar de grupos e oficinas para compartilharem modos de agir, pensamentos, ideias e manter-se socialmente ativos; ensinar a família e/ou o cuidador a encorajar a independência e interferir somente quando a pessoa não conseguir executar algo; promover atividades de autocuidado respeitando as limitações da pessoa; auxiliar na articulação entre os pontos de atenção da rede de saúde e outros, como educação, justiça, assistência social, direitos humanos, além dos recursos comunitários presentes no território.

É igualmente importante a realização das atividades essenciais da vida diária, necessárias ao funcionamento do lar e da comunidade; proporcionar técnicas de aumento da cognição (p. ex., calendários atualizados, listas legíveis e com horário dos medicamentos colocados de forma alinhada ao nível de escolariadade das pessoas, família e/ou cuidador, relógio com identificação fácil das horas); estimular todos a expressarem os sentimentos, especialmente sobre a maneira como se sentem, pensam ou veem a si (em relação ao fato de ter asma) por meio de grupos, oficinas terapêuticas e/ou atendimentos individuais; discutir e construir ações voltadas para o acolhimento individual ou coletivo dos familiares com suas demandas; auxiliar no desenvolvimento de atitude positiva e participativa da pessoa, família e/ou cuidador, de forma a encorajá-los na

PARTE 2 — Atuação do Enfermeiro nas necessidades em saúde da população na Atenção Primária à Saúde

busca de informações, atitudes positivas e na tomada de decisões para construir – de fato – um projeto terapêutico singular.

E para o diagnóstico de planejamento de atividade ineficaz pode ser adequado prescrever e implementar as seguintes intervenções: identificar as necessidades de segurança da pessoa com base no nível de funcionamento físico e cognitivo e no histórico comportamental anterior; acompanhar terapeuticamente a pessoa, família e/ou cuidador, promovendo melhoria na qualidade de vida através de atividades essenciais da vida diária; reforçar os pontos pessoais positivos identificados na pessoa, família e/ou cuidador; confiar na capacidade das pessoas, famílias e/ou cuidadores para lidar com as situações; auxiliar a todos na percepção dos seus pontos fortes e dos pontos que exigem aprimoramento, em especial na comunicação; estimular a pessoa, família e/ou cuidador a expressar os sentimentos, especialmente sobre a maneira como se sentem, pensam ou veem a si mesmos, por meio de grupos, oficinas terapêuticas e/ou atendimentos individuais e encorajar as pessoas próximas ao indivíduo a envolverem-se no processo de cuidado.

Avaliação e registro

Durante todo o processo de tratamento e acompanhamento da pessoa com asma, é fundamental que a equipe de saúde documente todos os cuidados prescritos e intervenções realizadas, bem como o progresso realizado durante o processo do cuidado, atendendo aos atributos da APS[18,19] considerando o acesso, a integralidade na atenção, longitudinalidade e coordenação do cuidado.

Os profissionais da APS precisam estar capacitados para realizar o monitoramento da condição crônica asma no território onde atuam e conhecer as pessoas que têm este problema, realizando a vigilância dos casos. A busca ativa dos faltosos às consultas de revisão é muito importante e deve ser realizada. A US deve ser a porta de entrada e a referência para o cuidado em asma e, para tanto, precisa estar organizada para atender a demanda e ofertar o cuidado de acordo com a necessidade de cada pessoa.

Aspectos-chave

- A asma é um problema mundial de saúde e atinge cerca de 300 milhões de pessoas, é a principal causa de morbidade e mortalidade entre as doenças crônicas no mundo e sua prevalência está aumentando, em especial nas crianças.
- A asma é uma doença inflamatória crônica associada a hiper-responsividade das vias aéreas e tem como sinais e sintomas recorrentes tosse, sibilos, dispneia e sensação de aperto ou desconforto no tórax, que se exacerbam em geral à noite ou ao acordar.
- Os sinais e sintomas da asma podem estar associados a fatores genéticos e ambientais e são desencadeados ou agravados por irritantes como fumaça, odores fortes, exercícios físicos, ácaros e fungos, infecções virais, tabagismo, pó doméstico, pólen, baratas, estresse, mudanças climáticas, exposição a animais de estimação, ar frio ou úmido.
- A asma associada com o tabagismo (ativo e passivo) está relacionada com desfechos desfavoráveis.
- A asma é uma condição crônica sensível à APS e, quando controlada, pode ser totalmente manejada por esse nível de atenção.

- O cuidado da asma ocorre por meio da atenção individual ou coletiva. O cuidado individual se dá por ocasião das consultas em ambulatório, no acolhimento, visitas domiciliares ou em outras situações nas quais há contato do profissional enfermeiro com a pessoa com asma, seu familiar e/ou cuidador. O cuidado coletivo se constitui em consulta multiprofissional compartilhada, (consulta coletiva, seguida ou não de consulta individual) e consulta sequencial (constituída por um momento coletivo e outro de consulta individualizada com diferentes profissionais como enfermagem, farmacêutico, odontologia e medicina).
- O Processo de Enfermagem aplicado à Consulta de Enfermagem para crianças e adolescentes com asma na APS tem por objetivo promover o autocuidado e a atenção integral, com foco na identificação do controle da doença e na adesão ao tratamento.
- O atendimento adequado às situações de crise previne internações e impacta positivamente na morbimortalidade por asma.

Referências

1. Sociedade Brasileira de Pneumologia e Tisiologia. Diretrizes da Sociedade Brasileira de Pneumologia e Tisiologia para o Manejo da asma. J Bras. Pneumol. abril 2012;38(supl.1):s1-s46.
2. Sociedade Brasileira de Pneumologia e Tisiologia. IV Diretrizes Brasileiras para o Manejo da Asma. J. Bras. Pneumol. 2006:32(Supl. 7)S447-S474.
3. Brasil. Ministério da Saúde. Grupo Hospitalar Conceição. Atenção à saúde das crianças e adolescentes com asma. organização de Maria Lucia Medeiros Lenz, Rui Flores; 2. ed. – Porto Alegre: Hospital Nossa Senhora da Conceição; ago. 2011.
4. Brasil. Ministério da Saúde. Grupo Hospitalar Conceição. Gerência de Saúde Comunitária. Atenção à saúde das crianças e adolescentes com Asma. organização de Maria Lucia Medeiros Lenz, Rui Flores; ilustração de Maria Lucia Medeiros Lenz. 3. ed. Porto Alegre: Hospital Nossa Senhora da Conceição; dez. 2015.
5. Global Initiative for asthma. Guia de bolso para tratamento e prevenção da asma. Um Guia de Bolso para Médicos e Enfermeiras. Brasilia: OMS; 2014.
6. Global Initiative for Asthma .Pocket-guide-for-asthma-management-and-prevention. Disponível em: http://www.ginasthma.org.file:///E:/LIVRO/WMS-GINA-2016-main-Pocket-Guide%20(1).pdf Acessado em: 12 mar. 2016.
7. Souza LL, Costa JSD. Internações por condições sensíveis à atenção primária nas coordenadorias de saúde no RS. Rev Saúde Pública. 2011;45(4):765-72.
8. Mendes EV. O cuidado das condições crônicas na atenção primária à saúde: o imperativo da consolidação da estratégia da saúde da família. Eugênio Vilaça Mendes. Brasília: Organização Pan-Americana da Saúde; 2012.
9. Global Initiative for Asthma. Global strategy for asthma management and prevention.2015. Disponível em: <http://www.ginasthma.org/local/uploads/files/GINA_Report_2015_Aug11.pdf>.Acessado em: 12 abr. 2016.
10. Lenz MLM. Asma na Infância e em adultos. in Gusso G, Lopes, JMC.Tratado de Medicina de Família e comunidade: princípios, formação e prática. 2v. Porto Alegre: Artmed; 2012. p. 1170-1182.
11. Lenz MLM. A ilustração como tecnologia de apoio aprogramas de saúde: a percepção dos familiares de crianças com asma In:Mortalidade infantil, muito mais vida para mais crianças e mães. Revista Brasileira Saúde da Família. abr.-jun. 2010;26(XI).
12. Holmes S, Scullion J. Asthma Guideline. Guideline in Practice article on Updated BTS/SIGN guidance may help to reduce asthma deaths. British Guideline on the Management of Asthma Guidelines. 2015. Disponível em: https://www.brit-thoracic.org.uk/guidelines-and-quality-standards/asthma-guideline/. Acessado em: 08 jun. 2016.
13. Santos PM, D'Oliveira Júnior A, Costa LA et al. Preditores da adesão ao tratamento em pacientes com asma grave atendidos em um centro de referência na Bahia.Jornal Brasileiro de Pneumologia, Brasília, DF. dez. 2008;34(12):995-1002.

PARTE 2

14. Santos DO, Martins MC, Cipriano SL et al. Atenção farmacêutica ao portador de asma persistente: avaliação da aderência ao tratamento e da técnica de utilização dos medicamentos inalatórios. Jornal Brasileiro de Pneumologia,Brasília, DF. 2010;36(1):14-22.

15. Crompton GK, Barnes PJ, Broeders M et al. The need to improve inhalation technique in Europe: a report from the aerosol drug management improvement team. Respiratory Medicine, London. sep. 2006;100(9):1479-94.

16. Herdman TH, Kamitsuru S. Diagnósticos de Enfermagem da NANDA: definições e classificação. Tradução Regina Machado Garcez. Porto Alegre: Artmed; 2015.

17. Bulecheck MG, Butcher KH, Docheterman JM. NIC: Classificação das Intervenções de Enfermagem. 5ª ed. CIDADE: Elsevier Editora Ltda.; 2010.

18. Oliveira MAC, Pereira IC. Atributos essenciais da Atenção Primária e a Estratégia Saúde da Família Rev. bras. enferm. vol.66 no.spe Brasília Sept. 2013. Disponível em: http://www.scielo.br/scielo.php?script=sci_arttext&pid=S0034-71672013000700020. Acessado em: 06 mar. 2016.

19. Brasil. Atenção Primária e Promoção da Saúde. Capitulo 2. Os fundamentos da Atenção Primária e da Promoção da Saúde. Conselho Nacional de Secretários de Saúde. 1ª ed. V. 8. Brasília: CONASS; 2007.

26

Cânceres de mama
e colo do útero

Simone Valvassori
Aniúsca Vieira dos Santos
Claudia Bica

O que há neste capítulo?

Neste capítulo aborda-se a atuação do enfermeiro em consulta de enfermagem (CE) para a prevenção e o rastreamento dos cânceres de mama e colo do útero, na Atenção Primária à Saúde (APS). O objetivo é instrumentalizar os enfermeiros a realizarem o Processo de Enfermagem para a detecção precoce destes problemas de saúde, com vistas a ampliar a sobrevida e a qualidade de vida das mulheres.

Introdução

No Brasil, em 2016, são estimados 57.960 novos casos de câncer de mama e 16.340 novos de câncer do colo do útero.[1]

Considerando a alta incidência e a mortalidade relacionadas a essas doenças, é responsabilidade dos gestores e dos profissionais de saúde realizar ações que visem o controle dos cânceres do colo do útero e da mama e que possibilitem a integralidade do cuidado, aliando as ações de prevenção, detecção precoce com a garantia de acesso a procedimentos diagnósticos e terapêuticos em tempo oportuno e com qualidade.[2]

É na Atenção Primária à Saúde (APS) que se realizada a maioria das abordagens sobre os cânceres do colo do útero e da mama, destacando-se ações de promoção da saúde, detecção precoce e controle destas doenças (prevenção secundária). As abordagens educativas devem estar presentes no processo de trabalho das equipes, seja em momentos coletivos, como grupos, seja em atendimentos individuais de consulta.[3] Dessa forma, torna-se fundamental a disseminação da informação sobre a importância da realização dos exames e da sua periodicidade, bem como dos sinais e sintomas que alertam para a presença destas neoplasias.[2]

Epidemiologia do câncer de mama e colo do útero

O câncer de mama, em 2012, foi o mais incidente em mulheres no mundo, excetuando-se os casos de câncer de pele não melanoma, representando 25% do total de casos de câncer, com aproximadamente 1,7 milhão de casos novos. É a quinta causa de morte por câncer em geral (522.000 óbitos) e a causa mais frequente de morte por câncer em mulheres.[1]

A taxa de mortalidade por câncer de mama ajustada pela população mundial apresenta uma curva ascendente e representa a primeira causa de morte por câncer na população feminina brasileira, com 12,66 óbitos/100.000 mulheres no ano de 2013.[1] As regiões Sudeste e Sul são as que apresentam as maiores taxas, com 14,25 e 13,70 óbitos/100.000 mulheres em 2013, respectivamente.[1]

A incidência do câncer de mama tende a crescer progressivamente a partir dos 40 anos, com exceção de países da Ásia.[4] A mortalidade também aumenta progressivamente com a idade. Na população feminina abaixo de 40 anos ocorrem menos de dez óbitos a cada 100 mil mulheres, enquanto na faixa etária a partir de 60 anos o risco é 20 vezes maior.[5]

O tipo de câncer do colo do útero mais frequente é o de células escamosas. Estas células sofrem alterações que induzem a sua proliferação descontrolada, bem como o crescimento desordenado e progressivo do epitélio. À medida que o câncer avança, pode invadir tecidos fora do colo, num período de 10 a 20 anos, trazendo um prognóstico desfavorável à mulher.[6,7]

No caso dos tumores malignos sediados nos órgãos genitais femininos, sem dúvida o câncer de colo de útero é o que mais se distingue pela maior frequência, sendo considerado um grave problema de saúde pública.[4]

Em países menos desenvolvidos como, por exemplo, da África, este tipo de câncer apresenta altos coeficientes de incidência e mortalidade em mulheres em período reprodutivo e de baixo nível socioeconômico. Dessa maneira, a doença compromete seu papel no mercado de trabalho e as priva do convívio familiar, acarretando prejuízo social considerável.[8,9]

Porém, em países desenvolvidos, como os Estados Unidos, observa-se uma redução na incidência e mortalidade da doença nos últimos 50 anos, aproximadamente 1,5% ao ano. Essa redução é resultante de programas de rastreamento sistemáticos em populações de risco, objetivando a detecção de lesões ainda iniciais, antes do desenvolvimento do câncer invasivo.[9]

No Brasil, as taxas de mortalidade por câncer do colo do útero são elevadas, sendo em algumas regiões o tipo de câncer mais comum entre as mulheres. Sem considerar os tumores da pele não melanoma, o câncer do colo do útero é o mais incidente na região Norte, enquanto nas regiões Centro-Oeste e Nordeste ocupa a segunda posição em relação à frequência. Na região Sudeste e na região Sul ocupa a terceira e a quarta posição, respectivamente.[10,11]

Os dados epidemiológicos citados apontam que mesmo com a disponibilidade do exame preventivo do câncer de colo do útero nas redes pública e privada, este é um câncer muito incidente entre as mulheres. Neste contexto, os profissionais de saúde, em especial os enfermeiros, podem ter um papel fundamental no processo de redução das taxas de incidência e mortalidade, pois o câncer do colo do útero é um dos tumores com maior potencial de prevenção e cura, quando diagnosticado precocemente.[2,8] Ressalta-se que a taxa de sobrevida em 5 anos para mulheres diagnosticadas com câncer de colo de útero é de aproximadamente 61%.[1]

Dessa forma, é necessário intensificar e ampliar as estratégias de rastreamento e seguimento das mulheres com este tipo de câncer, de forma organizada e sistemática, para que ocorra a redução nas taxas de incidência e mortalidade.[12]

História natural do câncer de mama e de colo do útero

O câncer de mama quando identificado em estágios iniciais (lesões menores que 2 cm de diâmetro), apresenta prognóstico favorável. Para isso acontecer o enfermeiro precisa, igualmente com toda a equipe de saúde, seguir o protocolo de rastreamento vigente no país ou outro, caso tenha sido desenvolvido pelo Município, desde que esteja sustentado pelas melhores evidências.

O câncer de mama é uma doença que ocorre quando células da mama se dividem de forma descontrolada ou desordenada formando uma massa chamada de neoplasma ou tumor. O termo câncer se refere a tumores malignos que podem atingir os tecidos em volta do tumor ou disseminar para outras partes do corpo (o que é chamado de metástase).[1] Raramente acomete o sexo masculino, sendo, nestes casos, mais agressivo.

O câncer de mama é um grupo heterogêneo de doenças, com comportamentos distintos. A heterogeneidade deste câncer pode ser observada pelas variadas manifestações clínicas e morfológicas, diferentes assinaturas genéticas e consequentes diferenças nas respostas terapêuticas.[1] A história natural do câncer de mama pode ser dividida em fase pré-clínica, que compreende o intervalo de tempo entre o surgimento da primeira célula maligna e o desenvolvimento do tumor até atingir condições de ser diagnosticado clinicamente e fase clínica, que inicia a partir deste momento.[11] O espectro de anormalidades proliferativas nos lóbulos e ductos da mama inclui hiperplasia, hiperplasia atípica, carcinoma *in situ* e carcinoma invasivo. Dentre esses últimos, o carcinoma ductal infiltrante é o tipo histológico mais comum e compreende entre 80 e 90% do total de casos.[1] O processo de carcinogênese é, em geral, lento, podendo levar vários anos para que uma célula prolifere e dê origem a um tumor palpável e apresenta os seguintes estágios:[2]

a) iniciação, fase em que os genes sofrem ação de fatores cancerígenos;

b) promoção, fase em que os agentes oncopromotores atuam na célula já alterada; e

c) progressão, caracterizada pela multiplicação descontrolada e irreversível da célula.

Existe incerteza sobre a sequência de eventos iniciais da evolução do câncer da mama. Admite-se que o carcinoma da mama passe por uma fase *in situ* em que a membrana basal está preservada, evoluindo para a ruptura desta membrana e progredindo para a forma infiltrativa ou invasiva (carcinoma infiltrante ou invasor). Porém estudos de biologia molecular apontam para a possibilidade de o carcinoma invasor ter origem diferente do carcinoma *in situ*, podendo tratar-se de entidades distintas e não como fases evolutivas de uma mesma doença. O carcinoma invasor pode permanecer por tempo variável como doença local, ou seja, limitada à mama, ou evoluir com propagação regional e disseminação à distância. No carcinoma da mama, a disseminação ocorre principalmente a partir da via linfática e mais raramente por via hematogênica pura.[2]

A mama feminina é constituída por um corpo glandular que repousa sobre a parede do tórax. Envolto pela fáscia e recoberto por pele, estende-se até a região da axila formando o prolongamento axilar. A pele se diferencia em sua porção central, formando a aréola de onde emerge a papila, constituindo o complexo areolopapilar. O corpo glandular é formado por dois sistemas: o sistema ductal, formado por ductos que iniciam na papila e possuem várias ramificações, e o sistema lobular, composto por lóbulos localizados nas extremidades das ramificações ductais. Os lóbulos são responsáveis pela formação de leite, que é transportado por meio dos ductos até sua exteriorização na papila. Os sistemas ductal e lobular são sustentados por tecido conjuntivo e gordura, por onde passam nervos, vasos sanguíneos e linfáticos. Os vasos linfáticos da mama drenam a linfa principalmente para os linfonodos das cadeias axilar e mamária interna. O assoalho muscular é composto principalmente pelos músculos peitoral maior, peitoral menor e serrátil anterior, que se relacionam com a face profunda da mama, separando-a do gradil costal.[2]

PARTE 2   Atuação do Enfermeiro nas necessidades em saúde da população na Atenção Primária à Saúde

Geralmente as mamas não são do mesmo tamanho, havendo uma discreta assimetria entre elas. A forma da mama pode variar em função da idade, lactação, gestação, obesidade e do período menstrual.[2]

Topograficamente, as mamas são divididas em quadrantes superiores (lateral e medial), inferiores (lateral e medial) e região central. A divisão em quadrantes é importante para a localização e correlação dos achados de exame clínico e de imagem.[2]

A história natural do câncer do colo uterino está fortemente relacionada à presença e à persistência da infecção pelo papilomavírus humano (HPV), que se apresenta muito bem documentada na atualidade.[13] As primeiras evidências da provável associação de HPV no processo de carcinogênese surgiram entre os anos 1970 e 1980. No entanto, foi durante o final dos anos 1990 que se descrevia em aproximadamente 100% dos casos de câncer cervical, a presença deste vírus.[14]

Infecções persistentes por HPV podem levar a transformações intraepiteliais progressivas que podem evoluir para lesões intraepiteliais precursoras do câncer do colo do útero, as quais, se não diagnosticadas e tratadas oportunamente, evoluem para o câncer do colo do útero.[1]

Atualmente, são conhecidos mais de 118 tipos diferentes de HPV, sendo que 45 destes possuem tropismo pelo trato genital inferior (feminino: colo uterino, vulva, vagina e masculino: corpo do períneo, região perianal e anal). São considerados como os principais subtipos virais de baixo risco para o desenvolvimento de câncer os de números 6 e 11 (relacionados principalmente a lesões benignas, tais como condiloma, e também à Neoplasia Intraepitelial Cervical – NIC I). Os principais subtipos virais de alto risco oncogênico são os de número 16 e 18 (relacionados a lesões de alto grau – NIC II, III e câncer).[15]

A relação entre HPV e câncer cervical é preocupante, uma vez que a infecção por HPV é a doença sexualmente transmissível (DST) mais comum em todo o mundo e a maioria das pessoas sexualmente ativas, homens e mulheres, terá contato com o vírus durante algum momento da vida. Estima-se que aproximadamente 291 milhões de mulheres no mundo são portadoras do HPV, e que 80% das mulheres sexualmente ativas serão infectadas por um ou mais tipos desse vírus, ocorrendo em muitos casos a forma assintomática.[16]

Essa neoplasia se desenvolve a partir do epitélio escamoso normal, seguindo fases bem definidas. Na fase pré-invasora a doença está restrita ao epitélio escamoso cervical, compreendendo os três graus iniciais das chamadas neoplasias intraepiteliais cervicais (NIC).[17] Dessa forma, quando as alterações ocorrem nas camadas mais basais do epitélio estratificado, considera-se uma displasia leve ou neoplasia intraepitelial cervical grau I (NIC I), anormalidades do epitélio no terço proximal da membrana. Porém, se essa alteração avança até 3/4 de espessura do epitélio, considera-se uma displasia moderada ou NIC II. Já na NIC III há uma displasia acentuada, com alterações envolvendo praticamente toda a espessura do epitélio, poupando apenas as células mais superficiais. No momento em que os limites da membrana basal são ultrapassados, a neoplasia passa para a fase invasiva, na qual tecidos vizinhos ao epitélio, de órgãos próximos ou distantes são invadidos.[18]

Ressalta-se que para atingir o estado invasivo, a lesão não necessita, obrigatoriamente, passar por todas estas etapas. No caso das lesões de baixo grau (LSIL), que corresponde à displasia leve ou NIC I, a maioria delas regredirá espontaneamente. Porém, cerca de 40% das lesões de alto grau (HSIL), que incluem a displasia moderada a displasia acentuada ou NIC II a NIC III, evoluirão para carcinoma invasor. Desta forma, podemos concluir que a HSIL é uma lesão precursora do câncer nos casos em que o tratamento é inadequado ou ausente.[17]

582

Para garantir que o rastreamento seja de qualidade as amostras dos exames citopatológicos devem conter células da zona de transformação e apresentar os epitélios escamoso, glandular e/ou metaplásico representados no esfregaço.[15,17]

Sistema Bethesda para diagnósticos em citopatologia cervicovaginal

O sistema de Bethesda para diagnósticos em citopatologia cervicovaginal foi desenvolvido pelo Instituto Nacional do Câncer nos Estados Unidos, com a finalidade de uniformizar a terminologia diagnóstica, facilitando a comunicação entre o laboratório e o ginecologista.[19]

Para as anormalidades em células epiteliais escamosas, tem-se a seguinte classificação:[2]

- ASCUS – células escamosas atípicas de significado indeterminado; busca-se hoje qualificá-las entre "possivelmente não neoplásico" – ASCUS e "não pode excluir alto grau" – ASC-H.
- LSIL – lesão escamosa de baixo grau (incluindo HPV/displasia leve/NIC I);
- HSIL – lesão escamosa de alto grau (corresponde a displasia moderada e severa, carcinoma *in situ*, NIC II e NIC III); e
- Carcinoma epidermoide.

Esta classificação sistematizou vários conceitos e conhecimentos adquiridos que, de modo resumido, incluem: o diagnóstico citológico, que deve ser diferenciado para as células escamosas e glandulares; a inclusão do diagnóstico citomorfológico sugestivo da infecção por HPV, em função de fortes evidências do envolvimento desse vírus na carcinogênese dessas lesões, categorizando as atipias e lesões cervicais de acordo com o grau de displasia celular, ressaltando o conceito de possibilidade de evolução para neoplasia invasora; e a introdução da análise da qualidade relativa ao esfregaço (Quadro 26.1).[2]

QUADRO 26.1	Sistema de Bethesda de 2001: categorias de notificação[20]

Negativo para lesão intraepitelial ou neoplasia maligna

Anormalidades em células escamosas
- Células escamosas atípicas (ASC – *Atypical Squamous Cells*):
  "De significado indeterminado" (ASCUS – *Atypical Squamous Cells of Undetermined Significance*).
  "Não pode excluir HSIL" (ASC-H) (HSIL – *High-grade Squamous Intraepithelial Lesions*)
- Lesão intraepitelial escamosa de baixo grau (LSIL – *Low-grade Squamous Intraepithelial Lesions*) (NIC I)
- Lesão intraepitelial escamosa de alto grau (HSIL – *High-grade Squamous Intraepithelial Lesions* – NIC II e III)
- Carcinoma Escamoso

Anormalidades em células endocervicais
- Células glandulares atípicas (AGC)
- Células glandulares atípicas provavelmente neoplásicas
- Adenocarcinoma *in situ* (AIS)
- Adenocarcinoma

Fonte: Adaptado de Solomon et al., 2002.[20]

Consulta de Enfermagem para prevenção e detecção de câncer de mama e de colo de útero

A APS é preferencialmente a porta de entrada da rede de serviços de saúde e também de acesso universal. Cabe ao enfermeiro, como a todos os profissionais das equipes de saúde, a responsabilidade pela coordenação dos cuidados e acompanhamento longitudinal, mesmo quando o usuário se encontra em outros níveis de atenção.[17]

É imprescindível que o enfermeiro realize o acolhimento da mulher que busca o atendimento com escuta qualificada, identificando os motivos da procura no serviço de saúde, e direcione para o atendimento necessário, partindo da premissa que qualquer contato da mulher com o serviço é momento oportuno de identificação daquelas não rastreadas e proceder o atendimento da coleta da citopatologia para câncer do colo uterino e rastreamento para câncer de mama (Figura 26.1).[21]

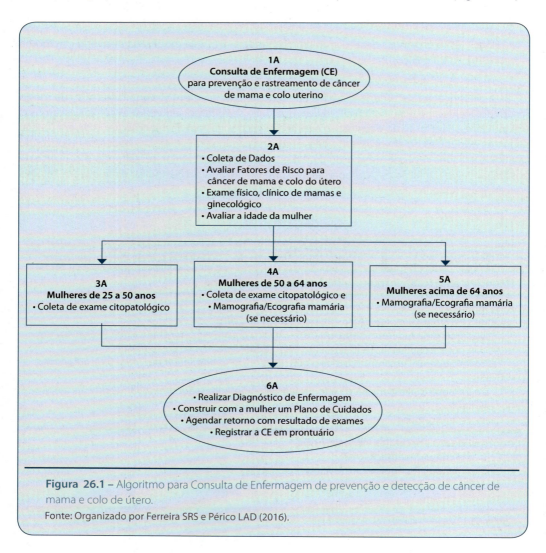

Figura 26.1 – Algoritmo para Consulta de Enfermagem de prevenção e detecção de câncer de mama e colo de útero.
Fonte: Organizado por Ferreira SRS e Périco LAD (2016).

Capítulo 26

Anotações do Algoritmo para Consulta de Enfermagem de prevenção e detecção de cânceres de mama e do colo de útero

- **1A** – Consulta de Enfermagem para prevenção e rastreamento de cânceres de mama e colo uterino

O trabalho do enfermeiro contribui em aspectos muito importantes para as ações de prevenção rastreamento de câncer de mama e colo uterino.

A consulta de enfermagem nessa área inclui, para a promoção do controle dos fatores de risco para câncer de mama e colo do útero, ações de educação para a saúde que contemplem o conhecimento do corpo, bem como a avaliação clínica da mulher, descrita a seguir.

- **2A** – Coleta de dados

No atendimento à mulher em qualquer idade, o enfermeiro precisa avaliar o estado geral de saúde e a história de vida. Deve coletar, também, informações sobre avaliação ginecológica pregressa e a realização de coletas do exame Papanicolaou (avaliar o resultado das últimas duas citopatologias), se houve alterações e/ou tratamentos e avaliar os fatores e cofatores de risco para câncer de mama e colo do útero.

É importante investigar: gravidez ou suspeita (neste caso, não coletar material endocervical); data da última menstruação; se já teve filhos (quantos) e quais os tipos de parto; se utiliza anticoncepcional (qual o tipo); se realiza algum tratamento hormonal; se já realizou radioterapia; se já teve sangramento após relação sexual; se realizou duchas íntimas, medicamentos intravaginais ou se realizou algum exame intravaginal ou manteve relações sexuais nas últimas 48 horas com preservativo, lubrificantes e/ou espermicida (são fatores que podem prejudicar a leitura do exame pelo patologista).[2] A presença de espermatozoide na amostra não prejudica sua qualidade, mas os outros fatores citados podem prejudicar o diagnóstico.[21]

Avaliar Fatores de Risco (FR) para câncer de mama e colo do útero

- FR para Câncer de Mama

Existem diversos fatores que podem estar relacionados ao desenvolvimento do câncer de mama, sendo o maior deles a idade a partir dos 50 anos, com cerca de 70-80% dos tumores diagnosticados a partir dos 50 anos de idade.[1]

É possível reduzir estes riscos, por isso o enfermeiro deve conhecer os fatores modificáveis, pois tem um papel importante na orientação de cuidados para a prevenção para o câncer de mama como, por exemplo, orientar as mulheres a manter o peso corporal adequado, praticar atividades físicas, evitar o consumo de bebidas alcoólicas e cessar o tabagismo. A amamentação também é considerada fator de proteção.

- **Fatores Comportamentais/ambientais[1]**
  - Obesidade e sobrepeso após a menopausa.
  - Tabagismo.
  - Sedentarismo (não fazer exercícios).
  - Consumo de bebida alcoólica.
  - Exposição frequente a radiações ionizantes (raios X, mamografia e tomografia).

PARTE 2

- **Fatores de risco, história reprodutiva/hormonal**[1]
  - Primeira menstruação (menarca) antes de 12 anos.
  - Não ter tido filhos.
  - Primeira gravidez após os 30 anos.
  - Não ter amamentado.
  - Parar de menstruar (menopausa) após os 55 anos.
  - Ter feito uso de contraceptivos orais por tempo prolongado.
  - Ter feito reposição hormonal pós-menopausa, principalmente por mais de 5 anos.

- **Fatores hereditários/genéticos**[1]
  - História familiar de câncer de ovário.
  - Vários casos de câncer de mama, principalmente antes dos 50 anos.
  - Câncer de mama em homens.

A mulher que possui alterações genéticas herdadas na família, especialmente nos genes BRCA1 e BRCA2 (genes responsáveis pela proteção do organismo em desenvolver câncer através da separação do DNA), têm risco elevado de câncer de mama. Apenas 5 a 10% dos casos da doença estão relacionados aos fatores hereditários/genéticos.[1]

- **Fatores de risco para câncer de colo de útero**

Desde 1992, a Organização Mundial de Saúde (OMS) considera que a persistência da infecção pelo HPV em altas cargas virais representa o principal fator de risco para o desenvolvimento do câncer de colo do útero. Sabe-se, também, que a infecção pelo HPV é essencial, mas não suficiente para a evolução desse tipo de câncer. Portanto, além da tipagem e da carga viral desse vírus, adquire importância a associação com outros fatores de risco, que atuam como cofatores.[15]

Através da identificação desses cofatores que mais se relacionam com carcinogênese de colo do útero, pode-se estabelecer um grupo de risco que viabilize o processo de detecção ou mesmo a prevenção primária do câncer do colo uterino. Estes cofatores podem ser genéticos, ambientais, nutricionais, comportamentais, infecciosos e iatrogênicos.[8]

Entre estes cofatores, destacam-se:

a) *idade:* o câncer de colo uterino incide mais a partir dos 30 anos e o risco cresce progressivamente até os 50 anos quando, então, tende a diminuir. O carcinoma *in situ* pode aparecer antes dos 35 anos;[2]

b) *estado civil:* a frequência de carcinoma cervicouterino é acentuada entre as mulheres casadas (79%), seguidas das mulheres em outro estado civil (17%) e das solteiras (4%);[22]

c) *vida sexual:* mulheres que tiveram precoce início de sua atividade sexual, geralmente na adolescência, e que possuem vida sexual ativa sem uso frequente de preservativos, apresentam um maior risco de desenvolver carcinoma do colo uterino;[23,24]

e) *paridade:* a história obstétrica da mulher possui relevante papel na etiologia do câncer de colo uterino. Nos casos de multiparidade, partos vaginais e em que o primeiro parto se dá antes dos 20 anos, a mulher apresentará uma maior probabilidade do desenvolvimento deste câncer;[23]

f) *nível socioeconômico:* a baixa condição socioeconômica de alguns grupos populacionais contribui para uma maior incidência do câncer de colo cervical, devido ao baixo padrão de higiene e o estado nutricional precário. É nesses grupos que se concentram as maiores barreiras de acesso à rede de serviços para detecção e tratamento precoce da doença e de suas lesões precursoras, advindas de dificuldades econômicas e geográficas, insuficiência de serviços e questões culturais, como medo e preconceito dos companheiros;[8,15]

g) *coinfecções:* outros agentes também podem contribuir para a progressão das lesões cervicais, por interagirem com as oncoproteínas do HPV e facilitar a carcinogênese cervical, como o HIV e a clamídia;[25]

h) *tabagismo:* o tabaco diminui significativamente a quantidade e função das células do sistema imunológico, além de o cigarro conter mais de 300 substâncias com potencial efeito cancerígeno. Esse risco de desenvolver o câncer do colo uterino é proporcional ao número de cigarros fumados por dia e aumenta, sobretudo quando o ato de fumar é iniciado em idade precoce. É importante enfatizar os malefícios do tabaco não só como precursor do câncer, mas também para outros agravos a ele relacionados;[2,22]

i) *anticoncepcional oral:* muitas mulheres confundem o uso de anticoncepcional com prevenção de doenças sexualmente transmissíveis, o que acaba gerando uma situação de vulnerabilidade devido ao desuso de métodos de barreira para estas doenças;[15,9]

j) *Papanicolaou:* a periodicidade do exame Papanicolaou, recomendada nos programas de rastreamento do câncer do colo do útero pelo Ministério da Saúde (MS) é a cada 3 anos, após a obtenção de dois resultados negativos com intervalo de 1 ano entre esses. Quando as mulheres apresentam alteração no exame preventivo e não seguem o acompanhamento ou a periodicidade e tratamento corretos, o risco de uma lesão pré-neoplásica evoluir para um carcinoma é acentuado;[7] e

k) *imunidade e genética:* a ativação do sistema imunológico ou a composição genética do hospedeiro são fatores que podem estar relacionados com a carcinogênese no colo do útero, porém o mecanismo exato deste processo ainda é desconhecido. Sabe-se que mulheres imunossuprimidas, a exemplo das transplantadas, soropositivas para HIV ou com histórico familiar de câncer do colo uterino apresentam elevado risco para o desenvolvimento de neoplasia intraepitelial e invasiva do trato genital inferior.[15]

Exame Físico

O exame físico faz parte da primeira etapa do Processo de Enfermagem, a coleta de dados, sendo fundamental para a etapa de definição do Diagnóstico de Enfermagem (DE) que irá conduzir a etapa de planejamento do cuidado do enfermeiro junto com a mulher em atendimento. O exame físico deve ser cefalocaudal e a habilidade na sua realização é importante, bem como proporcionar um ambiente que permita a mulher sentir-se tranquila e confiante para realização das etapas do exame clínico de mamas, avaliação ginecológica com a coleta do exame citopatológico.

Para realização da CE para avaliação clínica das mamas e exame ginecológico é necessário local, materiais e equipamentos adequados, os quais apresentamos no Quadro 26.2.

Antes de iniciar o exame clínico de mamas, avaliação ginecológica e coleta do exame citopatológico, orientar a mulher sobre as etapas da avaliação, solicitar que esvazie a bexiga e troque a roupa, em local reservado, por um avental ou camisola. A seguir, colocá-la na maca, cobri-la com um lençol e deixá-la o mais confortável possível.

PARTE 2   Atuação do Enfermeiro nas necessidades em saúde da população na Atenção Primária à Saúde

QUADRO 26.2	Recursos necessários para à realização da consulta de enfermagem para avaliação clínica das mamas e exame ginecológico	
Local	**Materiais**	**Equipamentos**
Consultório com banheiro	• Espéculo de tamanhos variados (PP, P, M, G) • Balde com solução de água e sabão líquido • Lâminas de vidro com extremidade fosca • Espátula de Ayre • Escova endocervical • Luvas • Pinça de Cherron • Solução fixadora (álcool a 96% ou spray de polietilenoglicol) • Lugol • Ácido acético 2% • Solução fisiológica 0,9% • Gaze • Recipiente para acondicionamento das lâminas com identificação • Formulários de requisição do exame citopatológico • Lápis grafite ou preto nº 2 • Avental ou camisola	• Mesa ginecológica • Escada de dois degraus • Mesa auxiliar • Foco de luz com cabo flexível • Biombo ou local reservado para troca de roupa • Cesto de lixo

Fonte: Adaptado de Brasil, 2016.[21]

Exame clínico das mamas

- Inspeção estática[21]
  - Colocar a mulher sentada, com o tronco desnudo e os braços pendentes ao lado do corpo ou com os braços levantados sobre a cabeça.
  - Observar simetria, tamanho, contorno, forma, pigmentação areolar, aspecto da papila, saída espontânea de secreção e características da pele: presença de achatamento, abaulamento ou espessamento da pele da mama e/ou retrações.
  - Diferenças na cor, temperatura, textura e padrão de circulação venosa.

- Inspeção dinâmica[21]
  - A mulher permanece sentada e solicita-se a elevação dos braços em direção do segmento cefálico. Após, solicitar que a mulher coloque as mãos atrás da nuca e faça movimentos de abrir e fechar os braços.
  - Outra técnica é pedir para que a mulher comprima as palmas das mãos umas contra as outras. Alguns autores recomendam que se faça a inspeção visual ao mesmo tempo em que se realiza a palpação das mamas.
  - Observar a presença de retrações ou exacerbações de assimetrias, além de verificar comprometimento do plano muscular em casos de carcinoma.

Capítulo 26 — Cânceres de mama e colo do útero

- Palpação da região axilar[21]
  - A mulher permanece sentada. Apoiar o braço do lado a ser examinado, no braço do examinador.

- Palpação da região supra e infraclavicular[21]
  - A mulher permanece sentada. Palpar a região à procura de linfonodos palpáveis.

- Palpação das mamas[21]
  - Colocar a mulher em decúbito dorsal e as mãos atrás da nuca.
  - Iniciar a palpação com a face palmar dos dedos sempre de encontro ao gradeado costal, de forma suave, no sentido horário, partindo da base da mama para a papila, inclusive o prolongamento axilar.
  - Observar a presença ou ausência de massa palpável isolada.

- Expressão da aréola e papila mamária[21]
  - É realizada após a palpação da mama, com a mulher deitada.
  - Observar presença de fluxo papilar.
  - Mulheres com alterações no exame clínico de mamas, as quais sejam sugestivas de câncer, devem ser encaminhadas para consulta médica ou para um serviço de referência para complementação da investigação diagnóstica.[19]

Exame ginecológico

A mulher deve ser colocada na posição ginecológica o mais confortável possível. Cubra-a com o lençol. Posicionar o foco de luz. Colocar as luvas descartáveis.[17]

Sob boa iluminação, observar atentamente os órgãos genitais externos, prestando atenção à distribuição dos pelos, à integralidade do clitóris, do meato uretral, dos grandes e pequenos lábios, à presença de secreções vaginais, de sinais de inflamação, de veias varicosas e outras lesões como úlceras, fissuras, verrugas e tumorações.[17]

- **3A – Mulheres de 25 a 50 anos: coleta de exame citopatológico**

O câncer do colo do útero pode ser diagnosticado por meio de três exames clássicos: citopatologia (teste de Papanicolaou), colposcopia e exame histopatológico.[5] Destes exames, o único realizado na APS e pelo enfermeiro é o Papanicolaou (citopatológico).

Para a realização da coleta do exame citopatológico, elevar a cabeceira da maca, o que diminui o desconforto e aumenta a pressão abdominal para facilitar a exposição do colo uterino ao exame.[9]

Colocar o espéculo, que deve ter o tamanho escolhido de acordo com as características perineais e vaginais da mulher a ser examinada. Não deve ser usado lubrificante e, em casos específicos, sobretudo em mulheres idosas com vaginas extremamente atróficas, recomenda-se molhar o espéculo com soro fisiológico. O espéculo deve ser introduzido suavemente, em posição vertical e ligeiramente inclinado, de maneira que o colo do útero fique exposto completamente, o que é imprescindível para a realização de uma boa coleta. Iniciada a introdução, fazer uma rotação deixando-o em posição transversa, de modo que a fenda da abertura do espéculo fique na posição horizontal. Uma vez introduzido totalmente na vagina, abrir lentamente e com delicadeza. Na

PARTE 2   Atuação do Enfermeiro nas necessidades em saúde da população na Atenção Primária à Saúde

dificuldade de visualização do colo, sugira que a mulher tussa; não surtindo efeito, solicite ajuda de outro profissional mais experiente. Nessa fase do exame também é importante a observação das características do conteúdo e das paredes vaginais, bem como as do colo do útero. Os dados da inspeção do colo do útero são muito importantes para o diagnóstico citopatológico e devem ser relatados na requisição do exame.[17]

A coleta do material deve ser realizada na ectocérvice e na endocérvice em lâmina única. A amostra de fundo de saco vaginal não é recomendada, pois o material coletado é de baixa qualidade para o diagnóstico oncótico.[17]

Para coleta na ectocérvice utiliza-se espátula de Ayre, do lado que apresenta reentrância. Encaixar a ponta mais longa da espátula no orifício externo do colo, apoiando-a firmemente, fazendo uma raspagem em movimento rotativo de 360° em torno de todo o orifício cervical, para que toda a superfície do colo seja raspada e representada na lâmina, procurando exercer uma pressão firme, mas delicada, sem agredir o colo para não prejudicar a qualidade da amostra.[17]

Para coleta na endocérvice, utilizar a escova endocervical. Recolher o material introduzindo a escova endocervical e fazer um movimento giratório de 360°, percorrendo todo o contorno do orifício cervical.[17]

Estender o material sobre a lâmina de maneira delicada para a obtenção de um esfregaço uniformemente distribuído, fino e sem destruição celular. A amostra ectocervical deve ser disposta no sentido transversal, na metade superior da lâmina, próximo da região fosca, previamente identificada com as iniciais da mulher e o número do registro. O material retirado da endocérvice deve ser colocado na metade inferior da lâmina, no sentido longitudinal.[17]

O esfregaço obtido deve ser imediatamente fixado para evitar o dessecamento do material (é importante observar a data de validade do fixador). Na fixação com álcool a 96%, considerada mundialmente como a melhor para os esfregaços citológicos, a lâmina deve ser colocada dentro do frasco com álcool em quantidade suficiente para que todo o esfregaço seja coberto, fechar o recipiente cuidadosamente e envolvê-lo com a requisição. Na fixação com *spray* de polietilenoglicol, borrifa-se a lâmina, que deve estar em posição horizontal, imediatamente após a coleta, com o *spray* fixador, a uma distância de 20 cm. Acondiciona-se cuidadosamente a lâmina em um porta-lâminas, a fim de evitar a quebra, para o transporte ao laboratório.[17]

Concluída a colheita, realiza-se o teste de Schiller por meio da aplicação de solução de Lugol (investigar, previamente à aplicação, se há risco de alergia ao iodo e, em caso positivo, suspender o teste). A presença de áreas iodo-negativas (não coradas) pode indicar existência de lesão, pois a lesão intraepitelial contém pouco ou nenhum glicogênio, e por isso não fixa o iodo.[17]

Fechar o espéculo não totalmente, evitando beliscar a mulher. Retirar o espéculo delicadamente, inclinando levemente para cima, observando as paredes vaginais. Retirar as luvas. Auxiliar a mulher a descer da mesa.[17]

Solicitar que ela troque de roupa. Informar sobre a possibilidade de um pequeno sangramento que poderá ocorrer depois da coleta, tranquilizando-a que cessará sozinho.[17]

Enfatizar a importância do retorno para o resultado e se possível agendar, conforme rotina da US.[17]

Encaminhar o material coletado na lâmina junto com a ficha com dados da anamnese da mulher para análise conforme rotina local.[17]

Recomendação: a qualidade do exame está diretamente relacionada ao seguimento das recomendações técnicas para a coleta. É oportuno lembrar que os resultados falso-negativos observados, em um significativo percentual, correspondem a problemas técnicos tais como coleta inadequada onde há ausência de células da endocérvice, quantidade insuficiente de material, má distribuição das amostras obtidas, defeitos de fixação e, consequentemente, dessecamento do material a ser estudado.[17]

O exame citopatológico convencional é a principal estratégia utilizada para rastreamento do câncer de colo do útero e lesões precursoras, que se mostra eficiente nos casos em que há um seguimento adequado das mulheres que apresentam resultados citopatológicos anormais.[1]

Desde 1998, o MS recomenda que o exame citopatológico do colo do útero deve ser realizado em mulheres com idade entre 25 e 64 anos ou antes, caso já tenham mantido relações sexuais, já que a incidência da doença ocorre principalmente nesta faixa etária. Para estas mulheres, a periodicidade deve ser de 3 em 3 anos, se os dois primeiros exames realizados a cada ano forem normais.[26] No entanto, estas recomendações não se aplicam a mulheres com história prévia de lesões precursoras do câncer do colo uterino, ou em situações especiais como gestantes, imunossuprimidas, mulheres histerectomizadas ou mulheres que nunca tiveram atividade sexual.[1]

O exame citopatológico deve ser realizado até os 64 anos de idade e, naquelas sem história prévia de lesões pré-neoplásicas, devem ser interrompidos quando, após esta idade, as mulheres tiverem pelo menos dois exames negativos consecutivos nos últimos 5 anos.[21]

A partir de 2002, as campanhas para a realização do exame foram intensificadas, direcionando as ações para o público feminino de 35 a 49 anos, que nunca haviam realizado este tipo de exame ou que o houvessem realizado há mais de 3 anos, pois nessa idade a persistência da doença é mais frequente.[23] Dessa forma, esse método de rastreamento permite identificar as mulheres com lesões precursoras, possuindo baixo custo e propiciando sua utilização em políticas públicas.[27]

O diagnóstico em fase inicial do câncer de colo do útero é desafiante, pois a doença é frequentemente assintomática.[23] Devido aos sintomas aparecerem em fases mais tardias da doença, o diagnóstico do câncer invasivo do colo do útero, apesar de ser fácil, em geral é demorado, acarretando baixas taxas de cura.[9]

É consenso que a relação custo-benefício e a alta cobertura do exame estão atreladas ao rastreamento organizado das mulheres com indicação para o mesmo, um desafio diário, pois inclui diferentes práticas da atenção à saúde. Entre elas, o recrutamento da população-alvo, a adoção de recomendações baseadas em evidências científicas, como o correto intervalo entre as coletas e o manejo dos casos suspeitos ou positivos.[2] Além disso, é fundamental o recrutamento ativo das mulheres em falta com o rastreamento ou que não aderiram ao diagnóstico e tratamento indicado, bem como o controle de qualidade dos procedimentos realizados em todos os níveis do cuidado.[19]

Países com cobertura superior a 50% do exame citopatológico, realizado a cada 3 a 5 anos, apresentam taxas inferiores a três mortes por 100 mil mulheres por ano, reforçando assim a importância do profissional da saúde na significativa redução da incidência e da mortalidade por câncer do colo do útero.[28]

PARTE 2   Atuação do Enfermeiro nas necessidades em saúde da população na Atenção Primária à Saúde

- ## 4A Mulheres de 50 a 64 anos: coleta de exame citopatológico e realização de mamografia/ecografia mamária

As mulheres nesta faixa etária devem manter o seguimento de coletas do exame citopatológico e ser orientadas pelo enfermeiro a realizar mamografias e, se indicado pelo radiologista, ecografia mamária complementar.[19]

A mamografia é uma radiografia das mamas, realizada por um equipamento de raios X chamado mamógrafo, capaz de visualizar alterações suspeitas. Ela é indicada para avaliar alteração suspeita na mama. O MS recomenda que sejam realizadas anualmente ou a cada 2 anos em mulheres de 50 a 69 anos,[19] nas quais existe uma maior incidência deste câncer. No momento da solicitação da mamografia é importante orientar a mulher a retornar em consulta posterior para avaliação do resultado. Conforme este resultado se dará seguimento e investigação de alguma alteração ou será realizado o aprazamento de outro exame necessário.

A complementação da mamografia com a ecografia ou ultrassonografia pode ser considerada obrigatória e com grande benefício no diagnóstico nas seguintes situações: a) quando há lesão palpável sem expressão na mamografia (pela alta densidade do parênquima mamário ou localização em "zonas cegas"); b) nos nódulos regulares ou lobulados, que possam representar cisto; e c) nas lesões densificantes (assimetria difusa, área densa) que podem representar lesão sólida, cisto ou parênquima mamário.[17]

Nas mulheres assintomáticas com mama densa, a complementação não é obrigatória, porém existe benefício no grupo de alto risco.[17]

- ## 5A Mulheres acima de 64 anos: mamografia/ecografia mamária

A mamografia deve ser realizada a cada dois anos ou observar critérios individuais. No caso de alterações, correlação com outros métodos de imagem, conforme recomendação do médico radiologista, sendo a ultrassonografia de mamas a mais comum.[21]

- ## 6A – Diagnósticos de Enfermagem e Plano de Cuidados

O diagnóstico de enfermagem (DE) é realizado por meio da análise das informações obtidas durante a coleta de dados, ou seja, história, quadro clínico, exame físico, exame clínico das mamas, exame ginecológico, exames complementares, como o citopatológico, a mamografia, e a ultrassonografia e outros exames, de acordo com o protocolo assistencial do serviço de saúde.

O planejamento da assistência de enfermagem deve ser estabelecido em conjunto com a pessoa em atendimento e as prescrições elaboradas conforme a faixa etária e o exame clínico realizado.

O atendimento à mulher para prevenção ao câncer do colo do útero e de mamas deve levar em conta os fatores e cofatores de risco associado a esta doença, bem como os conhecimentos que a mulher tem do seu próprio corpo, as condições socioeconômicas e de entendimento do plano e a necessidade de adesão ao mesmo, caso se obtiver resultado positivo para qualquer uma das duas patologias.

Exemplos de DE encontrados nesse tipo de avaliação e possíveis intervenções:[30]

- Risco para infecção relacionado ao início precoce da vida sexual, vida sexual ativa associada à não realização do exame de Papanicolaou ou à sua realização há mais de 2 anos; falta de conhecimento sobre a importância do retorno à US para avaliação do resultado do exame de Papanicolaou.[30] O enfermeiro deve orientar sobre sexo seguro, com o uso de preservati-

Capítulo 26

vos, com a finalidade de diminuir os riscos de infecção pelo HPV. Enfatizar a importância do seguimento do atendimento para coleta do material para o exame citopatológico.

- Comportamento de busca de saúde, caracterizado por desejo observado de procurar informações para a promoção da saúde, relacionado à procura da US para realizar o exame de Papanicolaou e o exame clínico das mamas, mesmo na ausência de sinais e sintomas de doença.[30] Orientar a mulher sobre os sinais de alerta, fatores de risco, detecção precoce e sintomas relacionados aos cânceres de mama e colo do útero que podem ocorrer.

- Conhecimento deficiente caracterizado pela verbalização de deficiência de conhecimento e pela solicitação de informação relacionada à finalidade, importância, periodicidade do exame de Papanicolaou, aos materiais necessários à sua realização, à necessidade de retorno à US onde realizou o exame de Papanicolaou para tomar conhecimento do resultado, à anatomia e fisiologia do aparelho reprodutor feminino, ao autoexame das mamas (AEM), à aplicação de creme vaginal, aos métodos contraceptivos.[30] O enfermeiro deve avaliar o grau de conhecimento da mulher sobre seu próprio corpo, orientar sobre os métodos contraceptivos, sobre seu comportamento sexual, sem preconceitos utilizando-se de uma abordagem acolhedora e esclarecedora. Mulheres lésbicas e que fazem sexo com outras mulheres também devem ser acompanhadas e realizar o exame.

- Conhecimento deficiente sobre os fatores de risco ou cofatores para câncer da mama.[30] Uma intervenção de enfermagem importante é a orientação das mulheres sobre o autoexame de mama. Quanto mais as mulheres conhecerem seu corpo, mais facilmente identificarão alterações no mesmo, pois a maioria dos cânceres da mama é detectado pelas próprias mulheres.[16]

Estimula-se que cada mulher realize a autopalpação das mamas sempre que se sentir confortável para tal (seja no banho, no momento da troca de roupa ou em outra situação do cotidiano) valorizando-se a descoberta casual de pequenas alterações mamárias.[2,3]

Aprender como as mamas se aparentam em diferentes situações pode ajudar a mulher a reconhecer o que é normal para ela. De maneira resumida, cinco alterações devem chamar a atenção da mulher (sinais de alerta):[3]

- nódulo ou espessamento que pareçam diferentes do tecido das mamas;
- mudança no contorno das mamas (retração, abaulamento);
- desconforto ou dor em uma única mama que seja persistente;
- mudanças no mamilo (retração e desvio); e
- secreção espontânea pelo mamilo, principalmente se for unilateral.

Importante que o enfermeiro sensibilize a população feminina para que olhem, palpem e sintam suas mamas no dia a dia para reconhecer suas variações naturais e identificar as alterações suspeitas. Em caso de alterações persistentes, procurarem a US do território.

Agendar retorno com resultado dos exames e registrar a CE em prontuário e no sistema de informação da US

No final da CE o enfermeiro deve verificar se existem perguntas ou dúvidas da mulher em relação aos procedimentos realizados durante a avaliação clínica de mamas, exame ginecológico e exame citopatológico (se realizada a coleta) e buscar respondê-las. A seguir, orientá-la a agendar uma consulta para conversar sobre os resultados dos exames realizados (mamografia e/ou citopatológico) para, a partir destes, combinar o aprazamento necessário, conforme definição dos protocolos assistenciais da US.

O eficiente controle do câncer de mama e do colo do útero está diretamente relacionado com a qualidade do sistema de saúde. Cada equipe de saúde deve ter condições de realizar o rastreamento por meio da oferta de consultas com exame clínico das mamas, exame citopatológico e solicitação de mamografias. Também é necessário o acompanhamento dos casos, identificar as faltosas às consultas de acompanhamento e agendamento de novos exames, além de organizar um sistema de informações que permita avaliação do conjunto das ações desenvolvidas.[10,27] Por exemplo, não adianta monitorar o resultado da vigilância apenas pela quantidade de CP realizados, sendo que, muitas vezes, algumas mulheres o fazem excessivamente e outras ficam anos sem realizar. Nesse caso, a busca ativa de mulheres para realizar o exame deve ser focada para os grupos de maior risco, ou seja, as que nunca realizaram o CP e as que apresentaram lesão de alto grau ou carcinoma no rastreamento.[23]

Consulta de Enfermagem para avaliação do resultado de exames

A CE para a avaliação dos resultados de exames tem papel importante nas ações de educação em saúde, esclarecimento e informação da população feminina sobre as suas condições de saúde relacionadas aos cânceres de mama e colo uterino. Também, na vigilância da saúde, ao identificar no território sob sua responsabilidade aquelas mulheres que pertencem à faixa etária prioritária e/ou grupos considerados de risco que precisam de atenção de outros profissionais da equipe de saúde ou dos serviços de referência. Cabe ainda, ao enfermeiro, ao identificar laudos com resultados positivos, realizar a vigilância do caso, apoiando o encaminhamento dessas mulheres e garantindo procedimentos diagnósticos e tratamento subsequente, que são realizados nos níveis secundário e terciário da Rede de Atenção à Saúde (RAS).

Mamografia

Os resultados do exame mamográfico são classificados de acordo com o *Breast Imaging Reporting and Data System* (BI-RADS®), publicado pelo Colégio Americano de Radiologia (ACR) e traduzido pelo Colégio Brasileiro de Radiologia,[2,20] conforme apresentado no Quadro 26.3.

Ecografia ou ultrassonografia

Os resultados do exame ultrassonográfico e da ressonância magnética são também classificados de acordo com o Sistema BI-RADS®, com categorização e condutas na mesma linha da mamografia.[17]

No seguimento do diagnóstico, ou seja, em casos de BI-RADS 4 e 5, a mulher é encaminhada para a Unidade de Referência onde será realizada biópsia. Esta consiste em retirada de uma parte do tumor para examinar se há células cancerígenas ou não através da avaliação do tecido – o tecido do câncer de mama é examinado e procura-se observar se este responde ou não aos hormônios (estrogênio e progesterona), e também se existe a presença de HER2 (proteína que classifica o tipo de tumor). Esses são testes utilizados para ajudar a planejar o tratamento. Em alguns casos é indicado ainda que seja realizado o Exame Genético, em que o sangue é avaliado em busca de alterações genéticas específicas em determinadas pessoas.[17]

Capítulo 26 | Cânceres de mama e colo do útero

QUADRO 26.3	Resultado do exame mamográfico conforme categoria BI-RADS®, interpretações, risco de câncer de mama e recomendações[29]		
BI-RADS	Interpretação	Risco de câncer de mama	Recomendação
0	**Exame Inconclusivo**	Não é possível estimar	• Necessita avaliação adicional (encaminhar para Unidade de Referência) • Correlação com outros métodos de imagem, conforme recomendação do médico radiologista, sendo a ultrassonografia de mamas a mais comum. • Comparação com mamografia feita no ano anterior
1	**Exame Negativo** Não há comentário algum a ser feito nesta categoria. As mamas são simétricas e não há massas, distorção arquitetural ou microcalcificações suspeitas presentes	0,05%	• Rotina de rastreamento conforme a faixa etária
2	**Exame com achado tipicamente benigno** Não há evidência mamográfica de malignidade. É uma avaliação considerada "normal" e pode estar é descrito o achado benigno no laudo mamográfico: fibroadenomas; múltiplas calcificações secretórias, lesões que contenham gordura (cistos oleosos, lipomas, galactoceles e densidade mista, hamartoma). Todos têm caracteristicamente aparências benignas e podem ser classificados com confiança. Podendo também ser descrito linfonodos intramamários, calcificações vasculares, implantes ou distorção claramente relacionada a cirurgia prévia	0,05%	• Rotina de rastreamento conforme a faixa etária

Continua...

595

...continuação

BI-RADS	Interpretação	Risco de câncer de mama	Recomendação
3	Exame com achado provavelmente benigno	<2%	• Controle radiológico por 3 anos, com repetição do exame a cada 6 meses no primeiro ano e anual nos 2 anos seguintes • Encaminhar a mulher ao serviço de referência para acompanhamento compartilhado, mantendo a equipe na coordenação de cuidado, atenta às ações nos outros pontos da RAS
4(A.B.C)	Exame com achados provavelmente suspeitos	>20%	• Deverão ser encaminhadas para a unidade de referência secundária para investigação histopatológica • Confirmado o diagnóstico, deverá ser encaminhada à unidade de referência terciária para tratamento • A APS deve manter a coordenação de cuidado e garantir acesso aos procedimentos recomendados
5	Exame com achados provavelmente malignos	>75%	
6	Exame com achados cuja malignidade já está comprovada	100%	• Encaminhar para unidade de referência de alta complexidade • A APS deve manter a coordenação de cuidado e garantir acesso aos procedimentos recomendados

Fonte: Adaptado de Liberman e Menell, 2002.[29]

Após o diagnóstico do câncer de mama é muito importante manter o acompanhamento da mulher na US, como rede de apoio. O tratamento dependerá do local onde o tumor está localizado e se existe metástase. O serviço especializado (oncologista) irá fazer a escolha do tratamento mais adequado, avaliando o estadiamento da doença conforme os protocolos existentes. Entre os tratamentos disponíveis destacam-se o cirúrgico (quadrantectomia, segmentectomia, mastectomia simples, mastectomia radical, mastectomia radical modificada, dissecção axilar de nódulos linfáticos, e biópsia de nódulo linfático-sentinela); a radioterapia, a quimioterapia, a terapia biológica e a terapia hormonal.[17]

A CE para avaliação do resultado do exame citopatológico é apresentada a seguir na Figura 26.2.

Capítulo 26   Cânceres de mama e colo do útero

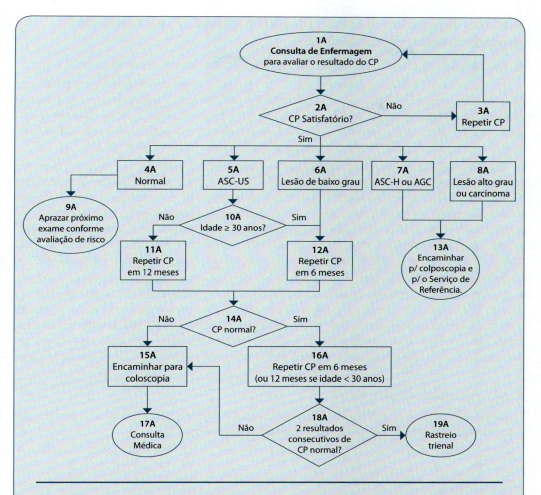

Figura 26.2 – Algoritmo da Consulta de Enfermagem na APS para avaliação do resultado do exame citopatológico.

Fonte: Adaptado de INCA, 2011[15] e de Grupo Hospitalar Conceição/Gerencia de Saúde Comunitária/Programa de Saúde da Mulher.

Nota: População excluída deste algoritmo:

- Mulheres Iimunodeprimidas: aquelas infectadas pelo vírus da imunodeficiência humana (HIV), usuária crônica de corticóoides orais, transplantada em tratamento com quimioterapia. As mulheres imunodeprimidas com resultado citológico alterado têm risco aumentado de apresentarem lesão histopatológica mais grave, ou progressão da lesão, incluindo o câncer do colo do útero. Recomenda-se, encaminhar para unidade de referência secundária, para colposcopia imediata.[9]
- Mulheres pós-menopausa: Rrecomenda-se, encaminhar para unidade de referência secundária, para colposcopia imediata.[17]

PARTE 2   Atuação do Enfermeiro nas necessidades em saúde da população na Atenção Primária à Saúde

Anotações do Algoritmo da Consulta de Enfermagem na APS para avaliação do resultado do exame citopatológico (CP)

- **1A, 2A e 3A – Consulta de Enfermagem para avaliação do resultado do CP**

Na consulta de enfermagem para avaliação do resultado do exame citopatológico, o primeiro aspecto a ser avaliado é se o resultado foi satisfatório (**2A**), ou seja, é necessário que as amostras dos exames citopatológicos contenham células da zona de transformação e apresentem os epitélios escamoso, glandular e/ou metaplásico representados no esfregaço.[19] Se o resultado não foi satisfatório a mulher deverá ser orientada para a coleta de um novo exame (**3A**) em CE.

O exame é considerado insatisfatório quando a avaliação não pode ser realizada por questões técnicas como: material acelular ou hipocelular (< 10% do esfregaço) ou leitura prejudicada em > 75% do esfregaço por presença de sangue, piócitos, artefatos de dessecamento, contaminantes externos, intensa superposição celular.[19] Significando a presença de células que representam a junção escamocolunar. A presença de epitélio metaplásico e/ou endocervical é de exclusiva competência do(a) profissional que atendeu a mulher, o qual deverá levar em consideração as condições próprias de cada uma (idade, estado menstrual, limitações anatômicas e objetivo do exame).

Exame insatisfatório, repetir o CP dentro de um período entre 6 e 12 semanas com correção, quando possível, do problema que motivou o resultado insatisfatório (3A).[19] Considerar presença de infecções vaginais ou atrofia por baixa de estrogênio, caso presentes, tratar antes de repetir a coleta. A presença do processo inflamatório intenso prejudica a qualidade da amostra. O tratamento de processos inflamatórios/DST diminui o risco de insatisfatoriedade da lâmina.[19] Deve ser explicado à mulher que o motivo da repetição não é por alteração patológica relacionada a câncer.

- **4A – Resultado CP Normal**

Segundo o sistema de Bethesda,[20] um laudo com a descrição "negativo para lesão intraepitelial ou neoplasia maligna" é considerado um resultado de CP normal.

- **5A – ASCUS**

Segundo o sistema de Bethesda,[20] um laudo com a descrição ASCUS (*Atypical Squamous Cells of Undetermined Significance*) significa que o material analisado apresenta células escamosas atípicas de significado indeterminado, possivelmente não neoplásicas. Representa a alteração citológica mais descrita nos laudos de CP. Há uma correlação com doença de baixa gravidade para a maioria das mulheres, conduta conservadora pouco invasiva é recomendável.

- **6A – Lesão de baixo grau (LISL)**

Segundo o sistema de Bethesda,[20] um laudo com a descrição LSIL (*Low-grade Squamous Intraepithelial Lesions*) significa que o material analisado apresenta células com lesão intraepitelial escamosa de baixo grau (também denominado de NIC I). A maioria das alterações citológicas de baixo grau regride espontaneamente, na medida em que espelha a manifestação morfológica da infecção aguda e transitória do HPV.

598

7A – ASC-H ou AGC

Segundo o sistema de Bethesda,[20] um laudo com a descrição ASC-H (células escamosas atípicas de significado indeterminado, não podendo excluir lesão de alto grau) apresenta risco de lesão de alto grau também denominadas NIC II e NIC III subjacente, de 12% a 68%, e 1,3 a 3% de câncer.

O laudo com a descrição AGC (atipias em células glandulares) é uma categoria associada a um maior risco de neoplasia cervical, quando comparada à das células escamosas atípicas de significado indeterminado ou das lesões intraepiteliais de baixo grau.

A prevalência de lesões pré-invasivas (NIC II e III) ou câncer, relatada na literatura, após exame citopatológico compatível com Lesão intraepitelial Cervical (LSIL), varia de 11,8% a 23,3%, o que aponta para a possibilidade de subdiagnóstico no exame citopatológico. Entretanto, o comportamento benigno deste grau de alteração, associado ao risco de ocorrência de efeitos adversos psíquicos e físicos, como hemorragia, infecção e desfechos obstétricos significativos, tem levado a recomendações mais conservadoras.

8A – Lesão alto grau (LIAG) ou carcinoma

A denominação lesão intraepitelial de alto grau (LIAG) compreende as neoplasias intraepiteliais cervicais graus II e III (NIC II e NIC III/carcinoma *in situ*). Cerca de 70 a 75% das mulheres com laudo citológico de LIAG apresentam confirmação histopatológica deste grau de doença e 1 a 2% terão diagnóstico histopatológico de carcinoma invasor.

Como apresentam grande potencial morfológico de progressão para neoplasia, é consenso que devem ser tratadas. Fatores como idade da mulher e a realização de rastreio citológico prévio devem ser considerados na decisão terapêutica. Além desses aspectos, deve-se considerar que a lesão invasora do colo do útero é claramente mais prevalente na quarta e quinta décadas de vida da mulher. A conduta é o encaminhamento ao serviço de referência (**13A**).

Quando é confirmado câncer cervical, o prognóstico depende da extensão da doença no momento do diagnóstico, estando sua mortalidade fortemente associada ao diagnóstico tardio e a fases avançadas.[31] Estudo avaliando a sobrevida de mulheres com câncer de colo uterino diagnosticadas em um centro brasileiro encontrou sobrevida média de 48%. Dentre todas as variáveis analisadas, o estadio clínico ao diagnóstico foi a única variável significativamente associada ao prognóstico, destacando a importância da detecção precoce por meio dos programas de rastreio.[23]

9A – Aprazar próximo exame conforme a avaliação de risco

A recomendação para resultado normal é seguir a rotina de rastreamento citológico. O intervalo entre os exames deve ser de 3 anos, após dois exames negativos consecutivos realizados com intervalo anual. As situações de risco devem ser avaliadas individualmente (p. ex., imunodeprimidas, lesões prévias de alto risco, entre outras).[15]

10A – idade igual a ≥ 30 anos?

Para um resultado de CP com ASCUS a recomendação para mulheres com idade inferior a 30 anos é repetir o CP no intervalo de 12 meses (**11A**). As mulheres com 30 anos ou mais deverão repetir o CP em um intervalo de 6 meses precedido, quando necessário, do tratamento de processos infecciosos e de melhora do trofismo genital, com preparo estrogênico após a menopausa (**12A**).

PARTE 2   Atuação do Enfermeiro nas necessidades em saúde da população na Atenção Primária à Saúde

- **11A – Repetir CP em 12 meses**

Mulheres com menos de 30 anos e exame CP com resultado ASCUS deverão repetir o exame em 12 meses.[15]

- **12A – Repetir CP em 6 meses**

Mulheres com 30 anos ou mais e CP com resultado ASCUS ou em qualquer faixa etária e com resultado de CP com lesão de baixo grau, deverão repetir o exame em 6 meses. Antes de repetir o CP é importante avaliar a presença de processos infecciosos ou atrofia genital, os quais devem ser tratados antes da nova coleta do exame. [15]

- **13A – Encaminhar para colposcopia e para Serviço de Referência**

A conduta preconizada para as mulheres com diagnóstico citológico de ASC-H ou AGC, lesão de alto grau ou carcinoma é o encaminhamento imediato para colposcopia e para o serviço de referência.[15] Elas devem ser acompanhadas pelo serviço de referência de forma compartilhada com APS.

- **14A – CP normal?**

Se após a repetição do CP em 6 ou 12 meses de acordo com a faixa etária a mulher obtiver um resultado "negativo para lesão intraepitelial ou neoplasia maligna" (CP normal) ela deverá repeti-lo novamente em 6 meses (se tiver 30 anos ou mais) ou em 12 meses (idade menor de 30 anos). Se o resultado do exame realizado não for "CP normal" a mulher deverá ser encaminhada para colposcopia (**15A**).[15]

- **15A – Encaminhar para Colposcopia**

Se no exame de colposcopia não forem identificadas alterações, o serviço de referência secundário deverá encaminhar a mulher para o médico da unidade e o retorno ao rastreio está recomendado com intervalo semestral ou anual, dependendo da faixa etária.[15]

- **16A – Repetir CP em 6 meses (ou 12 meses se idade < 30 anos)**

Mulheres com uma citologia inicialmente alterada e a repetição do exame citopatológico, (com intervalo de 6 ou 12 meses, conforme a idade), normal deverão repetir mais uma citologia no período de 6 ou 12 meses, de acordo com a faixa etária.[15]

- **17A – Consulta Médica**

O retorno do serviço de referência secundária com o resultado da colposcopia deverá ir para o médico da pessoa na US.

- **18A – Dois resultados consecutivos de CP normal?**

Se a mulher obtiver dois exames citopatológicos subsequentes com intervalo de 6 meses (ou 12 meses se tiver menos de 30 anos), com resultado negativo, ela deverá retornar à rotina de rastreamento citológico trienal (**19A**), porém, se o resultado de alguma citologia de repetição se

600

Capítulo 26 Cânceres de mama e colo do útero

mantiver com alteração igual ou mais significativa, a mulher deverá ser encaminhada para realizar colposcopia (**15A**) e para consulta médica (**17A**).[15]

- 19A – Rastreio trienal

Mulheres com resultado da citologia de repetição negativa em dois exames consecutivos devem retornar à rotina de rastreamento citológico trienal. Lembrando que o intervalo entre os exames deve ser de 3 anos, após dois exames negativos consecutivos, com intervalo anual.15

Aspectos-chave

- Apesar do alto potencial de prevenção e de cura, quando diagnosticados precocemente, o câncer do colo do útero é o quarto tipo de tumor mais frequente entre as mulheres no mundo e o câncer de mama o mais frequente, excetuando-se os casos de pele não melanoma.

- Com o diagnóstico de um exame positivo, o enfermeiro da APS é responsável pelo encaminhamento da mulher ao serviço de referência e por realizar o acompanhamento da mesma durante o tratamento. Deve-se avaliar o que a mulher entende da própria doença e qual o impacto que este diagnóstico causou em sua vida. Dar o apoio necessário e monitorar o seguimento do caso.

- É importante que o enfermeiro, durante a consulta de enfermagem, oriente as mulheres nas faixas etárias recomendadas pelo MS a realizarem os exames Papanicolaou e mamografias como rastreamento para os cânceres de colo e mama, respectivamente.

- A mulher deve ser orientada pelo enfermeiro a conhecer seu corpo, observando sinais e sintomas diferentes que possam aparecer. Observar se ocorrer sangramento fora do período menstrual ou após relações sexuais. Ainda, aspectos e sinais diferentes nas mamas procurando a US mais próxima da sua residência como primeiro local para avaliar sua condição de saúde.

Referências

1. Inca. Instituto Nacional de Câncer José Alencar Gomes da Silva. Estimativa 2016: incidência de câncer no Brasil. Brasílial: Ministério da Saúde; 2015.
2. Inca. Informativo Detecção Precoce. Monitoramento das ações de controle dos cânceres de colo do útero e da mama. Brasília: Ministério da Saúde; 2012.
3. Backes DS, Backes MS, Erdmann AL, Büscher A. O papel profissional do enfermeiro no Sistema Único de Saúde: da saúde comunitária à estratégia de saúde da família. Rio de Janeiro: Ciênc. saúde coletiva. vol.17, no.1, 2012.
4. Ferlay J, Soerjomataram I, Ervik M, Dikshit R, Eser S, Mathers C, Rebelo M, Parkin DM, Forman D, Bray, F. GLOBOCAN 2012 v1.0, Cancer Incidence and Mortality Worldwide: IARC CancerBase No. 11 [Internet]. Lyon, France: International Agency for Research on Cancer; 2013. Available from: http://globocan.iarc.fr, accessed on day/month/year.
5. Melo MCSC, Vilela F, Salimena AMO, Souza IEO. O Enfermeiro na Prevenção do Câncer do Colo do Útero: o Cotidiano da Atenção Primária. Revista Brasileira de Cancerologia 2012; 58(3): 389-398.

PARTE 2   Atuação do Enfermeiro nas necessidades em saúde da população na Atenção Primária à Saúde

6. Ferreira G. Estudo retrospectivo de exames citopatológicos, colposcópicos e histopatológicos realizados em um serviço de saúde pública do sul do Brasil Cruz Alta. Cruz Alta: Universidade de Cruz Alta; 2011.

7. Schiavon P. Avaliação da educação em saúde x exame preventivo do colo do útero. Campos de Goytacazes: Faculdade de Medicina de Campos; 2009.

8. Medeiros VCD, Medeiros RC, Moraes LM, Menezes JBF, Ramos ESN, Saturnino ACRD . Câncer de Colo de Útero: Análise Epidemiológica e Citopatológica no Estado do Rio Grande do Norte. RBAC. 2005;37(4):227-231.

9. Mendonça VG. Mortalidade por câncer de colo do útero na cidade do recife: Tendência Temporal e Perfil Sócio-demográfico. Recife: Instituto Materno Infantil Professor Fernando Figueira; 2006.

10. Thuler LCS. Mortalidade por câncer do colo do útero no Brasil. Rev Bras Ginecol Obstet. 2008;30(5):216-8.

11. INCA. Instituto Nacional de Câncer José Alencar Gomes da Silva. Estimativa 2014: Incidência de Câncer no Brasil. Brasília: Ministério da Saúde ; 2013. p. 124.

12. Corrêa DAD, Villela WV, Almeida AM. O controle do cancer do colo do útero: desafios para implementação de ações programáticas no Amazonas, Brasil. Rev Bras Saude Mater Infant. 2008;8(4): 491-497.

13. Guerra MR, Gallo CVM, Mendonça GAS. Risco de câncer no Brasil: tendências e estudos epidemiológicos mais recentes. Revista Brasileira de Cancerologia. 2005;51(3):227-34.

14. Nicolau SM. Existe câncer do colo uterino sem HPV? Rev da Associação Médica Brasileira [Internet]. 2003;49(3):236-7.

15. Instituto Nacional de Câncer (Brasil). Coordenação Geral de Ações Estratégicas. Divisão de Apoio à Rede de Atenção Oncológica. Diretrizes brasileiras para o rastreamento do câncer do colo do útero. Rio de Janeiro: INCA; 2011.

16. Inca. Instituto Nacional de Câncer José Alencar Gomes da Silva. HPV e Câncer: Perguntas Frequentes. Rio de Janeiro: Ministério da Saúde ,2013.

17. Brasil. Cadernos de Atenção Básica. Controle dos cânceres do colo do útero e da mama. Brasília: Ministério da Saúde; 2006.

18. Inca. Instituto Nacional de Câncer José Alencar Gomes da Silva. Ações de Enfermagem para o controle do Câncer: uma proposta de integração ensino – serviço. Saúde .Rio de Janeiro: Ministério da Saúde; 2008.

19. Brasil. Ministério da Saúde. Secretaria de Atenção à Saúde. Departamento de Atenção Básica. Controle dos cânceres do colo do útero e da mama. 2.ed. Brasília: Editora do Ministério da Saúde; 2013. 124p. (Cadernos de Atenção Básica, n. 13).

20. Solomon D, Davey D, Kurman R, Moriarty A, O'Connor D, Prey M, et al. The 2001 Bethesda System: terminology for reporting results of cervical cytology. JAMA. 2002;287(16):2114-9.

21. Brasil. Ministério da Saúde. Protocolos da Atenção Básica. Saúde das Mulheres. Ministério da Saúde, Instituto Sírio-Libanês de Ensino e Pesquisa. Brasília: Ministério da Saúde; 2016. 230 p.

22. Melo S, Prates L, Carvalho M, Marcon S, Pelloso S. Alterações citopatológicas e fatores de risco para a ocorrência do câncer de colo uterino. Rev Gaúcha Enferm. 2009;30(4):602-8.

23. Casarin MR, Piccoli JC. [Education in health for prevention of uterine cervical cancer in women in Santo Angelo, state of Rio Grande do Sul, Brazil]. Cien Saúde Colet. 2011;16(9):3925-32.

24. Nascimento M, Pires E, Gil D, Nunes G, Balboa V, Stasiaki F et al. Características de um grupo de adolescentes com suspeita de neoplasia intra-epitelial cervical. Rev Bras Ginecol Obstet. 2005;27(10):619-26.

25. Coser J, Fontoura S, Belmonte C, Vargas VRA. Relação entre fatores de risco e lesão precursora do câncer do colo do útero em mulheres com e sem ectopia cervical. RBAC. 2012;44(1):50-4.

26. Hackenhaar AA, Cesar JA, Domingues MR. Exame citopatológico de colo uterino em mulheres com idade entre 20 e 59 anos em Pelotas, RS: prevalência, foco e fatores associados à sua não realização. Rev Bras Epidemiol. 2006;9(1):103-11.

27. Stofler MECW, Nunes RD, Rojas PFB, Junior AT, Schneider IJC. Avaliação do desempenho da citologia e colposcopia comparados com a histopatologia no rastreamento e diagnóstico das lesões do colo uterino. Arquivos Catarinenses de Medicina. 2011;40(3):30-6.

28. Anttila A, von Karsa L, Aasmaa A, Fender M, Patnick J, Rebolj M et al. Cervical cancer screening policies and coverage in Europe. European Journal of Cancer. 2009;45(15):2649-58.

29. Liberman L, Menell JH. Breast imaging reporting and data system (BI-RADS). Radiologic Clinics of North America. 2002;40(3):409-30.

30. Gerk MAS, Barros SMO. Intervenções de enfermagem para os diagnósticos de enfermagem mais freqüentes em dois serviços públicos de assistência à saúde da mulher. São Paulo (SP), Brasil. Universidade Federal de São Paulo-UNIFESP. 2005. Acta Paul Enferm. 2005;18(3):260-8

31. Ferreira G. Estudo retrospectivo de exames citopatológicos, colposcópicos e histopatológicos realizados em um serviço de saúde pública do sul do Brasil. Cruz Alta: Universidade de Cruz Alta; 2011.

27

Tuberculose

Sandra Rejane Soares Ferreira
Lisiane Andreia Devinar Périco

O que há nesse capítulo?

Serão abordadas as possibilidades de atuação do enfermeiro junto às equipes de Atenção Primária à Saúde (APS) na atenção às pessoas com tuberculose (TB), em risco de desenvolver a doença e na atenção aos familiares e contatos dos portadores da doença. O objetivo deste capítulo é instrumentalizar os enfermeiros da APS a trabalhar com o processo de enfermagem voltado para pessoas com sintomas respiratórios, com diagnóstico de TB, contatos de caso de TB e pessoas em tratamento da infecção latente.

Introdução

A tuberculose (TB) é uma doença causada por um bacilo de crescimento lento, aeróbio estrito, álcool-ácido resistente (BAAR), de transmissibilidade aerógena. Há mais de 3.000 anos essa bactéria acomete de maneira crescente a população mundial.[1] Atualmente, verifica-se o maior número de casos de TB de toda a história da humanidade. Também continua sendo a doença infecciosa que mais mata, mesmo que os fundamentos científicos para seu controle na comunidade sejam conhecidos há muito tempo.[2] As fontes de infecção encontram-se, principalmente, entre os doentes pulmonares com baciloscopia positiva (P+), responsáveis pela cadeia epidemiológica de transmissão que ocorre, na grande maioria das vezes, por via aerógena, em ambientes fechados, por meio de contatos íntimos e prolongados.[3]

A TB ainda persiste como um grande problema de saúde pública nos países em desenvolvimento, incluindo o Brasil, apesar de ser uma doença potencialmente prevenível e curável, se as pessoas não interrompessem o seu tratamento[2]. Apesar da possibilidade de tratamento e cura dessa infecção, o número de casos de TB continua aumentando, assim como os casos de resistência às drogas. A maioria dos especialistas reconhece que falhas na adesão das pessoas ao tratamento são uma das principais causas para a ausência do controle da doença.[4]

Com relação ao risco para infecção por TB, estão implicadas as gotículas de saliva expelidas por pessoas com TB P+ que se aerossolisam, a renovação do ar do ambiente e o tempo de exposição do contato com a fonte da doença. Os maiores transmissores da TB são potencialmente as pessoas que tossem e que têm BAAR positivo no exame de escarro, os doentes de TB pulmonar sem tratamento, as pessoas que iniciaram recentemente a terapia específica e os casos com menor resposta ao tratamento. Na TB pulmonar, após 15 dias de tratamento a tosse diminui bastante e o risco de contágio cai de maneira significativa.[4]

Tendo em vista que a maior fonte de infecção são as pessoas doentes, o melhor recurso de prevenção disponível no sistema de saúde continua sendo a detecção precoce dos casos pulmonares positivos e o seu tratamento correto. Sem tratamento ou com tratamento ineficaz, um caso de TB pode continuar infeccioso mantendo a cadeia de transmissão[5] da doença na comunidade pela infectividade do bacilo. Além disso, o tratamento inadequado pode levar ao desenvolvimento da multidrogarresistência (MR) e à morte pela doença.[6] As más condições de vida, a má alimentação, o tabagismo, o alcoolismo ou qualquer outro fator que diminua a resistência orgânica também favorece o estabelecimento da doença.[7]

Conhecer o ciclo natural da TB e as intervenções possíveis (Figura 27.1) é fundamental para estabelecer os cuidados em saúde necessários. Em relação às ações de saúde pública para a proteção dos não infectados, utiliza-se a vacinação com BCG intradérmico (BCGid) ao nascer, que confere poder protetor às formas graves da doença pelo *M. tuberculosis*, prioritariamente indicada para crianças de 0 a 4 anos de idade, sendo obrigatória para menores de 1 ano. Na população de infectados[a], preconiza-se o tratamento da infecção latente da TB (ILTB) com isoniazida, especialmente para os grupos mais vulneráveis à doença, a fim de evitar que a infecção evolua para a doença. Entretanto, a ação de saúde pública que pode interromper a cadeia de transmissão da TB além da identificação das pessoas doentes, através da busca dos SR para o diagnóstico precoce, é o tratamento dos casos de forma eficaz até a cura.[7]

O tratamento da TB com esquema básico (EB) consiste no uso, por 6 meses, de quatro drogas de primeira linha: rifampicina, isoniazida, pirazinamida e etambutol (RHZE). O tratamento para a

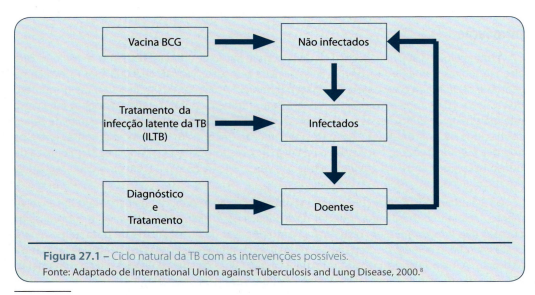

Figura 27.1 – Ciclo natural da TB com as intervenções possíveis.
Fonte: Adaptado de International Union against Tuberculosis and Lung Disease, 2000.[8]

---

[a] Infectados ou Infecção Latente da TB (ILTB) – É quando a pessoa foi infectada pelo *M. tuberculosis*, mas suas defesas orgânicas não permitiram o desenvolvimento da doença.

TB multidrogarresistente (TB-MR), definida como a resistência à isoniazida e rifampicina (os dois fármacos mais poderosos anti-TB) é mais longo e requer drogas mais caras e com mais toxicidade para o organismo. Para a maioria das pessoas com TB-MR, os esquemas atuais recomendados pelo Ministério da Saúde (MS) variam de 18 a 24 meses de duração.[9]

Outro aspecto importante que fundamenta as ações de saúde pública para o controle da TB é o conhecimento da distribuição dos casos em nosso meio, que propicia uma visão geral sobre quem são as pessoas acometidas de acordo com a faixa etária, o tipo de TB e a positividade da baciloscopia de escarro. A Figura 27.2 apresenta a distribuição do número esperado de casos de TB no Brasil, segundo a idade e formas clínicas. Essa referência pode auxiliar o enfermeiro e a equipe de saúde na avaliação dos dados percentuais da distribuição dos casos da doença no território sob sua responsabilidade.

> A TB é um problema de resolução na APS na grande maioria dos casos. Equipes de saúde com capacitação podem interferir positivamente, seja na investigação dos sintomáticos respiratórios (SR), no diagnóstico precoce dos casos, no tratamento com esquema básico, no acompanhamento próximo ao local da residência das pessoas, facilitando o acesso, aumentando o vínculo e diminuindo a taxa de abandono.[1] Os enfermeiros possuem papel importante no trabalho com as pessoas portadoras de TB e seus contatos, em decorrência do elevado potencial que possuem para a correta intervenção.

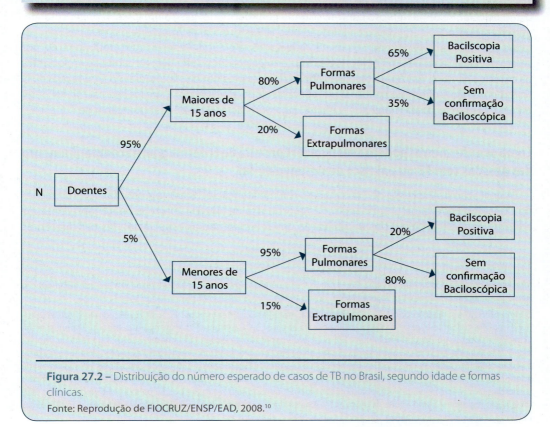

Figura 27.2 – Distribuição do número esperado de casos de TB no Brasil, segundo idade e formas clínicas.
Fonte: Reprodução de FIOCRUZ/ENSP/EAD, 2008.[10]

PARTE 2   Atuação do Enfermeiro nas necessidades em saúde da população na Atenção Primária à Saúde

Etiopatogenia

O bacilo da TB, ao penetrar no organismo por via respiratória, poderá atingir qualquer órgão, além dos pulmões, na fase de bacilemia precoce[b]. A disseminação do bacilo pode acontecer durante a primoinfecção[c] por ausência de imunidade específica ou, mais tarde, se houver queda de imunidade. Durante a primoinfecção, a carga de bacilos é pequena e o organismo, ao atingir maturidade imunológica, na maioria das vezes consegue abortar a infecção; nos casos em que isso não acontece, os bacilos vencem a batalha e se estabelece a doença.[7]

Na TB pós-primária também ocorre um desequilíbrio entre a virulência do bacilo e a imunidade. Os locais mais frequentemente atingidos pelo bacilo são os que apresentam maior circulação e, consequentemente, maior aporte de oxigênio. O pulmão é o órgão mais atingido pela TB pela riqueza de oxigênio, seguido pelos gânglios, rins, cérebro, extremidades dos ossos longos, vértebras, entre outros. Portanto, o *M. tuber*culosis por disseminação hemática ou linfática pode atingir qualquer órgão. Os linfonodos são atingidos com facilidade durante a primoinfecção e a pleura é atingida por ruptura de focos subpleurais ou por contiguidade através de focos pulmonares. Os focos extrapulmonares atingidos pelo bacilo não favorecem o crescimento bacilar, como no pulmão e por isso as lesões implantadas nesses sitios são, em geral, paucibacilares (poucos bacilos). As manifestações clínicas da TB extrapulmonar podem surgir muito tempo após a primoinfecção e de maneira insidiosa.[11]

As formas mais frequentes de TB extrapulmonar são pleural e ganglionar, seguidas da miliar, osteoarticular, sistema nervoso central, sistema genitourinário, gastrointestinal, laringe, cutânea, entre outras. Com o surgimento da infecção pelo HIV a forma mais frequente nas pessoas coinfectadas passou a ser a ganglionar e, nos não infectados, a pleural. As formas extrapulmonares, por serem paucibacilares, são mais difíceis de se obter o diagnóstico definitivo, tornando-se importantes os critérios clínicos, epidemiológicos e laboratoriais para a conclusão do diagnóstico provável. O tratamento não é diferente da forma pulmonar da doença (RHZE por 2 meses seguido de RH por 4 meses), com exceção da meningoencefalite, cuja duração da fase de manutenção é de 7 meses.[11]

Como os enfermeiros podem desenvolver Consulta de Enfermagem e acompanhamento das pessoas com TB ou em risco de desenvolvê-la?

A aplicação do Processo de Enfermagem (PE) na atenção à TB está embasada nas orientações do Conselho Federal de Enfermagem[12] e na proposta da NANDA-Internacional,[13] apresentados e discutidos no Capítulo 3 desta publicação. Ele foi adaptado às especificidades das diferentes

---

[b] Bacilemia precoce ocorre quando o bacilo *M tuberculosis* penetra no organismo por via respiratória e por disseminação hemática ou linfática atinge outros órgãos além dos pulmões.[7]

[c] Primoinfecção ou infecção primária – A pessoa sadia, em lugares contaminados, inala aerossóis com o *M tuberculosis* que o indivíduo doente expeliu ao tossir, espirrar ou falar e que se aerossolisaram no ambiente, ficando dispersos no ar. O bacilo inalado se implantará no pulmão. Em poucas semanas, uma pequena inflamação ocorrerá na zona de implantação. Não é ainda a doença. É o primeiro contato do bacilo com o organismo. Portanto a primoinfecção tuberculosa se constitui pela formação de um "cancro" de inoculação (nódulo de Ghon) após a entrada do(s) bacilo(s), há ocorrência de adenomegalia satélite (regional) e bacilemia precoce. O "cancro" de inoculação é uma reação de defesa do organismo realizada pelos macrófagos que englobam o(s) bacilo(s). A adenomegalia satélite ocorre pela drenagem de bacilos para um gânglio regional próximo a zona de inoculação. A partir daí ocorre a bacilemia precoce que é a disseminação de poucos bacilos por via linfática e hemática, atingindo outros órgãos além dos pulmões.[7]

606

Capítulo 27 — Tuberculose

situações clínicas relacionadas com a doença, como por exemplo pessoas com sintomas respiratórios ou com diagnóstico de TB; pessoas que são contatos de casos de TB ou ainda aquelas que necessitam tratamento da infecção latente da tuberculose (ILTB).

> **Relembrando o Capítulo 3**
>
> As consultas de enfermagem devem:
>
> - ser desenvolvidas por meio de abordagem abrangente e dinâmica, buscando a visão multidimensional dos indivíduos, família e comunidades no sentido de entender seu processo de interação com fatores socioambientais que compõem o processo de saúde/adoecimento ou que servem de estímulo ao processo de autocuidado;
> - utilizar instrumentos próprios do Processo de Enfermagem (PE) que viabilizam a percepção da pessoa, família ou comunidade como um todo para atender suas necessidades de cuidados;
> - promover a promoção, proteção, recuperação e reabilitação do indivíduo ou coletividade, no sentido de evitar ou reduzir os fatores de risco para um determinado problema da saúde.

Sítio de atuação na atenção à tuberculose

Os espaços de realização da atenção à pessoas com TB ou em risco de desenvolvê-la podem variar, sendo possível que ela aconteça na sala de acolhimento, no consultório, nos domicílios e em locais de trabalho ou comunitários, onde são realizadas atividades individuais e/ou coletivas.

O Processo de Enfermagem na atenção às pessoas com TB ou em risco de desenvolvê-las: um ciclo dinâmico e contínuo com cinco fases

Vamos revisar as fases do processo de enfermagem (PE), discutidas no Capítulo 3, considerando sua aplicabilidade na consulta de enfermagem voltada ao atendimento de pessoas expostas ou portadoras de TB.

▪ Coleta de dados de Enfermagem

Existem particularidades na coleta de dados e em todas as etapas do PE, considerando as diferentes situações clínicas na atenção às pessoas com TB. Elas serão descritas no tópico "Especificidades da consulta de enfermagem em diferentes situações clínicas na atenção às pessoas com tuberculose".

▪ Diagnóstico de Enfermagem (DE)

Estudo realizado no ambulatório de tuberculose localizado na cidade de Foz do Iguaçu /PR, utilizando referencial de NANDA-I, identificou que os DE mais comuns nas pessoas em tratamento para TB foram: risco para infecção; nutrição alterada (menor que as necessidades corporais); déficit

PARTE 2   Atuação do Enfermeiro nas necessidades em saúde da população na Atenção Primária à Saúde

de lazer; distúrbio do padrão do sono; trocas gasosas prejudicadas; risco para abandono do tratamento; déficit de conhecimento; interação social prejudicada; déficit de autocuidado e diarreia.[14]

Os principais Diagnósticos de Enfermagem da NANDA-I entre pessoas com TB na APS, segundo o Ministério da Saúde, podem envolver, entre outros aspectos:[15]

- nutrição desequilibrada: menor do que as necessidades corporais do doente – relacionada à própria doença e aos fatores biológicos, culturais, nutricionais e econômicos;

- conhecimento deficiente sobre o regime de tratamento, medidas de prevenção e controle da doença: relacionado à falta de informação, falta de interesse em aprender, limitação cognitiva ou interpretação errônea da informação.

- intolerância à atividade a ser executada pelo doente: relacionada com a fadiga, estado nutricional e desequilíbrio entre a oferta e as demandas de oxigênio.

- padrão respiratório comprometido: relacionado a dispneia, dor torácica, dentre outros.

- autocontrole inadequado da saúde: devido à complexidade do regime terapêutico, déficit de apoio social, dificuldades econômicas, déficit de conhecimento ou conflitos familiares.

- risco de infecção: cujos fatores podem incluir alterações nas defesas do indivíduo (ação ciliar diminuída, estase de secreções e resistência diminuída), desnutrição, exposição ambiental e conhecimento insuficiente para evitar exposição a outros patógenos.

- ## Planejamento de Enfermagem (plano de cuidados ou prescrição de enfermagem)

O planejamento da assistência de enfermagem deve ser estabelecido em conjunto com a pessoa em atendimento e as prescrições elaboradas em conformidade com os diagnósticos de enfermagem e especificidades clínicas da doença.

No planejamento da assistência de enfermagem para as pessoas com TB ou em risco de desenvolvê-la, as principais metas podem incluir resultados como orientação efetiva sobre todos os aspectos relacionados à doença (educação em saúde), investigação dos contatos, realização de aconselhamento para testagem do HIV, acompanhamento e controle do tratamento, apoio psicossocial de acordo com as necessidades identificadas, adesão ao tratamento medicamentoso por meio do tratamento diretamente observado (TDO).[16]

A manutenção das atividades habitualmente executadas pela pessoa acometida pela doença no cotidiano e a ausência de complicações são também alguns exemplos de metas a serem definidas no plano terapêutico.[16]

As metas podem ser incrementadas com os resultados esperados e elaboradas em associação com cada um dos diagnósticos de enfermagem, exemplo:

- *Nutrição desequilibrada:* menor do que as necessidades corporais. Entre os resultados esperados: com a adesão ao tratamento medicamentoso haverá um ganho ponderal progressivo, necessitando a pessoa compreender os fatores que levam ao aumento ponderal e às intervenções necessárias, propiciando, quando necessário, a mudança do comportamento/estilo de vida para readquirir ou manter o peso apropriado.[15]

A elaboração de resultados esperados no plano de cuidados favorece a continuidade do cuidado e a reavaliação da pessoa nas próximas consultas, pois são critérios que ficam definidos e

Capítulo 27 · Tuberculose

permitem a identificação de questões importantes como a adesão ao tratamento, entre outras ações/comportamentos pactuados com a pessoa.

Exemplos de ações e prescrições de enfermagem que podem ser instituídas:

Promover a adesão ao regime de tratamento

- A pessoa com TB deverá compreender todos os aspectos da doença durante o tratamento: o que é a doença; como se transmite; o medicamento em uso, a condução do tratamento e a duração; associação das drogas; regularidade na tomada da medicação; a cura da doença, os contatos; os estigmas e preconceitos, dentre outros aspectos. É necessário entender a importância da continuidade do uso da medicação de maneira regular, da duração do tratamento, dos controles mensais da baciloscopia e das consultas médicas/de enfermagem.[15]

- Informar sobre as reações e as interações dos medicamentos e que, em face de qualquer anormalidade observada, a pessoa deverá procurar o serviço independente de agendamento. As mulheres em idade fértil deverão ser orientadas sobre as interações do anticoncepcional oral (ACO) com os medicamentos anti-TB e receber um alerta sobre a necessidade da troca do método ou do uso de outros métodos anticoncepcionais complementares para a efetiva proteção.[15]

- Orientar sobre a cura e encorajar quanto ao TDO.[15]

Promover nutrição adequada

- Estar atento para a condição nutricional e investigar os recursos disponíveis e usuais de alimentação da pessoa. Avaliar o peso a cada consulta.[15]

- Quando necessário, estabelecer parcerias para obtenção de recursos, tais como cesta básica, suplementação alimentar e vale-refeição.[15]

- Encaminhar para consulta com nutricionista, sempre que possível.[15]

Monitorar, encaminhar ou tratar complicações que possam surgir em decorrência da doença ou do seu tratamento

- Estar atento para identificar, durante a consulta, a presença de efeitos adversos dos medicamentos, como: anorexia, náuseas, dor abdominal, vômitos, artralgias, neuropatia periférica, hiperuricemia assintomática, prurido, *rash* cutâneo, alterações visuais, icterícia, hepatite, insuficiência renal aguda, confusão, choque e púrpura.[15]

- Estar atento para identificar durante a consulta situações que indiquem o agravamento do quadro clínico e/ou intercorrências, como: resistência aos fármacos, hemoptise, dispneia, dentre outros.[15]

- Encaminhar à consulta médica as pessoas com presença de efeitos adversos aos medicamentos, agravamento do quadro clínico e/ou intercorrências.[15]

- Orientar a pessoa sobre os efeitos adversos, sinais de agravamento do quadro clínico e intercorrências e da necessidade de retornar ao serviço para atendimento imediato pela equipe de saúde nestas situações, independente da data em que está agendado o seu retorno.[15]

PARTE 2 — Atuação do Enfermeiro nas necessidades em saúde da população na Atenção Primária à Saúde

Promover educação e cuidado domiciliar, comunitário e ambiental

- Devem ser reportadas à equipe de saúde informações específicas quanto: à ingestão supervisionada do medicamento; ao acompanhamento do caso, dos exames a serem realizados; ao abandono de tratamento; às faltas; às consultas médicas e/ou de enfermagem; ao apra-zamento das consultas e aos sintomas que indiquem a suspeita de TB entre os contatos.[16]

- Orientar sobre a importância da testagem do HIV, quanto ao uso do álcool e do tabaco (ver Capítulo 24) durante o tratamento, encaminhando-os aos programas específicos. Enfatizar que após 15 dias de tomada regular da medicação, a pessoa poderá ter uma transmissão limitada da doença. Encaminhar ao serviço social, quando necessário, em caso de afastamento do serviço, de auxílio-doença, de benefício do INSS, dentre outros aspectos.[16]

- Orientar a família e a pessoa com TB sobre a importância de medidas de biossegurança no domicílio, entre elas:
  - manter a casa limpa, arejada (a ventilação diminui risco de aspirar o bacilo) e com luz solar (o sol mata o bacilo);[17]
  - a pessoa com tosse deverá utilizar sempre e prioritariamente a etiqueta respiratória, cobrindo a boca e nariz com lenço de papel ou papel toalha ao tossir ou espirrar para evitar a dispersão do bacilo no ambiente e realizar a correta lavagem de mãos. O uso de máscaras descartáveis, que funcionam como barreira mecânica, pode ser realizado quando tolerado pela pessoa com TB, em situações nas quais a etiqueta respiratória não for possível (p. ex., durante o sono em quarto compartilhado). Nessas situações, realizar o descarte adequado dos lenços e máscaras utilizados (jogar em lixeira com tampa para evitar a aerossolização do bacilo e a contaminação das pessoas);[17]
  - o apoio da família e acompanhamento da pessoa com TB durante todo o tratamento é fundamental para que ela não desista. Após 15 dias do uso da medicação anti-TB o risco de contaminar o ar do ambiente diminui bastante, reduzindo o risco da família se contaminar;[17] e
  - os familiares devem evitar dormir no mesmo quarto e cama da pessoa com TB durante os primeiros 15 dias de tratamento, especialmente se o quarto ficar fechado.[17]

- Orientar que todos os contatos do caso de TB deverão comparecer à US para avaliação da existência de algum sinal ou sintoma sugestivo da doença como: tosse com ou sem secreção por 3 semanas ou mais; dor no peito; cansaço fácil; emagrecimento; falta de apetite; febre baixa geralmente à tardinha e suores noturnos.[9]

- **Implementação da assistência de enfermagem**

Uma vez prescritas as ações, efetiva-se a fase de implementação, isto é, colocar o plano de cuidado em prática. Durante essa fase o enfermeiro reavalia a execução das ações junto com a pessoa e sua família/comunidade, modifica o plano de cuidados e reescreve objetivos e ações de enfermagem, sempre que necessário.

- **Avaliação dos resultados**

Nesta etapa, o enfermeiro realizará uma comparação sistematizada das metas que foram propostas em relação à situação clínica da TB com os resultados obtidos (estado atual da pessoa), a fim de determinar a efetividade do cuidado prestado.[18]

610

Capítulo 27   Tuberculose

> **Importante:**
> Todo o PE deverá ser registrado no prontuário da pessoa ou família em acompanhamento (papel ou eletrônico) e as metas devem ser retomadas para avaliação, bem como os resultados alcançados. Existem formulários padronizados pelo Ministério da Saúde no Programa Nacional de Controle da Tuberculose (PNCT) para registro das atividades realizadas, que poderão ser consultadas no endereço eletrônico http://portalsaude.saude.gov.br/index.php/o-ministerio/principal/leia-mais-o-ministerio/743-secretaria-svs/vigilancia-de-a-a-z/tuberculose/l2-tuberculose/11940-publicacoes-tuberculose

Especificidades da Consulta de Enfermagem (CE) em diferentes situações clínicas na atenção às pessoas com tuberculose

Existem quatro situações clínicas diferentes que deverão ser consideradas na CE voltada ao atendimento de pessoas expostas ou portadoras de TB. Para facilitar a compreensão destas informações vamos abordar cada uma delas e apresentar algoritmos que sintetizam as informações fundamentais para a CE na APS.

- ■ Consulta de Enfermagem para investigação de sintomáticos respiratórios (SR)

> Sintomático respiratório (SR) é a pessoa que apresenta tosse há 3 semanas ou mais.

Para fins de investigação, consideram-se como grupo prioritário os SR. Estes, junto com os suspeitos à radiografia de tórax e com os contatos de casos de TB, formam a base para a descoberta de novos casos da doença tanto na comunidade quanto na demanda espontânea dos serviços de saúde, em países como o Brasil.[9]

A duração do contágio, as interações caso-contato e a alta incidência de casos infecciosos em determinadas regiões são fatores de risco para exposição dos indivíduos ao *M. tuberculosis*.[7]

O método mais comum para o diagnóstico da TB ainda é a baciloscopia (desenvolvida há mais de 100 anos), na qual as bactérias são observadas em amostras de expectoração examinadas em microscópio.[19] Atualmente a utilização de Testes Rápidos Moleculares para TB (TRM-TB) para o diagnóstico e identificação de resistência à Rifampicina começam a ser mais utilizados no Brasil.[20]

A Figura 27.3 apresenta um Algoritmo com a síntese das ações que deverão ser realizadas pelo enfermeiro durante a CE para investigação de um SR. O reconhecimento desta condição acontece mais frequentemente quando se realiza busca oportuna ou ativa de pessoas com tosse no território e nos domicílios, nos atendimentos realizados no acolhimento das US, quando a pessoa busca espontaneamente o serviço por qualquer motivo ou, especificamente, pelo desconforto causado pela tosse ou por sintomas considerados sugestivos de TB como emagrecimento, anorexia, sudorese noturna, fraqueza generalizada, cansaço/fadiga, febre vespertina seguida ou não de calafrios.[20]

A entrevista, devido às condições de menor privacidade comumente associadas ao sítio de realização (espaço ou sala de acolhimento, domicílio, ruas...) deve contemplar minimamente a

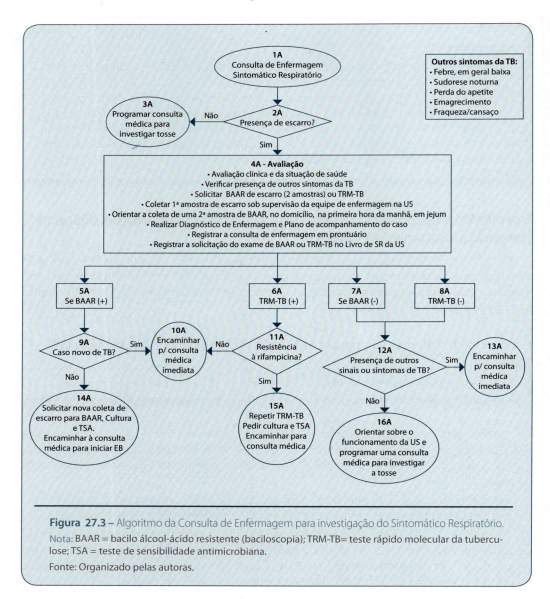

Figura 27.3 – Algoritmo da Consulta de Enfermagem para investigação do Sintomático Respiratório.
Nota: BAAR = bacilo álcool-ácido resistente (baciloscopia); TRM-TB= teste rápido molecular da tuberculose; TSA = teste de sensibilidade antimicrobiana.
Fonte: Organizado pelas autoras.

identificação da pessoa (nome, registro, prontuário, endereço), avaliar presença de queixas e problemas atuais (motivação para a consulta – porque está aqui?), antecedentes familiares – história familiar de TB ou vínculo com um caso de TB, antecedentes pessoais (se teve TB no passado) e presença de sinais ou sintomas sugestivos de TB.

O exame físico, sumariamente, deve contemplar peso, temperatura axilar, pressão arterial e ausculta pulmonar. Em seguida, deve(m) ser estabelecido(s) o(s) DE e solicitados os exames laboratoriais de acordo com as indicações preconizadas no Protocolo: baciloscopia de escarro ou teste rápido molecular da TB (TRM-TB), cultura de BAAR no escarro e teste de sensibilidade

Capítulo 27

Tuberculose

antimicrobiana (TSA). Nesta etapa é fundamental buscar garantir a qualidade das amostras de material, que serão examinadas pelo laboratório, orientando sobre os cuidados para o procedimento adequado para obtenção de material das vias aéreas inferiores e realizando a coleta supervisionada do escarro. Na sequência, realizar o Planejamento do Cuidado (prescrições) e os registros em prontuário e no livro de registo de sintomáticos respiratórios do Programa Nacional de Controle da Tuberculose do Ministério da Saúde (PNCTB/MS).

▪ Consulta de Enfermagem para pessoas com tuberculose

O atendimento de pessoas com diagnóstico de TB pelo enfermeiro acontece frequentemente no consultório na US ou no domicílio, por demanda de acompanhamento.

O tratamento da tuberculose

Em 2011, o tratamento da TB no Brasil[9] passou a ser realizado de acordo com a seguinte padronização: a) Esquema Básico com quatro drogas (2RHZE/4RH)[d] para adultos e jovens com 10 ou mais anos de idade (Tabela 27.1); b) Esquema Básico com três drogas (2RHZ/4RH) para as crianças (abaixo de 10 anos) (Tabela 27.2); c) Esquema para meningoencefalites (2RHZE/7RH); d) Esquemas Especiais para hepatopatias, efeitos colaterais maiores, HIV/AIDS e uso de imonossupressores; e) Esquemas Especiais para mono/poli e multirresistência ao tratamento da TB. Em todos os esquemas a medicação é de uso diário e deverá ser administrada em dose única, preferencialmente, em jejum ou após a primeira refeição.[9]

Nesse capítulo abordaremos apenas o tratamento com o Esquema Básico (EB), tendo em vista que esse é o esquema prescrito na APS, os demais são prescritos pelos serviços de referência secundária e terciária. O EB administrado diariamente, durante 6 meses, apresenta bons resultados quando usado na terapia de rotina de TB, sendo eficaz, seguro, diminuindo os índices de resistência e recidivas do tratamento.[9]

TABELA 27.1		Doses diárias e apresentação dos fármacos antitb do Esquema Básico para adultos e jovens com mais de 10 anos de idade		
Regime	Fármacos	Faixa de peso	Unidades/dose	Meses
2RHZE Fase intensiva	**RHZE*** **150/75/400/275 mg** Comprimido em dose fixa combinada	20 a 35 kg	2 comprimidos	2
		36 a 50 kg	3 comprimidos	
		>50 kg	4 comprimidos	
4RH Fase de manutenção	**RH** **150/75 (225 mg)** Comprimidos	20 a 35 kg	2 comorimidos	4
		36 a 50 kg	3 comprimidos	
		>50 kg	4 comprimidos	

Fonte: Ministério da Saúde, 2011.[9]
Nota: As siglas utilizadas significam: R= Rifampicina, H= Isoniazida, Z= Pirazinamida e E= Etambutol.

---

[d] As siglas utilizadas significam: R= Rifampicina, H= Isoniazida, Z= Pirazinamida e E= Etambutol

TABELA 27.2		Esquema básico de tratamento para crianças com TB com menos de 10 anos de idade			
Regime	Fármacos	Faixa de peso da criança			
		Até 20kg	>21 a 35 kg	>36 a 45 kg	>45 kg
2RHZ Fase intensiva 2 meses	Rifampicina (R)	10 mg por kg/dia	300	450	600
	Isoniazida (H)	10 mg por kg/dia	200	300	400
	Pirazinamida (Z)	35 mg por kg/dia	1000	1500	2000
4RH Fase de manutenção 4 meses	Rifampicina (R)	10 mg por kg/dia	300	450	600
	Isoniazida (H)	10 mg por kg/dia	200	300	400

Fonte: Ministério da Saúde, 2011.[9]

Em alguns municípios brasileiros, os enfermeiros possuem protocolos de atenção à TB com autonomia para prescrição do EB no tratamento da doença. Em outros municípios, as ações de enfermagem referem-se ao acompanhamento das pessoas com TB junto com o médico da US, que é o responsável pela prescrição dos medicamentos.[21,22] Para mais informações sobre prescrição de medicamentos por enfermeiros, ver Capítulo 1 dessa publicação.

No Brasil, a apresentação farmacológica do EB na primeira fase de tratamento é de comprimidos com doses fixas combinadas (DFC) dos quatro medicamentos (RHZE), nas seguintes dosagens: R 150 mg, H 75 mg, Z 400 mg e E 275 mg; na segunda fase do tratamento é de comprimidos com dois medicamentos (RH) com doses de 300/200 mg, de 150/100 mg ou de 150/75 mg. A DFC é mais bem aceita e reduz os riscos de resistências aos fármacos devido à monoterapia.[9]

O EB constitui-se na administração de RHZE ou RHZ (crianças) por 2 meses (primeira fase) e RH por mais 4 meses (segunda fase). O EB é recomendado pelo MS para:[9]

- todos os "CN" das formas pulmonares e extrapulmonares, exceto meningoencefálicas (2RHZE/7RH), infectado ou não pelo vírus HIV. Nos casos de pessoas vivendo com HIV/AIDS é importante checar os antirretrovirais em uso para verificar se estes são compatíveis com o uso dos medicamentos do EB. Recomenda-se para todos os casos avaliar o tipo de medicamento que a pessoa faz uso e os riscos de interações medicamentosas.[9]

- pessoas com recidiva que chegam para retratamento, independentemente do tempo decorrido do primeiro episódio;[9] e

- pessoas com retorno pós-abandono do tratamento com doença ativa, excluindo casos de falência.[9]

Em casos individualizados cuja evolução clínica inicial não tenha sido satisfatória, com o parecer emitido pelo Serviço de Referência, o tratamento poderá ser prolongado, na sua segunda fase, por mais 3 meses, como nos casos a seguir:

- aparecimento de poucos bacilos no exame direto do escarro no quinto ou sexto mês, isoladamente, o que pode não significar falência do esquema, em especial se acompanhado de melhora clínico-radiológica;[9]

Capítulo 27

Tuberculose

- pessoas com escarro negativo e evolução clínico-radiológica insatisfatória;[9]
- pessoas com formas cavitárias que permaneçam com baciloscopia positiva ao final do segundo mês de tratamento;[9]
- HIV/AIDS;[9]
- monorresistência à rifampicina (R) ou isoniazida (H).[9]

A associação adequada de medicamentos, a dose correta e o uso por tempo suficiente são os princípios básicos para o tratamento da TB, evitando a persistência bacteriana e o desenvolvimento de resistência aos fármacos, assegurando a cura da pessoa.[23]

Poucos dias após o início do uso correto dos medicamentos (2 semanas), a população de bacilos diminui drasticamente, reduzindo seu poder infectante. A transmissibilidade da TB está presente desde os primeiros sintomas respiratórios, caindo rapidamente após o início do tratamento efetivo. Durante muitos anos considerou-se que, após 15 dias de tratamento, a pessoa já não transmitia a doença. Na prática, quando a pessoa não tem história de tratamento anterior, nem outros riscos conhecidos de resistência, pode-se considerar que, após 15 dias de tratamento, se houve melhora clínica, ela seja considerada não infectante. No entanto, com base em evidências de transmissão da TB multidrogaresistente, recomenda-se que seja também considerada a negativação da baciloscopia para que as precauções visando diminuir o contágio sejam desmobilizadas, principalmente em relação à biossegurança nos serviços de saúde.[23]

O profissional responsável pela prescrição dos medicamentos deverá avaliar se as pessoas com TB apresentam algum risco prévio para complicação de sua saúde com o uso de fármacos antiTB antes de iniciá-los.[9]

Consideram-se com risco de complicação no tratamento as seguintes comorbidades:[9]

- HIV+/AIDS – pessoa com AIDS ou soropositivo para o HIV;
- nefropatia – existência de antecedentes ou evidências clínicas de nefropatias (insuficiência renal crônica, pessoas em regime de diálise);
- hepatopatias – antecedentes com confirmação ou evidências clínicas inequívocas de hepatopatia aguda ou crônica.

Não havendo riscos prévios de complicações para o tratamento da TB com os medicamentos do EB, o enfermeiro (se possui protocolo) ou o médico deverá iniciá-lo na US, confirmando o vínculo do caso com o serviço de saúde por meio da notificação (Ficha do SINAN) e desencadeando a investigação dos contatos junto com a equipe multiprofissional.

Recomenda-se avaliar os fármacos que a pessoa utiliza regularmente e o risco de interações medicamentosas. Por exemplo, a rifampicina interfere diminuindo a ação dos contraceptivos orais, devendo as mulheres em uso destes medicamentos receber orientação para utilizar outros métodos anticoncepcionais. Ainda, avaliar se a pessoa com TB é infectada pelo vírus HIV e se faz uso de antirretrovirais. Para pessoas com suspeita de hepatopatias devem ser solicitadas provas de função hepática e avaliar a presença de sintomas da doença.[9,23]

A Figura 27.4 apresenta o Algoritmo da Consulta de Enfermagem para pessoas com TB. Nela encontra-se a síntese das ações que deverão ser realizadas pelo enfermeiro para o acompanhamento de pessoas com TB durante o período de tratamento.

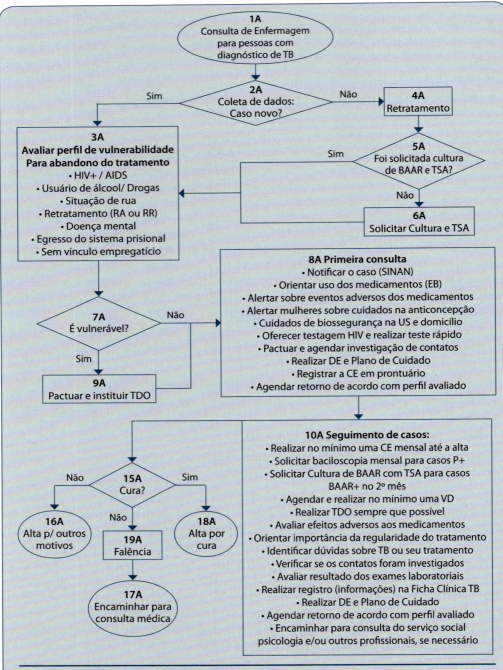

Figura 27.4 – Algoritmo da Consulta de Enfermagem para pessoas com tuberculose.

Nota: RA = retorno por abandono; RR = retorno por recidiva; BAAR = bacilo álcool-ácido resistente; TSA = teste de sensibilidade antimicrobiana; SINAN = Sistema de Informação de Agravos de Notificação; EB = esquema básico; TDO = tratamento diretamente observado; US = unidade de saúde; DE = diagnóstico de enfermagem; CE = consulta de enfermagem; VD = visita domiciliar

Fonte: Organizado pelas autoras.

Capítulo 27   Tuberculose

> O tratamento de pessoas com TB pulmonar positiva é atividade prioritária para o controle da doença, uma vez que permite anular rapidamente as maiores fontes de infecção.

A primeira consulta de uma pessoa com diagnóstico de tuberculose

Na primeira consulta é importante verificar se a pessoa nunca utilizou medicamentos antituberculose ou se os utilizou por menos de 30 dias. O MS considera retratamento os casos de pessoas com TB que já utilizaram medicamentos antituberculose por mais de 30 dias. Os retratamentos são classificados em duas situações: pós-abandono[e] e recidiva[f].[9]

Nos casos de TB pulmonar recomenda-se a solicitação de radiografia de tórax, se não foi realizada anteriormente. Recomenda-se, ainda no início do tratamento, a solicitação de exames laboratoriais como provas de função hepática e renal, glicemia, hemograma e outros exames de acordo com critérios clínicos. Além disso, recomenda-se para todos os casos de TB, o aconselhamento sobre HIV/AIDS e solicitação de exames anti-HIV ou realização do teste rápido para HIV a fim de investigar a coinfecção TB/HIV. O profissional de saúde deverá orientar sobre a possibilidade de associação das duas infecções e dos benefícios do diagnóstico precoce e do tratamento da infecção pelo HIV.[23]

Para uma boa avaliação e acompanhamento de pessoas com diagnóstico e tratamento da doença, recomenda-se na entrevista:[16]

- identificar a pessoa – dados socioeconômicos, ocupação/trabalho, moradia (quantas pessoas vivem na casa, qual seu tamanho, ventilação e higiene), escolaridade, lazer, religião/espiritualidade, rede familiar e social (usar ferramentas como genograma, mapa social – ver Capítulo 2), vulnerabilidades e potencial de autocuidado, se contato, vinculação com o caso de TB;
- avaliar a presença de queixas e problemas atuais (motivação – por que está aqui?);
- verificar os antecedentes de morbidade familiar – história familiar de doenças/problemas/vulnerabilidades e relacionamento;
- identificar os hábitos de vida: alimentação, sono e repouso, atividade física, higiene, funções fisiológicas;
- verificar os antecedentes de morbidade pessoal ou problemas de saúde e uso de medicamentos (tem ou teve doença hepática, renal, HIV/AIDS, alcoolismo ou uso de outras drogas, entre outros);
- avaliar o perfil de vulnerabilidade para o abandono do tratamento para definir se há necessidade da indicação de TDO. Consideram-se pessoas com perfil de vulnerabilidade para o abandono do tratamento da TB: casos de retratamento da doença (retorno pós-abandono ou recidiva), usuário de álcool ou outras drogas, pessoas em situação de rua, portador de doença mental, pessoa vivendo com HIV/ AIDS, homens sem vínculo empregatício e Pessoas Privadas de Liberdade (PPL);[20]

---

[e] Identificam-se dois tipos de abandono ao tratamento: a) <u>abandono primário</u> quando o SR foi investigado, tem BAAR positivo, mas não retorna à US para iniciar o tratamento ou, inicia o tratamento, mas o abandona antes de completar 30 dias de uso do fármaco antiTB; b) <u>abandono do tratamento</u> quando a pessoa usa fármacos antiTB por mais de 30 dias e o abandona.[9]

[f] Considera-se recidiva quando a pessoa está com TB ativa, mas já realizou tratamento prévio e recebeu alta por cura.[9]

PARTE 2 Atuação do Enfermeiro nas necessidades em saúde da população na Atenção Primária à Saúde

- sempre que houver indicação de TDO o profissional de saúde deverá conversar com a pessoa sobre a importância dessa modalidade de tratamento e sobre a forma de realizá-lo. É fundamental ouvir a pessoa e suas preferências quanto ao local da supervisão da tomada do medicamento, pactuando se vai ocorrer na US, no domicílio ou outro local e o melhor horário para sua realização, prevenindo situações em que a pessoa possa se sentir importunada ou incomodada pelo serviço de saúde. O TDO tem como objetivo assegurar que a pessoa faça a ingestão do medicamento de forma assistida, em horários preestabelecidos em uma única dose;[23]

- identificar fatores de risco e vulnerabilidades (problemas sociais e econômicos, tabagismo, alcoolismo, diabetes, doenças autoimunes, pulmonares, entre outras);

- avaliar os aspectos psicossociais: sentimentos relatados durante a entrevista podem estar ligados ao isolamento, à rejeição de familiares e amigos devido ao estigma e preconceito da doença, além de alterações na capacidade de retomada dos papéis sociais e de trabalho em decorrência das limitações físicas ocasionadas pela TB. Além disso, o sentimento de negação da doença pode estar presente e interferir no tratamento instituído, provocando revolta, ansiedade, apreensão e irritabilidade;

- identificar a presença de dificuldades, limitações ou déficit cognitivo, bem como analfabetismo, diminuição da acuidade visual e auditiva (vai implicar no entendimento e na execução do tratamento), problemas emocionais, sintomas depressivos e outras barreiras psicológicas, medo em relação a doença ou ao tratamento;

- identificar a percepção da pessoa em relação à doença e ao seu tratamento e a avaliação do tratamento da sua família/contatos (o que você conhece sobre a doença?);

- buscar vincular/cativar a pessoa para adesão ao tratamento. Verificar se conhece o Agente Comunitário de Saúde (ACS) da sua área de residência, quais os profissionais da Unidade de Saúde que ela conhece/consulta/tem vínculo.

Na realização do exame físico, recomenda-se[16]

- Exame físico geral cefalocaudal – na primeira consulta e direcionado para os problemas identificados nas consultas subsequentes;

- Avaliar na primeira consulta a marcha, os membros superiores e inferiores. Se houver queixas relacionadas, reavaliar nas consultas subsequentes;

- Avaliar na primeira consulta a pele quanto a sua integridade, turgor, coloração e manchas e, se houver queixas relacionadas, nas consultas subsequentes;

- Ausculta cardiopulmonar na primeira consulta e, se houver queixas relacionadas, nas consultas subsequentes;

- Avaliar presença de cicatriz vacinal de BCG na primeira consulta;

- Altura na primeira consulta;

- Peso, IMC (índice de massa corporal) e pressão arterial em todas as consultas realizadas;

- Frequência cardíaca e respiratória em todas as consultas realizadas – a pessoa pode apresentar taquicardia, taquipneia ou dispneia de esforço;

- Avaliar a presença de alterações de visão em todas as consultas realizadas; e

- Em relação ao exame do aparelho respiratório, poderão ser revelados frequência respiratória aumentada, sons respiratórios diminuídos ou ausentes bilateral ou unilateralmente, estertores pós-tussígenos, assimetria na excursão respiratória (em casos de derrame pleural), macicez à percussão e diminuição do frêmito (no caso de haver líquido pleural). Estertores crepitantes finos estão presentes após a tosse. Os murmúrios vesiculares estão diminuídos ou mostram-se com sopros anfóricos. Podem estar presentes relatos de dor torácica agravada com tosse recorrente. Outras doenças associadas como doenças autoimunes, diabetes e HIV devem ser pesquisadas. O escarro pode apresentar-se esverdeado/amarelado, com ou sem raias de sangue, ser escasso ou abundante.[15]

Acompanhamento dos casos de TB durante o tratamento

A avaliação clínica mensal é essencial para verificar a melhora do quadro clínico que é demonstrada na TB pulmonar por meio da redução ou extinção da tosse, expectoração e, em todos os casos de TB, a eliminação da febre e sudorese noturna, aumento do apetite e do peso, melhora no quadro de fraqueza e cansaço.[23]

Nesse período de acompanhamento é fundamental observar se ocorrem efeitos adversos com sinais de complicação durante o tratamento e se as pessoas apresentam risco de intoxicação medicamentosa.[23]

Atenção especial deve ser dada ao tratamento dos grupos considerados de alto risco para efeitos adversos, como pessoas:[9]

- vivendo com HIV/AIDS;
- com nefropatia;
- com hepatopatia;
- com mais de 60 anos;
- em mau estado geral e alcoolistas; e
- com TB miliar.

Quando forem identificados sinais de complicação no tratamento e/ou efeitos adversos maiores durante o acompanhamento, as pessoas com TB deverão ser encaminhadas para um Serviço de Referência.[9] Se não foram identificados sinais de complicações do tratamento e/ou risco de efeitos adversos maiores, mantém-se o acompanhamento na APS até o momento da alta, preferencialmente por cura da TB.

Recomendações para o adequado acompanhamento dos casos de TB

No mínimo, uma consulta médica e uma de enfermagem por mês para reavaliação. Nestas consultas devem estar incluídas: a solicitação de exame baciloscópico de escarro, entrega dos medicamentos, orientações de educação em saúde e a avaliação da existência ou não de efeitos adversos aos tuberculostáticos. A periodicidade das consultas poderá ser menor, de acordo com a avaliação clínica de cada um dos casos e a avaliação social e psicológica.[23]

Solicitar baciloscopia mensal do escarro dos casos de TB pulmonar positiva para a elaboração da curva baciloscópica. Promover a conscientização da pessoa sobre a importância da realização desse exame. Somente se deve admitir a não realização da baciloscopia de controle quando a pessoa efetivamente não tiver escarro para ser examinado, o que deve ser comprovado por meio de exercícios de inspiração profunda, seguidos de tosse, realizados sob supervisão da equipe de enfermagem da US.[23]

PARTE 2   Atuação do Enfermeiro nas necessidades em saúde da população na Atenção Primária à Saúde

Realizar solicitação de colheita de material para o exame de cultura com TSA, se após 60 dias de tratamento a baciloscopia mensal de escarro persistir (+). Este exame é realizado após o segundo mês e tem por objetivo identificar o mais precocemente possível a resistência bacteriana aos fármacos para a tomada de decisão e para tornar o tratamento o mais eficaz possível.[23]

Realizar visita domiciliar (VD) para todos os casos de TB, especialmente para aquelas famílias que vivem em situação de vulnerabilidade social ou pessoas na situação de retorno pós-abandono. A VD aproxima a família do serviço de saúde, aumentando o vínculo com a equipe o que, entre outros, auxilia na adesão ao tratamento e no processo de investigação dos contatos.[23]

Verificar se ocorre ao longo do tratamento melhora dos sintomas da doença (tosse, emagrecimento, sudorese noturna, perda do apetite, fraqueza/cansaço, febre vespertina, dispneia, entre outros).[23]

Avaliar em conjunto com o médico a possibilidade de dar alta por cura após 6 ou 9 meses de tratamento e acompanhamento da pessoa com TB com baciloscopia negativa (casos pulmonares +), com melhora clínica e radiológica. Caso isso não ocorra a pessoa deverá ser encaminhada para consulta médica na US ou para um Serviço de Referência para reavaliação.[23]

- **Consulta de Enfermagem para investigação de contatos de caso de TB**

> Denominam-se contatos de caso de TB todas as pessoas que convivem no mesmo ambiente com alguém que tenha TB, no momento em que foi realizado o diagnóstico da doença.[9] Consideram-se convívio as relações de contato próximo e prolongado (6 horas diárias ou mais) ou pessoas que coabitam com portadores de TB.[16]

O convívio com o caso-índice de TB pode ocorrer em casa e/ou em ambientes de trabalho, instituições de longa permanência, escola ou pré-escola. A avaliação do grau de exposição do contato deve ser individualizada considerando-se a forma da doença, o ambiente e o tempo de exposição.[9]

O caso-índice de TB deve ser entrevistado para identificar todos os seus contatos, que devem ser listados, bem como as formas de localização. Sempre que possível deve-se realizar VD para confirmar as informações.

Todos os contatos devem ser convidados para comparecer à US para avaliação em consulta com o enfermeiro. Se os contatos não comparecerem à US, deve ser realizada VD

A seguir, nas Figuras 27.5 e 27.6, os dois algoritmos apresentam a síntese das ações que deverão ser realizadas pelo enfermeiro na consulta de enfermagem para investigação de pessoas menores de 11 anos de idade e pessoas com idade ≥ 11 anos, contatos de caso de TB.

620

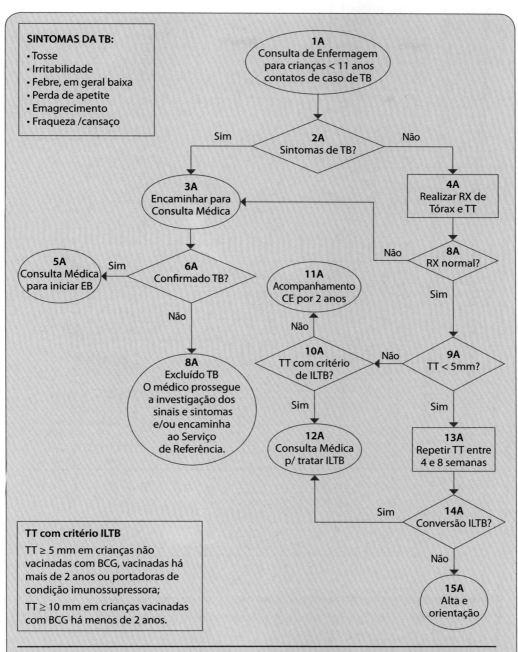

Figura 27.5 – Algoritmo da Consulta de Enfermagem para investigação de pessoas < que 11 anos de idade contatos de caso de TB.

Nota: TT = teste tuberculínico; EB= esquema básico; CE= consulta de enfermagem; ILTB = infecção latente da tuberculose.

Fonte: Organizado pelas autoras.

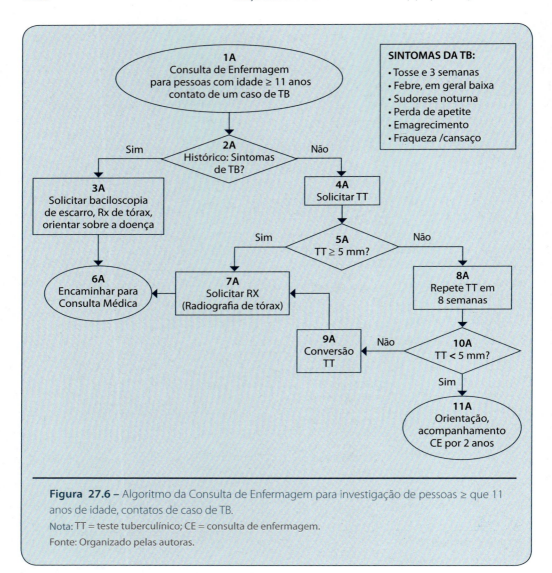

Figura 27.6 – Algoritmo da Consulta de Enfermagem para investigação de pessoas ≥ que 11 anos de idade, contatos de caso de TB.
Nota: TT = teste tuberculínico; CE = consulta de enfermagem.
Fonte: Organizado pelas autoras.

Primeira Consulta de Enfermagem para investigar contatos de caso de TB
- História pessoal e familiar (verificar se já existem as informações no prontuário da família):
  - sinais e sintomas de TB;
  - comorbidades: HIV, DM, tabagismo, álcool e/ou outras drogas;
  - situação de vulnerabilidade; e
  - conhecimento sobre TB e relação com o caso-índice.
- Exame físico: verificar a altura na primeira consulta, peso, IMC (índice de massa corporal) e pressão arterial em todas as consultas realizadas.

Capítulo 27 — Tuberculose

- Solicitar exames laboratoriais: (radiografia de tórax, TT, anti-HIV ou teste rápido):
  - pessoas com idade < 11 anos: TT e radiografia de tórax (sempre);
  - pessoas com idade ≥ 11 anos: TT e radiografia de tórax (se TT ≥ 5 mm).
- Diagnóstico de Enfermagem.
- Registrar informações no prontuário e na Ficha Clínica do caso de TB (investigação de contatos).
- Agendar retorno com resultados dos exames.

Segunda Consulta de Enfermagem para investigação de contatos de caso de TB

- Realizar a avaliação do resultado do TT e da radiografia de tórax e demais exames solicitados.
- Verificar passos no algoritmo de investigação de contatos, conforme idade, se há indicação de tratamento da ILTB.
- Os contatos com indicação de tratamento da ILTB devem ser orientados sobre o uso da isoniazida e encaminhados para consulta médica.
- Agendar consulta médica para os contatos com indicação de tratamento da ILTB.
- Os contatos que não possuem indicação de realizar tratamento da ILTB deverão ser monitorados ao longo de 2 anos.
- Realizar registro das informações no prontuário e na Ficha Clínica da TB.
- Todos os contatos investigados que tiverem indicação de tratamento da ILTB devem ter uma consulta médica agendada na US, com prioridade.

> **Atenção**: na ausência de acesso ao PPD para realização do TT, seguir as recomendações da Nota Técnica N° 04 /2014/CGPNCT/DEVIT/SVS/MS.

- **Consulta de Enfermagem para o acompanhamento de pessoas em tratamento para Infecção Latente da Tuberculose (ILTB)**

O atendimento de pessoas com diagnóstico e tratamento instituído para tuberculose latente acontece mais frequentemente em consultório ou no domicílio. A Figura 27.7 apresenta por meio de um algoritmo a síntese das ações que deverão ser realizadas pelo enfermeiro na consulta de enfermagem para o acompanhamento de pessoas em tratamento para ILTB.

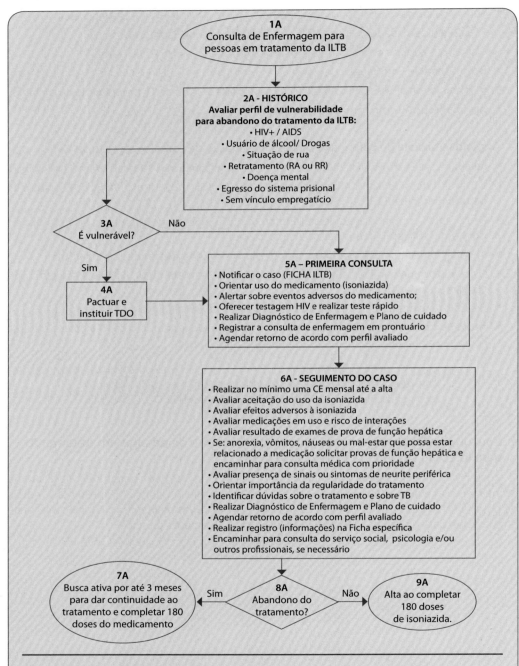

Figura 27.7 – Algoritmo da Consulta de Enfermagem para o acompanhamento de pessoas em tratamento para infecção latente da tuberculose (ILTB).

Nota: ILTB = infecção latente para tuberculose; RA = retorno por abandono; RR = retorno por recidiva; TDO = tratamento diretamente observado.

Fonte: Organizado pelas autoras.

O acompanhamento em CE para estas pessoas deverá ser mensal e nestas consultas reco-menda-se:[16]

Primeira Consulta

- História pessoal e familiar (verificar se já existem as informações no prontuário família):
  - comorbidades: doença hepática ou renal, HIV, DM, tabagismo, dependência crônica de álcool e/ou outras drogas e desnutrição;
  - situação de vulnerabilidade e risco de abandono do tratamento; e
  - situação familiar e rede social.
- Avaliação da situação de saúde e problemas biopsicossociais.
- Verificar medicamentos em uso – atenção ao risco de interações medicamentosas. Moni-torar a terapia, se a pessoa faz uso de paracetamol, benzodiazepínicos, budesonida nasal, codeína, corticoides sistêmicos, levodopa e estavudina. Deve ser discutido com o médico o uso concomitante de antiácidos, budesonida oral, carbamazepina e fenitoína.

> Para aprofundamento sobre interações medicamentosas, buscar mais informações em DrugPoint, 2015. Internet Disponível em: http://www.micromedexsolutions.com e em Drug information, 2015. Internet. Disponível em: http://www.uptodateonline.com

- Verificar conhecimento sobre TB e a necessidade de realizar tratamento da ILTB.
- Exame físico (altura, peso, IMC, pressão arterial).
- Dignóstico de Enfermagem.
- Prescrição de cuidados.
- Notificação do tratamento da ILTB.
- Registro do acompanhamento.

Consultas Subsequentes

- Avaliar a adaptação ao tratamento (como se sente em relação ao uso do medicamento).
- Verificar sinais ou sintomas de efeitos adversos a isoniazida (náuseas, vômito, anorexia, diar-reia, dor abdominal, hepatotoxicidade, xerostomia, hipertensão, taquicardia, hiperglicemia, reações de hipersensibilidade, neuropatia periférica, neurite óptica, agranulocitose, anemia hemolítica, depressão, psicose e febre).
- Identificar e esclarecer dúvidas a respeito do tratamento e da importância da manutenção do tratamento da infecção latente.
- Exame físico (peso, IMC, pressão arterial).
- Dignóstico de Enfermagem.
- Prescrição de cuidados.
- Registrar o acompanhamento.

- No caso de abandono do tratamento a equipe de saúde tem até 3 meses para buscar a pessoa que estava em tratamento da ILTB e motivá-la para retomá-lo, isto é, a pessoa deverá tomar as 180 doses de isoniazida em 9 meses. Se em 9 meses a equipe não conseguir administrar as 180 doses de isoniazida o desfecho do acompanhamento será de abandono do tratamento.[15]

Aspectos-chave

- A TB ainda persiste como um grande problema de saúde pública nos países em desenvolvimento, incluindo o Brasil, apesar de ser uma doença potencialmente prevenível e curável.
- Atualmente, verifica-se o maior número de casos de tuberculose de toda a história da humanidade, que continua sendo a doença infecciosa que mais mata.
- As fontes de infecção encontram-se, principalmente, entre os doentes pulmonares com baciloscopia positiva (P+), responsáveis pela cadeia epidemiológica de transmissão que ocorre na grande maioria das vezes, por via aerógena, em ambientes fechados por meio de contatos íntimos e prolongados.
- A TB é um problema de resolução na APS. Equipes de saúde com capacitação podem interferir positivamente, seja na investigação dos sintomáticos respiratórios (SR), no diagnóstico precoce dos casos, no tratamento com esquema básico e/ou no acompanhamento próximo ao local da residência das pessoas, facilitando o acesso, aumentando o vínculo e diminuindo a taxa de abandono.
- O Enfermeiro exerce um importante papel no que se refere a identificação, acompanhamento e tratamento das pessoas afetadas por estes problemas de saúde e também na vigilância epidemiológica, por meio da realização de medidas de controle que visam diminuir a disseminação deste agravo na comunidade.
- O Enfermeiro deve se orientar por um Processo de Enfermagem adaptado às especificidades das diferentes situações clínicas das pessoas com tuberculose ou em risco de desenvolvê-la.

Referências

1. Ferreira SRS, Ferreira RLT, Glasenapp R, Flores R. Linha de Cuidado da Tuberculose: trabalhando na perspectiva da construção de redes de atenção à saúde. Brasil: Ministério da Saúde. Grupo Hospitalar Conceição. Tuberculose na atenção primária à saúde. Ferreira SRS, et al. org.. 3. ed. Porto Alegre: Hospital Nossa Senhora da Conceição, 2015. P 21-45.
2. World Health Organization. Global tuberculosis report 2014. Geneva: WHO; 2014. Disponível em: http://apps.who.int/iris/bitstream/10665/137094/1/9789241564809_eng.pdf Acessado em: 20 mai. 2016.
3. World Health Organization. Implementing the stop TB strategy: a handbook for national tuberculosis control programmes. Geneva: WHO; 2008.
4. World Health Organization. Global tuberculosis report 2014. Geneva: WHO; 2014. Disponível em: http://apps.who.int/iris/bitstream/10665/137094/1/9789241564809_eng.pdf. Acessado em: 20 mai. 2016.
5. Rodrigues L, Barreto M, Kramer M, Barata RCB. Resposta brasileira à tuberculose: contexto, desafios e perspectivas. Rev Saúde Pública [Internet]. 2007;41(supl.1):1-2. Disponível em: http://paulolotufo.blogspot.com/2007/12/quase--tudo-sobre-tuberculose-no-brasil.html. Acessado em: 22 mai. 2016.

Capítulo 27 — Tuberculose

6. Reichmann LB, Lardizabal AA. Adherence to tuberculosis treatment. [Internet]. 2013 Mar19. Disponível em: http://www.uptodate.com/patients/content/topic.do?topicKey=~IwhwWZlfqMmlYX. Acessado em: 23 mai. 2016.

7. Ferreira SRS, Glasenapp R, Ferreira RLT. Panorama da tuberculose e conceitos fundamentais para o trabalho das equipes da Atenção Primária à Saúde. Brasil: Ministério da Saúde. Grupo Hospitalar Conceição. Tuberculose na atenção primária à saúde. Ferreira SRS, et al. org. 3. ed. Porto Alegre: Hospital Nossa Senhora da Conceição; 2015. p. 47-57.

8. International Union against Tuberculosis and Lung Disease. Management of tuberculosis: a guide for low income countries [Internet]. 2000. Disponível em: http://www.iuatld.org/pdf/en/guides_publications/management_of_tb.pdf. Acessado em: 26 mai. 2016.

9. Ministério da Saúde. Brasil. Secretaria de Vigilância em Saúde. Manual de recomendações para o Controle da tuberculose no Brasil. Brasília: Ministério da Saúde; 2011. Disponível em: http://portalsaude.saude.gov.br/images/pdf/2015/junho/30/MANUAL-DE-RECOMENDACOES-PARA-O-CONTROLE-DA-TUBERCULOSE-NO-BRASIL.pdf. Acessado em: 26 mai. 2016.

10. FIOCRUZ/ENSP/EAD. Controle da Tuberculose: um trabalho integrado das equipes no serviço. 7. ed. Rio de Janeiro: EAD/ENSP, 2008. Disponível em: http://www.saude.mt.gov.br/upload/documento/81/controle-da-tuberculose-uma--proposta-de-integracao-ensino-servico-%5B81-080909-SES-MT%5D.pdf. Acessado em: 26 mai. 2016.

11. Espina C, Bianchini IM. Tuberculose Extrapulmonar na Atenção Primária à Saúde. In Brasil. Ministério da Saúde. Grupo Hospitalar Conceição. Tuberculose na atenção primária à saúde. Ferreira SRS, et al. org. 3. ed. Porto Alegre: Hospital Nossa Senhora da Conceição; 2015. p. 95-106.

12. COFEN. Resolução nº 358/2009. Dispõe sobre a Sistematização da Assistência de Enfermagem e a implementação do Processo de Enfermagem em ambientes, públicos ou privados, em que ocorre o cuidado profissional de Enfermagem, e dá outras providências (revoga a Resolução COFEN nº 272/2002). Disponível em: http://www.cofen.gov.br/resoluo-cofen-3582009_4384.html. Acessado em: 27 mai. 2016.

13. Heather HT, Shigemi K. Diagnósticos de Enfermagem da NANDA: definições e classificação. Tradução Regina Machado Garcez. Porto Alegre: Artmed, 2015.

14. Freitas HH, Sobrinho RAS. Consulta de enfermagem em pacientes em tratamento de tuberculose. Monografia. Enfermagem, Unioeste, Foz do Iguaçu (PR), 2009.

15. Brasil. Ministério da Saúde. Secretaria de Vigilância em Saúde. Departamento de Vigilância Epidemiológica. Tratamento diretamente observado (TDO) da tuberculose na atenção básica: protocolo de enfermagem. Brasília: Ministério da Saúde; 2011. 168 p.

16. Périco LAD, Ferreira SRS. Consulta de Enfermagem na Ação Programática da Tuberculose no Serviço de Saúde Comunitária do Grupo Hospitalar Conceição. In: Brasil. Ministério da Saúde. Grupo Hospitalar Conceição. Tuberculose na Atenção Primária à Saúde. Sandra Rejane Soares Ferreira et al., org. 3. ed. Porto Alegre: Hospital Nossa Senhora da Conceição, 2015. P 241-258.

17. Dias LC, Dalarosa MG, Valvassori S. Tuberculose, normas de biossegurança e sua aplicabilidade na Atenção Primária à Saúde. In Brasil. Ministério da Saúde. Grupo Hospitalar Conceição. Tuberculose na Atenção Primária à Saúde. Sandra Rejane Soares Ferreira et al. org. 3. ed. Porto Alegre: Hospital Nossa Senhora da Conceição, 2015. P 227-240.

18. Carpenito-Moyet LJ. Diagnósticos de enfermagem, aplicação à prática clínica. Porto Alegre: Artmed; 2008.

19. World Health Organization. The Global Plan to Stop TB 2011-2015: transforming the fight. Towards elimination of tuberculosis. Geneva: WHO; 2011. Disponível em: http://www.stoptb.org/assets/documents/global/plan/TB_GlobalPlanToStopTB2011-2015.pdf. Acessado em: 28 mai. 2016.

20. Ferreira SRS, Glasenapp R, Ferreira RLT. Rastreamento e diagnóstico de tuberculose pulmonar em pessoas com mais de 10 anos de idade em serviços de APS. Brasil. Ministério da Saúde. Grupo Hospitalar Conceição. Tuberculose na atenção primária à saúde. Sandra Rejane Soares Ferreira et al. org. 3. ed. Porto Alegre: Hospital Nossa Senhora da Conceição; 2015. p. 59-76.

21. Oguisso T, Freitas GF. Enfermeiros prescrevendo medicamentos: possibilidades e perspectivas. Rev Bras Enferm. 2007 mar-abr; 60(2):141-4.

22. Montenegro SMSL, Ribeiro GS. Protocolos para prescrição de medicamentos por enfermeiros(as) na atenção básica em saúde. Revista Rede de Cuidados em Saúde. 2011;5(1).

23. Ferreira RLT, Ferreira SRS, Glasenapp R, Misturini J. Tratamento e acompanhamento da tuberculose em pessoas com mais de 10 anos de idade na Atenção Primária à Saúde. Brasil. Ministério da Saúde. Grupo Hospitalar Conceição. Tuberculose na atenção primária à saúde. Ferreira SRS, et al., org.. 3ª. ed. Porto Alegre: Hospital Nossa Senhora da Conceição; 2015. p. 111-126.

28

Lesões de pele

Silvia Justo Tramontini
Anaeli Brandelli Peruzzo
Diani de Oliveira Machado

O que há neste capítulo?

Neste capítulo será abordada a anatomia e fisiologia da pele, o cuidado às pessoas com lesões de pele e o processo de cicatrização. O objetivo é instrumentalizar os enfermeiros da Atenção Primária à Saúde para o cuidado resolutivo nos atendimentos às pessoas com lesões de pele ou em risco de desenvolvê-las, utilizando o Processo de Enfermagem.

Introdução

Existem inúmeros conceitos e formas de classificação de lesões de pele. Como definição geral, lesão ou ferida é o rompimento da estrutura e da função anatômica normal do tegumento. As lesões podem ser classificadas em agudas, que cicatrizam respeitando os processos fisiológicos, e em crônicas, em que o período de cicatrização é longo e com complicações.[1,2]

Dados estatísticos mundiais sobre a incidência e prevalência de lesões de pele são escassos. Estudo realizado na Inglaterra menciona haver 400 milhões de pessoas com lesões de pele de diferentes etiologias, sendo aproximadamente 20 milhões, classificadas como crônicas.[3] As lesões crônicas resultam em prejuízo funcional significativo, redução da qualidade de vida, elevação dos custos financeiros para as pessoas e para o sistema de saúde.[4]

Outra investigação conduzida em uma cidade inglesa com amostra de 1.644 pessoas observou uma média de aproximadamente 1,44 lesão por pessoa, sendo a maioria delas (74%) tratada na comunidade, por enfermeiros. As mais comuns foram lesão por pressão, pé diabético, úlcera de membro inferior e ferida operatória.[5]

Em estudo transversal conduzido nas unidades de Saúde da Família da cidade do Recife/PE, a prevalência de pessoas com lesões de pele foi de 9%. As úlceras vasculares corresponderam a 74,1% das lesões tratadas.[6] Considerando as patologias de base responsáveis pela maioria das lesões, o número de pessoas acamadas e idosos (acima de 65 anos) tem aumentado gradativamente, formando a população com maior risco em desenvolver lesão por pressão e outras lesões

PARTE 2 — Atuação do Enfermeiro nas necessidades em saúde da população na Atenção Primária à Saúde

que oneram os sistemas de saúde, além de interferirem na qualidade de vida das pessoas com lesão de pele.[6]

No Brasil, as lesões de pele são problemas frequentes em serviços de Atenção Primária à Saúde (APS), que devem ser a porta de entrada para o acompanhamento ambulatorial e domiciliar em saúde, incluindo casos após a alta hospitalar, alguns com necessidades de alta complexidade no cuidado, o que exige dos profissionais que trabalham nesse nível de atenção maior habilidade e responsabilidade.[6,7]

Identifica-se, porém, que apesar da expansão da APS no Brasil nos últimos anos, a prática nessa modalidade atenção à saúde apresenta dificuldades para dar acesso às pessoas, agravando sua situação de saúde, contribuindo para a superlotação das emergências e resultando, muitas vezes, em quadros clínicos irreversíveis. Percebe-se a necessidade de maior comprometimento dos gestores em relação aos investimentos na APS, especialmente na ampliação e qualificação dos profissionais e da estrutura física, assim como materiais, medicamentos e fortalecimento da rede de atenção por meio da adequada referência e contrarreferência, que pode garantir maior efetividade do cuidado e otimização dos recursos público e privado, principalmente no que tange às pessoas que necessitam de cuidados com lesões de pele.

A atuação do enfermeiro no cuidado das lesões de pele na APS é fundamental. O Processo de Enfermagem (PE) prevê a avaliação integral da pessoa, com ênfase na assistência centrada nas suas necessidades e singularidade. Sua utilização no cuidado às pessoas com lesões de pele amplia a qualidade da assistência na medida em que sistematiza a atenção dispensada às pessoas.

O enfermeiro no cuidado às pessoas com lesão de pele: aspectos legais

O enfermeiro possui competência técnica, científica e ética para atuar de forma a aperfeiçoar e padronizar as ações de prevenção e tratamento de lesões de pele. Os protocolos assistenciais aprovados institucionalmente, garantem respaldo legal para intervir desde a avaliação até a prescrição do tratamento das lesões de pele.[8]

Organizar a atenção às pessoas com lesões por meio de protocolos assistencais na APS é fundamental, uma vez que regulamenta, no serviço de saúde, as competências da equipe de enfermagem, garantindo a efetividade do cuidado e a segurança da pessoa.

Ao enfermeiro compete não apenas o atendimento às pessoas com lesão de pele, mas realizar o cuidado de forma integral, despendendo esforços na perspectiva global do cuidado desde o diagnóstico da lesão de pele ao acompanhamento da sua evolução.[8] Para auxiliar nesse processo, destaca-se o método clínico centrado na pessoa, que compreende investigar a experiência da pessoa, entendê-la considerando sua integralidade, elaborar um projeto de cuidado comum, incorporando prevenção de agravos, promoção da saúde e intensificando a relação profissional-sujeito objeto do cuidado.[9]

Para efetivar a atenção à saúde às pessoas com lesão de pele o enfermeiro deve lançar mão da metodologia de Sistematização da Assistência de Enfermagem, a qual organiza o trabalho profissional quanto ao método, pessoal e instrumentos, tornando possível a operacionalização do Processo de Enfermagem.[10]

Pessoas com lesões crônicas de pele apresentam dificuldade em aceitar a sua nova condição de vida, comprometendo a adesão ao tratamento, a recuperação e a autonomia. Percebe-se, no

Capítulo 28 — Lesões de pele

cotidiano, que algumas pessoas buscam alternativas em crenças populares e procuram obter ganhos secundários, sejam eles afetivos ou financeiros, cronificando ainda mais seu estado de saúde.

O envolvimento da família e/ou cuidador está diretamente relacionado ao restabelecimento, independência, relações sociais e uma melhor qualidade de vida.

> Compete ao enfermeiro da APS não apenas o atendimento à lesão, mas realizar o cuidado às pessoas de forma integral atuando em equipe multiprofissional e realizando o encaminhamento pessoas com lesões complexas aos serviços especializados.

Anatomia, fisiologia e cicatrização da pele

A pele é o maior órgão do corpo, correspondendo a 16% do peso corporal[11], ou seja, 2 m² de pele com espessura média de 2 mm.[12] Possui como funções proteção, imunidade e termorregulação, além de participar do metabolismo do cálcio por meio da ativação da vitamina D pela luz solar.[12] O pH da pele saudável é ácido, variando entre 4,2 a 5,9, dependendo da área corporal.[13] O tecido epitelial é formado por três camadas: a epiderme, a derme e o tecido subcutâneo.

A epiderme é a camada mais externa, está em constante renovação, levando em média 60 dias para completar este ciclo. É formada por epitélio queratinizado, escamoso, estratificado e avascular. A epiderme possui os queratinócitos que impermeabilizam a pele, células de Langerhans que exercem função imunológica e os monócitos que protegem a pele dos raios ultravioletas.[12]

A derme possui uma camada papilar que adere à epiderme e a nutre e uma camada reticular. Na derme são encontrados os fibroblastos circundados por colágeno, fibras elásticas e tecido fundamental.[1,12]

O tecido subcutâneo é formado por tecido conjuntivo mole, fibras de colágeno e proporção variável de células adiposas. A gordura subcutânea isola o organismo das mudanças bruscas de temperatura e absorve energia dos traumas mecânicos.[13]

Quando ocorre a ruptura do tegumento, seja por causas traumáticas, lesões originadas por doenças crônicas ou feridas operatórias, o organismo inicia o processo fisiológico de cicatrização. Em geral, pode-se classificar a cicatrização em dois tipos: por primeira intenção, onde as bordas da ferida são aproximadas mecanicamente, ou por segunda intenção, quando existe maior perda tecidual e, consequentemente, maior distanciamento das bordas.[14]

A cicatrização normal de lesões requer circulação local adequada, nutrição, estado imunológico, assim como evitar forças mecânicas locais;[2] é um processo dinâmico, contínuo, que consiste em quatro fases sobrepostas e precisamente programadas que levam de 3 a 14 dias para serem concluídas (Tabela 28.1).[15]

Os acontecimentos de cada fase devem ocorrer de forma precisa interrupções ou prolongamento dos processos podem retardar ou impedir a cicatrização.[15] Cabe lembrar que nas lesões crônicas há um prolongamento da duração da fase inflamatória. Isto poderia ser explicado pela presença de altos níveis de citocinas inflamatórias e de proteases, assim como níveis baixos de fatores de crescimento.[14]

PARTE 2 — Atuação do Enfermeiro nas necessidades em saúde da população na Atenção Primária à Saúde

TABELA 28.1	Processo normal de cicatrização
Fase	**Eventos fisiológicos**
Hemostática	1. Constrição vascular 2. Agregação plaquetária e formação de fibrina (trombo)
Inflamatória	1. Infiltração de neutrófilos 2. Infiltração de monócitose de macrófagos para a diferenciação 3. Infiltração de linfócitos
Proliferativa	1. Reepitelização 2. Angiogênese 3. Síntese de colágeno 4. Formação da matriz extracelular
Maturação	1. Remodelação do colágeno 2. Maturação vascular e regressão

Fonte: Adaptado de Guo; Dipietro (2010).[15]

Diversos fatores podem afetar a cicatrização de lesões e interferir em uma ou mais fases neste processo, causando reparação inadequada ou deficiente do tecido, dentre eles pode-se citar:[14,16]

- condições locais da lesão: traumas no leito, alterações circulatórias, excesso de umidade, edema, presença de tecido desvitalizado e infecção;

- idade avançada;

- fatores fisiopatológicos: emaciação, obesidade, neoplasias, diabetes, tabagismo, mau estado geral, problemas cardiovasculares, respiratórios e imunológicos;

- tratamento inadequado da lesão: terapia tópica inadequada, técnica imprópria para realização do curativo;

- efeitos adversos de outras terapias: drogas citotóxicas, anti-inflamatórios esteroides, radioterapia, drogas anticoagulantes e drogas vasoativas; e

- fatores psicossociais: dor, autoimagem prejudicada, odor, dificuldade para descansar, estresse e isolamento social.

O conhecimento referente a esses fatores auxilia o enfermeiro a intervir de forma a promover as condições fisiológicas ideais para a cicatrização.

A prevenção de lesões de pele na APS

A integralidade exige que a APS reconheça as necessidades de saúde da população e os recursos para abordá-las. O atendimento na Unidade Saúde (US) prevê a restauração e manutenção da saúde resolvendo os problemas mais frequentes e de maior relevância, considerando a prevenção de doenças e agravos.[17] Desta maneira, medidas preventivas as lesões de pele compreendem a prevenção de acidentes na infância, acidentes domésticos (queimaduras, mordeduras de animais), traumas, a atenção às pessoas com risco para lesões, por exemplo, pessoas com insuficiência venosa e arterial, restrição da mobilidade, idosos e diabéticos.

632

Ressaltam-se medidas preventivas em algumas situações comuns em APS:

- lesão por pressão: recomenda-se o uso de escalas preditivas para avaliar o risco de desenvolvimento de lesão por pressão e orientar as medidas de prevenção.[18] A escala mais utilizada no Brasil é a de Braden, ela avalia a percepção sensorial, a umidade da pele, o grau de atividade física, a mobilidade, o padrão usual de consumo alimentar e o grau de submissão da pele a situações de fricção e cisalhamento.[19] No exame físico, examinar a pele, principalmente as proeminências ósseas e regiões submetidas a pressão por dispositivos como cateteres, tubos e drenos. Realizar a identificação de resposta ao branqueamento (reperfusão), calor local, edema e tumefação (rigidez). A presença de eritema não branqueável aumenta o risco de desenvolvimento de lesão por pressão no futuro. Implantar medidas preventivas: reposicionamento no leito ou na cadeira em usuários com mobilidade reduzida ou inexistente, constante avaliação da pele, manutenção do estado nutricional adequado, uso de superfícies de redistribuição de pressão, higiene e hidratação da pele;[20]

- úlcera de membros inferiores: avaliar os pulsos (pedioso, tibial posterior e poplíteo), cor da pele, reperfusão das extremidades, vasos dilatados dorsais, edema e dermatite ocre. Em pessoas com insuficiência venosa é importante a hidratação da pele evitando ulcerações, em alguns casos é indicada a compressão por meia elástica e elevação dos membros;[20]

- pé diabético: realizar a inspeção dos pés (vasos dilatados dorsais, pele seca, rachaduras, fissuras, micoses, calosidades e edema), avaliação de deformidades, da sensibilidade protetora e da limitação da mobilidade articular. Atentar para a polineuropatia diabética e doença arterial periférica (para saber mais, ver "consulta de enfermagem para avaliação do pé diabético", no Capítulo 22).

O Processo de Enfermagem no cuidado às pessoas com lesões de pele

O PE é entendido como uma ferramenta metodológica que orienta o cuidado profissional e compreende cinco etapas inter-relacionadas, interdependentes e recorrentes[10], conforme abordado no Capítulo 3. A assistência deve ser completa, organizada e baseada na cooperação entre o enfermeiro, a equipe multiprofissional e a pessoa em acompanhamento, com vistas a alcançar os objetivos propostos.[21] A seguir vamos abordar as especificidades do PE quando aplicado no cuidado de pessoas com lesões de pele.

Coleta de dados

O processo de enfermagem, quando aplicado a pessoas com lesão de pele, possui algumas particularidades. Na coleta de dados, é importante identificar na entrevista a presença de comorbidades e o uso de medicamentos que podem interferir no processo de cicatrização, realizar exame físico cefalocaudal amplo, assim como avaliação detalhada da lesão e do resultado de exames laboratoriais.[22] Essa avaliação pode ser guiada, por exemplo, por uma ficha de acompanhamento contendo os aspectos principais a serem avaliados (Figura 28.1).

O enfermeiro deve considerar a percepção da pessoa sobre a sua condição de saúdee seu contexto familiar para avaliar os recursos disponíveis relacionados a sua capacidade de autocuidado, situação socioeconômica, escolaridade, hábitos de higiene e rede de apoio para contribuir com sua recuperação.

PARTE 2 · Atuação do Enfermeiro nas necessidades em saúde da população na Atenção Primária à Saúde

---

Nome: _____ Número do prontuário: _____ Sexo: F ( ) M ( )
Data de nascimento __/___/____ Profissão: _____ Escolaridade: _____
Data ___/___/___   Profissional_____

Peso: _____ Altura: _____ IMC: _____

Comorbidades:
□ HAS   □ DM   □ DPOC   □ Nefropatias
□ Vasculopatia Periférica   □ Neuropatias   □ Desnutrição   □ Obesidade
□ Tabagismo   □ Doenças Coronarianas   □ Dislipidemias   □ Cardiopatias
□ Sedentarismo   □ Etilismo   □ Sequelas Neurológicas
□ Outros: _____

Medicamentos em uso:
□ Anti-inflamatório   □ Imunossupressor   □ Anticoagulante
□ Outros: _____

Alergias:
□ Látex   □ Prata   □ Outra: _____

Exames laboratoriais:
Albumina: _____   Hemoglobina: _____   Outros: _____

Medidas terapêuticas em uso:
□ Colchão especial   □ Curativo de proteção   □ Fisioterapia   □ Órtese _____
□ Prótese _____   □ Reposicionamento corporal □ Outra: _____ _____

Risco para lesão por pressão: _____

Exame Físico em MMII (Membros inferiores: □ MID □ MIE)
□ Pulso pedioso   □ Edema   □ Hiperpigmentação   □ Mobilidade comprometida
□ Pulso tibial posterior   □ Cianose   □ Rachaduras   □ Sensibilidade da extremidade
□ Pulso poplíteo   □ Lipodermatosclerose   □ Deformidade   □ Área de pressão
□ Hiperceratose   □ Pele ressecada   □ Dermatite   □ Ausência de pelos
□ Calos   □ Fissuras   □ Varizes   □ Hipotermia
Outros: _____

Avaliação da lesão
Tipo de lesão:
□ Cirúrgica   □ Queimadura   □ Úlcera arterial   □ Úlcera venosa
□ Lesão por pressão:
Categoria: _____
□ Traumática   □ Lesão tumoral   □ Pé diabético   □ Lesão periestomal
□ Outra: _____   _____

Localização: _____ Tempo de existência da lesão: _____

Mensuração da lesão (cefalocaudal) _____ Profundidade: _____

Lesão: □ Plana   □ Cavitária   □ Tunelizada   □ Odor fétido

Tipo de tecido
□ Necrose de coagulação   □ Necrose liquefação/esfacelo □ Hipergranulação   □ Granulação
□ Epitelização   □ Cápsula articular   □ Tendão   □ Osso
□ Outro: _____

Exsudato: □ Seroso   □ Purulento   □ Sanguinolento   □ Serossanguinolento   □ Outro: _____

Bordas:
□ Macerada   □ Epibolia   □ Isquêmica   □ Descolada
□ Solapada   □ Hiperceratose

Região perilesional
□ Edema   □ Endurecimento   □ Descamação   □ Flictena
□ Exposição de derme   □ Maceração   □ Oura_____

Dor (escore de dor de 0 a 10, sendo 0 sem dor e 10, dor mais intensa): _____.

Figura 28.1 – Ficha para o acompanhamento de pessoas com lesão de pele
Fonte: Adaptado de Peruzzo et al, 2005.[23]

Incluir no exame físico a mensuração da altura, do peso e o cálculo do Índice de Massa Corporal (IMC) para a gestão nutricional e farmacológica adequada da pessoa, pois o ganho ou a perda de peso podem interferir na cicatrização e aumentar o risco para o surgimento de novas lesões. Deve-se encaminhar para acompanhamento nutricional as pessoas com uma perda ou ganho de peso involuntário.[22]

Outro aspecto da coleta de dados é a avaliação dos exames laboratoriais, que podem fornecer informações importantes sobre a saúde geral da pessoa e da capacidade de cicatrização. Anemia ou infecção, indicadas por anormalidades no hemograma completo e a desnutrição proteica, refletida nos níveis séricos de albumina e pré-albumina, podem retardar a cicatrização de lesões. Elevações da taxa de sedimentação de eritrócitos (ESR) e/ou proteína C-reativa podem indicar infecção em curso ou inflamação. A hemoglobina glicada (HbA1c) fornece uma medida de controle de glicose no sangue de um diabético, ao longo dos meses anteriores.[2] Níveis de HbA1c > 7% estão associados a maior risco de complicações crônicas.[24]

Avaliação da lesão de pele no processo de coleta de dados

A avaliação da lesão de pele é parte fundamental da coleta de dados, as informações a serem obtidas nesse processo determinarão o Diagnóstico de Enfermagem (DE) e a implentação do plano de cuidados.

A pele, quando saudável, em geral, é suave, firme e tem uma superfície plana e um bom turgor (elasticidade). Para testar o turgor: fazer uma prega cutânea em um local como a região anterior do tórax abaixo da clavícula e observar. Se o retorno da pele for imediato o turgor é considerado normal. Caso a pele permaneça tracionada, isso pode indicar desidratação. Atentar que a pele perde a elasticidade com a idade, assim os idosos geralmente têm turgor diminuído.[22] Pessoas em extremos de idade, idosos e neonatos, têm maior risco para lesões de pele.

Observar ressecamento da pele e outras lesões, além da lesão em questão, bem como edema e eritema. A presença de eritema em uma proeminência óssea pode indicar um eritema não branqueável, característica da lesão por pressão estágio 1. Em pessoas de pele escura, verificar se há diferenças na cor da pele, temperatura ou endurecimento, características que podem significar comprometimento da pele.[20]

Será necessário obter as informações abaixo, durante o processo de avaliação da lesão de pele:

- Tipo de lesão e localização

A origem da lesão é relevante para a realização da prescrição de enfermagem, pois a etiologia da ferida pode estar associada à doença de base da pessoa, e em alguns casos esta interfere no processo de cicatrização.

A localização anatômica da lesão pode influenciar o plano de tratamento e deve ser avaliada considerando a causa da lesão. A úlcera venosa na região inferior da perna, por exemplo, requer um cuidado diferente do que uma úlcera arterial no mesmo local, ou uma lesão por pressão sobre o ísquio.[22]

- ## Leito da lesão

A identificação dos tecidos presentes no leito da lesão irá guiar a escolha da terapia tópica. Dentre eles, destacam-se:

- granulação: tecido viável composto por vasos sanguíneos e fibroblastos. Tem cor vermelha ou rosa e comumente parece brilhante e granular;[11,22]
- epitelização: composto por células da epiderme regenerada e tem cor rósea clara.[17] Ao final da epitelização o epitélio torna-se mais espesso, sedimentando o processo e restaurando a função de barreira da pele;[25]
- necrose ou tecido desvitalizado:
  - coagulação (escara): tecido de cor preta ou marrom, com consistência dura e seca, podendo apresentar-se solto ou aderido ao leito da lesão;[11, 22]
  - liquefação (esfacelo): tecido de coloração amarela, verde, branca ou marrom, consistência macia e delgada, frouxo ou firmemente aderido ao leito da lesão;[11,22]
- exposição óssea: estrutura óssea visualizada ou sentida com um instrumento estéril de ponta romba. Uma avaliação para osteomielite deve ser realizada e o encaminhamento para avaliação médica é fundamental;[2] e
- exposição de tendões e fáscia muscular: não utilizar desbridantes enzimáticos nesses tecidos. Atentar para a presença desses durante a realização de desbridamento instrumental.

- ## Exsudato

Trata-se do produto resultante de um processo inflamatório ou infeccioso; deve-se observar o tipo, a quantidade, a cor, o odor e a consistência.[26] Tipos de exsudato:

- seroso: claro, aquoso e transparente, sem detritos ou sangue presente;[22]
- serossanguinolento: claro, aquoso, de cor rosa ou vermelho pálido, denotando a presença de sangue;[22]
- sanguinolento: presença de sangue indicando sangramento ativo;[22] e
- purulento: a coloração varia de amarelo para verde e marrom, é espesso e pode ser proveniente do leito da lesão, de tecidos desvitalizados ou de túneis.[22]

- ## Odor

Descrever o odor da lesão como ausente, fraco, moderado ou forte. Observar se o odor está presente somente durante a remoção do curativo, se desaparece após a troca do curativo ou se permeia o ambiente.[22]

- ## Dor

A dor é uma experiência sensorial e emocional desagradável, associada à lesão tecidual real ou potencial. Persistindo sem tratamento eficaz para alterar sua causa ou manifestação, é considerada uma doença. A gestão terapêutica da dor requer uma abordagem holística e integrada, destacando-se que sedar a dor é um ato obrigatório. Para a avaliação da dor sugere-se utilizar a escala visual analógica da dor e encaminhar a pessoa para avaliação médica.[27]

Bordas e túneis

Avaliar em torno das bordas e no leito da lesão para verificar se há túneis ou descolamentos. Pode-se usar um instrumento estéril como um cateter de aspiração/uretral, *swab* e até mesmo uma pinça.

O túnel é um canal que se prolonga a partir da lesão através do tecido muscular, subcutâneo ou para outra estrutura.[22]

Alguns tipos de bordas:

- descolada: descolamento da pele intacta no leito da lesão. É comumente resultado de forças de cisalhamento em conjunto com a pressão sustentada;[12,22]

- maceração: exposição excessiva a umidade. A pele se torna entumecida, pálida, deterioran-do-se ao redor da lesão original, ficando assim mais vulnerável a infecção;[12,26]

- epibolia: invaginação das bordas, ou seja, é um distúrbio em que a margem epitelial de uma lesão enrola-se sobre si própria;[12,22]

- hiperceratose ou hiperqueratose: espessamento excessivo da pele, frequentemente causado por um atrito crônico, comumente observado em pessoas com pé diabético;[28]

- isquêmica: presença de tecido isquemiado, diferente do necrótico, possui chance de revi-talização quando removidos os agentes da isquemia local.[26] e

- solapada: declive do leito da lesão em relação à borda.[12]

Mensuração

Existem diferentes métodos de mensuração das lesões, o mais utilizado na prática clínica é a régua limpa e descartável, onde são mensurados o maior comprimento cefalocaudal e a maior largura perpendicular (90º) ao comprimento. A profundidade da lesão pode ser verificada com instrumento estéril de ponta romba.[14,18]

Em caso de bordas descoladas ou presença de túneis, mensurar a profundidade através da inserção de instrumento estéril flexível de ponta romba (cateter) e registrar a profundidade men-surando o que foi introduzido com auxílio de uma régua.

A fotografia também pode ser utilizada, mas apenas para comparação visual da evolução da lesão.[29] *Softwares* disponíveis comercialmente têm utilizado o princípio da planimetria e utilizam de fotos para demarcação das bordas da lesão.[30] Um exemplo é o *software Image Tool*, desenvolvido pela Universidade do Texas para a Microsoft Windows®, que permite a mensuração da lesão de forma ágil e com confiabilidade.[29] A autorização prévia da pessoa ou responsável deve ser obtida por um termo de consentimento livre e esclarecido, assinado antes da fotografia.[11]

Região perilesional

Recomendam-se medidas preventivas, para as lesões de pele em região perilesional, como utilização de creme de barreira, ou protetor cutâneo em lesões muito exsudativas; ou hidratação da pele adjacente em caso de peles desidratadas e com descamação. Alterações a serem observadas:

- eritema, edema, descamação ou equimose dentro de 4 cm das bordas da lesão. A reavalia-ção destes sinais deve ser frequente, uma vez que a pele comprometida próxima da lesão está em risco de ruptura;[22]

- eczema de estase: presente em regiões hiperpigmentadas ou de intensa congestão em torno de úlceras ou cicatrizes;[31]
- lipodermatoesclerose: combinação de edema crônico com depósito de fibrina e a presença de mediadores inflamatórios envolvendo a esclerose da derme e do tecido subcutâneo. A pele se torna lisa, endurecida e escurecida, de aspecto semelhante a uma "casca de laranja". É indicativo de doença venosa de longa data;[31] e
- hiperpigmentação (dermatite ocre): extravasamento de hemácias e grandes moléculas de proteínas para o líquido intersticial subcutâneo; as hemácias desintegram e a hemoglobina é degradada a hemossiderina, que dá a cor castanha-azulada ou marrom-acinzentada aos tecidos.[31]

- ## Avaliação da presença de infecção

  A presença de germes é frequente em lesões crônicas e as características são diversas:
  - Biofilme: são comunidades heterogêneas, dinâmicas, constituídas de bactérias e fungos, envoltas em uma barreira espessa e viscosa composta de açúcares e proteínas. O biofilme protege os organismos contra agentes antimicrobianos e o sistema imune. Sabe-se que a eliminação do biofilme facilita a cicatrização e tal fato explica porque o desbridamento favorece a cicatrização das feridas crônicas.[11,32]
  - Colonização: refere-se a um estado em que a superfície da ferida apresenta colonização confirmada, sem invasão do tecido e sem reação imunológica do hospedeiro.[1]
  - Contaminação: refere-se à presença de bactérias na superfície da lesão, sem multiplicação bacteriana.[1]
  - Infecção: refere-se à invasão e multiplicação de microrganismos no tecido da lesão, produzindo uma reação no hospedeiro causando manifestações clínicas, sejam locais ou sistêmicas. A infecção de uma lesão prolonga a resposta inflamatória, atrasa a síntese de colágeno, retarda a epitelização e aumenta a lesão tissular devido à competição das bactérias por quantidade limitada de oxigênio.[1]

Diagnósticos de Enfermagem

Na segunda etapa do PE o enfermeiro estabelece os Diagnósticos de Enfermagem (DE) relacionados às necessidade identificadas na coleta de dados. A seguir destacam-se, como exemplo, alguns DE da NANDA-I[33] relacionados a situações em que a integridade da pele está em risco ou já apresenta dano:
- risco de integridade da pele prejudicada: vulnerabilidade a alteração na epiderme e/ou derme que pode comprometer a saúde;[33]
- integridade da pele prejudicada: epiderme e/ou derme alterada. Características definidoras: alteração na integridade da pele e matéria estranha perfurando a pele;[33]
- risco de integridade tissular prejudicada: vulnerabilidade a dano em menbrana mucosa, córnea, sistema tegumentar, fáscia muscular, músculo, tendão, osso, cartilagem, cápsula articular e/ou ligamento que pode comprometer a saúde;[33]
- integridade tissular prejudicada: dano em menbrana mucosa, córnea, tecido tegumentar, fáscia muscular, músculo, tendão, osso, cartilagem, cápsula articular ou ligamento. Características definidoras: tecido destruído e tecido lesado;[33]

- risco de infecção: vulnerabilidade a invasão e multiplicação de organismos patogênicos que podem comprometer a saúde[33] relacionado a tecido traumatizado (trauma, destruição de tecido);[34] e

- risco de úlcera por pressão: vulnerabilidade a lesão localizada na pele e/ou tecido subjacente, normalmente sobre saliência óssea, em consequência de pressão ou pressão combinada com forças de cisalhamento.[33]

Planejamento e implementação da assistência de enfermagem

Na terceira e quarta etapas do PE, o planejamento e a implementação do cuidado às pessoas com lesões de pele, compete ao enfermeiro pactuar os objetivos, as metas e a forma de realizar as intervenções necessárias para assegurar o equilíbrio dos fatores que irão auxiliar no processo de cicatrização da lesão. Ocasionalmente, a cicatrização pode não ser o objetivo principal do processo de cuidado – por exemplo, uma pessoa em cuidado paliativo com uma lesão neoplásica fungoide na qual a intenção do curativo é controlar os sintomas como dor, odor e sangramento, sem desconsiderar a estética.[35]

Para cada DE estabelecido, considerando as características da pessoa e da lesão de pele que ela apresenta, serão definidos objetivos e metas a serem alcançados no processo de cuidado, em conjunto com a pessoa/família.

Por exemplo, se o DE estabelecido foi "integridade tissular prejudicada com tecido necrótico" e o objetivo do cuidado é a cicatrização da lesão, a intervenção inicial poderá ser o desbridamento da necrose (Figura 28.2) e, após, a remoção do tecido desvitalizado aplicar uma cobertura que promova o processo de cicatrização.

> **Mas o que são coberturas?**
>
> As coberturas são recursos que cobrem as lesões com o objetivo de favorecer o processo de cicatrização e protegê-la contra agressões externas, mantendo a umidade e preservando a integridade dos tecidos. As coberturas são popularmente chamadas de curativos, entretanto o processo de realização de um curativo é muito mais amplo que a aplicação da cobertura, que é apenas a etapa final da técnica de realização do curativo.

- ### Recomendações para a técnica de realização de curativos

  #### Limpeza da lesão

  O objetivo da limpeza das lesões é facilitar um ambiente ótimo para cicatrização, independentemente de se utilizar uma técnica limpa ou estéril. É o processo de remoção de qualquer corpo estranho, agente tópico residual, fragmento de curativo anterior, exsudato da lesão, resíduo metabólico ou sujidade que possa interferir na evolução natural da reparação dos tecidos lesionados e na integridade das regiões circundantes.[36]

  A indicação é de se utilizar SF 0,9% por não interferir no processo de cicatrização, uma vez que é uma solução isotônica que não altera a microbiota da pele nem provoca reações de hipersensibilidade.[39]

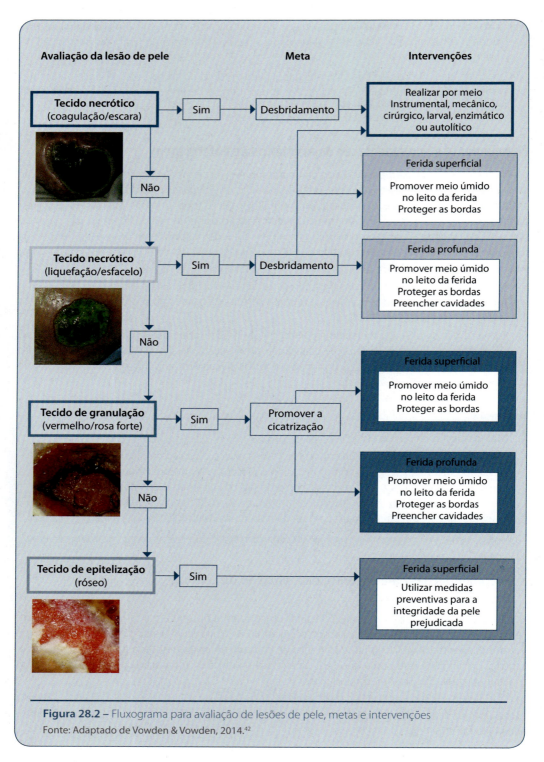

Figura 28.2 – Fluxograma para avaliação de lesões de pele, metas e intervenções
Fonte: Adaptado de Vowden & Vowden, 2014.[42]

Recomenda-se o uso de irrigação para a limpeza das lesões.[36] A irrigação deve ter alguma pressão a fim de remover qualquer corpo estranho (resíduos, esfacelos, exsudato), ser atraumática para o tecido viável e proporcionar melhor visualização da ferida para avaliação.[18,26,37] A irrigação é realizada através da colocação de agulha 40 x 12 em frasco de solução fisiológica (SF) 0,9%.[23]

O cuidado com a temperatura do SF 0,9% é fundamental para não resfriar o leito da ferida. A divisão celular no organismo humano ocorre à temperatura fisiológica de 37°C,[40] a cada troca de curativo a temperatura regride para cerca de 34°C levando em torno de 4 h para retornar à temperatura que favoreça a cicatrização. Recomenda-se solução aquecida a temperartura semelhante à do corpo humano para evitar a queda de temperatura da lesão, exceto em lesões sangrantes e oncológicas.[26,41] O aquecimento do SF 0,9% deve ser em estufa para cultura bacteriológica; não havendo disponibilidade deste equipamento, sugere-se a utilização de estufa artesanal ou aquecedor de solução fisiológica portátil com controle da temperatura.

Para feridas com tecidos inviáveis (necrose de liquefação ou de coagulação), após a irrigação o desbridamento é recomendado. A remoção do tecido desvitalizado é parte do tratamento, uma vez que este tecido é uma barreira para cicatrização, um ninho de infecções e prolonga a resposta inflamatória.[34] A escolha do tipo de desbridamento depende da avaliação da lesão, das condições clínicas da pessoa e viabilidade da técnica (Tabela 28.2).[18,38]

TABELA 28.2	Tipos de desbridamento	
Desbridamento	**Definição**	**Recomendação**
Autolítico	Os fagócitos, macrófagos e enzimas proteolíticas se liquefazem e separam os tecidos necróticos pelo meio úmido.	Curativo úmido: • Ácidos graxos essenciais em gazes umedecidas com SF 0,9% ou somente gazes umedecidas com SF 0,9% • Hidrocoloides • Hidrogéis • Alginatos na presença de umidade
Enzimático	Aplicação local de enzimas exógenas que auxiliam a separação do tecido necrótico.	• Papaína creme ou gel 6 -10% • Colagenase • Elastase • Fibrinolisina
Instrumental	Retirada do tecido inviável de forma seletiva com técnica estéril e utilização de instrumental (pinça, bisturi e/ou tesoura) na unidade de saúde ou domicílio.	• O enfermeiro habilitado realiza o procedimento respeitando a presença de dor e sangramento através da técnica de Cover, Square ou Slice.
Mecânico	Técnica traumática e não seletiva que elimina os tecidos inviáveis utilizando abrasão mecânica.	• Não é recomendado pelo risco de danificar os tecidos viáveis e causar dor.
Larval	Utilização de larvas estéreis (Lucilia sericata) que se alimentam do tecido necrosado.	• Técnica não difundida no Brasil.

Fonte: Adaptado de Aramburu, 2012[37]; Dealey, 2008.[20]

PARTE 2 — Atuação do Enfermeiro nas necessidades em saúde da população na Atenção Primária à Saúde

Aplicação de Coberturas

Um ambiente fisiológico para a cicatrização da lesão é alcançado quando a cobertura consegue atingir os seguintes objetivos:[21,35,42]

- desbridar o tecido não viável;
- manter o leito da lesão úmido;
- eliminar os espaços mortos da lesão;
- ser atraumático;
- absorver o exsudato em excesso, sem extravasamentos para as bordas e região perilesional;
- proteger contra a infecção e os fatores externos;
- fornecer o pH ideal, termorregulação e troca gasosa;
- mínima toxicidade para a pele circundante e leito da lesão;
- ser alergênico;
- ser confortável; e
- favorecer a estética.

As coberturas para prevenção e tratamento de lesões devem ser prescritas conforme os DE estabelecidos, o tipo de tecido da lesão, a presença de exsudato, os objetivos e metas estabelecidos no plano de cuidado, entre outros.

A seguir, apresentam-se as Tabelas 28.3 a 28.5 com as recomendações da utilização de diferentes tipos de coberturas a partir dos DE frequentemente estabelecidos para as lesões de pele e dos sinais presentes na lesão de pele.

TABELA 28.3	Recomendação de coberturas a partir do diagnóstico de enfermagem da NANDA-I "Risco para a integridade da pele prejudicada"
Diagnóstico de Enfermagem: Risco para a integridade da pele prejudicada	
Produtos	**Frequência de Troca**
Acido Graxo Essencial (AGE)	1 X ao dia ou quando necessário (Q/N)
Curativo transparente	Em torno de 7 dias e Q/N
Hidrocoloide transparente	Em torno de 7 dias e Q/N
Curativo aderente em espuma de silicone suave	Em torno de 10 dias e Q/N
Curativo em tela de silicone mais cobertura secundária de gaze – Caso de Epidermólise Bolhosa	Em torno de 20 dias 1X ao dia ou Q/N

Fonte: Organizado pelas autoras com base na literatura
Nota: A frequência de troca refere-se ao curativo primário. O curativo secundário deve ser substituído sempre que saturado.

Capítulo 28

Lesões de pele

TABELA 28.4	Recomendação das coberturas a partir do diagnóstico de enfermagem na NANDA-I "Integridade da pele prejudicada" e dos sinais presentes na ferida	
Diagnóstico de Enfermagem: Integridade da pele prejudicada		
Sinais	**Produtos**	**Frequência de Troca**
Eritema	AGE	1 X ao dia ou Q/N
	Curativo transparente	Em torno de 7 dias e Q/N
	Hidrocoloide transparente	Em torno de 7 dias e Q/N
Flictena	AGE + cobertura secundária	1 X ao dia ou Q/N
	Curativo Transparente	Em torno de 7 dias e Q/N
	Hidrocoloide Transparente	Em torno de 7 dias e Q/N
Dermatite associada a incontinência (DAI)	AGE	Após cada troca
	Protetor cutâneo sem álcool	1 X ao dia inicialmente e após, a cada 72 horas
	Pó protetor de pele na presença de umidade	1 X ao dia
Dermatite periestomal	Protetor Cutâneo sem álcool	1 X ao dia ou a cada troca
	Pó protetor de pele, pasta com álcool, pasta em tiras, hidrocoloide placa e protetor cutâneo sem Álcool	A cada troca

Fonte: Organizado pelas autoras com base na literatura
Nota: A frequência de troca refere-se ao curativo primário. O curativo secundário deve ser substituído sempre que saturado.

PARTE 2 — Atuação do Enfermeiro nas necessidades em saúde da população na Atenção Primária à Saúde

TABELA 28.5	Recomendação das coberturas a partir do diagnóstido de enfermagem da NANDA-I "Integridade Tissular Prejudicada" e dos sinais presentes na ferida

Diagnóstico de Enfermagem: Integridade Tissular Prejudicada

Sinais	Produtos	Frequência de Troca
Tecido de Granulação	Curativo transparente (↓ exsudato)	Em torno de 7 dias e Q/N
	Hidrocoloide (↓ exsudato)	Em torno de 7 dias e Q/N
	Película Natural Sintética Biológica (↓ exsudato)	Aplicação Única. Curativo secundário, nas 1as 72 horas
	Tela de silicone + cobertura secundária	Em torno de 15 dias ou Q/N
	AGE em gaze umedecida com SF 0,9% + cobertura secundária	1 X ao dia ou Q/N
	Papaína em creme a 2% + cobertura secundária	1 X ao dia ou Q/N
Necrose de Liquefação/ esfacelo	AGE em gaze umedecida com SF 0,9% + cobertura secundária	1 X ao dia ou Q/N
	Gel hidroativo + cobertura secundária	Até 48 horas ou Q/N
	Curativo de Alginato de cálcio e/ou sódio + cobertura secundária	Até 48 horas ou Q/N
	Papaína a 10% + cobertura secundária	1 X ao dia ou Q/N
	Gel ou solução desagregadora de bactérias + cobertura secundária	1 X ao dia ou Q/N
Necrose de Coagulação	Gel hidroativo + cobertura secundária	Até 48 horas ou Q/N
	Papaína 10% + cobertura secundária	1 X ao dia ou Q/N
	Hidrocoloide (↓ exsudato) em necrose superficial	Até 48 horas ou Q/N
	Gel ou solução desagregadora de bactérias + cobertura secundária	1 X ao dia ou Q/N

Continua...

...continuação

Exsudato purulento	Gel ou solução desagregadora de bactérias + cobertura secundária	1 X ao dia ou Q/N
	Papaína a 6% + cobertura secundária	1X ao dia ou Q/N
	Curativo com carvão ativado e prata	Até 7 dias e Q/N
	Curativo de Alginato de cálcio e/ou sódio + cobertura secundária	Até 48 horas ou Q/N Se infecção; a cada 24 horas
	Hidrofibra com prata + cobertura secundária	Até 14 dias ou Q/N
Sangramento	Curativo de Alginato de cálcio e/ou sódio + cobertura secundária	Até 48 horas ou Q/N

Fonte: Organizado pelas autoras com base na literatura
Nota: A frequência de troca refere-se ao curativo primário. O curativo secundário deve ser substituído sempre que saturado.

Troca de coberturas

As trocas devem ser realizadas conforme a recomendação do produto escolhido. Trocas desnecessárias provocam o resfriamento da ferida e consequentemente o retardo da cicatrização.[26]

As técnicas para troca do curativo e a aplicação da cobertura estão descritas na Tabela 28.6 e nos procedimentos operacionais padrão (POP) no Anexo 28.1A.

QUADRO 28.6	Técnicas para troca de curativo
Técnica	**Descrição**
Estéril	Uso de campo, luva, instrumentais e coberturas estéreis.
Limpa	Manter ambiente limpo, com utilização de um campo e luvas limpos e instrumentos estéreis.
Sem toque	Método de troca de curativo sem tocar diretamente a lesão ou qualquer superfície que poderá vir entrar em contato com a lesão.

Fonte: BORGES, 2014.[31]

Avaliação do Cuidado com as lesões de pele

Na quinta etapa do PE, a avaliação do cuidado, o enfermeiro precisa considerar que a lesão de pele é dinâmica e depende, a cada momento, da evolução das fases de cicatrização da lesão, do controle das doenças de base e da capacidade de autocuidado. Na prática clínica, a efetividade do plano de cuidado pode ser confirmada pela evolução favorável da lesão, assim, reavaliações sistemáticas são imprescindíveis. Segundo diretriz, resultados positivos de cicatrização devem ser observados após 2 semanas de intervenção e, caso isso não aconteça, a abordagem deve ser repensada.[18]

O monitoramento da cicatrização pode ser realizado por meio da mensuração da lesão. A utilização de escalas para avaliação da cicatrização também é um recurso e favorece a padronização.[18] Destaca-se o instrumento *Pressure Ulcer Scale for Healing* (PUSH) como o único instrumento de monitoramento cicatricial validado no Brasil para avaliação de lesão por pressão e úlcera de membro inferior. O PUSH avalia a área da lesão, quantidade de exsudato e aparência do leito da lesão.[43]

O impacto do tratamento na qualidade de vida da pessoa pode ser autorreferenciado, o profissional pode oportunizar essa manifestação durante os encontros para troca de curativo e consultas de enfermagem, momentos propícios para fortalecer o vínculo trabalhando a capacidade de autocuidado, a melhora da autoestima e as relações familiares da pessoa.

Considerações Finais

A assistência de enfermagem às pessoas com lesão de pele em APS tem sido um desafio para o enfermeiro, pela limitação em acessar as novas tecnologias e coberturas, que podem ser a terapia tópica mais adequada em determinadas situações. Outro desafio é proporcionar um ambiente mais favorável para a cicatrização, quer seja pela necessidade de motivar e envolver a pessoa e sua família no tratamento, ou, ainda, pela necessidade do monitoramento da cicatrização.

Destaca-se também a importância da atenção às pessoas com lesão crônica que enfrentam dificuldades na vida diária, no trabalho e e nas relações sociais, pois a mudança da imagem corporal pode abalar a afetividade, a sexualidade e a autoestima provocando o medo, a insegurança, o desconforto, a dependência de outros e até a rejeição.[41] Conhecer e compreender as diferenças individuais do impacto da doença na perspectiva da pessoa com ferida é fundamental para elaboração e reavaliação dos cuidados centrados na pessoa.

Desse modo, o cuidado não se restringe ao estabelecimento de rotinas para a troca de curativos ou de protocolos sobre o uso de produtos, e sim na construção de vínculo e de um plano de cuidados compartilhado com a pessoa/família/cuidador.

Aspectos-chave

- No Brasil, as lesões de pele são problemas frequentes em serviços de APS, os quais devem ser a porta de entrada para o acompanhamento ambulatorial e domiciliar.
- A assistência de enfermagem às pessoas com lesão de pele em APS tem sido um desafio para o enfermeiro, pela limitação em acessar as novas tecnologias e coberturas que podem ser a terapia tópica mais adequada em determinadas situações e proporcionar um ambiente mais favorável para a cicatrização.

Capítulo 28 — Lesões de pele

- Compete ao enfermeiro da APS não apenas o atendimento à lesão, mas realizar o cuidado à pessoa de maneira integral, atuando em equipe multiprofissional e realizando o encaminhamento de lesões complexas a serviços especializados.

- O enfermeiro atua na padronização das ações de prevenção e tratamento de lesões de pele e contribui na construção de protocolos assistenciais que garantem respaldo legal, técnico e científico para intervir, junto às pessoas, do diagnóstico à prescrição do tratamento tópico.

- Para qualificar a atenção à saúde de pessoas com lesões de pele, o enfermeiro deve utilizar o PE, o qual organiza o trabalho profissional, qualificando a assistência prestada.

- O PE, quando aplicado a pessoas com lesão de pele, possui algumas particularidades. Na coleta de dados é importante realizar a avaliação da presença de comorbidades e do uso de medicamentos que interfiram na cicatrização, além do exame físico cefalocaudal amplo e uma avaliação detalhada da lesão.

- O planejamento do cuidado às pessoas com lesão de pele envolve assegurar o equilíbrio de fatores que determinam a cicatrização da lesão. A assistência deve ser completa, organizada e baseada na cooperação entre o enfermeiro, a equipe multiprofissional e a pessoa em acompanhamento.

Referências

1. Scemons D, Elston D. Nurse to nurse: cuidados com feridas em enfermagem. Porto Alegre: AMGH; 2011.
2. Fonder MA, Lazarus GS, Cowan DA et al. Treating the chronic wound: a practical approach to the care of nonhealing wounds and wound care dressings. Journal of the American Academy of Dermatology. 2008;58(2):185-206.
3. Queen D. The emergence of a clinical specialty in wound care. International wound journal. 2010;7(1):3-4.
4. Graves N, Zheng H. The prevalence and incidence of chronic wounds: a literature review. Wound Practice & Research: Journal of the Australian Wound Management Association. 2014;22(1):14-19.
5. Drew P, Posnett J, Rusling L. The cost of wound care for a local population in England. International Wound Journal. 2007;4(2):149-155.
6. Santos ICR, Souza MAO, Andrade LNV et al. Caracterização do atendimento de pacientes com feridas na Atenção Primária. Revista da Rede de Enfermagem do Nordeste. 2014;15(4):613-20.
7. Mendes EV. A construção social da atenção primária à saúde. Brasília: Conselho Nacional de Secretários de Saúde; 2015.
8. Ferreira AM, Candido MCFS, Candido MA. O cuidado de pacientes com feridas e a construção da autonomia do enfermeiro. Rev enferm UERJ. 2010;18(4):656-60.
9. Lopes CJM. A pessoa como centro do cuidado: a abordagem centrada na pessoa no processo de produção do cuidado médico em serviço de atenção primária à saúde. Dissertação de Mestrado. Universidade Federal do Rio Grande do Sul; 2005.
10. Barros ABL, Sanchez CG, Lopes JL et al. Processo de enfermagem: guia para a prática. São Paulo: COREN-SP; 2015.
11. Santos VLG, Queiroz FM, Peres GRP. Princípios do tratamento de feridas. In: Ferreira MC, Junior PT, Coutro PS. Feridas complexas. São Paulo: Atheneu; 2015.
12. Irion G. Feridas. Novas abordagens, manejo clínico e atlas em cores. Rio de Janeiro: Guanabara Koogan; 2012.
13. Borges E, Carvalho DV. Cuidados com a pele. In: Blanck M, Giannini T. Úlceras e feridas. As feridas tem alma. Rio de Janeiro: DiLivros; 2014.
14. Soldevilla Agreda JJ, Tora i Bou JE, Cuervo FM et al. Etiopatogenia e classificação das úlceras por pressão. In: Soldevilla Agreda JJ, Torra i Bou JE (org.). Atenção integral nos cuidados das feridas crônicas. Petrópolis: EPUB; 2012. p. 183-96.
15. Guo S, Dipietro LA. Factors affecting wound healing. Journal of dental research. 2010;89(3):219-229.

PARTE 2   Atuação do Enfermeiro nas necessidades em saúde da população na Atenção Primária à Saúde

16. Boateng JS, Matthews KH, Stevens HN et al. Wound healing dressings and drug delivery systems: a review. Journal of pharmaceutical sciences. 2008; 97(8):2892-2923.

17. Shimazaki ME, Org. A Atenção Primária à Saúde. In: Minas Gerais, Escola de Saúde Pública do Estado de Minas Gerais, Oficinas de qualificação da atenção primária à saúde em Belo Horizonte: Oficina 1 – Análise da atenção primária à saúde. Guia do Participante. Escola de Saúde Pública do Estado de Minas Gerais, Belo Horizonte: ESPMG; 2009. 104 p. 38-43. Disponível em: www.esp.mg.gov.br/wp-content/uploads/.../PDAPS_oficina-1_PBH_facilitador.pdf. Acessado em: 16 de jun. 2016.

18. National Pressure Ulcer Advisory Panel (NPUAP), European Pressure Ulcer Advisory Panel (EPUAP), Pan Pacific Pressure Injury Alliance. Prevention and treatment of pressure ulcers: clinical practice guideline. Cambridge Media; 2014.

19. Paranhos WY, Santos VLCG. Avaliação de risco para úlceras por pressão por meio da escala de Braden, na língua portuguesa. Revista de Escola de Enfermagem USP, São Paulo. 1999;33:191-206.

20. Dealey C. Cuidando de feridas: um guia para enfermeiras. 3ª ed. São Paulo: Atheneu; 2008.

21. Skórkowska-Telichowska K, Czemplik M, Kulma A et al. The local treatment and available dressings designed for chronic wounds. Journal of the American Academy of Dermatology. 2013;68(4):17-26.

22. Slachta PA. Caring for chronic wounds: A knowledge update [internet]. Wound care advisor. 2016. . Disponível em: http://woundcareadvisor.com/caring-for-chronic-wounds-a-knowledge-update-2/ Acessado em: 25 mai. 2016.

23. Peruzzo AB, NegeliskII C, Antunes MC, Coelho RP, Tramontini SJ. Protocolo de cuidados a pacientes com lesões de pele. Momento e perspectivas em saúde. 2005;18(1):56-69.

24. Sociedade Brasileira de Diabetes. Diretrizes da Sociedade Brasileira de Diabetes: 2014-2015. São Paulo: AC Farmacêutica; 2015.

25. Nichols E. Describing a wound: from presentation to healing. Wound Essentials. 2015;10(1):PÁGINAS.

26. Prazeres SJ. Tratamento de feridas: teoria e prática. Porto Alegre: Moriá; 2009.

27. Blanck M, Giovannini T. Úlceras e feridas: as feridas têm alma. Uma abordagem interdisciplinar do plano de cuidados e da reconstrução estética. Rio de Janeiro: DiLivros; 2014.

28. Rosa EG, Ferraz AF, Borges EL. Tratamento e prevenção de úlceras de pé em diabéticos. In: Borges EL. Úlceras dos membros inferiores. Rio de Janeiro: Guanabara Koogan; 2011.

29. Sousa ATO,Vasconcelos JMB, Soares MJO. Software Image Tool 3.0 como um instrumento para mensuração de feridas. Revista de enfermagem UFPE on line, Recife. 2012;6(10):2569-3. Disponível em: <http://www.revista.ufpe.br/revistaenfermagem/index.php/revista/article/viewArticle/3078>. Acessado em: 14 ago. 2014.

30. Australian Wound Management Association (AWMA); Pan Pacific Clinical Practice Guideline for the Prevention and Management of Pressure Injury. Abridged Version [internet]. Osborne Park: Cambridge Publishing; 2012. Disponível em: http://www.nzwcs.org.nz/images/ppig/2012_awma_pan_pacific_abridged_guideline.pdf. Acessado em: 11 nov. 2014.

31. Borges EI, Caliri MHL. Funcionamento do sistema venoso. In: Borges, EL. Úlceras dos membros inferiores. Rio de Janeiro: Guanabara Koogan; 2011.

32. Almeida MT. Assistência de Enfermagem. In: Blanck M, Giannini T. Úlceras e feridas. As feridas tem alma. Rio de Janeiro: DiLivros; 2014.

33. NANDA internacional. Diagnósticos de enfermagem da NANDA: definições e classificação 2015-2017. Porto Alegre: Artmed; 2015.

34. Carpenito-Moyet LJ. Compreensão do processo de enfermagem: mapeamento de conceitos e planejamento do cuidado para estudantes. Porto Alegre: Artmed; 2007.

35. Abdelrahman T, Newton H. Wound dressings: principles and practice. Surgery (Oxford). 2011;29(10):491-5.

36. Brasil. Ministério da Saúde. Secretaria de Atenção a Saúde. Departamento de Atenção Básica. Manual do pé diabético: estratégia para o cuidado da pessoa com doença crônica. Brasília: Ministério da Saúde; 2016.

37. Aramburu AO, Calero GR, Pons MAS et al. Limpeza e desbridamento. In: Soldevilla Agredda JJ, Torra i Bou JE (org.). Atenção integral nos cuidados das feridas crônicas. Petrópolis: EPUB; 2012. p. 77-89.

38. Yamada BFA. Limpeza e desbridamento no tratamento da úlcera por pressão. In: Blanes L, Ferreira LM, org. Prevenção e tratamento de úlcera por pressão. São Paulo: Atheneu; 2014. p. 215-232.

39. Borges EL, Saar SRC, Lima VLAN et al. Feridas como tratar. Belo Horizonte: Coopmed; 2001.

40. Torra i Bou JE, Arboix i Perejano M, López JR et al. O processo de cicatrização das feridas crônicas. In: Soldevilla Agreda JJ,Torra i Bou JE (org.). Atenção integral nos cuidados das feridas crônicas. Petrópolis: EPUB; 2012. p. 183-96.

41. Jorge SA, Dantas SRPE. Abordagem Multiprofissional do Tratamento de Feridas. São Paulo: Atheneu; 2003.

42. Vowden K, Vowden P. Wound dressings: principles and practice. Surgery (Oxford). 2014;32(9):462-467.

43. Santos VLCG, Azevedo MAJ, Silva TS et al. Adaptação transcultural do pressure ulcer scale for healing (PUSH) para a língua portuguesa. Rev Latino-Am Enfermagem, Ribeirão Preto. jun. 2005;13(3):305-313.

Capítulo 28   Lesões de pele

Anexo 28.1A
Procedimento operacional padrão para curativos em incisões agudas e em lesões crônicas

Curativos em incisões agudas – (cirúrgicas simples ou superficiais ou traumáticas)
Responsável: Equipe de Enfermagem
Responsável Técnico: Enfermeira
Conceito: Meio terapêutico que consiste na limpeza das feridas recentes com remoção de tecidos desvitalizados e resíduos, evitando a proliferação de microrganismos e aplicação do produto recomendado para favorecer a cicatrização da ferida.
Local: Unidade de Saúde e/ou domicilio.
Registro da Tarefa: No prontuário da pessoa.
Condições/Material Necessário: • Prescrição Médica e/ou do Enfermeiro. • Bandeja. • Pacote de curativo estéril. • Gazes estéreis. • Solução de cloreto de sódio 0,9% (SF) morno. • Atadura, se necessário. • Agulha 40 x 12. • Compressas/apósitos. • Luvas de procedimento. • Saco de lixo para descarte dos resíduos.
Descrição das Atividades: • Higienizar as mãos. • Reunir o material necessário e levá-lo próximo à pessoa. • Orientar a pessoa/cuidador sobre o procedimento. • Posicionar a pessoa respeitando sua privacidade, expondo apenas a área a ser tratada. • Dispor o material sobre uma mesa auxiliar previamente limpa e seca. • Calçar as luvas de procedimento. • Umedecer o curativo primário com SF 0,9% para facilitar a retirada. • Remover o curativo anterior com a pinça ou luva de procedimento, não os reutilizando. • Monitorar as características da lesão incluindo tecidos presentes, drenagem, odor, exsudato, bordas e pele adjacente. • Medir o leito da lesão no sentido cefalocaudal e em profundidade, se presente. • Irrigar a ferida com jato de SF 0,9% morno, sem friccionar. O jato pode ser obtido com a perfuração do frasco de SF com agulha 40 x 12. • Limpar a área adjacente da ferida e secar da área mais limpa para a mais contaminada. • Ocluir a lesão com a cobertura prescrita respeitando o modo de uso. • Fixar o curativo com fita hipoalergênica ou ataduras de crepe; em suturas intradérmicas podem ser usadas fitas ou películas transparentes. • Realizar desinfecção com álcool a 70% nos materiais reutilizáveis (fita adesiva hipoalergênica, frascos de soluções, materiais de apoio, etc. • Recolher o material e desprezá-lo em local apropriado. • Retirar as luvas e após os EPI.

PARTE 2

Atuação do Enfermeiro nas necessidades em saúde da população na Atenção Primária à Saúde

- Organizar o material, encaminhar o instrumental ao CME.
- Higienizar as mãos.
- Registrar, no prontuário ou instrumento para coleta de dados, o procedimento anotando o tipo de tecido no leito da lesão, exsudato, odor, dor, sinais flogísticos, bordas, perilesão e a mensuração da lesão.

Observações:
- Descrevemos neste POP a técnica estéril de curativo, mas existem outras técnicas para realizar este procedimento com igual segurança à pessoa, cabe ao profissional esta definição.
- Técnica estéril: uso de campo, luva, instrumentais e coberturas estéreis.
- Limpa: Manter ambiente limpo, com a utilização de um campo e luvas limpos e instrumentos estéreis.
- Sem toque: método de troca de curativo sem tocar diretamente a ferida ou qualquer superfície que poderá vir a entrar em contato com a ferida.
- Manter precaução padrão conforme necessidade (óculos, luvas, máscara, avental).
- Em feridas sangrantes utilizar SF 0,9% a temperatura ambiente.
- Expor a ferida da pessoa somente o tempo necessário para o procedimento.
- Proteger a incisão cirúrgica durante o banho nas primeiras 48 horas.
- Se a incisão cirúrgica apresentar exsudato após 48 horas manter a ferida ocluída; se não houver drenagem a ferida poderá ser mantida descoberta.
- Nas feridas cirúrgicas, a área mais contaminada é a pele localizada ao redor da ferida, ao passo que nas feridas infectadas, a área mais contaminada é a do interior da ferida.
- Realizar a troca do curativo conforme prescrição por enfermeiros/médicos.
- Orientar a pessoa ou os membros da família sobre os procedimentos de cuidado com a ferida e sinais e sintomas de infecção, e outras complicações.
- Comunicar a enfermeira em caso de alterações.

Resultado Esperado: Cicatrização da ferida/Padronização do procedimento.

Ações Corretivas: Treinamento e revisão do POP.

Referências Bibliográficas:
- Brunner & Suddarth's. Tratado de enfermagem Médico-Cirúrgica. 11ª ed. Rio de Janeiro: Guanabara Koogan; 2009.
- Meeker MH, Rothrock JC. Cuidados de enfermagem ao paciente cirúrgico. 10ª ed. Rio de Janeiro: Guanabara Koogan; 1997.
- Silva RCL, Figueiredo NMA, Meireles IB et al. Feridas: fundamentos e atualizações em enfermagem. São Paulo: Yendes Editora; 2007.
- Peruzzo AB, Negeliskll C, Antunes MC, Coelho RP, Tramontini SJ. Protocolo de cuidados a pacientes com lesões de pele. Momento e perspectivas em saúde. 2005;18(1):56-69.
- Dochterman JMC & Bulechek GM. Classificação das Intervenções de enfermagem (NIC). 4. ed. Porto Alegre: Artemed; 2008.
- Blanck M & Giannini T. Úlceras e Feridas. As feridas têm alma. Rio de Janeiro: Di Livros; 2014.
- Geovanini T. Tratado de feridas e curativos. Enfoque multiprofissional. São Paulo: Ed Rideel; 2014.

Fonte: Hospital Nossa Senhora da Conceição (HNSC) Grupo Hospitalar Conceição (GHC) elaborado pela Comissão de Pele GHC: Anaelí Brandelli Peruzzo, Silvia Justo Tramontini, Rosane Pignones Coelho, Diani de Oliveira Machado.[23]

Capítulo 28   Lesões de pele

Curativos em lesões crônicas
Responsável: Equipe de Enfermagem
Responsável Técnico: Enfermeira
Conceito: Meio terapêutico empregado na limpeza das feridas de cicatrização prolongada, que consiste na remoção de tecidos desvitalizados, material estranho como resíduo de produtos, evitando a proliferação de microrganismos, promovendo a granulação com aplicação do produto recomendado para favorecer a cicatrização da ferida.
Local: Unidade de Saúde e/ou domicílio.
Registro da Tarefa: Prontuário da pessoa.
Condições/Material Necessário: • Prescrição Médica e/ou do Enfermeiro. • Bandeja. • Pacote de curativo estéril. • Gazes estéreis. • Solução de cloreto de sódio 0,9% (SF) morno. • Fita adesiva hipoalergênica. • Atadura, se necessário. • Agulha 40 x 12. • Compressas/apósitos. • Luvas de procedimento. • Cobertura e/ou medicamento prescrito. • Lâmina e cabo de bisturi. • Régua descartável. • Saco de lixo para descarte dos resíduos.
Descrição das Atividades: • Higienizar as mãos. • Reunir o material necessário na bandeja e levá-lo próximo à pessoa. • Orientar a pessoa/cuidador sobre o procedimento. • Posicionar a pessoa respeitando sua privacidade, expondo apenas a área a ser tratada. • Dispor o material sobre uma mesa auxiliar previamente limpa e seca. • Calçar as luvas de procedimento. • Remover o curativo secundário com a pinça ou luva de procedimento, não o reutilizando. • Umedecer o curativo primário (sobre a lesão) com SF 0,9% S/N para facilitar a retirada. • Monitorar as características da lesão incluindo tecidos presentes, drenagem, odor, exsudato, bordas e pele adjacente. • Medir o leito da lesão no sentido cefalocaudal e em profundidade. • Lavar a ferida com jato de SF 0,9% morno, sem friccionar com boneca de gaze, furando o frasco com uma agulha 40 x 12. • Debridar tecidos desvitalizados com técnica de *slice, cover, square* (pelo enfermeiro capacitado). • Limpar a área adjacente da ferida, secando da área mais limpa para a mais contaminada. • Ocluir a lesão com a cobertura prescrita respeitando o modo de uso. • Fixar o curativo com fita hipoalergênica, ataduras de crepe ou outros adesivos. • Realizar a desinfecção com álcool a 70% dos materiais reutilizáveis (fita adesiva hipoalergênica, frascos de soluções, materiais de apoio, etc.). • Recolher o material e desprezá-lo em local apropriado, retirar as luvas, depois EPIs.

PARTE 2
Atuação do Enfermeiro nas necessidades em saúde da população na Atenção Primária à Saúde

- Organizar o material, encaminhar o instrumental ao CME.
- Higienizar as mãos.
- Registrar, no prontuário ou instrumento para coleta de dados, o procedimento anotando o tipo de tecido no leito da lesão, exsudato, odor, dor, sinais flogísticos, bordas, perilesão e a mensuração da lesão.

Observações:
- Descrevemos neste POP a técnica estéril de curativo, mas existem outras técnicas para realizar este procedimento com igual segurança à pessoa, cabendo ao profissional a escolha:
- **Técnica estéril:** Uso de campos, luvas, instrumentais e coberturas estéreis.
- **Limpa:** Manter ambiente limpo, com utilização de um campo e luvas limpos e instrumentos estéreis.
- **Sem toque:** Método de troca de curativo sem tocar diretamente a ferida ou qualquer superfície que poderá vir a entrar em contato com a ferida.
- Manter precaução padrão conforme necessidade (óculos, luvas, máscara, avental).
- Expor a ferida da pessoa somente o tempo necessário para o procedimento.
- Observar que na lesão crônica a área mais contaminada é a do interior da ferida.
- Orientar a pessoa ou os membros da família sobre os procedimentos de cuidado com a ferida e sinais e sintomas de infecção, e outras complicações.
- Proteger o curativo durante o banho da pessoa.
- Realizar a troca do curativo conforme a prescrição de enfermeiros/médicos, comunicando as alterações.
- Atentar para compensação das patologias de base da pessoa.
- Trocar o curativo primário conforme indicação do produto, e o secundário (sobre o primário) sempre que apresentar sujidade.

Resultado Esperado: Cicatrização da ferida/Padronização do procedimento.

Ações Corretivas: Treinamento e revisão do POP.

Referências Bibliográficas:
- Brunner & Suddarth's. Tratado de enfermagem Médico-Cirúrgica. 11ª ed. Rio de Janeiro: Guanabara Koogan; 2009.
- Meeker MH, Rothrock JC. Cuidados de enfermagem ao paciente cirúrgico. 10ª ed. Rio de Janeiro: Guanabara Koogan; 1997.
- Silva RCL Figueiredo NMA, Meireles IB et al. Feridas: fundamentos e atualizações em enfermagem. São Paulo: Yendes Editora; 2007.
- Peruzzo AB, Negeliskll C, Antunes MC, Coelho RP, Tramontini SJ. Protocolo de cuidados a pacientes com lesões de pele. Momento e perspectivas em saúde. 2005;18(1):56-69.
- Dochterman JMC & Bulechek GM. Classificação das Intervenções de enfermagem (NIC). 4. ed. Porto Alegre: Artemed; 2008.
- Blanck M & Giannini T. Úlceras e Feridas. As feridas têm alma. Rio de Janeiro: Di Livros; 2014.
- Geovanini T. Tratado de feridas e curativos. Enfoque multiprofissional. São Paulo: Ed Rideel; 2014.

Fonte: Hospital Nossa Senhora da Conceição (HNSC) Grupo Hospitalar Conceição (GHC) elaborado pela Comissão de Pele GHC: Anaelí Brandelli Peruzzo, Silvia Justo Tramontini, Rosane Pignones Coelho, Diani de Oliveira Machado.[23]

Índice Remissivo

A

Abordagem das condições crônicas na atenção primária à saúde, 183
  atuação do enfermeiro na abordagem das condições crônicas na APS, 202
  condições agudas e crônicas de saúde, 184
  doenças crônicas não transmissíveis, As, 186
  introdução, 183
  modelo de cuidados crônicos (MCC), O, 188
    recursos comunitários, 190
    sistemas de atenção à saúde, 189
      apoio para o autocuidado, 189
      desenho do sistema de prestação de serviço, 189
      organização da atenção à saúde, 189
      sistema para informação, 190
      suporte para as decisões clínicas, 190
  relato de experiência do serviço de saúde comunitária do Grupo Hospitalar Conceição, 193
    avaliação da capacidade para o autocuidado, 195
    como estratificar de forma mais abrangente?, 198
    que fazer com essa estratificação?, O, 198
    gravidade ou severidade da condição crônica, A, 195
  sistema de saúde e as condições de saúde, O, 185
Abordagem integral em saúde sexual e reprodutiva, 337
  ciclo menstrual e hormônios, 342
  consulta de enfermagem na saúde sexual e reprodutiva, 344
    climatério e menopausa, 347
    puberdade, 345
  introdução, 337
  planejamento reprodutivo, 348
    anticoncepção, 348
      classificação dos métodos anticoncepcionais, 349
      métodos reversíveis, 349
        hormonais, 349
          anticoncepcional hormonal oral, 349

-anticoncepcionais hormonais orais combinados (AHOC), 350
  como utilizar o AHOC?, 351
  considerações importantes sobre o uso do AHOC, 351
minipílula, 352
  -como utilizar a minipílula?, 353
  -considerações importantes sobre o uso da minipílula, 352
anticoncepcional hormonal injetável, 353
  -anticoncepcional injetável combinado mensal – injetável mensal, 353
  anticoncepcional injetável somente de progestogênio – trimestral, 355
  considerações importantes sobre o uso do anticoncepcional injetável mensal, 354
    considerações importantes sobre o uso do anticoncepcional injetável trimestral, 355
anel vaginal, 357
  considerações importantes sobre o uso do anel vaginal, 357
implantes subcutâneos, 356
  considerações importantes sobre o uso dos implantes subcutâneos, 356
métodos de barreira, 357
  diafragma, 357
    considerações importantes sobre o uso do diafragma, 358
  espermaticida, 358
métodos irreversíveis, 359
  laqueadura, 359
    considerações importantes sobre a laqueadura, 360
  -vasectomia, 359
preservativo feminino, 359

Índice Remissivo

considerações importantes sobre o uso do preservativo feminino, 359

preservativo masculino, 358

considerações importantes sobre o uso do preservativo masculino, 358

escolha do método anticoncepcional, 348

relações de gênero, 339

saúde sexual e saúde reprodutiva, 340

Acolhimento da população na atenção primária à saúde, O, 255

anotações do algoritmo da consulta de enfermagem no "acolhimento atividade" em unidade de saúde na APS, 266

atendimento, 266, 268

imediato, 266

no dia, 268

avaliação e registro CE na sala de acolhimento da US, 270

consulta de enfermagem para acolhimento, 266

pessoa, A,266, 268,269

apresenta sinais de alerta ou gravidade?, 266

está necessitando de atendimento no dia (quando)?, 268

recebe o cuidado necessário no mesmo dia em que procurou o atendimento, 269

receberá o cuidado necessário no tempo adequado, 270

prosseguir CE de acolhimento, 266

realizar as intervenções necessárias para agendamento ou encaminhamento, 268

atuação dos profissionais de saúde e modelagens do acolhimento no processo de trabalho em APS, 259

consulta de enfermagem para o "acolhimento atividade" em unidades de saúde da APS, A, 259

dificuldades e conflitos no exercício do trabalho de enfermagem no acolhimento atividade, 263

enfermagem, A, 261, 262

e a classificação de risco no processo de acolhimento, 262

no acolhimento à demanda espontânea na APS, 261

considerações gerais sobre acolhimento, 256

introdução, 255

necessidades, os problemas e as demandas em saúde, As, 257

porque é importante fazer acolhimento em atenção primária?, 258

sítio de atuação, 270

Asma, 561

anotações do algoritmo do processo de enfermagem aplicado à consulta de enfermagem para crianças e adolescentes com asma na APS, 566

asma controlada – acompanhamento, 568

mas o que é um plano de ação?, 568

técnicas inalatórias, 572

asma não controlada: manejo de crise, com estabelecimento de metas e plano de cuidado, 567

consulta de enfermagem (CE) para pessoa com diagnóstico de asma, 566

está em crise de asma?, 567

diagnósticos de enfermagem em asma, 573

asma e atenção primária, 562

avaliação e registro, 576

determinantes para dificuldades no controle da asma, 562

educação em saúde e asma, 563

introdução, 561

planejamento e implementação de enfermagem, 573

processo de enfermagem aplicado à consulta de enfermagem em asma para crianças e adolescentes, O, 564

tratamento farmacológico da asma, 563

Atenção domiciliar, 105

alguns aspectos históricos da atenção domiciliar, 106

anotações do algoritmo da visita domiciliar do enfermeiro para a avaliação da necessidade de atenção domiciliar, 118

AD realizada pelo Serviço de APS, 121

avaliar o cuidado prestado, 123

apoiar a implementação do plano, 123

organizar plano de cuidado, 123

encaminhar para o serviço de atenção domiciliar (SAD), 124

manutenção do cuidado com a APS ou, alta da modalidade AD, 124

modalidade AD1, 120

modalidade AD2, 121

modalidade AD3, 121

orientar sobre outras modalidades de atenção à saúde, 120

possui critérios para AD?, 120

processo de enfermagem na VD, 118

avaliar critérios de elegibilidade para AD, 119

coleta de dados (investigação), 118

realizar diagnóstico de enfermagem, 119

visita domiciliar: pessoa com dificuldade ou impossibilidade física de locomoção até o Serviço de Saúde, 118

atenção domiciliar, A, 107

cuidador, O, 110

domicílio, a família e a abordagem integral na atenção domiciliar realizada pela equipe da atenção primária à saúde, O, 113

exemplo da dinâmica da atenção domiciliar na APS – o caso da sra. Ana, Um, 124

importância do trabalho da enfermagem na atenção domiciliar em APS, A, 114

introdução, 105

mudanças necessárias para avanços no cuidado domiciliar realizado pelo enfermeiro na APS, 125

organização da atenção domiciliar: modalidades, características e responsabilidades pelo cuidado, 112

política de atenção domiciliar no âmbito do SUS, A, 107

processo de enfermagem aplicado à consulta de enfermagem no domicílio, O, 115

serviço de atenção domiciliar: O, 109

Atuação do enfermeiro nas necessidades em saúde da população na atenção primária à saúde, 253

B / C

Cânceres de mama e colo do útero, 579

anotações do algoritmo da consulta de enfermagem na APS para avaliação do resultado do exame citopatológico (CP), 598

aprazar próximo exame conforme a avaliação de risco, 599

ASC-H ou AGC, 599

ASCUS, 598

consulta de enfermagem para avaliação do resultado do CP, 598

consulta médica, 601

CP normal?, 600

dois resultados consecutivos de CP normal?, 600

encaminhar para colposcopia e para um serviço de referência, 600

encaminhar para colposcopia, 600

idade igual a ≥ 30 anos?, 599

lesão alto grau (LIAG) ou carcinoma, 599

lesão de baixo grau (LISL), 598

rastreio trienal, 601

repetir CP em 12 meses, 600

repetir CP em 6 meses (ou 12 meses se idade < 30 anos), 601

repetir CP em 6 meses, 600

resultado CP normal, 598

anotações do algoritmo para consulta de enfermagem de prevenção e detecção de cânceres de mama e do colo de útero, 585

consulta de enfermagem para prevenção e rastreamento de cânceres de mama e colo uterino, 585

coleta de dados, 585

avaliar fatores de risco (FR) para câncer de mama e colo do útero, 585

fatores, 585-586

de risco para câncer de mama, 585

de risco para câncer de colo de útero, 586

comportamentais/ambientais, 585

de risco, história reprodutiva/ hormonal, 586

hereditários/genéticos, 586

exame físico, 587

exame clínico das mamas, 588

expressão da aréola e papila mamária, 589

inspeção dinâmica, 588

inspeção estática, 588

palpação da região axilar, 589

palpação da região supra e infraclavicular, 589

palpação das mamas, 589

exame ginecológico, 589

diagnósticos de enfermagem e plano de cuidados, 592

mulheres de 25 a 50 anos: coleta de exame citopatológico, 589

mulheres de 50 a 64 anos: coleta de exame citopatológico e realização de mamografia/ ecografia mamária, 592

mulheres acima de 64 anos: mamografia/ ecografia mamária, 592

agendar retorno com resultado dos exames e registrar a CE em prontuário e no sistema de informação do serviço de saúde,-593

consulta de enfermagem para avaliação do resultado de exames, 594

ecografia ou ultrassonografia, 594

mamografia, 594

consulta de enfermagem para prevenção e detecção de câncer de mama e de colo de útero, 584

epidemiologia do câncer de mama e colo do útero, 580

Índice Remissivo

história natural do câncer de mama e de colo do útero, 581

introdução, 579

sistema Betheseda para diagnósticos em citologia cervicovaginal, 583

Coordenação e supervisão do enfermeiro no cotidiano da atenção primária à saúde, A, 131

considerações finasi, 142

coordenação, 133

enfermeiro na coordenação e supervisão técnica do trabalho da equipe de enfermagem na APS, O, 137

vamos refletir sobre a coordenação e supervisão nesses espaços, 138

enfermeiro na coordenação e supervisão técnica do trabalho dos ACS, O, 139

introdução, 131

supervisão, 135

D

Diabetes mellitus tipo 2, 471

anotações do algoritmo da consulta de enfermagem para adultos e idosos com GJ alterada ou tolerância diminuída à glicose (exceto gestantes), 487

acompanhamento, 491

ações importantes na condução da CE, 488

consulta de enfermagem (CE), 487

avaliação para classificação de risco cardiovascular, 487

está motivada para MEV?, 488, 490

executou a maior parte do plano de cuidado?, 489

executou o plano, 490

metas atingidas?, 490

motivar para MEV, 488

não está motivada para realizar MEV ou não alcançou as metas pactuadas, 490

não executou o plano, 490

promover MEV, 488

reavaliar motivação, 489

anotações do algoritmo da consulta de enfermagem para adultos e idosos com diagnóstico de diabetes mellitus tipo 2 (exceto gestante), 493

avaliar a execução do plano, 498

avaliar a motivação e adesão ao tratamento, 498

ouvir relato sobre a execução do plano, 498, 501

reforço positivo às ações realizadas, 498

revisar e repactuar o plano e as metas, 498

solicitar HbA1c e retorno em até 3 meses, 499

avaliar a motivação para o tratamento da DM, 501

avaliar a adesão ao tratamento, 501

consulta de enfermagem, 493

apoiar a execução do plano, solicitar glicemia de jejum para realizar em 30 dias e retorno em CE, 497

coleta de dados, 493

diagnósticos de enfermagem e definição de metas de acompanhamento com a pessoa, 495

elaborar plano de cuidado para o alcance das metas junto com a pessoa, 496

monitoração glicêmica e avaliação dos resultados de exames laboratoriais, 495

glicemia está dentro da meta pactuada após 30 dias de tratamento?, 497

encaminhar à Consulta Médica, 503

encaminhar para Consulta Médica e/ou outros profissionais, 503

executou a maior parte do plano de cuidado?, 502

presença de complicações agudas do DM, 499

hipoglicemia, 500

promover a adesão ao tratamento da DM, 500

resultado da HbA1c está na meta?, 502

retorno em CE de 3 a 6 meses, 503

anotações do algoritmo da consulta de enfermagem para avaliação e cuidados com os pés de adultos com diabetes mellitus, 507

consulta de enfermagem (CE): avaliação dos pés, 507

coleta de dados, 507

classificação do risco de complicações em membros inferiores, 511

diagnóstico de enfermagem, 509

educação em saúde, 514

encaminhar para consulta médica, 514

exame dos pés, 507

avaliação da pele, 507

avaliação musculoesquelética, 508

avaliação neurológica, 508

identificar presença de perda da sensibilidade protetora (PSP) com teste de sensibilidade com monofilamento de 10 g, 508

verificar a presença de sintomas neuropáticos e vasculares, 509

Índice Remissivo

avaliação vascular, 508
avaliar os calçados, 509
identificadas outras alterações no exame dos pés?, 513
presença de ulcerações nos pés, 512
retorno da Consulta Médica para acompanhamento em CE, 515
anotações do algoritmo da consulta de enfermagem para detecção clínica da DM tipo 2, em adultos (exceto gestantes), 481
adulto em consulta de enfermagem (CE), 481
coleta de dados, 481
estabelecer diagnósticos iniciais de enfermagem (DE), 481
avaliar a indicação de detecção clínica de DM tipo 2, 481
acompanhamento em consulta médica e de enfermagem, 485
consulta de enfermagem para estimular mudança no estilo de vida, 484
avaliar a implementação das ações, 484
estabelecer diagnósticos de enfermagem, definir com a pessoa objetivos e metas, pactuar intervenções e construir com ela o plano de cuidado, 484
GJ < 100 mg/dL, 483
GJ ≥ 100 mg/dL e < 126 mg/dL, 483
GJ ≥ 126 mg/dL, 483
a pessoa tem idade ≥ 45 anos?, 482
população sem presença de FR para DM tipo 2 – orientar, 483
presença de algum FR descrito na Tabela 22.2?, 483
repetir GJ ou solicitar TTG 75 g e encaminhar para consulta médica, 485
retorno em CE para avaliar o resultado da GJ, 483
verificar se a pessoa tem sobrepeso e + um FR para DM, 482
solicitar glicemia de jejum, 483
GJ ≥ 100 mg/dL e < 126 mg/dL, 483
classes de medicamentos mais utilizadas no tratamento da DM tipo 2, As, 475
classificação do diabetes, 472
diabetes, 472-473
mellitus gestacional (DMG), 473
tipo 1, 472
tipo 2, 472
consulta de enfermagem para, 478, 485, 491, 504
adultos e idosos com glicemia de jejum alterada ou tolerância diminuída à glicose (exceto gestante), 485

adultos e idosos com diagnóstico de diabetes mellitus tipo 2 (exceto gestante), 491
avaliação e cuidados com os pés de adultos e idosos com diabetes mellitus tipo 2, 504
detecção clínica da DM tipo 2 em adultos e idosos (exceto gestantes), 478
diagnóstico da diabetes mellitus tipo 2, 474
introdução, 471
lembretes para consulta de enfermagem das pessoas com DM tipo 2, 503
porque a DM tipo 2 é uma demanda frequente e importante na Atenção Primária à Saúde?, 473
tratamento da diabetes mellitus tipo 2, 475
Diretrizes para o trabalho dos enfermeiros na atenção primária à saúde, 3 (juntar frase completa)
como garantir respaldo legal para a atuação dos enfermeiros na APS?, 16
introdução, 3
linhas de cuidado, 9
passos para a modelagem da linha de cuidado, 10
modelos de atenção à saúde, 7
modelos de prescrição de medicamentos por enfermeiros adotados pelo CIE, 18
política nacional de atenção básica e o enfermeiro, A, 10
princípios e atributos da atenção primária à saúde, 4 (juntar frase completa)
protocolos e prescrição de medicamento pelos enfermeiros, 17
redes de atenção à saúde (RAS), As, 8
sistemas de atenção à saúde, 6
-organização de protocolos de enfermagem para a atenção às necessidades em saúde da população na atenção primária à saúde, 12

E

Educação e promoção da saúde, 147
atuação do enfermeiro na educação em saúde e promoção da saúde, A, 156
como tais práticas são operacionalizadas?, E, 155
introdução, 147
saberes, competências e habilidades na/para, 148, 152
educação em saúde, 148
promoção saúde, 152
Enfermagem baseada em evidências, A, 69
enfermagem baseada em evidências (EBE), A, 77

657

Índice Remissivo

como se faz a prática baseada em evidência?, 77

como realizar a busca de informações relevantes no cotidiano?, 79

introdução, 69

revisão sistemática da literatura, A, 82

sistema, 72, 74

GRADE, 74

Oxford do Centro de Medicina baseada em evidências, 72

tipos de estudos epidemiológicos, 70

F

Família como unidade de cuidado na atenção primária à saúde, A, 25

ciclos de vida da família, 31

classificação dos tipos de família, 27

considerações finais, 47

dinâmica das relações familiares, A, 29

enfermeiro e a avaliação da família, O, 34

estrutura familiar, A, 28

ferramentas de abordagem familiar, 37

APGAR, 46

ciclo de vida familiar, 42

ecomapa, 40

entrevista da família, 38

FIRO (fundamental interpersonal relations orientations) orientações fundamentais nas relações interpessoais, 44

genograma, 38

PRACTICE (present problem, roles and structure, affect, communication, time in the family life cycle, illness in family past and present, coping with stress, ecology), 45

família brasileira, A, 31

família como unidade de cuidado, A, 32

funções da família, 28

introdução, 25

G / H

Hipertensão arterial sistêmica, 445

anotações do algoritmo da consulta de enfermagem para o acompanhamento de pessoas com HAS (exceto gestantes), 463

acompanhamento, 466

avaliação inicial, 463

coleta de dados, 463

construção do plano de cuidados, 464

consulta de enfermagem – pessoa com diagnóstico de HAS, 462

encaminhar para outros profissionais, 465

está motivada para MEV?, 464

executou a maior parte do plano de cuidado?, 465

executou plano, 465

metas atingidas, 465

motivar para MEV, 464

não executou plano, 465

promover MEV, 464

reavaliar motivação, 464

anotações do algoritmo da consulta de enfermagem para o rastreamento e diagnóstico de HAS em pessoas com 18 anos ou mais (exceto gestantes), 454

estratificação de risco – escore de Framingham modificado, 458

confirmados níveis de PA elevados?, 460

pessoa ≥ 18 anos em consulta de enfermagem (CE), 454

coleta de dados, 454

verificar pressão arterial (PA) e realizar o diagnóstico de enfermagem (DE) de acordo com os dados coletados, 454

estabelecer diagnósticos iniciais de enfermagem (DE), 455

PA menor que 120/80 mmHg – normotensão, 455

PA entre 120/80 A 139/89 mmHg – PA limítrofe, 456

PA 140/90 a 159/99 mmHg – suspeita de hipertensão, 456

PA maior ou igual a 160/100 mmHg, 456

presença de fator de risco para DCV?, 457

realizar duas medidas de PA com intervalo de 1-2 semanas, 459

consulta de enfermagem para, 452, 459, 465

acompanhamento de pessoas com HAS (exceto gestantes), 465

mudanças de estilo de vida (MEV), 459

rastreamento e diagnóstico da HAS em pessoas com 18 anos ou mais (exceto gestantes), 452

consulta médica, 456, 461, 466

diagnóstico e classificação da hipertensão arterial sistêmica, 447

fatores de risco para HAS, 448

HAS é uma condição sensível à atenção primária à saúde (CSAPS), A, 446

introdução, 445

tratamento, 449-450

Índice Remissivo

classes de anti-hipertensivos disponíveis para uso clínico no Brasil, 451
da hipertensão arterial sistêmica, 449
medicamentoso para a HAS, 450

I

Imunizações, 273
avaliação de enfermagem, 293
calendários de vacinação, 289
avaliação mensal do trabalho na sala de vacinas, 289
cuidados com os resíduos da sala de vacinação, 289
campanhas de vacinação, 290
como os imunobiológicos agem no organismo?, 276
resposta, 276-277
adquirida, adaptativa ou específica, 277
natural, inata ou inespecífica, 276
consulta de enfermagem nas imunizações, A, 290
coleta de dados: entrevista e exame físico nas imunizações, 290
diagnóstico de enfermagem, 291
fatores, 278,279
que influenciam a resposta imune, 278
relacionados a pessoas vacinadas, 278
relacionados à vacina, 279
introdução, 273
organização dos imunobiológicos no equipamento de refrigeração, 286
câmara de vacina, 288
refrigerador, 286
planejamento e implementação de enfermagem, 292
procedimento, 281, 284
fundamental: cuidados com a rede de frio, 284
relativos às atividades de vacinação que devem ser realizados ou supervisionados pelo enfermeiro, 281
que fazer na falta de energia elétrica, O, 285
sala de vacinação: sítio de atuação do enfermeiro na consulta e supervisão de enfermagem nas imunizações, A, 280

J / K / L

Lesões de pele, 629
anatomia, fisiologia e cicatrização da pele, 631
considerações Finais, 646
enfermeiro no cuidado às pessoas com lesão de pele: aspectos legais, O, 630

introdução, 629
prevenção de lesões de pele em APS, A, 634
processo de enfermagem no cuidados às pessoas com lesões de pele, O, 635
coleta de dados, 633
avaliação da lesão de pele no processo de coleta de dados, 635
avaliação da presença de infecção, 638
bordas e túneis, 637
dor, 636
exsudato, 636
leito da lesão, 636
mensuração, 637
odor, 636
região perilesional, 637
tipo de lesão e localização, 635
diagnóstico de enfermagem, 638
planejamento e implementação da assistência de enfermagem, 639
recomendações para a técnica de realização de um curativo, 639
aplicação de coberturas, 642
limpeza da lesão, 639
troca de coberturas, 645
avaliação do cuidado com as lesões de pele, 646procedimento operacional padrão para curativos em incisões agudas, em lesões crônicas, anexo, 649

M / N / O / P

Politicidade do cuidado na perspectiva do gênero – das políticas de saúde às práticas da(o) enfermeira(o) na atenção primária à saúde, 87
bases teóricas para refletir "das dores", 89
politicidade do cuidado, 89, 95
a partir da epistemologia feminista: atenção à saúde sob a ótica do "care" e as repercussões para a enfermagem profissional, 89
na atenção domiciliar da APS: desafios assistenciais e possibilidades reordenadoras das assimetrias de poder, 95
conclusão: réquiem para as dores, 101
introdução, 87
Princípios para o trabalho do enfermeiro na atenção primária à saúde, 1
Processo de enfermagem como fundamento para o cuidado na atenção primária à saúde, O, 51
consulta de enfermagem no contexto da atenção primária à saúde, A, 60

Índice Remissivo

investigação – primeira etapa do PE, A, 61
sugestão de itens para compor um roteiro de investigação, 62
avaliação do cuidado e evolução da assistência de enfermagem – quinta etapa do PE, 65
diagnóstico de enfermagem (DE) – segunda etapa do PE, O, 63
implementação da assistência de enfermagem – quarta etapa do PE, 65
planejamento da assistência de enfermagem – terceira etapa do PE, 64
criação de linguagens padronizadas para a prática de enfermagem, A, 55
por que utilizar as classificações de enfermagem para descrever os elementos básicos da prática de enfermagem?, 56
documentação do processo de enfermagem, 54
essas classificações internacionais se aplicam à prática do enfermeiro na APS?, 60
introdução, 51
processo de enfermagem na atenção primária à saúde, O, 52
processo de enfermagem, ciclo dinâmico e contínuo organizado em cinco etapas, 52
classificações para a prática de enfermagem: NANDA-I, NIC e NOC, 56
NANDA-internacional (classificação dos diagnósticos de enfermagem), 57
quais são as diferenças entre a denominação do diagnóstico médico e do diagnóstico de enfermagem?, 57
para documentar o DE é obrigatória a utilização dos fatores relacionados e/ou as características definidoras?, 58
NIC (classificação das intervenções de enfermagem), 59
NOC (classificação dos resultados de enfermagem), 59
Promoção de mudanças no estilo de vida na atenção primária à saúde, 209
elaboração de um plano de cuidados para implementar MEV, A, 232
importância da abordagem para mudança no estilo de vida em serviços de atenção primária à saúde, A, 227
abstinência tabágica, 232
atividade física, 230
diminuição da ingestão de bebidas alcoólicas, 232
hábitos alimentares saudáveis, 229
manutenção ou perda de peso (se houver excesso de peso), 230

introdução, 209
motivação para mudanças no estilo de vida e para o autocuidado, A, 210
modelos teóricos, 213
cinco R's da motivação, Os, 220
entrevista motivacional (EM), 222
estratégias motivacionais, 224
técnicas automotivacionais, 225
modelo transteórico de mudança do comportamento, O, 215
terapia cognitivo-comportamental (TCC), A, 213

Q / R / S

Saúde da criança, 297
acompanhamento do desenvolvimento, 306
como os enfermeiros podem desenvolver o processo de enfermagem na atenção à saúde da criança?, 298
considerações finais, 317
consulta de enfermagem para crianças de 0 a 2 anos, 298
consultas de enfermagem subsequentes até o 2º ano de vida, 303
desobstrução ineficaz das vias aéreas, 306
integridade da pele prejudicada, 306
motilidade gastrointestinal disfuncional, 304
nutrição desequilibrada, 305
risco de, 305
desenvolvimento atrasado, 305
quedas, 305
síndrome de morte súbita, 305
sufocação, 305
sobrepeso ou obesidade, 305
distúrbios no desenvolvimento, 311
imunizações, 314
introdução, 297
monitoramento e avaliação da assistência à saúde da criança prestada na atenção primária, 314
orientações aos pais, 311
alimentação saudável, 312
controle de esfíncteres, 312
padrão de sono e dificuldades para dormir, 312
prevenção de acidentes, 313
suplementação de vitaminas e minerais, 313
primeira consulta de enfermagem ao recém-nascido, 299
exame físico, 300
exames laboratoriais, 301

exame comum de urina e exames
parasitológicos de fezes, 301
hemograma, 301
perfil lipídico, 301
diagnósticos de enfermagem, 301
amamentação, 302
ineficaz, 302
interrompida, 302
leite materno insuficiente, 303
padrão ineficaz de alimentação do lactente, 302
risco de icterícia neonatal, 303
implementação do cuidado, 303
avaliação, 303
proteção e alerta para os sinais e sintomas da violência, 314
Saúde da gestante e da puérpera, 363
aleitamento materno, 383
anotações do algoritmo do processo de enfermagem aplicado à consulta de enfermagem na assistência pré-natal, 369
consulta de enfermagem para aconselhamento pré-concepcional ou identificação de gravidez, 369
acompanhamento até o parto e puerpério, 387
aconselhamento pré-concepcional, 369
avaliação do processo de enfermagem aplicado às consultas de pré-natal, 385
avaliação e planejamento da assistência de enfermagem, 384
identificação de gravidez, 370
cuidados em saúde, 383
bucal, 383
mental, 383
como acompanhar a pressão arterial (PA) da gestante?, 378
condutas na avaliação dos níveis de pressão arterial (PA) considerando informação sobre níveis prévios e a apresentação na gestação, 378
exame de gravidez positivo?, 371
pré-natal compartilhado – enfermeiro e médico, 371
fatores relacionados, 373
à gravidez atual, 373
à história reprodutiva anterior, 373
às características individuais e às condições sociodemográficas desfavoráveis, 373
entrevista no acompanhamento pré-natal, 374

exemplo de uma estruturação de acompanhamento pré-natal compartilhado com aplicação do processo de enfermagem à consulta de enfermagem no pré-natal de baixo risco, 385
gestação, 387, 388, 391
de alto risco, 388
evoluindo normalmente e avaliada como de baixo risco?, 387
interrompida, 391
não confirmada, 387
exame físico no acompanhamento pré-natal, 375
aspectos relevantes do exame físico da gestante, 375
-descrição das técnicas e condutas relacionadas aos aspectos relevantes do exame físico da gestante, 376
ausculta dos batimentos cardiofetais, 377
técnica para ausculta dos batimentos cardiofetais, 377
utilizando, 377
estetoscópio de Pinard, 377
sonar Doppler, 378
como calcular a idade gestacional?, 380
como calcular a data provável do parto?, 381
quando a data da última menstruação (DUM) é, 380,381
conhecida e certa, 380
desconhecida, mas se conhece o período do mês em que ela ocorreu, 381
quando a data e o período da última menstruação são desconhecidos, 381
como calcular IMC?, 376
estado nutricional e ganho de peso gestacional, 378
manobras de palpação uterina, 376
medida da altura uterina (AU), 376
técnica para medida da altura uterina, 376
outras técnicas relevantes no exame físico da gestante, 379
exame clínico das mamas, 379
técnica de verificação da presença de edema, 379
educação em saúde, 384
exames laboratoriais, 381
sobre a utilização de medicamentos na gestação, 382
vacinação na gestação, 384

Índice Remissivo

quais são os fatores que indicam
necessidade de encaminhamento da
gestante?, 389
ao pré-natal de alto risco, 389
urgência/emergência obstétrica, À, 390
atenção ao pré-natal de baixo risco, 364
atribuições do enfermeiro no cuidado pré-natal
de baixo risco na APS, 365
introdução, 367
estratégia rede cegonha, A, 364
prescrição de cuidados de enfermagem e
implementação da assistência, 384
processo de enfermagem aplicado à consulta de
enfermagem na assistência pré-natal em APS,
O, 366
Saúde do homem, 397
atenção integral à saúde do homem, 398
acesso e acolhimento para a população
masculina, 398
saúde sexual e reprodutiva do homem, 400
paternidade e cuidado, 403
prevenção de doenças sexualmente
transmissíveis (DST), 402
considerações finais, 415
doenças prevalentes na população masculina, 405
alcoolismo, 409
câncer de próstata, 406
prevenção de violências e acidentes, 411
homem, o cuidado em saúde e sua relação com
o trabalho, O, 404
introdução, 395
perfil e morbimortalidade da população
masculina, 397
processo de enfermagem na atenção à saúde
do homem, O, 412
especificidades da consulta de enfermagem
em diferentes situações clínicas na atenção
à saúde do homem, 412
avaliação dos resultados, 415
coleta de dados , 412
diagnóstico de enfermagem (DE), 413
implementação da assistência de
enfermagem, 415
planejamento de enfermagem, 414
sítios de atuação na atenção à saúde do
homem, 412
Saúde do Idoso, 421
envelhecimento ativo e as redes de apoio, O, 424
grupos para idosos, 434
introdução, 421

processo de enfermagem aplicado à consulta de
enfermagem e à visita domiciliar aos idosos,
O, 426
processo de enfermagem aplicado na atenção à
saúde dos idosos, O, 425
avaliação dos resultados, 434
coleta de dados, 427
necessidades psicobiológicas, 427
alimentação e hidratação, 429
cuidado corporal, atividade física e
segurança, meio ambiente, 429
eliminações, 429
integridade cutaneomucosa, 429
oxigenação, 428
percepção dos órgãos do sentido, 428
regulação neurológica, 427
regulação térmica e vascular, 429
sexualidade, 430
sono e repouso, 430
necessidades psicossociais, 430
educação e saúde, 431
necessidades psicoespirituais, 431
diagnóstico de enfermagem, 431
implementação de intervenções, 433
planejamento do cuidado, 433
síndromes geriátricas, 423
Saúde na escola, 321
breve revisão da história sobre as relações entre
educação e saúde no Brasil, Uma, 322
consulta de enfermagem no componente, 326,
329
I do PSE, 326
II do PSE: promoção da saúde e prevenção de
agravos, 329
avaliação, 329, 333
avaliação oftalmológica: exemplo de ação
desenvolvida pelo enfermeiro relacionada
com o componente I do PSE, 327
diagnóstico de enfermagem, 328, 332
plano de cuidados de enfermagem, 329, 332
enfermeiro da APS e saúde escolar, 325
atribuições do enfermeiro no PSE, 325
como as enfermeiras podem desenvolver
o processo de enfermagem (PE) com a
comunidade escolar?, 326
sítio de atuação e componentes do PSE, 326
escolas promotoras de saúde, 322
introdução, 321
metodologia do trabalho na escola, 324
programa saúde na escola, 323
Sobrepeso e Obesidade, 521

Índice Remissivo

anotações do algoritmo da abordagem do excesso de peso e de alterações no padrão/comportamento alimentar em indivíduos adultos e idosos nas consultas de enfermagem da APS, 526

aderiu às mudanças?, 539

adultos e idosos em consulta de enfermagem, 526

apoio ao autocuidado, estímulo à manutenção das metas estabelecidas e ao estilo de vida saudável, 541

avaliação antropométrica e identificação do padrão/comportamento alimentar, 526

avaliação antropométrica, 526

está motivado para mudança do estilo de vida (MEV)?, 530

excesso de peso e/ou circunferência abdominal aumentada e/ou padrão/ comportamento alimentar inadequado?, 529

metas atingidas?, 540

motivar para MEV, 537

não aderiu às mudanças, 540

orientações e estímulo ao autocuidado, 530

promover a mudança de estilo de vida (MEV), 531

alimentos in natura ou minimante processados, 535

ingredientes culinários processados, 536

alimentos processados, 536

alimentos ultraprocessados, 536

solicitar avaliação do Nutricionista da Unidade Básica de Saúde (UBS) ou apoio matricial da nutrição do Núcleo de Apoio à Saúde da Família (NASF) ou encaminhar para serviço especializado, 540

introdução, 521

T

Tabagismo, 545

anotações do algoritmo da atuação do enfermeiro no tabagismo, 552

consulta de enfermagem – abordagem do tabagismo, 552

está motivado a parar de fumar?, 555

fumante?, É, 552

grupo de auxílio à cessação do tabagismo e consulta médica, 556

intervenções motivacionais, 558

processo de enfermagem – Avaliação do grau de dependência e da motivação para parar de fumar, 552

reforçar a importância de se manter assim, 555

enfermeiro e o controle do tabagismo, O, 549

epidemiologia do tabaco, 546

especificidades no consumo e nas consequências do tabagismo para as pessoas, 547

introdução, 545

tabagismo passivo, 547

Trabalho dos enfermeiros na saúde suplementar com serviços de atenção primária à saúde, O, 237

enfermagem na atenção primária da saúde suplementar, A, 248

introdução, 237

modalidades de operadoras de plano e seguros de saúde, 239

modelos de atenção à saúde na saúde suplementar, 242

redes de atenção à saúde (RAS) e a saúde suplementar (SS), As, 243

regulação do mercado da saúde suplementar, A, 244

comunicação, 247

critérios para substituição de prestadores de serviço, 247

resolução normativa – RN, 246-247

Nº 363, 246

Nº 364, 246

Nº 365, 247

Tuberculose, 603

como as enfermeiras podem desenvolver consulta para realizar diagnóstico de enfermagem e acompanhamento das pessoas com TB ou em risco de desenvolvê-la?, 606

especificidades da consulta de enfermagem (CE) em diferentes situações clínicas na atenção às pessoas com tuberculose, 611

consulta de enfermagem para, 611, 613, 619, 620

acompanhamento de pessoas em tratamento para infecção latente da tuberculose (ILTB), 623

investigação de contatos de caso de TB, 620

investigação de sintomáticos respiratórios (SR), 611

pessoas com tuberculose, 613

acompanhamento dos casos de TB durante o tratamento, 619

primeira consulta de enfermagem, 617, 622, 626

de uma pessoa com diagnóstico de tuberculose, A, 617

para investigar contatos de caso de TB, 622

segunda consulta de enfermagem, 623

Índice Remissivo

para investigação de contatos de caso de
TB, 623
consultas subsequentes, 626
na realização do exame físico,
recomenda-se, 618
recomendações para o adequado
acompanhamento dos casos de TB, 619
tratamento da tuberculose, O, 613
monitorar, encaminhar ou tratar
complicações que possam surgir em
decorrência da doença ou do seu
tratamento, 609
promover, 609
a adesão ao regime de tratamento, 609
nutrição adequada, 609
educação e cuidado domiciliar,
comunitário e ambiental , 610
etiopatogenia, 606
introdução, 603
processo de enfermagem na atenção às pessoas
com TB ou em risco de desenvolvê-las – um
ciclo dinâmico e contínuo com cinco fases, 607
avaliação dos resultados, 610
diagnóstico de enfermagem (DE), 607
coleta de dados de enfermagem, 607
implementação da assistência de
enfermagem, 610
planejamento de enfermagem (plano de cuidados
ou prescrição de enfermagem), 608
sítio de atuação na atenção à tuberculose, 607

U / V

Vigilância da saúde na atenção primária, A, 169
introdução, 169
mas qual seria a contribuição da prática e do
saber de enfermagem na vigilância da saúde?
quais seriam as atribuições do enfermeiro
nesse modelo de atenção?, 179
papel da vigilância da saúde no sistema único
de saúde: o caso da microcefalia e do Zika
vírus, O, 178
planejamento e programação local de saúde
como ferramentas para a operacionalização da
vigilância da saúde em serviços de APS, 175
princípios para a atuação do enfermeiro na
vigilância da saúde, 178
realização do processo de enfermagem na
vigilância da saúde, A, 179
três pilares básicos da vigilância da saúde, Os, 173
intersetorialidade, A, 174
problemas de saúde, Os, 174
território: ponto de partida para a vigilância
da saúde, 173
unidade divina providência de Porto Alegre-RS,
A, 176
vigilância da saúde, 170, 172
aspectos conceituais e metodológicos, 170
modelos assistenciais, 172
sintetizando as diversas concepções do
conceito de vigilância da saúde, 171
sete características básicas da vigilância da
saúde, 171

IMPRESSÃO:

Santa Maria - RS - Fone/Fax: (55) 3220.4500
www.pallotti.com.br